浓缩血小板

在医学美容与组织再生中的临床应用

主编 汪 淼 程 飚

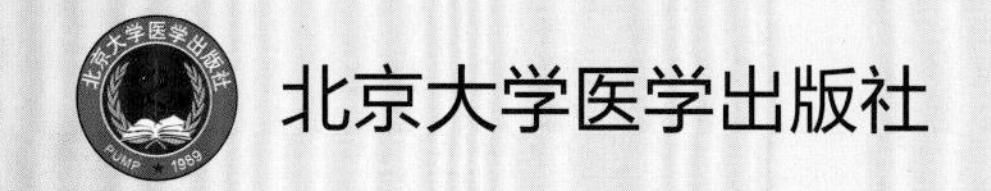

北京大学医学出版社

NONGSUO XUEXIAOBAN ZAI YIXUEMEIRONG YU ZUZHIZAISHENG ZHONG DE LINCHUANG YINGYONG

图书在版编目（CIP）数据

浓缩血小板在医学美容与组织再生中的临床应用 / 汪淼，程飚主编．—北京：北京大学医学出版社，2020.11

ISBN 978-7-5659-2272-5

Ⅰ.①浓…　Ⅱ.①汪…②程…　Ⅲ.①血小板－血浆－临床应用　Ⅳ.①R457.1

中国版本图书馆 CIP 数据核字（2020）第 192071 号

浓缩血小板在医学美容与组织再生中的临床应用

主　　编：汪　淼　程　飚
出版发行：北京大学医学出版社
地　　址：（100083）北京市海淀区学院路 38 号　北京大学医学部院内
电　　话：发行部 010-82802230；图书邮购 010-82802495
网　　址：http：//www.pumpress.com.cn
E-mail：booksale@bjmu.edu.cn
印　　刷：北京金康利印刷有限公司
经　　销：新华书店
责任编辑：李　娜　**责任校对：**靳新强　**责任印制：**李　啸
开　　本：889 mm × 1194 mm　1/16　**印张：**32.75　**字数：**860千字
版　　次：2020年11月第1版　2020年11月第1次印刷
书　　号：ISBN 978-7-5659-2272-5
定　　价：328.00元

编委会名单

李培（沈阳医学院附属中心医院）
刘盛秀（安徽医科大学第一附属医院）
刘友山（浙江中医药大学附属第三医院）
陆海山（中国人民解放军联勤保障部队第九零三医院）
孟迈其（宁波整形外科医院）
平伟东（浙江医院）
申五一（浙江中医药大学附属第三医院）
苏棋枫（台湾光田综合医院）
田海量（辽宁葫芦岛惠康医院）
田举（中山大学附属中山医院）
汪淼（浙江医院）
王兴（鄂尔多斯口腔医院）
王旭东（上海交通大学医学院附属第九人民医院）
王亚荣（大同市第三人民医院）
王杨（中国人民解放军北部战区总医院）
王钟山（中国人民解放军南部战区总医院）
魏世坤（中国人民解放军南部战区总医院）
徐潇（中国人民解放军总医院第三医学中心）
徐志坚（福州毛博士医疗美容门诊）
许鹏程（中国人民解放军南部战区总医院）
许新忠（安徽医科大学第二附属医院）
闫怀士（中国科学技术大学附属第一医院）
杨顶权（中日友好医院）
杨域（中国人民解放军南部战区总医院）
姚泽欣（中国人民解放军南部战区总医院）
袁霆（上海交通大学附属第六人民医院）
张文兵（福建中医药大学附属人民医院）

学术秘书 陈彩虹（三亚市妇幼保健院）
甘丽（浙江中医药大学附属第三医院）

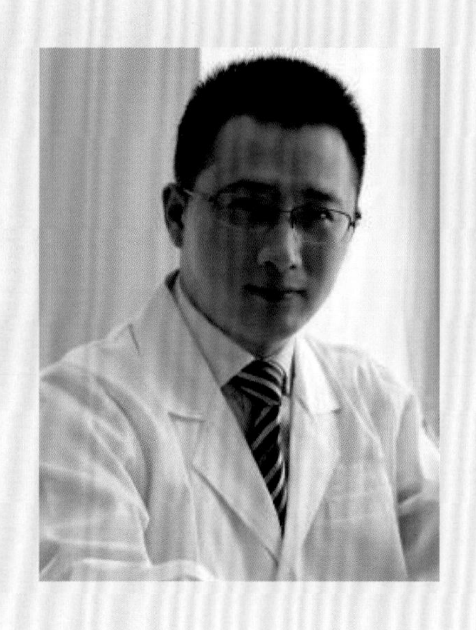

主编简介

汪　淼

汪淼，浙江医院美容主诊医师，整形外科硕士，毕业于安徽医科大学，师从我国著名整形美容及抗衰老医学专家赵启明教授，并得到面部轮廓整形外科专家陈小平教授指导。擅长面部轮廓美学数字化评判与微创美容治疗，尤其专注于浓缩血小板联合透明质酸和肉毒毒素注射、脂肪移植、线雕在面部年轻化，毛发再生，手部、颈部及生殖泌尿系统美容抗衰，妊娠纹修复，瘢痕防治，创面修复，运动系统慢性损伤性疾病治疗等方面的应用。目前积极致力于浓缩血小板设备工艺、制备、提取、质量控制等方面的改进和优化工作。

现任中国中西医结合学会医学美容专业委员会 PRP 分会副主任委员，中国整形美容协会医学美学设计与咨询分会常委、面部轮廓美学设计专委会主任委员，中国整形美容协会干细胞研究与应用分会理事，《中国美容医学》杂志“抗衰老医学美容”及“浓缩血小板”专栏编委。

主编和参编专著 5 部，主译专著 1 部，参与制订国内首部浓缩血小板临床应用指南《细胞活性物质抗衰老技术规范化指南》及浓缩血小板相关专家共识等。在国内外学术期刊发表论文二十余篇。

连续三届担任中国抗衰老医学大会学术秘书，获第二届中国抗衰老医学大会优秀论文一等奖。兼修书画艺术鉴赏，融汇书画艺术美学与医学美学，在《荣宝斋》等权威书画艺术杂志发表核心论文多篇。

主编简介

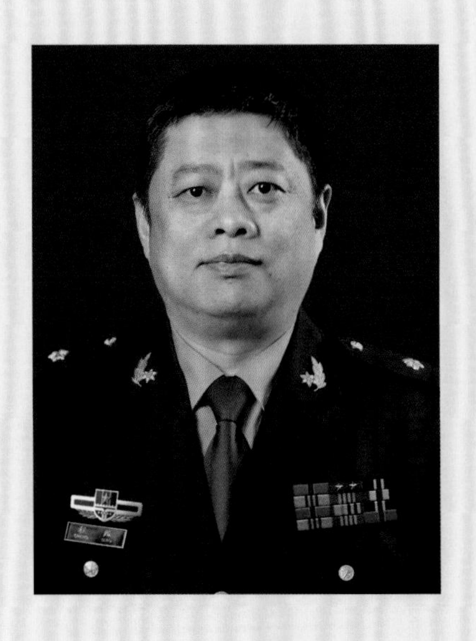

程　飚

程飚，主任医师，教授，博士研究生导师，现任全军激光整形中心主任、解放军南部战区总医院烧伤整形外科主任、全军创伤救治与再生重点实验室副主任。同时受聘于第二、三、四军医大学和南方医科大学等国内六所医科大学，担任客座教授。任中国康复医学会再生医学与康复专业委员会主任委员、中国医师协会创伤医师分会副会长、中华医学会组织修复与再生分会常务委员，《中华烧伤杂志》《中国修复重建外科杂志》和《感染炎症修复》等杂志常委或编委。师从盛志勇院士、付小兵院士。

长期从事创伤和创伤后的组织修复与再生研究工作，主要领域涉及生长因子与组织修复、干细胞与再生的研究。近年来在浓缩血小板质量控制、整形美容应用领域方面做了大量工作。主编专著 5 部，副主编及参编专著 30 余部，在国内外学术杂志发表论文 100 余篇。获得国家自然科学基金面上项目 6 项、国家和省部级课题 20 余项。获得发明专利 2 项、实用新型专利 4 项。作为主要完成人获得国家科学技术进步二等奖 1 项，军队、省部级科技进步二等奖各 1 项。2014 年被评为“首届军队高层次科技创新人才工程拔尖人才”，2017 年“王正国创伤医学奖突出贡献奖”获得者。2019 年获得“庆祝中华人民共和国成立 70 周年”纪念章。2020 年获得第八届“国之名医”优秀风范奖。连续 4 年享受军队优秀专业技术人才岗位津贴。荣立三等功 1 次。培养博士、硕士研究生 30 余人。

序　一

生物治疗是近年来医学领域研究的热点与重点，浓缩血小板便是其中的重要组成部分，而浓缩血小板制品本身又包含富血小板血浆（platelet rich plasma, PRP）、富血小板纤维蛋白（platelet rich fibrin, PRF）、浓缩生长因子（concentrated growth factors, CGF）、血小板凝胶、血小板裂解液等多种形式。浓缩血小板治疗已成为近年来组织修复与再生医学领域应用较为广泛的一项技术，几乎涉及所有医学学科，如口腔医学、骨科学、烧伤医学、整形外科学及创面修复、眼科学、美容医学、皮肤学、抗衰老医学等，其表现出的潜能与优势获得了广大学者的关注。

20 世纪 80 年代起，我就开始从事生长因子与创伤修复和组织再生的相关研究工作，对血液来源的生长因子有了初步的认识，并在后来提出组合性应用多种生长因子对多种组织的同步修复与再生不仅有必要，而且能产生积极显著的效果。程飚博士于 2000—2003 年在我们研究所学习工作时，在生长因子方面做了较多的基础研究工作，后期在导师的引导下逐渐集中到浓缩血小板的相关研究上，并坚持基础研究与临床应用的转化工作，获得了较为丰富的成果。近一年以来，他与整形外科青年学者汪淼医生共同努力，组织该领域一批中青年专家将我们国家这方面的研究和应用成果以及经验撰写成书，供大家学习与参考。虽然整部专著还有一些需要进一步完善的地方，比如浓缩血小板制品的命名、标准化指标建立、严格遵守国家法规条例等方面，但作为整形美容与再生医学方面的合理应用还是有很多值得肯定的地方。

伴随再生医学的快速发展，越来越多的国内外学者开始关注并从事浓缩血小板的相关基础与临床应用研究。本书的出版不仅有助于该领域学术技术的进步与临床规范化应用，还能将合规、安全、有效的理念传递给读者，避免大家被错误的信息误导，发挥正本溯源的作用；再配合相关指南和专家共识的发布，将更有益于该项技术健康有序的发展，造福于人类。

我作为程飚博士曾经的导师，为他在学术上的进步感到由衷的高兴，并概允为本书作序。

付小兵

中国工程院院士

中国人民解放军总医院基础医学研究所所长兼全军创伤修复重点实验室　主任

中华医学会组织修复与再生分会　主任委员

中国生物材料学会　前任理事长

序　二

生长因子是生命遗传进化过程中高度保守的一类重要的系统调控因子，其家族成员众多，功能覆盖生命全周期和各环节进程。我从事生长因子相关研究近三十年，深知生长因子对多种疾病调控和治疗的关键意义。通过我国基础研究与临床应用各领域科学家的共同努力，我们自主研发的重组生长因子创新药物已经上市应用多年，在创面修复、组织再生等方面表现出稳定良好的临床效果。随着对生命科学的认识不断加深，浓缩血小板中富含的多种生长因子及其他生物活性成分也越来越受到关注和重视，从另一个角度丰富了我国原创生长因子治疗的理论体系和技术方法。浓缩血小板治疗技术将传统的药物治疗、手术治疗、物理治疗引向生物治疗领域，而且应用发展普及很快，解决了临床治疗多个领域的实际问题。因此，编著这样一本系统论述浓缩血小板在医学美容及多个学科应用的专著很有必要，也是正当其时。

这本专著较为详细地总结了浓缩血小板基础研究的科学依据，亦注重临床应用的细节描述与要点提示，尽可能为临床实践提供有益的参考，以便于这项技术在后续应用中不断改进和完善。同时，也提出了一系列应用过程中的思考和问题，希望更多的临床和基础研究专家能共同探索、挖掘其中的科学原理。

科学研究是永无止境的，也是充满了变数和不确定性的，这样一本专业书籍必然存在言之未尽和有待商榷之处。希望我国的科学家和临床工作者能够在今后的浓缩血小板研究与应用中，不断提升原创技术水平，完善基础科学理论，使之更有效、更安全地服务于广大患者和求美者。

中国工程院院士

温州医科大学　校长

中国生物工程学会转化医学专业委员会　主任委员

海西医学联盟　主席

序　三

随着老龄化问题的日益突出，衰老与抗衰老相关研究已成为医学领域的研究热点，抗衰老医学的兴起激发了人们对生物治疗研究的浓厚兴趣。目前，干细胞、浓缩血小板等对全身及局部的抗衰老治疗受到广泛关注，*Science*、*Nature*、*Cell*、*NEJM* 等顶级医学期刊上这方面的研究报道日益增多。

浓缩血小板是具有再生功能的“万能复合体”，拥有多能、多用的特点。近年来，浓缩血小板在医学美容领域发展迅速，在组织修复、再生医疗、脂肪移植、皮肤年轻化、延缓衰老等方面有较多的研究和应用，已成为众多患者及求美者追捧的“宠儿”。随着科学技术的发展及研究的深入，从PRP、PRF 到新近的 CGF，浓缩血小板制品在总体上呈现出制备方法越来越简便、应用越来越全面、疗效越来越显著的特点。

本书是一本充满“含金量”的专著，由我的学生、青年学者汪淼携手程飚教授组织国内（含台湾）专家合力编撰而成。程飚教授在浓缩血小板领域有多年的研究经验，是国内这一领域的知名专家。桃李无言，下自成蹊。汪淼医生在研究生期间已跟随我做了大量浓缩血小板特别是 CGF 在创面修复和整形美容方面的研究，积累了很多病例和临床经验；研究生毕业之后，他一直从事浓缩血小板的基础研究与临床工作，多次受邀在国内多家有影响力的医院、机构及学术大会授课和进行临床教学，已颇有建树，如今编撰此专著，其志可嘉。作为他曾经的导师，我为医学美容新兴技术领域的学术繁荣和人才辈出甚感欣喜！

本书涵盖了浓缩血小板主要发展阶段的概述、制备、基础研究及临床应用，内容全面、系统，从治疗难愈性创面、加快慢性创面修复到联合自体脂肪移植、脱发治疗、皮肤屏障功能修复、皮肤炎症治疗、面部年轻化治疗、瘢痕防治、疼痛治疗、妊娠纹治疗、生殖泌尿系统抗衰等多个领域。全书体例明朗、逻辑清晰、案例丰富、图文并茂，并配有部分实操视频，既有充足的理论指导意义，又有较强的临床实践可操作性。

本书的出版对浓缩血小板在医学美容及再生医学领域的研究和应用具有很好的参考价值。

赵启明

浙江医院整形外科　主任
中国整形美容协会抗衰老分会　会长
浙江省整形美容行业协会　会长
浙江省医师协会整形与美容医师分会　会长

序　四

这部由汪淼、程飚教授主编及多位中青年专家共同编撰的书籍是国内第一部关于浓缩血小板在医学美容与组织再生中临床应用的专著。汪淼等中青年专家将自己开展浓缩血小板的临床经验加以总结，并在参考大量国内外文献的基础上编写完成此书，分别从 PRP、PRF 和 CGF 三个方面全面系统阐述了浓缩血小板在医学美容及相关学科中的应用，对临床开展浓缩血小板的微创美容治疗具有实用指导意义，对不同领域组织修复再生的临床应用也有借鉴价值，是我国医学美容发展历程中一件有意义的事。

医学美容又称美容医学，是多学科交叉融合的医学专业学科。其特点是以自然健康为前提，通过医疗手段对皮肤、毛发、五官、四肢和躯体形态进行医学美容，达到延缓自然衰老、满足身心健康需求的目的，有别于生活美容。医学美容极大满足了人们对物质文化与美好生活的需求，使人们能更好地适应社会生活，提高生活质量，为社会的发展做出了贡献。目前，微创医疗、生物疗法、生长因子、干细胞、组织工程、数字医疗、人工智能、智慧医疗等与医学美容的融合方兴未艾。医学美容需要这些新的理念与技术支撑，也同样需要对其加以总结，以推动学科持续向前发展。浓缩血小板在医学美容及组织再生领域的应用显示了独特的效果，汪淼等中青年专家在这方面积累了丰富的经验并加以总结，编著成书，呈现给大家，相信读者通过学习和实践可从中获益良多。

任何一门新学科或新理论、新方法、新技术都要经历一个认识、学习、实践、经验总结、理论探索、再实践的发展过程，方能获得更理想的效果。希望广大读者在学习、认知、掌握和应用浓缩血小板技术时，应通过严格的培训熟练掌握其基本理论和基本技能，并在临床规范化应用，还要在实践中认真总结经验教训，将各种意见与建议反馈给作者和同行，以共同提高进步，使广大求美者和患者从中受益。

刘洪臣

中国人民解放军总医院口腔医学中心　主任

中华医学会医学美学与美容学分会第五、六届　主任委员

中国整形美容协会　副会长

中华口腔医学会　副会长

序　五

近二十余年来，浓缩血小板技术在我国的临床应用已从星星之火变成了燎原之势。这项技术之所以在多个临床领域被广泛应用，主要在于其具有使用安全、制备简单和治疗有效这三个特点。特别是在骨科、运动医学科、口腔科和整形美容科，浓缩血小板技术的出现显著提升了疾病及美容抗衰的疗效，获得了广大医生、患者和求美者的认可。近几年，浓缩血小板技术在心胸外科、耳鼻喉科、眼科、妇产科、泌尿外科、生殖医学科、神经外科、疼痛科等学科也逐渐开展起来。随着临床应用与相关基础研究的深入，我相信浓缩血小板技术将会不断完善，应用范围还会越来越广。

每一项临床新技术的出现都会经历试探、怀疑、完善、成熟这一过程，有时甚至会出现混乱的局面。浓缩血小板技术最初被用于治疗慢性创面和骨缺损都表现出了比较确切的疗效，但在用于软骨、肌腱或韧带损伤修复时，浓缩血小板技术的临床应用与基础研究却表现出较大的不确定性，相当一部分研究证明其有效，而同时又有相当多的研究认为其无效。这种不确定性一方面导致了医务工作者对浓缩血小板技术的怀疑，另一方面也推动了对浓缩血小板技术更深入的研究。随着临床试验与基础研究数据越来越完善，我们也逐渐认识到了浓缩血小板的多样性以及应用浓缩血小板技术进行治疗的复杂性。

不同的制备理念和方法可制备出多种不同的浓缩血小板制品，比如本书中的 PRP、PRF 和 CGF 等。不同的浓缩血小板制品，不同的应用方法，疾病的不同阶段，甚至不同商业公司夸大自己的产品而贬低其他产品的“诱导性”推广，这些因素曾造成了浓缩血小板技术在临床应用上的混乱。虽然这种局面已经在被逐渐厘清，但仍有很多问题有待解决。未来，我们将会根据患者或求美者的不同生理病理状态、疾病的不同阶段等因素，给予有针对性的、个性化的浓缩血小板制品治疗。在这条通往未来愿景的路上，一本全面系统介绍浓缩血小板技术的书籍将会给有志于投身该领域的医务人员和研究者带来巨大的帮助。

本书介绍了浓缩血小板技术在医学美容与组织再生中的临床应用，内容涵盖了系统的理论介绍、翔实的制备过程和丰富的临床病例。希望本书能让医务工作者更快、更全面地掌握浓缩血小板技术，同时也让更多的患者和求美者受益。

上海交通大学附属第六人民医院　副院长

中华医学会显微外科学分会　主任委员

上海市医师协会骨科医师分会　会长

亚太重建显微外科联盟　主席

前 言

“江山代有才人出，各领风骚数百年。”清朝诗人赵翼这千古绝唱，言犹在耳。

数十年来，中国的现代医学大多处于学习、模仿、消化、再吸收阶段，即所谓的“拿来主义”占了比较多的成分，创新稍逊。然则，仓廪实而知礼节，衣食足而知荣辱。近年来，随着经济雄起，医疗体制迭新，物阜民丰的新时代蓝图徐徐展开，中国在诸多方面奋起赶超，在某些领域甚至达到了“输出主义”的水平。当然，中国在医学领域的成就者亦云起龙骧。

长期以来，整形美容与再生医学的“高地”由欧美国家及亚洲的韩国、日本等国占据。我国虽起步较晚，却有后起超越之势。浓缩血小板（platelet concentrate, PC）技术作为近年来整形美容及再生医学领域应用的新兴技术之一，具有安全、有效、操作便捷、成本低廉等多方面优势，既能为临床常规治疗助一臂之力，也能解决临床常规治疗难以解决的问题。尽管国内外关于浓缩血小板制品的研究论文呈爆发式增长，研究热度持续不衰，且已有相关著作出版，但俱是囿于某个领域而阐述，见其一未见其二，尤其是全面系统论述浓缩血小板在医学美容与再生医学中的应用更是未见有者。有鉴于此，我们组织了国内数十位在浓缩血小板基础研究与临床应用领域经验丰富的专家、学者，也包括了不少卓有建树的年轻医生，共同编写了这部专著。本书共分为四大篇章，前三大篇章分别介绍 PRP、PRF 和 CGF 在医学美容及组织再生中的应用，第四篇章则重点介绍浓缩血小板在其他学科的应用及进展。书中囊括了浓缩血小板的设备工艺、制备方法、组分分析及生物学效应、保存等内容，以及在整形外科学（医学美容及修复重建）、皮肤学、妇产科学、男科学、骨科学、运动医学、康复医学、疼痛医学、口腔医学、中医学等领域的研究与应用进展，以期能系统、客观、翔实、条分缕析地把这些内容呈现给广大医学工作者。在国内外尚缺乏这样一部系统性论述浓缩血小板专著的大背景下，我们的工作可谓正当时哉；况且，长期附外国之骥尾，终归是“难登大雅”，在该领域的“执牛耳”，我们亦能为之。

这部专著的编写及校对工作历时一年多，为保证书稿的科学、严谨、准确，部分编委数易其稿而不厌其烦。许多内容需要穿插整合，工作量可想而知。编委们在查阅大量国内外文献的基础上糅合了自己的临床经验及心得体会，毫无保留地传道、授业、解惑，尽可能地把原理、方法、并发症防治、注意事项等说清楚、道明白，既注重基础研究的理论说明，也更注重临床应用的实用性与可操作性，力求达到“看了能懂，懂了会做，做了有效”这样的编写初衷。也许，我们的编写成果并非能尽善尽美符合读者的期望，但“他山之石，可以攻玉”。我们期待着同道的批评指正，为日后再版奠定基础。

值得一提的是，在本书各大篇章前俱附有一幅书法作品，是著名书法家、书法艺术教育家杜继双先生专门为本书所创作。先生深耕医务与书法四十余载，在全国高等医学院校首开书法公开课，首倡医学美学与书法美学之融合，开“医学、美学、艺术、人文”一派之新流，卓然蔚然。墨宝数幅，言医述艺，以形写神，大美无言。此乃本书不同于往者之特色也。

在此书付梓之际，我们诚挚地向各位编委专家致以崇高的敬意与衷心感谢！也向为本书审定和作序的付小兵院士、李校堃院士、赵启明教授、刘洪臣教授、张长青教授表示诚挚的谢意！

汪淼　程飚

时在庚子桂月于淝上

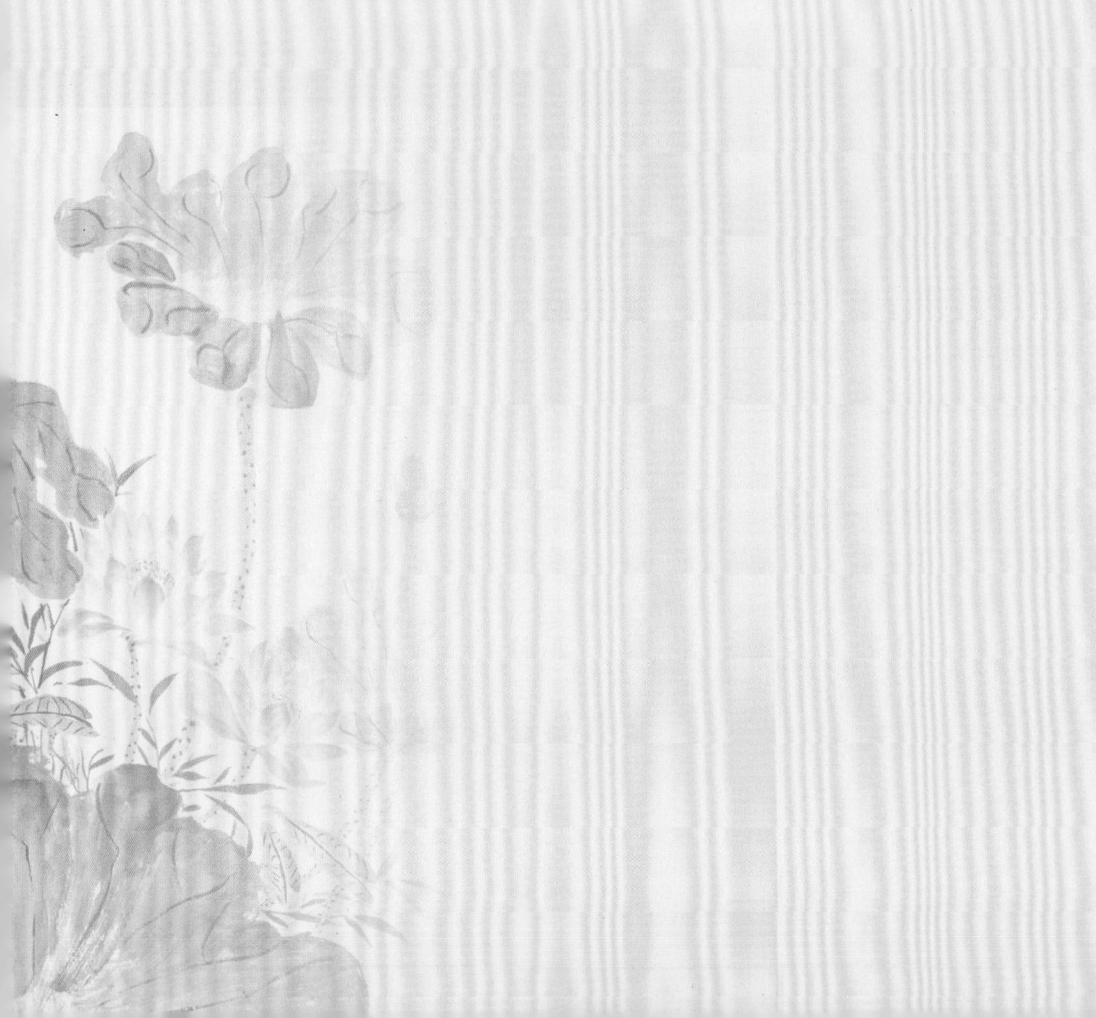

目 录

总 论

浓缩血小板（platelet concentrate, PC）是通过离心的方法从血液中分离出的血小板浓缩液。浓缩血小板目前已广泛应用于临床多个学科，如骨科、运动医学科、口腔颌面外科、整形美容科、皮肤科、创面修复专科、妇产科、中医科等，并在细胞学、组织学、动物实验学、微生物学、组织工程学等基础医学领域得到单独应用或与其他技术联合使用。大量的基础和临床研究表明，浓缩血小板可促进骨、软骨、肌肉、肌腱、韧带、脂肪、血管、神经纤维、黏膜、皮肤等多种组织的修复，并有利于器官的整体修复与再生。其加速组织修复的核心成分是血小板中含有的多种高浓度生长因子，如血小板源性生长因子（platelet-derived growth factor, PDGF）、转化生长因子-β（transforming growth factor-beta, TGF-β）、胰岛素样生长因子（insulin-like growth factor, IGF）、血管内皮生长因子（vascular endothelial growth factor, VEGF）、表皮生长因子（epidermal growth factor, EGF）及碱性成纤维细胞生长因子（basic fibroblast growth factor, bFGF）等。这里列举的只是临床常关注的 6 种生长因子，浓缩血小板中到底有多少种生长因子，时至今日仍是个谜，但至少有几十种是可以肯定的。当这些生长因子从高浓度的血小板浓缩液中释放至损伤组织局部时，可以显著促进修复细胞的增殖、分化与迁移，加速细胞外基质合成，促进局部血管再生并建立有效的微循环系统。

随着对浓缩血小板基础研究的深入和临床应用的广泛开展，逐渐出现了多种不同性状的浓缩血小板制品，从而相伴随地出现了很多不同的浓缩血小板名称或简称，以及不同的分类体系。虽然这一方面推动了浓缩血小板的发展，但另一方面也造成了广大医务人员对浓缩血小板临床应用的困惑。

浓缩血小板作为一种生物制品，如果在质量控制与评估上缺乏共识，将妨碍对基础研究客观评价体系的建立以及对临床结果的认同。对浓缩血小板制品的科学命名和分类将有助于比较具有相同特征的浓缩血小板制品的临床结果，同时能让其在未来的应用中真正得到认可，并成为再生医学的重要工具。以下将对浓缩血小板的发展和分类做一梳理。

一、浓缩血小板的发展

浓缩血小板最早来源于输血医学概念，早期的浓缩血小板术语多为富血小板血浆（platelet rich plasma, PRP）。该术语一直沿用至今，也是迄今为止浓缩血小板领域里被使用最多的一个。20 世纪 80 年代之前，有关 PRP 的研究全部集中在血液病或凝血系统等血液学领域。在血小板分泌生长因子被发现之前，血小板一直被认为只在血液系统里发挥与凝血相关的作用。通过 Web of Science 数据库检索 1900—1980 年发表的有关“platelet rich plasma”的文章，一共检索到 89 篇（图 1），其中有 36 篇发表在 *Hematology*，19 篇发表在 *Peripheral Vascular Disease*。研究集中在“platelet rich plasma，platelet aggregation，plug formation，transfusion，clot retraction，adhesiveness”等血液学相关方面（图 2），没有关于 PRP 与组织修复的文章。

PRP 与组织修复相关的研究起源于血小板中生长因子的发现。1974 年，Ross 通过对照研究发

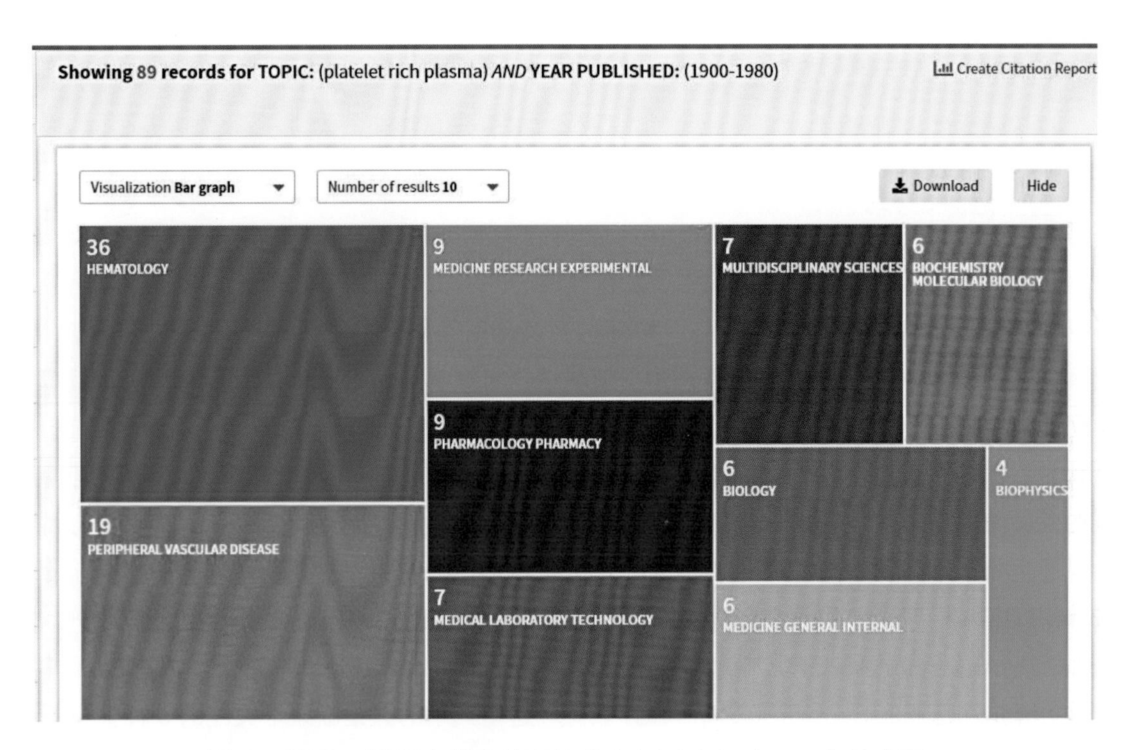

图 1　1900—1980 年发表的有关“platelet rich plasma”的文章

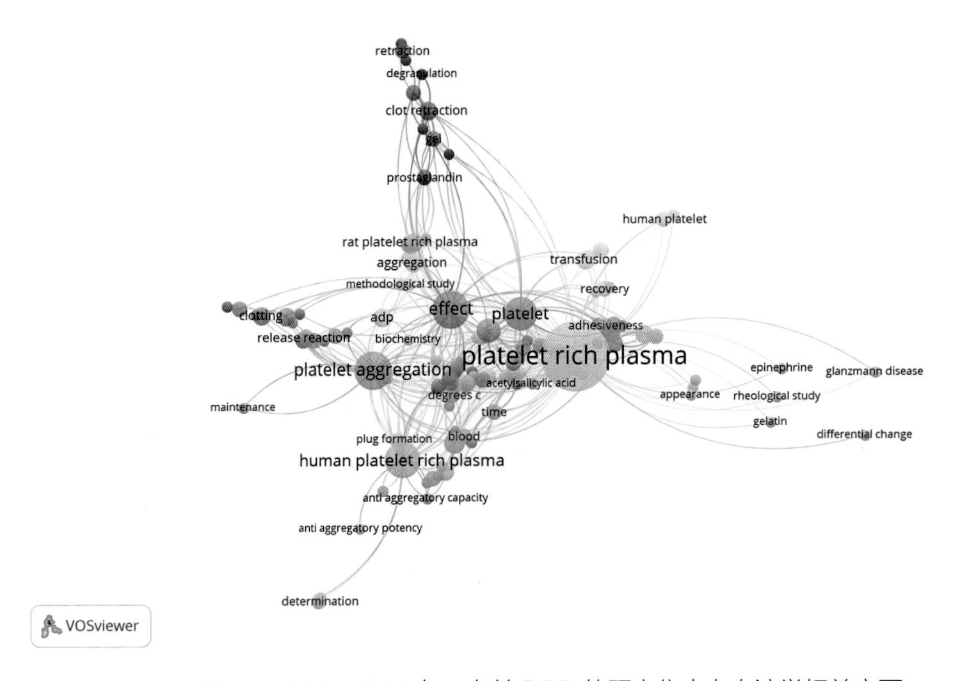

图 2　1900—1980 年，有关 PRP 的研究集中在血液学相关方面

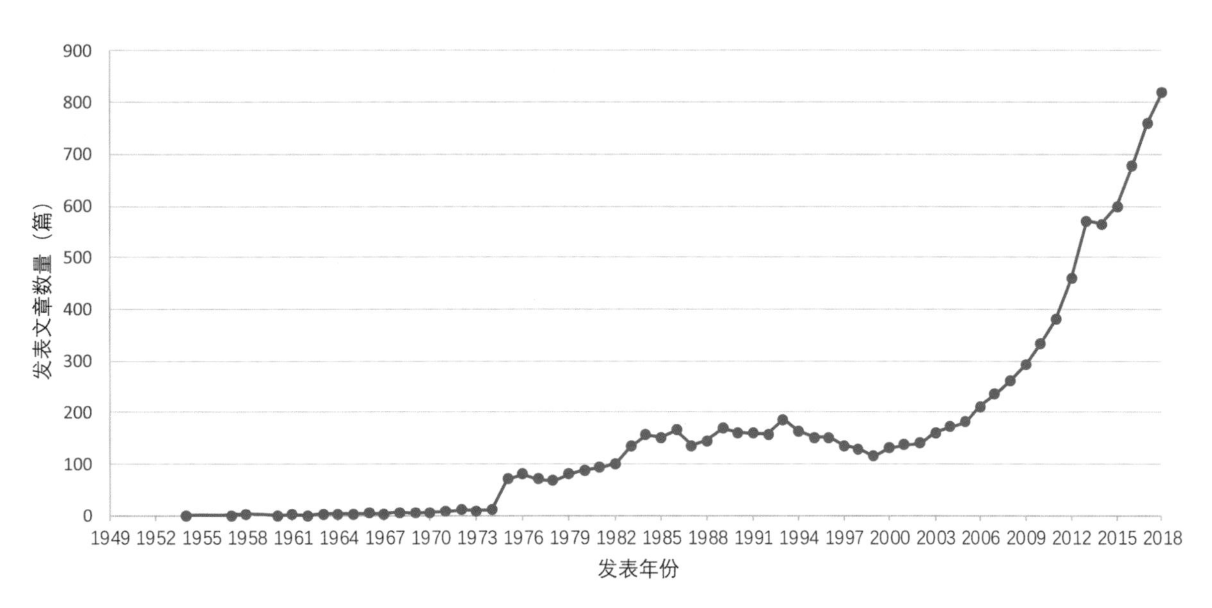

图3　1949—2018年，有关PRP的文章不断增多

现，将激活后的血小板上清液用于动脉平滑肌细胞的培养，可加速细胞有丝分裂，促进细胞增殖，并指出细胞的增殖可能与血小板被凝血酶激活之后释放的某些因子有关。1978年，Witte将这种从血小板中释放出来并可以促进细胞增殖的生长因子命名为PDGF，指出生长因子并非储存在血小板的致密颗粒里，而是可能储存在血小板的α颗粒里。此后的20年里，血小板中的多种生长因子被陆续发现，如1983年发现TGF-β、1989年发现IGF-1、1993年发现bFGF、1998年发现VEGF等，从而也掀起了一波研究血小板与生长因子的热潮。由图3可以看出，从20世纪70年代初至90年代，有关PRP的文章逐年增多。越来越多种类的生长因子被发现，为随后PRP用于临床组织修复打下了理论基础。

1990年，在一项前瞻性随机双盲临床试验中，Knighton用血小板源性伤口愈合因子（platelet-derived wound healing formula, PDWHF）治疗慢性不愈合皮肤溃疡，结果发现8周后PDWHF组81%的创面愈合，而对照组只有15%的创面愈合（$P<0.0001$）。之后将对照组患者用PDWHF进行治疗，结果所有的患者创面在7.1周后完全愈合。该临床结果显示，浓缩血小板有显著促进创面愈合的效果。

最早报道将PRP应用于临床上修复骨组织的是Whitman（1997年）和Marx（1998年）两位口腔颌面外科医生。Whitman认为，先将PRP激活后形成血小板胶（platelet gel, PG），再将其与自体骨或异体骨相结合后用于口腔颌面外科手术，可取得良好的临床疗效。PG的制备与手术同步进行，不增加手术时间，制备简单，无不良反应；另外，PG可以在局部黏合移植骨颗粒，防止碎骨颗粒移位和流失。Marx对88名下颌骨骨缺损超过5 cm的患者进行随机对照试验（randomized controlled trial, RCT），实验组骨移植复合PRP，对照组单纯骨移植。术后第2、4、6个月的X线片显示，对照组骨成熟指数为0.92、0.88和1.06，而实验组骨成熟指数为2.16、1.88和1.62，两组之间有显著性差异（P=0.001）。术后6个月的组织形态学检测显示，实验组的平均成骨面积为74.4%±11%，对照组为55.1%±8%（P=0.005）。实验结果显示PRP显著促进了骨再生，缩短了骨修复的过程。

虽然至此关于浓缩血小板临床应用的文章仍较少，但其显著且较确定的促进骨与软组织修复的临床疗效开始越来越受到广大医务人员的关注。同时，专门制备PRP的商品化设备也越来越多地被开发出来，出现了Harvest公司的PReP™系统、Friadent-Schuze公司的PRP kit、Curasan公司的Curasan PRP kit等。商品化PRP设备的出现简化了PRP的制备流程，提高了PRP临床应用的可控性，降低了风险系数，也极大地推动了 PRP 在临床的广泛应用。从图 3 可以看出，自 2000 年左右开始，发表的 PRP 相关文章逐年增多，PRP 在临床应用的范围也越来越广。在骨科领域，PRP 用来修复骨、软骨、肌腱、韧带、神经等；在口腔颌面外科，PRP 用于骨与软组织的缺损、即刻种植、牙髓再生、上颌窦提升术等；在美容领域，PRP 用于面部除皱、激素依赖性皮炎、黄褐斑、面部容量缺失填充及轮廓重塑、口唇年轻化、丰胸、乳房提升、痤疮及痤疮瘢痕、脱发、妊娠纹、手部老化、瘢痕防治等；除此之外，PRP 还被用于薄型子宫内膜不孕症、性功能障碍、空鼻综合征（empty nose syndrome, ENS）、脑瘫、角膜损伤、慢性角膜炎、慢性结膜炎等多种难治性疾病。

随着对 PRP 研究的深入，很多学者对 PRP 这一名称提出了异议，认为现在的 PRP 与早些年传统的输血用异体血小板浓缩液（当时称之为 PRP）不一样，所以有必要强调“自体”（autologous），如自体浓缩血小板（autologous platelet concentrate, APC）；或者认为 PRP 最核心的成分是生长因子而非血小板，提出“PRGF（plasma rich in growth factors）”等概念；或者根据 PRP 是否激活分为激活 PRP 和非激活 PRP、PRP 凝胶与液态 PRP；或者根据 PRP 中白细胞浓度的高低分为高浓度白细胞 PRP 与低浓度白细胞 PRP。另外，由于传统 PRP 制备需要加入抗凝剂和（或）凝血酶，存在制备过程繁琐的缺点与凝血酶过敏的风险，Choukroun 与 Dohan 在 2000 年推出了制备过程不需要添加任何外来物质且只需一次离心的富血小板纤维蛋白（platelet rich fibrin, PRF），并称之为第二代浓缩血小板（针对 PRP 为第一代浓缩血小板而言），发表了系列研究文章，并随后提出了根据 PRP 与 PRF 的不同特点将所有浓缩血小板分为四大类，分别是纯富血小板血浆（pure platelet rich plasma, P-PRP）、富白细胞富血小板血浆（leukocyte-and platelet rich plasma, L-PRP）、纯富血小板纤维蛋白（pure platelet rich fibrin, P-PRF）和富白细胞富血小板纤维蛋白（leukocyte-and platelet rich fibrin, L-PRF)。PRF 的概念提出之后，其在口腔颌面外科便得到了广泛采用，这与 PRF 相对 PRP 有更强的三维力学结构以及更长的生长因子释放时间有关，因为这两个特点在口腔颌面外科的治疗中相对更为重要。近几年，还有学者针对 PRF 的制备方法进行修改后提出了改良型富血小板纤维蛋白（advanced PRF, A-PRF）和注射型富血小板纤维蛋白（injectable PRF, I-PRF）等浓缩血小板制品。

除了使用相对较多的浓缩血小板术语 PRP 与 PRF 之外，浓缩生长因子（concentrated growth factors, CGF）这一术语近年逐渐被推广开来。CGF 这一术语最早在 2006 年由 Sacoo 提出。CGF 是血液通过特制的不间断变速离心机自动加速和减速离心后提取而成。根据选用的离心管不同，CGF 可制成液态、凝胶态和松散凝胶态，用于不同的临床需求。近年来，部分文献认为 CGF 在生长因子浓度方面优于 PRP 和 PRF，且 CGF 中富含有较高浓度的 $CD34^+$ 细胞，生物学效应更加优秀，并称之为第三代浓缩血小板。但这一观点一直未能达成一致。笔者认为，将 PRP、PRF 和 CGF 进行断代具有一定的局限性，三者之间除了在开发时间节点上存在先后顺序外，彼此之间的优劣并未泾渭分明。因此，与其将其断代，不如将其均视为浓缩血小板发展进程中的重要形式。只要具备科学、简易、安全、有效这几个方面的特征，临床医生可以各取所需开展研究与治疗。

二、国内关于浓缩血小板的研究概况

随着浓缩血小板概念的明确及其临床应用的推广，近年来国内有关浓缩血小板的文献及著作越来越多。笔者通过知网检索了 2010 年 1 月—2019 年 12 月浓缩血小板相关研究文献，以“PRP、PRF、CGF”作为主题词，共搜索到 5301 篇文献，共排除非 PRP、PRF、CGF 相关研究文献 3246 篇，纳入文献共 2055 篇（表 1、图 4）。结果呈现关于浓缩血小板研究的文献数量逐年增加，研究领域十分广泛，从基础到临床，从分子生物学到组织学再到临床医学；应用领域从临床一级学科向多个二级学科甚至三级学科拓展；既有单独应用浓缩血小板，也有将浓缩血小板作为联合应用的重要组成部分。

浓缩血小板早期主要应用于骨科和口腔颌面外科，随后也在创面修复科、整形美容科、皮肤科等领域应用。从文献统计来看，PRP 在骨科和整形美容科研究与应用较多，主要原因在于 PRP 的早期应用以修复重建为主，因此，一直以来，这两个学科应用最多。PRF 和 CGF 主要应用于口腔颌面外科，主要原因在于这两种类型的浓缩血小板是由口腔科医生开发并首先使用，因此在口腔颌面外科得到较早应用和较大力度推广。目前，浓缩血小板中的 PRP、PRF 和 CGF 在多个学科均有交叉应用（表 2）。

表 1　国内近十年 PRP、PRF 和 CGF 相关文献发表数量

年份（年）	PRP（篇）	PRF（篇）	CGF（篇）	合计（篇）
2010	71	8	0	79
2011	86	24	0	110
2012	98	41	1	140
2013	102	56	4	162
2014	124	38	7	169
2015	98	70	8	176
2016	159	68	22	249
2017	157	71	29	257
2018	213	92	65	370
2019	210	82	51	343
合计	1318	550	187	2055

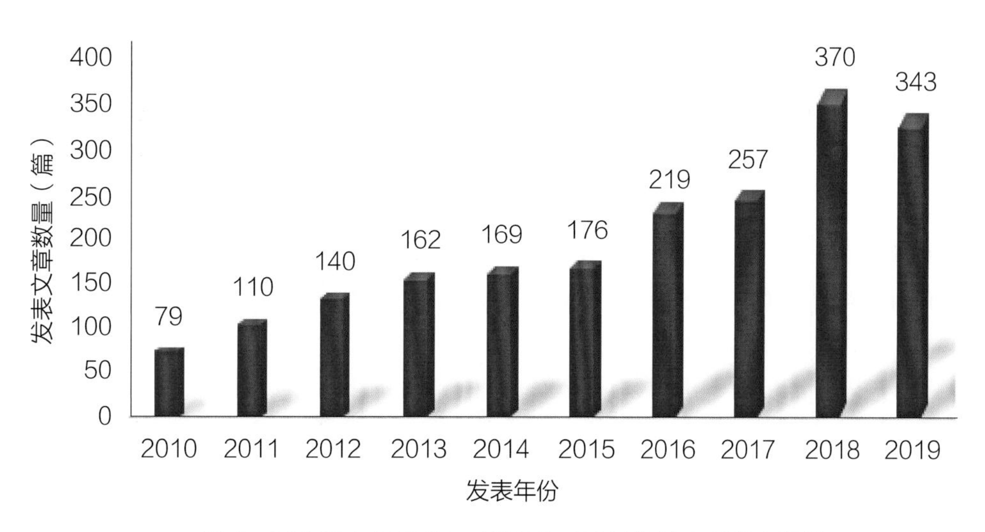

图 4　国内近十年 PRP、PRF 和 CGF 相关文献发表数量

表 2　国内近十年浓缩血小板在各个研究领域的应用情况

研究领域	研究内容	例数
骨科	骨、肌腱、韧带、软骨、神经等	343
口腔颌面外科	种植牙、牙髓再生、上颌提升术等	414
整形美容科	面部年轻化、毛发生长、瘢痕、脂肪移植等	134
皮肤科	痤疮、皮炎等	3
创面修复专科	难愈合性创面、烧伤等	135
妇产科	卵巢早衰、宫腔灌注等	5
细胞学	骨髓间充质干细胞、内皮祖细胞、成骨细胞等	213
组织工程学	骨组织工程等	60
动物实验学	骨缺损、脊髓损伤、骨髓炎等	599
微生物学	抑菌等	10
制备方法	离心法、血袋法、试管法等	46
运动医学	康复训练、股四头肌训练	11
心血管	冠状动脉旁路移植术、心脏手术等	24
其他	角膜损伤、颅脑损伤	58

三、浓缩血小板的分类

浓缩血小板从最早单纯的输血医学概念发展至目前名称繁多的组织修复概念，说明其研究越来越深入，涉及面越来越广。名称繁多一方面表明了不同名称的浓缩血小板制品性状可能不同，修复组织的功效可能不同；但另一方面也造成了该领域名称混乱的事实，不利于文献数据的整理和对比研究。近些年来，有些学者提出了浓缩血小板制品的分类方法，试图根据不同的制备方法、性状以及使用方法，把浓缩血小板制品分门别类。

2009 年，Dohan 提出的浓缩血小板分类方法首先将传统 PRP 与 PRF 分开，然后根据白细胞的浓度进一步分为高浓度白细胞的 L-PRP 和 L-PRF，以及低浓度白细胞的 P-PRP 和 P-PRF。根据这样的分类方法，可以将大多数临床用 PRP 归类，比如大多数用商业设备制备出的浓缩血小板可以归为 L-PRP，如 SmartPReP、PCCS、Regen、GPS PRP 以及国内的山东威高 PRP 制备设备；单采血小板细胞分离仪或 Anitua 主张的 PRGF 可归为 P-PRP；根据 PRF 制备完成后剪取的部分所含白细胞浓度大小又可分为 L-PRF 与 P-PRF。

Delong 在 2012 年提出了 PRP 的 PAW 分类系统（图 5）：P 代表血小板的绝对数量（the absolute number of platelets），A 代表血小板激活方式（the manner in which platelet activation occurs），W 代表白细胞浓度高低（the presence or absence of white blood cells）。PAW 系统相对 Dohan 系统，除了白细胞浓度之外，还强调了血小板的绝对数量和激活方式。因为血小板浓度与绝大部分生长因子浓度

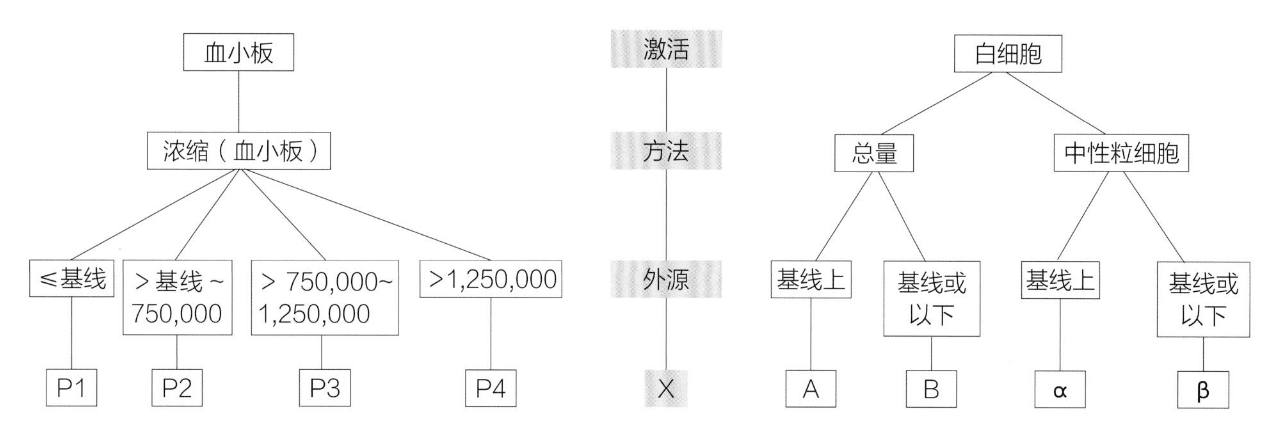

图 5 PRP 的 PAW 分类系统。摘自：Xu Z, Yin W, Zhang Y, et al. Comparative evaluation of leukocyte-and platelet-rich plasma and pure platelet-rich plasma for cartilage regeneration. Scientific reports, 2017, 7: 43301.

呈正相关，而生长因子浓度又与组织修复强度在一定范围内呈正相关。激活方式决定了血小板释放生长因子是短时间内爆发式释放还是较长时间内温和释放，不同的生长因子释放方式对组织修复起着不同的作用，比如对慢性难愈性创面，由于创面存在大量消化酶，生长因子必须短时间大量释放，让创面的生长因子浓度达到组织修复的阈值浓度，否则缓慢释放的生长因子容易被消化酶破坏以至于达不到生长因子的阈值浓度，修复也就无法启动；而对于愈合时间较长的软骨、肌腱组织，长期缓慢地释放生长因子可能会更加有益。

Mishra 与 Mautner 也分别提出了自己的分类系统。Mishra 的分类系统基于血小板与白细胞浓度和是否激活进行分类。2015 年，Mautner 基于前两者的分类系统，加入红细胞的指标，提出了 PLRA 分类系统：P（platelet）代表血小板浓度，L（leukocyte）代表白细胞浓度，R（red blood cells）代表红细胞浓度，A（activation）代表激活。

2016 年，Magalon 等提出了一个更全面的 DEPA 分类：D（dose）代表剂量，E（efficient）代表效率，P（purity）代表纯度，A（activation）代表活化。分类基于四个不同的参数：①注射血小板的剂量（1~5）$\times 10^9$；②生产的效率（从起始物到认定血小板的所需量）；③获得的 PRP 纯度（考虑制备过程中是否含有红细胞或白细胞）；④激活过程（血小板是否已经激活释放因子，或应用凝血酶提供纤维蛋白网）。只有对全血和最终的浓缩血小板制品进行全面质控评估，才能计算出这些参数。

2017 年，Lana 加入了更多指标，提出 MARSPILL 分类系统，更加细化和完善了浓缩血小板制品的分类：M（machine/handmade）代表机器制备或手工制备，A（activation）代表激活，R（red blood cells）代表红细胞，S（spin）代表离心次数，P（platelet）代表血小板，I（image guidance）代表是否使用影像引导，L（leukocyte）代表白细胞，L（light activation）代表是否光激活。但这种方法势必受到极大限制，因为在血小板活化方面，已有脉冲电场、超声等更多方式出现。

2018 年，国际血栓与止血学会（International Society on Thrombosis and Haemostasis, ISTH）在科学标准化委员会（Scientific Standardization Committee, SSC）会议上组成了一个血小板生理学 SSC 专家工作组，目的是制定一系列统一的质控标准，规范血小板在再生医学中的使用。ISTH 分类是迄今为止较全面的分类之一。如表 3 所示，其根据是否激活分成三类：Ⅰ为没有激活的 PRP，Ⅱ为激活的

PRP，Ⅲ为做冻融处理；依据样本中血小板计数范围将PC分成三类：A为血小板浓度＜900×10^3/μl，B为血小板浓度为（900~1700）$\times 10^3$/μl，C为血小板浓度＞1700×10^3/μl；根据制备方法又分为三类：1为重力离心技术，2为标准细胞分选器技术，3为自体选择性过滤技术（血小板提取法）。

表3　PRP的ISTH分类法

分类	白细胞 + ≥ 1%	红细胞 + ≥ 10%	激活	血小板浓度	制备种类
PRP	–	–	Ⅰ	A	1
Red-PRP		+	Ⅱ	B	2
			Ⅲ	C	3
L-PRP	+	–	Ⅰ	A	1
Red-L-PRP		+	Ⅱ	B	2
			Ⅲ	C	3
PRF	–	–	Ⅰ	A	1
Red-PRF		+	Ⅱ	B	2
			Ⅲ	C	3
L-PRF	+	–	Ⅰ	A	1
Red-L-PRF		+	Ⅱ	B	2
			Ⅲ	C	3

摘自：Harrison P. Subcommittee on Platelet P. The use of platelets in regenerative medicine and proposal for a new classification system: guidance from the SSC of the ISTH. J Thromb Haemost, 2018, 16(9): 1895–1900.

2019年，Gutierrez提出PRP制品的命名应考虑其变量，这将可以使不同的组间结果比较成为可能，且对于质量评估和注意事项十分重要。他不仅考虑到血小板、白细胞、红细胞等因素，甚至还将激活、破裂情况也放在变量计算之中（表4）。其中PRP为核心标识，下标为应用方法，前缀为制品特性和质量，上标可用于表示应用前的其他加工过程。例如，从全血中获得的富含白细胞的PRP，经过两个循环的冻融，通过离心去除细胞碎片（debri），现在应该被称为$\text{L-PRP}_{\text{FT2}}^{\text{WB, NoD}}$。这个矩阵可以根据新变量的需求进行扩展。但过于细致的分类方法在繁忙的临床工作中应用会比较困难，故其仅适合作为循证医学研究之用。不同的浓缩血小板制品经分类后，可以将不同文献的浓缩血小板制品进行同质化比较，这将有助于推动浓缩血小板的研究，以确定其最佳制作方法、成分以及针对不同疾病的最佳使用方式。这一方法看似科学合理，但仍然避免不了禁锢在PRP的概念中，且PRP本身的浓度并没有限定，这个“富”本身缺乏质控。

表 4　PRP 产品 Gutierrez 命名分类矩阵

下标	说明
F	新鲜产品 包含活 / 完整血小板
A	刺激血小板释放产物。 是否被凝血酶、胶原和氯化钙激活
FT“N” Sn	血小板破裂诱导血小板内容物释放。 血小板破裂是否被冻 / 融（“N”表示循环或超声处理）
NoD	激活后超速离心用于去除细胞碎片，或机械性破裂，被使用应标注
Aph/WB	单采或全血捐献
Prefix	说明
L	包括高于纯 PRP 阈值的白细胞
R	混有红细胞
Fn	富含纤维蛋白
PF	血浆

摘自：Acebes-Huerta A, Arias-Fernandez T, Bernardo A, et al. Platelet-derived bio-products: classification update, applications, concerns and new perspectives. Trans Apher Sci, 2020.

事实上，有关浓缩血小板的应用一直在拓展，也一直在深入。以血小板裂解液（platelet lysate, PL）为例，它是全血经过密度梯度离心获得浓缩血小板，再经过多次反复冻融、血小板裂解而获得的液体成分。其属于一种去除血小板膜和其他细胞残片，降低其免疫原性，且保留了其中多种生长因子 / 细胞因子的方法。由于 PL 制备流程简单，不需加入血小板激活剂，其应用有后来居上之势，特别是在干细胞治疗的细胞培养方面。截至目前，PL 用于干细胞培养的临床研究已超过百余项。但同样由于冻融次数、血小板提取、制备方法等异质性的原因，造成各研究结果之间存在较大差异，且制备的 PL 也同样缺乏统一的质量标准。

近年来，对细胞外囊泡（extracellular vesicles, EVs）认识的深入更是让浓缩血小板的命名产生难度，因为以往很多的命名都忽视了血小板膜结构在免疫反应、组织再生中的调节作用。血小板微粒（platelet microparticle, PMP）是血小板在激活或凋亡过程中释放的超微膜性囊泡，具有完整的血小板膜蛋白和膜脂质等膜结构，膜上可表达 P- 选择素（P-selectin）、细胞因子、组织因子（tissue factor, TF）等，微粒内有蛋白、线粒体、mRNA、miRNA 和其他非编码 RNA 等物质调节自身的功能。血小板微粒不仅是重要的促血栓和促炎症物质，更是多种生物活性物质的载体，参与免疫炎症及血管新生等方面的调控，介导生物信息在细胞间传递。所以其应用也较以往更广泛、更有针对性。不同的浓缩血小板制备方式也使得血小板微粒释放的量呈现差异性。

四、小结

经过多年的基础研究和临床应用，对浓缩血小板修复组织的机制和应用都取得了巨大的进展，但仍然存在着很多争议，主要原因在于浓缩血小板制品的多样性或异质性。

我们是否需要一个统一的名称？无论是使用最广泛的术语 PRP，还是口腔颌面外科使用较多的 PRF，或者近年来逐渐被较多使用的 CGF，不同的学者有着不同的理解。比如，有学者认为 CGF 这个术语可能过于狭隘，仅仅强调浓缩的生长因子，而忽略了血小板中其他更多的有用成分。同样，也有学者认为 PRP、PRF 这些术语忽略了核心成分生长因子。这类争议还将持续存在。虽然浓缩血小板制品性状各异，但都具有一个共同的特点，即含有高浓度的血小板。所以，如果一定需要一个统一名称的话，“浓缩血小板”相对来说具有更大的包容性。PRP 这个术语无法表现凝胶的状态，PRF 这个术语仅限定于离心过程中自然凝固的中间层浓缩血小板纤维蛋白凝胶，而 CGF 这个术语仅强调了血小板激活之后释放出的浓缩生长因子。

通过上述的文献复习，不难发现，其实所有的命名都没有离开一个核心词：血小板。至于含不含血浆，含不含有核细胞，是激活后用还是自行激活，是液态还是凝胶态，都可以根据具体需要进行调整，唯有血小板这个成分不可或缺。

在临床应用时，对于不同的疾病，我们可能需要使用不同性状的浓缩血小板制品，比如，用于感染的骨髓炎或慢性创面时，浓缩血小板制品需要含有更高浓度的白细胞，具有一定控制感染和清除坏死组织的作用。对于退行性骨关节炎，浓缩血小板制品中含有较低的白细胞浓度可能更好。对于骨缺损的修复，在制备时需要收集白膜层（buffy coat, BC）以得到更多数量的血小板，更好地促进骨修复及抗感染。由于血小板和白细胞本身并没有颜色，且沉降率介于血清与红细胞之间，因此离心后会在红细胞顶端形成白膜层，白膜层在本质上就是血小板与白细胞的聚集体。在口腔科的应用，浓缩血小板制品有时需要有良好的力学结构与黏性，在制备时需要以自然凝固的 PRF 或凝胶态 CGF 为主。在美容科的应用，常常需要尽量去除红细胞，以避免在局部形成瘀斑和含铁血黄素沉积。因此，不同的疾病所需要的浓缩血小板制品并不相同，具有特征性的名称可能更加有助于理解。

正是基于这些命名都难以涵盖或者过于繁琐不适合临床应用，亦或不利于未来发展（可能会有更多、更好的激活方式及不同的成分组合），我们认为，从临床角度，“EPT（enriched platelet treatment）”也许更能反映出这是一项临床治疗技术，暂且将其翻译为“浓缩血小板治疗技术”。“enriched”作为“使动词”，体现了人为因素在浓缩血小板制备、分离、提取、活化等方面的主动把控，不同于“concentrate”。它可包含不同的制备亚型应用于不同的治疗目的，在临床使用上更具可操作性。血小板是所有浓缩血小板制品的核心所在，无论是富含血小板还是富含由血小板释放的多种生物活性物质，从根本上来说，血小板起了决定性作用，因此，EPT 中体现“血小板（platelet）”是必不可少的。同时，我们也强调“治疗（treatment）”的重要性，即使是将具有匀致性特征的浓缩血小板制品用于临床，由于所采用的治疗技术、方法、方案异质性很大，得出的效果也会千差万别，这也是目前文献报道中对浓缩血小板制品持有三种态度的主要因素之一，这三种态度分别是：肯定、既不推荐也不反对、否定。为了能更好地拓展浓缩血小板向实践的延伸与应用，突出技术的重要性以及探索和制订临床标准化技术路径是必不可少的，这样才能将更好地丰富浓缩血小板的内涵，实现“生物医学 - 临床医学”之间的可行性转化。因此，EPT 的提出既是一种理念，也是当下和未来临床的需要。

EPT 作为一项生物治疗（也是细胞治疗）技术，就像所有生物治疗一样面临质量控制的问题。这里的质量控制包括血小板的数量、质量以及激活方式等多个方面：数量决定了活化后血小板能释放出的活性产物的多少，而血小板本身的质量决定了血小板是否还能产生我们所需要的活性产物，激活方式则决定了活性产物的成分。分类系统的出现，在一定程度上解决了不同数据间无法比较研究的问题，这将大大推进该领域基础研究的发展，为将来临床根据不同组织、不同治疗目的确定使用何种亚型的浓缩血小板制品提供数据方案。

目前，国内关于浓缩血小板的指南或共识及专题著作较少。2016 年，在中国整形美容协会抗衰老分会组织下，汪淼等编写了《细胞活性物质抗衰老技术规范化指南》，这是国内首部浓缩血小板临床应用指南，为 PRP、PRF 和 CGF 技术的临床应用提供了规范化的操作规程。2018 年，袁霆等起草发布了《富血小板血浆在骨关节外科临床应用专家共识》，邢丹等对此做了推荐意见解读及方法学评价，为 PRP 在骨科的临床应用提供了科学、严谨并具有可参考性的数据与技术方法。同年，黄元丁、陈琰等翻译出版了《PRF 在口腔再生治疗中的应用》，系统介绍了 PRF 在口腔医学及相关学科的基础研究与临床应用。2018 年，张长青、程飚主编了《富血小板血浆技术在临床的应用》一书，全面系统介绍了 PRP、PRF 和 CGF 的历史沿革、制备方法、临床适应证及应用方法。但有关浓缩血小板在医学美容及组织再生中应用的专题著作，国内外尚未有过出版，这也是编写此书的意义所在，以期弥补这方面的空白。

（汪 淼 程 飚 袁 霆）

参考文献

Acebes-Huerta A, Arias-Fernandez T, Bernardo A, et al. Platelet-derived bio-products: classification update, applications, concerns and new perspectives. Transfus Apher Sci, 2020, 59(1): 102716. doi: 10. 1016/j. transci. 2019. 102716.

Bettega G, Brun JP, Boutonnat J, et al. Autologous platelet concentrates for bone graft enhancement in sinus lift procedure. Transfusion, 2009, 49(4): 779-785.

Bhanot S, Alex JC. Current applications of platelet gels in facial plastic surgery. Facial Plast Surg, 2002, 18(1): 27-33.

Born GV. Changes in the distribution of phosphorus in platelet-rich plasma during clotting. Biochem J, 1958, 68(4): 695-704.

Born GV. Evidence for the formation of a labile phospholipoprotein during the clotting of platelet-rich plasma. Nature, 1957, 180(4585): 546-547.

Caen JP. Ratio adenosine triphosphate/adenosine diphosphate in platelet-rich plasma in haemorrhagic disorders (Von Willebrand and Glanzmann disease). Nature, 1963, 197: 504-505.

Cenni E, Savarino L, Perut F, et al. Background and rationale of platelet gel in orthopaedic surgery. Musculoskelet Surg, 2010, 94(1): 1-8.

Choukroun J, Diss A, Simonpieri A, et al. Platelet-rich fibrin (PRF): a second-generation platelet concentrate. Part IV: clinical effects on tissue healing. Oral Surg Oral Med Oral Pathol Oral Radiol Endod, 2006, 101(3): e56-60.

Choukroun J, Diss A, Simonpieri A, et al. Platelet-rich fibrin (PRF): a second-generation platelet concentrate. Part V: histologic evaluations of PRF effects on bone allograft maturation in sinus lift. Oral Surg Oral Med Oral Pathol Oral Radiol Endod, 2006, 101(3): 299-303.

Choukroun J, Ghanaati S. Reduction of relative centrifugation force within injectable platelet-rich-fibrin (PRF) concentrates advances patients' own inflammatory cells, platelets and growth factors: the first introduction to the low speed centrifugation concept. Eur J Trauma Emerg Surg, 2018, 44(1): 87-95.

Crovetti G, Martinelli G, Issi M, et al. Platelet gel for healing cutaneous chronic wounds. Transfus Apher Sci, 2004, 30(2): 145-151.

DeLong JM, Russell RP, Mazzocca AD. Platelet-rich plasma: the PAW classification system. Arthroscopy, 2012, 28(7): 998-1009.

Dohan DM, Choukroun J, Diss A, et al. Platelet-rich fibrin (PRF): a second-generation platelet concentrate. Part I: technological concepts and evolution. Oral Surg Oral Med Oral Pathol Oral Radiol Endod, 2006, 101(3): e37-44.

Dohan DM, Choukroun J, Diss A, et al. Platelet-rich fibrin (PRF): a second-generation platelet concentrate. Part II: platelet-related biologic features. Oral Surg Oral Med Oral Pathol Oral Radiol Endod, 2006, 101(3): e45-50.

Dohan DM, Choukroun J, Diss A, et al. Platelet-rich fibrin (PRF): a second-generation platelet concentrate. Part III: leucocyte activation: a new feature for platelet concentrates? Oral Surg Oral Med Oral Pathol Oral Radiol Endod, 2006, 101(3): e51-55.

Dohan Ehrenfest DM, Andia I, Zumstein MA, et al. Classification of platelet concentrates (Platelet-Rich Plasma-PRP, Platelet-Rich Fibrin-PRF) for topical and infiltrative use in orthopedic and sports medicine: current consensus, clinical implications and perspectives. Muscles Ligaments Tendon, 2014, 4(1): 3-9.

Dohan Ehrenfest DM, Bielecki T, Del Corso M, et al. Shedding light in the controversial terminology for platelet-rich products: platelet-rich plasma (PRP), platelet-rich fibrin (PRF), platelet-leukocyte gel (PLG), preparation rich in growth factors (PRGF), classification and commercialism. J Biomed Mater Res A, 2010, 95(4): 1280-1282.

Dohan Ehrenfest DM, Rasmusson L, Albrektsson T. Classification of platelet concentrates: from pure platelet-rich plasma (P-PRP) to leucocyte- and platelet-rich fibrin (L-PRF). Trends Biotechnol, 2009, 27(3): 158-167.

Ghanaati S, Booms P, Orlowska A, et al. Advanced platelet-rich fibrin: a new concept for cell-based tissue engineering by means of inflammatory cells. J Oral Implantol, 2014, 40(6): 679-689.

Harrison P, Subcommittee on Platelet Physiology. The use of platelets in regenerative medicine and proposal for a new classification system: guidance from the SSC of the ISTH. J Thromb Haemost, 2018, 16(9): 1895-1900.

Kingsley CS. Blood coagulation; evidence of an antagonist to factor VI in platelet-rich human plasma. Nature, 1954, 173(4407): 723-724.

Knighton DR, Ciresi K, Fiegel VD, et al. Stimulation of repair in chronic, nonhealing, cutaneous ulcers using platelet-derived wound healing formula. Surg Gynecol Obstet, 1990, 170(1): 56-60.

Korobelnik JF, Hannouche D, Belayachi N, et al. Autologous platelet concentrate as an adjunct in macular hole healing: a pilot study. Ophthalmology, 1996, 103(4): 590-594.

Lana J, Purita J, Paulus C, et al. Contributions for classification of platelet rich plasma- proposal of a new classification: MARSPILL. Regen Med, 2017, 12(5): 565-574.

Laver L, Carmont MR, McConkey MO, et al. Plasma rich in growth factors (PRGF) as a treatment for high ankle sprain in elite athletes: a randomized control trial. Knee Surg Sports Traumatol Arthrosc, 2015, 23(11): 3383-3392.

Marx RE, Carlson ER, Eichstaedt RM, et al. Platelet-rich plasma: growth factor enhancement for bone grafts. Oral Surg Oral Med Oral Pathol Oral Radiol Endod, 1998, 85(6): 638-646.

Mautner K, Malanga GA, Smith J, et al. A call for a standard classification system for future biologic research: the rationale for new PRP nomenclature. PM R, 2015, 7(4 Suppl): S53-S59.

Miron RJ, Fujioka-Kobayashi M, Hernandez M, et al. Injectable platelet rich fibrin (i-PRF): opportunities in regenerative dentistry? Clin Oral Investig, 2017, 21(8): 2619-2627.

Mishra A, Harmon K, Woodall J, et al. Sports Medicine applications of platelet rich plasma. Curr Phar Biotechnol, 2012, 13(7): 1185-1195.

Rodella LF, Favero G, Boninsegna R, et al. Growth factors, CD34 positive cells, and fibrin network analysis in concentrated growth factors fraction. Microsc Res Tech, 2011, 74(8): 772-777.

Ross R, Glomset J, Kariya B, et al. A platelet-dependent serum factor that stimulates the proliferation of arterial smooth muscle cells in vitro. Proce Nati Acad Sci, 1974, 71(4): 1207-1210.

Sanchez M, Fiz N, Azofra J, et al. A randomized clinical trial evaluating plasma rich in growth factors (PRGF-Endoret) versus hyaluronic acid in the short-term treatment of symptomatic knee osteoarthritis. Arthroscopy, 2012, 28(8): 1070-1078.

Van Pham P, Bui KH, Ngo DQ, et al. Activated platelet-rich plasma improves adipose-derived stem cell transplantation efficiency in injured articular cartilage. Stem Cell Res, 2013, 4(4): 91.

Vaquerizo V, Padilla S, Aguirre JJ, et al. Two cycles of plasma rich in growth factors (PRGF-Endoret) intra-articular injections improve stiffness and activities of daily living but not pain compared to one cycle on patients with symptomatic knee osteoarthritis. Knee Surgery Sports Traumatol Arthrosc, 2018, 26(9): 2615-2621.

Weibrich G, Kleis WK, Buch R, et al. The Harvest Smart PRePTM system versus the Friadent-Schutze platelet-rich plasma kit. Clin Oral Implants Res, 2003, 14(2): 233-239.

Whitman D, Berry R, Green D. Platelet gel: an autologous alternative to fibrin glue with applications in oral and maxillofacial surgery. J Oral Maxillofac Surg, 1997, 55(11): 1294-1299.

Witte LD, Kaplan KL, Nossel HL, et al. Studies of the release from human platelets of the growth factor for cultured human arterial smooth muscle cells. Cir Res, 1978, 42(3): 402-409.

Xu Z, Yin W, Zhang Y, et al. Comparative evaluation of leukocyte- and platelet-rich plasma and pure platelet-rich plasma for cartilage regeneration. Sci Rep, 2017, 7: 43301.

Yin W, Qi X, Zhang Y, et al. Advantages of pure platelet-rich plasma compared with leukocyte- and platelet-rich plasma in promoting repair of bone defects. J Transl Med, 2016, 14(1): 73.

Yuan T, Guo SC, Han P, et al. Applications of leukocyte- and platelet-rich plasma (L-PRP) in trauma surgery. Curr Pharm Biotechnol, 2012, 13(7): 1173-1184.

Yuan T, Zhang CQ, Wang JH. Augmenting tendon and ligament repair with platelet-rich plasma (PRP). Muscles Ligaments Tendons J, 2013, 3(3): 139-149.

汪淼，丁寅佳，赵启明. 中国整形美容协会抗衰老分会《细胞活性物质抗衰老技术规范化指南》. 中华保健医学杂志，2017，19(5): 456-457.

邢丹，余楠生，张长青.《关节腔注射富血小板血浆治疗膝骨关节炎的临床实践指南（2018 年版）》推荐意见解读及方法学评价. 中华关节外科杂志(电子版), 2018, 12(4): 449-453.

医疗保健国际交流促进会骨科分会. 富血小板血浆在骨关节外科临床应用专家共识(2018年版). 中华关节外科杂志(电子版), 2018, 12(5): 596-600.

张长青, 袁霆. 富血小板血浆在临床应用中的争议和研究进展. 中华关节外科杂志(电子版), 2016, 10(6): 588-591.

第一篇

富血小板血浆（PRP）

天有盈虚，人有屯危，不自慎不能济也，故养性必知足自慎。

——孙思邈语

第一章

PRP 概述

第一节　PRP 研究应用的历史回顾

PRP 是一种自体全血通过离心的方法提取出的浓缩血小板制品，含有高浓度的血小板、白细胞及大量蛋白质等。1954 年，Kingsley 在 *Nature* 杂志上第一次提出了 PRP 的概念，是输血专业的一个术语，用来描述血小板计数高于外周血的血浆。因此，PRP 常常被用作治疗血小板减少症的输血制品。1982 年，Childs 等发现血浆中含有血小板来源的生长因子，揭示了血小板不仅有凝血功能，而且高浓度的血小板还具有加速止血并分泌多种生长因子的功效，可加强创面愈合，促进组织再生。随着理化分析技术的进步，医学对血小板的认识越来越深入，包括对血小板结构及功能的研究都有了新突破，PRP 在临床的应用范围越来越广泛，应用方式也越来越多样化。本节将主要介绍 PRP 研究应用的历史，便于读者了解 PRP 应用的发展历程。

19 世纪中叶，随着显微镜功能的改进，不少学者已观察到血小板在血液中的存在。1847 年，Osler 观察到这种“细胞的碎片”能形成伪足。1878 年，Hayem 注意到这种“细胞的碎片”在血块形成和回缩中的作用，确认这是一种血液中的新成分。1882 年，Bizzozero 观察到在损伤血管内表面血栓形成的最初结构是由黏附和聚集的这种“细胞的碎片”组成，因此，他将这种“细胞的碎片”称为血小板，这一研究工作也确定了血小板作为功能和结构整体的存在。1869 年，Bizzozero 和 Neumann 详细描述了巨核细胞的形态，但那时仍不明确巨核细胞与血小板的关系。直到 1906 年，Wright 根据血小板颗粒与成熟巨核细胞细胞质中的嗜天青颗粒具有相同的外观，将两者联系起来。Wright 观察到巨核细胞细胞质形成伪足伸入骨髓窦并与细胞体分开，他断言血小板的形成是由于巨核细胞细胞质的碎裂。此后，许多研究都证实了血小板来源于骨髓巨核细胞（图 1-1-1）。

造血系统通过造血干细胞（hematopoietic stem cell, HSC）定向分化成巨核系 - 红系双向祖细胞（megakaryocyte-erythroid progenitor, MEP），增殖的巨核系祖细胞终末分化成巨核细胞（megakaryocyte, MK），实现细胞质的成熟和细胞核的核内有丝分裂（endomitosis），最后生成血小板。巨核细胞生成（megakaryocytopoiesis）是血小板产生的必要过程，而巨核细胞产生血小板并释放的过程称为血小板生成（thrombopoiesis）。这个过程包括：①多功能造血干细胞向巨核细胞祖细胞分化；②巨核细胞祖细胞再经多倍体分化扩增细胞质，并形成更多细胞器趋向成熟；③成熟的巨核细胞重构细胞骨架形成伪足（pseudopodial），成为前血小板（proplatelet）（图 1-1-2）。研究证实，血小板

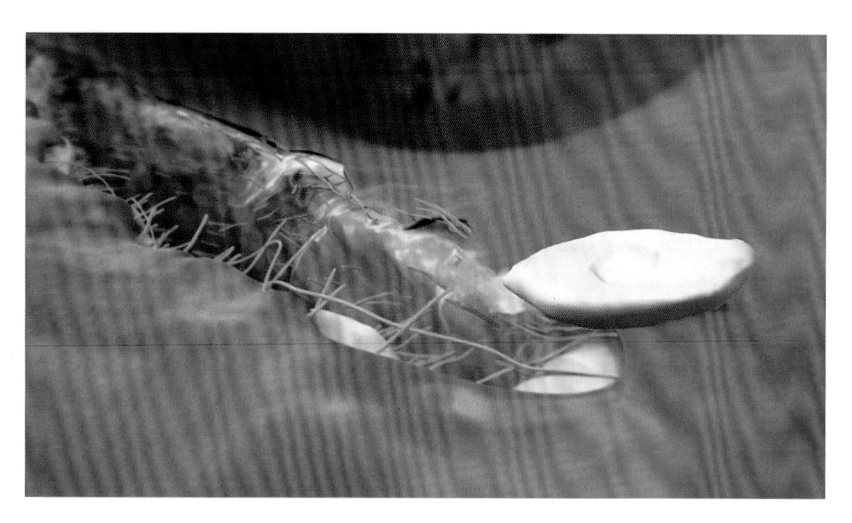

图 1-1-1　巨核细胞释放血小板

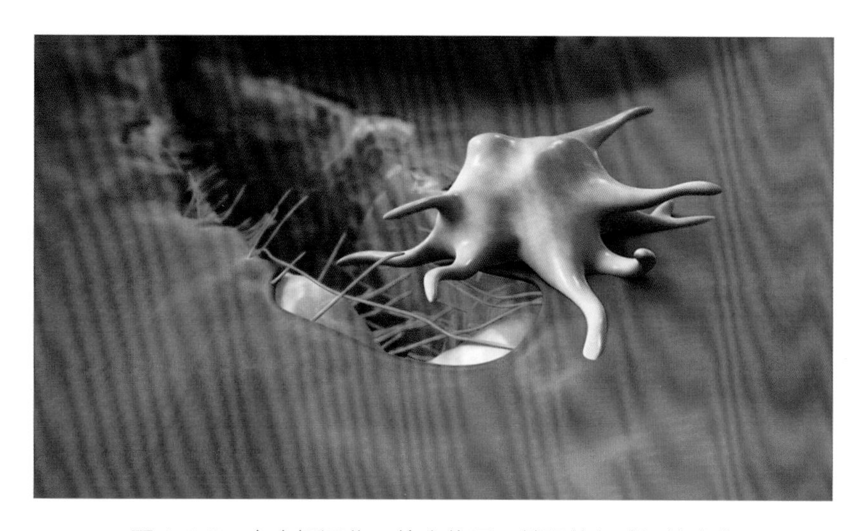

图 1-1-2　血小板活化、伸出伪足，并释放各种活性成分

不仅在止血和血栓形成中发挥着重要作用，还在炎症反应、先天免疫、血管新生等过程中发挥着意想不到的作用。

成熟巨核细胞的主要结构特征是由分叶核之间胞膜内折延展而形成的分界膜系统（demarcation membrane system, DMS），细胞质扩展伴随 α 颗粒和致密颗粒增多，致密的管网结构形成开放管道系统以释放颗粒。DMS 作为生成前血小板的膜性储存池与骨髓窦间隙相通，使分叶核节段化并加工成血小板，释放到血液中。

既往研究表明，残余核物质被巨噬细胞吞噬前，每个巨核细胞产生 1000~3000 个血小板。在此过程中涉及大规模的巨核细胞膜和细胞骨架成分重组，包括肌动蛋白和微管蛋白；细胞分支末端排放出血小板。在前血小板成熟的最后阶段，胞质器和分泌颗粒流向前血小板的末端突起并停留在此。微管之间相互滑动的过程是驱动前血小板突起伸长和细胞器运输的动力。

血小板为血液中无核的细胞质片状结构，虽然其没有细胞核，但携带充足的遗传物质（包括线粒体），频繁进行各种生命活动并发挥多样的生物学功能。近年来的研究发现，血小板还参与抗微生物的宿主防御功能、分泌炎性细胞因子和有助组织修复的细胞因子等。

既往研究认为血小板内含有三种颗粒，包括① α 颗粒：每个血小板中含有 50~80 个，这些颗粒中含有血小板分泌蛋白，如生长因子、趋化因子和细胞因子等；②致密颗粒：每个血小板中含有 3~5 个，这种颗粒中包括 5- 羟色胺（5-HT）、组胺、多巴胺、钙和腺苷，其中二磷酸腺苷（adenosine diphosphate, ADP）与血小板膜表面受体 P2Y1 和 P2Y12 结合后可诱导血小板变形聚集，钙离子对于纤维蛋白的形成具有重要作用；③溶酶体：含有多种酶，能诱导蛋白和基质降解。虽然研究表明，血小板数量与 PRP 激活后释放的生长因子类型及数量有关，但血小板数量和生长因子浓度之间并非呈简单的正相关关系。另外，膜表面受体表达和脱颗粒作用是产生活化血小板的两个关键效应。

一、血小板相关结构的认识

（一）血小板释放颗粒

血小板可通过释放其内容物如 α 颗粒、致密颗粒等向其周围细胞输送细胞因子，参与机体免疫调节。随着其他学科研究的深入，20 世纪 80 年代，Johnstone 等首次发现未成熟的羊网织红细胞中的多囊泡体与红细胞膜进行融合后释放了其中的小囊泡，这种在病理或生理状态下大部分细胞分泌的一种小囊泡包含了外泌体（exosome）和微粒。外泌体是指直径在 30~100 nm（也有文献认为是 50~150 nm）的双层脂质囊泡小体，微粒是指直径在 100~1000 nm 的双层脂质囊泡小体。1999 年，研究人员发现血小板颗粒通过胞吐作用向外释放的胞外囊泡（extracellular vesicles, EVs）包括胞外体（ectosomes）和外泌体两大类。

目前关于外泌体和胞外体的定义还未统一，特别是胞外体。Wolf 在 1967 年首次发现血小板中的一些微粒结构，称之为血小板微尘（platelet dust）。1991 年，Stein 等把通过出芽方式形成的微粒统称为胞外体。除此之外，这些微粒结构还包括微囊泡（microvesicles, MVs）、微粒（microparticles, MPs）、纳米微粒（nanoparticles）、脱落囊泡（shedding vesicles）和外泌体样囊泡（exosomes-like vesicles）等。

（二）血小板膜糖蛋白

血小板膜糖蛋白（platelet membrane glycoprotein）是血小板膜内、膜表面及血浆中特定的血小板糖蛋白（glycoprotein, GP）成分。血小板的很多功能需要通过其表面的受体糖蛋白来完成，这些糖蛋白的基因多态性能改变其抗原性，调节其表达水平和结构，从而影响血小板反应。血小板膜糖蛋白在最初的止血、血小板黏附到细胞外基质及随后的血小板聚集过程中发挥作用。血小板膜糖蛋白除作为黏附蛋白的受体外，还作为血小板特有的免疫受体及免疫原，起到重要的免疫学作用。总的来说，血小板膜糖蛋白的功能主要有：①直接活化血小板；②通过黏附聚集发挥止血作用；③通过氧化还原平衡调节血小板功能。

（三）血小板膜表面受体

血小板膜表面受体参与血小板、免疫细胞、内皮细胞及基质的相互作用，其包括 Toll 样受体（Toll-like receptor, TLR）、髓系细胞触发受体 -1（triggering receptor expressed on myeloid cells-1, TREM-1）、蛋白酶活化受体（protease-activated receptors, PAR）、趋化因子受体、免疫球蛋白受体、补体受体、CD40 与 CD40L、P 选择素（P-selectin）等。

（四）血小板微粒

血小板微粒（platelet microparticles, PMPs）可由多种细胞产生，如血小板、白细胞、淋巴细胞等。1967 年，Wolf 最早发现 PMPs，开始被认为是血液中没有生理功能的“尘埃”或“细胞碎片”。随后的研究发现 PMPs 大小为 0.02~1.0 μm，可缩短凝血时间，其表面有多种抗原，包括 CD31、CD41、CD41a、CD42a、CD42b、CD61、CD62P 等。其未受到刺激时在血小板内是以原生的状态存活；在血小板活化，如炎症的背景下，血小板可释放一种超微性囊泡，即 PMPs。研究证实：① PMPs 参与人体血栓形成与止血，可协同血小板促进血小板的聚集、血栓形成，参与内皮细胞的修复和血管形成；② PMPs 作为经典的细胞因子，被证明其与炎症反应相关，其机制首先是 PMPs 可活化内皮细胞和单核细胞，促进跨细胞间传递的趋化因子，调节激活正常 T 细胞表达和分泌的细胞因子两者间的相互作用；③活化的单核细胞可进一步分泌释放炎症因子如肿瘤坏死因子（tumor necrosis factor, TNF）、白介素（interleukin, IL）、黏附分子（adhesion molecule, AM）等，造成内皮细胞受到损伤，使炎性细胞聚集，参与和促进炎症反应；④ PMPs 能刺激多种黏附分子在血管内皮细胞上表达，如细胞间黏附分子 -1（intercellular adhension molecule-1, ICAM-1），使单核细胞和中性粒细胞迁移黏附到内皮细胞，到达炎症部位，从而参与炎症反应。

（五）血小板蛋白质组

20 世纪 90 年代初期，人们开始实施人类基因组计划。2003 年提前完成人类所有基因的全序列测定后，科学家提出后基因组计划，蛋白质组研究正是其中的一个重点。血小板蛋白质组（platelet proteome）也是在这个基础上发展而来，它可用于解析血小板蛋白质组的各种复杂生命过程：以血小板为基础，鉴定血小板表达的特殊蛋白质，分析血小板信号或代谢通路；分析血小板蛋白质在正常与病理状态下的功能变化，以此加深对血小板生物功能的理解。已预测人类的血小板蛋白质组包含 2000~3000 种独特的蛋白质。2008 年，Zahedi 等分析了静息血小板的磷酸化，在超过 270 种蛋白质中鉴定了 564 个磷酸化位点，其中有许多在以前的血小板研究中未被描述过。在一项血小板活化反应的早期研究中，鉴定了 27 种蛋白质，这些蛋白质在血小板活化过程中移位到肌动蛋白细胞骨架上。PMPs 的研究也随蛋白质组学的开展而更加深入。

（六）血小板囊泡与血小板的微 RNA

随着对血小板认识的深入，研究发现血小板可经膜的隆起脱落形成另一类膜包裹系统——微囊泡或称“微粒”。

2008 年，有学者在真性红细胞增多症的研究中首次证实了存在血小板的微 RNA（microRNA, miRNA）。2009 年，有研究表明血小板内存在极其丰富的 miRNAs 谱。随后，人们通过基因芯片等实验不断证实在病理情况下血小板的 miRNAs 含量变化。血小板 miRNA 作为 miRNAs 的调节剂，参与了血小板多种生理和病理活动调控。用热图等分析方法对高低不同反应性的血小板 miRNA 进行表达差异性分析，筛选出 74 种差异性表达的 miRNA，其中最大差异表达的 miRNA 有 15 种。miRNA 参与调控血小板功能的信号通路，完成对血小板增殖、活化和功能的影响，包括核因子 -κB（nuclear factor-kappa B, NF-κB）、环腺苷酸依赖的蛋白激酶 A（cyclic adenosine monophosphate-protein kinase A, cAMP-PKA）信号通路、磷脂酰肌醇 3- 激酶（phosphatidylinositol-3-kinases, PI3K）/ 蛋白质丝氨酸苏氨酸激酶（protein-serine-threonine kinase, AKT）信号通路（PI3K/AKT）及 F 肌动蛋白（F-actin）细胞骨架等信号通路。

（七）其他

伴随着细胞生物学的快速发展，人们对血小板的研究也不断丰富和深入。例如，环状 RNA（circular RNA, circRNA）是一类在真核细胞中广泛存在的非编码 RNA，结构稳定，与多种疾病的发生发展、生物组织发育及细胞衰老等相关，具有广阔的应用空间。1979 年，Hsu 描述了没有自由末端的 circRNA 存在。随后的 20 世纪 90 年代末期到 21 世纪初，科学家们进一步研究发现多种基因可以产生 circRNA。大约从 2010 年开始，由于转录组测序（RNA sequencing, RNA-Seq）技术的发展以及专门的计算管道开发，引爆了 circRNA 研究。研究发现没有细胞核的血小板可以抑制 RNA 的新陈代谢，但却仍然可以进行翻译，且含有多种非编码序列，如转运 RNA（transfer ribonucleic acid, tRNA）、miRNA 和长链非编码 RNA（long noncoding RNA）。2010 年以后的研究提示，血小板中含有大量的 circRNAs，它可能与 miRNA 相互作用，具有调节转录等功能，这方面的内容还有待于我们做更深入的研究。

二、血小板功能认识的深入

（一）血小板在止血中的作用

血小板参与止血的原理是当血管内皮受损时，血管内皮下的基质蛋白如血管性假血友病因子（von Willebrand factor, vWF）、胶原蛋白、纤连蛋白等暴露，与血小板上相应的受体作用，使血小板黏附在受损血管内皮。其中，vWF 上的 A1 结构域与 GPIb/IX/V 中 GPIbα 的结合是此阶段的关键环节。血小板还可通过糖蛋白Ⅵ（glycoprotein Ⅵ, GPVI）及整合素 $\alpha_2\beta_1$ 受体与胶原蛋白结合。胶原蛋白与 GPVI 结合可引发细胞质内 Ca^{2+} 浓度上升，细胞骨架重构，可溶性激动剂（ADP、血栓素 A2）的释放及整合素 $\alpha_{IIb}\beta_3$ 的激活。可溶性激动剂通过与特定的 G 蛋白偶联受体作用，扩大血小板激活反应；激活的整合素 $\alpha_{IIb}\beta_3$ 可与多种配体结合，包括纤维蛋白原、纤连蛋白及 vWF，从而促进血小板聚集形成血栓。局部产生的凝血酶通过切割血小板表面的 PAR-1, 4 受体，引发强烈的血小板激活反应，促进血小板颗粒释放；同时凝血酶切割催化纤维蛋白原转化为交联的纤维蛋白，从而形成稳定的血栓。

（二）血小板在纤溶中的作用

血小板不仅是凝血与血栓形成的主要成分，而且对纤溶的调节具有重要作用。纤溶过程大致可分为两个步骤：第一步是血浆中纤溶酶原（plasminogen, Pig）在各种激活物的作用下转变为纤溶酶（plasmin, PI）；第二步是 PI 使凝胶状态的纤维蛋白溶解，产生可溶性的纤维蛋白裂解产物（fibrin degradation products, FDP），以起溶栓作用。在纤溶系统中最重要的成分为 PI，其水平高低决定着机体纤溶活性的强弱，而血小板糖蛋白（GP）（凝血酶敏感蛋白、纤连蛋白）以及血小板的其他成分（血小板纤溶增强物）对 PI 的活性又具有显著的影响。

（三）血小板的免疫炎症反应

血小板表面有大量的固有免疫受体、黏附分子及免疫介质。固有免疫受体包括模式识别受体、Toll样受体以及体液免疫受体（如补体受体、免疫球蛋白受体）。固有免疫是进化中形成的古老系统，它能针对多种病原体给多细胞生物提供快速而有效的防御机制。固有免疫识别不同于自身组织的结构，它能在短时间内破坏机体接触的绝大多数微生物，同时激活和启动获得性免疫应答。在血流影响下，这些受体可与其相应的配体及白细胞之间相互作用，促进炎症的发生和免疫反应。与止血作用类似，血小板在免疫应答中与其他血细胞及炎症发生部位的血管内皮细胞相互作用，是一个相当复杂的过程。

正常情况下，血小板具有抑制炎症发生的作用，但被炎症介质触发时，血小板即被激活，从而转变为具有促进炎症发生作用的物质。当血小板被活化后，可释放大量炎症介质，如IL-1，进而增强免疫应答。此外，通过非经典途径激活的血小板可释放一种细小颗粒（直径< 1.0 μm），这些颗粒与炎症的发生有关。当病原体入侵时，血小板被激活，然后迅速脱颗粒，释放抗菌肽，如人防御素、鲎肽素及脂多糖因子等。另外，血小板可使病原体内化，使之隔离在吞噬细胞中。血小板在炎症反应中发挥的功能及其功能状态与其在血液循环中的数量有关。

血小板在获得性免疫反应中可能提供重要的信号参与细胞间的相互作用（包括与先天性、获得性免疫中关键细胞的相互作用），可以发挥以前未被认识的在组织损伤和感染中的监视及调节作用。相关研究证实，血小板作为主要病理学机制在各种免疫反应失调的疾病中有重要作用，这些为将来的研究提供了可靠的理论。

血小板在炎症反应和免疫应答中的重要性是显而易见的。因此，血小板被认为是“循环哨兵”。通过对血小板活化的调节，可控制免疫活化，提高机体对病原微生物的清除能力，并减轻炎症发生部位的周围组织损伤。

伴随免疫刺激和其他刺激物激活的血小板可调节免疫炎症反应，其中包括过敏反应的速发相与迟发相。一些研究表明，血小板可能作为由其他炎症细胞激活的次级细胞以及由抗原直接活化的效应细胞，参与不同类型的超敏反应。

（四）血小板的抑菌/杀菌功能

100多年前，已有研究表明血小板含有抗革兰氏阳性（G^+）菌的杀菌物质。血小板最早参与微生物病原体的识别、激活，并招募其他免疫细胞参与宿主防御。此外，血小板所分泌的抗菌效应分子可直接发挥抑菌功能。1981年，有研究者从兔血清中分离出具有抗G^+细菌作用的短肽类物质，并命名为抗菌肽。此后众多研究者开始从动物和人的血小板中分离及提纯这些杀菌物质。1992年，Yeaman等发现应用凝血酶刺激血小板后，血小板中的颗粒释放抗菌蛋白，这些抗菌蛋白被命名为凝血杀菌素或凝血酶诱导的血小板抗菌蛋白（thrombin-induced platelet microbicidal proteins, tPMP）。1999年，有学者证实，血小板诱导释放的tPMP-1对金黄色葡萄球菌、表皮葡萄球菌、链球菌、白念珠菌、新生隐球菌都有较强的杀灭作用。2000年，Krijgsveld等从人血中单独分离出血小板，3.3 L人血通常可生产出大约75 ml高度浓缩的血小板悬浮液，纯度高达99.95%以上，仅含少于0.05%的白细胞。从10 L人血中分离并处理1.0×10^{13}个血小板，再经高效液相色谱法分离纯化，大约得到750 μg Thrombocidin-1, 2两种重要的阳离子抗菌蛋白，对G^+菌如枯草杆菌、金黄色葡萄球菌和G^-菌如大肠埃希菌/乳酸球菌有较强的杀菌作用。2002 年，Tang 等通过凝血酶诱导血小板，将其释放的物质分离提纯，得到血小板因子 -4（platelet factor 4, PF4）、调节正常 T 细胞表达和分泌的细胞因子（regulated upon activation normal T cell expressed and secreted, RANTES）、结缔组织活化多肽 -3（connective tissue-activating peptide-3, CTAP-3）、血小板碱性蛋白（platelet basic protein, PBP）、胸腺素 -β4（thymosin-β4, T-β4）、纤维蛋白肽 -A（fibrinopeptide-A, FP-A）和纤维蛋白肽 -B（fibrinopeptide-B, FP-B）等 7 种抗菌肽，能对金黄色葡萄球菌、大肠埃希菌、白念珠菌、新生隐球菌有较强的杀菌作用，在偏酸环境下杀菌作用更强。

为了便于与其他来源的抗菌肽区分，2010年，学者们将其统一命名为血小板源性抗菌肽（platelet-derived antibacterial peptides, PDAPs）。PDAPs 的发现使现代医学对血小板的认识又向前飞跃了一大步。传统医学认为，血小板的功能主要集中在止血与凝血过程，但现已发现，人体血液里血小板浓度约 $3.0 \times 10^5/\mu l$，每个血小板平均具有 7 fl 的容积和 8 μm^2 的表面积，血小板的总容积和表面积远远超过白细胞。血小板激活后就会释放大量的PDAPs，其不仅参与凝血过程，还能调节炎症、组织修复、组织再生、新生血管形成、抗肿瘤等，甚至可以直接杀灭细菌、真菌、原虫等微生物。由于 PDAPs 在生物体内的含量微少，提取或生产困难，故一直未能进行更为深入的研究和广泛应用。因此，进一步探索新的 PDAPs，研究 PDAPs 在凝血功能与抗炎的桥梁作用以及 PDAPs 的临床应用将是下一步的研究方向。

（五）血小板的修复与再生功能

Johnson 等证明，血小板通过黏附于血管壁和插入内皮细胞之间或并入内皮细胞的细胞质中，修复血管内皮，保持内皮的完整性。随后人们发现，血小板还释放：①各种细胞因子、趋化因子和生长因子，促进细胞迁移和增殖；②大量与血管生成和抗血管生成有关的介质，促进血管生成；③促凋亡和抗凋亡介质，控制细胞凋亡与存活；④一系列趋化因子，与祖细胞相互作用，诱导祖细胞向目标区域迁移，特别是在促进血小板黏附、聚集、表面凝结形成凝血酶和纤维蛋白的过程中具有重要作用。

此外，循环中的血小板释放介质和促血管生成因子，包括基质细胞衍生因子 -1（stromal cell derived factor-1, SDF-1）、血小板因子 -4（PF4）、CD40 配体（CD40L)、转化生长因子 - β（transforming growth factor-β, TGF-β）、血管内皮生长因子（vascular endothelial growth factor, VEGF）、表皮生长因子（epidermal growth factor, EGF）、成纤维细胞生长因子（fibroblast growth factor, FGF）、胰岛素样生长因子（insulin-like growth factor, IGF）、血管生成素相关生长因子（angiopoientin related growth factor, AGF）等，从而促进组织修复、新血管形成。

血小板与祖细胞相互作用并参与调节祖细胞的定居与分化。有研究表明，活化的血小板释放趋化因子 SDF-1，促进祖细胞的招募、黏附和增殖，包括骨髓 $CD34^+$ 祖细胞、骨髓间充质干细胞、平滑肌祖细胞和内皮祖细胞。通过旁分泌机制，这些祖细胞的多能性在包括血管在内的多种组织修复中发挥作用，这为血小板在再生医学中发挥独特的作用提供了理论基础。同时，黏附血小板在体内外除募集祖细胞外，还可调节祖细胞向内皮细胞、巨噬细胞等定向分化。因此，血小板向受损细胞募集祖细胞可能是发挥组织再生修复的一个重要机制。

（六）其他

通常认为血小板不能合成新的蛋白质，因为血小板是无核的。但是最近，许多研究提示了血小板未被认识的合成能力。成熟的、循环的血小板携带由巨核细胞母体转录的mRNA，转录组中低丰度的mRNA被抑制，并且在基础状态下是不翻译的，但激活时快速地翻译，这个过程被称为信号依赖的翻译。伴随组织工程的迅猛发展，利用血小板活化后释放多种活性产物，将浓缩血小板制品负载于生物材料中，发挥对生物材料和种子细胞的调控作用，甚至可以直接利用，其纤维蛋白做成支架材料用于再生医学。

三、PRP治疗应用的三个阶段

随着对血小板结构与功能上的认识不断深入，研究者们对PRP的应用与研究也越来越有针对性。激活的血小板可以释放多种生长因子以促进骨组织和软组织的再生修复，白细胞可以防止感染，纤维蛋白能在局部构建组织修复所需的三维结构。其实，PRP这一名词并不能全面科学地反映血小板的再生治疗技术，这将在其他章节进行更为详尽的阐述（图1-1-3）。

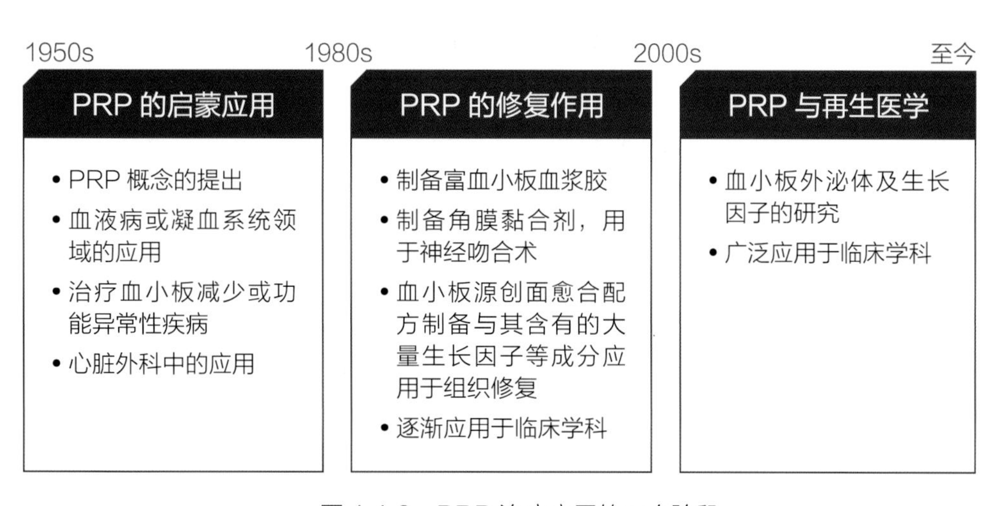

图1-1-3 PRP治疗应用的三个阶段

（一）第一阶段：PRP的启蒙应用（20世纪50至80年代）

20世纪50年代提出PRP的概念，其主要的应用全部集中在血液病或凝血系统等血液学领域，主要是用来治疗血小板减少或功能异常性疾病。另外，大部分心血管手术必须在体外循环（cardiopulmonary bypass, CPB）的支持下进行，但血小板与异物表面接触后被激活，会释放大量生物活性物质，导致组织微血管栓塞、术后血小板功能下降和术后凝血功能障碍。如果在CPB前提取PRP，术后肝素拮抗后回输给患者，可减少CPB对血小板的破坏及对凝血功能紊乱的影响。1977年，Harke等为避免心脏手术时CPB造成血小板功能丧失和手术后严重失血，尝试分离提取PRP并成功应用于心脏外科手术。

（二）第二阶段：PRP的修复作用令人振奋（20世纪80年代至21世纪初）

血小板胶（PG）的制备始于20世纪70年代初，是PRP与钙离子和凝血酶混合时快速产生的一种黏性凝固物，也称为富血小板血浆胶（凝胶）（platelet rich plasma gel, PRG）。1975年，有研究员将其作为人角膜黏合剂；1979年，Fischer将其用于神经吻合术。

1980 年，Brandstedt 的实验研究所发表的文章证实，纤维蛋白可促进成纤维细胞迁移、胶原沉积，导致肉芽组织形成。1982 年，Knighton 在兔角膜模型中的研究表明，血小板和纤维蛋白触发了组织损伤愈合所必需的过程：细胞迁移、胶原合成、纤维增生和血管生成。自此，PG 或血小板释放物在临床上得以广泛应用。随后（1986 年），Knighton 首次报道血小板源性伤口愈合因子（PDWHF）和活化的血小板上清液后，便将其开始广泛应用于慢性创面的治疗。PDWHF 被证明是强烈的新生血管刺激剂，可提供细胞外微环境血供，有利于其他生长因子如神经生长因子（nerve growth factor, NGF）的刺激作用，从而在神经再生中发挥更强的作用。研究显示，低剂量的 PDWHF 足以长期诱导加速愈合；由此首次提示，PDGF 可能会诱导从巨噬细胞中合成新的生长因子来完成自分泌反馈环。随后，PRP 与 PG 被报道含有大量其他生长因子，如 PDGF、TGF-β、VEGF、EGF、FGF、IGF 等，以及其他成分如纤维蛋白、白细胞。临床上逐渐将其应用于慢性创面、糖尿病足、眼科、整形手术及口腔颌面部骨与软组织重建手术等。1995 年，Gaudric 等首次研究证明自体 PRP 可以显著提高黄斑裂孔手术的成功率。1997 年，Whitman 等将 PG 应用于口腔颌面外科手术，发现 PG 可以在局部黏合骨移植颗粒，防止碎骨颗粒移位和流失，促进伤口愈合。1998 年，Marx 等评估了 PRP 在下颌骨连续性缺损的骨移植重建中对骨成熟率和骨密度的影响，证明在移植物中添加 PRP 会促进骨形成效果的增加，以及 PRP 复合移植骨修复速度比单用移植骨修复速度快，成功地将 PRP 用于牙槽嵴重建术。2000 年，Man 等将制取所得的浓缩血小板制备成自体 PG，加上自体纤维蛋白胶应用于整形手术后的患者，发现其具有减少出血和帮助伤口愈合的作用。同年，Yuksel 等发现 IGF 和 FGF 能提高游离脂肪移植成活率。临床实践证明，应用 PRP 混合颗粒脂肪注射移植于颜面部能提高脂肪组织存活率。

（三）第三阶段：PRP 在再生医学崭露头角（21 世纪初至今）

由于大量生长因子被证实存在于 PRP 中，再生医学三大支柱之一的活性因子开始将 PRP 视为重要角色。特别是伴随 miRNA、circRNA、外泌体等研究的深入，更是为 PRP 在再生医学的广泛应用插上了腾飞的翅膀，而其在免疫抗炎方面的功能为组织移植、组织修复再生提供了新思考与方向。

血小板分泌的细胞外囊泡（extracellular vesicles, EVs）占外周血细胞外囊泡总量的 70%~90%。PRP-EVs 释放入外环境后，可以在局部被附近的受体细胞吸收，也可以通过全身体液系统作用于远距离的受体细胞。起初的研究者认为，细胞外囊泡与受体细胞是通过非特异性结合发生胞膜融合后进入细胞的。血小板外泌体作用于组织的机制与其含有的 mRNA、miRNA 及 siRNAs 有关。当外泌体与受体细胞结合后，外泌体携带的 mRNA、miRNA 和 siRNA 可进入受体细胞，调控翻译相应的蛋白质，改变受体细胞的生理功能。

目前，PRP-EVs 的研究发现，生长因子主要贮存在血小板的外泌体中，血小板激活释放出外泌体后：①外泌体外膜可以为生长因子提供保护，避免被外界环境中的裂解酶破坏；②外泌体在胞外比较稳定，有足够长的时间与目标细胞受体结合，从而改变其生物学功能；③外泌体免疫原性较低，便于异体外泌体使用，即用血库血小板液提取外泌体有利于规模化生产和标准化；④极少量的外泌体就可以达到 PRP 的修复效果，便于临床使用和携带。

在此阶段，PRP 在临床学科的应用同样发展迅速。2003 年，Sánchez 等将富含生长因子的血浆（PRGF）在关节镜下用于加强前交叉韧带移植术后的愈合和重建。同年，Sánchez 等将 PRGF 用于一例关节软骨撕脱伤的治疗，开辟了 PRGF 辅助人类组织再生技术在骨科领域的新前景。2007 年，Alio 等首次成功将自体 PRP 用于治疗角膜溃疡，发现其可以促进愈合并有助于疼痛和炎症的减轻。2013

年，Callejo 等在切除患者双侧卵巢病变组织后，将剩余的多个正常卵巢组织小块进行冷冻保存，待患者有怀孕需求时，将预先冷冻的多个卵巢组织小块解冻并使用 PRP 凝胶进行孵育，随后再将卵巢组织手术植入盆腔相应位置，植入术完成后再使用 PRP 凝胶填充切口处；观察发现，PRP 能促进移植的卵巢组织中新生血管形成，并成功地使患者实现了怀孕及生育。同年，Shirvan 等将制备所得的自体 PRP 和 PRF 通过介入技术治疗膀胱阴道瘘，不需进行开腹手术，使其成为一种安全、有效、微创的新方法。2015 年，Chang 等首次开展了在人类生殖技术中使用 PRP 的研究，改善了接受体外受精治疗患者的子宫内膜厚度。由于子宫内膜厚度与妊娠率呈正相关关系，增加子宫内膜厚度能有效提高妊娠率及胚胎安全性。几乎与此同时，国内梁晓燕团队在冷冻胚胎移植周期中给予薄型子宫内膜不孕症患者行 PRP 宫腔内灌注治疗，结果发现 PRP 具有促进子宫内膜增殖和改善薄型子宫内膜患者临床妊娠结局的良好效果，PRP 组生化妊娠率、临床妊娠率及胚胎种植率均优于对照组（$P < 0.05$）。由此可见，随着对 PRP 机制和应用的进一步研究，PRP 已成功应用于各个学科，包括心脏外科、眼科、口腔颌面外科、心血管科、整形美容科、骨科、神经外科、妇产科及泌尿外科等（图 1-1-4）。

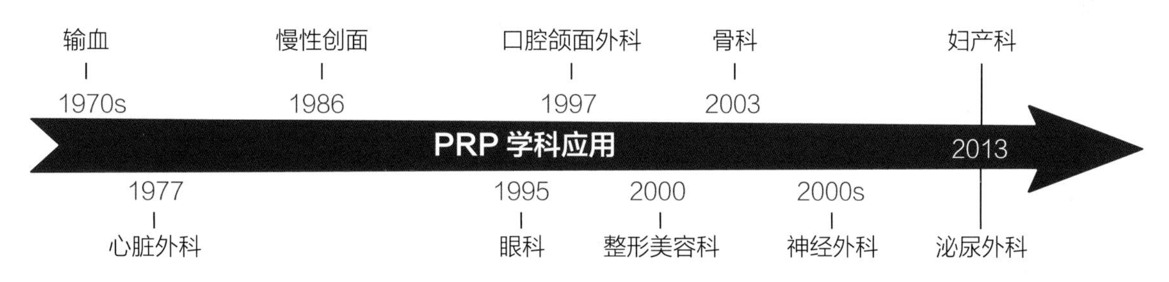

图 1-1-4　PRP 在不同领域的应用

（董云青　单桂秋　陈彩虹　程　飚）

参考文献

Alio Jorge L, Abad Marta, Artola Alberto, et al. Use of autologous platelet-rich plasma in the treatment of dormant corneal ulcers. Ophthalmology, 2007, 114(7): 1286-1293.

Alves R, Grimalt R. A review of platelet-rich plasma: history, biology, mechanism of action, and classification. Skin Appendage Disord, 2018, 4(1): 18-24.

Anitua E, Prado R, Mikel Sánchez, et al. Platelet-rich plasma: preparation and formulation. Oper Tech Orthop, 2012, 22(1): 25-32.

Borzini P, Mazzucco I. Platelet-rich plasma (PRP) and platelet derivatives for topical therapy. What is true from the biologic view point? ISBT Sci Ser, 2007, 2(1): 272-281.

Callejo J, Salvador C, González-Nuñez S, et al. Live birth in a woman without ovaries after autograft of frozen-thawed ovarian tissue combined with growth factors. J Ovarian Res, 2013, 6(1): 33.

Chang Yajie, Li Jingjie, Chen Yuqing, et al. Autologous platelet-rich plasma promotes endometrial growth and improves pregnancy outcome during in vitro fertilization. Int J Clin Exp Med, 2015, 8(1): 1286-1290.

Childs CB, Proper JA, Tucker RF, et al. Serum contains a platelet-derived transforming growth factor. Proc Natl Acad Sci USA, 1982, 79(17): 5312-5316.

Gaudric A, Massin P, Paques M, et al. Autologous platelet concentrate for the treatment of full-thickness macular holes. Graefes Arch Clin Exp Ophthalmol, 1995, 233(9): 549-554.

Harke H, Tanger D, Fürst-Denzer S, et al. Effect of a preoperative separation of platelets on the postoperative blood loss subsequent to extracorporeal circulation in open heart surgery (author's transl). Anaesthesist, 1977, 26(2): 64-71.

Kingsley CS. Blood coagulation; evidence of an antagonist to factor VI in platelet-rich human plasma. Nature, 1954, 173(4407): 723-724.

Knighton DR, Ciresi KF, Fiegel VD, et al. Classification and treatment of chronic nonhealing wounds. Ann Surg, 1986, 204(3): 322-330.

Redler LH, Thompson SA, Hsu SH, et al. Platelet-rich plasma therapy: a systematic literature review and evidence for clinical use. Phys Sportsmed, 2011, 39(1): 42-51.

Man D, Plosker H, Winland-Brown JE. The use of autologous platelet-rich plasma (platelet gel) and autologous platelet-poor plasma (fibrin glue) in cosmetic surgery. Plast Reconstr Surg, 2001, 107(1): 229-237.

Marx RE, Carlson ER, Eichstaedt RM, et al. Platelet-rich plasma: Growth factor enhancement for bone grafts. Oral Surg Oral Med Oral Pathol Oral Radiol Endod, 1998, 85(6): 638-646.

Sánchez M, Azofra J, Anitua E, et al. Plasma rich in growth factors to treat an articular cartilage avulsion: a case report. Med Sci Sports Exerc, 2003, 35(10): 1648-1652.

Shirvan MK, Alamdari DH, Ghoreifi A. A novel method for iatrogenic vesicovaginal fistula treatment: autologous platelet rich plasma injection and platelet rich fibrin glue interposition. J Urol, 2013, 189(6): 2125-2129.

Whitman DH, Berry RL, Green DM. Platelet gel: an autologous alternative to fibrin glue with applications in oral and maxillofacial surgery. J Oral Maxillofac Surg, 1997, 55(11): 1294-1299.

常亚杰，张晓莉，杨星，等. 富血小板血浆促子宫内膜增殖对妊娠结局的影响. 实用妇产科杂志，2016，32(6): 445-449.

第二节 PRP 研究现状与前景

如前文所述，PRP 的研究应用有着悠久的历史背景，并且越来越受到国内外研究人员的关注。通过在 Pubmed 以“platelet rich plasma”作为主题词进行检索，可以看出近十年来关于 PRP 的研究在逐年增加（图 1-2-1），相关研究呈现出领域广泛化、形式复杂化、结果多样化的趋势。笔者曾在 2011 年提出，PRP 及其衍生物（凝胶、释放物和裂解物等）在临床治疗中的有效性以及在组织修复、细胞培养（如干细胞）等领域的应用价值将得到广泛认可，且应用前景非常广阔，特别是在细胞治疗、抗衰老、微创外科修复、基因工程、组织工程以及组织修复等新领域将会持续得到发展。现在看来，确实如当时所预测的那样。但 PRP 的应用仍存在一些亟待解决的问题，尤其需要进一步研究其作用机制，以及针对不同疾病的治疗或美容性治疗该如何选择合适的 PRP 类型。PRP 有更多的角色等待我们去探讨、去认知。

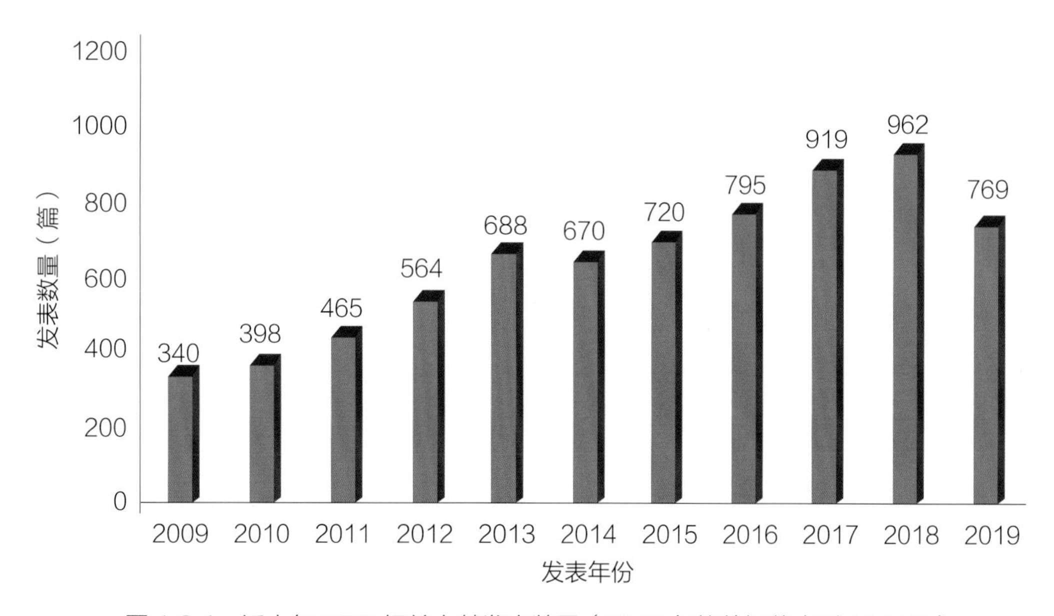

图 1-2-1　近十年 PRP 相关文献发表数量（2019 年的数据截止到 10 月份）

早期的一些临床研究中，PRP 主要应用于骨科以及口腔颌面外科领域，这主要是因为 PRP 中含有大量的生长因子，其中的 TGF-β 以及 PDGF 具有较为明确的促进成骨细胞增殖、抑制细胞外基质降解、促进皮下血管形成的作用，并且在早期骨性关节炎的治疗上取得了良好效果。之后，PRP 的作用在运动医学领域被广泛认可，被应用于腕管综合征、肱骨外上髁炎（网球肘）、足底筋膜炎、慢性疼痛、肩袖损伤、肌腱或韧带拉伤、软骨修复等方面，具有减轻症状、改善功能、提高生活质量的效果。除此之外，在干眼症（dry eye）、周围神经修复、髋关节置换、肌肉损伤、急性声带损伤、薄型子宫内膜导致的不孕症、男性性功能障碍等方面也显示出极大的潜力。同时，PRP 与脱细胞基质材料的联合应用可以修复腹疝，与卡介苗联用可以治疗非肌肉浸润性膀胱癌，与内镜联用可以治疗孤立性直肠溃疡。由此可见，PRP 在很多领域的应用都展现出良好的前景。

而在基础研究方面，PRP 在早期椎间盘退变中的治疗、各类干细胞体外培养的定向分化、细胞自噬的更新、脊髓背根反射弧的恢复、组织的再生调控等方面都发挥了巨大作用。针对 PRP 的保存、储存、冻干、质量评价等研究也都在如火如荼地进行当中。

由于 PRP 展现出越来越多的再生修复效果，引起了各学科的关注。在本节中，我们将介绍其在整形美容及再生医学领域近年来的发展与应用情况，并在后续章节中对包括 PRP 在内的整个浓缩血小板做逐一介绍，以期使读者能系统和全面地了解、认识、运用该项技术。在整形美容外科领域，PRP 具有灵活多变的治疗方式，它可单独使用或配合微针、激光、组织移植、手术等手段，在多种疾病的治疗及美容性治疗方面具有良好的效果（图 1-2-2）。

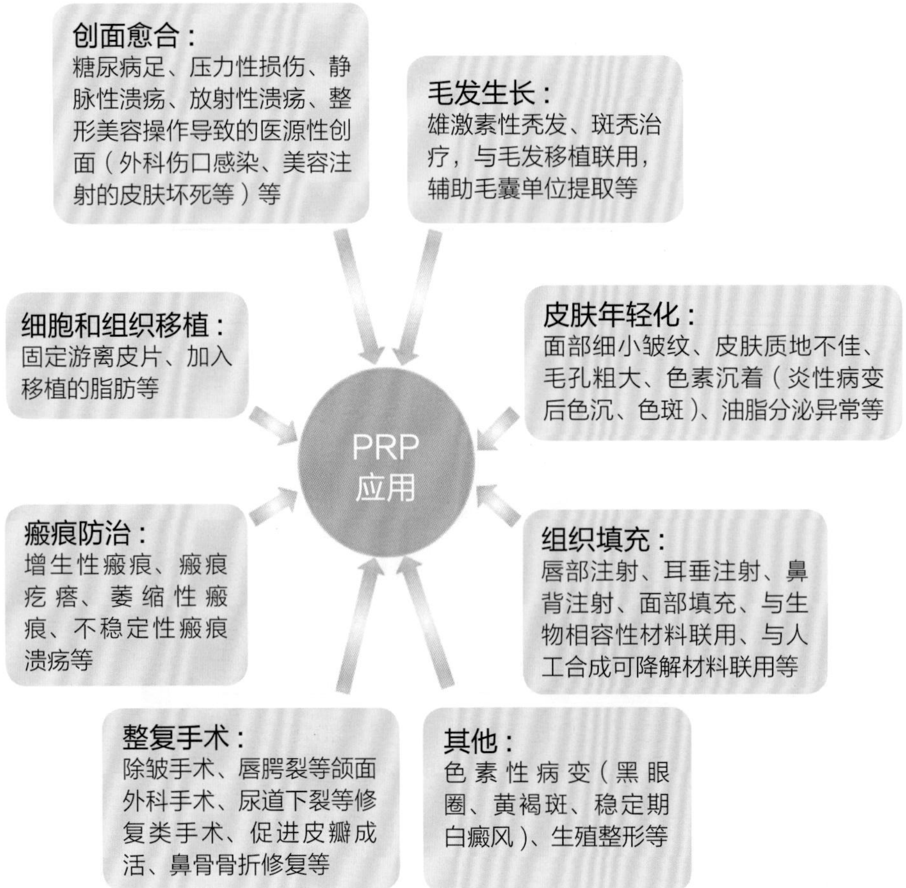

创面愈合：
糖尿病足、压力性损伤、静脉性溃疡、放射性溃疡、整形美容操作导致的医源性创面（外科伤口感染、美容注射的皮肤坏死等）等

毛发生长：
雄激素性秃发、斑秃治疗，与毛发移植联用，辅助毛囊单位提取等

细胞和组织移植：
固定游离皮片、加入移植的脂肪等

皮肤年轻化：
面部细小皱纹、皮肤质地不佳、毛孔粗大、色素沉着（炎性病变后色沉、色斑）、油脂分泌异常等

PRP
应用

瘢痕防治：
增生性瘢痕、瘢痕疙瘩、萎缩性瘢痕、不稳定性瘢痕溃疡等

组织填充：
唇部注射、耳垂注射、鼻背注射、面部填充、与生物相容性材料联用、与人工合成可降解材料联用等

整复手术：
除皱手术、唇腭裂等颌面外科手术、尿道下裂等修复类手术、促进皮瓣成活、鼻骨骨折修复等

其他：
色素性病变（黑眼圈、黄褐斑、稳定期白癜风）、生殖整形等

图 1-2-2　PRP 在整形美容外科领域的应用

一、PRP 在创面愈合中的应用

创面愈合是一个复杂的过程，它需要修复细胞、炎性细胞、细胞外基质、细胞因子、趋化因子和生长因子协同作用，共同来重建受损的软组织。在整个愈合过程中，各类活性因子发挥了重要作用。随着科学技术的进步，在传统的创面换药和清创手术清除了局部感染灶或坏死组织的基础上，采用非手术方式改善局部血供、提高局部生长因子水平等手段日趋完善，特别是针对慢性难愈性创面的治疗受到关注。PRP 正是在这样的基础上应运而生，其中含有的炎性细胞成分在一定程度上可增强抗感染能力，其释放的多种趋化因子、生长因子和细胞因子可在愈合全程加速修复细胞的增殖、迁移及分

化，相较于传统疗法，使对创面愈合的治疗从被动转为了主动。PRP在愈合早期参与凝血、炎性细胞的趋化；在中期对成纤维细胞的增殖、迁移和分化具有促进作用，可以增加局部胶原沉积，同时刺激血管新生；在后期则增强创面上皮化，并参与塑形改建。因此，PRP对急性创面和慢性创面的治疗都具有较好的作用，特别在慢性难愈性创面治疗方面展现出独有的效果。前文提到，1986年，Knighton首次报道将PDWHF等应用于慢性创面治疗后，PRP在创面愈合中的研究逐步开展起来。2004年，Saldalamacchia等通过对照研究观察了自体血小板凝胶治疗糖尿病足溃疡的有效性和安全性，强烈支持将血小板凝胶作为加速糖尿病足溃疡愈合的材料。目前，PRP已成功应用于糖尿病足、压力性损伤、静脉性溃疡、放射性溃疡、整形美容导致的医源性创面（如外科伤口感染、美容注射的皮肤坏死）等。

近年的研究推测，PRP介导慢性创面愈合的关键作用机制可能与调节持续的炎症阶段相关。在炎性病变背景下，PRP通过分泌生长因子、细胞因子、趋化因子等炎性介质以及趋化因子受体的表达而消除炎症，富集的活化血小板表现出良好的促炎因子和抗炎因子的平衡能力。PRP调节损伤部位炎症细胞（如中性粒细胞和巨噬细胞）的分泌和募集，可重新启动愈合程序，将伤口从炎症循环转移到愈合的增殖阶段。

创面治疗过程中，除单独的PRP创面局部注射和（或）涂抹治疗外，还可与其他疗法如负压创面治疗（negative pressure wound treatment, NPWT）、脂肪来源干细胞（adipose derived stem cells, ADSCs）联合使用，甚至负载于生物敷料使用，表现出优于单一使用的疗效。

二、PRP在毛发生长中的应用

在脱发治疗中，PRP显示出具有促进头发再生的巨大潜力，有大量的临床研究表明其在男性和女性脱发中具有惊人的效果。虽然目前还没有一致的治疗方法以及最佳的PRP浓度和剂量等指标，但将PRP注射在脱发区的皮下或皮内，结局令人满意。

研究表明，PRP在脱发修复中需要通过多次注射才能获得显著的效果。相关研究发现，接受PRP治疗的患者毛囊中Ki-67水平（细胞增殖的标志）升高，头发密度及粗度均明显增加；同时，头发营养不良症状也得以改善。PRP对脱发患者的作用机制可能涉及：PRP促进干细胞分化，激活抗凋亡通路，延长真皮乳头细胞的存活，延长生长期，刺激促血管生成通路，从而增加毛囊周围血管丛数量。

有学者在PRP中加入$CD34^+$细胞治疗雄激素性秃发（androgenetic alopecia, AGA），将患者（男女不限）分为两组，一组用加入$CD34^+$细胞的PRP治疗，另一组将胎盘提取物注射于毛囊间。经过3~6个月的治疗，两组毛发数量、厚度和中位两点分数（结合毛发厚度和密度的数值）均有改善，但是加入$CD34^+$细胞的PRP比胎盘提取物效果更佳。

除雄激素性秃发和斑秃的治疗，PRP还可用于毛发移植手术，如毛发移植后即刻注射PRP，或作为毛囊单位提取（follicular unit extraction, FUE）保存的辅助治疗，以提高毛囊移植的成活率。

三、PRP在细胞和组织移植中的应用

利用培养的成纤维细胞做面部填充，曾被国外批准为一项面部年轻化医疗技术，PRP与培养的成纤维细胞联合移植可以取得较好的作用。

在一项皮肤移植的临床研究中，一组创面使用PRP固定游离皮片，另一组则使用传统固定方法作为对照，结果发现，与对照组皮片相比，PRP组皮片能更快地与创面黏附，同时血肿、水肿、皮片与创面分离的情况均少于对照组，甚至在瘢痕增生方面也具有一定的预防作用。另有研究发现，PRP对于皮肤移植后剩余皮肤的储存有一定益处。

近年来，自体脂肪移植因其在修复轮廓、改善外形、治疗因衰老和疾病导致的萎缩性病变中的作用而受到广泛关注。然而，脂肪移植后吸收一直是困扰临床医生的难题。将PRP加入移植的脂肪中可以在早期起到提供营养、加速移植区血管化的作用，这与PRP分泌大量生长因子关系密切，如VEGF的强大促进毛细血管再生作用。对于传统的脂肪移植手术，如矫正进行性半侧颜面萎缩症（progressive hemifacial atrophy, PHA）、先天性小乳症等，将自体浓缩血小板混合脂肪移植使用均发挥了很好的效果，可提高脂肪移植后体积的存留，减轻术后淤血、血肿、脂肪液化和感染等的发生。对于复合组织移植，PRP通过增加新生血管数量，从而提高复合组织移植的成活率。

四、PRP在皮肤年轻化中的应用

皮肤老化主要是由于内在因素如遗传以及外部因素如紫外线辐射造成的，这些因素使得皮肤组织的细胞生长能力和活力减弱，真皮胶原纤维合成减少及弹性纤维变性，从而使皮肤出现皱纹、松弛和下垂。具有面部年轻化作用的产品和疗法不断增多，包括化学剥脱术、填充物注射、激光治疗以及美容外科手术等。由于浓缩血小板在组织再生中的特性，整形美容医生在许多皮肤再生治疗中使用浓缩血小板作为主要治疗或辅助治疗。应用PRP可起到延缓皮肤老化速度、抵抗细胞衰亡进程和加强组织细胞功能表达等重要作用，同时可以激活局部细胞的有丝分裂，增加胶原产物，使再生细胞增多，促进组织生长修复，甚至对骨、韧带、脂肪、神经、腺体和血管发挥调控作用，综合促进面部年轻化。目前，无论是局部涂抹应用还是注射治疗，都有较充足的文献可以证明PRP对面部细小皱纹、皮肤质地粗糙、毛孔粗大，甚至一些色素沉着（炎性病变后色沉、色斑）、油脂分泌失衡都有一定改善。

微针和激光在皮肤护理及疾病治疗中应用较为广泛，将PRP和微针、激光技术联合使用，能为PRP进入皮肤打开有效的微创孔道。观察结果显示，求美者对PRP结合微针和激光治疗满意度更高，同时PRP在联合其他方法应用时对增强皮肤弹性、改善整体外观以及减轻红斑、水肿和色素沉着方面都具有显著的效果。

不仅在面部，近年来，整形美容医生还将PRP拓展到颈部、手部、腹部甚至女性会阴部的年轻化治疗，得到了术者和求美者的认可与好评。

五、PRP在瘢痕防治中的应用

由于瘢痕分类的差别，PRP的治疗也就发挥了不同的作用。瘢痕可分为增生性瘢痕、瘢痕疙瘩、萎缩性瘢痕和不稳定性瘢痕溃疡等。

对于可能在创伤后出现的增生性瘢痕，早期使用PRP直接注射干预，或与CO_2点阵激光联合治疗，均可获得满意的效果。有研究者发现用手术切除、冷冻+PRP注射治疗耳部瘢痕疙瘩，PRP治疗组没有复发。萎缩性瘢痕以痤疮瘢痕、妊娠纹和膨胀纹为代表，可采用PRP直接注射干预，或与激光、微针结合进行治疗，是PRP瘢痕治疗中最为常见的应用。低强度激光本身可诱导刺激修复细胞特别是成纤维细胞增殖，加之 PRP 的作用，愈合速度加快，瘢痕淡化、减轻的效果更加明显。

男性生殖器硬化性苔藓样病（male genital lichen sclerosus, MGLSc）会导致男性患者生殖器弯曲畸形，既往没有好的方法解决。近来有人在受累的阴茎背侧皮肤部位注射自体 PRP。通过对受试者治疗效果总体评分（investigator's global assessment, IGA）和皮肤病生活质量指数（dermatology life quality index, DLQI）进行评价，术后随访（17.60 ± 5.63）个月，PRP 治疗前后的 IGA 评分和 DLQI 评分均有显著性差异（$P < 0.001$）。

关于 PRP 预防和治疗瘢痕的机制主要包括：①多种高浓度的生长因子协同配合，能促进组织快速愈合，而延迟愈合是瘢痕产生的重要因素之一；② PPR 中的抗炎因子和白细胞能有效预防感染，进而降低瘢痕发生率及瘢痕严重程度；③ PRP 能有效促进局部组织透明质酸和胶原蛋白合成，对于改善萎缩性瘢痕至关重要；④ PRP 中的 TGF-β 能降低黑色素生成且能刺激层粘连蛋白、Ⅳ型胶原和肌腱蛋白等基底膜蛋白的生成，而快速修复基底膜会减少色素沉着及预防瘢痕形成。尽管如此，目前关于 PRP 预防和治疗瘢痕的确切机制尚不十分明确，但在临床使用中展现的较好效果为进一步的深入研究与应用增添了信心。

六、PRP 在组织填充中的应用

PRP 含有多种高浓度的生长因子，这些生长因子相互协同作用，可以在一定程度上促进组织或细胞的再生，刺激局部皮肤产生大量的胶原蛋白、弹性纤维以及胶质等，有效地增加表皮和真皮乳头层的厚度，提高成纤维细胞和胶原蛋白的数量与体积，从而起到良好的修复填充作用。PRP 在一些小部位的注射治疗有助于细节的调整，如在唇部的注射，可使唇部形成合适的比例（上下唇接近黄金比例）、突出唇珠、改善红唇色泽；在耳垂部注射，可增加耳垂体积；在鼻背注射，可改善鼻背纹；在面部做适当的填充注射，可改善面部凹陷等问题。

PRP 也可与一些生物相容性材料如透明质酸、脱细胞真皮基质等联合用于填充治疗，以帮助重建组织框架结构，达到增加饱满度及除皱等功效。近年来也有用 PRP 与人工合成可降解材料联合进行填充治疗的报道。

七、PRP 在整复手术中的应用

有学者发现，将 PRP 应用于眼睑成形术中，在疼痛、瘙痒或颜色方面与空白对照组无显著差异，但 1~2 个月后在形成瘢痕的硬度和厚度以及不规则性方面，PRP 表现出一定的改善效果。有学者在除皱手术志愿者中进行随机对照研究，发现注射 PRP 的面部年轻化效果更明显，这可能与 PRP 改善术后淤血、水肿及促进组织新生有关。在唇腭裂等颌面外科手术中应用 PRP，有助于提高手术成功率和减少并发症。对尿道下裂等修复类手术而言，应用 PRP 可改善修复效果。另外，PRP 在促进皮瓣成活、加速鼻骨骨折修复等方面也有一定疗效。

八、PRP 在其他领域的应用

在色素治疗方面，有 PRP 注射治疗黑眼圈的成功案例，也有 PRP 治疗黄褐斑的报道，以及 PRP

与 CO_2 点阵激光或者 308 nm 准分子激光联合治疗稳定期白癜风的成功案例。

近来有部分研究者开始着眼于 PRP 与生殖医学的联合应用。有学者发现阴茎注射 PRP 后，可以改善其血液流动、提高敏感度、增强耐力；还有学者发现 PRP 可以改善精子质量；同样还有学者发现阴道行 PRP 注射后可以加速黏膜增厚、重组，促使其年轻化，改善阴道松弛，提高性快感。

PRP 具有诱导血管生成的特性，可改善皮瓣及神经、淋巴等组织血运，所以它被广泛应用于皮瓣转移、神经及淋巴再生等显微整形外科中。PRP 诱导新血管生成的关键机制是通过促进血管生成因子等成分的释放，激活干细胞，促进干细胞分化并帮助其进入内皮细胞，直接刺激内皮细胞增殖分化，促进血管新生。在预构皮瓣再血管化、成骨骨矿化牵拉、干细胞体外培养等方面，PRP 还有很多可期待的发展前景。特别是血管新生作用也成为近年来组织工程领域研究的热点，将生物材料与 PRP 相结合取得了可喜的进展，为其在整形美容领域的应用拓展出极大的空间。

PRP 在整形美容不同领域应用的重要时间节点如图 1-2-3 所示。

创面愈合	2004 年，Saldalamacchia 等验证了 PG 治疗糖尿病足溃疡的有效性和安全性
毛发生长	2006 年，Uebel 等尝试用 PRP 预处理待移植的毛囊单位
脂肪移植	2009 年 , Cervelli 等将 PRP 技术和脂肪移植联用，可以增加移植脂肪的存活率
皮肤年轻化	2010 年，Redaelli 等将 PRP 应用于面颈部，在改善皮肤质地、纹理、弹性等方面均有良好表现
瘢痕	2011 年，Lee 等将 PRP 与 CO_2 激光联用，可以增强其治疗痤疮瘢痕的效果
色素	2014 年，Mehryan 等发现 PRP 有改善眶下黑眼圈的潜力 2014 年，Cayrlr 等发现 PRP 有治疗黄褐斑的功效 2015 年，Ibrahim 等发现 PRP 能帮助稳定期白癜风注射区色素再沉着
生殖整形	2018 年，Matz 等通过注射富含血小板的纤维蛋白基质（platelet rich fibrin matrix, PRFM），改善勃起功能障、阴茎纤维性海绵体炎和压力性尿失禁

图 1-2-3　PRP 在整形美容不同领域应用的重要时间节点

九、小结

尽管 PRP 来于自体、用于自体，从理论上讲是安全可靠的，但在使用 PRP 的整个过程中，临床医生必须严格做好质控，让 PRP 的应用发展得到良好的保障。

既往研究报道 PRP 的不良反应较少，但随着其应用范围的扩大，越来越多的研究报道局部注射 PRP 可在短期内引起疼痛、发热及红肿等不良反应。大多数不良反应都是自限性的，但也有一些案例表明，PRP 除有上述值得注意的不良反应外，还要特别注意应用凝血酶激活后的 PRP 可能造成的过敏现象，尤其需要注意眶周注射导致的失明个案报道（虽然无法判定直接原因是PRP本身还是其他）。

另外值得注意的是，部分学者研究得出PRP无效的结论。原因之一可能是由于PRP在临床应用中缺乏统一的制备方法与标准，导致实验结果存在较大差异。很多研究均表明，不同的离心力、离心时间、序列、次数、温度、抗凝剂的使用以及不同的激活机制，都会产生不同的血小板浓度，影响血小板的质量和活化效果，进而产生不同的临床结果。这也表明，PRP的制备和使用最终必须走向规范化和标准化。在这方面，西班牙已经为我们做出了表率。西班牙药品和医疗器械管理局在2015年就起草了一份全面的报告和决议，首次将PRP规定为人类使用的药用产品。PRP使用和管理的标准化及规范化不仅可以保障患者的利益，也可以使PRP的相关研究更加科学、规范、高效与准确。导致研究结果不一致的另一个原因可能是PRP中的各类成分作用各不相同，在不同的治疗时间窗可能会产生相互拮抗或相左的结果。这些问题的出现也为PRP今后的研究指明了方向。

将PRP与其他技术相结合能进一步开发PRP的潜力，使PRP的使用方式更加多样化，如结合冲击波、电磁刺激等，产生的效果也会更加显著。通过深入研究PRP的作用机制，根据各领域的需求研发定制个性化PRP及发展不同亚型的PRP将是另一个有价值的方向。

总而言之，PRP虽然具有悠久的研究历史，但是时至今日，它的潜力仍然没有被完全开发出来。随着PRP新的治疗方法和作用机制不断被发现，PRP应用的最佳浓度、最佳时机和最佳生理环境也在逐步得到明确。随着辅助技术和设备的发展以及PRP制备和应用的规范化，PRP的制备将更加简单高效，使用将更具靶向性和针对性。

在再生医学的三大支柱中（组织工程、干细胞和活性因子），浓缩血小板具有单独及协同形成生物支架的功能，又含有$CD34^+$细胞（种子细胞）及诱导干细胞聚集、分化的作用，同时还是多种生长因子/细胞因子的储存库。因此，浓缩血小板几乎具备了再生医学三大支柱中的所有要素。PRP作为其中的代表形式，必将在再生医学领域发挥举足轻重和不可替代的作用。其在整形美容领域的应用将与其他专科，如眼科、口腔颌面外科、骨科、妇产科、泌尿外科、神经外科和矫形外科相辅相成，相互促进。

（程柳行行　董云青　王钟山　程　飚）

参考文献

Alves R, Grimalt R. A review of platelet-rich plasma: history, biology, mechanism of action, and classification. Skin Appendage Disord, 2018, 4(1): 18-24.

Anitua E, Prado R, Orive G. Allogeneic platelet-rich plasma: at the dawn of an off-the-shelf therapy? Trends in Biotechnol, 2017, 35(2): 91-93.

Anitua E, Prado R, Orive G. Closing regulatory gaps: new ground rules for platelet-rich plasma. Trends Biotechnol, 2015, 33(9): 492-495.

Filardo G, Di Matteo B, Kon E, et al. Platelet-rich plasma in tendon-related disorders: results and indications. Knee Surg Sports Traumatol Arthrosc, 2018, 26(7): 1984-1999.

Garcia-Conca V, Abad-Collado M, Hueso-Abancens JR, et al. Efficacy and safety of treatment of hyposecretory dry eye with platelet-rich plasma. Acta Ophthalmol. 2019, 97(2): e170-e178.

Geldenhuys KM, Hudson DA. A prospective cohort pilot study to assess the safety and efficacy of combining autologous platelet-rich plasma (PRP) with autologous dermal fibroblast for skin augmentation. Eur J Plastic Surgery, 2016, 39(2): 133-138.

Gormeli G, Gormeli CA, Ataoglu B, et al. Multiple PRP injections are more effective than single injections and hyaluronic acid in knees with early osteoarthritis: a randomized, double-blind, placebo-controlled trial. Knee Surg Sports Traumatol Arthrosc, 2017, 25(3): 958-965.

Hui Q, Chang P, Guo B, et al. The clinical efficacy of autologous platelet-rich plasma combined with ultra-pulsed fractional CO_2 laser therapy for facial rejuvenation. Rejuvenation Res, 2017, 20(1): 25-31.

Kanchanatawan W, Arirachakaran A, Chaijenkij K, et al. Short-term outcomes of platelet-rich plasma injection for treatment of osteoarthritis of the knee. Knee Surg Sports Traumatol Arthrosc, 2015, 24(5): 1665-1677.

Kim H, Shin JE, Koo HS, et al. Effect of autologous platelet-rich plasma treatment on refractory thin endometrium during the frozen embryo transfer cycle: a pilot study. Front Endocrinol (Lausanne), 2019, 10: 61.

Li H, Hicks JJ, Wang L, et al. Customized platelet-rich plasma with transforming growth factor beta1 neutralization antibody to reduce fibrosis in skeletal muscle. Biomaterials, 2016, 87: 147-156.

Man Y, Wang P, Guo Y, et al. Angiogenic and osteogenic potential of platelet-rich plasma and adipose-derived stem cell laden alginate microspheres. Biomaterials, 2012, 33(34): 8802-8811.

Parra F, Morales-Rome DE, Campos-Rodríguez R, et al. Effect of platelet-rich plasma on patients after blepharoplasty surgery. Orbit, 2018, 37(2): 81-86.

Piccin A, Di Pierro AM, Canzian L, et al. Platelet gel: a new therapeutic tool with great potential. Blood Transfus, 2017, 15(4): 333-340.

Shen YP, Li TY, Chou YC, et al. Comparison of perineural platelet-rich plasma and dextrose injections for moderate carpal tunnel syndrome: A prospective randomized, single-blind, head-to-head comparative trial. J Tissue Eng Regen Med, 2019, 13(11): 2009-2017.

Suthar M, Gupta S, Bukhari S, et al. Treatment of chronic non-healing ulcers using autologous platelet rich plasma: a case series. J Biomed Sci, 2017, 24(1): 16.

Zheng C, Zhu Q, Liu X, et al. Effect of platelet-rich plasma (PRP) concentration on proliferation, neurotrophic function and migration of Schwann cells in vitro. J Tissue Eng Regen Med, 2016, 10(5): 428-436.

程飚，刘宏伟，唐建兵，等．自体富含血小板血浆促进美容外科伤口愈合的临床观察．中国输血杂志，2011，24(4): 282-284.

单桂秋，程飚，张雅妮，等．富含血小板血浆正在成为临床治疗的新希望．中国输血杂志，2011，24(4): 267-269.

第三节 PRP临床应用注意事项

虽然已有大量研究证实了PRP的有效性，但不同的研究结果之间仍存在一定的差异。其主要原因是目前临床上PRP的制备过程及相关浓缩血小板制品没有标准化，制备方式、浓缩血小板浓度、患者年龄及疾病状态等因素的不同都会造成PRP治疗效果的差异。因此，对PRP及相关浓缩血小板制品进行质量控制及选择合适的适应证是保证其有效性的前提。本节将重点阐述如何提高PRP及相关浓缩血小板制品的制备质量、治疗适应证的选择、治疗前后注意事项及并发症防治，以保证临床应用的有效开展。

一、提高PRP制备质量的注意事项

（一）机体状态

循环血中，正常状态的血小板是两面微凸的椭圆形或圆盘形，称为循环型血小板，其内部有散在分布的颗粒成分，包括α颗粒和致密颗粒等。血小板一旦被激活即变成树突型血小板并释放大部分颗粒，其主要成分有生长因子、趋化因子、细胞因子、细胞骨架蛋白等物质。生长因子通过旁分泌、自分泌、内分泌等方式与成骨细胞、成纤维细胞、内皮细胞、间充质干细胞等细胞表面受体相结合，激活细胞信号转导通路而引起基因表达改变，合成组织再生过程所需的各种蛋白质。

高血压、糖尿病、高血脂等疾病状态会导致血流动力学发生改变，引起血管内皮的损伤或断裂，内皮下的胶原纤维组织暴露，引发血小板聚集，导致血小板消耗增加和循环血中血小板的含量下降。另外，有研究显示衰老、糖尿病和服用抗血小板药物会影响PRP中生物活性物质的释放。扫描电镜结果显示，糖尿病患者的血小板形态发生改变，伪足增多，表现为一种凋亡状态，内含大量空泡，线粒体内膜紊乱、不连续。这表明，不同机体状态会改变机体的血小板数量和形态，从而改变血小板的生理功能，影响PRP的质量。就一般情况而言，采集血液制备PRP之前，供血者除须符合国家规定的献血标准外，其血小板计数应大于150×10^{9}/L，且近1个月内未被采集过任何血液成分。

（二）采血

1. 技术人员 PRP从采集到治疗涉及三类技术人员，包括护士、技师及医师。护士主要负责采血，检验技师类人员或者医师负责分离、制备和检测，医师负责患者适应证筛选、术前沟通及注射治疗。

2. 耗材 治疗耗材包括一次性无菌采血针、真空采血管、一次性使用塑料采血袋、一次性单采耗材、一次性无菌塑料离心管及一次性无菌注射器等。耗材均应满足以下质量要求：①生产和供应方的资质应符合相关法规要求；②质量必须符合国家相关标准，每批次必须有出厂检验报告；③规格必须符合使用要求；④必须在有效期内使用。

3. 环境

（1）PRP制备环境应当卫生整洁，定期消毒。

（2）应尽可能以密闭系统制备。

（3）在手工开放制备时，操作台局部洁净度至少应达到100级。操作前应先用紫外线照射消毒1 h，并定期对紫外线灯管进行监测，凡强度＜ 70 μW/cm^2 应予以更换并记录。

（4）在超净台进行制备时，操作前先用紫外线照射消毒 1 h，用 300 mg/L 优氯净液擦拭操作台。

（5）采用制备套装制备浓缩血小板相关制品时，应注意以下事项：①拆开前应先检查其外观，要求无破损、无渗漏、无污染；②抗凝剂及保养液无变色，处于有效期内；③操作过程中必须严格遵循无菌原则；④认真检查采血器材，加强对采血环境的消毒，防止因采血器材和操作环境的问题造成所采血液被污染；⑤被采血者穿刺部位的皮肤和工作人员的手需严格消毒，使用理想的消毒方法可降低血液制品中细菌的污染，并能有效防止细菌生物膜形成。

实验证明，与空气隔绝的全血及 PRP，其血小板聚集率均高于同温度、同时间、未与空气隔绝的全血及 PRP 的血小板聚集率。这说明随时间的延长，血液暴露在空气中，其 pH 改变也是影响因素之一。

4. 采血部位及方法 采血人员应慎重选用穿刺的静脉与部位，熟练掌握其解剖特点，通常选择清晰粗大、充盈饱满、弹性好、不易滑动的静脉（图 1-3-1）。肘正中静脉、贵要静脉是首选静脉；头静脉易滑动，在前两处静脉不易触及时可选用。采血时要求一针见血，如时间延长，会影响血小板的回收率（延长 6~8 min，血小板回收率减少 20%~30%）。

采血过程中要不间断地轻摇，使血液与抗凝剂充分混匀，以防血液凝固。为了保证血小板的质量，应做到血液样本无污染、无凝块，并严格控制采血速度，以防血液快速冲入管底导致红细胞破碎溶血，采集后在 20~24 ℃条件下存放。

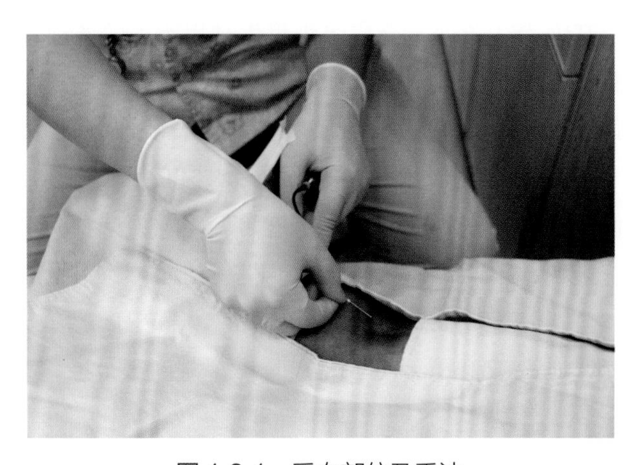

图 1-3-1　采血部位及手法

（三）制备方法

目前，临床上使用的 PRP 主要有机采法和手工法两种制备方式。近年来，国外多家血液中心联合研究发现，新鲜全血室温放置 24 h 依然可以制备血小板，且比新鲜全血立即制备的血小板质量还有提高，血小板的保存时间甚至可以延长到 7 天（当然这个保存条件的要求较高）。这可能颠覆了传统观念，但在临床应用过程中是否如此尚需更多的循证医学证据。

1. 机采法 机采法（plateletpheresis）是指使用血细胞分离机（Trima）制备。其优点是 PRP 及相关浓缩血小板制品浓度高，白细胞和红细胞的含量较少，污染可能性低；缺点是此法采集时间长（50~70 min）、成本高，因此临床使用受限。

机采血小板为单个供体血小板（single-donor platelet, SDP），具有均一的免疫学特性，减少了患者的预致敏作用。但机采血小板同时受到许多因素的影响，采集时静脉穿刺的好坏及采血过程能否保持全血流速稳定都会对机采血小板的收集产生影响，应选择静脉条件较好的部位。多因素回归分析显示，献血者机采前外周血小板计数（platelets, PLT）、平均血小板体积（mean platelet volume, MPV）、血细胞比容（haematocrit, HCT）和血液黏度（blood viscosity, BV）是影响机采血小板收集量的主要因素，其中 Plt、MPV 和 BV 这 3 个因素的回归系数大于 0，说明随其增大，血小板收集量也相应增加；而 HCT 的回归系数小于 0，表明随其增大，血小板收集量相应减少。

2. 手工法 其优点是成本低廉、获取方便，缺点是其制备的 PRP 及相关浓缩血小板制品质量不稳定。随着 PRP 在各个领域的应用越来越广泛，手工法便成了获取 PRP 及相关浓缩血小板制品最重要的制备方法。

手工法制备浓缩血小板通常有富血小板血浆法（PRP）和白膜法（buffy coat, BC）两种方法，而 BC 方法中的汇集白膜层法（pooled buffy coat, PBC）手工制备浓缩血小板已在欧美国家广泛开展，且这一方法也逐渐在国内推广。PBC 制备浓缩血小板又分为即时 PBC 法、BC 室温过夜法和全血（whole blood, WB）室温过夜法三种不同模式，后两种模式是在即时 PBC 法基础之上进行改进获得的工艺。Levin 等发现，BC 法制备的浓缩血小板较 PRP 法制备的浓缩血小板有更高的血小板计数，且在保存期间能保持较高的血小板质量；但 Flegel 和 Heaton 等的研究却与前述研究不相一致，他们的研究发现，BC 法制备的浓缩血小板与 PRP 法制备的浓缩血小板相比，尽管白细胞残余率更低，但血小板的活化率也更低。Dijkstra-tiekstra 等研究发现，使用不同的血小板分离系统，对新鲜采集的血液及放置过夜的血液手工制备血小板，质量也有较大的差异，主要是血小板数量上的差异。其原因可能为：刚分离的白膜层中的白细胞和血小板极易相互黏附聚集形成微聚体，如果此时立即制备浓缩血小板，由于血小板与白细胞分离不够完全，制备出的浓缩血小板含量往往较低。而随着白膜层储存时间的延长（如室温过夜处理），由于血小板对外界刺激的敏感性降低，血小板可与白细胞分离，使已形成的微聚体充分解聚，从而使得血小板得以聚集浓缩。

事实上，手工获取的浓缩血小板质量和浓度与离心条件密切相关，相对离心力的大小、离心时间的长短、离心温度等均可能影响血小板的质量和浓度。如果离心力过大、离心时间过长，会导致血小板下沉，上层富含血小板的血浆内血小板含量就会减少；如果离心力过低、离心时间过短，则会造成红细胞和白细胞不能很好地下沉，导致离心后分离界面不清。离心力控制不合适可导致 PRP 及相关浓缩血小板制品中血小板浓度较低，难以发挥其生理功能。另外，离心过程中碰撞引起的部分血小板过早激活也会丧失部分活性物质。综上所述，合适的离心条件对所获得的 PRP 及相关浓缩血小板制品质量至关重要。

（四）激活剂的选择

PRP 激活剂的选择在富血小板血浆胶（PRG）效应的发挥上也起着重要作用。Harrison 等分别用凝血酶和 I 型胶原作为激活剂激活 PRP，发现使用 I 型胶原激活 PRP 后 7 天内，TGF-β1 累积释放量比使用凝血酶组 TGF-β1 释放量增加了 80%。使用凝血酶作为血小板激活剂，生长因子的释放是直接快速的，而 I 型胶原激活的 PRP 中生长因子是缓慢释放的。在壳聚糖、凝血酶受体激动剂肽 6（TRAP）和牛凝血酶这三种不同种类的 PRP 激活剂中，研究证实 TRAP 作为激活剂与壳聚糖和牛凝血酶相比，能够提供更长的生长因子释放时间，释放出更多的生长因子。可见不同种类的激活剂在生长因子的释放量及释放方式上有明显差异。目前，临床工作中常用的激活剂为牛凝血酶和氯化钙的混合物。激活剂的选择和比例不同能影响 PRG 的组织结构及功能，由其释放的各种生长因子的浓度、速度、比例也大不相同。Frelinge 等研究表明，脉冲电场激活的 PRP 所释放的 EGF 含量显著增加，更能促进基质内胶原蛋白及弹性蛋白的合成。程飚课题组曾研究比较凝血酶与葡萄糖酸钙激活 PRP 所获得生长因子的差异，结果显示，凝血酶激活组 PRP 释放 PDGF-BB 的含量明显高于葡萄糖酸钙激活组，而释放 bFGF 的含量则明显低于葡萄糖酸钙激活组。PDGF 主要是促进细胞迁移、胶原沉积等，从而快速促进创面愈合及减少愈合后瘢痕形成；bFGF 主要作用于成纤维细胞增殖、新生毛细血管形成，从而促进肉芽组织生成。因此，在临床工作中可以根据不同的需求选择相应的激活剂。

（五）抗凝剂的选择

有研究者对抗凝剂种类与 PRP 生物效应之间的关系做了对比研究，结果表明抗凝剂的选择直接影响 PRP 的质量，进而影响 PRP 的生物效应。枸橼酸葡萄糖和枸橼酸 - 茶碱 - 腺苷 - 潘生丁与肝素钠和枸橼酸钠相比，能更长时间地保持血小板结构完整，减少血小板自发激活，提高 PRP 生长因子的释放量，对骨髓干细胞增殖分化起到明显的增强作用，从而更好地保证 PRP 的质量及其生物效应的发挥。临床中常用的采血抗凝剂有肝素、乙二胺四乙酸盐（EDTA 盐）、枸橼酸盐（citric acid）。

肝素的抗凝原理主要是通过与抗凝血酶Ⅲ结合引起抗凝血酶Ⅲ构型发生变化，加速凝血酶 - 抗凝血酶Ⅲ复合体形成而产生抗凝作用。EDTA 盐能与血液中 Ca^{2+} 结合形成螯合物，凝血过程被阻断，使血液不发生凝固。EDTA 盐有钾、钠、锂盐，国际血液学标准化委员会推荐使用的是 EDTA-K2，其溶解度最高，可以抑制血小板的聚集。研究表明，EDTA 盐对多次离心后的血小板膜完整性保护更好，同时血小板活性保持较长。国内学者罗涛等研究表明，EDTA 盐分离制备的 PRP 激活后比肝素钠组释放更多的 TGF-β 及 PDGF-AB，而与枸橼酸钠的差别不是很大，因此临床实践中推荐使用 EDTA 盐或者枸橼酸钠抗凝剂进行采血。

二、PRP 治疗适应证的选择

PRP 在整形美容科和皮肤科最常应用于：慢性难愈性创面修复，联合脂肪移植组织填充，淡化色素沉着及色斑，治疗痤疮及痤疮瘢痕，毛发再生，皮肤屏障功能的修复及眶周、唇周年轻化治疗等。本部分将对术前适应证的选择做一概述。

（一）单纯涂抹类治疗

1. PRP 联合激光治疗 PRP 联合激光治疗可以明显加快皮肤修复，减少炎性渗出，减轻炎症反应、水肿和红斑。原因可能为使用激光治疗后，面部涂抹的 PRP 由点阵激光产生的微孔进入真皮层，释放 VEGF、EGF、IL 等多种促进皮肤生长的因子，直接与创面表皮发生作用，强化白细胞的杀菌作用，保护创面不受感染，加快表皮的愈合速度。术后应注意保持局部清洁、干燥，做好保湿、防晒。

2. PRP 联合微针治疗 微针治疗是利用微针将相关物质导入至皮肤相应层次，达到治疗皮肤疾病或皮肤美容作用的一种技术。微针本身的物理性破皮也能促进局部皮肤修复、再生。因此，在使用微针对皮肤进行治疗的过程中，可以边治疗边涂抹 PRP，这样既有利于 PRP 向皮肤内的渗入，也有利于减轻微针治疗后局部皮肤的红肿等情况。在微针治疗结束后即刻可将 PRP 涂抹在局部皮肤，15~20 min 涂抹一次，连续涂抹 2~3 次，使皮肤对 PRP 的吸收更进一步。

（二）注射类治疗

1. PRP用于年轻化治疗 PRP常被用于注射年轻化治疗，包括面颈部、手部等部位，可促进皮肤真皮干细胞的增殖；PRP释放的大量生长因子能有效促进Ⅲ型和Ⅳ型胶原的增生；PRP形成的凝胶还可填充凹陷或组织塌陷区，从而减轻或消除皱纹，起到美容作用。

2. PRP用于黄褐斑治疗 黄褐斑治疗手段多样，包括激光、强脉冲光、化学剥脱术、口服及外用药物等，但是其根治对于皮肤科仍是一个难题。目前单一治疗的疗效欠佳，联合治疗是趋势。水光注射是PRP治疗黄褐斑的常用方式之一。水光注射是通过电子负压注射器，将药液定量、定点、定深度、准确地导入皮肤相应层次。通过建立皮肤细微孔道来输送营养，激活自体组织修复机制，提高皮肤的自愈能力。通过水光注射PRP，可使多种自体生长因子深入整个皮肤组织，调整皮肤全层结构、修复受损皮肤组织、促进肌肤微循环的建立，加速新陈代谢，全面改善肤质和肤色，提升肌肤状态；结合其抑菌抗菌、抑制炎症反应等作用，从而有效改善色斑，使暗淡灰黄的皮肤外观改善、质地好转。

3. PRP用于改善生殖泌尿系统功能 PRP应用于男女生殖泌尿系统时，可以增加注射部位的血流量，促进细胞增殖、分化。

在男性，将PRP注射到阴茎和腺体后几周或几个月，组织会新生血管和软组织，阴茎灌注改善，从而提高敏感度和勃起功能。建议在注射后间断使用负压吸引泵3周，可使阴茎功能得到持续的改善，并维持9~12个月。有研究称通过建立双侧阴茎海绵体神经（cavernous nerve, CN）切断后立即显微修复这种损伤模型，并局部联合应用激活的PRP，来观察PRP对CN损伤的修复效应。以阴茎海绵体内压（intracavernous pressure, ICP）的恢复情况和CN轴突数目为评价指标，PRP组效果虽然与手术组相比有一定差距，但明显优于单纯缝合组。由此可见，PRP对CN损伤的修复有明显的促进作用。大量实验证实外周神经的生长需要各种因子，因此IGF-1、TGF-β2在CN的再生中起重要作用，能明显促进阴茎受损CN的再生及其勃起功能的恢复。一方面，局部应用激活的呈凝胶状的PRP可以覆盖伤口并起止血作用；另一方面，PRP可促进轴突的再生，实现结构和功能的恢复。

在女性生殖泌尿系统的应用中，有研究发现PRP被激活（氯化钙）后注射于阴蒂、耻骨筋膜、G点、Skene腺等区域后，PRP分泌的生长因子会促进多能干细胞增殖，使得血管新生、成纤维细胞和神经纤维生长，并刺激皮下组织中胶原蛋白和感觉神经纤维再生，从而缓解性交过程中的不适，同时增强阴道敏感性，改善压力性大小便失禁和膀胱过度活动症（overactive bladder, OAB）的症状。

（三）涂抹+注射联合治疗

1. PRP用于痤疮治疗 大量的基础实验及临床实践证明PRP对痤疮有较好的治疗效果，不同类型的痤疮选择不同的PRP治疗方案尤为重要。痤疮类型较多，可分为丘疹性痤疮、脓疱性痤疮、囊肿性痤疮、结节性痤疮、萎缩性痤疮、聚合性痤疮及恶病质性痤疮。

单纯PRP治疗并不适用于严重的炎症性痤疮和闭合性痤疮，因PRP含有血清，是细菌很好的培养基，故对于闭合性丘疹不推荐使用PRP治疗。单纯PRP治疗要达到患者满意的疗效常常需要5次以上的治疗，有部分患者甚至经过8~10次单纯PRP治疗仍无法痊愈。因此，单纯PRP治疗需要患者有较好的依从性。

对于炎症明显的丘疹性痤疮、脓疱性痤疮、囊肿性痤疮及聚合性痤疮，建议先清除痤疮脓液后再行点阵激光治疗，随后进行 PRP 注射治疗。部分炎症期痤疮患者会因 PRP 注射导致炎症加重，因此不推荐单纯 PRP 治疗。国内学者程飚经过大量的临床病例研究发现，结节性及萎缩性痤疮推荐点阵激光联合 PRP 涂抹或者注射治疗，术后患者皮肤创伤恢复更快，皮肤瘢痕及肤质改善更好。

图 1-3-2 和图 1-3-3 是因术者未能较好地把握治疗适应证而造成术后痤疮病情进一步加重的典型案例，临床中需引起注意。

2. PRP 用于创面治疗 已证实 PRP 在治疗众多慢性创面中有显著疗效，如血管性溃疡、代谢性溃疡、压力性溃疡、感染性溃疡、放射性溃疡、损伤性溃疡、难治性硬皮病皮肤溃疡等。在促进烧伤、创伤、难愈性创面修复的过程中，采取局部注射 PRP 的治疗方式较外用 PRP 凝胶更为有效，可以显著缩短急、慢性创面的治疗周期，降低患者治疗费用，改善患者生活质量。

PRP 用于创面治疗时应注意以下几点：①应用前要慎用阿司匹林等可能影响血小板功能的药物，

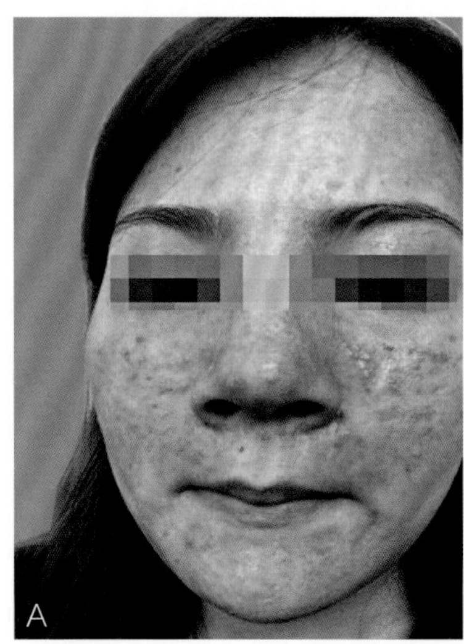

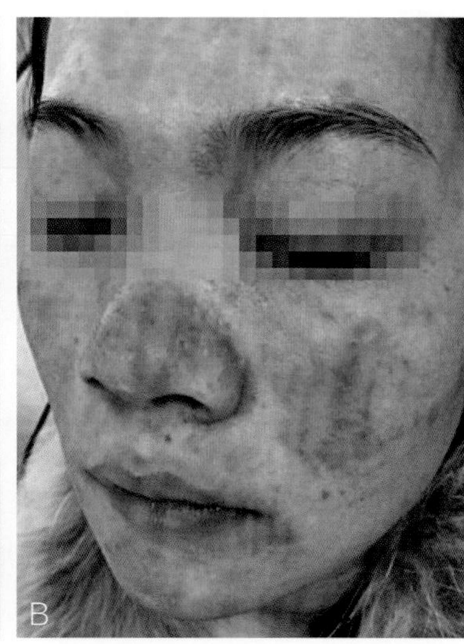

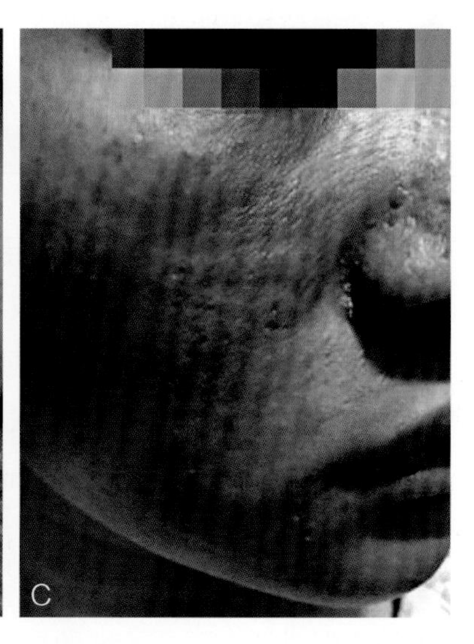

图 1-3-2 PRP 治疗痤疮前适应证选择不当致使痤疮加重
A. 术前正面观；B, C. PRP 皮肤注射治疗 1 周侧面观

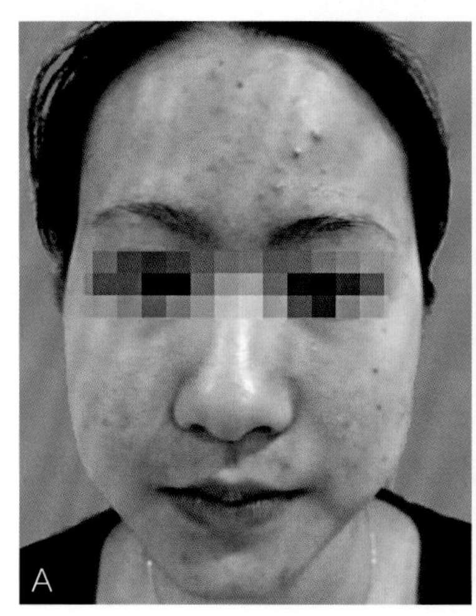

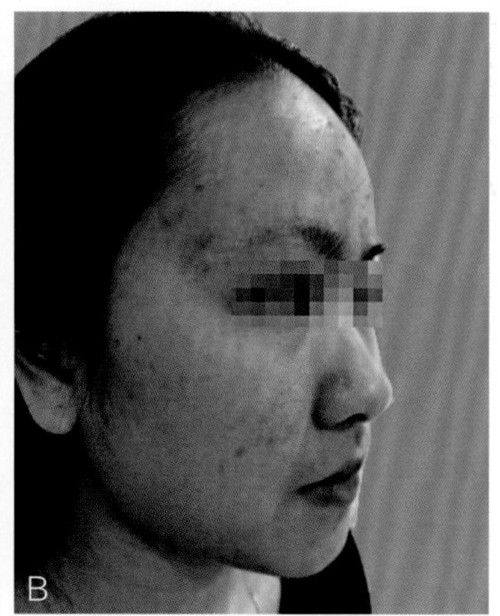

图 1-3-3 PRP 治疗痤疮前适应证选择不当致使痤疮加重
A. 术前正面观；B. 术前侧面观；C. PRP 皮肤注射治疗 1 周正面观；D. PRP 皮肤注射治疗 1 周侧面观

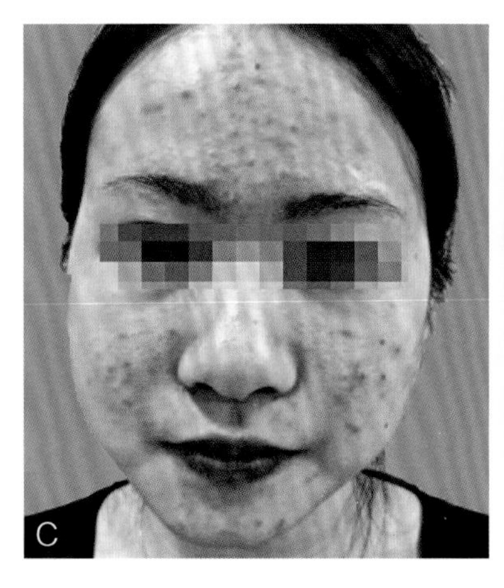
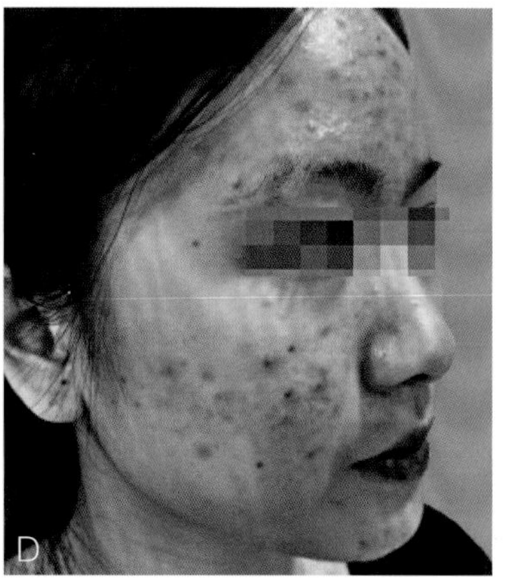

图 1-3-3（续）

以免影响疗效；②女性患者最好避开月经期；③活动少的老年、新生儿及儿童患者不适合频繁采血，或一次采取量过大；④创面有污染甚至感染时，必须做彻底清创，以减少因细菌负荷量过大对 PRP 治疗效果的影响。

目前，异体 PRP 的应用有较多限制，需要注意传染病的交叉感染、继发恶性肿瘤和免疫反应等相关风险。需要做临床备案，并征得患者本人或家属同意，签署治疗知情同意书。

3. PRP 用于毛发再生 临床最常见的脱发类型为雄激素性脱发（AGA），也称为“脂溢性脱发”或“遗传性脱发”，90% 以上患者为男性。女性由于内分泌腺体功能异常，造成体内激素失调而导致的脱发为内分泌失调性脱发，常见于产后、围绝经期、口服避孕药等情况。

不管何种类型的脱发以及是否适合 PRP 治疗，关键取决于毛囊组织是否凋亡。对于常年斑秃患者，无可再生毛囊，PRP 治疗效果有限；对于雄激素性脱发，毛囊处于休止期或者毛发稀疏的患者，可通过 PRP 注射治疗激活休止期毛囊，促进毛发增多、增粗；女性产后脱发及发际线毛发稀疏者，PRP 治疗同样适用。图 1-3-4 所示为单次 PRP 治疗后 20 天效果。

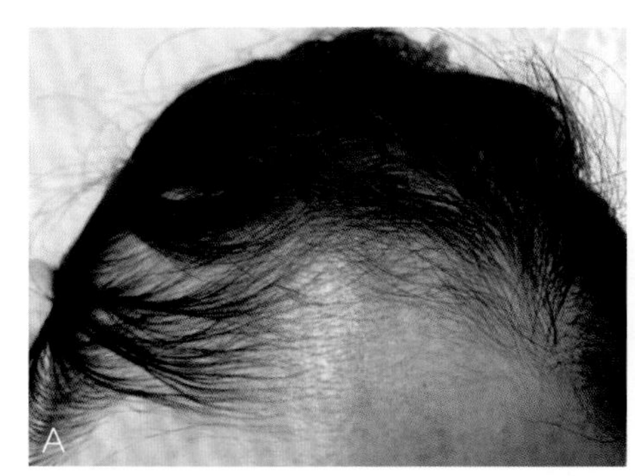
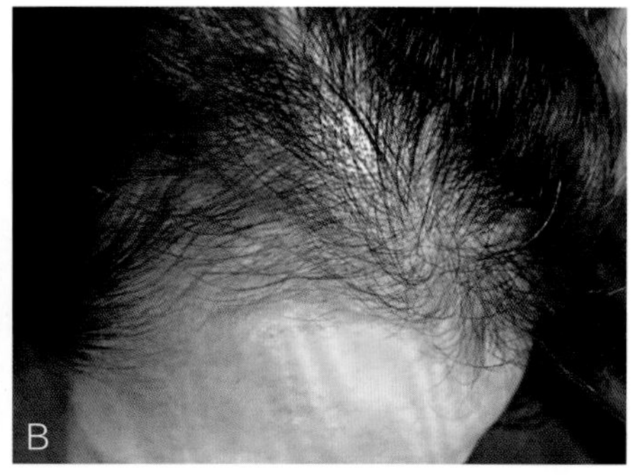

图 1-3-4 PRP 治疗女性产后脱发

A. 治疗前；B. 治疗 20 天后

三、PRP 治疗前后注意事项

浓缩血小板属于血液制品，质控要求务必严格。在治疗前，临床医师须详细询问患者病史并进行术前免疫四项、血常规及凝血功能检查，同时要注意以下情况：

1. 术前注意事项

（1）血红蛋白＞110 g/L，血小板计数＞100×10^9/L。

（2）近期无口服阿司匹林等影响凝血功能或者血小板功能的药物。

（3）无血液相关疾病、严重心血管疾病及感染。

（4）无癌症，尤其是造血系统或骨骼系统方面的癌症。

（5）术前 1 天禁酒。

（6）避免在经期、孕期和哺乳期治疗。

（7）避免在感冒、疱疹发作时治疗。

2. 术后应注意事项

（1）忌食辛辣刺激食物，避免烟酒。

（2）忌服阿司匹林类药物。

（3）术后 2 天冰敷。

（4）术后 3 天内禁止按摩、揉拿。

（5）建议注射后 6 h 内避免接触注射区域。

（6）部分患者术后 1~2 天在注射部位可能会有充血、水肿等现象，可通过冰敷等物理治疗来缓解症状。

四、术后并发症及处理

目前国内尚未有 PRP 注射后出现严重并发症的报道，但国外学者曾报道 1 例 PRP 注射眶周年轻化引起单侧眼失明。因此，PRP 注射需要注意掌握各种注射技巧，以减少血管损伤和避免血管内注射。常见的并发症包括：

（1）局部色素沉着：由于注射局部出血未及时按压或患者凝血功能障碍所致，一般 1~2 周可以自然吸收。对于因制备 PRP 过程中混入过多的红细胞而在皮肤中胚层治疗后留下的色素沉着，通常需要数月才能完全代谢；部分患者会留下永久性色素沉着，可通过光电治疗改善。

（2）术后低热：术后低热比较常见，是一种自体免疫反应，一般出现在术后第 2 日，不需要特殊处理，对症处理即可；持续低热患者需要排除细菌、病毒感染等疾病。

（3）术后局部红肿或全面部红疹：局部感染所致，需要清创及给予抗生素等联合治疗。

（4）术后疼痛：可通过术后冰敷面膜及持续间断冰敷缓解疼痛。

（杨 域 程 飚 甘 丽）

参考文献

Ferneini EM. Platelet-rich plasma in androgenic alopecia: indications, technique, and potential benefits. J Oral Maxillofac Surg, 2017, 5(4): 788-795.

Frelinger AR, Torres AS, Caiafa A, et al. Platelet-rich plasma stimulated by pulse electric fields: platelet activation, procoagulant markers, growth factor release and cell proliferation. Platelets, 2016, 27(2): 128-135.

Ulusal BG. Platelet-rich plasma and hyaluronic acid-an efficient biostimulation method for face rejuvenation. J Cosmet Dermatol, 2017, 16(1): 112-119.

Velmurugan S. Antiplatelet effects of dietary nitrate in healthy volunteers: involvement of cGMP and influence of sex. Free Radic Biol Med, 2013, 65: 1521-1532.

Whitman DH, Berry RL, Green DM. Platelet gel: an autologous alternative to fibrin glue with applications in oral and maxillofacial surgery. J Oral Maxillofac Surg, 1997, 55(11): 1294-1299.

车火娇，梁芬，李小梅. 影响手工制备浓缩血小板数量因素的探讨. 护理实践与研究，2009，6(15): 23-24.

程飚. 浓缩血小板产品在创伤外科应用中的问题与思考. 创伤外科杂志，2018，20(11): 801-805.

程立宁，王杨. 血小板浓缩物在慢性创面的临床应用进展. 中国美容整形外科杂志，2020，31(3): 192-194.

戴静，陈建苏，招志毅. 不同比例激活剂对富血小板凝胶的生物学影响. 中国现代医学杂志，2017，27(20): 16-20.

卢萌. 不同离心方法制备富血小板血浆对血小板浓度及其活性的影响. 中国口腔种植学杂志，2008，13(4): 166-170.

罗涛，李放，张宁. 不同抗凝剂和激活剂联合应用对富血小板血浆凝胶释放生长因子影响的比较. 中国组织工程研究，2012，16(16): 2893-2897.

唐泽萍. 手工制备浓缩血小板影响因素探讨. 西部医学，2012，24(10): 2000-2002.

田举. 年龄、疾病对富血小板血浆活性成分影响及其制备的优化. 南方医科大学，2019.

王舒莹，李晓明，刘震岳，等. 3种不同模式汇集白膜层法制备浓缩血小板质量和保存效果比较. 重庆医学，2014(4): 451-453.

徐蕾，张维维，陈亮. 老年高血压患者平均血小板体积变化及临床意义. 血栓与止血学，2019，25(2): 236-238.

杨域，张卫，程飚. 不同激活剂对人富血小板血浆形成凝胶及释放活性物质影响的实验研究. 中华烧伤杂志，2017，33(1): 12-17.

原敏，殷苏华，蔡瑞彬，等. 富浆法制备浓缩血小板质量分析. 现代中西医结合杂志，2002，11(1): 71-72.

张良. 影响机采血小板质量因素分析. 交通医学，2001，15(1): 110.

张卫. 老年高血压患者血小板参数与血脂水平的相关性. 医疗装备，2018，31(18): 55-56.

张玉红，李建斌，单泓. 富浆法制备浓缩血小板影响因素分析. 河南医学研究，2012，21(3): 355-357.

第二章

PRP 制备原理与装置

第一节　PRP 制备原理与方法学

PRP 作为一种生物治疗手段，在骨科、运动医学科、口腔科、耳鼻喉科、神经外科、眼科、泌尿外科、整形美容科、烧伤科、心胸外科和颌面外科等领域得到了广泛应用。但目前有关 PRP 的定义、制备和使用并没有统一的指南，容易造成混乱。以 PRP 制备方法为例，目前文献报道至少有几十种制备方法，每种方法所得到的 PRP 产物成分都不尽相同，尚无广泛认可的分类方法来区分这些 PRP，故给临床应用带来了困惑。本节回顾了 PRP 制备原理、制备方法学及其研究现状，希望可以为 PRP 的制备和应用提供指导，使其更好地向临床转化。

一、PRP 制备原理

PRP 的制备原理是根据全血中各种成分的沉降系数不同，利用离心的方法将血小板提取出来。血液在离心过程中，由于红细胞沉降速度最快，离心后沉入试管底部；白细胞和血小板沉降速度相似，但慢于红细胞，故沉积在中层；最上层为水、电解质、血浆蛋白（清蛋白、球蛋白和纤维蛋白原）等组成的上清液（图 2-1-1）。因此，去除红细胞和部分上清液，剩下的即为 PRP。

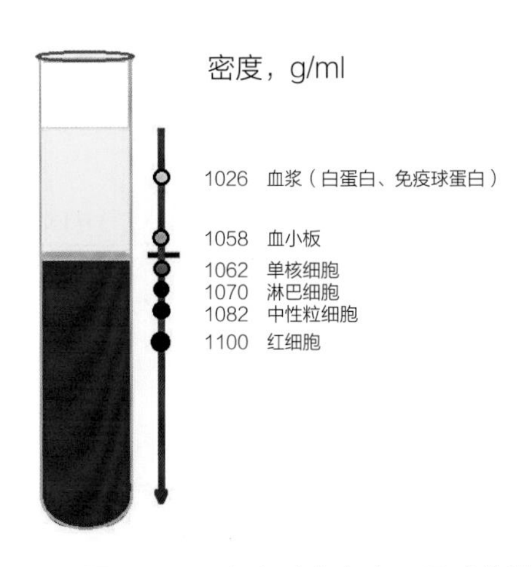

图 2-1-1　离心后全血中不同成分模式图

PRP 制备方法有血浆分离置换法和密度梯度离心法，目前多使用密度梯度离心法制备。所谓密度梯度离心是指在离心过程中，根据血细胞及成分的比重差异，经 2~3 次不同转速、不同时间的离心分离出浓缩血小板（也有文献报道两次离心时设定的转速或时间相同）。密度梯度离心法又可分为一次离心、二次离心、三次离心等方法，其中二次离心法最常用。第一次离心目的是分离丢弃红细胞，第二次离心则着重获得浓缩血小板。血浆分离置换法是利用医用血成分分离设备将全血分离制备成血浆、血细胞和浓缩血小板等成分，此法主要用于血库血小板的采集及临床成分血制备。

虽然制备 PRP 的方法描述千差万别，但制备 PRP 的原理是相同的，制备 PRP 的步骤也是相近的：

（1）首先使用含有抗凝剂的试管抽取患者血液，以恒定转速进行第一次离心，将红细胞与其他血液成分分离。

（2）第一次离心后，全血分成三层：上层主要包含血浆和血小板；中间薄层称为白膜层，富含白细胞、血小板；下层主要由红细胞组成。这里使用“层”只是习惯用法，准确而言应该用“段”比较合适。当需要制备纯富血小板血浆（P-PRP）时，将上部和白膜层浅层转移到另一个无菌离心管中；当需要制备富白细胞富血小板血浆（L-PRP）时，则需转移整个白膜层和少量红细胞至另一离心管中。

（3）第二次离心过程中，离心力应该要足够有利于在离心管底部形成血小板沉淀。

（4）二次离心后，取出上层部分 PPP，将血小板沉淀与剩余血浆混匀即得到 PRP。

如果处理的血液量较少，则产生的白膜层不甚明显。因此，如何精确提取白膜层以控制白细胞含量是一个技术性难题。

就理论上分析，第一次离心宜采用相对较低转速、稍短时间离心，这样比重较大的红细胞容易与血液中的其他成分分开，缓慢沉入管底，而如果长时间快速离心，血小板、白细胞与红细胞极易被一并甩入管底，导致成分难以分层沉积。第二次离心宜采用相对较高转速、稍长时间离心，第一次离心后已将大部分红细胞丢弃，此时取出的离心物中比重最大的是血小板及白细胞等成分，采用这一离心原则有利于血小板快速与血浆蛋白及水分分开，而较长时间的离心则能保证达到浓缩更多血小板的目的，但需要注意离心转速不可太高，以防血小板破损及过早激活。

当然，这只是从理论上的分析，临床制备时，具体的转速与时间设定还是需要制备者的探索及对血小板浓缩质量的评价。评价指标主要包括：① PRP 血小板浓度（platelet concentration, PC）；②血小板富集系数（platelet enrichment factor, PEF）：PRP 血小板浓度 / 静脉血血小板浓度；③血小板回收率（platelet recovery rate, PRR）：PRP 血小板浓度 ×PRP 体积 /（静脉血血小板浓度 × 静脉血体积）× 100%；④血小板活力（platelet vitality, PV）。

有多种因素可影响 PRP 血小板浓度梯度，包括血小板大小、个体之间的生物学差异、血细胞比容（HCT）变异性等。但影响血小板浓度的最关键因素是第二次离心之后的操作，因为一些红细胞不可避免会混入血小板沉淀中，这些红细胞表面会吸附血小板和白细胞，影响血小板的质量。短时间的手动混合不足以完全重悬血小板，大约有 20% 的血小板仍然被吸附在红细胞颗粒中，所以充分重悬血小板至关重要。

二、PRP 制备方法学

目前文献中有多种离心方案可供选择，但其所处理的全血体积、离心次数、离心时间和离心力的范围等各不相同。不同方法除了会造成血小板浓度差异外，还会使白细胞及其他活性物质的浓度也存在很大的不确定性。另外，手工制备和机器设备等方法制备 PRP 的过程可谓是千差万别，令人眼花缭乱，如表 2-1-1 和表 2-1-2 所示。

尽管存在不同的制备方法，但所有方案都遵循通用的步骤，包括：①血液收集；②分离红细胞的初次离心；③二次离心以浓缩血小板和其他组分；④不激活直接使用或者通过各种理化方法来激活血小板再使用。不同制备方法可获得含有不同组分的 PRP，临床医生可以根据治疗需要选择合适的制备方法。

表 2-1-1 不同手工制备 PRP 方法

研究者	全血体积（ml）	第一次离心		第二次离心		血小板浓缩情况
		相对离心力（g）	离心时间（min）	相对离心力（g）	离心时间（min）	
Amable *et al.*	4.5	300	5	700	17	（1.4~1.9）$\times 10^6$
Amanda *et al.*	3.5	100	10	400	10	5 倍
Khan *et al.*	478.0	3731	4	—	—	8.3×10^{10}
Slichter, Harker	250~450	1000	9	3000	20	80% 回收率
Landesberg *et al.*	5.0	200	10	200	10	（5.57~9.35）$\times 10^8$
Jo *et al.*	9.0	900	5	1500	15	4.2 倍
Bausset	10.0	250	15	250	15	3.96 倍
Tamimi *et al.*	8.5	160	10	400	10	630.2×10^3
Mazzocca *et al.*	27.0	1500 r/min	5	6300 r/min	20	472×10^3
Anitua *et al.*	4.5	460	8	单次离心		2.67 倍
Araki *et al.*	7.5	270	10	2300	10	189.6×10^4
Kececi *et al.*	9.0	250	10	750	10	679.9×10^3

参考：Dhurat R, Sukesh M. Principles and methods of preparation of platelet-rich plasma:A review and author's perspective. J Cutan Aesthet Surg, 2014, 7(4): 189-197.

表 2-1-2 不同 PRP 分离系统的制备方法

制备系统	制备方法	全血体积（ml）	相对离心力（g）		离心时间（min）		PRP 体积（ml）
			第一次离心	第二次离心	第一次离心	第二次离心	
ACP	富血小板血浆法	11	350	—	5	—	2.0~5.0
GPS Ⅲ	白膜法	54	1100	—	15	—	6.0
Cascade	富血小板血浆法	9	1100	1450	6	15	2.0
Endoret	未知	9	580	—	8	—	2.0

续表

制备系统	制备方法	全血体积（ml）	相对离心力（g）		离心时间（min）		PRP 体积（ml）
			第一次离心	第二次离心	第一次离心	第二次离心	
GLO	白膜法	9	1200	600	5	2	0.6
SmartPrep	白膜法	60	1250	1050	14	7~10	—
KYOCERA	未知	20	600	2000	7	5	2.0
Magellan	白膜法	60	610	1240	4	6	3.0
Prosys	未知	30	1660	2008	3	3	3.0
RegenPRP	未知	8	1500	—	5	—	4.0
威高 PRP	白膜法	可调整	—	—	—	—	—

参考：Oudelaar BW, Peerbooms JC, Huis In't Veld, et al. Concentrations of blood components in commercial platelet-rich plasma separation systems: a review of the literature. Am J Sports Med, 2019, 47(2): 479-487.

三、PPR 定义和制备注意事项

（一）定义

浓缩血小板治疗技术是一种生物治疗方法，其有多种应用形式，包括 PRP、PRF、CGF 等。PRP 的应用十分广泛，但缺乏对其的准确定义。多数文献将 PRP 定义为全血经过离心后得到的富含高浓度血小板的血浆，可以使用自体血制备，也可以使用异体血制备，对于包含的白细胞、红细胞及纤维蛋白原等浓度无具体要求。这一定义显然不能满足实验及临床的需要。PRP 包含的多种功能成分都会影响 PRP 的功效。成分的复杂性对 PRP 的定义、分类造成了极大的难度，需要综合各种成分、根据不同治疗目的来制备 PRP（表 2-1-3）。

表 2-1-3　浓缩血小板产品的分类和术语

分类	文献中常见名称
P-PRP（纯 PRP，激活前）	Cell separator PRP, Vivostat PRF
P-PRP gel（激活后）	Anitua's PRGF, Nahita PRP
L-PRP（激活前）	PCCS PRP, SmartPReP PRP
L-PRP gel（激活后）	Magellan PRP, Angel PRP GPS PRP, Friadent PRP Curasan PRP, Regen PRP Plateltex PRP, Ace PRP
P-PRF	Fibrinet PRFM
L-PRF	Choukroun's PRF
concentrated growth factors	CGF

PRP 中的血小板浓度尚无统一标准，一般认为 PRP 中的血小板浓度是全血血小板浓度的 2~10 倍。合格 PRP 中血小板最低浓度是 1×10^{13}/L 这一观点得到了多数学者的认同。PRP 中的血小板浓度是第一重要的指标，在血小板浓度相同的情况下，血小板质量可能不同，因为血小板内部结构的 α 颗粒、致密颗粒、溶酶体可能会不同，从而导致释放活性物质的浓度不一致。

（二）制备注意事项

采血过程中，收集到的血液样品应倒置 5~10 次，使抗凝剂和血液充分混合。如果未充分混合，则可能形成小的纤维蛋白凝块，导致血小板计数减少。供体 HCT（红细胞体积与血液总体积的比率）与 PRP 获得量有关，可以参考供体 HCT 的大小来预测 PRP 获得量。为了避免意外激活血小板，大多数制备方案都使用大口径采血针头。另外，过大的离心力或过长的离心时间都有可能激活血小板，但防止意外激活的最佳方案尚不清楚，只能根据经验或参考现有研究方案灵活选用。

离心过程中，第一次离心后，如果获得血浆的比例较大，则需要更高的离心力进行第二次离心。第二次离心后 PRP 必须很快与 PPP 分离，因为浓缩的血小板会随着时间推移慢慢扩散到 PPP 中，会减少 PRP 中血小板数量。为了准确测定 PRP 中血小板浓度，在第二次离心后，要充分振荡离心管，将其重新悬浮至少 5~10 min，以便在血小板计数前保持血小板均匀分布。

二次离心法在临床使用中主要存在以下缺点：①开放式的制备体系容易受到外界污染；②多个容器间的转移增加了血小板被污染和激活的概率；③制备人员的个人习惯及操作技巧会影响 PRP 中血小板的浓度；④制备的 PRP 中血小板回收率较低且各指标变异系数较大。

在制备过程中，相对离心力（relative centrifugal force, RCF）和离心时间是决定提取物品质的关键。质量低劣的离心机上显示的离心力、转速数值误差较大，会直接影响所得 PRP 的质量，故选择合格的离心机非常重要。由于不同的离心机其离心半径不同，因此单纯用转速来表达离心方法是不科学的，也无法对比分析不同品牌离心机的离心效果，只有将转速换算为 RCF 才能统一标准进行对比研究。$RCF=1.119\times10^{-5}\cdot RN^2$（R 表示离心半径，单位 cm；N 表示离心转速，单位 r/min；RCF 单位 g）。同时，离心机要有良好的低恒温控制系统，以确保在离心过程中不会因高转速产热导致血液活性成分失效。

PRP 应用之前是否需要激活尚存在争议，一些医生会使用凝血酶或钙剂激活血小板；而另一些医生使用前不激活血小板，因为胶原蛋白是 PRP 的天然激活剂，所以在软组织中使用 PRP 时，不需进行体外激活，但注射时疼痛感可能会强烈一些。由于未激活的 PRP 保存和转运较难，因此大多数学者仍使用激活的 PRP，所用激活剂/激活方法包括凝血酶、氯化钙、葡萄糖酸钙、壳聚糖、巴曲酶、超声激活法及冷冻 - 再融化循环技术等。激活剂可以单独使用，也可以同时使用；激活剂不同，其释放生长因子的数量和释放时间也不同。

（三）PRP 制备影响因素和未来研究方向

虽然已有很多学者对 PRP 制备及使用质控做了众多有益探索，但仍无法得到理想答案。其原因在于影响浓缩血小板质量、功效的因素很多，总结起来包括以下几个方面：

1. 供体因素 供血者血小板状态是影响浓缩血小板质量的重要因素。供血者的年龄、性别、饮食、饮酒、运动、病理生理状态均有可能影响血小板浓度或功能，从而影响浓缩血小板释放活性物质的数量和质量。有研究显示老年人血小板功能相对较差，同样体积的浓缩血小板其释放活性物质的浓度可能会更低。

2. 采血因素 采血过程中的各种因素也至关重要，采血者熟练程度、采血时间、采血针粗细、采血管、抗凝剂均可以影响血小板浓度或功能。一般采血时间要求在清晨空腹状态下为宜；采血所使用的针头粗细则会影响红细胞等血细胞的完整性；有研究显示，采用EDTA盐比使用枸橼酸盐作为抗凝剂所制备的PRP血小板计数要高，但在显微镜下可见血小板损伤的数量更多。

3. 制备因素 制备过程中的影响因素也很多，包括相对离心力、离心时间、离心次数、离心转子角度、离心管形状及材质、制备时温度、激活方法、无菌条件是否达标等。人工制备过程中，操作者熟练程度可能直接决定了制备的成败。采用机器制备的优点是制备过程比较稳定、无菌条件较好，但有些制备系统不能人工调整离心参数，这样就不能根据供血者血液黏稠度及血小板数量和质量来调整离心参数，难以做到个体化制备。

RCF越大、离心时间越长、离心次数越多，浓缩血小板的能力就越强，但也有可能造成血小板提前激活及血小板破损。

离心转子是水平转子还是角转子，也会影响浓缩血小板的制备。①水平转子离心管放置在吊篮里，吊篮是轴对称地挂在转子上；旋转时，吊篮受离心力作用由垂直位置甩到水平位置，这样含有浓缩血小板的中间层也是水平的，易于分离。②角转子离心管与转轴间的角度不能改变，离心时离心管是倾斜的，第一次离心含有浓缩血小板的中间层也是倾斜的，不利于分离提取血小板。

离心管材质和形状也很重要，不同材质（玻璃管或塑料管）、不同形状（圆锥底形或圆底形）的离心管会影响浓缩血小板的成分，使用玻璃材质圆锥底形离心管获得的浓缩血小板质量可能会更高。

4. 储存和使用因素 制备PRP后最好即刻使用，但有时为了做到一次制备、多次使用就需要对制备的PRP进行储存。PRP储存是一个重要的研究方向，对于如何储存、储存在什么条件下可以使PRP保持长期活性，目前尚无定论。有研究表明PRP制备后8 h内可以保持稳定，在0~6 ℃可以储存10天，-80 ℃储存5~6个月后仍有较高浓度的生物活性物质。如果制成PRP冻干粉，可以储存长达12个月。

PRP的使用方法也多种多样，有涂抹、喷洒、灌注、注射等方法。理论上讲，不管使用哪种方法，都要在治疗部位造成一定程度损伤后启动修复再生程序再使用PRP，才能使其修复再生效果达到最优化。

总之，在上述多种因素中，有些属于可控因素，有些属于不可控因素，这些影响因素纷繁复杂，相互影响，故在实际运用过程中无法控制所有的影响因素，现有研究也只能控制其中一部分最重要的因素来达到有效质控。再加上由于对浓缩血小板相关定义、制备、使用方法尚无统一标准，造成浓缩血小板的研究和使用比较混乱，存在一些滥用及不规范的情况。因此，制订浓缩血小板制备和临床应用指南或共识势在必行。未来对有关浓缩血小板治疗技术的研究方向应集中在以下几个方面：①浓缩血小板的标准定义；②浓缩血小板制备方法标准化；③不同治疗目的的浓缩血小板中血小板浓度规范化；④浓缩血小板应用的适应证、禁忌证和不良反应；⑤制订浓缩血小板临床使用效果评价标准；⑥同种异体浓缩血小板的开发与利用的可行性；⑦从事浓缩血小板治疗医师的资格认证及培训。

四、PRP 制备方法介绍及相关数据对比

汪淼团队 PRP 制备方法与数据验证

（一）概述

临床上制备 PRP 的总体过程大致相同，均是采集自体全血，通过离心的方法制备 PRP，但在实际操作中涉及的因素较多，如相对离心力（决定因素：离心半径、离心转速）、离心时间、离心管长度和直径、离心管材质、离心管形状、采血的时间段及速度、采血体位、设备稳定性、分离与提取技术水平及操作可重复性等。因此，任何一项因素的变化都有可能导致制备所得 PRP 不尽相同，甚至不能制备出符合要求的 PRP。目前制备 PRP 多采用二次离心法，但涉及人为因素较多，制备结果稳定性不强，我们通过查阅相关资料并改进提取工具，开发出一套稳定性较强、操作便捷，并能对白细胞（尤其是中性粒细胞）进行控制的制备系统。

具体如下：第一次离心参数为 350 g，10 min，把沉降系数最大的红细胞离心至管底，离心后肉眼观察能将血液分为三段：上段为不含红细胞的黄色液体，下段为红色的红细胞，两者之间的一小段（一层）为血小板与白细胞聚集形成的白膜层。抽走下段红细胞，留下上段及适量白膜层（若制备 P-PRP，则尽量少留白膜层；若制备 L-PRP，则尽量多留白膜层），进行第二次离心，参数为 400 g，10 min，其目的是把上段中的血小板尽可能多地收集至管底。当使用不同规格的离心机和离心管时，有必要首先制订出与之相配套的离心方法，而不是机械性采用文献中报道的转速和离心时间，这样才能制备出有效的 PRP。

（二）制备步骤

（1）穿着白大褂或洗手衣，佩戴手术帽及口罩，在治疗室或手术室进行相关操作，严格执行无菌原则。

（2）预先在 50 ml 注射器内抽取 5 ml 枸橼酸钠抗凝剂。就诊者平卧于治疗床，取肘部静脉采血，上臂上压脉带或止血带，常规消毒铺巾。

（3）用直径 12 mm 采血针接 5 ml 注射器，采集 2 ml 静脉血送检验科检测血常规，再连接 50 ml 注射器采集静脉血至 50 ml，盖上封帽，轻轻摇晃均匀，使血液与枸橼酸钠充分混匀，放入离心机内，予以配平，行第一次离心。离心结束后戴无菌手套小心取出注射器，避免晃动，垂直放在无菌工作台试管固定器上，记录红细胞上端在注射器中的读数。

（4）准备好 PRP 提取连接器，去除注射器封帽，轻轻将注射器与连接器连接，在连接器另一侧连接 50 ml 空注射器，旋转连接器上的三通开关，拉动空注射器活塞抽吸走全部红细胞（按之前的读数数据进行抽吸）。旋下原注射器，盖上封帽，放入离心机内配平后行二次离心。离心结束后戴无菌手套小心取出注射器，避免晃动，垂直放在无菌工作台试管固定器上。

（5）准备好 PRP 提取连接器，去除注射器尾帽，轻轻将注射器与连接器连接，在连接器另一侧连接 10 ml 空注射器，抽取 5~6 ml 液体，即为 PRP，并取 0.5 ml 送检验科做血常规检测。

制备步骤如图 2-1-2~2-1-21 所示。

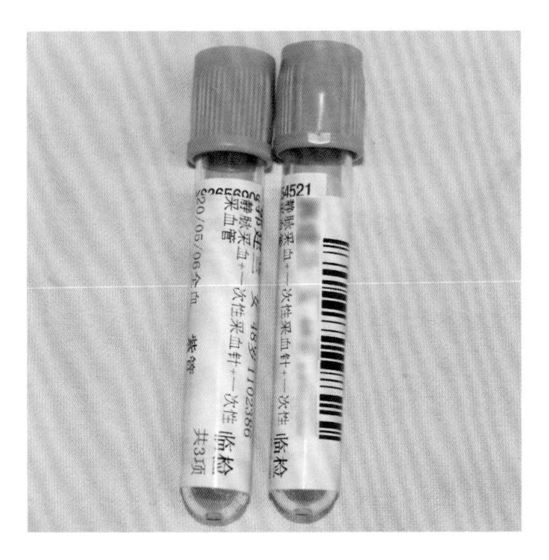

图 2-1-2 准备好血常规管

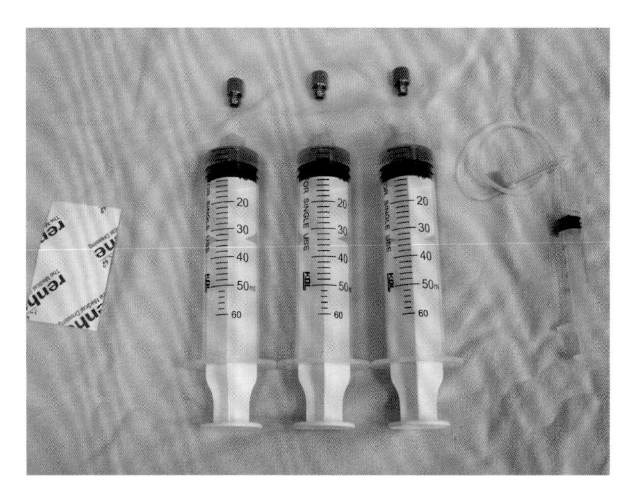

图 2-1-3 准备好含 5 ml 枸橼酸钠抗凝剂的 50 ml 注射器若干、封帽、输液贴、连接采血针的 5 ml 注射器

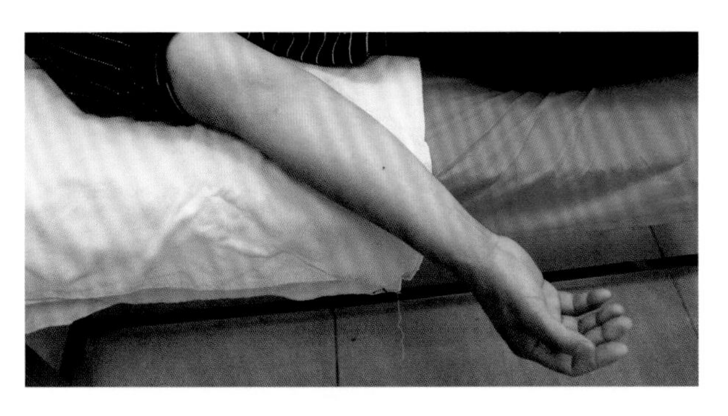

图 2-1-4 就诊者平卧位，暴露采血部位

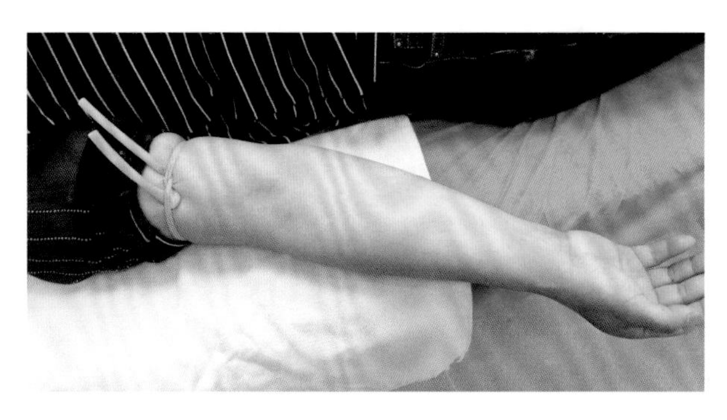

图 2-1-5 上止血带

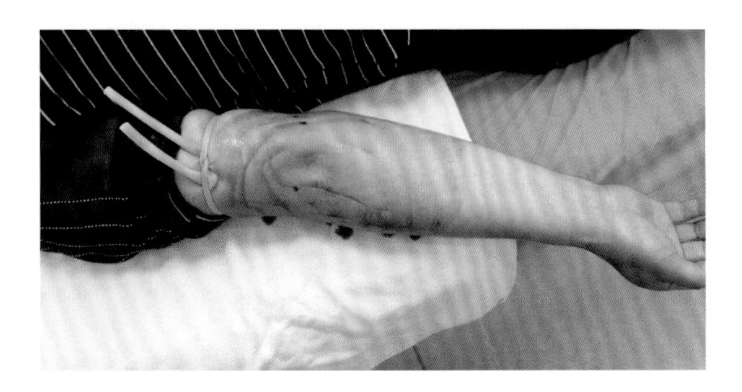

图 2-1-6 常规消毒采血区域

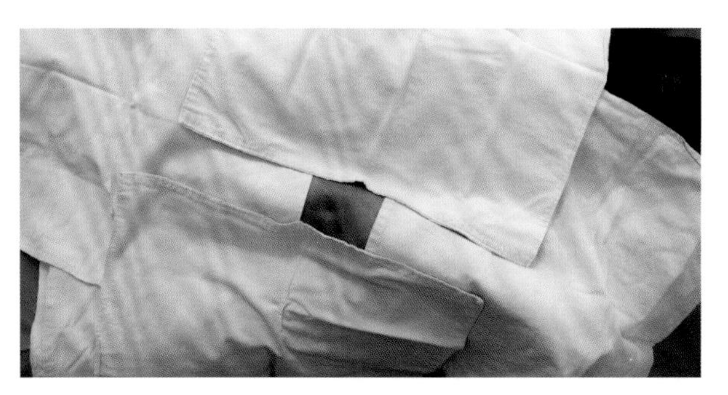

图 2-1-7 铺巾

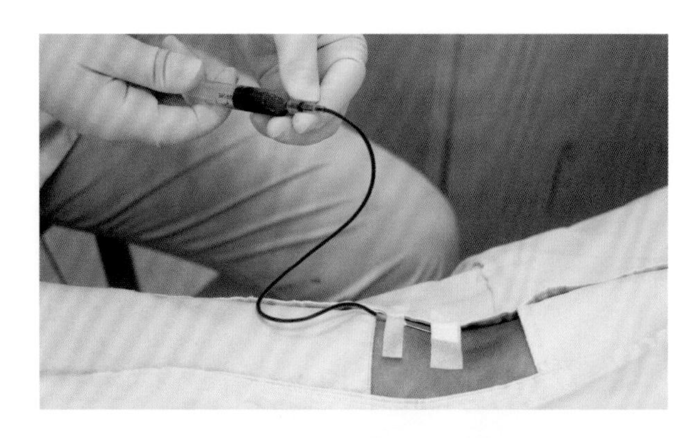

图 2-1-8　抽取静脉血待行血常规检测

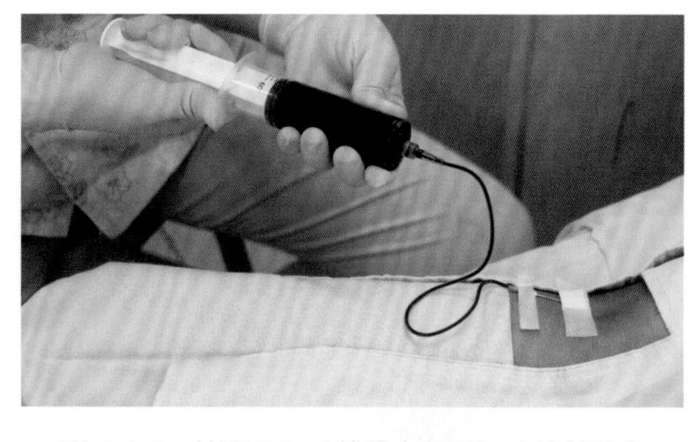

图 2-1-9　抽取 50 ml 静脉血至 50 ml 注射器中

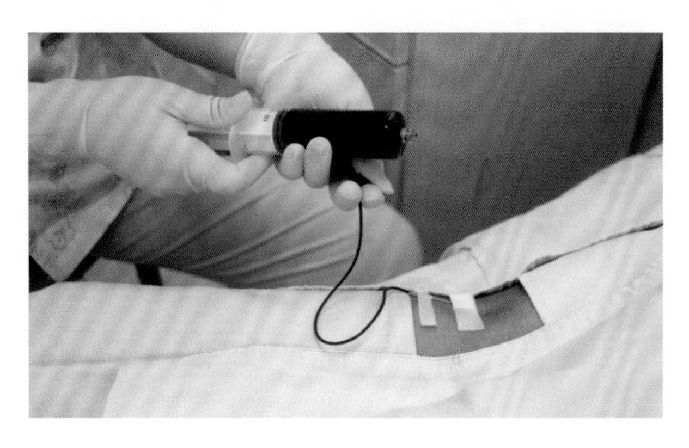

图 2-1-10　取下采血针

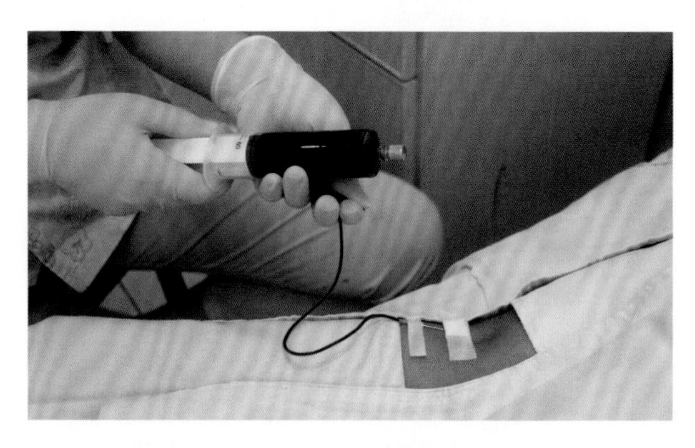

图 2-1-11　注射器末端盖上封帽

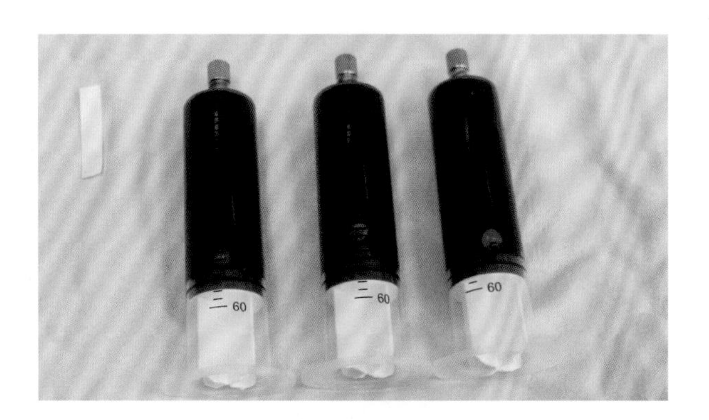

图 2-1-12　剪断注射器活塞柄

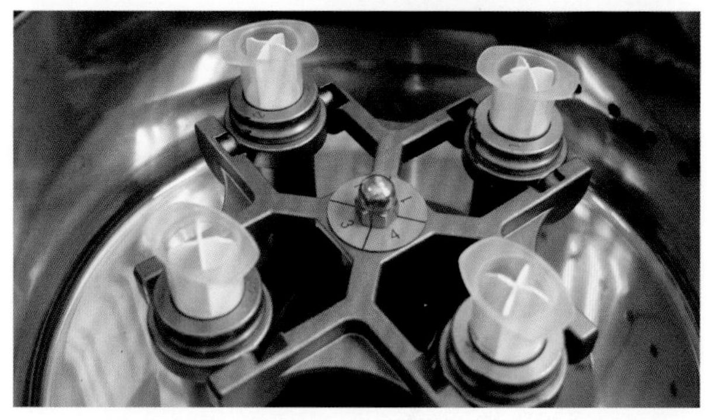

图 2-1-13　对称放入离心机行第一次离心

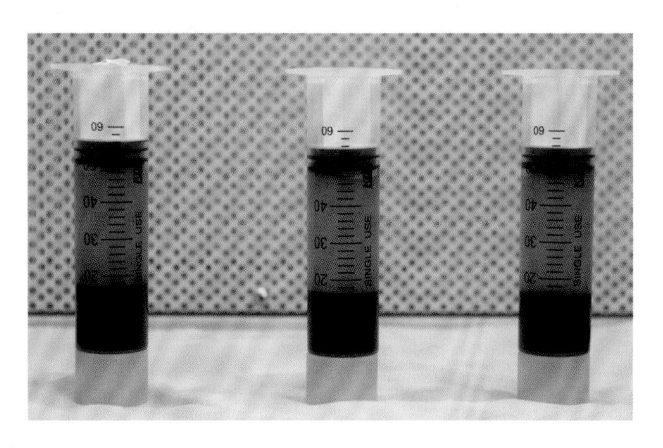

图 2-1-14　离心结束后轻轻取出注射器垂直放在固定器上

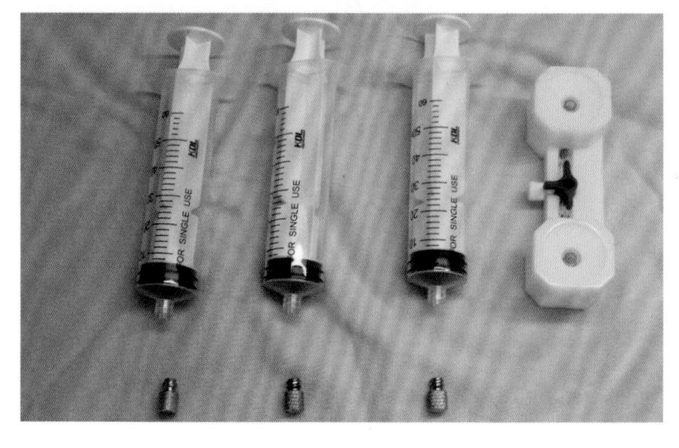

图 2-1-15　准备好 50 ml 注射器、封帽及 PRP 提取连接器

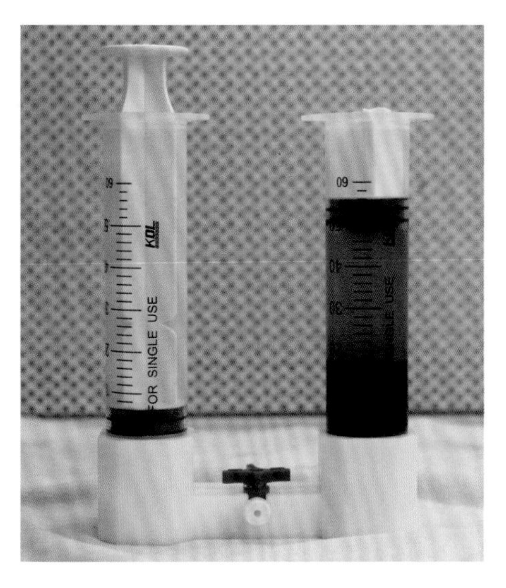

图 2-1-16　记录红细胞读数，去除注射器封帽与连接器连接

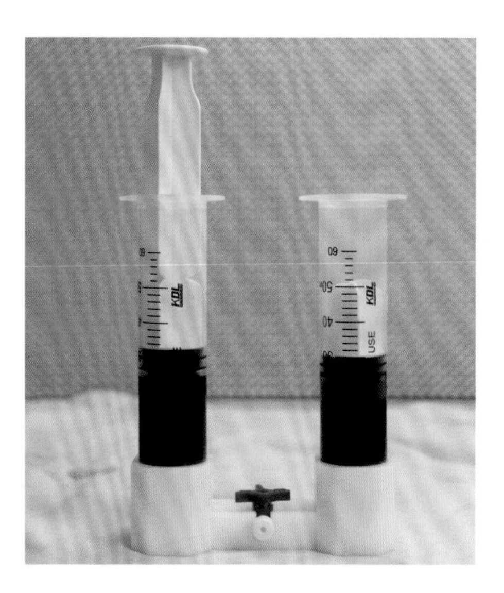

图 2-1-17　在连接器另一侧安装 50 ml 空注射器，旋转三通开关，按红细胞读数数据抽取红细胞，留下黄色液体部分

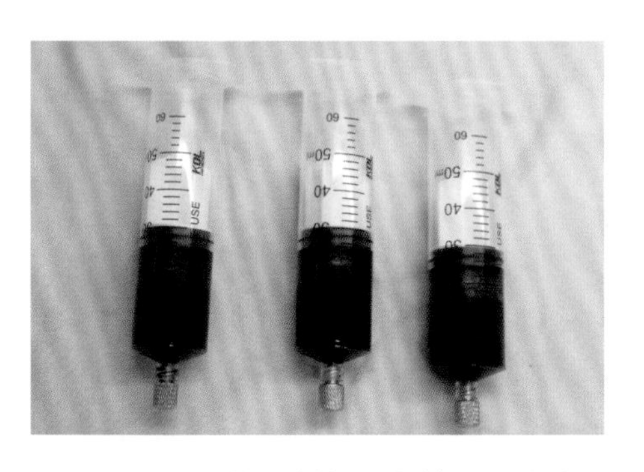

图 2-1-18　盖上封帽，行第二次离心

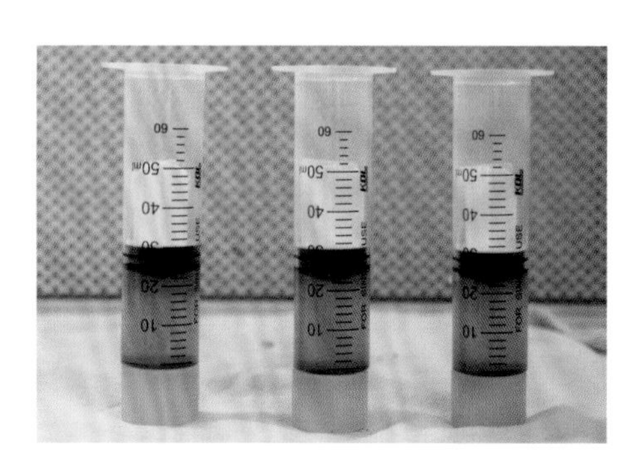

图 2-1-19　二次离心后轻轻取出注射器垂直放在固定器上

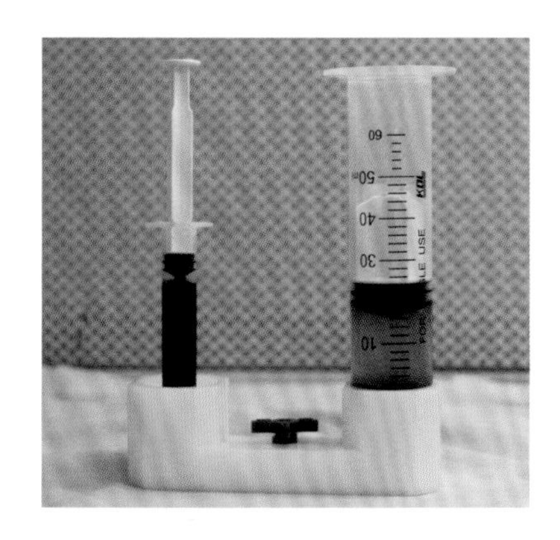

图 2-1-20　将二次离心后注射器接入连接器，在连接器另一侧安装 10 ml 空注射器，抽取 5~6 ml PRP（其中 0.5 ml 送检）

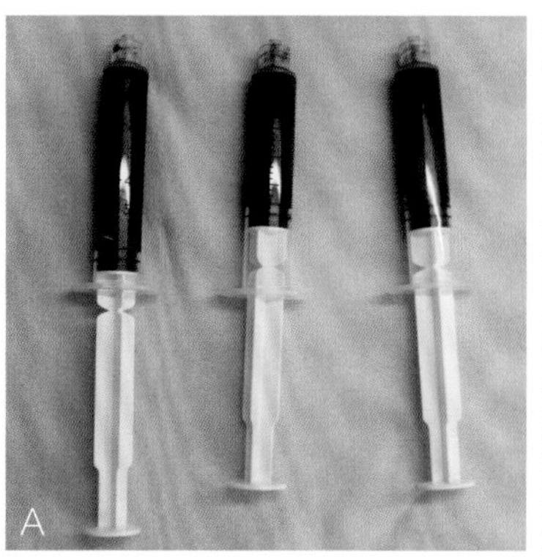

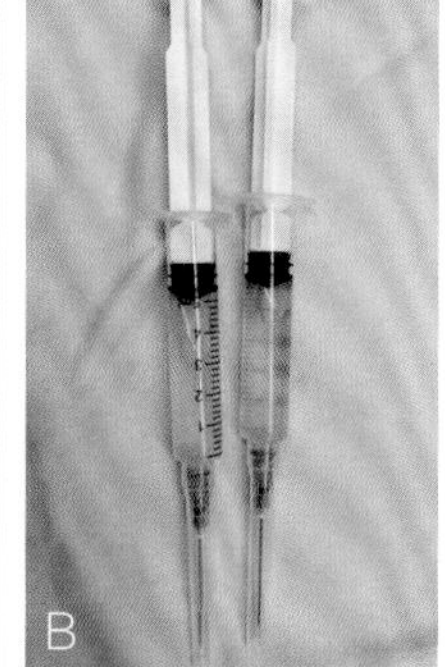

图 2-1-21　所获得的 PRP

（三）说明

在进行图 2-1-17 操作时，若将所有红细胞全部吸走，则第二次离心后所获得的 PRP 较为清亮，如图 2-1-21B 所示，其中的血小板富集系数为 3~5 倍（图 2-1-22）；清亮的 PRP 比较适合于美容注射治疗，能避免红细胞代谢产生的含铁血黄素沉积。

若保留少部分红细胞顶端部分，此处与白膜层融合紧密，富含大量的血小板，则第二次离心后所获得的 PRP 稍红，如图 2-1-21A 所示，其中的血小板浓度较高，血小板富集系数达到 5 倍及以上（图 2-1-23）；稍红的 PRP 适合于创面修复、骨不连治疗以及运动系统慢性损伤性疾病的治疗。本团队在临床 100 多例的治疗中未出现不良反应，且效果良好。

通过反复实验检测，我们发现对白膜层（主要成分为血小板和白细胞）的吸取量直接关系到所获得的 PRP 中白细胞尤其是中性粒细胞的浓度。这一制备方法较既往报道的从试管上方进针抽取 PRP 会更加精准，避免了人工抽取过程中晃动、搅动等因素导致的白细胞含量不稳定。目前的文献认为，含低浓度白细胞（主要是中性粒细胞）的 PRP 即 P-PRP，在治疗骨性关节炎等疾病时能较为有效地避免 L-PRP 治疗后所导致的关节疼痛、肿胀等不良反应。因此，探索能有效控制 PRP 中白细胞含量的技术方法很有必要。

备 注：

检验项目	结果	单位	参考区间	检验项目	结果	单位	参考区间
1 白细胞计数	6.72	10^9/L	4.00-10.00	13 血红蛋白	131	g/L	110-150
2 中性粒细胞百分比	54.1	%	50.0-70.0	14 红细胞压积	41	%	37-50
3 淋巴细胞百分比	35.3	%	20.0-40.0	15 平均红细胞体积	89.2	fl	80.0-100.0
4 单核细胞百分比	5.7	%	3.0-10.0	16 平均红细胞血红蛋白	28.4	pg	27.0-33.0
5 嗜酸性粒细胞百分比	4.3	%	0.4-8.0	17 平均红细胞血红蛋白浓	319.0	↓g/L	320.0-360.0
6 嗜碱性粒细胞百分比	0.6	%	0.1-1.0	18 红细胞分布宽度CV	14.10	%	11.50-14.50
7 中性粒细胞计数	3.64	10^9/L	2.00-7.00	19 红细胞分布宽度SD	45	fl	35-56
8 淋巴细胞计数	2.37	10^9/L	0.80-4.00	20 血小板计数	241	10^9/L	100-300
9 单核细胞计数	0.38	10^9/L	0.10-1.00	21 平均血小板体积	12.7	↑fL	7.0-11.0
10 嗜酸性粒细胞计数	0.29	10^9/L	0.02-0.52	22 血小板压积	0.31	↑%	0.11-0.28
11 嗜碱性细胞计数	0.04	10^9/L	0.00-0.06	23 血小板平均分布宽度	18.4	↑%	15.0-17.0
12 红细胞计数	4.61	10^12/L	3.5-5.00	24 大血小板比率	45.6	↑%	17.5-42.3

检验项目	结果	单位	参考区间	检验项目	结果	单位	参考区间
1 白细胞计数	3.61	↓10^9/L	4.00-10.00	13 血红蛋白	52	↓g/L	110-150
2 中性粒细胞百分比	64.0	%	50.0-70.0	14 红细胞压积	17	↓%	37-50
3 淋巴细胞百分比	27.4	%	20.0-40.0	15 平均红细胞体积	92.2	fl	80.0-100.0
4 单核细胞百分比	3.9	%	3.0-10.0	16 平均红细胞血红蛋白	29.1	pg	27.0-33.0
5 嗜酸性粒细胞百分比	3.6	%	0.4-8.0	17 平均红细胞血红蛋白浓	315.0	↓g/L	320.0-360.0
6 嗜碱性粒细胞百分比	1.1	↑%	0.1-1.0	18 红细胞分布宽度CV	13.70	%	11.50-14.50
7 中性粒细胞计数	2.31	10^9/L	2.00-7.00	19 红细胞分布宽度SD	43	fl	35-56
8 淋巴细胞计数	0.99	10^9/L	0.80-4.00	20 血小板计数	810	↑10^9/L	100-300
9 单核细胞计数	0.14	10^9/L	0.10-1.00	21 平均血小板体积	12.0	↑fL	7.0-11.0
10 嗜酸性粒细胞计数	0.13	10^9/L	0.02-0.52	22 血小板压积	0.97	↑%	0.11-0.28
11 嗜碱性细胞计数	0.04	10^9/L	0.00-0.06	23 血小板平均分布宽度	15.3	%	15.0-17.0
12 红细胞计数	1.79	↓10^12/L	3.5-5.00	24 大血小板比率	40.1	%	17.5-42.3

图 2-1-22 静脉血与较清亮的 PRP 血常规检测结果比较：PRP 血小板富集系数 3.36 倍，PRP 中红细胞、白细胞、中性粒细胞浓度分别是静脉血中的 0.39 倍、0.54 倍、0.64 倍

检验项目	结果	单位	参考区间	检验项目	结果	单位	参考区间
1 白细胞计数	4.95	10^9/L	4.00－10.00	13 血红蛋白	103	↓g/L	110－150
2 中性粒细胞百分比	70.4	↑%	50.0－70.0	14 红细胞压积	34	↓%	37－50
3 淋巴细胞百分比	24.0	%	20.0－40.0	15 平均红细胞体积	75.4	↓fl	80.0－100.0
4 单核细胞百分比	4.8	%	3.0－10.0	16 平均红细胞血红蛋白量	22.8	↓pg	27.0－33.0
5 嗜酸性粒细胞百分比	0.6	%	0.4－8.0	17 平均红细胞血红蛋白浓	303.0	↓g/L	320.0－360.0
6 嗜碱性粒细胞百分比	0.2	%	0.1－1.0	18 红细胞分布宽度CV	14.50	%	11.50－14.50
7 中性粒细胞计数	3.48	10^9/L	2.00－7.00	19 红细胞分布宽度SD	38	fl	35－56
8 淋巴细胞计数	1.19	10^9/L	0.80－4.00	20 血小板计数	210	10^9/L	100－300
9 单核细胞计数	0.24	10^9/L	0.10－1.00	21 平均血小板体积	12.1	↑fL	7.0－11.0
10 嗜酸性粒细胞计数	0.03	10^9/L	0.02－0.52	22 血小板压积	0.25	%	0.11－0.28
11 嗜碱性细胞计数	0.01	10^9/L	0.00－0.06	23 血小板平均分布宽度	14.7	↓%	15.0－17.0
12 红细胞计数	4.51	10^12/L	3.5－5.00	24 大血小板比率	40.8	%	17.5－42.3

门诊 科室： 临床诊断： PRP 5.0

备 注：

检验项目	结果	单位	参考区间	检验项目	结果	单位	参考区间
1 白细胞计数	5.20	10^9/L	4.00－10.00	13 血红蛋白	49	↓g/L	110－150
2 中性粒细胞百分比	27.7	↓%	50.0－70.0	14 红细胞压积	17	↓%	37－50
3 淋巴细胞百分比	60.8	↑%	20.0－40.0	15 平均红细胞体积	78.6	↓fl	80.0－100.0
4 单核细胞百分比	10.0	%	3.0－10.0	16 平均红细胞血红蛋白量	22.8	↓pg	27.0－33.0
5 嗜酸性粒细胞百分比	0.2	↓%	0.4－8.0	17 平均红细胞血红蛋白浓	290.0	↓g/L	320.0－360.0
6 嗜碱性粒细胞百分比	1.3	↑%	0.1－1.0	18 红细胞分布宽度CV	15.00	↑%	11.50－14.50
7 中性粒细胞计数	1.44	↓10^9/L	2.00－7.00	19 红细胞分布宽度SD	40	fl	35－56
8 淋巴细胞计数	3.16	10^9/L	0.80－4.00	20 血小板计数	1066	↑10^9/L	100－300
9 单核细胞计数	0.52	10^9/L	0.10－1.00	21 平均血小板体积	10.6	fL	7.0－11.0
10 嗜酸性粒细胞计数	0.01	↓10^9/L	0.02－0.52	22 血小板压积	1.13	↑%	0.11－0.28
11 嗜碱性细胞计数	0.07	↑10^9/L	0.00－0.06	23 血小板平均分布宽度	14.9	↓%	15.0－17.0
12 红细胞计数	2.15	↓10^12/L	3.5－5.00	24 大血小板比率	31.8	%	17.5－42.3

图 2-1-23 静脉血与稍红的 PRP 血常规检测结果比较：PRP 血小板富集系数 5.08 倍，PRP 中红细胞、白细胞、中性粒细胞浓度分别是静脉血中的 0.48 倍、1.05 倍、0.41 倍

程飚团队 PRP 制备方法与数据验证

（一）制备注意事项

PRP 制备涉及几个制备的科学问题，所有制备操作人员应该熟知：首先，血小板是一个特殊的细胞，血小板在血液中之所以能够存活 14 天左右，是因其在流动的血液中受到流动力学作用，而一旦采血后使用抗凝剂静止放置，有活性的血小板会随着时间推移逐渐减少，所以采血后应尽快进行分离制备。其次，PRP 的离心方法有多种，不管是一次离心法、二次离心法、多次离心法，还是使用套装进行离心，其原理都是利用红细胞、白细胞、血小板在血液中的密度梯度及悬浮力不同，使用适度的相对离心力使其分层，最终浓缩所需要的血小板层。相对离心力大小的不同在血浆、血小板、白细胞及红细胞是否可以充分分层中发挥重要作用。在离心作用下，最先沉淀分离的是红细胞，其次为白细胞，最后才是血小板。再者，在利用密度梯度进行离心制备 PRP 的过程中，因不同个体血液黏稠度的差异（人种、采血前饮水多少、血脂高低、血细胞比容等），细胞分层所需的离心力会存一定范围的波动，这就是为何国内外学者未统一最合适的相对离心力的原因之一，制备人员应该明白这一点，并且在第一次离心未达到满意结果后再次离心进行弥补。二次离心法获取 PRP 的过程中，第一次最

重要的目的是获得高回收率的血小板，第二次更注重离心获得高浓缩血小板。

（二）制备步骤

前文已讨论相对离心力对血液细胞分层的影响。本团队进行了大量的 PRP 制备研究，基础研究和临床实践认为整形美容科使用的 PRP 中血小板浓度控制在 1000×10^9/L 上下比较适宜。我们采用白膜法进行二次离心获取 PRP，具体步骤如下：

（1）采集静脉血行血小板浓度检测，同时使用 EDTA 盐抗凝剂采血管采血 40 ml。

（2）使用水平转子离心机，第一次离心时相对离心力控制在 350~600 g，离心 10 min。血液分为三段，即黄段（上段）、白膜层（中段）和红段（下段）。

（3）抽取全部黄段及适量白膜层（若制备 P-PRP，则尽量少抽白膜层；若制备 L-PRP，尽量多抽白膜层）转移到新的离心管中，行第二次离心，1500 g，20 min。

（4）二次离心后试管上 1/2 为 PPP，抽取 PPP 留用，剩下 1/2 即为 PRP，进行振荡混匀即可。该方法制备的 PRP 血小板富集系数为（5.1 ± 1.3）倍。

（5）可根据临床用途决定是否激活 PRP。

制备过程中，操作者应熟知制备过程，严格执行无菌原则，每一个样本进行准确标记，再三核对，确保标本无误。

申五一团队 PRP 制备方法与数据验证

（一）血液离心后成分分层与抽取方式设计

利用含抗凝剂试管采集全血，离心后血液成分理论上分 4 层，从上到下分别为：①贫血小板血浆层（PPP），约占 55%；②富血小板血浆层（PRP），占 1%~2%；③白细胞层，约占 1%；④红细胞层，约占 45%。但问题的关键是 PRP 层是紧贴白膜的无色透明层，肉眼不能与上层 PPP 进行分辨，如何抽出来？我们可以想象，如果用长针头直接放在这一层负压抽吸，则负压不仅可以抽出部分 PRP 层，同时也可以将其上层的 PPP 和下层的白细胞、红细胞层一同抽出（图 2-1-24）。又因为 PRP 层占比较小，因此所抽出的仍是所有血液成分的混合物，难以达到治疗所需的血小板浓度，检测结果发现其血小板含量多数情况下反倒是低于全血浓度。

因此，我们采用了三种方法制备 PRP：①血液离心后先抽取 PPP 上层 2/3 并丢弃，对剩下的血液再进行二次离心，最后按照采血量体积的 10% 提取 PRP；②血液离心后先抽取底层红细胞层并丢弃，对剩下的血液再进行二次离心，最后按照采血量体积的 10% 提取 PRP；③血液离心后先抽取大部分上层 PPP 和底层红细胞并丢弃，对剩下的血液再进行二次离心，最后按照采血量体积的 10% 提取 PRP。分别对每一种方法提取的血液成分进行血小板含量测定，并对最终的血小板富集系数进行计算，结果以第三种二次离心提取方法获得的血小板浓度最大，血小板富集系数一般可达到 1~2 倍，但仍不够理想。

笔者在这里需要指出，通过本节前述的有关 PRP 制备原理与方法学的阐释可以发现这样一个现象，手工方法是能够制备出合格的 PRP，但还是会存在一定程度的不稳定性。因此，在制备 PRP 时有两个方面值得思考：①手工制备 PRP 时需要对最终的制备结果做检测分析，若多次检测结果符合 PRP 指标标准，则可以进一步对离心、分离、提取步骤进行标准化，并对制备人员做相关培训，使操

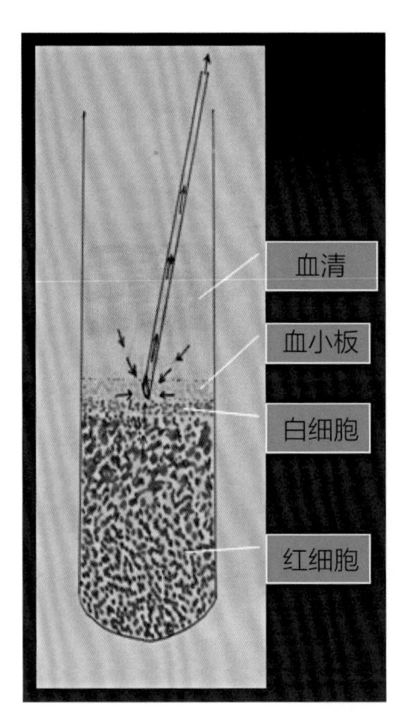

图 2-1-24 离心后血液成分分层及提取示意图

作更加熟练、稳定；②选择商品化 PRP 专用设备及套装，可能对初学者更加容易，也有利于制备过程的标准化、规范化。

（二）不同离心参数获取 PRP 浓度研究

我们在多次实验的过程中发现，离心参数对提取血小板的浓度影响比较大，离心转速过低或者时间过短不能使血液成分充分分层，过大则试管有可能破裂。笔者使用 LC-530 离心机，最终摸索的最佳参数为转速 3000~3500 rpm，时间 12~15 min。在这里需要指出，由于不同离心机的离心半径不同，摸索出设定的离心转速及时间可能存在差异，该参数是以笔者所用离心机为对象进行设定的。因此，这里主要介绍的是一种原则和方法学，而非绝对的标准参数。

（三）生物分离胶试管的应用优势

在具备抗凝剂的基础上，加入生物分离胶并对管壁的光滑度等进行了特殊处理的 PRP 制备专用管，在很多方面提高了血小板的提取率。分离胶的主要优点有两个：一是在离心的过程中，其可以将红细胞与血液的其他成分隔离开，红细胞位于最底层，分离胶上层为白细胞层、血小板层，最上层是 PPP（图 2-1-25）；二是在抽取上层 PPP 后，可以充分摇匀剩余的 PRP 部分，将沉积在分离胶表面和管壁上的血小板充分分离出来。因此，带分离胶的 PRP 专用管能大大提高血小板和白细胞的提取效率，提取出的 PRP 极少带有红细胞，清亮且纯度高（图 2-1-26）。当然，关于生物分离胶是否会混入血液，进而在使用 PRP 时是否会引起不良反应，目前还存在一定的争议。

（四）提取高浓度 PRP 关键要素

利用带分离胶的 PRP 专用管制备 PRP 的关键要素主要有以下三方面：

（1）离心参数：笔者采用 3000~3500 rpm，时间 15 min 离心法（LC-530 离心机），离心停止后不

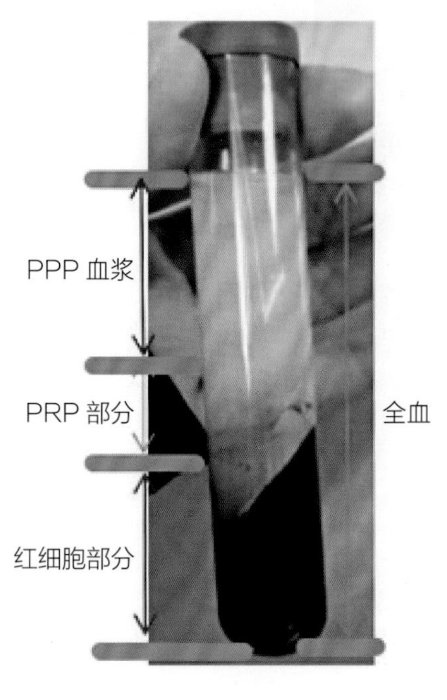

图 2-1-25 带分离胶 PRP 专用管离心后血液成分分层

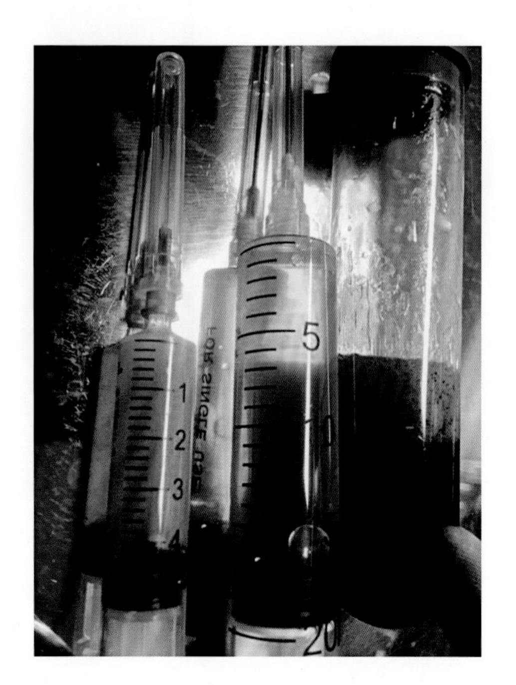

图 2-1-26 制备好的 PRP 和 PPP

要马上取出试管提取，要静置 15~20 min 后再做提取操作。

（2）提取过程中的注意点：首先是用长针头分多点缓慢抽取上层血清，针尖要随液面下降逐渐下移，不能直接将针头插入过深。其次抽取的速度一定要缓慢，负压一定尽量减低，避免将下层的血小板抽出；将上层血清抽出后，剩余的 PRP 液要充分摇晃，目的是把分离胶表面和管壁上附着的血小板摇晃下来。

（3）提取 PRP 的量：理论上讲，剩余的 PRP 部分的量越少，则其中的血小板浓度越高，反之则血小板浓度会下降，建议控制的标准为采血量的 10%~15%。比如 10 ml 采血管留取的 PRP 量约为 1 ml，30 ml 采血管留取的 PRP 量为 3~4 ml。

经过反复测试，按照以上操作要素制备的 PRP 中的血小板浓度可稳定在生理浓度的 4~7 倍。

（田 举 程 飚 汪 森 徐宝平 申五一）

参考文献

Amable PR, Carias RBV, Teixeira MVT, et al. Platelet-rich plasma preparation for regenerative medicine: optimization and quantification of cytokines and growth factors. Stem Cell Res Ther, 2013, 4(3): 67.

Arora S, Agnihotri N. Platelet derived biomaterials for therapeutic use: review of technical aspects. Indian J Hematol Blood Transfus, 2017, 33(2): 159-167.

Dhurat R, Sukesh M. Principles and methods of preparation of platelet-rich plasma: A review and author's perspective. J Cutan Med Surg, 2014, 7(4): 189.

Jo CH, Roh YH, Kim JE, et al. Optimizing platelet-rich plasma gel formation by varying time and gravitational forces during centrifugation. J Oral Implantol, 2013, 39(5): 525–532.

Marx RE. Platelet-rich plasma: evidence to support its use. J Oral Maxillofac Surg, 2004, 62(8): 1046.

Oudelaar BW, Peerbooms JC, Huis In't Veld, et al. Concentrations of blood components in commercial platelet-rich plasma separation systems: a review of the literature. Am J Sports Med. 2019, 47(2): 479-487.

Sonker A, Dubey A. Determining the effect of preparation and storage: an effort to streamline platelet components as a source of growth factors for clinical application. Transfus Med Hemother, 2015, 42(3): 174-180.

Tian J, Cheng HL, Cui X, et al. Application of standardized platelet-rich plasma in elderly patients with complex wounds. Wound Repair Regen, 2019, 27(3): 268-276.

Tian J, Lei XX, Xuan L, et al. The effects of aging, diabetes mellitus, and antiplatelet drugs on growth factors and anti-aging proteins in platelet-rich plasma. Platelets, 2019, 30(6): 773-792.

Veronica B, Elisa B, Barbara B, et al. How the different material and shape of the blood collection tube influences the concentrated growth factors production. Microsc Res Techniq, 2016, 79(12): 1173-1178.

程飚. 浓缩血小板产品在创伤外科应用中的问题与思考. 创伤外科杂志，2018，20(11): 7-11.

吕敏，裴国献，刘勇，等. 富血小板血浆的制备现状及研究进展. 现代生物医学进展，2013，13(13): 2574-2577（转 2475 页）.

宣力，田举，宣敏，等. 二次离心法制备富血小板血浆中血小板相关参数的分析. 华南国防医学杂志，2017，31(8): 514-517.

杨域，张卫，程飚. 不同激活剂对人富血小板血浆形成凝胶及释放活性物质影响的实验研究. 中华烧伤杂志，2017，33(1): 12-17.

第二节 PRP 制备装置产品介绍及操作流程

一、概述

PRP 目前已在临床上广泛应用，特别是在最近十多年，PRP 的临床应用呈爆发式增长。多个国外市场调查结果显示，PRP 市值在未来 10 年还会继续增长。PRP 在临床中的广泛应用催生了各类商用 PRP 制备装置，国外在多年前已有十余家生物医疗公司生产了专门的 PRP 制备装置，并且这些设备已获得美国 FDA，欧盟 CE、ISO、SGS 等认证，如 Harvest 技术有限公司（Harvest Technologies Corp.）、Cytomedix 公司（Cytomedix, Inc.）、Medtronic, Perfusion Partners & Associates、Biomet 有限公司（Biomet, Inc.）、瑞珍科技有限公司（REGEN LAB SA）、COBE Cardiovascular 有限公司（COBE Cardiovascular, Inc.）、Circle Biologic 有限公司（Circle Biologic, LLC）、锐适公司（Arthrex, Inc.）等。

根据制备方法不同，现有的 PRP 制备装置大致可以分为血浆过滤法装置和离心法装置两大类。血浆过滤法成本昂贵，临床使用受到较大限制；离心法操作简单，成本低廉，被应用于多数 PRP 制备装置。各类 PRP 制备装置制备获得的 PRP 中所含血小板、白细胞以及其他各种成分的浓度不尽相同，在选用 PRP 制备装置时可依据患者自身条件、健康状况以及制备装置本身特点来决定，总体原则是 PRP 的血小板浓度要在有效范围内，设备材料安全，治疗有效，临床操作方便。目前，已获得中国食品药品监督管理局（China Food Drug Administration, CFDA）批准的三类医疗器械注册证的 PRP 制备装置（离心法装置）有：富血小板血浆制备用套装（中国山东威高集团医用高分子制品股份有限公司）、富血小板血浆制备装置（韩国瑞维医疗有限公司）、富血小板血浆制备用套装 Regen ACR-C（瑞士瑞珍科技有限公司）、富血小板血浆制备器 Arthrex ACP Double Syringe（德国锐适公司）、自体富血小板血浆制备套包 SmartPReP2 APC+ Autologous Platelet Concentrate+ Procedure Pack（美国 Harvest 技术有限公司）。本节将大致介绍这几类 PRP 制备装置的结构组成、操作流程和产品相关参数等，为广大国内医生在临床制备应用 PRP 提供参考。

二、PRP 相关制备装置介绍

（一）富血小板血浆制备用套装（中国山东威高集团医用高分子制品股份有限公司）

1. 结构及组成 采血针（静脉输液针）、50 ml 注射器、20 ml 注射器、10 ml 注射器、1 ml 注射器、2 ml 注射器、离心管、吸管、复方枸橼酸钠溶液（ACD-A）、手柄、喷雾三通、推进板、锥形喷嘴（喷管）、喷雾头、加长注射针（图 2-2-1）。

2. 操作流程 以抗凝剂和所需静脉血按 1∶9 比例抽取适量抗凝剂入 50 ml 注射器，来回推动注射器拉杆，使抗凝剂充分接触针筒内壁，连接采血针，抽取所需静脉血，抽血时需缓慢转动注射器，使血液和抗凝剂充分混合。采血完毕后从离心管中间孔把血液缓慢注入，配平，进行第一次离心。第一次离心完毕后，从离心管中间孔抽取红细胞至离心管锥形结构下 1 mm 后进行第二次离心，同时制备凝血酶溶液备用。第二次离心完毕后，从离心管右侧孔贴近液面从上而下抽取上清液至所需刻度。余下液体即 PRP，摇匀重悬血小板，可制备 PRP 凝胶或与凝血酶溶液通过喷枪喷洒至创面（图 2-2-2、2-2-3）。

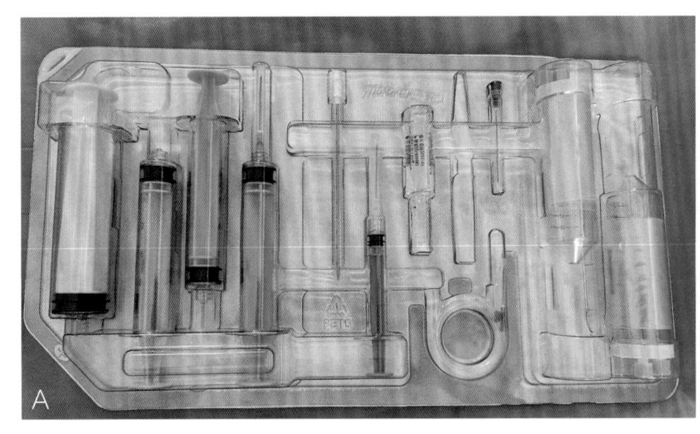

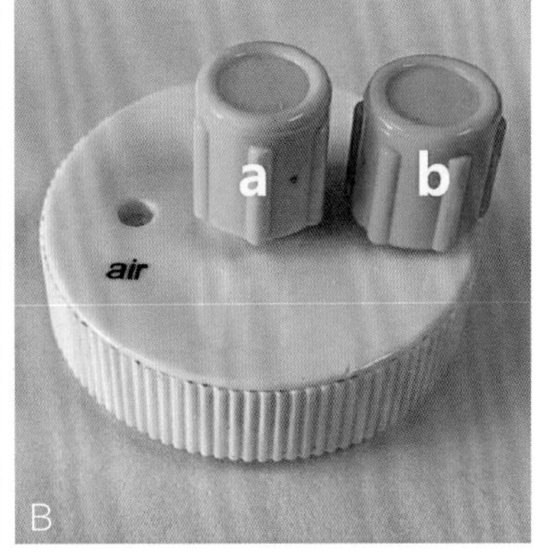

图 2-2-1 A. 富血小板血浆制备用套装示意图（中国山东威高集团医用高分子制品股份有限公司）；B. 离心管盖设计（a. 中间孔；b. 右侧孔）

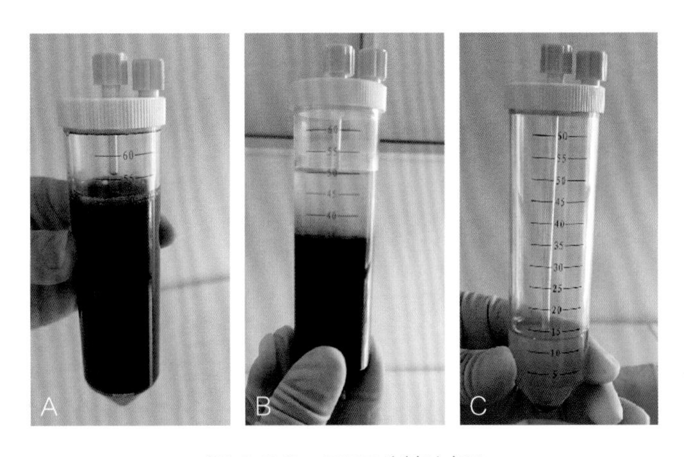

图 2-2-2 PRP 制备过程

A. 抽血至离心管；B. 第一次离心后，弃去红细胞，行第二次离心；C. 第二次离心后下段为 PRP

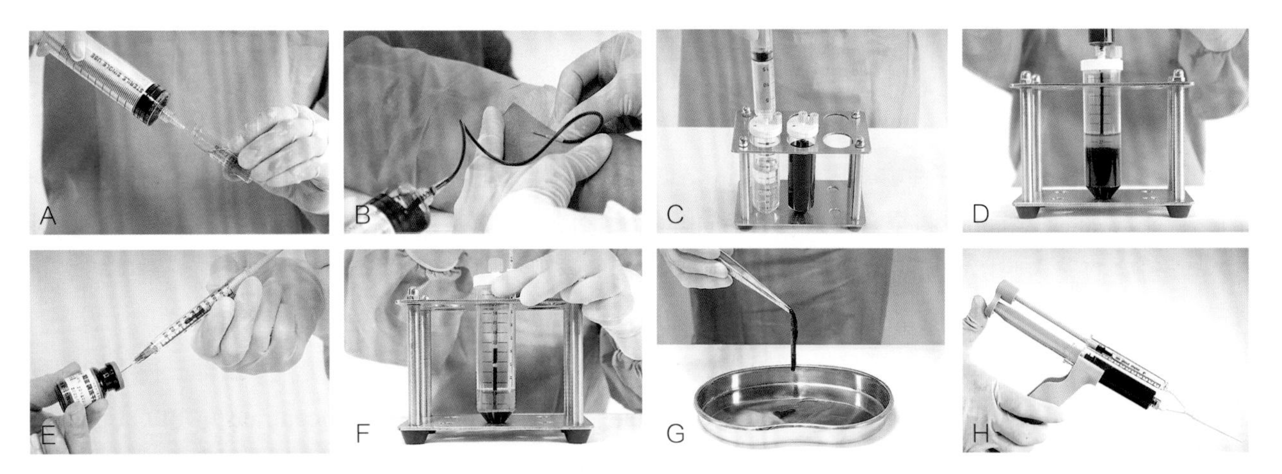

图 2-2-3 PRP 制备及激活过程

A. 抽取抗凝剂；B. 采血；C. 配平及离心；D. 去除底层红细胞；E. 配置凝血酶溶液；F. 去除 PPP，余下 PRP；G. 制备 PRP 凝胶；H. PRP 与凝血酶溶液通过喷枪喷洒

3. 产品相关参数（表 2-2-1）

表 2-2-1　富血小板血浆制备用套装产品相关参数

离心次数	血小板富集度（倍）	血小板回收率（%）	白细胞富集度（倍）	白细胞回收率（%）	PDGF-AB（μg/L）	TGF-β1（μg/L）	IL-1β（ng/L）	TNF-α（ng/L）
2	5.9 ± 0.8	67.5 ± 9.3	4.4 ± 1.1	50.1 ± 10.2	34.6 ± 7.0	90.9 ± 17.8	30.9 ± 15.0	21.6 ± 10.5

参考：Lana JF, Macedo A, Ingrao I, et al. Leukocyte-rich PRP for knee osteoarthritis: Current concepts. J Clin Orthop Trauma, 2019, 10(1): 179-182.

（二）富血小板血浆制备装置（韩国瑞维医疗有限公司）

1. 结构及组成　上端舱室、中端舱室（含注射器插入端口）、内锁装置、硅胶帽、下端舱室（含注射器插入端口）、硅胶环、硅胶盖和血液注入端口（图 2-2-4）。

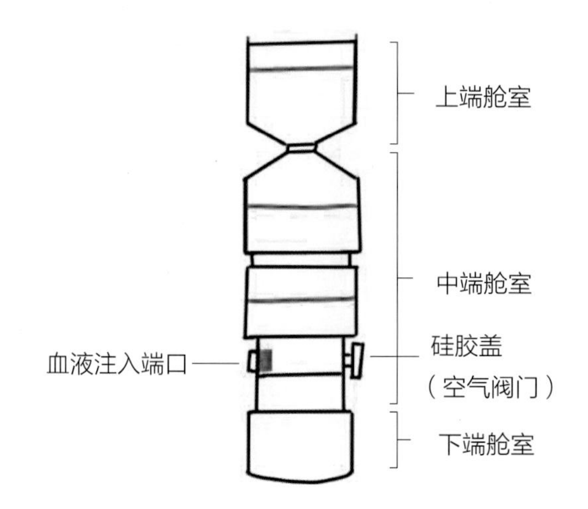

图 2-2-4　富血小板血浆制备装置结构示意图（韩国瑞维医疗有限公司）

2. 操作流程　预先在注射器内抽取 3 ml ACD-A，连接采血针，抽取 27 ml 静脉血。打开空气阀门，针头与水平线呈 30° 将全血注入装置后进行第一次离心；第一次离心结束后，打开空气阀门，旋转上端舱室直至白膜层于所需位置后，旋转关闭中端舱室以分离红细胞，关闭空气阀门。翻转设备进行第二次离心，旋转下端舱室分离 PRP 和 PPP，从注射器插入端口将 PRP 抽出，获得 PRP（图 2-2-5）。

3. 制备不同浓度的 PRP　在第一次离心后，根据需要调整白膜层的位置，可获得三种不同浓度的 PRP（图 2-2-6）：PCP（platelet conditioned plasma）、PLC（platelet lite concentrate）、PRC（platelet rich concentrate）。

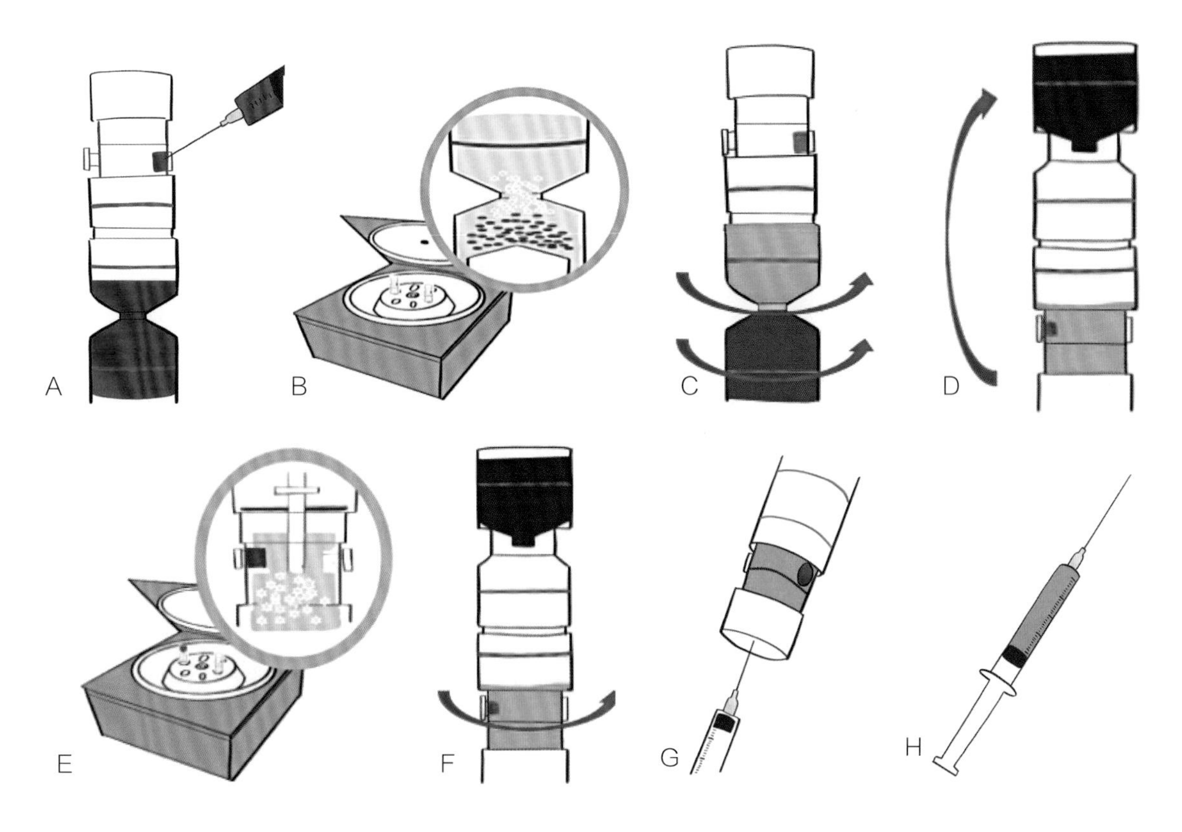

图 2-2-5 PRP 制备过程

A. 将全血注入装置内；B. 第一次离心；C. 依次旋转上端舱室和中端舱室分离红细胞；D. 翻转装置；E. 第二次离心；F. 旋转下端舱室分离 PPP；G. 从注射器插入端口将 PRP 抽出；H. 获得 PRP

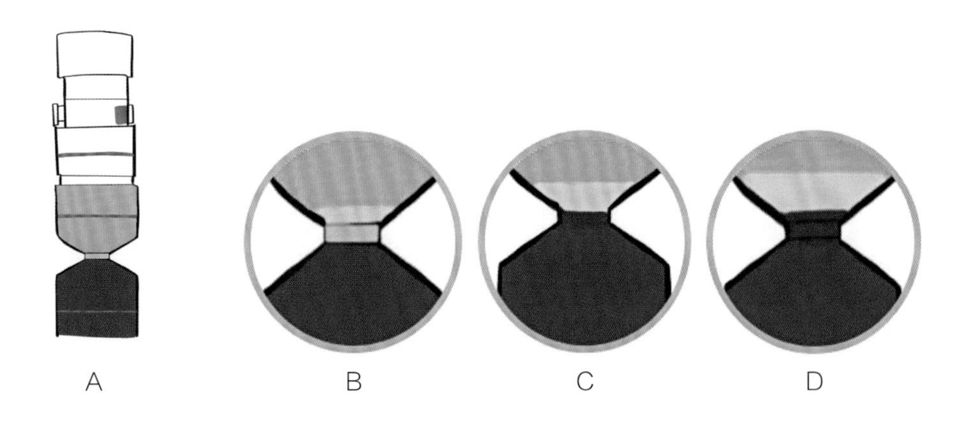

图 2-2-6 制备不同浓度的 PRP

A. 第一次梯度离心后；B. 制备 PCP 白膜层位置示意图；C. 制备 PLC 白膜层位置示意图；D. 制备 PRC 白膜层位置示意图

4. 产品相关参数（表 2-2-2）

表 2-2-2　富血小板血浆制备装置产品相关参数（数据来自官方发布）

名称	离心次数	PRP（ml）	血小板（10^3/μl）	红细胞（10^6/μl）	白细胞（10^3/μl）	相关生长因子成分及浓度（pg/μl）				
						FGF	VEGF	TGF-β1	TGF-β2	TGF-β3
全血	/		193	4.65	4.5	59	24	20.878	2.870	1.509
PCP			152（生理浓度）	0.04	0.1	55	19	22.667	2.664	1.420
PLC	2	1~4	950（5×）	0.037	1.9	290	153	87.460	3.717	3.804
PRC			1073（5.5×）	0.16	5.9	170	81	69.461	3.748	3.325

（三）富血小板血浆制备器 Arthrex ACP Double Syringe（德国锐适公司）

1. 结构及组成　产品有 ABS-10010 和 ABS-10014 两个型号。型号 ABS-10010 由容量 10 ml 和 5 ml 的两个独立一次性注射器嵌套组成，型号 ABS-10014 由容量 15 ml 和 6 ml 的两个独立一次性注射器嵌套组成。容量较小的注射器还充当较大的注射器的芯杆，以达到抽取、注射的双重作用。注射器为中头型，由聚丙烯材料制成。

2. 操作流程　以型号 ABS-10014 为例，预先在注射器内抽取 1.5 ml ACD-A，连接采血针，抽取 14 ml 静脉血，充分混匀后进行梯度离心。离心完成后，用 6 ml 注射器抽取 PRP，尽可能小心避免抽取到红细胞（图 2-2-7）。

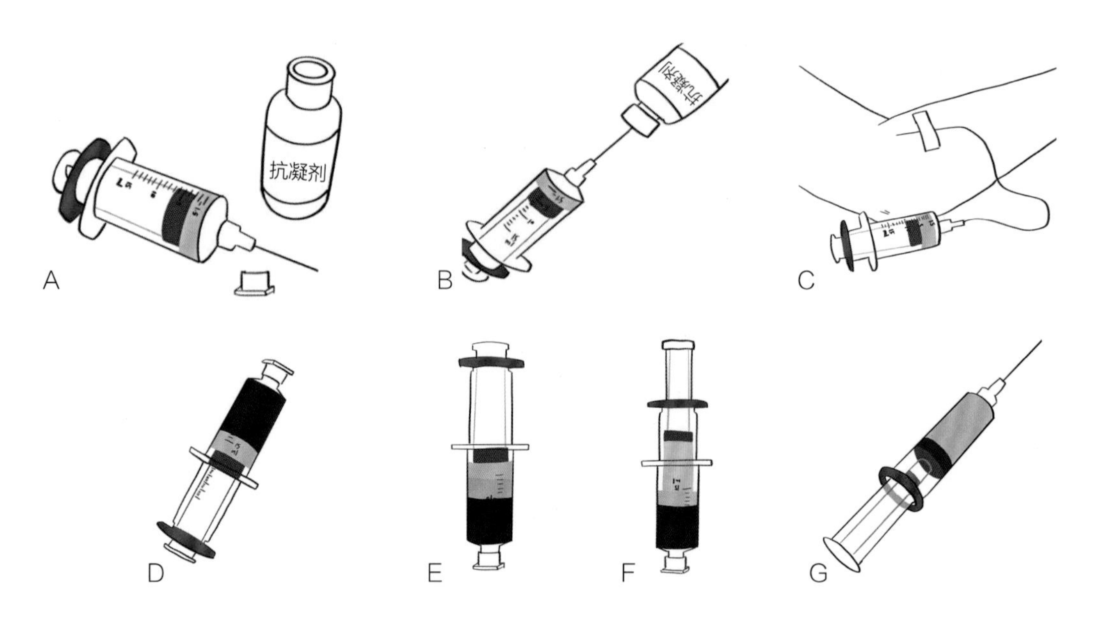

图 2-2-7　PRP 制备过程

A. 物品准备；B. 抽取 ACD-A；C. 采血；D. 完成采血；E. 梯度离心后；F. 抽取 PRP；G. 获得 PRP

3. 产品相关参数（表 2-2-3）

表 2-2-3 富血小板血浆制备器 Arthrex ACP Double Syringe 产品相关参数（数据来自官方发布）

离心次数	PRP（ml）	血小板（倍）	HCT（%）	白细胞（倍）	中性粒细胞（倍）
1	4.6 ± 1.4	2.4 ×	0.3 ± 0.1	0.54 ×	0.06 ×

（四）富血小板血浆制备用套装 Regen ACR-C（瑞士瑞珍科技有限公司）

1. 结构及组成 采血针、采血管、固定器、注射器、转移针、无菌转换器、注射针。

2. 操作流程 取出采血管（内含抗凝剂及特殊生物分离胶，该分离胶可以有效分隔红细胞和上清液），静脉采血 8 ml，与抗凝剂充分混合后进行差速离心。离心后在近生物分离胶层抽取适量 PRP（图 2-2-8）。

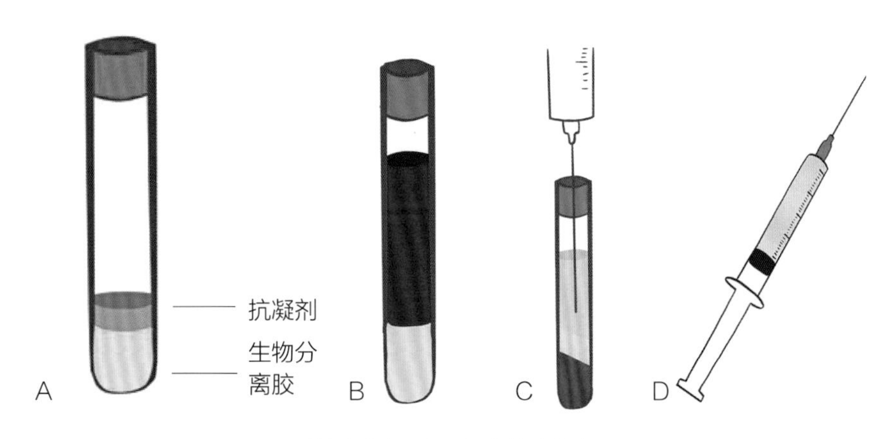

图 2-2-8 PRP 制备过程

A. 采血管示意图；B. 完成采血；C. 近生物分离胶处抽取 PRP；D. 获取 PRP

3. 产品相关参数（表 2-2-4）

表 2-2-4 富血小板血浆制备用套装 Regen ACR-C 产品相关参数（数据来自官方发布）

离心次数	PRP（ml）	与基线值比较：倍数和回收率（%）											
		血小板		红细胞		白细胞		单核细胞		淋巴细胞		粒细胞	
1	4.5	1.7~1.8	95%	0.017	＜ 0.1%	0.6	30%~40%	1.3	70%~80%	1.4	70%~75%	0.3	10%~15%

（五）自体富血小板血浆制备套包 SmartPReP2 APC+ Autologous Platelet Concentrate+ Procedure Pack（美国 Harvest 技术有限公司）

1. 结构及组成 一次性使用静脉输液针、抗凝用注射器、一次性使用溶药针、抽血用注射器、离心杯（其中自校准浮动架可自行调整漂浮于白膜层上方，并选择性地捕获白细胞中的单核细胞和 $CD34^+$ 细胞）（图 2-2-9）、带钝头套管和垫片的血浆用注射器、带钝头套管的血小板用注射器、10 ml 注射器（备用）、排气样品处理管、无菌塑料杯及患者标签包。

2. 操作流程 预先在采血注射器内抽取适量 ACD-A，连接采血针，抽取所需静脉血后将其注入离心杯的全血舱，进行自动双旋离心 14 min（图 2-2-10）；用带钝头套管和垫片的血浆用注射器抽取 2/3 体积 PPP 转移至无菌塑料杯中；用带钝头套管的血小板用注射器抽取剩余上清液后，再注入血小板舱中实现血小板重悬；最后抽出 PRP（图 2-2-11）。

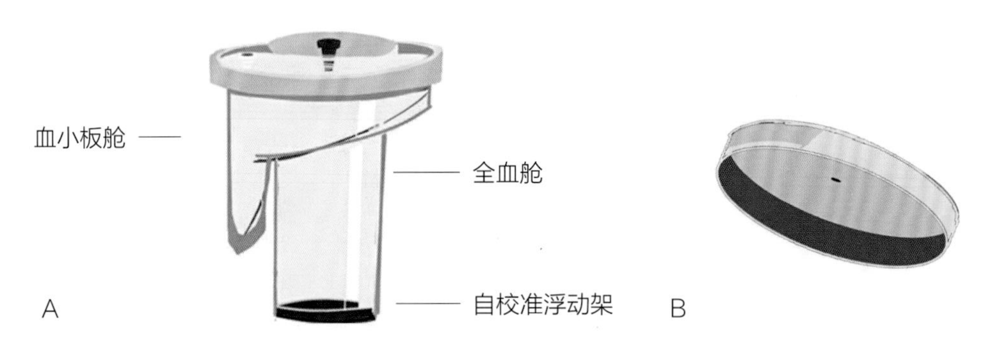

图 2-2-9 离心杯示意图（美国 Harvest 技术有限公司）
A. 离心杯结构示意图；B. 自校准浮动架示意图

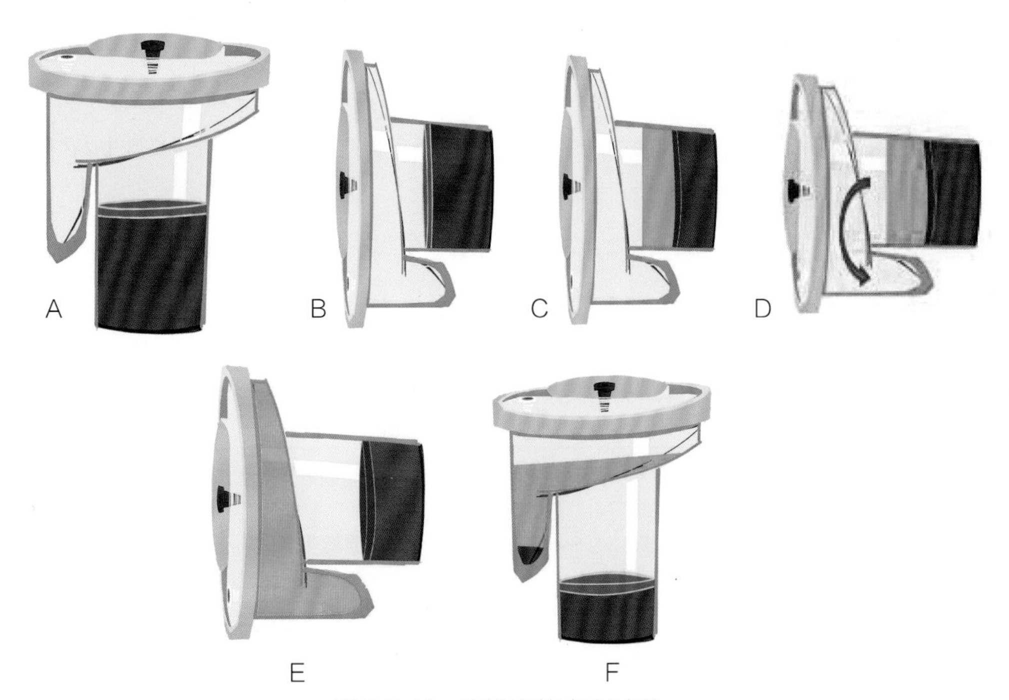

图 2-2-10 自动双旋离心过程
A. 开始状态；B. 启动后离心杯被放至水平；C. 高速离心状态；D. 减速状态（上清液从全血舱转移至血小板舱）；E. 再次高速离心状态；F. 结束状态

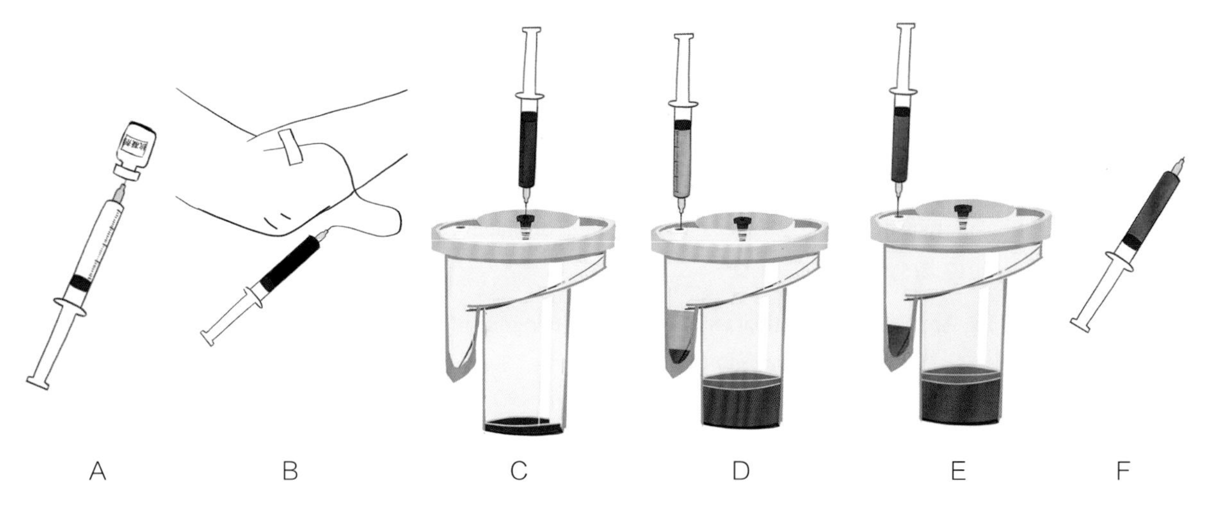

图 2-2-11 PRP 制备过程

A. 抽取抗凝剂；B. 采血；C. 将全血注入全血舱；D. 抽取 PPP；E. 抽取 PRP；F. 获得 PRP

3. 产品相关参数（表 2-2-5）

表 2-2-5 自体富血小板血浆制备套包 SmartPReP2 APC+ Autologous Platelet Concentrate+ Procedure Pack 产品相关参数

离心次数	血小板富集度（倍）	血小板回收率（%）	白细胞富集度（倍）	白细胞回收率（%）	PDGF-AB（μg/L）	TGF-β1（μg/L）	IL-1β（ng/L）	TNF-α（ng/L）
1	5.4 ± 1.0	68.4 ± 10.4	4.2 ± 0.9	52.5 ± 7.7	29.3 ± 5.0	80.6 ± 20.7	32.3 ± 11.9	19.6 ± 8.3

参考：Lana JF, Macedo A, Ingrao I, et al. Leukocyte-rich PRP for knee osteoarthritis: Current concepts. J Clin Orthop Trauma, 2019, 10(1): 179-182.

三、PRP 制备装置的合理选择

PRP 制备装置操作方便快捷，降低了污染的风险，但不同装置在采血量、PRP 获取量、离心参数等方面存在诸多不同，导致所获取的 PRP 中组分及浓度迥异。目前，PRP 中各组分的最佳浓度并无完全一致的共识，争议较大的主要是 PRP 中血小板和生长因子的浓度以及 L-PRP 和 P-PRP 的选择。在血小板和生长因子方面，有研究者认为 PRP 富集度应在 5 倍以上，而有些研究者认为过高浓度的血小板和生长因子可能抑制组织修复，介于 2~6 倍的富集度对促进组织修复作用最为显著。L-PRP 支持者认为白细胞的存在可在 PRP 注射部位增强免疫调节能力，有助于预防或控制损伤部位的感染，同时白细胞也有可能通过自身释放生长因子或刺激血小板释放生长因子来提高 PRP 生长因子浓度。而 P-PRP 支持者认为白细胞可以通过分泌 IL-1 和 TNF-α 发挥炎症效应，其中最主要的成分是中性粒细胞，应降低 PRP 中白细胞的含量。

临床医生应熟悉各制备装置的特点并充分把握临床适应证，以便于对不同的 PRP 制备装置进行合理有效的选择。

（李琳琳　程　飚　甘　丽）

参考文献

Aust M, Pototschnig H, Jamchi S, et al. Platelet-rich Plasma for Skin Rejuvenation and Treatment of Actinic Elastosis in the Lower Eyelid Area. Cureus, 2018, 10(7): e2999.

Agrawal AA. Evolution, current status and advances in application of platelet concentratein periodontics and implantology. World J Clin Cases, 2017, 5(5): 159-171.

Bielecki TM, Gazdzik TS, Arendt J, et al. Antibacterial effect of autologous platelet gel enriche and other active substances: an in vitro study. J Bone Joint Surg Br, 2007, 89(3): 417-420.

Castillo TN, Pouliot MA, Kim J, et al. Comparison of growth factor and platelet concentration from commercial platelet-rich plasma separation systems. Am J Sports Med, 2011, 39(2): 266-271.

Lebiedzinski R, Synder M, Buchcic P, et al. A randomized study of autologous conditioned plasma and steroid injections in the treatment of lateral epicondylitis. Int Orthop, 2015, 39(11): 2199-2203.

Modarressi A. Platlet Rich Plasma (PRP) Improves Fat Grafting Outcomes. World J Plast Surg, 2013, 2(1): 6-13.

Qu Q, Shi P, Yi Y, et al. Efficacy of Platelet-rich Plasma for Treating Androgenic Alopecia of Varying Grades. Clin Drug Investig, 2019, 39(9): 865-872.

Roukis TS, Zgonis T, Tiernan B. Autologous platelet-rich plasma for wound and osseous healing: a review of the literature and commercially available products. Adv Ther, 2006, 23(2): 218-237.

李明，张长青，袁霆，等. 富血小板血浆制备套装的评估研究. 中国修复重建外科杂志，2011，25(01): 112-116.

王书军，温从吉，李诗言. 不同套装制备的富血小板血浆中细胞及细胞因子成分的比较. 中华关节外科杂志（电子版），2016，10(06): 592-597.

第三章

PRP 组分分析及基础研究

第一节　PRP 组分及生物学效应

浓缩血小板既可用作组织密封剂，又可用作药物传递系统，其中包含许多强大的促有丝分裂和趋化性活性物质。PRP 治疗是再生医学中一种相对较新的方法。PRP 来源于自身血液，借助于离心法（或其他方法）获得浓缩血小板，血小板含量是正常血液中的 3~8 倍（目前的文献报道对此并不统一），含有多种生长因子和伤口愈合所需的生物活性物质。

由于 PRP 制备方法各异，通常会得到不同质量的 PRP，释放不同种类和浓度的生物活性物质，也就会产生不同的生物学效应。PRP 的应用价值取决于其组分的种类、质量以及运用方式。最初，PRP 组分的研究集中在血小板和生长因子，但随着基础研究的深入，PRP 提取技术以及临床应用的日趋成熟，白细胞和纤维蛋白等其他组分所扮演的角色逐渐受到重视。根据白细胞和纤维蛋白的含量，将 PRP 细分为：纯富血小板血浆（P-PRP）、富白细胞富血小板血浆（L-PRP）、纯富血小板纤维蛋白（P-PRF）和富白细胞富血小板纤维蛋白（L-PRF）。

本节将对 PRP 中各类组分及其生物学效应做一概述。

一、血小板

PRP 的核心成分是血小板，血小板作为血管及组织完整性受损后的第一个反应成分，充当血液的“创可贴”，通过改变其形态，分泌其颗粒内含物并聚集形成血小板凝块来修复血管损伤，覆盖体内现有的损伤部位。血小板是无核的盘状细胞，主要起止血作用的调节作用，但在血管生成和先天免疫中也起作用。

（一）概述

基于自身的形态结构和生化特点，血小板参与多个生理和病理过程，包括止凝血、免疫应答以及肿瘤转移等。血小板主要包括三层重要结构，由外向内依次是外围层、凝胶层以及微器官层，其中外围层主要由外膜、单元膜及膜下微丝构成。静息状态下，血小板主要呈双面微凸的椭圆形或圆盘形，缺少黏性；一旦被激活，血小板便会伸出多个伪足，并具有一定的黏附性。血小板主要包括两大重要功能成分：①血小板糖蛋白（GP），主要包括一些糖蛋白以及蛋白酶活化受体 1/4（PAR1/4）和 P 选择素等，这些成分主要参与血小板的聚集、黏附以及与内皮细胞的相互作用等过程；②血小板内含物，包括 α 颗粒、致密颗粒及 λ 颗粒。α 颗粒呈圆形，外有界膜包围，主要成分有纤维蛋白原、PF-4、胶原组织活化肽Ⅲ以及多种生长因子等；致密颗粒又称为 δ 颗粒，具有较高的电子密度，主要成分包括 5-HT、ADP、腺苷三磷酸（adenosine triphosphate, ATP）、钙离子及焦磷酸盐等；λ 颗粒即溶酶体，数量较少，主要成分为组织蛋白酶和多种酸性水解酶。

（二）血小板的生理特性与功能

血小板的生理特性可以概括为五个方面：黏附、聚集、释放、收缩和吸附。机体处于正常生理水平时，静止的血小板没有黏性，并不会聚集成团。一旦发生损伤，血小板与非血小板表面黏附，即黏附于内皮下组织，并在纤维蛋白原、钙离子以及膜表面的糖蛋白作用下发生聚集。黏附聚集的血小板在致聚剂（凝血酶、胶原、ADP 等）作用下活化，释放储存在 α 颗粒、致密颗粒或者溶酶体内的促凝血物质，如 PF4、β- 血小板巨球蛋白（β-TG）及纤维蛋白原等，发挥相应的止凝血作用。此外，血小板的收缩和吸附特性可以进一步辅助完成止凝血作用：一方面，血小板收缩可以促使血块回缩，形成质地坚实的止血栓，这与包括肌动蛋白、肌球蛋白等在内的收缩蛋白相关；另一方面，血小板膜表面的糖衣可以吸附多种凝血因子，在创伤局部形成高凝环境，有利于血液凝固和止血完成。

血小板仅仅作为止血介质的概念早已被止血和炎症的双重作用所取代，研究表明血小板参与炎症和免疫调节功能。血小板被认为是先天性和适应性免疫反应的关键角色，它具有与几乎所有已知免疫细胞相互作用的能力，可以有效地增强免疫细胞功能，在某些情况下甚至构成了宿主防御机制的先决条件。最近的研究发现，血小板与病原体在血管内的相互作用似乎先于其他的宿主防御机制，是免疫系统在病毒、细菌或过敏原进入血液后最先产生免疫反应的细胞，揭示了血小板很可能是机体免疫应答的先锋。

近年来，国内外学者研究发现血小板在创伤修复中有重要的作用，成为组织修复与再生领域研究的热点。PRP 概念的提出从临床和基础多层面验证了血小板促进创面修复再生的作用。基于这些特性，PRP 在口腔颌面外科、整形美容科、皮肤科以及骨科等多学科领域广泛应用，越来越多的基础研究也进一步证实了血小板促进损伤组织再生的作用，极大程度地拓展了血小板的应用价值。

二、生长因子和细胞因子

PRP 发挥其在组织修复与再生的关键作用是依赖于血小板释放的多种因子。研究证明激活状态下的血小板 α 颗粒可以释放多种生长因子，包括 IGF、VEGF、TGF-β、PDGF、EGF、碱性成纤维细胞生长因子（basic fibroblast growth factor, bFGF）等。VEGF、TGF-β 和 PDGF 是血小板的关键生长因子。IGF 增强成纤维细胞增殖，对于肌腱修复至关重要。IGF 主要由肝产生，存在于血浆中，因此在大多数 PRP 制品中的 IGF 是恒定的，与血小板计数关系不大。VEGF 是一种强大的血管生成刺激因子，可以促进组织建立新的脉管系统。TGF-β 能加强胶原合成和沉积，调节细胞增殖、分裂和凋亡。PDGF 被发现主要储存在血小板颗粒中，因此与 PRP 中的血小板数量呈正比，它对巨噬细胞和成纤维细胞具有趋化作用，可增强纤维连接蛋白（fibronectin, FN）和糖胺聚糖（glycosaminoglycan, GAG）的沉积，并在愈合反应的早期增加细胞活性。bFGF 通过刺激细胞增殖促进血管内皮细胞生成，它与

TGF-β 和 PDGF-BB 相互作用，以增加成熟肌肉干细胞和卫星细胞的增殖。

这些因子作用于靶细胞和靶组织，激活包括成纤维细胞、角质形成细胞、间充质干细胞、成骨细胞等在内的功能细胞，进而促进创伤部位功能细胞的生物学功能发挥，例如增殖、分化、诱导血管新生等，促进细胞外基质的沉积以及胶原的合成与分泌，从而推动组织修复的进程，最终促进再生（表 3-1-1）。

表 3-1-1　PRP 中主要生长因子的功能

生长因子	组成	主要受体	作用	主要来源
HGF	肝素结合糖蛋白	C–Met	刺激多种细胞生长（肝细胞、内皮细胞、上皮细胞等）启动肝组织再生	肝间质细胞 成纤维细胞等
VEGF	二聚体糖蛋白	VEGFR1（Fit1） VEGFR2（KDR/Flk1） VEGFR3（Flk4）	促进内皮细胞增殖 诱导血管新生 促进骨折愈合等	血管内皮细胞 骨细胞 巨噬细胞等
TGF-β	多肽	TGF-β receptor Ⅰ TGF-β receptor Ⅱ	炎症反应，促进细胞外基质分泌，刺激骨基质沉积，抑制破骨细胞形成和骨吸收	血小板 成纤维细胞 骨细胞等
IGF	单链多肽	IGF- ⅠR IGF- ⅡR	成纤维细胞趋化作用，促进胶原合成；促进软骨基质形成，刺激 ESCs 增殖分化	肝细胞 骨与软骨细胞等
EGF	小分子多肽	EGFR（ERBB1）	刺激上皮细胞和内皮细胞生长，促进细胞外基质合成，促进纤维组织形成及骨折愈合等	内皮细胞 平滑肌细胞 巨噬细胞等
bFGF	阳离子多肽	FGFR1 FGFR2 FGFR3	胚胎发育，促血管形成，促神经生长，参与骨形成与修复等	内皮细胞 平滑肌细胞 巨噬细胞等

事实上，PRP 还可以产生和释放多种炎症介质参与炎症及免疫反应：①炎性细胞因子，包括白介素（IL），如 IL-1b、IL-1ra、IL-4、IL-6、IL-8 等，肿瘤坏死因子 -α（TNF-α），干扰素 -γ（interferon-γ, INF-γ）以及 CD40L 等；②趋化因子，包括单核细胞趋化蛋白 -1（monocyte chemoattractant protein-1, MCP-1）、嗜酸性粒细胞活化趋化因子（eotaxin）、巨噬细胞炎症蛋白 -1a/1b（macrophage inflammatory protein-1a, MIP-1a/1b）、活化 T 细胞表达和分泌的调节因子（regulated on activation normal T cell expressed and secreted, RANTES）、CCL-3、CCL-4、CCL-5 及 CCL-11 等；③趋化因子受体（chemokine receptors），特别是 CCR1、CCR3 和 CCR4，能够调节与愈合过程相关的炎症反应；④分解代谢相关因子，如基质金属蛋白酶 -9（matrix metalloproteinase-9, MMP-9）和 IL-1。研究发现 MMP-9 参与胶原蛋白和其他细胞外基质的降解，并且与伤口愈合不良有关；IL-1 是一种典型的炎性细胞因子，与自身炎症性疾病、肌腱炎和创伤有关。

三、白细胞

PRP 手工提取技术的关键在于白膜层的纯化，其中白细胞是白膜层内除血小板外的另一主要成分。白细胞是血液中的一类细胞，通常被称为免疫细胞。成人白细胞的数量在（4~10）$\times 10^9$/L，主要分为中性粒细胞、淋巴细胞、嗜碱性粒细胞、嗜酸性粒细胞和单核细胞（表 3-1-2）。作为免疫系统的一部分，白细胞可以抵抗外来物质的入侵，主要表现为吞噬功能和特异性免疫功能等，重点在于清除有害物质和坏死组织，抵御病原体入侵，并参与组织的修复与再生过程，有利于修复进入增殖阶段，避免慢性创面等难愈性创伤的形成。

白细胞中的中性粒细胞能释放毒性分子导致肌肉二次损伤，其颗粒中含有的胶原酶、明胶酶、溶菌酶、弹性蛋白酶和髓过氧化物酶（myeloperoxidase, MPO）能促进肌腱和韧带降解。PRP 中的白细胞浓度与肌腱和韧带中的分解代谢基因表达呈正相关，与肌腱和韧带基质合成呈负相关。但目前还很难从 PRP 中分离出不同类型的白细胞，无法准确地去避免副作用。

关于 PRP 中是否存留白细胞尚有许多争议。PRP 临床应用应符合个性化的治疗理念，不同的疾病需要不同种类的 PRP。相关的研究表明，L-PRP 具有抗菌活性，有助于预防伤口感染，这种作用主要由白细胞发挥，特别是在感染风险较大的情况下。成分分析表明，与 L-PRP 相比，P-PRP 具有较低的白细胞和促炎细胞因子浓度；细胞增殖和分化测定表明，与 L-PRP 相比，P-PRP 显著促进了兔骨髓间充质干细胞（BMSCs）的生长和软骨形成。尽管在外观上相似，但根据组织学检查，在体内结合兔 BMSCs 植入 P-PRP 的软骨修复效果优于 L-PRP 组。因此，P-PRP 可能更适合于治疗关节软骨病变。

表 3-1-2　白细胞的分类和功能

细胞分类	主要功能
中性粒细胞	固有免疫细胞，吞噬杀伤病原微生物，分泌抗菌物质，分泌细胞因子参与免疫调节
单核细胞	体积最大，含有大量的非特异性脂酶，吞噬异物产生抗体，参与机体损伤愈合，抵御病原微生物的入侵和对疾病的免疫调节等
淋巴细胞	免疫应答功能的重要组成部分：T 淋巴细胞参与机体细胞免疫反应，在免疫应答中起重要调节作用；B 淋巴细胞产生抗体，提呈抗原，参与特异性免疫应答
嗜酸性粒细胞	维持组织的动态平衡，调节针对特定微生物的适应性和固有免疫应答，是具有促炎和损伤作用的效应细胞
嗜碱性粒细胞	释放组胺等生物活性物质，参与变态反应，调节固有免疫应答等

四、纤维蛋白

未激活的 PRP 液态制品含有可溶性纤维蛋白原，其是纤维蛋白单体的前体分子。纤维蛋白原调节单核细胞和巨噬细胞活性，介导损伤反应的炎症向再生阶段转变。

活化后的 PRP 凝胶形成的纤维蛋白基质对伤口愈合具有刺激作用。在用钙剂或凝血酶进行外部激活或通过内源性组织凝血活酶进行内部激活后，血浆纤维蛋白原聚合形成不溶性纤维蛋白聚合物。

最终，这些纤维蛋白聚合物在损伤部位形成临时基质，该基质为伤口干细胞和成纤维细胞的迁移以及其他生物介质（如黏附糖蛋白）的呈递提供了物理支架。

PRP 凝胶包含不同形式的纤维蛋白基质，可用作组织再生的支架，其中的纤维蛋白密度由制备期间纤维蛋白原的浓度决定。大多数 PRP 方案最终产生适合外科应用的低密度纤维蛋白基质，但其支架对于再生愈合尚不是最理想的。

五、细胞外囊泡

血小板的细胞外囊泡（EVs）是从血小板释放的膜囊泡，包括微囊泡（直径 100~1000 nm）和外泌体（直径 30~100 nm）。

EVs 已被发现在激活的血小板生物学功能中发挥了非常重要的作用，其被认为是细胞运输“货物”的一种方式，能够携带蛋白质、脂质、核酸（RNA、DNA）和酶等生物活性分子在细胞间传递信号，并可以决定传递给受体细胞的胞外信号类型。血小板的 EVs 是健康和疾病期间细胞通讯的介质，在激活或衰老过程中会被血小板大量释放。人类血液中最丰富的 EVs 来源于血小板或巨核细胞，占所有外周血 EVs 的一半以上。研究表明血小板源性 EVs 参与多种疾病的发生发展和组织修复与再生过程。在凝血功能障碍性疾病、类风湿关节炎、系统性红斑狼疮、癌症、心血管疾病和感染等多种疾病过程中，血液循环中的 EVs 水平发生了变化，提示其可以作为诊断这些疾病的生物标志物。

外泌体（exosomes）是细胞外小泡的一种形式，属于 EVs 的一个亚群（图 3-1-1）。外泌体具有在同一物种甚至跨物种之间细胞通讯介质的潜力，同时外泌体也无免疫原性或致瘤性。近年来，外泌体成为各个领域研究的热点之一。多种细胞均可分泌外泌体，包括内皮细胞、免疫细胞、血小板、平滑肌细胞等。外泌体通过调节细胞的生物活性参与机体多种病理生理过程，主要包括免疫应答和肿瘤侵袭等。2014 年，Torreggiani 等首次分离出了 PRP 源性外泌体（PRP-Exos），证明了其对 BMSCs 的增殖、迁移和成骨分化的潜在有益作用。这是第一份描述血小板衍生的外泌体在组织再生中作用的

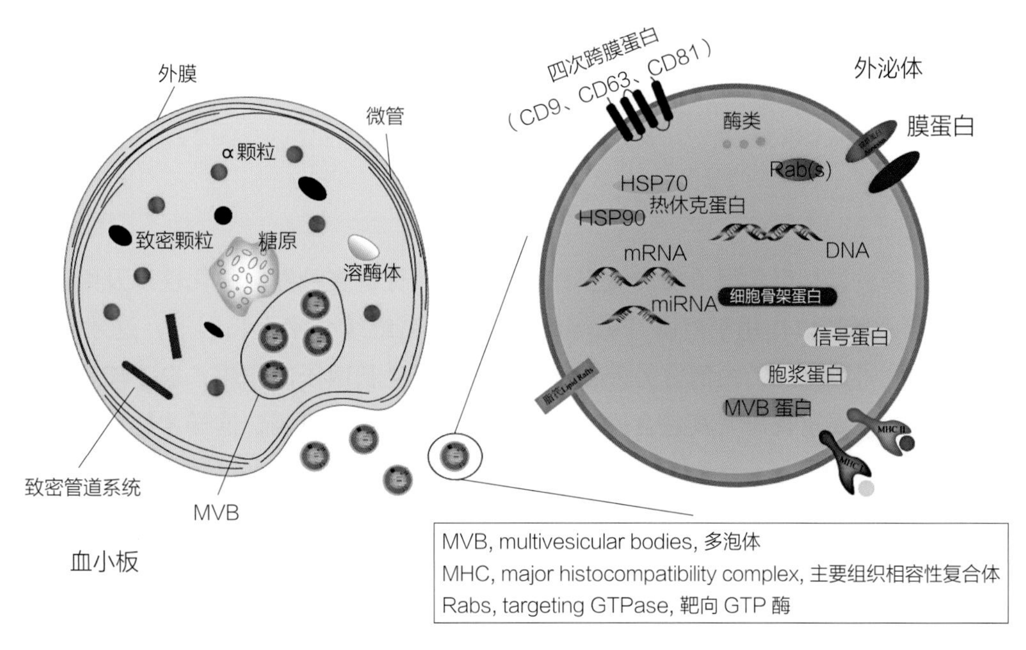

图 3-1-1 外泌体模式图

报告。此后更多的研究证实了 PRP-Exos 能够封装来自血小板的主要生长因子，可能参与 PRP 促修复功能的发挥。我国学者也对 PRP-Exos 做了大量研究，证实了其可以显著降低骨关节炎软骨细胞损伤程度，通过激活 Wnt /β-catenin 信号传导途径降低骨关节炎软骨细胞凋亡率；与 PRP 相比，研究发现 PRP-Exos 能有效诱导内皮细胞和成纤维细胞的增殖和迁移，可能通过激活 Erk 和 Akt 信号通路促进血管新生，并激活 YAP（Yes-associated protein）触发上皮化进程，促进慢性创面有效愈合；通过上调 TLR4 信号通路来介导高血糖诱导的视网膜内皮损伤。

由于外泌体不具有种属特异性，没有物种限制，随着外泌体研究的逐渐深入，将外泌体某些指标作为 PRP 治疗的质控指标也将是未来研究的重要方向。因此，笔者认为 PRP-Exos 将成为 PRP 促再生领域不可忽视的研究方向。

六、其他活性物质

PRP 中包含多种蛋白质分子，还包含一些纤维蛋白、纤维连接蛋白、玻连蛋白、血小板反应蛋白、骨连接蛋白、细胞骨架调节蛋白、血栓黏合素、生长分化因子 -11（growth differentiation factor-11, GDF-11）、电解质、水分以及其他生物活性肽等。血栓黏合素和玻连蛋白等参与细胞黏附、增殖和分化等生物学过程。纤维连接蛋白参与趋化炎症细胞向创面部位聚集，有利于预防伤口感染。GDF-11 也叫骨形态发生蛋白（bone morphogenetic protein, BMP），是 TGF-β 超家族成员之一，其血液浓度随着年龄的增长而下降。近期的一项研究表明，GDF-11 可以逆转与年龄有关的疾病，并可以对抗皮肤衰老。研究人员通过分析 23 名志愿者的血清、血浆和血小板裂解液（PL），发现 GDF-11 在血小板中高度集中，并证实其或许可以通过提高皮肤 Ⅰ 型胶原和透明质酸的合成增加皮肤弹性，降低色素合成来抵抗皮肤衰老，对多种皮肤相关基因的表达具有有益作用。

关于 PRP 中的蛋白质种类及数量，各研究结果差别较大。Coppinger 等通过血小板蛋白质组学方法研究发现，凝血酶激活的人体血小板可释放出 300 多种蛋白质。随着研究的深入，也有研究认为血小板可分泌超过 1000 种不同的蛋白质。Coppinger 等的研究提示凝血酶激活的 PRP 中存在 RNA 结合蛋白（RNA binding protein, RBP）及热休克蛋白（heat shock protein, HSP），但究竟存在哪种类型的 RBP 及 HSP，目前尚不甚清楚。

七、小结

总之，PRP 通过释放包括生长因子在内的多种活性成分，促进多种细胞趋化性以及细胞外基质的合成和促进血管生成；还可以作用于巨噬细胞等细胞，促进其继续分泌生长因子，这才是 PRP 作用于局部且生长因子浓度得以维持的关键。另外，不能只重视其生长因子的作用，也不能把它看成是一个生长因子的储存库，还要重视研究其包含的其他成分及其具体作用机制，这样才能更好地理解和使用 PRP（表 3-1-3）。

表 3-1-3 PRP 的生物学机制及其临床相关性

生物学机制	涉及的活性成分	临床意义
止血	Ⅶ、Ⅷ、Ⅸ、Ⅹ因子，血管性血友病因子，Ca^{2+} 和凝血酶	防止血液丢失和减少异体输血
抗炎	趋化因子（CXCL7、CCL5、MCP-1 和 IL-8），生长因子（HGF、TGF-β1、VEGF、TGF-β1、bFGF、PDGF、EGF、IL-8）	介导炎性反应，控制感染，改善局部应答
再生	血管生成素，CXCL12，基质金属蛋白酶 1、2、9，内皮抑素，纤维连接蛋白，血管内皮抑制因子和 α2- 巨球蛋白	改善血供，治疗缺血坏死性疾病
组织工程	TGF-β1、PDGF、脑源性神经营养因子、IGF-1	促进基质合成，重塑组织结构
干细胞培养	TGF-β1、IGF、FGF、EGF、PDGF 等	促进 MSCs 及多种干细胞增殖分化，促进细胞基质合成

（许鹏程 徐 潇 陈敏亮）

参考文献

Alves R, Grimalt R, et al. A Review of Platelet-Rich Plasma: History, biology, mechanism of action, and classification. Skin Appendage Disord, 2018, 4(1): 18-24.

Dohan Ehrenfest DM, Andia I, Zumstein MA, et al. Classification of platelet concentrates (Platelet-Rich Plasma-PRP, Platelet-Rich Fibrin-PRF) for topical and infiltrative use in orthopedic and sports medicine: current consensus, clinical implications and perspectives. Muscles Ligaments Tendons J, 2014, 4(1): 3-9.

Bueno JL, Ynigo M, de Miguel C, et al. Growth differentiation factor 11 (GDF11)-a promising anti-ageing factor is highly concentrated in platelets. Vox Sang, 2016, 111(4): 434-436.

Cieslik-Bielecka A, Reichert P, Skowro ń ski R, et al. A new aspect of in vitro antimicrobialleukocyte- and platelet-rich plasma activity based on flow cytometry assessment. Platelets, 2019, 30(6): 728-736.

Cloutier N, Allaeys I, Marcoux G, et al. Platelets release pathogenic serotonin and return to circulation after immune complex-mediated sequestration. Proc Natl Acad Sci US A, 2018, 115(7): 1550-1559.

Coppinger J A, Cagney G, Toomey S, et al. Characterization of the proteins released from activated platelets leads to localization of novel platelet proteins in human atherosclerotic lesions. Blood, 2004, 103(6): 2096-2104.

Dohan Ehrenfest DM, Andia I, Zumstein MA, et al. Classification of platelet concentrates (Platelet-Rich Plasma-PRP, Platelet-Rich Fibrin-PRF) for topical and infiltrative use in orthopedic and sports medicine: current consensus, clinical implications and perspectives. Muscles Ligaments Tendons J, 2014, 4(1): 3-9.

El-Sharkawy H, Kantarci A, Deady J, et al. Platelet-rich plasma: growth factors and pro-and anti-inflammatory properties. J Periodontol, 2007, 78(4): 661-669.

Guo SC, Tao SC, Yin WJ, et al. Exosomes derived from platelet-rich plasma promote the re-epithelization of chronic cutaneous wounds via activation of YAP in a diabetic rat model. Theranostics, 2017, 7(1): 81-96.

Herter JM, Rossaint J, Zarbock A, et al. Platelets in inflammation and immunity. J Thromb Haemost, 2014, 12(11): 1764-1775.

Idkowiak-Baldys J, Santhanam U, Buchanan SM, et al. Growth differentiation factor 11 (GDF11) has pronounced effects on skin biology. PLOS ONE, 2019 14(6): e0218035.

Kobayashi Y, Saita Y, Nishio H, et al. Leukocyte concentration and composition in platelet-rich plasma (PRP) influences the growth factor and protease concentrations. J Orthopaedic Science, 2016, 21(5): 683-689.

Liao HT, Marra KG, Rubin JP, et al. Application of platelet-rich plasma and platelet-rich fibrin in fat grafting: basic science and literature review. Tissue Eng Part B Rev, 2014, 20(4): 267-276.

Mussano F, Genova T, Munaron L, et al. Cytokine, chemokine, and growth factor profile of platelet-rich plasma. Platelets, 2016, 27(5): 467-471.

Nicola Maffulli. Platelet Rich Plasma in Musculoskeletal Practice. London: Springer, 2016: 1-29.

Paola EJ van der Meijden, Johan WM Heemskerk. Platelet biology and functions: new concepts and clinical perspectives. Nat Rev Cardiol, 2019, 16(3): 166-179.

Pietrzak WS, Eppley BL, et al. Platelet rich plasma: biology and new technology. J Craniofac Surg, 2005, 16(6): 1043-1054.

Tao SC, Guo SC, Zhang CQ, et al. Platelet-derived extracellular vesicles: an Emerging therapeutic approach. Int J Biol Sci, 2017, 13(7): 828-834.

Tao SC, Yuan T, Rui BY, et al. Exosomes derived from human platelet-rich plasma prevent apoptosis induced by glucocorticoid-associated endoplasmic reticulum stress in rat osteonecrosis of the femoral head via the Akt/Bad/Bcl-2 signal pathway. Theranostics, 7(3): 733-750.

Torreggiani E, Perut F, Roncuzzi L, et al. Exosomes: novel effectors of human platelet lysate activity. Eur Cell Mater, 2014, 28: 137-151.

van der Meijden PEJ, Heemskerk JWM, et al. Platelet biology and functions: new concepts and clinical perspectives. Nat Rev Cardiol, 2019, 16(3): 166-179.

Xu XR, Zhang D, Oswald BE, et al. Platelets are versatile cells: New discoveries in hemostasis, thrombosis, immune responses, tumor metastasis and beyond. Crit Rev Clin Lab Sci, 2016, 53(6): 409-430.

第二节　PRP 在组织修复及再生中的基础研究进展

PRP 中含有高浓度血小板以及少量的白细胞和红细胞，血小板激活后能释放大量活性因子。血小板是 PRP 中最主要的成分，在止血、凝血及炎性反应等生理病理过程中发挥重要作用。血小板中含有大量组织修复所需要的生长因子和细胞因子，但 PRP 中血小板的浓度并不是越高越好。其原因是浓度过高或过低都不利于组织愈合，血小板最有利于组织愈合的浓度为（1.5~3.0）$\times 10^6/\mu l$，为全血血小板生理浓度的 3~8 倍。在损伤炎症期后立即使用血小板对组织愈合可发挥最大作用，因此一些学者认为，PRP 给药时机的重要性高于 PRP 中所含血小板的数量。

白细胞在组织重建和免疫应答过程中有重要功能，但其可能会加剧炎症，因此在 PRP 制备时是否保留白仍存在争议。白细胞中的中性粒细胞在损伤炎症期会产生过量的基质金属蛋白酶（MMP）和白介素（IL），可能引起肌肉损伤，加剧炎性反应。但中性粒细胞能释放大量的蛋白酶和活性氧来对抗微生物，是对抗病原微生物和局部炎性反应的主要防御系统。另一类白细胞即来源于循环血单核细胞的单核 - 巨噬细胞，有助于清除组织损伤修复过程中的坏死物质。单核和多核粒细胞可锚定局部炎性反应，适当的炎性反应有利于组织修复进程；再者，适当浓度的中性粒细胞还能控制感染。含有一定浓度白细胞的 PRP 常用于预防关节置换和其他外科手术操作中可能发生的感染。

此外，PRP 中的生长因子浓度较高，含有特定浓度生长因子的 PRP 对组织修复有促进作用。PRP 还含有能够潜在促进组织愈合的细胞，如 $CD34^+$ 细胞，它是来源于循环血单核细胞的一类干细胞，能为组织愈合创造最佳的微环境，但 PRP 中是否含有足够浓度的 $CD34^+$ 细胞，目前尚不能确定。

一、PRP 能促进新生血管生成

促血管化过程主要包括蛋白酶降解血管基膜、血管内皮细胞增殖并迁移、血管腔的形成、基膜重排、外周或血管平滑肌细胞征集、血管壁成熟。在血管再生的各个阶段，不同生长因子发挥不同的作用。发育、创面愈合及组织再生都离不开血管再生，因此各类促血管形成因子的比例十分关键。在离体与在体情况下，血小板提取物包含的丰富血管生成素 -1（angiopoietin-1, Ang1）和其他血管生成因子可刺激血管内皮细胞生长、迁移。

PRP 与内皮祖细胞（endothelial progenitor cells, EPCs）体外共同培养显示，PRP 可明显促进 EPCs 形成血管样管状结构。PRP-Exos（包括 bFGF、PDGF-BB、VEGF 和 TFG-β）与人微血管内皮细胞（human microvascular endothelial cell-1, HMEC-1）体外培养显示，PRP-Exos 能够促进 HMEC-1 的增殖与迁移。PRP-Exos 与 HMEC-1 一起孵育会显著增加蛋白激酶 B（protein kinase B, Akt/Pkb）和细胞外信号调节激酶（extracellular signal-regulated kinase, Erk）的磷酸化，表明 HMEC-1 中的 PRP-Exos 激活了 Akt 和 Erk 的信号转导。Akt 和 Erk 途径的激活可能是 PRP-Exos 对内皮细胞发挥促血管生成及诱导增殖作用的潜在机制。

二、PRP 能促进组织修复

PRP 中富含的生长因子对胶原蛋白、弹性蛋白、腔外基质和血管网形成具有生物刺激再生作用，表现在以下方面：①促进肉芽形成、血管生成、胶原沉淀，从而加速急性皮肤创伤愈合；②促进创面再上皮化，减少瘢痕形成，具有抗炎和抗菌作用；③能够提高自体皮肤移植物的效果，研究显示利用自体全厚皮片和分层皮片移植治疗创面加用富含血小板的纤维蛋白基质（PRFM）能够增加Ⅰ型胶原的形成。

在PRP-Exos与成纤维细胞体外共培养的实验中，PRP-Exos能够促进成纤维细胞增殖与迁移。为了验证YAP（Yes-associated protein）是否是成纤维细胞增殖和迁移过程中PRP-Exos依赖性调节的关键介体，首先使用短发夹RNA（short hairpin RNA, shRNA）降低成纤维细胞中的YAP水平，结果显示PRP-Exos诱导的促进成纤维细胞增殖和迁移作用被阻断。再通过转染YAP的突变体S127A至成纤维细胞，发现PRP-Exos能够促进S127A过度表达。这些结果表明，PRP诱导的再上皮化可能是通过激活YAP触发的。

三、PRP能促进脂肪来源干细胞的增殖及分化，提高脂肪存活率

PRP中含有多种促愈合生长因子及细胞因子，脂肪移植过程中加入PRP能够提高脂肪移植物的存活率，然而介导这种效应的分子机制仍然不明确。脂肪来源干细胞（ADSCs）对脂肪移植物的存活起着重要作用，并且很可能是PRP介导作用的靶点。体外实验显示，PRP能够促进ADSCs增殖。曲辉等报道PRP可促进兔ADSCs增殖并明显提高*wnt3*基因（一种脂质修饰糖蛋白基因）和*Klotho*基因（一种抗衰老基因）的表达。Liao等研究PRP对ADSCs增殖及脂肪细胞分化的影响，其分离人ADSCs应用的实验室方法共分为四个部分：①ADSCs在普通培养基中单独培养；②ADSCs在加入5%、10%、15%和20% PRP的普通培养基中分别培养；③ADSCs在脂肪分化培养基中单独培养；④ADSCs在加入5%、10%、15%和20% PRP的脂肪分化培养基中分别培养；而后分析各培养基中细胞增殖情况，通过定量聚合酶链反应（polymerase chain reaction, PCR）检测脂肪基因mRNA的表达水平，结果发现各种浓度的PRP均可显著促进ADSCs增殖。Felthaus等研究不同浓度PRP对ADSCs活力和分化的影响，发现PRP浓度为10%~20%时，ADSCs活力和脂肪细胞分化均提高；当PRP浓度为30%时，细胞活力和分化能力反而下降。

脂肪移植在临床应用中存在一些短板，其中之一就是难以预测游离脂肪移植物的存活率。为提高存活率，将再吸收速率降到最低是很重要的。Seyhan等将大鼠随机分为4组（n=10），A组与DulbCo改性EGO培养基混合，B组为PRP，C组为ADSCs，D组为PRP+ADSCs，注入头皮，ELISA法比较生长因子（VEGF、TGF-β和FGF），12周后，对移植物重量、体积及组织学方面进行评估；结果显示，脂肪移植物的平均重量和体积最高组为D组，组织学检查示活细胞数和血管数最高组也为D组，而且D组生长因子水平显著高于其他对照组，结果证实PRP联合ADSCs能提高脂肪移植物的存活率。Li等在有和没有PRP的情况下，分别以10^7/ml、10^6/ml、10^5/ml、10^4/ml和0/ml不同浓度的ADSCs制备脂肪移植物并注射至裸鼠皮下；90天后，10^5/ml ADSCs+PRP组的残余脂肪体积显著高于其他组别；与其他组别相比，10^5/ml ADSCs+PRP处理的移植物中正常脂肪细胞体积和毛细血管形成显著增加，说明由PRP和10^5/ml ADSCs组成的脂肪移植物是理想的移植策略，可使吸收减少并加速脂肪再生，这种简单可靠的方法为整形外科重建修复提供了有价值的工具。

PRP不仅能够促进ADSCs的增殖及分化，在脂肪移植物中加入PRP本身就能够提高脂肪移植物的存活率。Blumenschein等从47只雌性大鼠的腹股获取脂肪并移植到颅骨区域，实验组的脂肪移植物中加入PRP（n=22），对照组仅行脂肪移植（n=25），100天后处死动物，在光学显微镜下使用从

0（缺失）到 4（丰富）的分数分析脂肪移植物；结果显示在移植脂肪细胞存活率方面，PRP 组 63% 的病例评分为中度/丰度，单纯脂肪移植组 72% 的病例评分为缺失/轻度（P=0.03）。与单纯脂肪移植组相比，PRP 组也显示出较低的脂肪坏死评分（P=0.03）。PRP 可提高大鼠脂肪移植物的存活率，但尚需进一步探讨其确切机制，并评估该方法用于人体的有效性。在脂肪移植过程中加入 PRP 可以提高脂肪移植物的存活率，但是各种不同实验间脂肪移植物的存活率有显著差异。激活与未激活的 PRP 也能影响脂肪移植物的存活率。Hersant 等证实氯化钙激活的 PRP 比非激活的 PRP 更能有效地延长裸鼠脂肪移植物的存活时间，活化的 PRP 对炎症和脂肪细胞死亡有保护作用。因此，不同的 PRP 制备方法对脂肪移植物的存活率及效果会存在一定的差异性。

四、PRP 能促进毛发再生

（一）PRP 对毛囊干细胞的影响

毛囊干细胞（hair follicle stem cell, FSC）是毛发再生过程中研究最多的干细胞，其能够分化成多种机体所需的细胞，补充机体脱落和缺失的细胞。PRP 释放的多种高浓度的生长因子及促愈合细胞因子能够在组织愈合过程中促进种子细胞的增殖、迁移和分化。彭彧等研究证实在体外培养 FSC 时加入 PRP 能够显著促进 FSC 的增殖；而且 PRP 促进增殖的强度与其体积分数有关，通过 3 次离心法制备的体积分数为 4% 的 PRP 促增殖作用最明显。

（二）PRP 对真皮乳头间叶细胞的影响

人体头发从生长期过渡到休止期至少需要 3 个月的时间，头发生长受发根部的毛囊细胞影响。毛囊底部的真皮乳头间叶细胞（dermal papillary cell, DPC）是联系和控制整个毛囊细胞群的核心。DPC 不仅帮助合成新发和传输养分，还是帮助毛母细胞（hair matrix cell）分裂合成新发的关键。DPC 出现问题会造成毛囊内部环境恶化，导致发根营养不良、毛母细胞分裂受阻，最终使得整个毛囊细胞一直处于休止期。此时人体不但容易出现脱发、断发、发质变差、新发难生长的情况，还会造成发根细胞的死亡。如果发根细胞大量死亡，会出现新头发不能再生长、旧头发不断脱落的现象。这种情况只有恢复 DPC 功能，才可彻底终止脱发并使头发重新长出来。细胞实验表明，PRP 可增加 DPC 的增殖，刺激 Erk 和 Akt 信号通路传导而抗细胞凋亡、上调 FGF-7 和 β-catenin 表达以有效刺激头发生长。另外，动物体内实验表明，实验组小鼠与对照组相比，注射激活 PRP 的小鼠诱发端粒 - 新生转换更快，毛发生长更好。

五、PRP 与组织工程

PRP 具有强大的促组织修复能力，其含有包括生长因子在内的多种促生长活性物质，在组织工程支架中加入 PRP 有促增殖作用。相对于单纯支架，复合 PRP 的组织工程支架对软骨细胞、骨细胞、间充质干细胞、人骨髓间充质干细胞的增殖和分化具有更明显的促进作用。

（一）PRP 与胎牛血清

PRP 在组织工程中不仅有促生长作用，还是某些成分的潜在替代材料。胎牛血清（fetal bovine

serum, FBS）作为细胞治疗和临床组织工程中的培养基补充，越来越受到免疫学和疾病传播风险的挑战。有研究显示将从脂肪组织中获取的血管基质成分（stromal vascular fraction, SVF）灌注于多孔羟基磷灰石支架中进行细胞培养，培养基中用 PRP 替代 FBS，结果显示 PRP 比 FBS 对 SVF 中的细胞有更高的成骨效率，且在显著增强细胞体外扩增的同时还能保持血管生成特性。

（二）PRP 水凝胶

在制备 PRP 水凝胶支架过程中，PRP 可替代 I 型胶原蛋白。将 PRP 水凝胶支架植入大鼠背部全层皮肤缺损处，与胶原支架相比，PRP 水凝胶能够从新鲜皮肤组织募集更多的真皮来源干细胞，而且能加速伤口愈合、血管生成以及毛发和汗腺的形成，最终再生出真皮样组织，为治疗大面积皮肤缺损伤提供了一种新方法。

PRP 因其含有多种有利于创伤修复的生长因子而备受关注。然而，现有的 PRP 给药方法存在生物学固定不稳定、生长因子释放急剧等缺点，使得其在组织修复中的应用变得复杂，影响其治疗效果。组织工程能够弥补 PRP 半衰期很短且很快失活的缺点。制备 PRP 水凝胶时在 PRP 中加入邻硝基苄基类光扳机分子（o-nitrobenzyl, NB）修饰的透明质酸（hyaluronic acid, HA）来发展原位光交联的 PRP 水凝胶（hyaluronic acid-o-nitrobenzyl-PRP, HNPRP）。研究表明 HNPRP 水凝胶具有细胞相容性，可以方便快速地原位制备形成坚固的水凝胶支架。HNPRP 水凝胶不仅实现了生长因子的控释，而且表现出较强的组织黏附能力。进一步的体外实验显示，HNPRP 水凝胶能促进软骨细胞和骨髓干细胞的增殖及迁移。用兔全层软骨缺损模型进行体内实验，证明 HNPRP 水凝胶可实现透明软骨再生，其疗效优于凝血酶激活的 PRP 凝胶。

六、PRP 作为干细胞的培养基

间充质干细胞（mesenchyrnal stem cells, MSCs）是一类具有自我更新、多向分化能力的干细胞，因其免疫原性低，具有炎症趋化、免疫调节、易于转染外源基因、生物安全性较高等优点，成为实施细胞治疗的理想细胞，有着广阔的临床应用前景。人体细胞治疗所需的细胞数量约为 1×10^6/kg，一个 50 kg 的成人所需输注的细胞量约为 5×10^7，但很多组织来源的 MSCs 含量较低，用于临床治疗时必须经过体外培养扩增才能达到足够的细胞量。

既往 MSCs 体外分离和扩增是采用一定浓度的胎牛血清（FBS）培养基，但有导致朊病毒（prion）或者某些未知动物传染病传播的风险，在培养过程中有动物源蛋白或肽对 MSCs 免疫排斥的可能，甚至输注后无明显疗效，因此，如何解决体外分离的 MSCs 非分化性增殖能力低，保证其多向分化及增殖能力尤为关键。不断探寻和改进 MSCs 的培养体系，是深入研究和利用 MSCs 的必要前提。目前对 MSCs 的培养体系进行了很多研究，包括成人血清、血小板衍生物、血小板裂解液、凝血酶激活血小板释放因子、脐血清及 PRP 等，用血清或血清衍生物来作为新培养体系成为热点。通过冻融裂解法来制备人浓缩血小板裂解液，制备过程中未添加其他异源成分，如凝血酶、氯化钙等激活剂，血小板裂解后不仅释放并保留了存在于血小板内部的生长因子，对 MSCs 的增殖有促进作用，而且去除了细胞结构并降低了免疫原性。目前国内外已有研究将人血小板裂解液用于体外培养各种来源（骨髓、脐血、脐带、脂肪等）的 MSCs，与动物血清相比，血小板裂解液培养的 MSCs 其形态、免疫表型及分化能力等基本生物学特性没有改变。因此，在今后的细胞培养扩增体系中，包括 PRP 在内的浓缩血小板制品具有很好的应用前景。

七、其他

自噬被认为是一种参与衰老过程的细胞内降解系统。细胞在正常情况下很少发生自噬，除非有诱发因素存在，诱发因素有来自细胞外的因素（如外界营养成分缺乏、缺血缺氧、生长因子浓度过低等），也有细胞内的因素（如代谢应激、衰老或受损的细胞器、折叠错误或聚集的蛋白质等）。机体保持了一种很低的、基础的自噬活性以维持自稳态。老年个体由于自噬功能紊乱，当发生皮肤创伤后，容易出现愈合进程改变。PRP 对 Beclin-1、LC3 和 P62 自噬蛋白的影响在创伤修复各个阶段表现不尽相同，可能是由于 PRP 含有多种生长因子、细胞因子、趋化因子和氧化应激蛋白，对自噬的作用不尽相同，这种调控可有助于增强老年患者全层皮肤缺损的修复能力。

（魏世坤　姚泽欣　陈彩虹　雷肖璇）

参考文献

Abrams GD, Frank RM, Fortier LA, et al. Platelet-rich plasma for articular cartilage repair. Sports Med Arthrosc, 2013, 21(4): 213-219.

Arnoczky SP, Shebani-Rad S. The basic science of platelet-rich plasma (PRP): what clinicians need to know. Sports Med Arthrosc, 2013, 21(4): 180-185.

Andia I, Abate M. Platelet-rich plasma: underlying biology and clinical correlates. Regen Med, 2013, 8(5): 645-658.

Andia I, Maff ulli N. Platelet-rich plasma for muscle injury and tendinopathy. Sports Med Arthrosc, 2013, 21(4): 191-198.

Arshdeep, Kumaran MS. Platelet-rich plasma in dermatology: boon or a bane. Indian J Dermatol Venereol Leprol, 2014, 80(1): 5-14.

Bloomfield MR, Klika AK, Molloy RM, et al. Prospective randomized evaluation of a collagen/thrombin and autologous platelet hemostatic agent during total knee arthroplasty. Arthroplasty, 2012, 27(5): 695-702.

Boswell SG, Cole BJ, Sundman EA, et al. Platelet-rich plasma: a milieu of bioactive factors. Arthroscopy, 2012, 28(3): 429-439.

Braun HJ, Wasterlain AS, Dragoo JL. The use of PRP in ligament and meniscal healing. Sports Med Arthrosc, 2013, 21(4): 206-212.

Browning SR, Weiser AM, Woolf N, et al. Platelet-rich plasma increases matrix metalloproteinases in cultures of human synovial fibroblasts. Bone Joint Surg (Am), 2012, 94(23): 1721-1277.

Cervellin M, de Girolamo L, Bait C, et al. Autologous platelet-rich plasma gel to reduce donor-site morbidity after patellar tendon graft harvesting for anterior cruciate ligament reconstruction: a randomized, controlled clinical study. Knee Surg Sports Traumatol Arthrosc, 2012, 20(1): 114-120.

Cervelli V, Scioli MG, Gentile P, et al. Platelet-rich plasma greatly potentiates insulin-induced adipogenic differentiation of human adipose-derived stem cells through a serine/threonine kinase Aktdependent mechanism and promotes clinical fat graft maintenance. Stem Cells Transl Med, 2012, 1(3): 206-220.

Charousset C, Zaoui A, Bellaïche L, et al. Does autologous leukocyte platelet-rich plasma improve tendon healing in arthroscopic repair of large or massive rotator cuff tears? Arthroscopy, 2014, 30(4): 428-435.

Dhillon MS, Behera P, Patel S, et al. Orthobiologics and platelet rich plasma. Indian Orthop, 2014, 48(1): 1-9.

Diiorio TM, Burkholder JD, Good RP, et al. Platelet-rich plasma does not reduce blood loss or pain or improve range of motion after TKA. Clin Orthop Relat Res, 2012, 470(1): 138-143.

Dionyssiou D, Demiri E, Foroglou P, et al. The effectiveness of intralesional injection of platelet-rich plasma in accelerating the healing of chronic ulcers: an experimental and clinical study. Int Wound J, 2013, 10(4): 397-406.

Guadilla J, Fiz N, Andia I, et al. Arthroscopic management and platelet-rich plasma therapy for avascular necrosis of the hip. Knee Surg Sports Traumatol Arthrosc, 2012, 20(2): 393-398.

Hall MP, Band PA, Meislin RJ, et al. Platelet-rich plasma: current concepts and application in sports medicine. Am Acad Orthop Surg, 2009, 17(10): 602-608.

Houdek MT, Wyles CC, Stalboerger PG, et al. Collagen and fractionated platelet-rich plasma scaffold for dermal regeneration. Plast Reconstr Surg. 2016, 137(5): 1498-506.

Kobayashi Y, Saita Y, Nishio H, et al. Leukocyte concentration and composition in platelet-rich plasma (PRP) influences the growth factor and protease concentrations. J Orthop Sci, 2016, 21(5): 683-689.

Magalon J, Bausset O, Serratrice N, et al. Characterization and comparison of 5 platelet-rich plasma preparations in a single-donor model. Arthroscopy, 2014, 30(5): 629-638.

Mei-Dan O, Carmont MR, Laver L, et al. Platelet-rich plasma or hyaluronate in the management of osteochondral lesions of the talus. Am Sports Med, 2012, 40(3): 534-541.

Mishra A, Harmon K, Woodall J, et al. Sports medicine applications of platelet rich plasma. Curr Pharm Biotechnol, 2012, 13(7): 1185-1195.

Nguyen RT, Borg-Stein J, McInnis K. Applications of platelet-rich plasma in musculoskeletal and sports medicine: an evidence-based approach. PMR, 2011, 3(3): 226-250.

Rodeo SA, Delos D, Williams RJ, et al. The effect of platelet-rich fibrin matrix on rotator cuff tendon healing: a prospective, randomized clinical study. Am Sport Med, 2012, 40(6): 1234-1241.

Russell RP, Apostolakos J, Hirose T, et al. Variability of platelet-rich plasma preparations. Sports Med Arthrosc, 2013, 21(4): 186-190.

Sánchez M, Fiz N, Azofra J, et al. A randomized clinical trial evaluating plasma rich in growth factors (PRGF-Endoret) versus hyaluronic acid in the short-term treatment of symptomatic knee osteoarthritis. Arthroscopy, 2012, 28(8): 1070-1078.

Sheth U, Simunovic N, Klein G, et al. Efficacy of autologous platelet rich plasma use for orthopaedic indications: a meta-analysis. Bone Joint Surg (Am), 2012, 94(4): 298-307.

Willits K, Kaniki N, Bryant D. The use of platelet-rich plasma in orthopedic injuries. Sports Med Arthrosc, 2013, 21(4): 225-230.

程飚. 浓缩血小板产品在创伤外科应用中的问题与思考. 创伤外科杂志，2018，20(11): 7-11.

宣敏. 自噬参与衰老皮肤创面愈合的相关实验研究. 南方医科大学，2014.

第四章

PRP 在整形美容中的应用

第一节　皮肤衰老机制及 PRP 美容治疗原理

一、皮肤衰老机制

衰老是生物界最基本的自然规律之一。皮肤是人体最大的器官，也是我们身体接触外环境的第一道防御屏障。皮肤衰老是人体衰老表现最为直观明显的部分，它是一系列氧化问题导致皮肤功能和结构破坏的老化现象，在机体整体衰老过程中具有特殊的意义。皮肤衰老的主要表现为皱纹增多、加深，色斑形成并逐渐加重，质地粗糙甚至皲裂，萎缩干瘪，弹性降低，松弛下垂等，同时还包括对外界刺激的反应性降低，血流量减少以及皮肤光泽感变差等现象。在组织学上，皮肤衰老的特点为表皮过度损伤，角质形成细胞出现不典型增生及炎性细胞浸入，真 - 表皮结合处变平，真皮萎缩，胶原纤维排列紊乱并发生变性，成纤维细胞数量少，附属腺不规则增生等。

关于皮肤衰老机制的研究尚未达成共识。根据不同的影响因素，通常将皮肤衰老归结为两大方面原因：随着年龄增长的内源性老化和外部因素累积的外源性老化（图 4-1-1）。

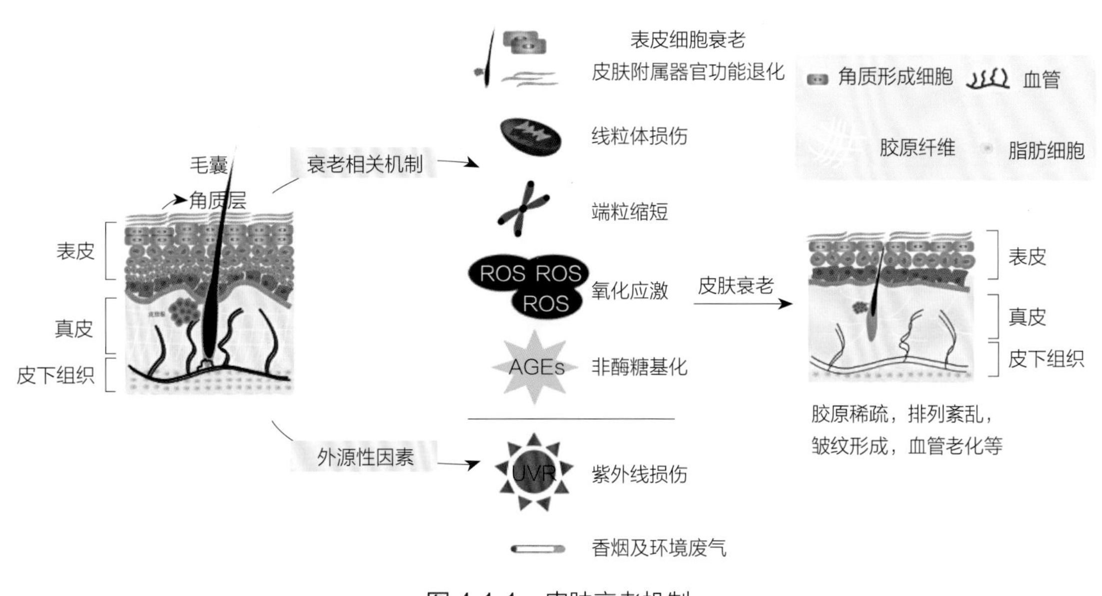

图 4-1-1　皮肤衰老机制

（一）皮肤衰老的内源性因素

内源性因素包括皮肤含水量减少，汗液和皮脂分泌的改变，以及与衰老相关的血管改变等方面。内源性衰老是机体在遗传因素、皮肤附属器官功能退化、新陈代谢降低以及内分泌功能紊乱等基础上所引起的一种自然老化现象。

1. 皮肤含水量减少 角质层为表皮最外层，其中包含多种天然保湿因子（natural moisturizing factor，NMF），发挥着重要作用：一方面可以保护皮下组织以防感染发生；另一方面可降低水分蒸发，保存水分，有效维持皮肤弹性及光滑度等生理功能，从而维护皮肤的正常状态，延缓皮肤老化的进一步发展。随着年龄的增长、遗传因素的改变、角质层内结合水含量和 NMF 的减少，皮肤储水功能逐渐减弱，是皮肤生理老化的主要原因之一。

2. 汗液和皮脂分泌的改变 汗腺和皮脂腺是非常重要的皮肤附属器官。正常情况下，汗液的排泄和皮脂的分泌可在皮肤表面形成一层天然的保护膜，保留皮肤水分，减少水分蒸发，从而维持皮肤的润滑以及柔韧性，有效抵御外界伤害，是预防和延缓衰老的关键因素之一。皮肤脂质的另一重要来源是角质形成细胞，其分泌的脂质包括脂肪酸、胆固醇及神经酰胺（ceramide，Cer）等，脂质可在一定程度可以减少皮肤水分蒸发，通过维持角质层的含水量来延缓皮肤衰老。

3. 与衰老相关的血管改变 血管功能退化是导致皮肤对外界刺激反应性降低的内在表现。血管老化带来的一系列影响越来越受到研究者们的关注，它不仅是皮肤衰老的重要标志之一，也是衰老研究的关键点之一。血管老化使皮肤微血管数量减少，血管的分布、结构改变以及功能减退导致皮肤供血不足，营养成分供给减弱，最终引发干燥、暗黄、色斑、萎缩等皮肤衰老现象。由此可见，尽可能延缓血管老化进程、维持血管功能将成为皮肤年轻化治疗中不可忽视的切入点。

如果能使用有效的手段促进毛细血管再生，恢复其微循环功能，增加局部组织血供，则局部皮肤的衰老进程会被有效延缓，皮肤衰老征象也会得到很好的改善。随着生物医学（biomedicine）与再生医学（regenerative medicine）的不断发展，许多具有再生能力的材料及技术方法正被应用于临床。生物活性因子治疗、细胞（干细胞、免疫细胞等）治疗及基因治疗为现代医学插上了腾飞的翅膀，实现一定程度的“返老还童”已经成为可能。浓缩血小板即是生物医学与再生医学的重要组成部分之一，其促进细胞增殖、分化，诱导血管再生及微循环重建效应，既有实验依据亦有临床资料证实，在实现皮肤年轻化中的应用正在得到广泛关注与认可。

（二）皮肤衰老的外源性因素

外源性因素主要指环境因素，如紫外线、电离辐射、烟草以及有害物质等，其所导致的衰老结局被称为外源性衰老，其中皮肤光老化最为常见。

1. 光老化 皮肤光老化（photoaging）又称外源性老化，是在自然衰老的基础上与紫外线辐射（ultraviolet radiation，UVR）直接相关的一种应激老化现象。光老化相关的损伤机制涉及多个环节，主要与氧化应激、炎症因子分泌（IL-1β、TNF-α 等）以及免疫抑制等密切相关。紫外线可诱导体内活性氧（reactive oxygen species，ROS）增加，导致机体氧化与抗氧化系统失衡。ROS 的进一步激增不仅损伤包括 DNA 和蛋白质在内的生物大分子功能，激活 NF-κB 以及 ERK/JNK MAPK 等信号通路，诱导细胞凋亡，还可以导致胶原蛋白大量降解。此外，紫外线可以诱导晚期糖基化终末产物（advanced glycosylation end products，AGEs）表达增加，皮肤细胞表面存在 AGEs 受体，AGEs 通过细胞受体破坏角质形成细胞、真皮成纤维细胞、内皮细胞以及免疫细胞等皮肤细胞功能，导致与这些细胞相关的衰老结局发生。在目前的大多数皮肤抗衰老专家共识中，都将日光辐射作为皮肤老化的最重要因素来看待，并强调防晒在延缓皮肤衰老进程、改善皮肤衰老征象等方面具有重要作用。

2. 环境学说等其他相关因素 除紫外线引发的光老化现象之外，环境中的其他因素同样影响着整个衰老过程，包括环境废气（汽车尾气、烟囱废气、烹饪油烟等）、烟草及重金属等。这些因素可诱导机体氧化应激反应，导致大量ROS产生，引发皮肤衰老。一项跟踪研究表明，吸烟可以影响面部的中下1/3，导致皱纹加重和色素异常。该项研究比较了不吸烟与吸烟史5年以上的双胞胎，发现他们面部衰老表现存在明显差异，推测吸烟诱导衰老发生可能与皮肤中MMP-1和MMP-3 mRNA表达增加相关。此外，气候变化也是诱导皮肤衰老的因素之一，如大风天气、过度的湿热等。

二、PRP美容治疗原理

皮肤衰老机制复杂，皮肤屏障功能受损及由此带来的皮肤衰老和损伤几乎涵盖了皮肤衰老机制的全部，包括物理屏障、化学屏障、色素屏障、免疫屏障、神经屏障和感觉屏障等。目前有许多皮肤年轻化治疗方法，如真皮填充剂和肉毒毒素注射、激光治疗和化学剥脱术等，其效果各有所长，也存在各自的副作用。为了进一步提高临床疗效，人们开始寻求再生医学方法来改善、阻止或逆转皮肤老化的临床症状。以PRP、PRF和CGF为代表的浓缩血小板制品在这一方面脱颖而出，临床上取得了积极的效果。它可以有效修复上述屏障，刺激胶原蛋白合成，使表皮、真皮增厚，肤色改善，皱纹减少或变浅，改善及重建局部微循环，受到了临床及科研工作者的广泛关注（表4-1-1）。本节以PRP为代表来阐述浓缩血小板的美容治疗原理，PRF和CGF可参考本节相关内容。

表4-1-1 PRP对皮肤屏障的作用机制

皮肤屏障类型	PRP可能的作用机制
物理屏障	①促进皮肤成纤维细胞增殖，促进胶原合成 ②增加MMP-1、MMP-2、MMP-3表达，降解老化损伤的ECM ③促进透明质酸合成 ④增加G1细胞周期调控因子调节细胞代谢，加速组织更新 ⑤加强和提升面部支持韧带，减缓骨吸收，改善面部松垂及脂肪室移位
化学屏障	①加强表皮或角质层的致密性 a. 介导吞噬细胞对多种致病菌的内化；b. 释放趋化因子，促进炎性细胞聚集 ②抑菌抗炎活性 a. 释放抗菌肽，直接参与抑菌过程；b. PRP中的白细胞参与炎症反应的调节
色素屏障	①通过黑素细胞、角质形成细胞及成纤维细胞来调节色素沉着 ②通过bFGF及HGF信号通路调节酪氨酸激酶活性受体 ③补充SOD、CAT、GSH-Px等抗氧化酶，清除体内自由基及异常色素沉积
免疫屏障	通过产生炎性细胞因子和释放趋化因子以及表达趋化因子受体，参与调控炎性免疫反应
神经屏障及感觉屏障	促进血管新生，为神经提供营养，同时释放抗衰老成分逆转或修复皮肤的神经及感觉屏障

（一）PRP 与皮肤物理屏障

1. PRP 促进皮肤成纤维细胞增殖，促进胶原合成 真皮成纤维细胞是皮肤重要的细胞组成之一，与创面修复、再生密切相关，参与创面收缩、胶原沉积及创面重塑。其生物学功能异常，如细胞增殖、分化和凋亡的改变，将进一步引起衰老。激活真皮成纤维细胞对于老化皮肤的再生至关重要。离体细胞实验观察到，在适宜的 PRP 浓度培养下，人角质形成细胞和成纤维细胞增殖能力增强，而 PRP 分泌的外泌体可以更大程度地提高成纤维细胞的增殖和迁移率；同时，肝细胞生长因子（hepatocyte growth factor，HGF）、VEGF、单核细胞趋化蛋白 -1（MCP-1）、中性粒细胞激活蛋白 78（ENA-78）、粒细胞 - 巨噬细胞集落刺激因子（GM-CSF）分泌量增多，Ⅰ型前胶原肽的产生和Ⅰ型胶原的表达增加。在 PRP 治疗光老化动物模型及人面部老化皮肤前后对比中均发现，皮肤胶原纤维排列较治疗前紧密，弹性纤维总面积增加，成熟胶原纤维明显增多，Ⅰ型和Ⅲ型胶原蛋白合成明显增多。研究证实在受损伤部位的成纤维细胞和角质细胞内有 PDGF mRNA 的表达。PDGF 能增加损伤部位成纤维细胞向肌纤维细胞转化，促进损伤组织胶原蛋白的合成和上皮形成，促进组织的生长修复。PRP 中的 PDGF 是强大的促分裂原，通过与成纤维细胞、内皮细胞和巨噬细胞上的 α 受体结合，激活衰老受损局部细胞的有丝分裂，使细胞再生增多。它还可以促进内皮细胞的增殖和迁移，从而发挥血管生成作用和促 TGF-β 的产生。TGF-β 可以促进未分化间充质细胞的增殖，既可直接作用于成纤维细胞合成细胞外基质（extracellular matrix，ECM），也可刺激成纤维细胞合成大量的胶原基质，调节胶原蛋白合成，尤其是启动Ⅰ型和Ⅲ型胶原蛋白的合成并分泌胶原酶。同时 TGF-β 又可以有效抑制基质金属蛋白酶（MMP）家族的 MMP-1、MMP-3 和 MMP-9 对胶原的分解。此外，PDGF 还能刺激胰 IGF 中 IGF-1 的产生。IGF-1 可以增加角质形成细胞的活力，促进角质的形成，而角质层正是表皮结构中主要发挥屏障作用的部分。所以，PRP 通过促进角质形成细胞、成纤维细胞增殖和胶原蛋白的产生，增加皮肤弹性，修复皮肤屏障。

2. PRP 增加 MMP-1、MMP-2、MMP-3 表达，降解老化损伤的细胞外基质 PRP 含有多种高浓度生长因子和细胞黏附分子，植入衰老受损的皮肤组织后，可诱导 MMP-1 和 MMP-2 在人皮肤成纤维细胞中的表达增加，促进光损伤细胞外基质成分（包括衰老有害的胶原碎片和皮肤结缔组织）的去除，并通过多种分子机制诱导真皮成纤维细胞合成新的胶原蛋白，进而增强皮肤弹性。

3. PRP 促进透明质酸合成 PRP 刺激透明质酸合成可能是改善皮肤老化的另一个重要原因。透明质酸通过结合和保持水分子来影响皮肤的保湿功能，水分子会引起皮肤肿胀从而使皮肤充盈。因此，透明质酸含量的提高会改善皮肤外观。

4. PRP 增加 G1 细胞周期调控因子调节细胞代谢，加速组织更新 PRP 中的 FGF 能促进中胚层细胞的有丝分裂，促进细胞运动，使细胞从 G0 期向 G1 期转化、增殖；同时产生大量的胶原和成纤维细胞，重构细胞外基质，促进再上皮化及血管新生，加速组织更新。

5. PRP 加强和提升面部支持韧带，减缓骨吸收，改善面部松垂及脂肪室移位 面部支持韧带是浅表肌腱膜系统（SMAS）和真皮、深筋膜及骨膜的锚定点，支持和固定面部皮肤和软组织，维持面部正常的解剖位置。支持韧带的功能与血管形成密切相关。衰老会导致支持韧带松弛、功能减弱。PRP 可以提供刺激新生血管形成的成分，比如 VEGF、HGF、TGF-β1、bFGF、PDGF、EGF 以及 IL-8 等，它们可以为受损组织的再生增加血供和营养物质，尤其是血供有限和细胞更新较缓慢的软骨、肌腱、韧带等组织。

PRP还可以促进脂肪干细胞增殖和体外脂肪干细胞的神经分化、成脂分化、成骨分化；促进血管内皮细胞增殖和成熟以及体外毛细血管的形成，诱导内皮细胞表达成骨生长因子并促进成骨功能。有动物实验表明，每月在鼠骨髓中注射PRP可以增加骨生成并抵抗细胞衰老。研究还发现PRP中的外泌体对骨间充质干细胞的增殖、迁移和成骨分化存在潜在的有益作用。

（二）PRP与皮肤化学屏障

皮肤化学屏障由脂类、抗菌肽和纤维蛋白降解产物组成。衰老导致皮肤各腺体（包括皮脂腺和汗腺）分泌能力下降、腺体数量减少，使角质层的通透性增大，水分流失，同时丝聚合蛋白（filaggrin, FLG）水解形成的天然保湿因子产量也减少。此外，正常皮肤表面覆盖着一层毛囊皮脂腺分泌产生的脂膜，这种渗透屏障还可以防止潜在的有毒物质进入体内环境，一些角质层脂质也可作为酶促反应产生强效抗菌剂的底物。PRP可能通过加强表皮或角质层的致密性来发挥其保护作用。有研究显示在初生乳鼠皮肤发育过程中，PRP能显著促进表皮组织中角蛋白、兜甲蛋白、内披蛋白的增多与沉积。PRP还含有大量的细胞黏合蛋白，如纤维素、纤连蛋白和玻连蛋白，将血小板释放的生长因子聚集在局部发挥作用，还能作为新生细胞和组织的支架促进衰老皮肤的修复，同时增加细胞周期蛋白A（cyclin A）的表达，共同收紧皮肤。

此外，正常皮肤有大量多样的微生物群落定殖，其在角质形成细胞的细胞周期和皮肤免疫网络中起着至关重要的作用。当皮肤微生物群的平衡被打破，皮肤屏障被破坏，可能导致痤疮、皮炎、湿疹等多种皮肤炎性或免疫性疾病的发生。已有研究报道了PRP在某些皮肤病的治疗中取得了较好效果，其抑菌抗炎活性的机制可能为：①介导吞噬细胞对多种致病菌的内化；②释放趋化因子，促进炎性细胞聚集；③释放抗菌肽，直接参与抑菌过程，血小板源性的抗菌肽对金黄色葡萄球菌、大肠埃希菌、白念珠菌、枯草杆菌、乳酸球菌、新生隐球菌等具有较强的杀灭作用；④PRP中的白细胞参与调节炎症反应。

（三）PRP与皮肤色素屏障

为了防止日光辐射导致光老化，皮肤利用一种特殊而复杂的色素沉着机制来抵御伤害。皮肤色素沉着保护细胞免受环境中紫外线辐射的有害影响，并修复DNA损伤。黑色素可减少皮肤对紫外线的吸收，同时清除紫外线暴露期间产生的活性氧，但皮肤中黑色素的异常大量产生和累积可能会导致色素沉着障碍。近年来，PRP开始参与治疗眶周色素沉着、黄褐斑及联合维生素D治疗白癜风等色素异常性疾病，取得了较好的临床效果，可能是PRP参与调节了皮肤的色素代谢过程。

从皮肤色素沉着涉及的几种关键细胞来看，PRP可能通过影响与黑色素产生密切相关的黑素细胞、角质形成细胞以及真皮中的成纤维细胞来调节色素沉着。皮肤色素沉着主要是由于角质形成细胞中黑素颗粒的积聚。黑色素的合成（黑素生成）始于黑素细胞中黑素小体的形成，黑素小体成熟后转移到角质形成细胞中，并在核上区域运输和重组，形成微伞样的黑素帽，保护角质形成细胞核免受紫外线的损伤。而调节黑素生成过程的旁分泌信号由黑素细胞邻近的表皮角质形成细胞和真皮成纤维细胞传递。这些细胞类型之间的密切关系在调节皮肤色素沉着过程中非常重要，PRP可能是在这三种细胞调节黑素形成过程中参与了调控，使异常的色素沉着过程趋于恢复。

从信号通路来看，人类皮肤中黑素生成是一个受到严格调控的过程，PRP可能通过调节bFGF及HGF信号通路发挥作用。当这两个信号通路发生异常，PRP可能通过分泌相关的生长因子干预、影响黑色素形成。也有体外研究观察到TGF-β、EGF对黑色素形成发挥了重要影响，这也可能是PRP

发挥作用的方面。

已有研究证实 PRP 中存在超氧化物歧化酶、过氧化氢酶和谷胱甘肽过氧化物酶，它们都是人体内源性抗氧化酶，可清除体内自由基及黑色素沉积，这也可能是 PRP 改善色素沉着外观的原因。

（四）PRP 与皮肤免疫屏障

皮肤被认为是人体最大的免疫 - 内分泌器官。皮肤响应外部和内部环境变化发出的信号，以在局部和全身水平上产生快速（神经）反应或缓慢（体液或免疫）反应，恢复或维持与不良环境有关的局部和全局稳态。PRP 可能参与了皮肤屏障的免疫调控。PRP 可以通过产生细胞因子和释放趋化因子直接参与调控炎症反应。在生长因子的趋化作用下，大量炎性细胞、成纤维细胞和未分化的细胞被吸引到治疗区域，炎性细胞清除变性的组织并释放炎性介质，介导炎性反应，控制感染和缓解疼痛。同时血小板还表达趋化因子受体，调节与愈合过程相关的炎症、免疫反应。

（五）PRP 与皮肤神经屏障和感觉屏障

衰老作为一种机体结构与功能退行性变的非可逆性现象，神经 - 免疫 - 内分泌调控网络影响其转归。皮肤是机体最大的器官，同样受到神经 - 免疫 - 内分泌系统的调控，包括调节及协调产生的神经肽 Y（neuropeptide Y, NPY）、神经激素和神经递质等，主要表现在：①皮肤分布着多种感觉神经纤维，神经源性因子被认为参与了光老化的发生发展；②随着年龄增长，皮肤内分泌微环境的改变导致激素分泌异常，影响皮肤胶原含量、皮肤厚度及湿润度，导致皮肤功能和屏障紊乱；③皮肤免疫组织功能老化进一步导致皮肤免疫力下降，最终引发炎症感染及皮肤衰老。由此可见，皮肤局部的神经 - 免疫 - 内分泌网络的正常状态对皮肤屏障维持和抑制老化至关重要。随着年龄的增长，皮肤表皮层和真皮层变薄，并且由于性激素的减少以及神经末梢数量减少而导致皮肤敏感性减弱。除了为皮肤补充生长因子、促进血管新生及为神经提供营养外，以 PRP 为代表的浓缩血小板制品还可能通过释放多种抗衰老成分来逆转或修复皮肤的神经及感觉屏障。

三、小结

皮肤衰老涉及多个学说和分子机制的协同作用，如何更好地延缓皮肤衰老，需要联合不同研究机制的关键因素，结合内源性与外源性衰老的特点，从调节免疫功能、提高抗氧化能力、调控衰老相关基因、促进胶原合成以及改进临床治疗技术等多重角度出发。

目前关于 PRP 在美容方面的治疗机制已经不再仅关注 PRP 中生长因子的作用，我们越来越认识到其他生物活性成分所发挥的作用。PRP 不仅是一个生物支架和生长因子的储存库，还是一个可用于组织再生和修复的触发器。PRP 可能通过参与皮肤免疫及神经内分泌调控来修复皮肤屏障功能，通过对细胞周期的影响来改变细胞和组织的活性，调节色素代谢，改善肤质，提亮肤色，恢复皮肤弹性，平衡皮脂分泌，从而实现皮肤的年轻化状态。未来，浓缩血小板制品还有巨大的潜能有待开发，其美容治疗原理还需要进一步深入探讨。

（崔　晓　许鹏程　程　飚）

参考文献

Abuaf O, Yildiz H, Baloglu H, et al. Histo-logic evidence of new collagen formulation using platelet rich plasma in skin rejuvenation: a prospective controlled clinical study. Ann Der-matol, 2016, 28: 718-724.

Alves R, Grimalt R. Randomized placebo-controlled, double-blind, half-head study to assess the efficacy of platelet-rich plasma on the treatment of androgenetic alopecia. Dermatol Surg, 2016, 42(4): 491-497.

Banihashemi M, Nakhaeizadeh S. An introduction to application of Platelet Rich Plasma (PRP) in skin rejuvenation. Rev Clin Med, 2014, 1(2): 1-6.

Bocheva G, Slominski RM, Slominski AT. Neuroendocrine aspects of skin aging. Int J Mol Sci, 2019, 20(11): 2798.

Burke KE. Photoaging: the role of oxidative stress. G Ital Dermatol Venereol, 2010, 145(4): 445-459.

Çayırlı M, Çalışkan E, Açıkgöz G, et al. Regression of melasma with platelet-rich plasma treatment. Ann Dermatol, 2014, 26: 401-402.

Cervelli V, Nicoli F, Spallone D, et al. Treatment of traumatic scars using fat grafts mixed with platelet-rich plasma, and resurfacing of skin with the 1540 nm nonablative laser. Clin Experiment Dermatol, 2011, 37: 55-61.

Cervellin M, de Girolamo L, Bait C, et al. Autologous platelet-rich plasma gel to reduce donor-site morbidity after patellar tendon graft harvesting for anterior cruciate ligament reconstruction: a randomized, controlled clinical study. Knee Surg Sports Traumatol Arthrosc, 2012, 20(1): 114-120.

Christensen L, Suggs A, Baron E. Ultraviolet photobiology in dermatology. Adv Exp Med Bio, 2017, 996: 89-104.

Dąbrowska AK, Spano F, Derler S, et al. The relationship between skin function, barrier properties, and body dependent factors. Skin Res. Technol, 2018, 24: 165-174.

Elghblawi E. Platelet-rich plasma, the ultimate secret for youthful skin elixir and hair growth triggering. J Cosmet Dermatol, 2018, 17: 423-430.

Elnehrawy NY, Ibrahim ZA, Eltoukhy AM, et al. Assessment of the efficacy and safety of single platelet-rich plasma injection on different types and grades of facial wrinkles. J Cosmet Dermatol-US, 2017, 16(1): 103-111.

Gkogkolou P, Bohm M. Advanced glycation end products: key players in skin aging? Dermatoendocrinol, 2012, 4(3): 259-270.

Harley CB, Liu W, Flom PL, et al. A natural product telomerase activator as part of a health maintenance program: metabolic and cardiovascular response. Rejuvenation Res, 2013, 16(5): 386-395.

Lee JW, Kim BJ, Kim MN, et al. The efficacy of autologous platelet rich plasma combined with ablative carbon dioxide fractional resurfacing for acne scars: a simultaneous split-face trial. Dermatol Surg, 2011, 37(7): 931-938.

Lee KH, Ng YP, Cheah PS, et al. Molecular characterization of glycation-associated skin ageing: an alternative skin model to study in vitro antiglycation activity of topical cosmeceutical and pharmaceutical formulations. Br J Dermatol, 2017, 176(1): 159-167.

Lei XX, Xu PC, Cheng B. Problems and solutions for platelet-rich plasma in facial rejuvenation: a systematic review. Aesthet Plast Surg, 2018, 42(10): 1-13.

Leo MS, Kumar AS, Kirit R, et al. Systematic review of the use of platelet-rich plasma in aesthetic dermatology. J Cosmet Dermatol, 2015, 14(4): 315-323.

Man D, Plosker H, Winland-Brown JE. The use of autologous platelet-rich plasma (platelet gel) and autologous platelet-poor plasma (fibrin glue) in cosmetic surgery. Plast Reconst Surg, 2001, 107: 229-237.

Mancini M, Lena AM, Saintigny G, et al. MicroRNAs in human skin ageing. Ageing Res Rev, 2014, 17: 9-15.

Mehryan P, Zartab H, Rajabi A, et al. Assessment of efficacy of platelet-rich plasma (PRP) on infraorbital dark circles and crow' s feet wrinkles. J Cosmet Dermatol-US, 2014, 13(1): 72-78.

Mei-Dan O, Carmont MR, Laver L, et al. Platelet-rich plasma or hyaluronate in the management of osteochondral lesions of the talus. Am J Sports Med, 2012, 40(3): 534-541.

Natarajan V, Chawla R, Mah T, et al. Mitochondrial dysfunction in age-related metabolic disorders. Proteomics, 2020, 20 (5-6): e1800404.

Nguyen RT, Borg-Stein J, McInnis K. Applications of platelet-rich plasma in musculoskeletal and sports medicine: an evidence-based approach. PM R, 2011, 3(3): 226-250.

Noh EM, Park J, Song HR, et al. Skin aging-dependent activation of the PI3K signaling pathway via downregulation of PTEN increases intracellular ROS in human dermal fibroblasts. Oxid Med Cell Longev, 2016: 6354261.

O' Toole PW, Jeffery IB. Gut microbiota and aging. Science, 2015, 350(6265): 1214-1215.

Purohit T, He T, Qin Z, et al. Smad3-dependent regulation of type I collagen in human dermal fibroblasts: impact on human skin connective tissue aging. J Dermatol Sci, 2016, 83(1): 80-83.

Redaelli A, Romano D, Marcian6 A. Face and neck revitalization with platelet-rich plasma (PRP): clinical outcome in a series of 23 consecutively treated patients. J Drugs Dermatol, 2010, 9(5): 466-472.

Sánchez-González DJ, Méndez-Bolaina E, Trejo-Bahena NI. Platelet-Rich Plasma Peptides: Key for Regeneration. Int J Pept, 2012, 2012: 532519.

Segal NL. Facial changes caused by smoking: a comparison between smoking and nonsmoking identical twins. Plast Reconstr Surg, 2014, 133(5): 718-719.

Sheth U, Simunovic N, Klein G, et al. Efficacy of autologous platelet rich plasma use fororthopaedic indications: a meta-analysis. J Bone Joint Surg (Am), 2012, 94(4): 298-307.

Srinivas N, Rachakonda S, Kumar R. Telomeres and telomere length: a general overview. Cancers(Basel), 2020, 12(3): 558.

Sterry W, Blume-Peytavi U. Skin aging. G Ital Dermatol Venereol, 2015, 150(6): 663.

Tian J, Cheng LHH, Cui X, et al. Application of standardized platelet-rich plasma in elderly patients with complex wounds. Wound Rep Reg, 2019, 16(6): 1457-1465.

Tončić RJ, Kezić S, Hadžavdić SL, et al. Skin barrier and dry skin in the mature patient. Clin. Dermatol, 2017, 36: 109-115.

Yee C, Yang W, Hekimi S. The intrinsic apoptosis pathway mediates the pro-longevity response to mitochondrial ROS in Celegans. Cell, 2014, 157(4): 897-909.

Yuksel E, Sahin G, Aydin F, et al. Evaluation of effects of platelet-rich plasma on human facial skin. J Cosmet Laser Ther, 2014, 16: 206-208.

程飚，刘宏伟，唐建兵，等．自体富含血小板血浆促进美容外科伤口愈合的临床观察．中国输血杂志，2011，24(4): 282-284.

樊明山．富血小板血浆在皮肤抗衰老中作用机制的研究进展．中国美容医学，2012，21(10): 1874-1876.

李荣兴，叶清爱，黎秋生，等．富血小板血浆结合自体脂肪移植在面部凹陷填充中的应用及安全性分析．中国医疗美容，2018，8(11): 4-8.

刘欢，刘俊辉，程飚．富血小板血浆（PRP）结合自体脂肪颗粒移植早期对面部年轻化的影响．中国美容医学，2019，28(3): 15-19.

罗梦瑶，李广帅，刘中阳，等．自体富血小板血浆注射改善眶周皮肤老化的临床研究．中国美容医学，2019，28(6): 94-98.

第二节 PRP 在面部年轻化中的应用

随着经济水平的提高、物质生活的充裕，人们对于年龄增长导致的面部老化问题日趋关注。皮下注射各种填充剂和肉毒毒素、光声电治疗、除皱术、生物治疗（干细胞治疗、基因治疗）等是临床常用或具有良好应用前景的面部年轻化治疗方法。近年来，PRP 已逐渐应用于面部年轻化治疗，并取得了良好的效果。本节首先概述了面部衰老的临床表现；其次介绍了 PRP 促进面部年轻化的细胞实验和动物实验；最后详细介绍了 PRP 治疗技术与其他面部年轻化治疗手段的联合应用情况，以及注射方法和注意事项。

一、面部衰老的临床表现

面部衰老的临床表现包括：真皮层等组织结构改变导致面部皱纹出现，皮脂分泌异常导致毛孔粗大，色素代谢紊乱所致色素沉着，重力作用、组织容量流失、肌肉萎缩、支持韧带松弛、骨质吸收导致皮肤松弛、凹陷和沟槽形成，以及自然衰老、激素分泌紊乱导致的脱发等。

（一）皱纹

皱纹分为体位性皱纹、动力性皱纹、重力性皱纹和混合性皱纹，而衰老是皱纹产生最主要的原因。随着年龄增加，皮脂腺和汗腺功能衰退，表皮厚度减小，真-表皮交界处扁平化；细胞外基质成分（例如胶原蛋白/纤维、弹性纤维、蛋白多糖和多糖）减少与降解造成真皮萎缩；皮肤增殖潜力下降，丧失对生长因子的反应，Ⅰ型和Ⅲ型胶原蛋白的生成量减少及细胞外基质降解蛋白酶的过度表达；浅层和深层脂肪室的脂肪代谢导致脂肪容量以不同速率丢失或移位。这些多方面的原因均可导致皮肤松弛、弹性降低，再加上地心引力的长期作用逐渐使皱纹加重。紫外线照射会伤及真皮层而产生细小皱纹，面部表情肌的过度收缩导致面部动力性皱纹的产生。此外，吸烟、饮酒、体重波动等也是皱纹产生的原因。

（二）毛孔粗大

毛孔粗大的主要原因是角质层堵塞毛孔。当肌肤表面的老旧角质代谢不良，使毛孔开口阻塞，毛孔周围的老旧角质与毛孔里囤积的皮脂相互混合，形成固体的角栓，慢慢堆积变大，最终导致毛孔粗大。此外，随着年龄的增长，角质层水分丢失，体内胶原蛋白与弹性蛋白变得纤细且脆弱，无法有效支撑皮肤，使毛孔周围的皮肤出现松弛凹陷的状态，继而使毛孔扩张。

（三）色素沉着

色素沉着是由年龄、内分泌失调（雌激素缺乏）、遗传因素、紫外线照射、药物、饮食、光过敏、特殊生理及情绪等多种因素所致，分为速发性色素沉着（immediate pigment darkening, IPD）和迟发性色素沉着（delayed tanning, DT）。IPD 主要由黑素小体再分布导致，即黑素小体从黑素细胞核周向树突远端运动，并由树突进入角质形成细胞（keratinocytes）中；DT 主要由黑素细胞增殖导致，树突及黑素小体数目增加，黑素合成增加，黑素小体向角质形成细胞转运增加。Tagashira 等证实紫外线通过连续激活 p38/MsKl/cREB/MITF 途径，从而刺激内皮素 B 受体（endothelin receptor-B, EDNRB），其为一种黑素细胞与角质形成细胞间的旁分泌因子，进一步激活 MITF 促进黑色素生成。Marin 研究发现雌激素缺乏可引起细胞外基质合成与降解失衡，导致色素上皮细胞和基底膜之间的胶原蛋白及其他蛋白质的积累，引起色素沉积。

（四）皮肤松弛

皮肤松弛由年龄、遗传、疾病、重力等多种因素引起。衰老后皮肤各层细胞结构以及附属器都有相应的变化。成纤维细胞数量不断减少，胶原蛋白生成减少，角质层屏障功能降低，脂肪组织容量丢失，面部软组织支持韧带松弛，骨吸收以及引力作用均是导致面部软组织下垂的因素。

（五）脱发

正常毛囊生长周期包括生长期、退行期、休止期和脱落阶段。如果生长期过早终止，即导致脱发。脱发是由多种因素引起的，衰老、服用药物（化疗药物、大剂量维生素 A、抗抑郁药等）、神经内分泌失调、皮脂分泌过多、吸烟、遗传易感性、精神情感压力过大、饮食不均衡、营养不良等均会导致脱发。

总之，面部衰老由多种因素导致，涉及皮肤和皮下深层组织（包括脂肪、肌肉、筋膜韧带，甚至骨骼等），归纳起来包括以下几方面：一是皮肤质地的变化，例如出现皱纹、色素沉着、皮肤粗糙、毛孔粗大等。二是深部组织的改变，主要是容量丢失和重力作用所致的肌肉、韧带附着点下移，从而引起软组织松垂。上面部主要表现在容量减少，如额颞部凹陷；中下面部主要表现为松垂引起的改变，如颧脂肪垫下移、鼻唇沟加重等；下面部由于松垂，容量反而有所增加，表现为下面部组织堆积、下面部变宽、下颌缘轮廓不清晰等。此外，还包括骨组织的改变，骨骼选择性吸收，如眶骨吸收后眶区增大变形，颌骨骨质吸收、流失及萎缩，最终导致颌骨及面部轮廓变形（图 4-2-1）。

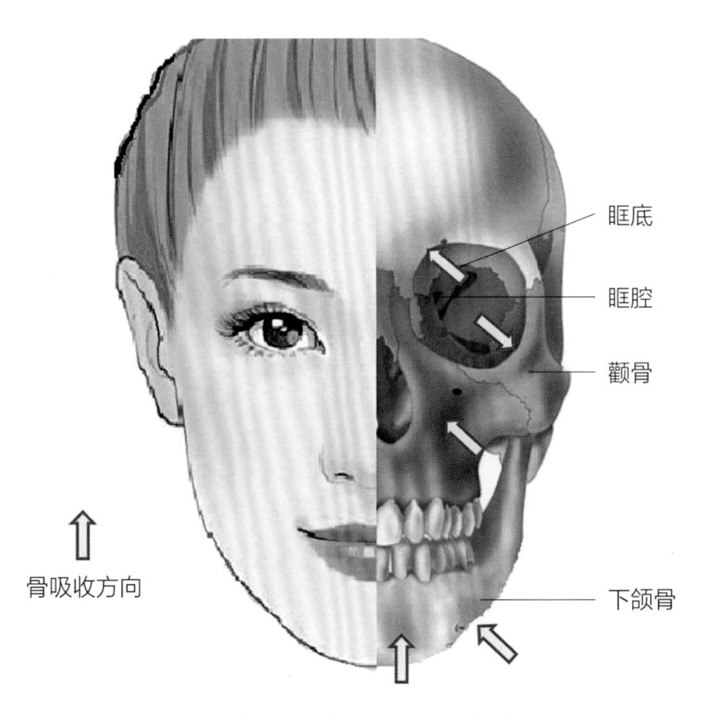

图 4-2-1　面部衰老骨吸收情况

二、PRP 促进面部年轻化的离体细胞学研究

Bertrand 等通过用抗体包被珠处理去除 EGF 的 PRP 来培养人脐静脉内皮细胞（human umbilical vein endothelial cells, HUVEC），发现 HUVEC 增殖显著下降，重组人表皮生长因子（recombind human epidermal growth factor, rhEGF）以剂量依赖的方式增加体外培养的 HUVEC 增殖。Dae 等在不同浓度 PRP 作用下体外培养成纤维细胞，发现在 5% 浓度的 PRP 作用下，Ⅰ型胶原、MMP-1 蛋白、人表皮成纤维细胞中 mRNA 的表达增加显著，新合成胶原蛋白的积累可以改善皮肤细胞外基质的完整性，并刺激成纤维细胞产生更多的胶原蛋白，从而增加面部皮肤弹性。Hongmian 等在体外培养人脂肪干细胞，一组加入 10% 浓度的 PRP 和神经诱导培养液，一组只加入神经诱导培养液，2 周后检测脂肪干细胞神经诱导情况，结果显示加入 PRP 和神经诱导培养液组的神经元特异性烯醇化酶、膜联蛋白生长相关蛋白、神经细胞黏附分子和突触蛋白 1 明显高于单用神经诱导培养液组，这些结果足以说明 PRP 可以促进细胞增殖和体外脂肪干细胞的神经分化。Natsuko 等用 1%、5%、10% 及 20% 浓度的激活 PRP 培养人脂肪干细胞和表皮成纤维细胞，在 5% 浓度的 PRP 作用下细胞增殖最显著，但是在 20% 浓度的 PRP 作用下并没有明显促进细胞增殖。Patrick 等在体外用 1%、5%、10% 浓度的 PRP 培养人成纤维细胞，经过 21 天培养后，对成纤维细胞活性和增殖能力进行检测，结果显示在 5% 浓度的 PRP 作用下，成纤维细胞得到最大程度的刺激，因此作者认为适宜浓度的 PRP 才能最大程度地刺激细胞增殖。Xian 等用 10% 和 20% 浓度的 PRP 体外联合培养人角质形成细胞与成纤维细胞，发现在 10% 浓度的 PRP 作用下，角质形成细胞生长率更高，肝细胞生长因子、单核细胞趋化蛋白 -1、中性粒细胞激活蛋白 78 和 VEGF 有更高的表达量，而在 20% 浓度作用下，Ⅰ型和Ⅲ型胶原蛋白表达量以及分泌的粒细胞 - 巨噬细胞集落刺激因子更多（表 4-2-1）。

PRP 中的白细胞也参与了面部年轻化。Sclafani 认为 PRP 中的白细胞主要是中性粒细胞和单核细胞，其释放基质金属蛋白酶，并释放胶原酶和弹性蛋白酶，促进细胞外基质降解，在组织增生和愈合中起了相反作用。但巨噬细胞通过去除衰老有害的胶原碎片和皮肤结缔组织，诱导新胶原再生来促进组织再生的作用正好可以用来解释年轻化的实现。

表 4-2-1　PRP 对于各种细胞的生物学作用

细胞类型	PRP 作用
角质形成细胞	促进角质形成细胞增殖和上皮分化
色素细胞	减少黑色素产生，减轻色素沉着
毛囊干细胞	促进表皮和毛囊隆突细胞增多，毛囊周围小血管也增多
成纤维细胞	促进细胞增殖，Ⅰ型和Ⅲ型胶原蛋白表达量增加
脂肪干细胞	促进细胞增殖和体外脂肪干细胞神经分化、成脂分化、成骨分化
血管内皮细胞	促进内皮细胞增殖和成熟以及体外毛细血管的形成，诱导内皮细胞分泌成骨所需生长因子而促进成骨
巨噬细胞 树突状细胞	促进巨噬细胞和树突状细胞增殖，提高细胞活性

三、PRP促进面部年轻化的在体动物研究

Jeong等对30只裸鼠用紫外线照射8周来制造皮肤光老化模型，将其分为三组，每组10只，第一组不给予任何治疗，第二组皮肤注射生理盐水，第三组皮肤注射PRP，随后观察三组皱纹形成情况，取组织进行检测分析，发现注射PRP组裸鼠的皱纹形成明显少于另外两组，真皮层厚度、成纤维细胞增殖和胶原合成都显著高于另外两组。Suk等将制备好的6周龄雌性无胸腺裸鼠皮肤创面模型分为四组，第一组不进行治疗，第二组用PRP治疗，第三组用人脂肪间充质干细胞（hADSCs）进行治疗，第四组用PRP和hADSCs联合治疗，结果显示PRP和hADSCs联合治疗组的皮肤再生情况最好，伤口新生血管床的增殖效果最显著，PRP可以促进hADSCs的分泌和增殖，促进组织修复。Liu等通过每月在ovx-samp8鼠的骨髓注射PRP，发现PRP具有逆转细胞衰老的潜力，可以促进细胞增殖，增加成骨，减少脂肪形成，抵抗细胞衰老，从而达到抗衰老的效果，衰老延迟主要表现在生存时间和衰老表现方面。Yong在7~9周龄雄性裸鼠背部皮肤上移植分离的表皮细胞、毛乳头细胞和激活的PRP混合物，监测毛囊形成4周，结果发现PRP组在移植区域新生毛囊数比对照组多，而且PRP能缩短毛发生长期。Matthew在SD大鼠上制造一全层皮肤缺损创面，将PRP和Ⅰ型胶原结合形成的PRP水凝胶植入创面，发现PRP水凝胶能促进真皮来源干细胞的募集和分化，从而促进毛发、皮脂腺和汗腺的生长。Kawazoe等通过动物实验比较PRP与W-PRP（PRP with enhanced white blood cell component）对于组织增生的效果，发现W-PRP通过促进肌成纤维细胞形成和促进伤口增生来提高组织愈合，并指出W-PRP在美容治疗中对皱纹和皮肤下垂可能有更好的治疗价值。在这里需要指出，Kawazoe等报道的W-PRP与本书之前所述的富含白细胞的PRP（L-PRP）在本质上是相似的（表4-2-2）。

表4-2-2 PRP促进面部年轻化的动物实验研究

动物类型	年龄	模型制备	PRP作用
雌性裸鼠	6周	光老化模型	PRP促进真皮层厚度、成纤维细胞增殖和胶原合成增加
雌性裸鼠	6周	皮肤创面模型	PRP促进人间充质干细胞的分泌和增殖
ovx-samp8鼠	10月	衰老模型	PRP具有恢复衰老细胞的潜力，可以促进细胞增殖，增加成骨，减少脂肪形成，抵抗细胞衰老
雄性裸鼠	7~9周	毛囊移植模型	PRP促进新生毛囊形成，缩短毛发生长周期
SD大鼠	无	皮肤创面模型	PRP水凝胶能够促进真皮来源干细胞的募集和分化，从而促进毛发生长、皮脂腺和汗腺的形成

四、面部年轻化治疗方式

为对抗面部老化而实现年轻化，最直接、有效的方法就是面部除皱术（rhytidoplasty），也称为面部提升术（face lifting）。但随着医学技术的进步，尤其是对皮肤年轻化多种需求的增多，微创甚至无创的方法被越来越多地应用在面部年轻化治疗中，如光、电、声、磁、药物、材料以及细胞等治疗来

改善皮肤质地、调整不完美的轮廓、减轻皱纹、淡化色素沉着及色斑等。

肉毒毒素注射是临床常用的除皱治疗方法。肉毒毒素作用于胆碱能运动神经末梢，干扰乙酰胆碱从运动神经末梢释放，使肌纤维收缩力量减弱，致使肌肉松弛以达到除皱美容的目的。但肉毒毒素注射主要针对动态性皱纹，且注射后可能出现上睑下垂、局部水肿和瘀斑、表情僵硬等不良反应。

对于毛孔粗大的治疗，临床上最常用的是 CO_2 点阵激光，其治疗原理是利用激光在皮肤上均匀打上微细的小孔，从而在皮肤层形成热剥脱、热凝固、热效应三种效应，继而引起一系列皮肤生化反应，刺激皮肤进行自我修复。强脉冲光技术可以改善皮肤色素沉着、色斑，其作用原理为选择性光热解作用，能够穿透皮肤被黑素细胞吸收并爆破黑色素，爆破的黑色素最终被代谢吸收，这种热效应还能刺激成纤维细胞分泌胶原蛋白。

皮肤松弛的一个主要原因是组织容量缺失，临床上常用自体脂肪移植和透明质酸等填充颊部、鼻唇沟、颏部等部位进行容量补充，从而改善面部皮肤松弛。另外，埋线提升不仅能从力学上提升面部松垂组织，亦能刺激局部组织再生，也是实现面部年轻化的重要方法之一。

对于脱发，临床上常用自体毛发移植技术。毛发种植原理是应用显微外科技术取出供体健康的毛囊组织，经合理营养培养后按照自然的毛发生长方向均匀美观地将其种植于毛发稀少的部位，从而永久改善毛发丢失。但是移植毛发存活率是影响后期恢复的一个重大难题。

无论是由简到繁、由浅及深、多矢量、多层面的除皱术，还是创伤小、恢复快的埋线提升和胶原刺激治疗，均可能存在淤青、出血、血肿、瘙痒、红肿、神经损伤、腮腺或其导管损伤、角膜损伤、感染、线材外露、线材异位穿出、局部凹凸不平、面部双侧不对称、线痕征等并发症。早期的自体脂肪移植填充技术存在缺陷，脂肪细胞成活率低，手术效果不佳，且并发症如感染、液化、坏死、钙化、形成囊肿等发生率高，限制了其应用。随着纳米脂肪（Nanofat）等技术的出现，很大程度上解决了脂肪存留的问题，但吸脂手术会给患者造成较大的痛苦及有发生并发症的可能，且脂肪移植后存活率难以预判，存在一定的不确定性。肉毒毒素对于动力性皱纹效果好，但在眉上方的注射受到一定制约，较低的抬头纹不便使用，眼内眦下方的细小皱纹也不适用。透明质酸是理想的填充剂，但误入血管形成异物栓子会造成栓塞，引起血供障碍，严重者可导致失明、脑梗死等严重并发症。随着光、电、声、磁等研究的深入，面部年轻化领域得到迅猛发展，聚焦超声、射频（radiofrequency）、等离子（plasma）、黄金微针（Body Tite）等技术都在各自优势方面得到了充分发挥。PRP 治疗是一项既有自身作用，又可联合其他技术应用的治疗技术。临床上可将 PRP 与光电、生物材料、脂肪移植、毛囊培养等联合起来进行面部年轻化治疗，其效果优于单一治疗，尤其在改善面部皱纹、减轻眼周色素沉着、改善皮肤色泽质地、治疗脱发等方面效果较显著；另外，做完除皱手术后即刻在创面中注射 PRP，不仅有利于止血，还能促进组织尽快修复，提高除皱手术疗效（图 4-2-2）。

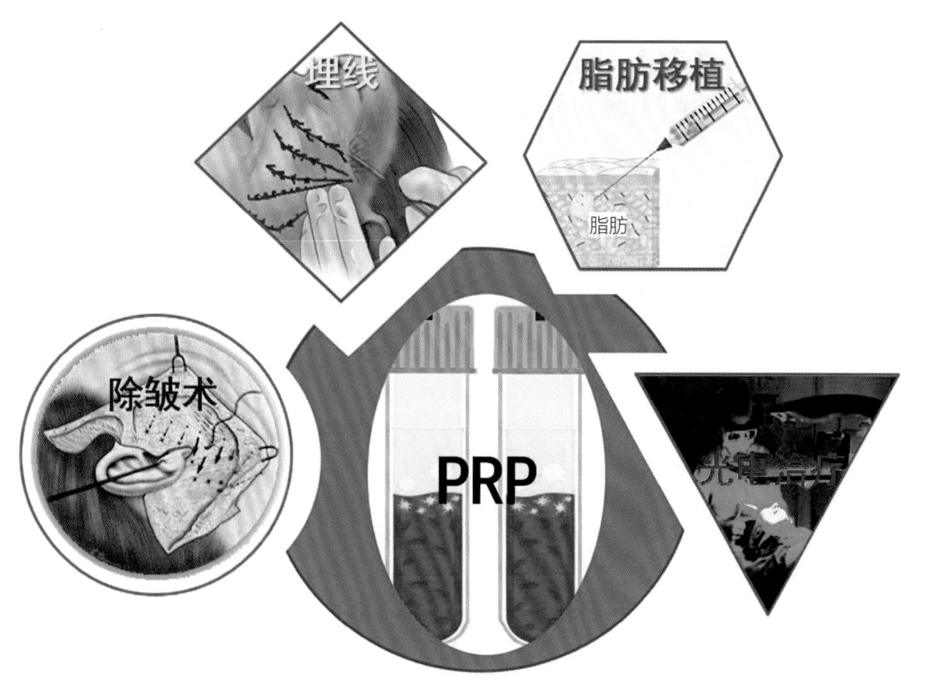

图 4-2-2 PRP 治疗技术与其他面部年轻化治疗手段联合使用

五、PRP 在面部年轻化中的应用研究

（一）PRP 治疗面部皱纹、凹陷和痤疮瘢痕的相关研究

Mehryan 等选取 10 名求美者（平均年龄 41 岁），每人采集 10 ml 静脉血，以 1600~1800 g/ 6 min 进行第一次离心，以 2000 g/5 min 进行二次离心，抽取底层的血浆和血小板，血小板浓度为全血浓度的 3~4 倍，添加 0.1 ml 氯化钙到 0.9 ml PRP 中充分激活，对 10 名求美者的眶下区和眼周鱼尾纹进行了皮内注射治疗，眶下区注射 1 ml，鱼尾纹注射 0.5 ml，观察皱纹和眶下区黑眼圈淡化情况。治疗后 3 个月，求美者眶下区黑眼圈显著淡化，皱纹也得到明显改善，求美者对效果感到满意。

Yuksel 等在 10 名受试者的额部、颧部、下颌部及鱼尾纹处注射 PRP，每两周注射一次，共注射 3 次，发现 PRP 可以显著减轻皱纹，改善皮肤松弛下垂，促进皮肤紧致，使面容年轻化。

Sclafani 等分别抽取 50 名求美者的外周静脉血 9 ml，放入含有分离胶的真空密封抗凝管，以 1100 rpm/6 min 离心，分离上层血浆和中间白色细胞层，转移到含有氯化钙的试管中，制备所得称为富含血小板的纤维蛋白基质（PRFM），将 PRFM 注射入皮内、皮下或骨膜浅层，平均随访 9.9 个月，治疗主要针对鼻唇沟过深、中面部体积萎缩、浅表皱纹和痤疮瘢痕等，患者平均接受 1.6 次治疗，肿胀均少于 5 天，大部分求美者对治疗效果满意，只有 1 例认为改善有限（表 4-2-3）。

PRP 在面部年轻化的注射应用如图 4-2-3 所示。

表 4-2-3　PRP 每个部位的推荐注射剂量

治疗部位	注射剂量（均数），单位 ml	治疗部位	注射剂量（均数），单位 ml
浅表皱纹		浅表皱纹	
额头	0.30（0.10）	眼眶凹陷	1.00（0.38）
眉间	0.38（0.17）	鼻唇沟	1.67（0.78）
鱼尾纹	0.48（0.25）	木偶纹	0.80（0.31）
泪沟	0.65（0.43）		
中面部填充		中面部填充	
脸颊	1.59（0.71）	下唇	1.50（0.10）
颧隆凸	1.08（0.11）	颏部	0.51（0.30）
上唇	2.50（0.17）	下颌前沟	0.50（0.33）
痤疮瘢痕		痤疮瘢痕	
额头	0.47（0.25）	鼻整形术侧截骨区	1.50
颞部	0.86（0.35）	与脂肪混合后填充颏部或颏部	2.00
脸颊	2.25	除皱术时于皮瓣床覆盖	2.00

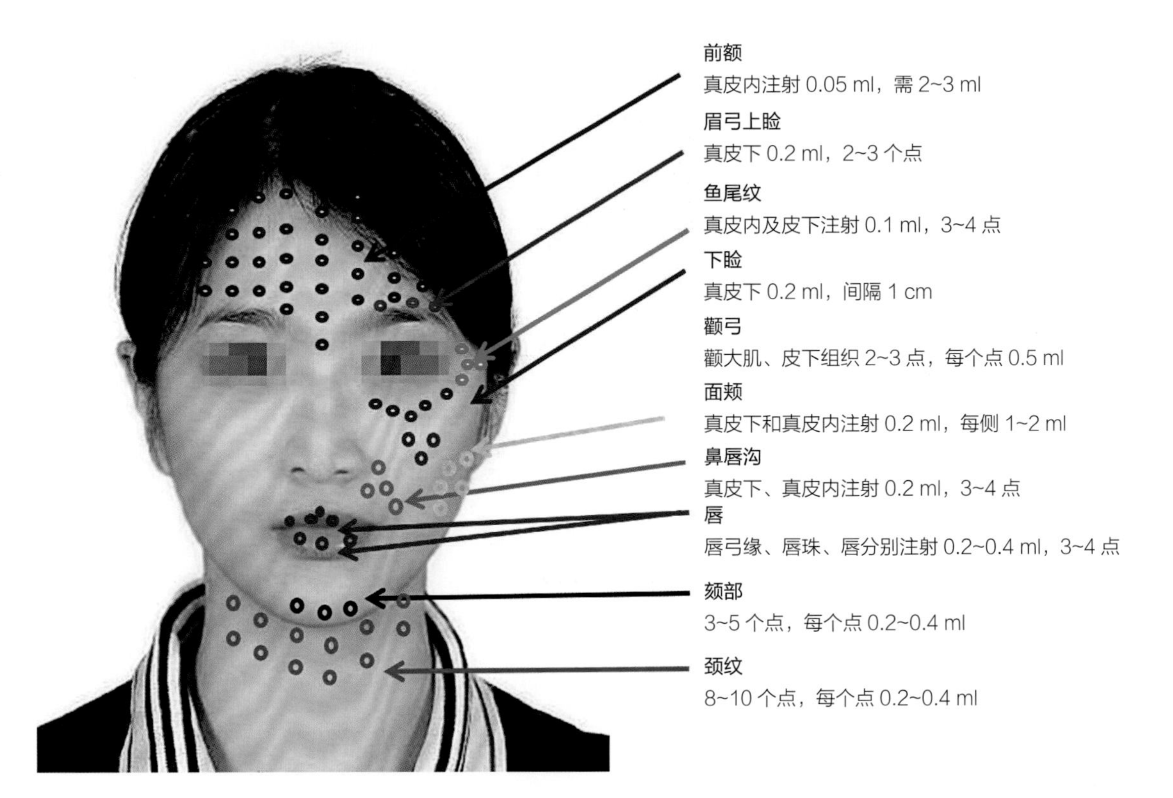

图 4-2-3　PRP 在面部年轻化的注射应用

（二）PRP 治疗脱发的相关研究

近年来，脱发年轻化的趋势日益明显。调查显示，脱发群体以 20~40 岁为主，30 岁左右发展最快。头发稀疏会让人觉得衰老，所以浓密茂盛的头发对于年轻化十分关键。Gentile 等报告了采用随机自身空白对照法，23 名患者一半头皮注射 PRP，一半头皮注射生理盐水，3 次治疗后发现 PRP 注射的区域头发平均数量和密度增加，显微镜下观察发现表皮厚度、毛囊数量及小血管密度增加，均较生理盐水注射区域效果优秀（图 4-2-4）。PRP 在脱发治疗中的应用详见第四章第四节。

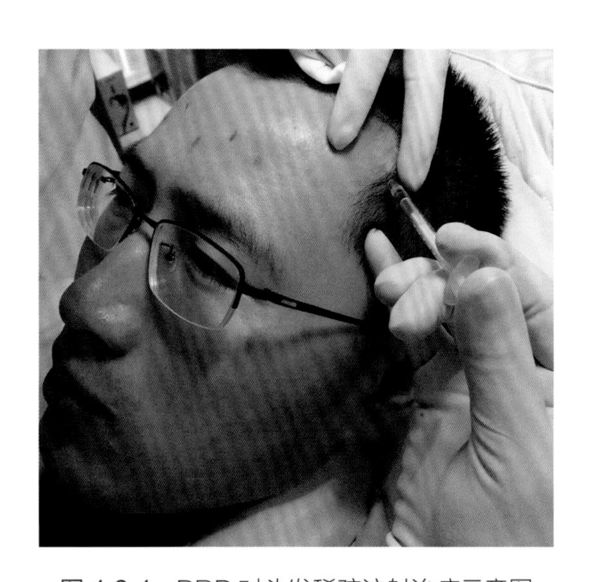

图 4-2-4　PRP 对头发稀疏注射治疗示意图

（三）PRP 联合（点阵）激光的相关研究

Shin 等选取 22 名（平均年龄 43.7 岁）韩国女性进行了点阵激光美容治疗，分别采集求美者静脉血 12 ml，以 3000 rpm/5 min 进行离心，抽取下层 3 ml PRP，加入氯化钙（0.1 ml 氯化钙：0.9 ml PRP）充分激活。其中 11 例运用 PRP 联合激光治疗，激光治疗后将 3 ml PRP 外涂于全面部（图 4-2-5），另外 11 例行单纯激光治疗。结果发现运用 PRP 联合激光治疗的女性对效果更加满意，皮肤弹性更好，皮肤红斑指数比未用 PRP 的女性更低。原因主要是 PRP 增加了表皮与真皮交界处的厚度，胶原蛋白含量和成纤维细胞数量也显著增加。

（四）PRP 联合自体脂肪移植的相关研究

Nita 等对 50 名年龄大于 18 岁的求美者进行了腹部吸脂手术，术前抽取患者 8.5 ml 外周血，两步离心法提取出 2 ml PRP。以垂直中线将面颈部划分为两个区，A 区行皮下自体脂肪组织填充治疗，B 区行自体脂肪组织填充治疗后于皮下注射 PRP 并联合 CO_2 点阵激光治疗，在 10 天、3 个月和 4 个月时分别进行组织学检查，结果发现 PRP 可以提高移植脂肪成活率，降低脂肪吸收，增加胶原合成量，表皮得到更好的重塑。

国内程飚课题组将 PRP 与自体颗粒脂肪结合进行移植，观察对面部年轻化的影响。研究选取行面部自体颗粒脂肪移植求美者 58 例，随机分为对照组和观察组，对照组单纯应用自体颗粒脂

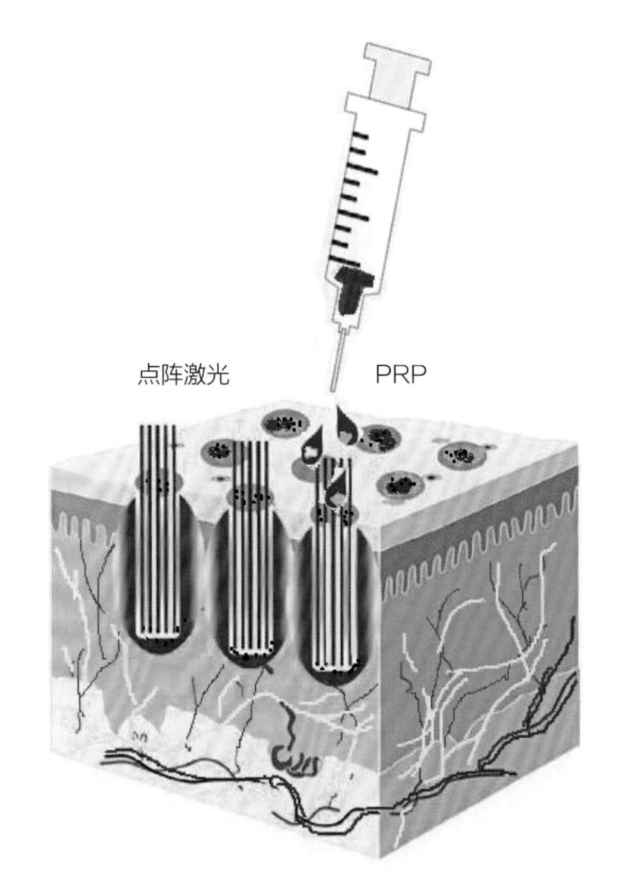

图 4-2-5　点阵激光治疗后涂抹 PRP

肪移植治疗方案，观察组采用 PRP 结合自体颗粒脂肪移植。采集求美者外周静脉血 10~20 ml，以 2500 rpm/10 min 进行第一次离心，吸取全部上清液，去掉红细胞，将剩下的混合液以 2200 rpm/10 min 进行第二次离心，获得 PRP 2.6~4.2 ml，血小板平均浓度为（842.7 ± 263.3）$\times 10^9$/L，约为全血血小板浓度的 4.4 倍。将提纯的 PRP 与自体颗粒脂肪按照 1：4 比例混合均匀，注射剂量根据注射部位有所不同：额部 10~20 ml、颞部 8~10 ml、鼻唇沟 4~6 ml、面颊 6~10 ml、眼眶周边 5~7 ml，治疗后 3 个月比较两组求美者面部皮下脂肪厚度及色斑改善情况。结果显示：两组治疗后 3 个月面部凹陷处厚度、色斑情况均较治疗前改善，且 PRP 组优于对照组，差异有统计学意义（$P < 0.05$），术后无 1 例出现脂肪液化、感染、结节、坏死、血肿等并发症，PRP 组满意度亦高于对照组，差异有统计学意义（$P < 0.05$）（图 4-2-6、图 4-2-7、表 4-2-4）。

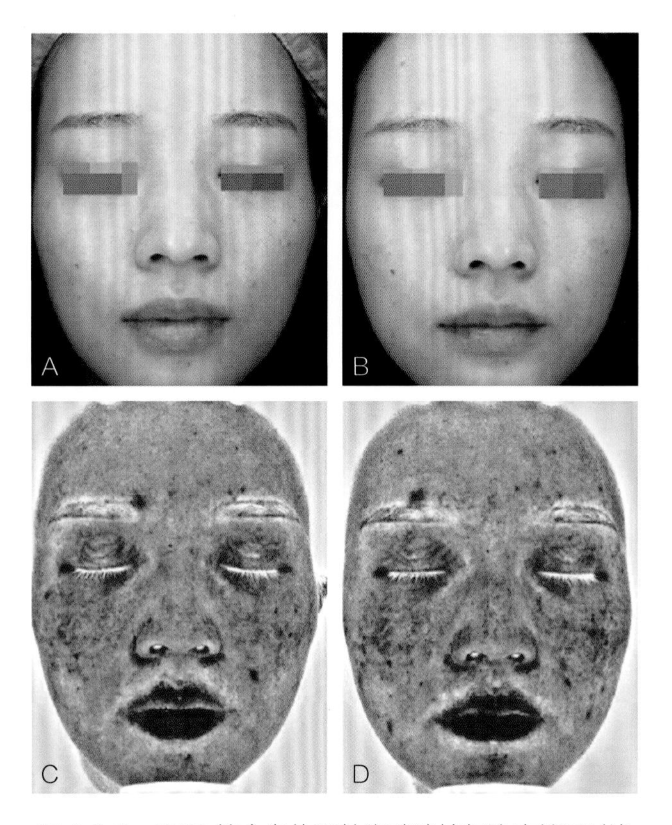

图 4-2-6　PRP 结合自体颗粒脂肪移植组治疗前后对比

A. 治疗前外观；B. 治疗后 3 个月外观；C. 治疗前 VISIA 检测结果；D. 治疗后 3 个月 VISIA 检测结果

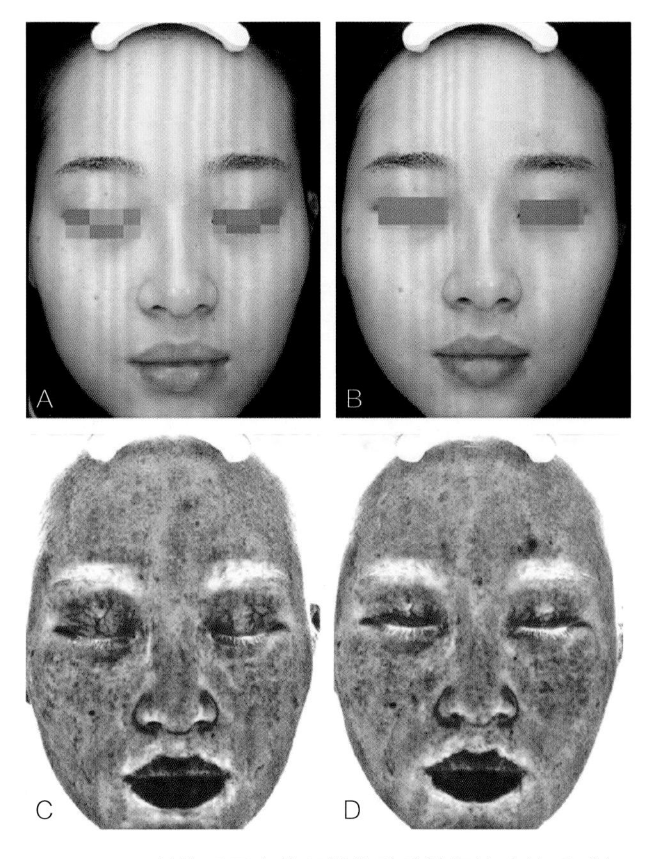

图 4-2-7　单纯采用自体颗粒脂肪移植组治疗前后对比

A. 治疗前外观；B. 治疗后 3 个月外观；C. 治疗前 VISIA 检测结果；D. 治疗后 3 个月 VISIA 检测结果

表 4-2-4　两组治疗前后面部色斑 VISIA 评分比较（$\bar{x} \pm s$）

组别	治疗前	治疗后 3 个月	t 值	P 值
对照组	118.79 ± 27.68	85.88 ± 21.09	3.084	0.012
观察组	116.56 ± 25.43	66.90 ± 20.41	4.112	0.001
t 值	0.785	4.179		
P 值	0.713	0.017		

（五）PRP 联合微针的相关研究

宁娟等选取 56 例要求行面部年轻化治疗的女性求美者，采用自体全血二次离心法提取 PRP，第一次以 1000 rpm/10 min 离心，第二次以 2000 rpm/10 min 离心，随后联合纳米微针技术将 PRP 导入面部进行面部年轻化治疗。皮肤常规消毒和表面麻醉后，将 PRP 滴于治疗区域皮肤表面，并用电动纳米微针在滴加 PRP 部位进行振动点刺，使 PRP 随针点均匀渗入皮内，术后即刻冰敷、镇静消肿（图 4-2-8）。术后忌用护肤品，忌食辛辣刺激食物，每 20 天重复治疗一次，3 次为一个疗程，一个疗程后 1 个月从肤质、肤色、色斑、细纹、皮肤弹性五个方面评估疗效。经统计分析显示，治疗医师评估总有效率为 92.9%，求美者评估总有效率为 91.1%，第三方评估总有效率为 92.9%，所有求美者均未出现不适反应。

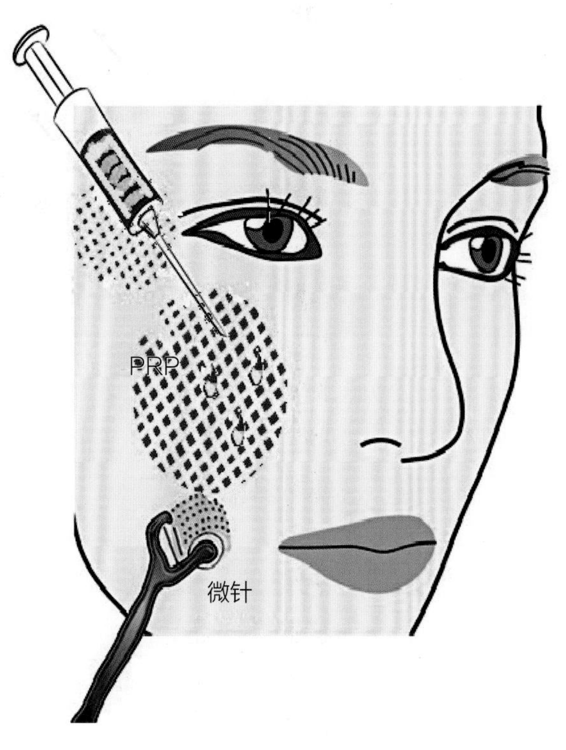

图 4-2-8　PRP 联合微针在面部年轻化中的应用

（六）PRP 在提高面部修复重建质量及恢复年轻化中的相关研究

PRP 不仅仅用于治疗面部衰老，还可以用于面部肿瘤、创伤等导致的软骨或骨缺损，神经、肌腱、韧带损伤和病变，面部肌肉萎缩，骨吸收，难愈性创面等治疗。PRP 中的生长因子对骨缺损修复发挥重要作用，TGF 引导骨母细胞聚集受损部位，刺激成骨细胞增殖，抑制破骨细胞形成和骨吸收；PDGF 具有丝裂原作用，可使成骨细胞趋化、增殖，促进骨形成，还可增加胶原蛋白合成；VEGF 诱导新生血管形成，为骨再生及组织修复提供有利条件；IGF 可促进骨基质形成，调节骨细胞的分化和活性；EGF 通过激活磷脂酶 A，促进前列腺素合成，前列腺素具有骨吸收和骨形成的双重作用。PRP 中的神经生长因子（NGF）、脑源性神经营养因子（BDNF）和 PDGF 等可以促进神经再生。BDNF 能够抑制创伤后神经元和胶质细胞的凋亡，抑制施万细胞（Schwann cell）的无核状态，促进轴突再生和功能恢复；IGF-1 与神经元和施万细胞存活相关，能够促进生长锥运动并防止细胞凋亡；NGF、FGF、VEGF、TGF-β 等物质对 MSCs、神经元、施万细胞和人神经干细胞（neural stem cell, NSC）有抗凋亡和保护作用。研究表明 PRP 纤维蛋白支架、BMSCs、BDNF、NGF 与维 A 酸联合应用可以提高细胞存活率和神经表型的分化。

Marx 等将 PRP 复合骨移植与单独骨移植修复下颌骨缺损进行对比，发现 PRP 使骨的形成率提高 1.62~2.16 倍，骨密度增加 19%~25%，能显著提高骨愈合质量。

Magesh 等选取 13 名（平均年龄 29 岁）下颌骨缺损患者进行髂骨移植术修复下颌骨。他抽取患者 40 ml 自体外周血，以 1500 rpm/10 min 进行第一次离心，抽取中间层，将中间层以 1500 rpm/10 min 进行二次离心，然后加入 10% 氯化钙激活，再加入 5000 单位牛凝血酶水浴 30~40 min 获得 PRP 凝胶。6 名患者接受 PRP 凝胶复合髂骨移植，7 名患者接受单纯髂骨移植，术后测量移植物大小并比较 PRP 在重建节段性骨缺损中的疗效，术后 X 线证实所有患者实现下颌骨连接，单纯髂骨移植组有 2 名患者出现感染，PRP 复合髂骨移植联合应用可以提高骨形成量。

Ricci 等选取 59 名腮腺良性肿瘤患者进行腮腺浅表切除术并保护面神经，术中联合 PRP 凝胶移植治疗，观察术后面瘫和唾液分泌障碍等并发症的发生率。采集患者外周血，以 3100 rpm/9 min 进行第一次离心，以 3100 rpm/9 min 进行第二次离心，在获得的 PRP 中加入 1 ml 葡萄糖酸钙制备 PRP 凝胶。其中，38 名患者不使用 PRP 凝胶，21 名患者使用 PRP 凝胶，将 PRP 凝胶应用于剩余的腮腺组织和面神经分支，观察发现面瘫和唾液瘘的并发症在非 PRP 组更为常见。研究结论认为 PRP 凝胶可以降低腮腺肿瘤切除术后面瘫及唾液瘘等并发症的发生率。

综上所述，PRP 在面部年轻化治疗中具有多种用途，既能实现皮肤年轻化，也能改善皮下组织衰老；既能促进浅层组织年轻化，亦能与相关技术联合促进骨组织再生。不同区域的治疗方法有所差异（表 4-2-5）。

表 4-2-5　PRP 在面部年轻化的临床应用

PRP 治疗范围	样本	PRP 制备 （激活方式）	PRP 浓缩比例	PRP 注射剂量	观察 时间	PRP 作用	第一作者
眶下区域/ 眼周	10	1600~1800 g/6 min， 然后 2000 g/5 min	无	1 ml	3 个月	8 (+)，2 (−)	Mehryan

续表

PRP 治疗范围	样本	PRP 制备（激活方式）	PRP 浓缩比例	PRP 注射剂量	观察时间	PRP 作用	第一作者
皱纹	10	3200 rpm/8 min	8 ml ： 1.5 ml	无	3 个月	（+）	Yukse
	20	388 g/7 min，然后 1376 g/5 min	18 ml ： 5~6 ml	无	2/4/8 周	85% (+)	Elnehrawy
	134	1800 rpm/10 min，然后 3200 rpm/10 min	9 ml ： 1 ml	0.4~0.6 ml	180 天	98.4% (+)	Kamakura
鼻唇沟凹陷	50	1100 rpm/6 min	无	无	3~30 个月	大多数患者 (+)，1 (–)	Sclafani
	1461	1800 rpm/10 min，然后 3200 rpm/10 min	9 ml ： 1 ml	2.0~2.5 ml	180 天	98.4% (+)	Kamakura
脱发	23	1100 g/10 min(Ca^{2}+)	60 ml ： 9 ml	0.1 ml/cm^{2} 0.2~0.3 ml/ 次	12 个月	16 (+)，4 (–)	Gentile
	64	无	60 ml ： 6~8 ml	8~12 ml	6 个月	62 (+)，2 (–)	Schiavone
	10	1500 rpm/6 min，然后 2500 rpm/15 min（氯化钙）	20 ml ： 4 ml		3 个月	10 (+)	Singhal

六、PRP 面部注射方法及注意事项

（一）PRP 面部注射方法

第一步：温水轻柔洁面，面部消毒后敷利多卡因乳膏表面麻醉剂 30~60 min（利多卡因浓度 20% 以下），同时密切观察患者皮肤是否出现红斑、瘙痒、风团等过敏症状。准备耗材（抗凝采血管、橡皮管、消毒液、棉签、1 ml 注射器、5 ml 注射器、长针头、30 G 针头及无菌纱布等）。

第二步：抽血，按照常规抽血流程采集外周血 10~20 ml（图 4-2-9）。

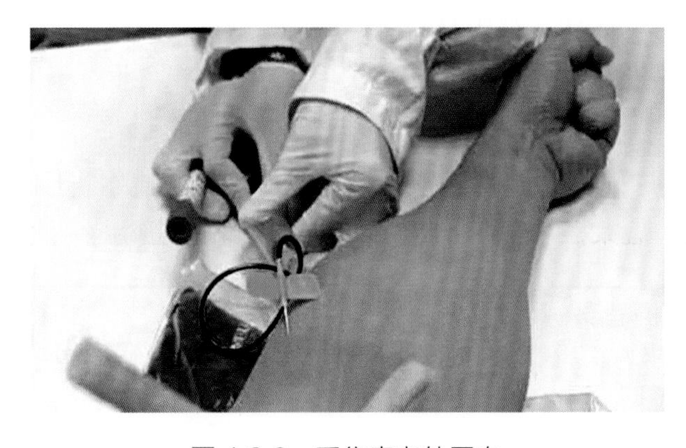

图 4-2-9　采集患者外周血

第三步：经两次离心后，制备获得PRP（图4-2-10）。

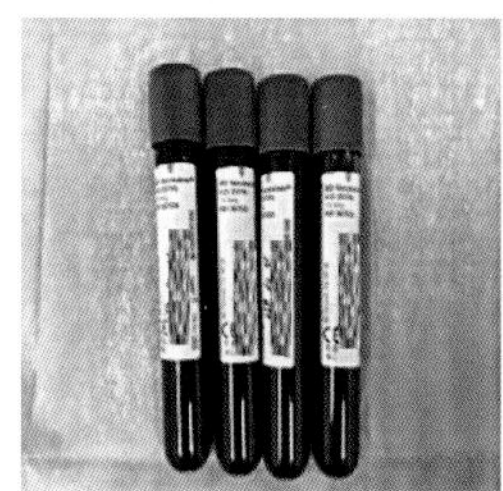 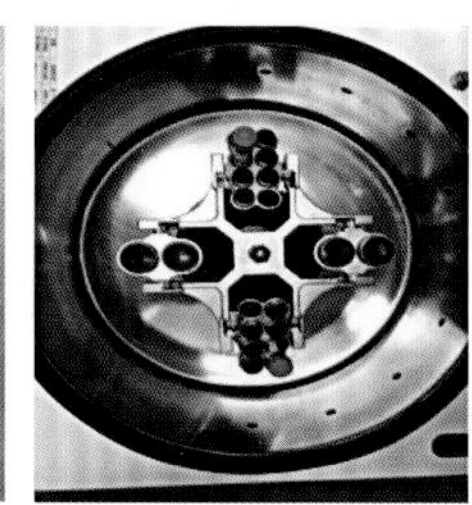 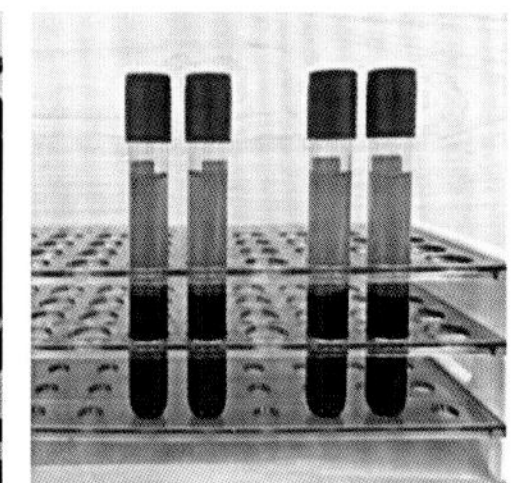 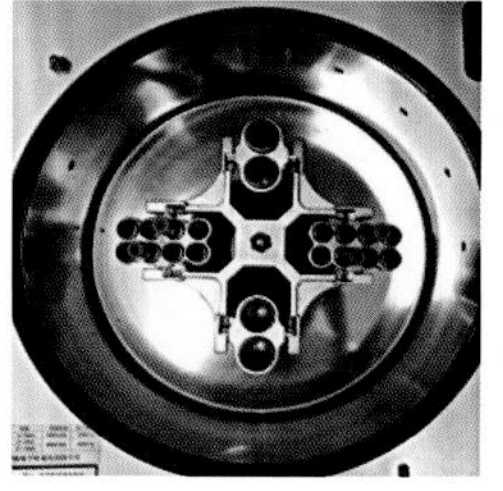 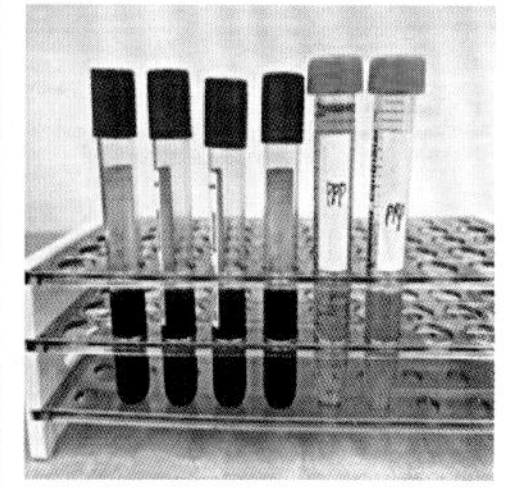

图4-2-10　两次离心制备PRP

第四步：用注射器吸取PRP，准备注射（图4-2-11）。

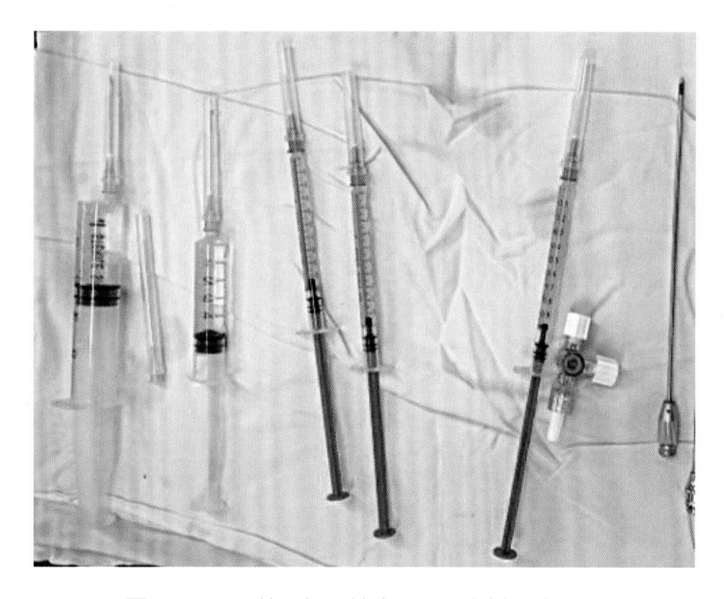

图4-2-11　将PRP抽在1 ml注射器中待用

第五步：纱布轻柔擦去利多卡因表面麻醉剂，嘱患者温水清洁皮肤，消毒皮肤后开始注射治疗。安装小针头（五针或九针一次性针头）至抽有PRP的1 ml或5 ml注射器，直接手动注射。或用水光仪进行面部真皮层注射治疗，调制水光机，刺入皮肤1.0 ~ 1.5 mm深度。当负压消失，针头与皮肤自动分离，皮肤轻微点状渗血为合适的进针注射深度。点状渗血需用无菌干纱布及时进行按压止血。由于上睑皮肤菲薄，注射操作易造成淤青、血肿，水光枪针头应避开上睑区域行面部均匀注射。10 ~ 20 min治疗结束，给予包裹无菌纱布的冰袋及无菌医用冷敷贴冰敷15 ~ 20 min（图4-2-12）。

第六步：冷敷结束后，轻柔擦去面部冷敷贴剩余液体，面部注射区域外涂金霉素或红霉素软膏。

也可以用微针或滚针行面部PRP治疗，深度以轻度点状出血为宜，微针或滚针操作过程中，同步在破损区滴入PRP并涂抹，皱纹或色沉明显区应适度加大PRP剂量或使用单针在这些区域补充注射，注射层次以真皮层为主，皮下浅层为辅（图4-2-13）。

为达到最佳效果，建议每3～4周注射一次，通常在3～4次注射后可取得明显治疗效果（存在个体差异）。

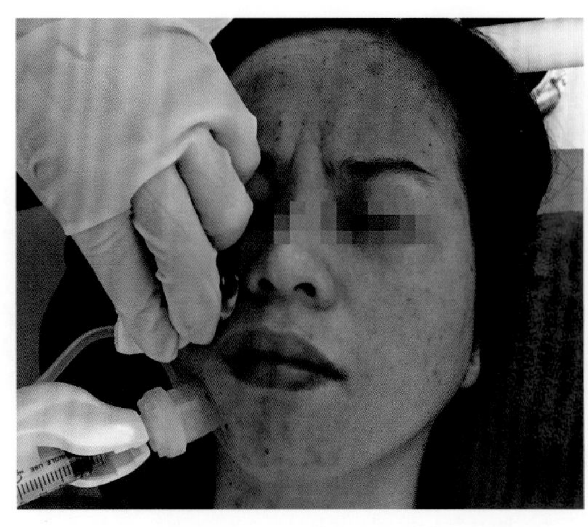
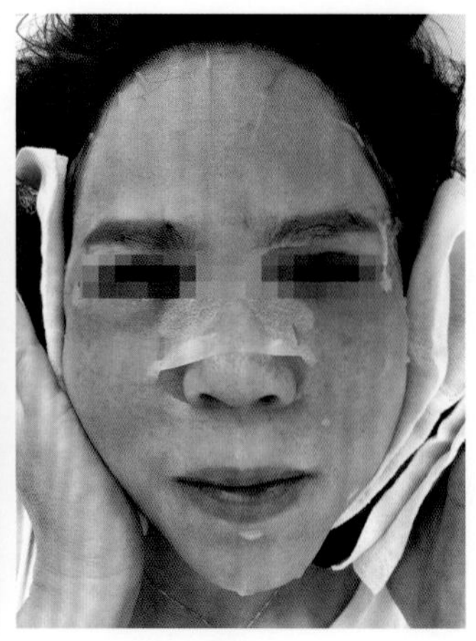

图 4-2-12　PRP 水光枪注射后，面部以冷敷贴冰敷

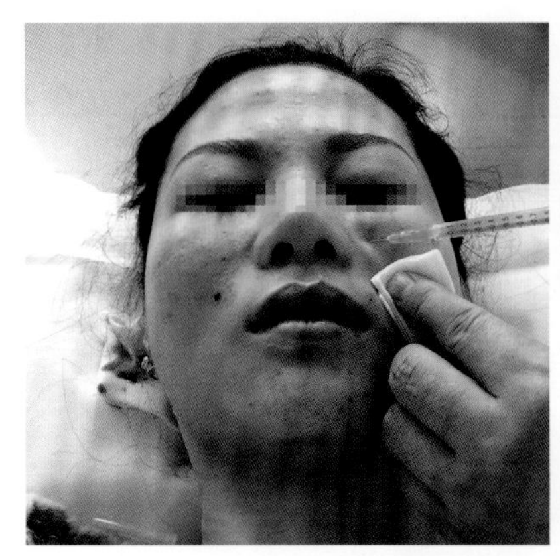
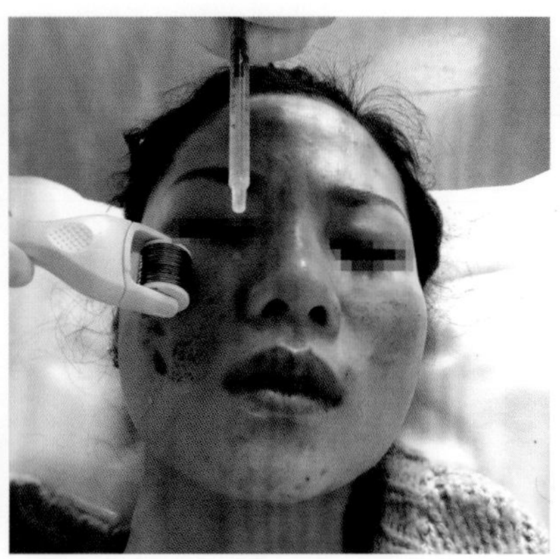
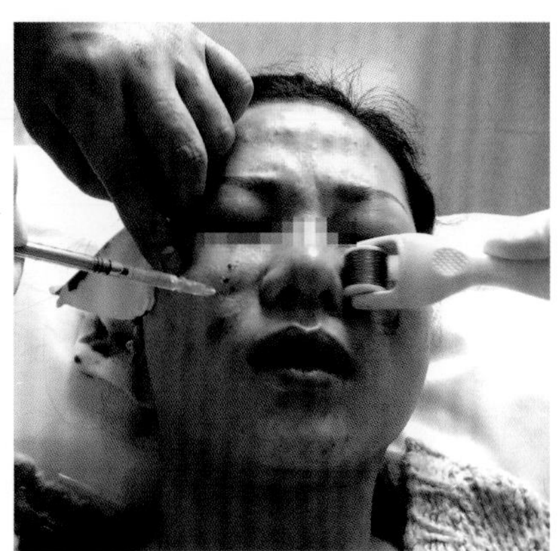

图 4-2-13　PRP 注射与微针联用

（二）治疗前后注意事项

1. 治疗前　存在以下情况时不适宜此治疗：血小板数量过低，败血症、血液系统疾病，各种急慢性传染病，治疗部位存在感染，免疫系统疾病。

2. 治疗后

（1）嘱患者注射后 24 h 内保持注射部位清洁。

（2）告知患者注射部位术后出现轻度淤青属正常现象。

（3）注射部位有明显红肿热痛时，应立即咨询医生或就诊。

（4）治疗后 1 周内禁食辛辣刺激食物。

（5）治疗后 1 周内避免使用阿司匹林类药物。

（6）治疗部位术后严格防晒、保湿。

七、临床案例介绍

案例1：女性，28岁，面部PRP注射改善肤质（图4-2-14）。

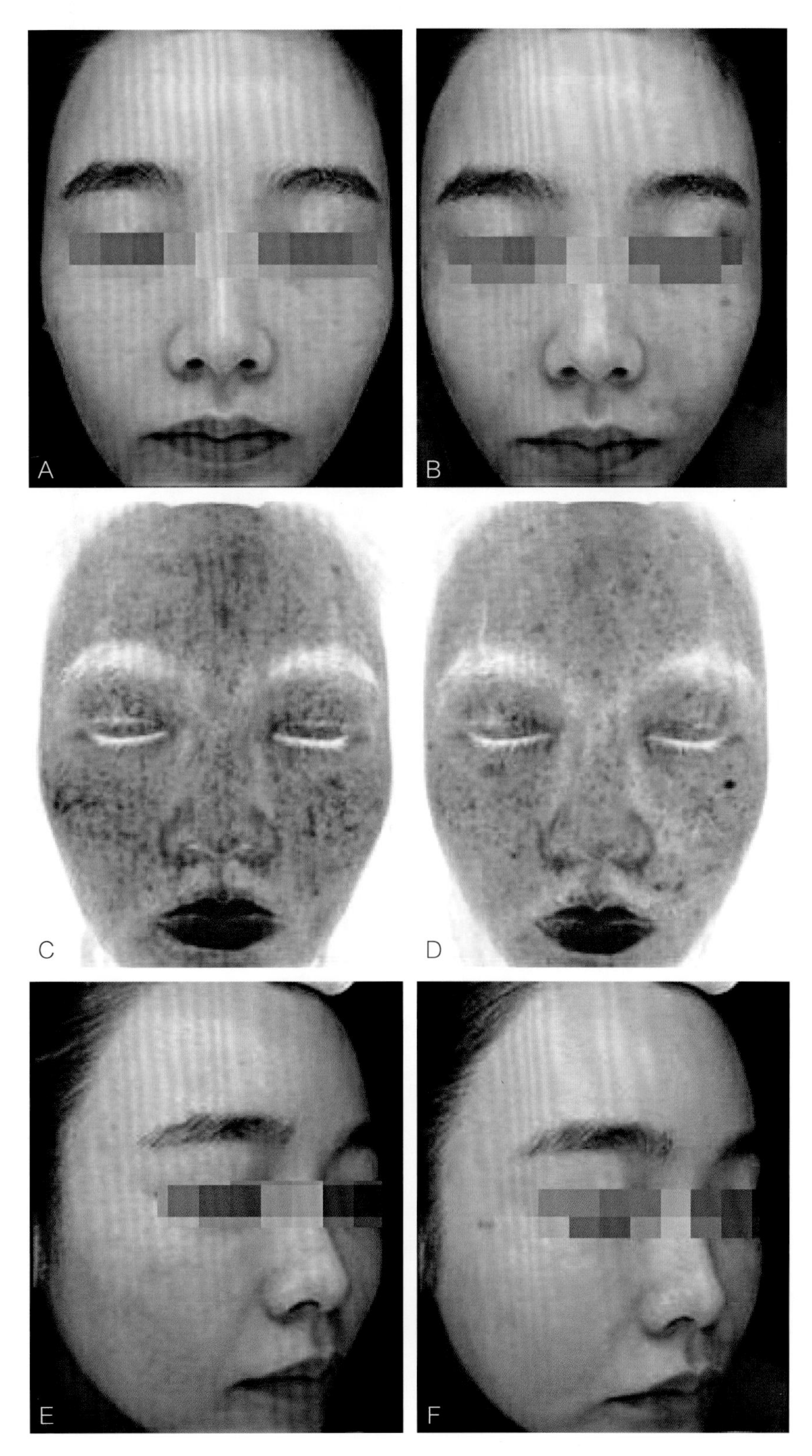

图4-2-14 面部PRP注射改善肤质

A, C, E, G, I, K. 治疗前；B, D, F, H, J, L. 治疗后1周

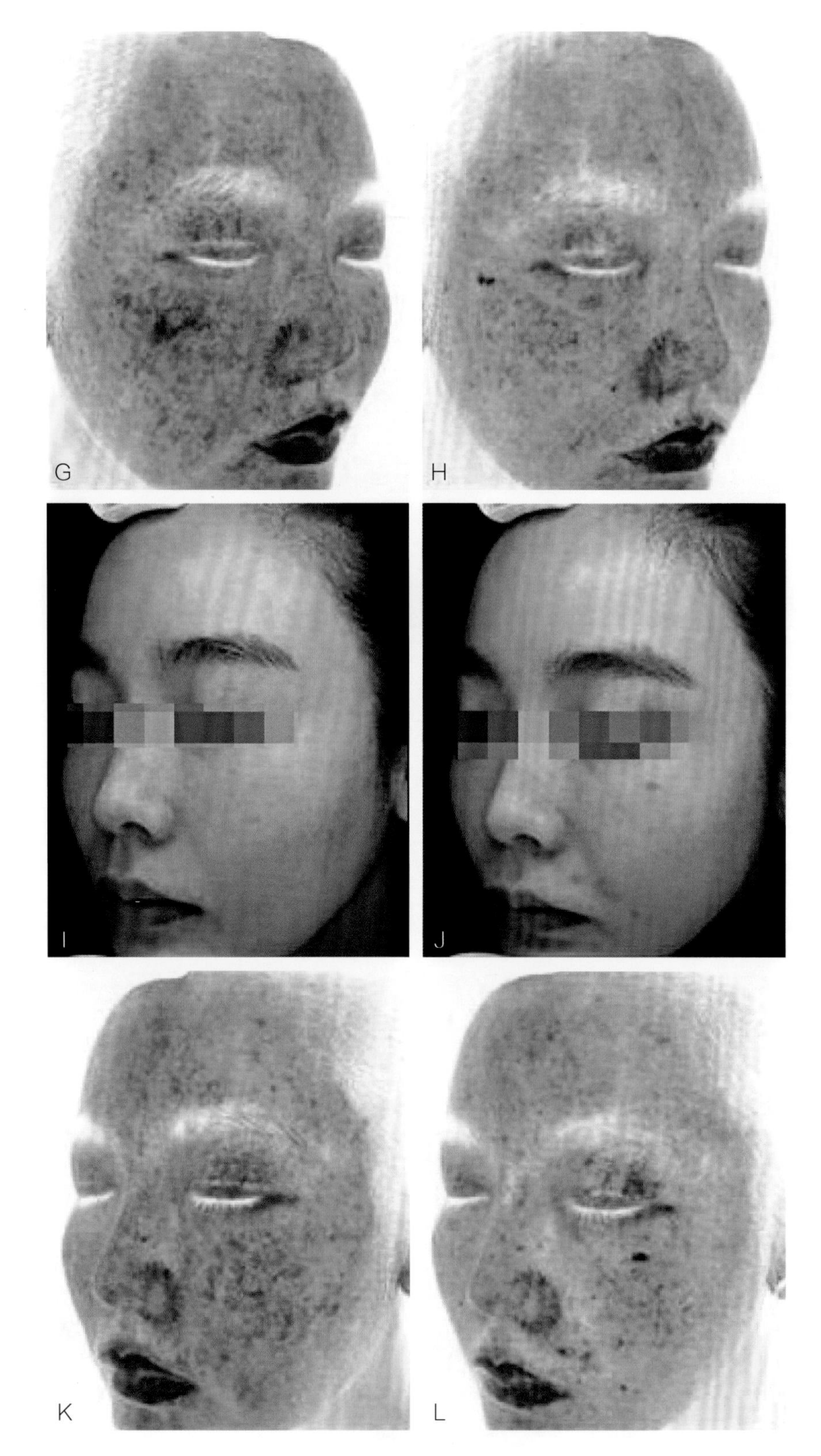

图 4-2-14（续）

案例 2：女性，30 岁，面部 PRP 注射治疗毛孔粗大（图 4-2-15）。

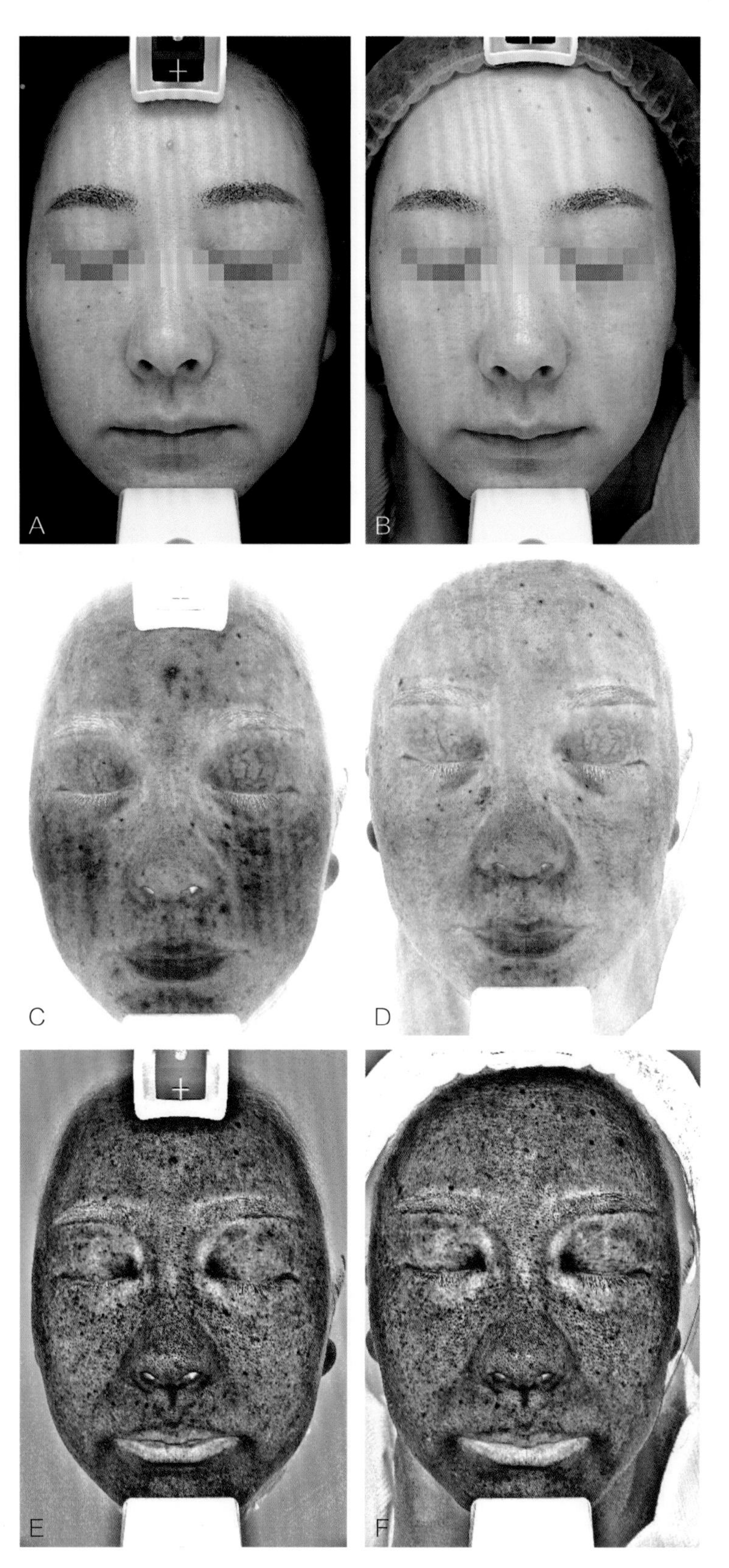

图 4-2-15 面部 PRP 注射治疗毛孔粗大
A, C, E. 治疗前；B, D, F. 治疗后 5 个月

案例 3：女性，52 岁，面部 PRP 注射治疗眼周细小皱纹（图 4-2-16）。

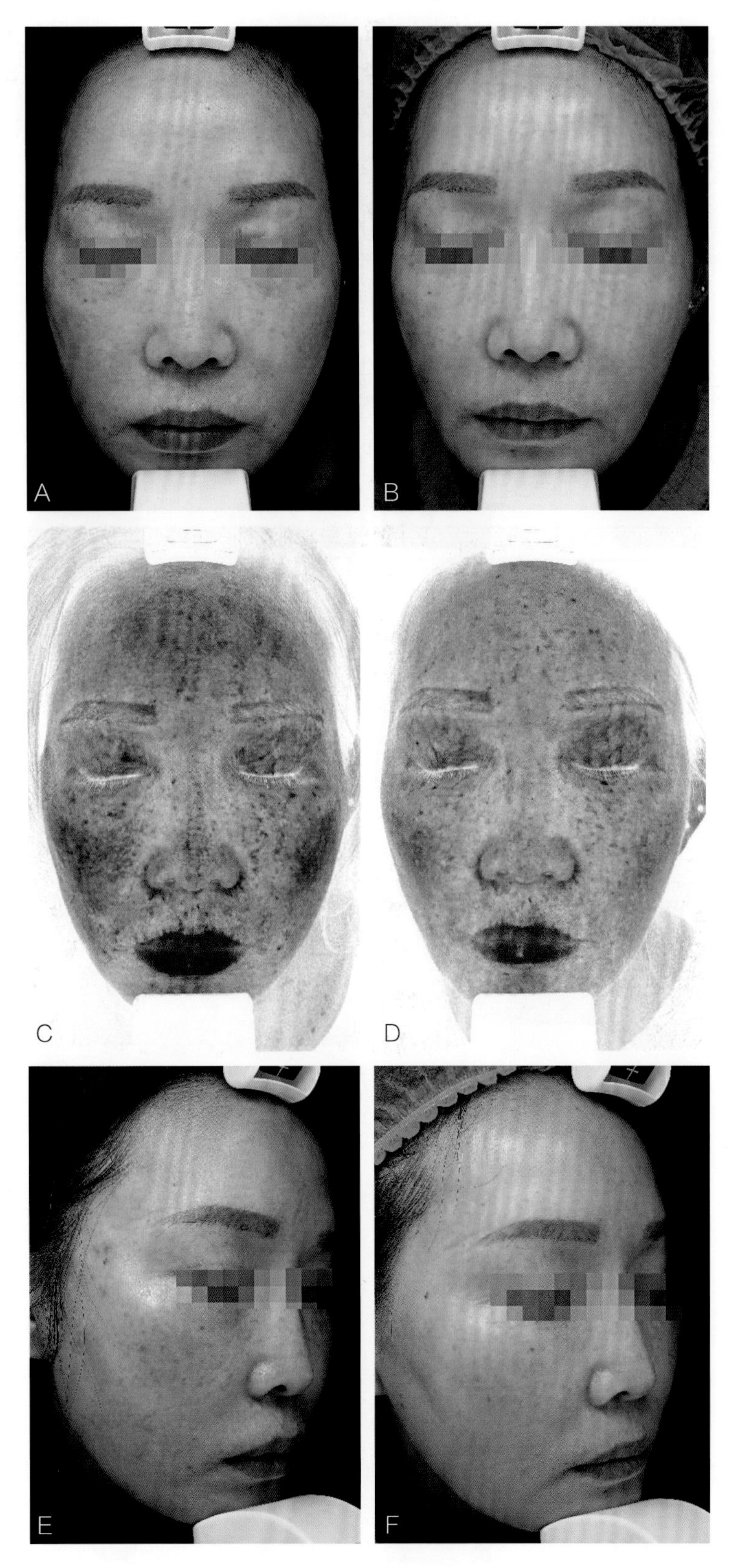

图 4-2-16　面部 PRP 注射治疗眼周细小皱纹
A, C, E, G, I, K. 治疗前；B, D, F, H, J, L. 治疗后 35 天

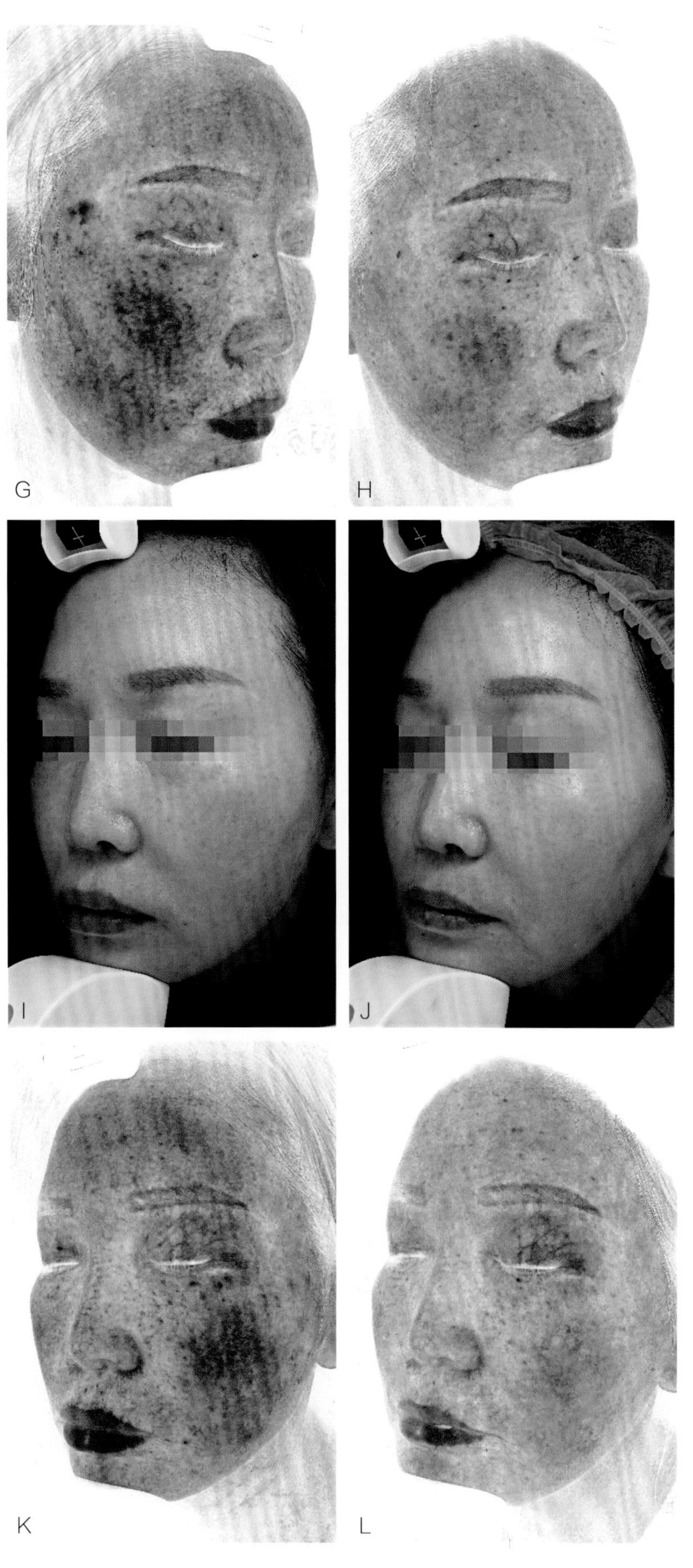

图4-2-16（续）

案例 4：女性，35 岁，面部 PRP 注射治疗毛孔粗大、肤色暗黄（图 4-2-17）。

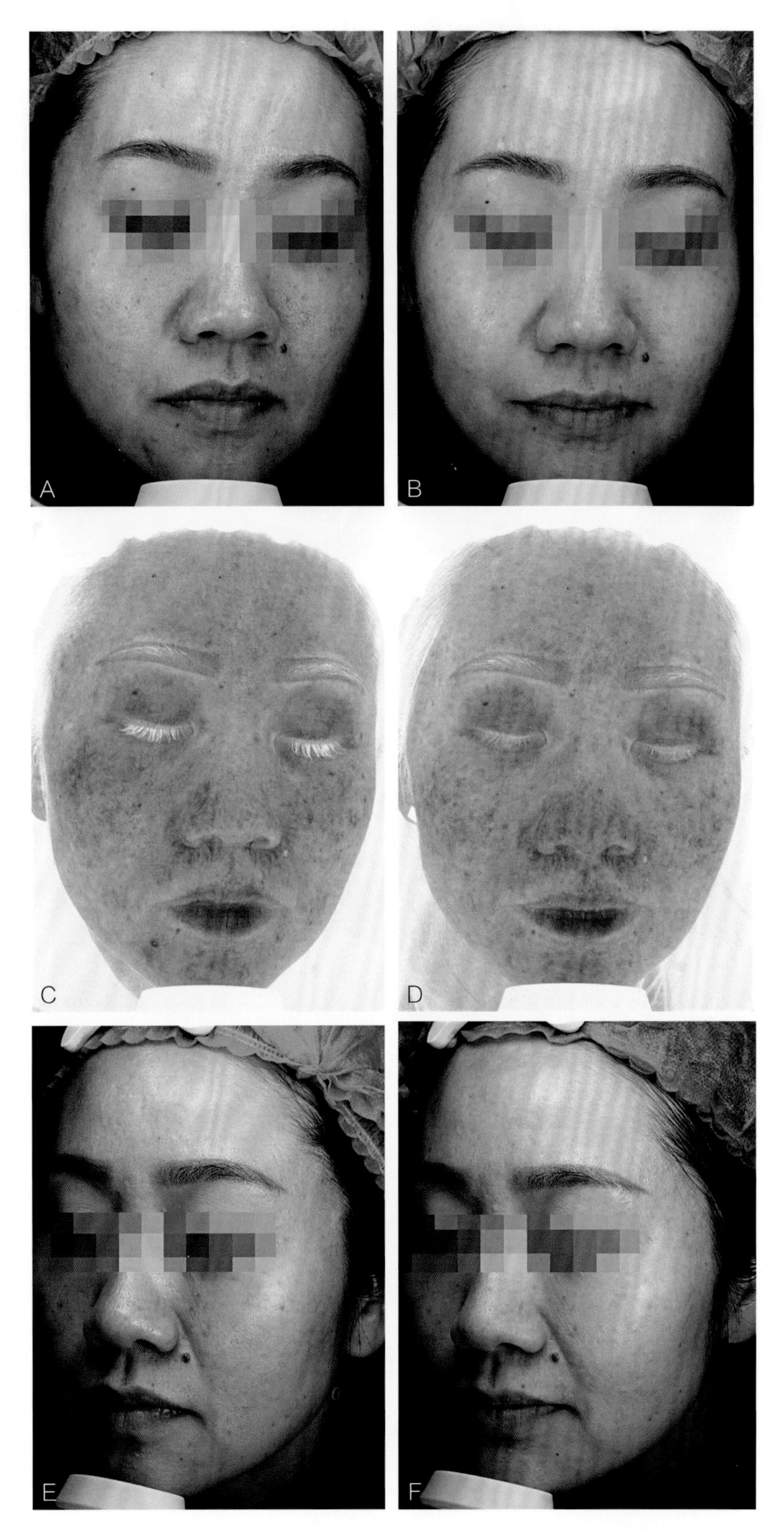

图 4-2-17　面部 PRP 注射治疗毛孔粗大、肤色暗黄
A, C, E, G, I, K. 治疗前；B, D, F, H, J, L. 治疗后 4 个月

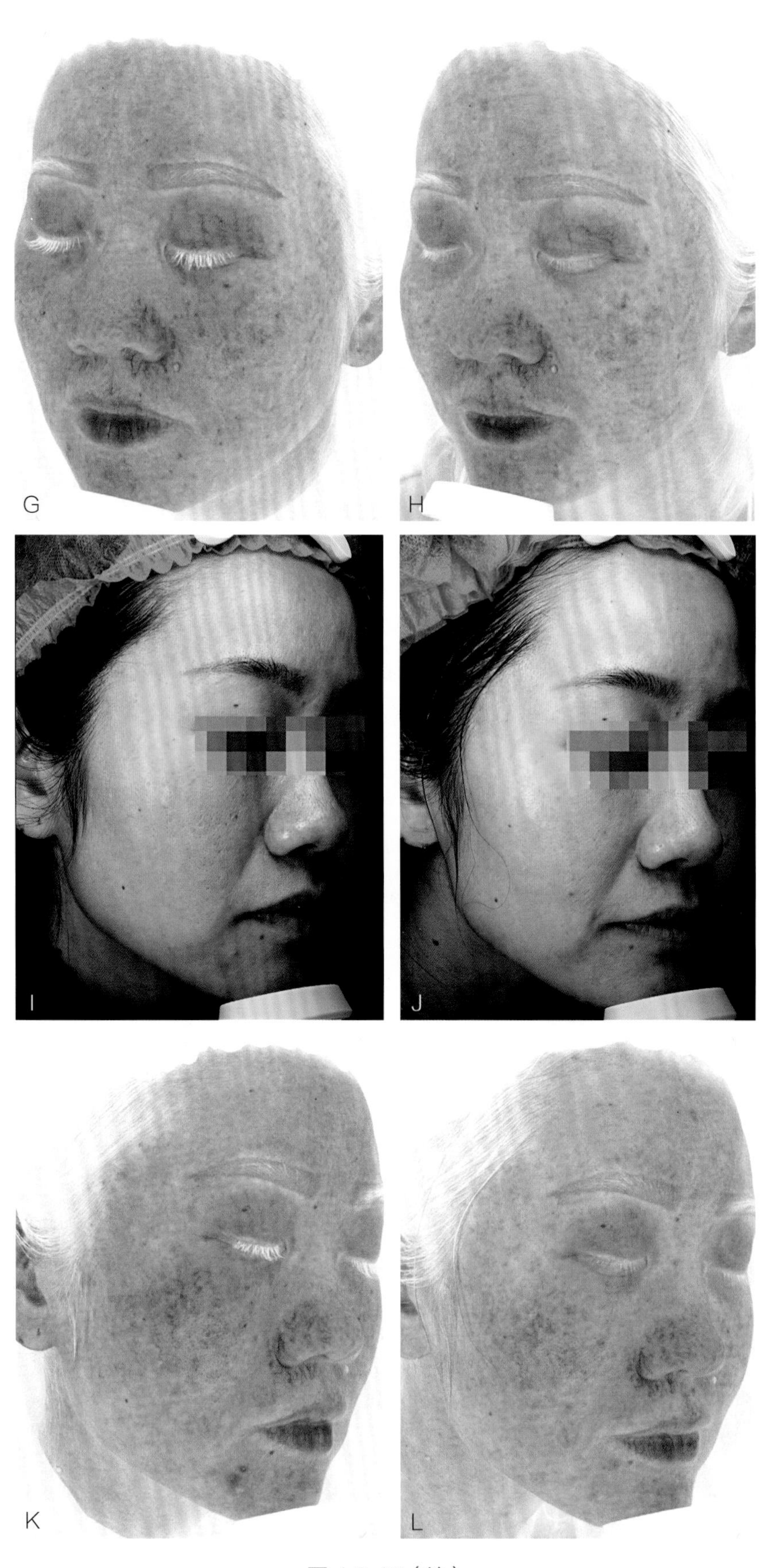

图 4-2-17（续）

八、小结

本节阐述了皮肤衰老的表现，并从细胞实验、动物实验和临床应用等方面介绍了 PRP 在促进面部年轻化中的作用。面部老化的主要表现包括皱纹、毛孔粗大、色素沉着、皮肤松弛、脱发等。皮肤的增殖潜能降低，胶原蛋白产生减少，脂肪容量丢失，导致皱纹产生；色素代谢和皮脂分泌异常引起色素沉着和毛孔粗大；韧带松弛和骨吸收导致组织下垂。PRP 中多种细胞因子在面部年轻化中发挥了重要作用。PDGF 招募巨噬细胞和成纤维细胞，刺激巨噬细胞分泌生长因子，如 TGF-β，而后产生胶原蛋白，胶原蛋白的形成可以改善皮肤的弹性和皱纹；IGF-1 可以增强皮肤屏障功能，抵抗外界刺激；VEGF 促进内皮细胞增殖和血管形成；EGF 促进细胞分化和再上皮化。PRP 能促进脂肪来源干细胞（ADSCs）的增殖和多向分化，进而改善脂肪体积的丢失。PRP 还能促进新毛囊的形成，缩短毛发生长周期，促进毛发生长。然而，其具体的作用机制仍然有待进一步探究，大量的研究还仅限于现象的观察。

PRP 制备方便，来源容易，成本低，其在面部年轻化治疗中的有效性也已在临床被多次验证。然而，生物疗法或细胞疗法最大的问题是稳定性不够，这是质量控制的关键。如何使 PRP 制备流程标准化是临床面临的主要问题。在目前的研究中，对 PRP 等浓缩血小板概念的描述各不相同，分类也不一致，这给从事相关科研的人员带来困惑。因此，有必要规范 PRP 的制备和纯化方法，对 PRP 的概念进行确切明晰的分类。关于 PRP 促进面部年轻化的作用机制，目前的研究还只是冰山一角。有学者提出，PRP 可能在氧化应激方面发挥作用，这可能为面部年轻化提供新的理论依据和治疗靶点。

（雷肖璇　黄媛媛　刘　欢　程　飚　陈敏亮）

参考文献

Bertrand-Duchesne MP, Grenier D, Gagnon G, et al. Epidermal growth factor released from platelet-rich plasma promotes endothelial cell proliferation in vitro. J Periodontal Res, 2010, 45(1): 87-93.

Bhang SH, Park J, Yang HS, et al. Platelet-rich plasma enhances the dermal regeneration efficacy of human adipose-derived stromal cells administered to skin wounds. Cell Transplant, 2013, 22(3): 437-445.

Cho JM, Lee YH, Baek RM, et al. Effect of platelet-rich plasma on ultraviolet b-induced skin wrinkles in nude mice. J Plast Reconstr Aesthet Surg, 2011, 64(2): 31-39.

Gentile P, Garcovich S, Bielli A, et al. The effect of platelet-rich plasma in hair regrowth: a randomized placebo-controlled trial. Stem Cells Transl Med, 2015, 4(11): 1317-1323.

Houdek MT, Wyles CC, Stalboerger PG, et al. Collagen and fractionated platelet-rich plasma scaffold for dermal regeneration. Plast Reconstr Surg, 2016, 137(5): 1498-1506.

Kakudo N, Minakata T, Mitsui T, et al. Proliferation-promoting effect of platelet-rich plasma on human adipose-derived stem cells and human dermal fibroblasts. Plast Reconstr Surg, 2008, 122(5): 1352-1360.

Kim DH, Je YJ, Kim CD, et al. Can platelet-rich plasma be used for skin rejuvenation? Evaluation of effects of platelet-rich plasma on human dermal fibroblast. Ann Dermatol, 2011, 23(4): 424-431.

Li H, Han Z, Liu D, et al. Autologous platelet-rich plasma promotes neurogenic differentiation of human adipose-derived stem cells in vitro. Int J Neurosci, 2013, 123(3): 184-190.

Liu HY, Huang CF, Lin TC, et al. Delayed animal aging through the recovery of stem cell senescence by platelet rich plasma. Biomaterials, 2014, 35(37): 9767-9776.

Miao Y, Sun YB, Sun XJ, et al. Promotional effect of platelet-rich plasma on hair follicle reconstitution in vivo. Dermatol Surg, 2013, 39(12): 1868-1876.

Nita AC, Jianu DM, Florescu IP, et al. The synergy between lasers and adipose tissues surgery in cervicofacial rejuvenation: histopathological aspects. Rom J Morphol Embryol, 2013, 54(4): 1039-1043.

Sadoghi P, Lohberger B, Aigner B, et al. Effect of platelet-rich plasma on the biologic activity of the human rotator-cuff fibroblasts: a controlled in vitro study. J Orthop Res, 2013, 31(8): 1249-1253.

Sclafani AP. Safety, efficacy, and utility of platelet-rich fibrin matrix in facial plastic surgery. Arch Facial Plast Surg, 2011, 13(4): 247-251.

Xian LJ, Chowdhury SR, Bin SA, et al. Concentration-dependent effect of platelet-rich plasma on keratinocyte and fibroblast wound healing. Cytotherapy, 2015, 17(3): 293-300.

Yuksel EP, Sahin G, Aydin F, et al. Evaluation of effects of platelet-rich plasma on human facial skin. J Cosmet Laser Ther, 2014, 16(5): 206-208.

第三节　PRP 在颈部年轻化中的应用

皱纹是人体老化的表现之一，颈纹的出现是颈部老化的一个标志。颈横纹是颈部皮肤老化的主要特征，可出现于各个年龄阶段。许多年轻人有颈横纹，而且数量在持续增长，这可能与长期的颈部过度运动有关。颈横纹的治疗手段有多种，包括激光光电技术、肉毒毒素注射、透明质酸注射、纳米脂肪注射、聚左旋乳酸（poly-L-lactide, PLLA）注射、外科手术等。射频、非剥脱性激光等设备主要用于改善皮肤松弛，对颈横纹作用不大。外科提升手术虽然能减轻垂直的条状纹理，但对颈横纹基本无改善，且风险高，需要长时间恢复。相关研究报道肉毒毒素注射可治疗颈纹，但其对减轻颈阔肌束状带疗效更显著，对颈横纹的疗效具有一定的差异性。若颈横纹的形成原因主要是由颈阔肌力量过大引起的（排除先天性颈纹的年轻求美者颈横纹多数由这一因素引起），则肉毒毒素注射效果较好。也有将肉毒毒素与透明质酸注射联合应用治疗颈纹的报道，总体效果较为理想。中医针灸技法在颈纹治疗方面的应用也有部分文献报道，主要原理是用针灸法制造局部轻度创伤，促进颈纹处断裂纤维再生修复。

近年来的临床实践证明，应用 PRP 治疗颈纹获得了较好的效果。应用 PRP 进行颈部抗衰老治疗不仅仅在于改善颈纹，而且能同时实现紧致皮肤、淡化色斑、缩小毛孔、靓肤等多种效果，这是由 PRP 能促进局部组织新生、再生的生物学特点所决定的。在本节中，笔者首先概述了颈纹的分类、形成原因及颈部老化分级，其次详细介绍了 PRP 在颈部年轻化中的应用方法、注意事项和并发症防治等。

一、颈纹分类及形成原因

1. 先天性颈纹　先天性颈纹具有遗传倾向，较顽固，纹理深且常伴有较为明显的色素沉着。这类人群通常在年轻时即出现颈纹，甚至在未成年时颈纹已明显可见。鉴别这类颈纹最显著的特点即颈部呈多个“游泳圈”状，即相邻颈纹纹路之间的颈部组织蓬松、凸出，颈纹纹路可被这些凸出组织挤压、覆盖，但颈部皮肤在色泽、弹性、色斑等方面却较少出现明显老化征象，整个颈部显现出与年龄不相符的颈纹表现。

2. 后天性颈纹

（1）颈部皮肤较薄，厚度只有面部皮肤的 2/3，皮脂腺和汗腺数量也只有面部的 1/3，因此颈部皮肤油脂分泌少，缺少脂膜保护，更容易干燥。

（2）颈部皮肤脆弱，而颈部又是常年暴露部位，日晒可导致皮肤蒸发加快，皮肤水分大量丢失，皮肤光老化加重，颈部真皮层胶原纤维、弹性纤维断裂明显，加之大部分人群对颈部的日常保湿和防晒不够重视，更进一步加速了颈纹的形成。

（3）颈部是身体和头部的唯一“桥梁”，活动量大且频繁，“低头族”很容易产生颈纹。

（4）年龄是所有器官组织衰老的共同因素。相关研究认为，年龄在 50 岁以上者，颈纹的形成与年龄呈明显的正相关性。

（5）肥胖、吸烟、重力作用、激素水平变化等均是颈纹产生的相关因素。

（6）颈阔肌向下牵拉的力量过大或相对过大也是颈纹产生的因素之一，尤其是年轻求美者颈纹产生的重要因素（先天性颈纹除外）。

3. 病理性颈纹 糖尿病或其他代谢性疾病、系统性红斑狼疮或其他自身免疫性疾病等均有可能使颈部组织结构、形态异常，皮下脂肪增多、堆积，颈纹纹路加深、增厚；常年饮酒引起的“粗脖子”以及甲状腺肿等引起的颈部形态改变中，也可能存在显著的颈纹表现。

二、颈部老化表现及分级

2014 年，Mulholland 详细论述了年轻态和衰老态的颈部在组织学上的改变及外观形态表现上存在的差异（表 4-3-1）（图 4-3-1）。

表 4-3-1 年轻态颈部和衰老态颈部的形态特征

年轻态颈部形态特征	衰老态颈部形态特征
下颌下腺体无显形	下颌下腺体显形
清晰锐利的颈颏角	颈颏角圆钝
紧实而轮廓清晰的下颌角	下颌线不清晰
颈部平滑，无颈阔肌条索形成	颈阔肌萎缩、变薄及条索形成
皮肤光滑，无颈横纹或纵向颈纹	颈阔肌收缩及颈部运动产生横向或纵向的颈纹，颏下颈阔肌深面及皮下出现脂肪堆积
肤色亮，极少出现色斑或血管性病变	皮肤光老化改变，质地粗糙，色斑形成及毛细血管扩张；表皮增厚，真皮层厚度减低，胶原蛋白、弹性蛋白和真皮细胞外基质减少，真皮深层异常弹性纤维沉积

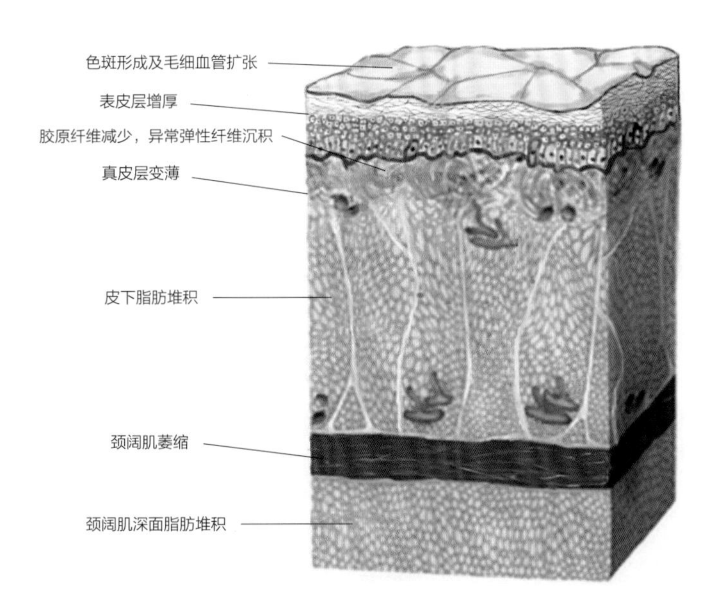

图 4-3-1 颈部衰老的组织学变化

早在 1998 年，Brand 和 Bellman 等回顾总结了与年龄相关的颈部老化及退行性变化，并对颈部衰老程度进行了临床分级，以便于临床颈部美容抗衰治疗的客观评价（表 4-3-2）。

表 4-3-2 年龄相关的颈部老化分级

1级	2级	3级	4级
颈部活动时可见颈阔肌条索	轻度颈阔肌条索	中度颈阔肌条索	重度粗大的颈阔肌条索
细微颈横纹和细纹	轻度颏下脂肪堆积	中度颏下脂肪堆积	较深的颈横纹及细纹
无皮肤松垂	轻度皮肤松垂	中度皮肤松垂	重度皮肤松垂，下颌线轮廓不清晰
无颏下脂肪堆积	轻度颈横纹和细纹	中度颈横纹和细纹	重度颏下脂肪堆积，组织松垂

三、PRP 治疗颈纹操作方法及治疗关键点

（一）操作方法

1. PRP 与 PPDO 埋线联合应用

（1）注射部位皮肤用复方利多卡因乳膏外敷 30~60 min。

（2）低头位点状标记颈纹。

（3）注射时求美者取仰卧位，清洁颈部皮肤后常规消毒。

（4）采用线状注射方法，选用 1 ml 注射器和 30 G 针头（或更细的针头），针尖斜面朝上，与水平呈 15° 进针，沿着颈横纹纹路将 PRP 注射入真皮内或者皮下浅层，边退针边注射，形成皮丘，每次用量 0.1~0.2 ml。再在皮丘处进针，向未注射的地方继续注射，直至整条皱纹注射完成。

（5）如与 PPDO 线材联合使用，可选用 5-0 或 6-0 平滑线刺入真皮深层，待 PPDO 线材全部埋置入真皮层后，在平滑线针尾处接上内装有 PRP 的 1 ml 注射器，边退针边注射 PRP，使 PPDO 线体与 PRP 同步进入颈纹处皮肤的目标层次（图 4-3-2）。

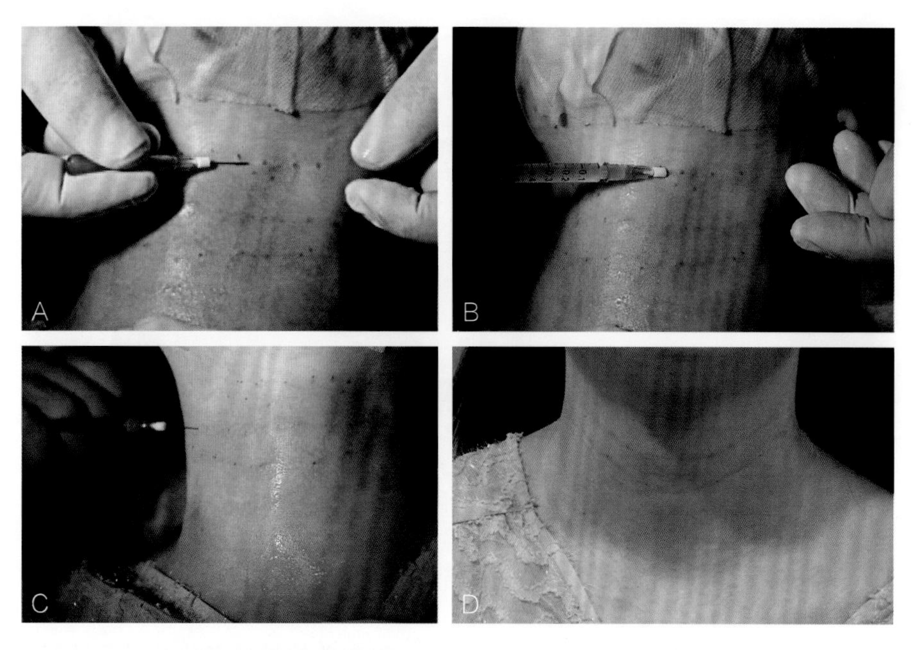

图 4-3-2 PRP 与 PPDO 埋线联合应用治疗颈纹

A. 埋置 PPDO 平滑线；B. PPDO 平滑线针管末端接上内装 PRP 的注射器；C. 边退边注射；D. 术后即刻

2. PRP与肉毒毒素联合应用 颈阔肌的主要作用是牵拉颈部组织向下运动，由此造成颈横纹的产生，随着时间的推移，颈纹愈发加重、加深。肉毒毒素注射降低颈阔肌力量后能改善这一状况，对年轻求美者效果显著，这方面的临床报道已相对较多。尽管如此，已经形成的颈纹褶皱还是需要使用填充材料进行注射，抚平褶皱。在填充材料的选择上，首先要求颗粒不能过大、硬度不能过强，否则注射后容易呈条索状或串珠状，处理起来比较困难；其次，选择的材料如果兼具生物学促组织再生效应，能对颈纹处胶原纤维、透明质酸再生发挥作用，这样的治疗效果便会更理想、更持久。综上所述，PRP与肉毒毒素联合应用是一种1+1 > 2的好方法，具体操作如下：

（1）所备注射器材、求美者体位、敷表面麻醉剂及消毒方法与上述基本一致。

（2）颈纹真皮深层或皮下浅层注射PRP，局部呈皮丘状，总用量3~5 ml（图4-3-3）。

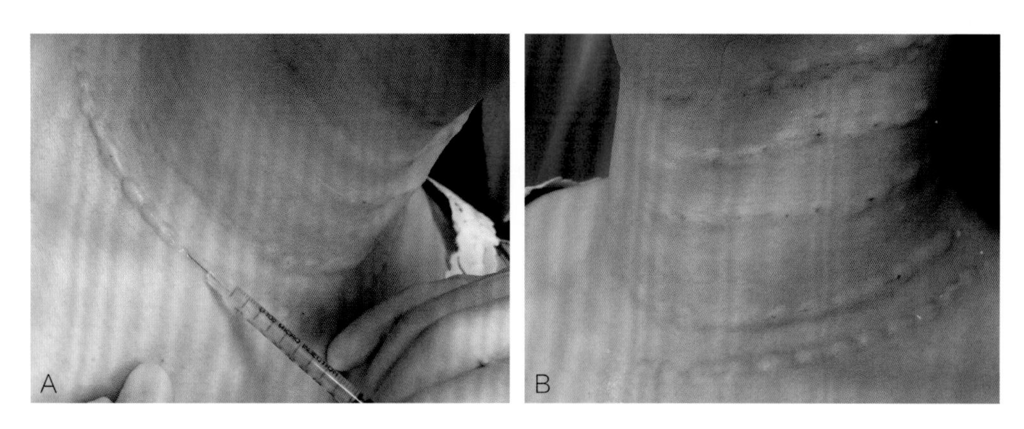

图4-3-3 PRP注射颈纹

A. PRP注射颈纹呈皮丘状；B. PRP注射颈纹后即刻

（3）用2.5 ml生理盐水溶解100 U肉毒毒素，抽出0.5~1 ml（20~40 U），再使用生理盐水将其稀释到1~2 ml。

（4）耳垂与口角外2 cm连线以下为注射区域，左右侧颈部各注射4~8条，颈部中央区注射时务必少量、表浅（图4-3-4）。

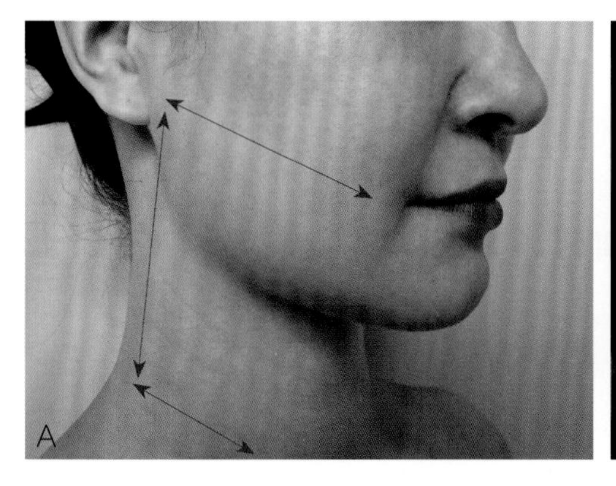

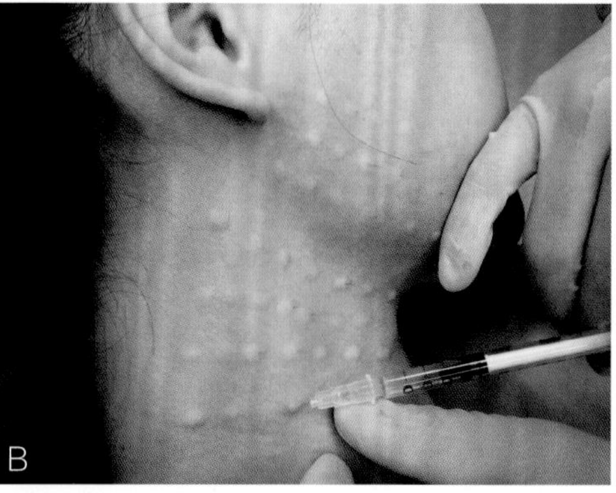

图4-3-4 肉毒毒素注射颈纹

A. 注射范围；B. 注射呈点状皮丘

（二）治疗关键点

（1）术前做好沟通与交流，让求美者了解 PRP 治疗原理和操作过程。

（2）严格按流程提取 PRP，并检测 PRP 中血小板浓度，达到合格要求。

（3）低头位标记，标记以点状标记，不成直实线，以让 PRP 注射时进针点在标记点之间，避免注射时将标记点染料带入，影响美观。

（4）建议仰头位注射，仰头注射有利于皮肤均匀平整，控制注射层次。

（5）注射时尽可能均匀，以免颈纹出现不平整、不均匀。

四、术后注意事项及护理

（1）术后即刻适度按压注射区针孔，减少淤青。

（2）注射处涂抹剩余 PRP 或 PPP 约 20 min。

（3）生理盐水擦净 PRP 或 PPP，生理盐水冰纱布冷敷 15~20 min。

（4）注射区至少 12 h 内不沾水。

（5）建议 1 周内颈部贴面膜，1~2 次/天，并做好防晒、保湿。

（6）1 周内禁止摄入辛辣刺激性食物和饮酒。

（7）减少低头活动。

五、术后并发症及防治

（1）淤青：常由于注射时刺破皮下小血管导致出血所致。操作时动作应柔和，注射层次尽量控制在真皮深层，术后即刻按压、冷敷均可减少淤青形成。术后 2~3 天局部热敷，可配合口服及外用活血化瘀的药物促进淤青消退。

（2）肿胀：PRP 治疗颈纹术后可能存在肿胀，通常不严重，数小时后至 1 天内基本消退。

（3）注射不均匀：注射时可能出现不均匀的情况，及时适度的按摩可促进注射物均匀分布。

（4）PPDO 线头外露：PRP 联合埋线治疗颈纹时可能出现线头外露的情况，在埋线时尽量推移皮肤，剪除外露于皮肤的多余线材；术后亦有线头外露的可能，常规消毒后剪除外露线头即可。

（5）肉毒毒素注射并发症：在注射剂量过大（一般不建议超过 50~60 U）、注射深度过深等情况下，可能会导致咽喉部肌肉力量减弱，会厌小关节结构不稳，进而导致喉部异物感、吞咽困难、咽食疼痛、声音嘶哑等并发症，尤其是颈部中央区注射要格外注意，在技术不熟练的情况下，不建议做颈部中央区肉毒毒素注射；在注射时要准确把握剂量、深度、部位，术后避免搓揉，以防肉毒毒素扩散。

六、临床案例介绍

女性，46 岁，因颈纹显得衰老而就诊，曾注射肉毒毒素效果不佳。术前颈纹评估 3 级（中度），属于难治性颈纹。采用 PRP（每次 1.5 ml）行颈纹皮内注射，每月 1 次，治疗 3 次后效果满意（图 4-3-5）。

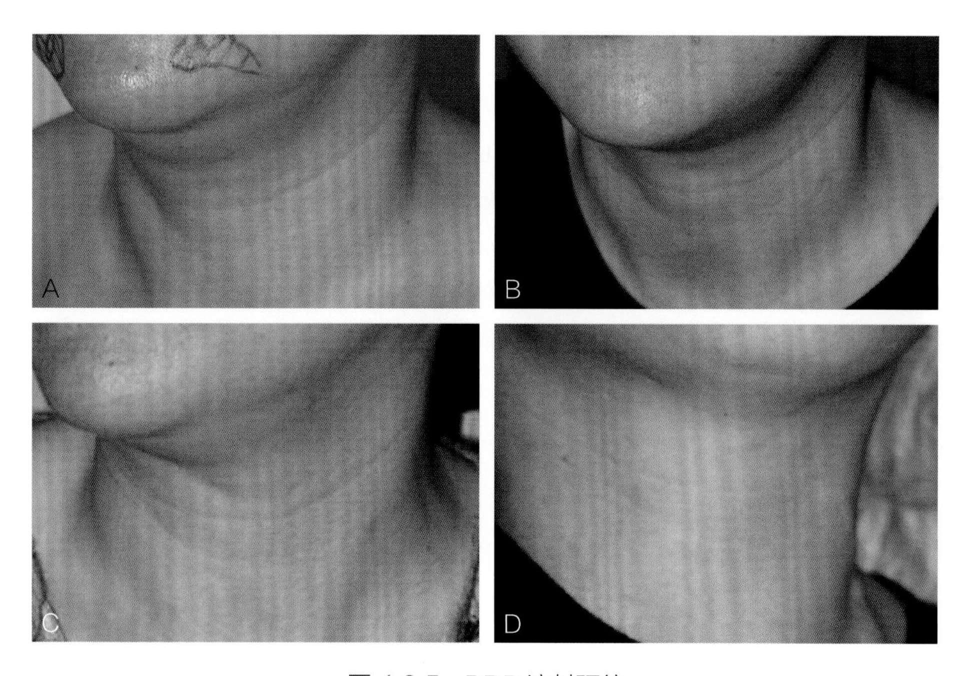

图 4-3-5 PRP 注射颈纹
A. 术前；B. 第 1 次治疗后；C. 第 2 次治疗后；D. 第 3 次治疗后

七、小结

传统的外科开放、侵入性手术提升颈部对颈部的浅表皮肤老化并无明显改善，还可能产生较多的术后并发症，故临床医师迫切需要微创的治疗手段来改善颈部老化的外观，修复光损伤的颈部皮肤，以达到最佳的颈部年轻化效果。目前的颈部年轻化治疗趋向于以注射、填充等微创方式为主，常用材料有肉毒毒素、透明质酸、胶原蛋白、自身获取的填充物如纳米脂肪等。随着对浓缩血小板研究的深入，将富含多种高浓度生长因子的 PRP 单独用于颈部年轻化治疗或与其他方法联合应用，逐渐受到临床医师的关注。笔者采用 PRP 联合 PPDO 线材埋置或 A 型肉毒毒素注射，在颈部年轻化治疗中取得了较好疗效，期待着这一方法在颈部年轻化治疗中能得到更好的改进与应用，并朝着再生医学的方向不断实践。

（申五一　刘友山　甘　丽）

参考文献

BeOliveira TC, Rocha SF, Ramos DG, et al. Effects of multipolar radiofrequency and pulsed electromagnetic field treatment for face and neck rejuvenation. Dermatol Res Pract, 2017, 2017(11): 4146391.

Brandt FS, Bellman B. Cosmetic use of botulinum A exotoxin for the aging neck. Dermatol Surg. 1998, 24(11): 1232-1234.

Chao YY, Chiu HH, Howell DJ. A novel injection technique for horizontal neck lines correction using calcium hydroxylapatite. Dermatol Surg, 2011, 37(10): 1542-1545.

Mulholland RS. Nonexcisional, minimally invasive rejuvenation of the neck. Clin Plast Surg, 2014, 41(1): 11-31.

Oyunsaikhan S, Amarsaikhan B, Batbayar B, et al. Morphometric study of facical wrinkles and aesthetic skin as a dermaroller treatment combined with platelet rich plasma（PRP）. Diagnostic Pathology, 2017, 3: 238-2364.

Sadick NS, Trelles MA. Nonablative wrinkle treatment of the face and neck using a combined diode laser and radiofrequency technology. Dermatol Surg, 2005, 31(12): 1695-1699.

Vanaman M, Fabi SG, Cox SE. Neck Rejuvenation using a combination approach: our experience and a review of the literature. Dermatol Surg, 2016, 42(2): 94-100.

Weinkle AP, Sofen B, Emer J. Synergistic approaches to neck rejuvenation and lifting. J Drugs Dermatol, 2015, 14(11): 1215-1228.

洪爱子. 肉毒素联合透明质酸治疗颈纹的面部年轻化方案分析. 中国医药科学，2019, 9(20): 32-34.

杨昱彦，肖丽玲，limeng. 颈纹的相关研究及治疗展望. 中华肥胖与代谢病电子杂志，2019, 5(1): 31-36.

第四节 PRP 在脱发治疗中的应用

哺乳动物毛发的主要功能是保温和排泄，但在现代社会，人类头发的首要功能是美容。脱发是一种由自身免疫介导的毛囊慢性炎症性疾病。虽然脱发不危及生命，也不痛苦，但可能引起严重的心理问题，比如极度焦虑及抑郁。目前多数研究证实了 PRP 治疗雄激素性脱发（androgenetic alopecia, AGA）的有效性，但在其他脱发类型的应用研究相对较少。本节将主要介绍现阶段临床上 PRP 在 AGA 治疗中的应用以及 PRP 在其他类型脱发中的应用前景。

一、雄激素性脱发的发病机制及 PRP 应用相关理论基础

AGA 是最常见的进行性脱发类型，主要病理表现为毛囊生长期逐渐缩短、休止期延长，导致毛囊微小化，使较粗的、具有色素的终毛逐渐被细软的、色素脱失的毳毛取代（图 4-4-1）。现有的流行病学数据显示，AGA 的发生率及流行程度取决于年龄和种族：①在白人群体中，30% 以上的男性在 30 岁之前患有 AGA，50 岁时达到 50%，70 岁时为 80%；而女性一生中只有 40%~50% 受 AGA 影响；②中国人、日本人及非裔美国人受 AGA 的影响比白种人要小，在我国，男性患病率约为 21.3%，女性患病率约为 6.0%。

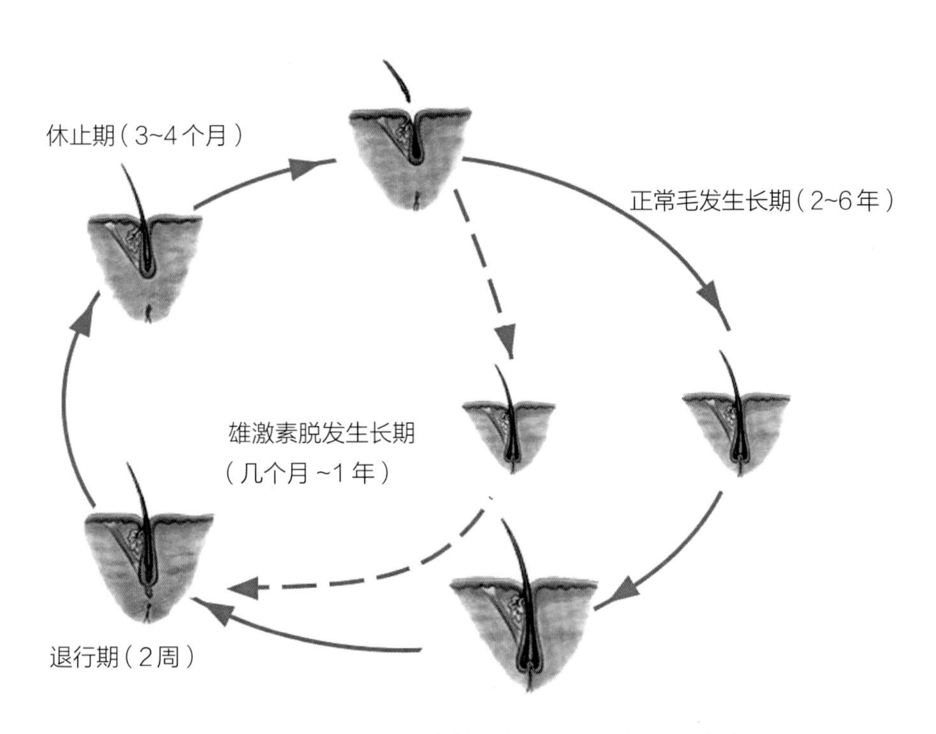

图 4-4-1 正常毛发和雄激素性脱发的毛发生长周期比较

Wnt/β-catenin 信号通路是控制毛发生长的主要信号通路。毛乳头细胞（dermal papilla cells, DPCs）被认为是毛囊的控制中心，负责信号的接收和发送，并通过 Wnt/β-catenin 信号通路诱导毛囊干细胞（hair follicles stem cell, HFSC）的增殖和分化。在毛囊正常生长周期中，DPCs 表面 Wnt 信号的激活导致 β- 连环蛋白（β-catenin）在细胞质中积累，随后 β- 连环蛋白转移到细胞核，并与 T 细胞

因子/淋巴样增强因子（TCF/LEF）结合，作为转录的共激活因子改变基因表达，生成活性蛋白，进而刺激干细胞分化和毛囊形成，而糖原合酶激酶 3β（GSK-3β）促进 β- 连环蛋白磷酸化后转运至蛋白酶体降解，则负性调节毛发生长。

AGA 是一种具有遗传倾向的雄激素依赖性疾病。目前认为 X 染色体 AR/EDA2R 位点和染色体 20p11 位点是 AGA 的两个主要遗传风险位点，而毛囊内雄激素的高生物利用度介导了整个病理过程。人体皮肤包含雄激素代谢所需的所有酶类，使皮肤能自主调节局部雄激素水平，发挥相应的生理过程。因此，虽然大多数 AGA 患者血液循环中的雄激素水平正常，但是其 DPCs 内明显增多的Ⅱ型 5- 还原酶（5-R）会将睾酮（testosterone, T）在局部代谢为效能更高的双氢睾酮（dihydrotestosterone, DHT）。一方面，DHT 和雄激素受体（androgen receptor, AR）紧密结合，AR-DHT 复合物转移至细胞核内，活化 AR 共激活位点 HIC-5/ARA55，启动靶基因转录与蛋白表达，改变 DPCs 释放的生长因子和活性物质，从而影响毛囊生长（图 4-4-2）；另一方面，DHT 与 AR 结合后通过 Dickkopf-1（DKK-1）和 GSK-3β 抑制 Wnt/β-catenin 通路，进而抑制毛发生长。DKK 被认为可以通过抑制低密度脂蛋白受体（LDL-R）相关蛋白，阻断 Wnt 信号传递，而 GSK-3β 能促进 β- 连环蛋白磷酸化靶向降解（图 4-4-3）。

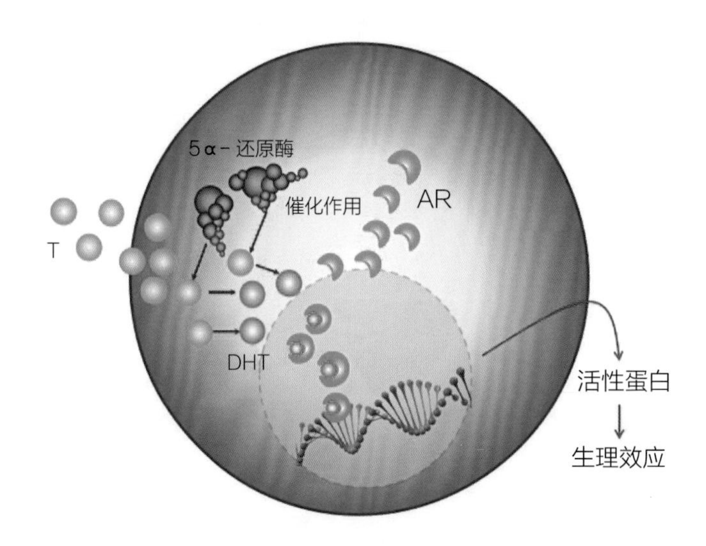

图 4-4-2　雄激素改变 DPCs 活性物质释放的生物效应过程

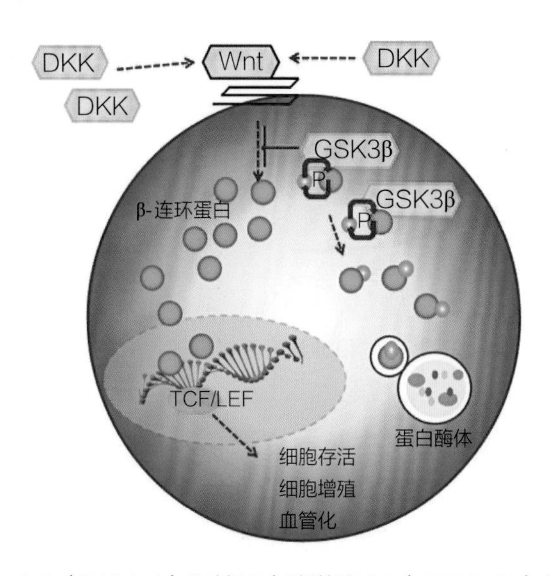

图 4-4-3　雄激素通过 Dickkopf-1（DKK-1）和糖原合酶激酶 3β（GSK-3β）抑制 Wnt/β-catenin 信号通路

PRP弥补了脱发区的生长因子不足，这些生长因子影响DPCs附着、增殖和分化，促进细胞外基质的积累，改变了毛发的生长周期：①生长因子VEGF、PDGF、EGF、TGF-β、FGF能够促进血管形成，增加FGF-7、β-连环蛋白的积累，激活ERK信号而促进毛囊隆突区的DPCs细胞增殖，实现休止期向生长期的转变；②生长因子IGF-1/2、FGF-7和PDGF与细胞表面受体结合触发信号级联反应，激活抗凋亡调节因子Bcl-2和Akt，其中Akt可促进Bcl-2相关死亡启动子（BAD）和GSK-3β的磷酸化来抑制Bcl-2及β-连环蛋白降解，从而延长生长期。

二、雄激素性脱发的临床分型及分级治疗

中华医学会皮肤性病学分会毛发学组制订的2014版《中国雄激素秃发诊疗指南》（以下简称《指南》）中推荐使用BASP分型法对脱发程度进行分型。该分型结合了发际线形态、额部与顶部头发密度进行分型。其中4种基本型L、M、C、U代表了发际线的形状，再根据脱发的严重程度进行分级；2种特殊型V和F则分别代表额部和顶部两个特定区域的头发密度，再根据脱发的严重程度进行分级（图4-4-4、表4-4-1）。

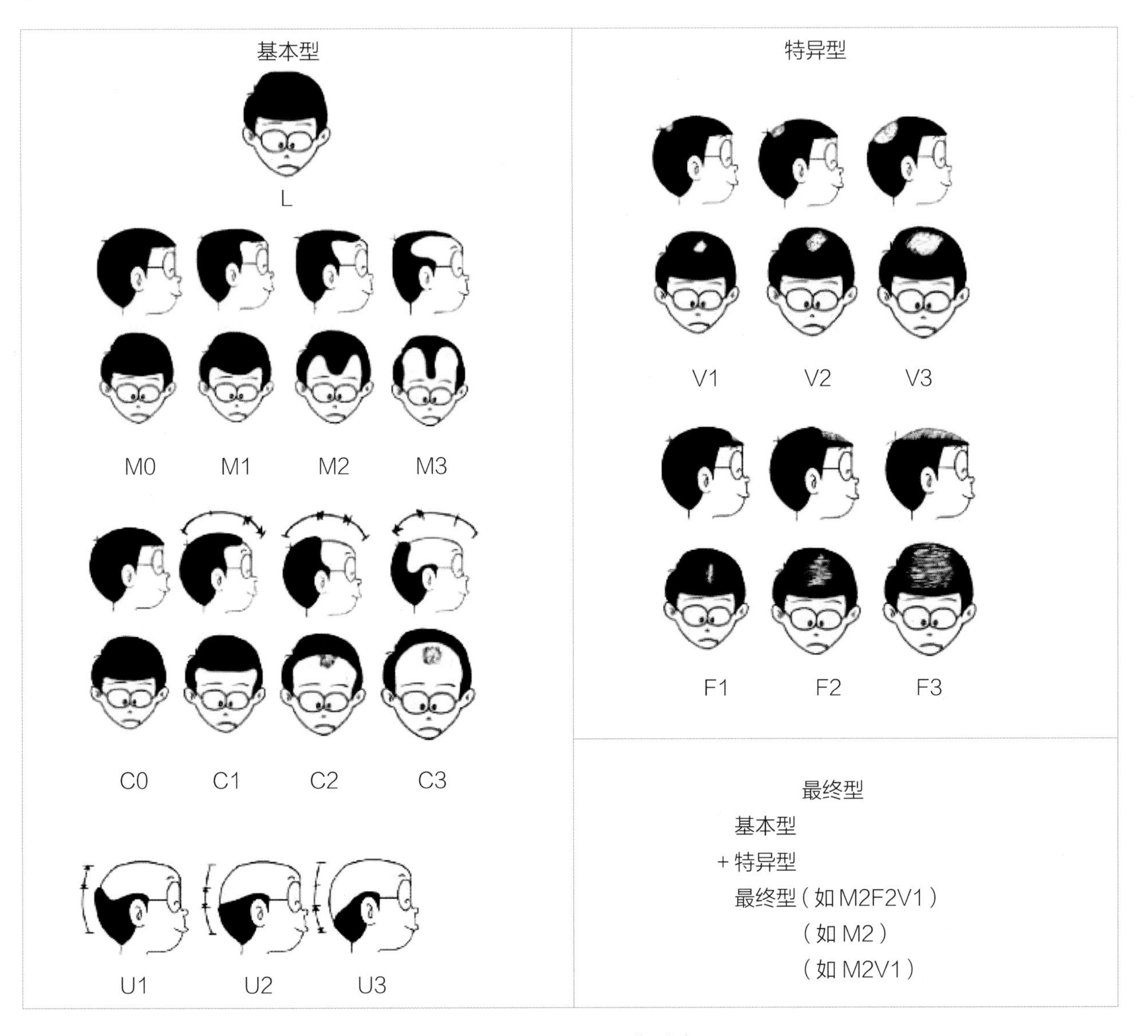

图4-4-4　BASP分型法

表 4-4-1　BASP 分型法

基本型	特定型
L 型：前额发际线无后移，无脱发	顶枕部头发密度分级：
M 型：两侧额颞区发际线后退较前额中央区明显，且两侧对称	V 型：头顶部头发明显稀疏，且超过前额区
M0：两侧额颞区原发际线保留，无脱发	V1：轻度，头部顶枕区头发密度可见降低
M1：两侧额颞区后退发际线尚未超过原发际线到头顶部范围的前 1/3	V2：中度，头部顶枕区头发密度可见显著降低
M2：两侧额颞区后退发际线尚未超过原发际线到头顶部范围的中 1/3	V3：重度，头部顶枕区头发密度非常稀少或缺失
M3：两侧额颞区后退发际线尚未超过原发际线到头顶部范围的后 1/3	头顶部头发密度分级：
C 型：前额中部发际线后退较两侧额颞部明显，类似“C”	F 型：头发密度弥漫性降低，前额区尤为显著，常见于女性型脱发
C0：前额原发际线保留，无脱发	F1：轻度，头顶前额区头发密度可见降低
C1：前额中部后退发际线尚未超过原发际线到头顶部范围的前 1/3	F2：中度，头顶前额区头发密度可见显著降低
C2：前额中部后退发际线尚未超过原发际线到头顶部范围的中 1/3	F3：重度，头顶前额区头发密度非常稀少或缺失
C3：前额中部后退发际线尚未超过原发际线到头顶部范围的后 1/3	
U 型：前额发际线退至头顶后，类似“U”，是最严重的类型	
U1：发际线后退至头顶部到枕骨隆突范围的前 1/3	
U2：发际线后退至头顶部到枕骨隆突范围的中 1/3	
U3：发际线后退至头顶部到枕骨隆突范围的后 1/3	

《指南》基于 BASP 分型法制订了 AGA 的分级治疗路径：

（1）轻/中度：包括 M1~M2、C1、V1~V2 或 F1~F3 型，首选药物治疗。男性可选择口服非那雄胺以及外用 5% 米诺地尔；女性外用 2% 或 3% 米诺地尔以及口服抗雄激素药物。

（2）中/重度：包括 M3、C2~C3 或 V3 型，首选药物治疗。治疗 1 年以后评价疗效，如果改善或效果满意则继续药物治疗，不满意则考虑联合毛发移植。

（3）重度：包括 C3 或 U1~U3 型，可考虑口服药物联合毛发移植。如果治疗 1 年后改善或效果满意则继续用药物治疗，否则建议使用假发等改善外观。

三、雄激素性脱发的治疗方法

由于 AGA 是一个进行性加重直至脱发的过程，因此应强调早期治疗和长期治疗的重要性。一般而言，越早治疗，疗效越好。治疗方法包括：系统用药、局部用药、毛发移植术、PRP疗法及低能量激光治疗（如LED红黄光照射治疗）等。非手术治疗的效果判断包括：脱发量的减少、毛发直径的增加、毛发色素的加深以及毛发数量的增多等。尽管大量研究表明雄激素介导脱发的发生，但确切的分子机制尚不清楚，因此治疗方法相对有限。目前，美国FDA批准的AGA治疗方法仅有药物（非那雄胺、米诺地尔）和低能量激光治疗。各种治疗方法归纳如表4-4-2~4-4-4所示，临床医师可结合《指南》选择性采用联合治疗。

表4-4-2　雄激素性脱发（男型）一线药物治疗

药物	是否被FDA批准使用	作用机制	推荐剂量	主要副作用
非那雄胺	批准	5α-还原酶抑制剂	1 mg口服，1次/天	性功能障碍
度他雄胺	某些国家批准（例如韩国和墨西哥）	5α-还原酶抑制剂	0.5 mg口服，1次/天	性功能障碍
非那雄胺（局部使用）	未批准	5α-还原酶抑制剂	1%凝胶或0.25%溶液涂抹，1次/天	与口服副作用相似
米诺地尔	批准	未明确，可能与抗雄激素、血管舒张和抗炎作用有关	5%溶液涂抹，2次/天	多毛症、接触性皮炎
拉坦前列腺	未批准	延长生长期	0.1%溶液涂抹，1次/天	致红斑效应
酮康唑	未批准	下调毛囊DHT表达	2%溶液洗发，5 min后清洗干净，每周3次	—

表4-4-3　雄激素性脱发（女型）一线药物治疗

药物	是否被FDA批准使用	作用机制	推荐剂量	主要副作用
非那雄胺	未批准	5α-还原酶抑制剂	口服2.5~5 mg，1次/天（育龄期女性需避孕）	致畸性 患乳腺癌风险增加
度他雄胺	未批准	5α-还原酶抑制剂	口服0.5 mg，1次/天（育龄期女性需避孕）	致畸性 患乳腺癌风险增加
螺内酯	未批准	抗雄激素，降低睾酮水平和竞争性雄激素受体拮抗剂	100~200 mg/d	致畸性 月经紊乱
醋酸环丙孕酮	未批准	抗雄激素，竞争性雄激素受体拮抗剂，通过抑制LH和FSH降低睾酮水平	口服25~50 mg，1次/天（非绝经期女性月经周期1~10天服用） 口服50~100 mg，1次/天（绝经期女性）	致畸性 肝细胞毒性
米诺地尔	批准	未明确，可能与抗雄激素、血管舒张和抗炎作用有关	5%溶液，1次/天 2%溶液，2次/天	多毛症 接触性皮炎

续表

药物	是否被 FDA 批准使用	作用机制	推荐剂量	主要副作用
拉坦前列素	未批准	延长生长期	0.1% 溶液涂抹，1 次 / 天	致红斑效应
酮康唑	未批准	下调毛囊 DHT 表达	2% 溶液洗发，5 min 后清洗干净，每周 3 次	—

表 4-4-4 雄激素性脱发非药物治疗

治疗方案	是否被 FDA 批准使用	作用机制	建议频次	主要副作用
低能量激光治疗（655 nm）	批准	可能激活休眠毛囊，增加血流量，上调生长因子和 ATP，刺激生长期毛发	20 min/d，每周 3 次	—
铒激光（1550 nm）	未被批准	可能激活休止期毛囊，增加血流量，上调生长因子和 ATP，刺激生长期毛发	间隔 2 周，5~10 次治疗	热性毛囊损伤、瘢痕
PRP	未被批准	可诱导干细胞向毛囊分化，延长生长期，防止细胞凋亡	次数不等	轻微疼痛、头皮发红、出血
头皮微针	未被批准	可能诱导血小板源性生长因子的释放、毛囊干细胞的激活和毛发生长相关基因的表达	次数不等	轻微疼痛、出血
毛发移植术	—	雄激素不敏感区域的毛囊移植到依赖雄激素的头皮上能保持原有特性	—	感染、疼痛、移植毛发不生长

四、PRP 治疗雄激素性脱发的操作方法及注意事项

1. 选择患者

（1）排除系统性疾病：①已知对血液制品和多种药物严重过敏者；②肝、肾功能异常患者；③免疫功能异常患者；④血小板功能异常或血小板减少患者；⑤正在接受抗凝治疗患者；⑥骨髓再生功能障碍患者；⑦糖尿病患者；⑧恶性肿瘤或其他慢性感染患者；⑨瘢痕体质患者。

（2）经皮肤科医生确诊或既往曾经确诊的 AGA 患者。

（3）排除重度患者（BASP 分型法）。

2. 给患者的建议

（1）在治疗期间保持相同的发型，避免染发、烫发。

（2）治疗前一天需洗发以降低感染发生的可能性。

（3）可与其他治疗方式联合应用。

3. 登记个人信息，建立数据档案

（1）每次治疗前需留取大体照片，建议患者治疗期间不要改变发型，在相同角度、相同光线、相同背景、相同距离下拍摄照片（图 4-4-5）。

（2）根据治疗部位选择拍摄视图。中间视图：中分梳开头发；顶部视图：以旋为中心向周围梳开头发；前额视图和颞视图：向后梳开（图 4-4-6）。

（3）有条件者可以另留取皮肤镜图像。

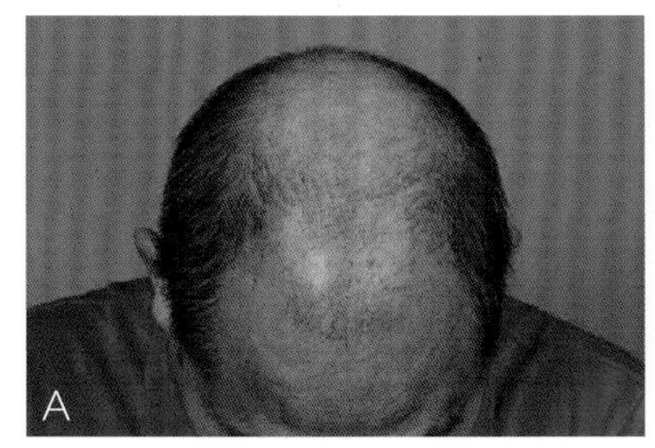
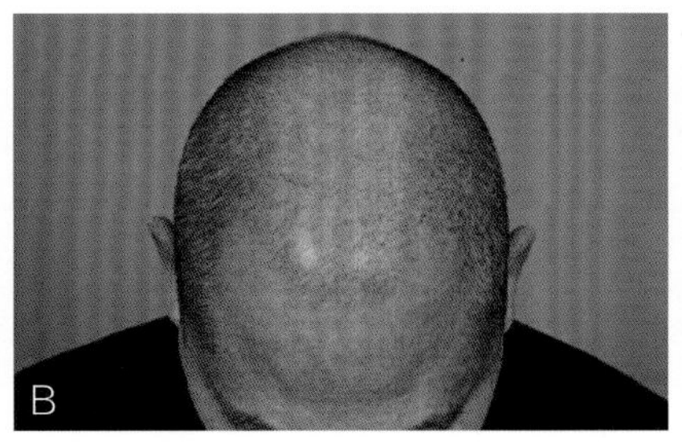
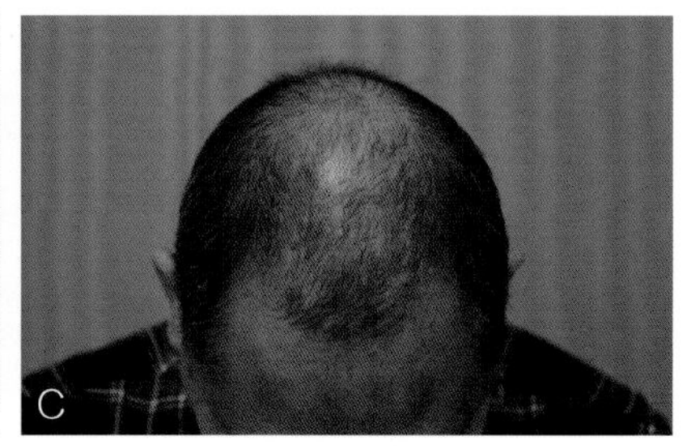

图 4-4-5 治疗过程大体照片拍摄示意图

A. 第一次治疗前照片；B. 第二次治疗前照片；C. 第三次治疗前照片

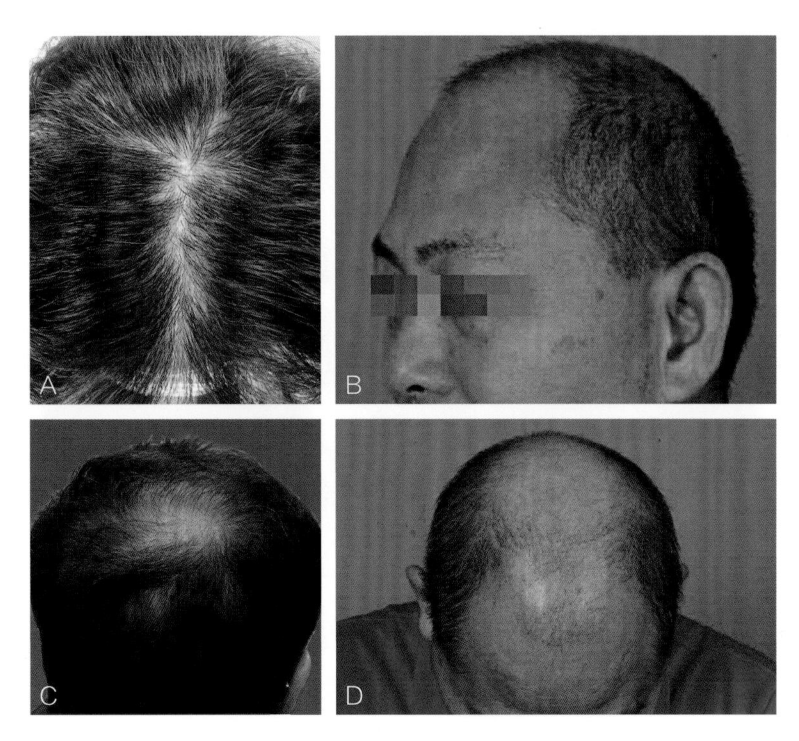

图 4-4-6 不同角度大体照片拍摄示意图

A. 中间视图；B. 颞视图；C. 顶部视图；D. 前额视图

4. 治疗方案

（1）注射前采用复方利多卡因乳膏涂抹待治疗区域，保鲜膜覆盖 30 min 以上。

（2）注射前充分消毒以降低感染风险。

（3）推荐“5D”注射法（Dose-Direction-Depth-Densely-Deliver）：可采用1 ml注射器、胰岛素针、30 G 针头进行 PRP 注射治疗，按 0.1 ml/cm^2 行真皮内注射，约呈 45° 进针，进针深度 0.5~2 mm，距离 0.25~0.5 cm，注射时需施以一定的压力，可沿毛发生长方向调整进针角度（图 4-4-7），使针尖直达毛囊根部。建议按1次/月的治疗频率，至少治疗3次。为维持治疗效果，10~12个月后需重复治疗。

（4）治疗时可联合微针治疗，增加微损伤的面积，增加 PRP 的导入（图 4-4-8）。

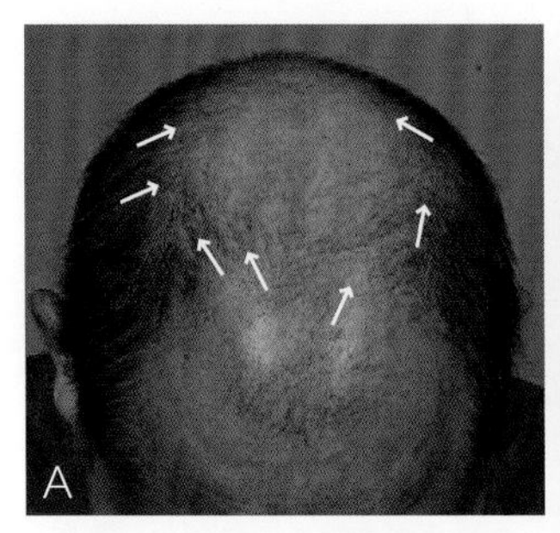

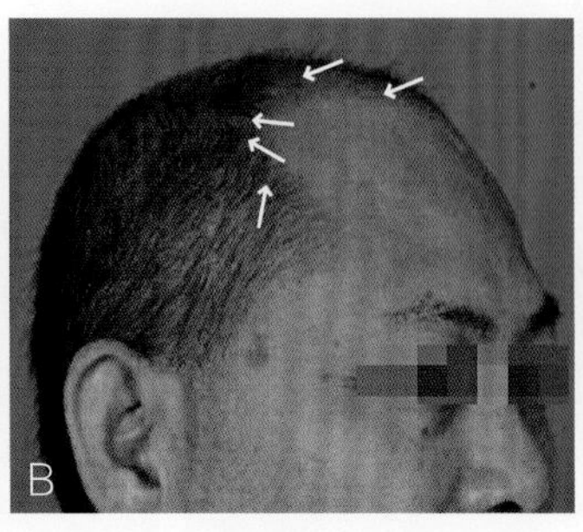

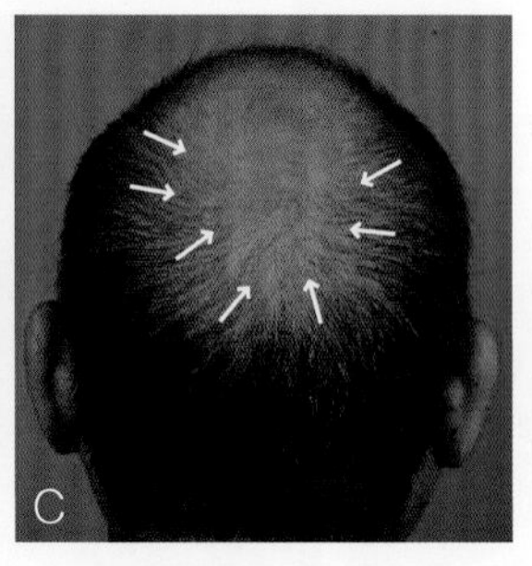

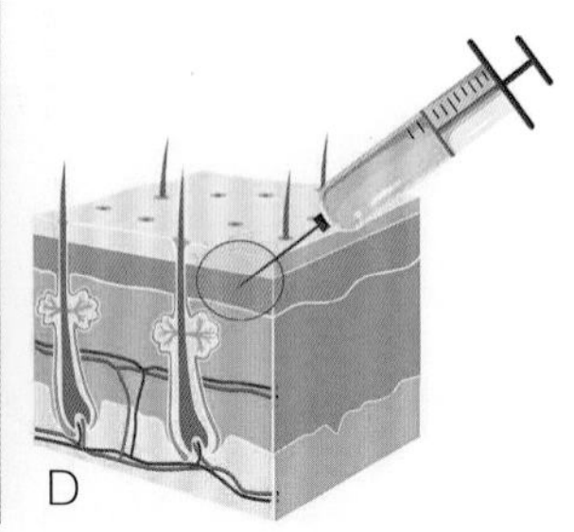

图 4-4-7　进针时针尖角度示意图

A. 前额视图进针示意；B. 颞视图进针示意；C. 顶部视图进针示意；D. 注射角度示意图

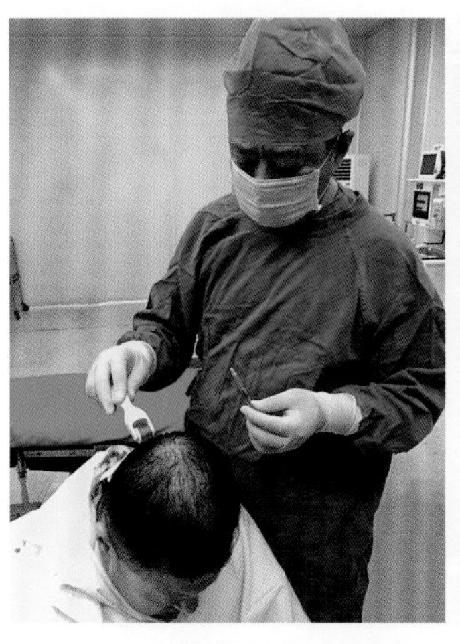
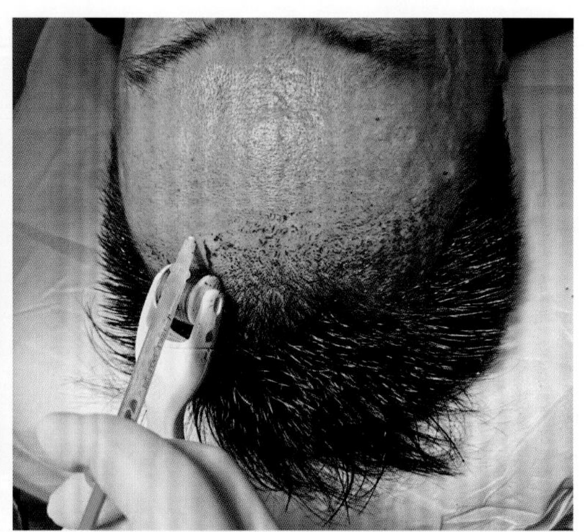

图 4-4-8　PRP 注射联合微针治疗

5．术后注意事项

（1）PRP 治疗脱发尚无严重并发症的报道，主要是可耐受的疼痛和短暂性红肿，治疗后可适当冰敷以减轻疼痛。

（2）建议 3 天内不要洗发。

（3）既往有使用米诺地尔或非那雄胺等治疗的患者建议继续用药。

（4）建议清淡饮食，尤其要避免高脂饮食及精神紧张，劳逸结合。

五、临床案例介绍

采用 1 ml 注射器、胰岛素针、30 G 针头进行 PRP 注射治疗，1~2 个月注射一次，共治疗 2~3 次（图 4-4-9~4-4-12）。

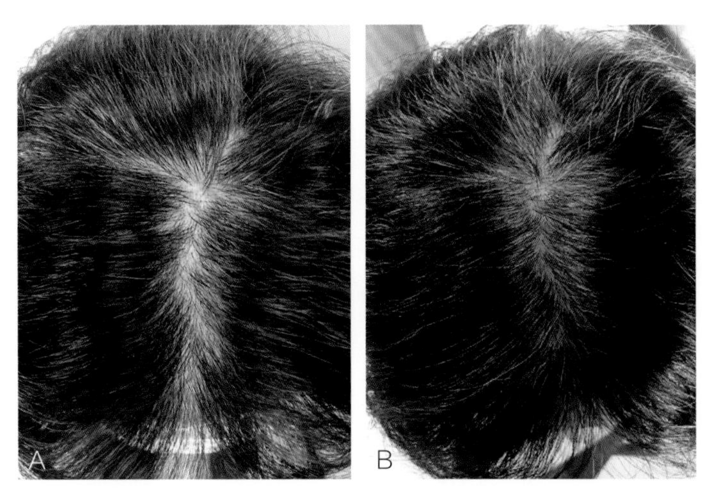

图 4-4-9 女性患者（BASP 分型：M0F1 型）行 PRP 注射治疗前后对比
A. 治疗前大体照片；B. PRP 3 次治疗后大体照片

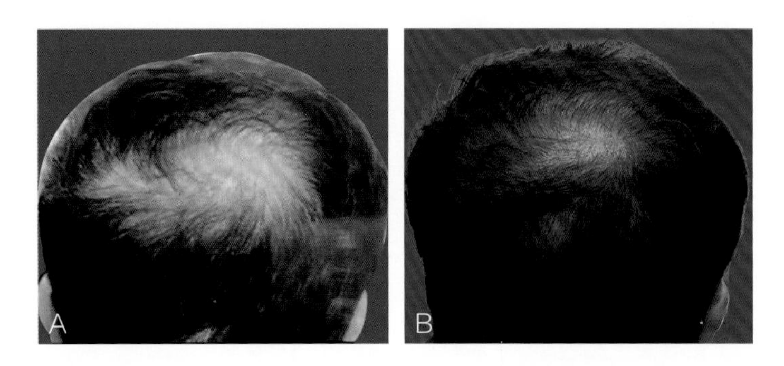

图 4-4-10 男性患者（BASP 分型：M0V3F2）行 PRP 注射治疗前后对比
A. 治疗前大体照片；B. PRP 3 次治疗后大体照片

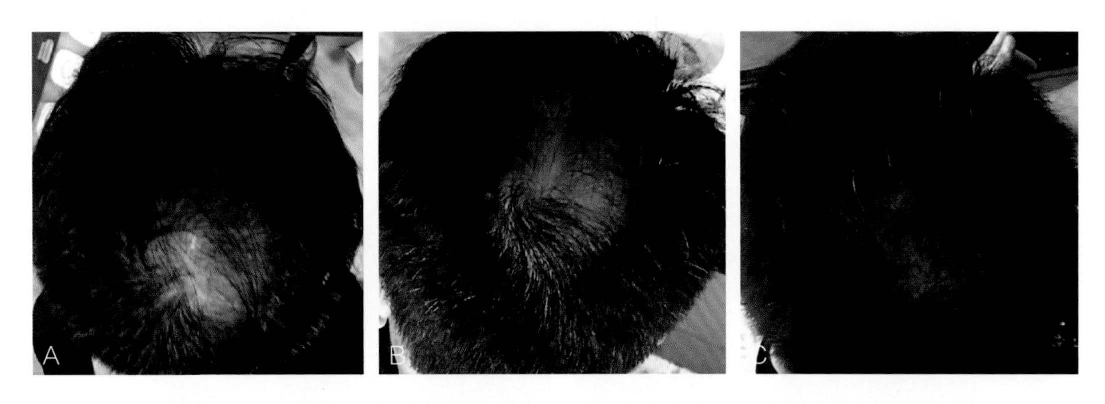

图 4-4-11 男性患者（BASP 分型：M0V3）行 PRP 注射治疗前后对比
A. 治疗前大体照片；B. PRP 1 次治疗后大体照片；C. PRP 3 次治疗后大体照片

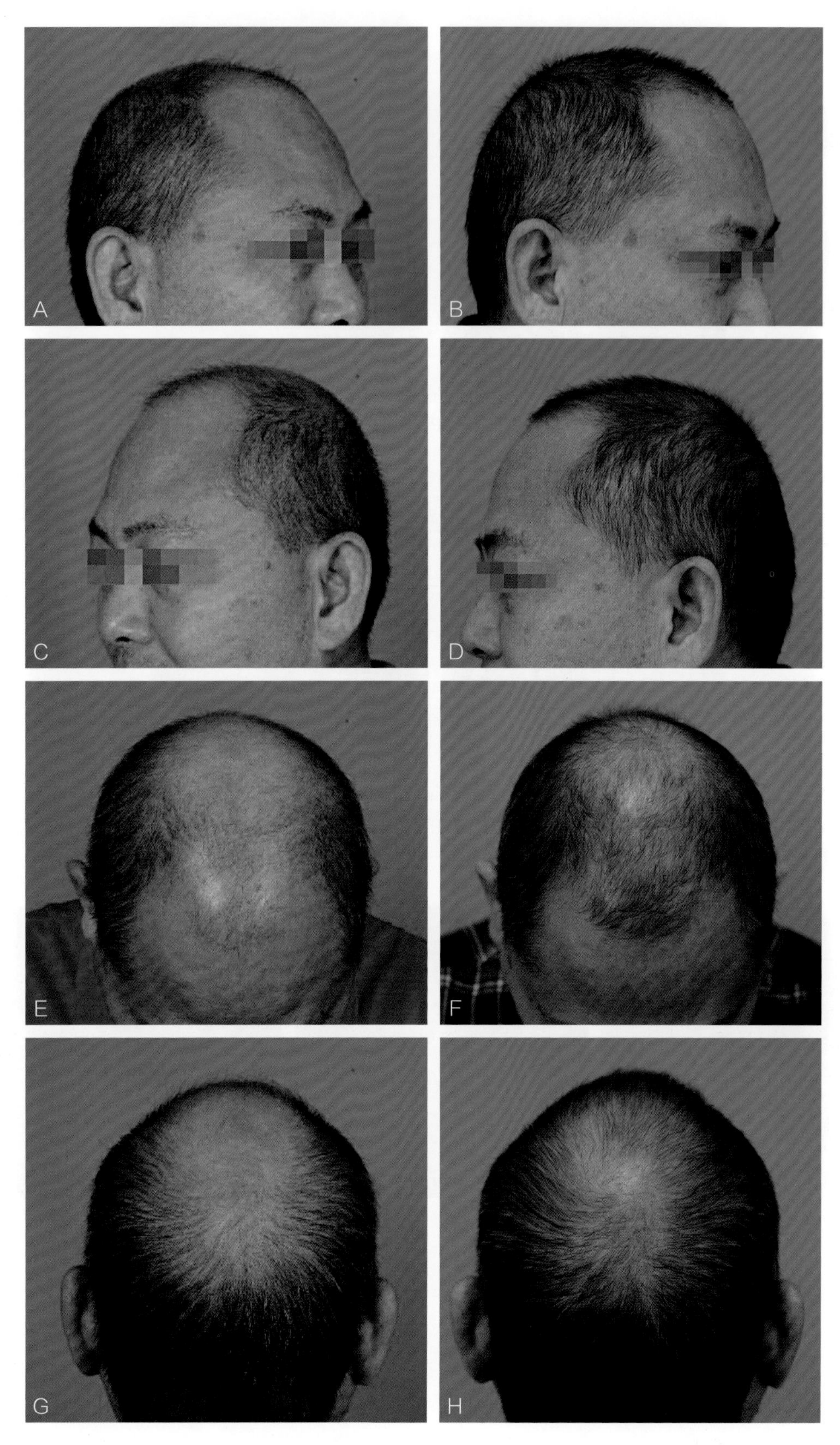

图 4-4-12 男性患者（BASP 分型：M2V3F3）行 PRP 注射治疗前后对比
A, C, E, G. 治疗前；B, D, F, H. 3 次治疗后

六、展望

2017年，一项Meta分析纳入了24项研究，旨在探讨PRP治疗AGA的有效性，21项研究报告了客观标准的阳性结果，3项研究报告没有临床改善，但其中两项研究仍然报告了受试者满意度的提高。所有研究中的受试者除了与手术相关的短暂水肿、红斑和疼痛外，没有报告其他并发症。这表明PRP治疗AGA是一项低风险治疗措施，具有良好的患者满意度和客观的疗效改善。同时，越来越多的研究者尝试将PRP与其他方式联合治疗AGA，展示了联合治疗的良好前景。Jha等用PRP联合微针、PRP联合5%米诺地尔治疗AGA，在客观证据和患者自我评价中都显示出了很好的疗效：在PRP联合微针治疗中，第一次治疗后18例患者对主观毛发生长评定量表的满意度在75%以上；3次治疗后，在皮肤镜下观察到毳毛和毛发总数增加，毛干直径增粗。在PRP联合5%米诺地尔治疗中，大体摄影显示，联合组比单用5%米诺地尔效果更好。总体而言，PRP疗法在AGA治疗中显示出良好的疗效，而与其他方法联合使用可以提高疗效，将成为临床治疗AGA的新方向。

近年来关于单纯肉毒毒素注射或肉毒毒素联合PRP注射治疗AGA的报道逐渐增多。头皮注射肉毒毒素能有效抑制皮脂腺分泌，减轻脂溢状态，从而缓解AGA（又称“脂溢性脱发”），肉毒毒素的这种作用被喻为“除虫”；同时，肉毒毒素还能有效降低头皮、帽状腱膜紧张度，缓解头皮毛细血管外部压力，有利于微循环通畅及提升血管内血氧浓度，为毛囊生长提供良好基础，这种作用被喻为“松土”；只要作为“种子”的毛囊还存在，PRP便能提供丰富的“肥料”以供“种子生根发芽，茁壮成长”。

目前的研究主要集中在PRP对AGA疗效的探讨上，对其他类型脱发的应用研究还相对较少，其中PPR在斑秃中的应用以及PRP联合毛发移植术以期提高移植毛发的存活率这两个方面已有报道。

（一）PRP在斑秃中的应用

Trink等进行的一项双盲、自身对照临床试验首次将PRP应用于斑秃（alopecia areata, AA）患者并观察其疗效。该研究纳入45名患者，分为PRP组、曲安奈德组和安慰剂组，1次/月治疗，共3次。每名患者有4~6块对称性分布的脱发斑块，其中一侧斑块使用对应药物治疗，对称斑块注射蒸馏水对照，并在治疗开始（T_0）、治疗开始后2个月（T_1）、治疗开始后6个月（T_2）、治疗开始后12个月（T_3）4个时间节点进行观察，结果显示：在T_3时，接受曲安奈德治疗的患者27%获得完全缓解，而接受PRP治疗的患者60%获得完全缓解；曲安奈德治疗组患者更早出现病情复发，在T_2时为38%，T_3为71%，而PRP组在T_2时未出现复发，T_3时复发率为31%；同时，PRP组在有色头发生长和缓解患者头皮瘙痒或灼烧感的比例上也比曲安奈德组更高。在另一项对照研究中，与米诺地尔和安慰剂组相比，用PRP治疗的患者在毛发再生效果、减少短绒毛数量和改善营养不良性毛发方面的反应更早（$P < 0.05$）。Donovan则报道了一例PRP治疗糖皮质激素抵抗型斑秃患者获得成功的案例。

由于斑秃的发病因素尚不明确，大多数学者认为其属于遗传和环境激发因素的自身免疫性疾病。因此，国内有学者采用PRP联合口服复方甘草酸苷片治疗斑秃，选取90例斑秃患者，随机分为复方甘草酸苷组、PRP组、PRP联合复方甘草酸苷治疗组，每月注射1次PRP，连续3次，3次治疗后行效果评定，联合治疗组有效率为87.50%，显著高于复方甘草酸苷组（53.33%）和PRP组（64.29%）（$P < 0.05$）。鉴于斑秃具有自身免疫性疾病属性，传统中药配合西药并与PRP联合治疗斑秃理应有不错的效果，有学者选取13例重型斑秃（肝肾不足型），对照组采用中西药联合治疗（6例），治

疗组在对照组基础上同时使用 PRP 水光注射头皮（7 例），1 次/月，连续 3 次，结果显示治疗组在减少脱发面积、提高毛发再生方面优于对照组，对照组与治疗组总有效率分别为 66.66% 和 85.71%（$P < 0.05$）。

综上所述，PRP 在斑秃治疗中具有较好的应用价值，临床应用时既可以单纯使用 PRP 注射治疗斑秃，也可以与其他方法联合应用以提高斑秃治疗的有效率。若将 PRP 与传统中医药联合使用，尤其需要辨证施治，同时要尽量保证 PRP 的足量、连续注射。

（二）PRP 与毛发移植术联合应用

2006 年，Uebel 团队首次将待移植的毛囊在 PRP 溶液中浸泡 15 min 后激活 PRP，用激活的 PRP 凝胶封闭毛囊后移植。研究者观察到试验移植区域每平方厘米存活 18.7 个毛囊单位，而对照移植区域每平方厘米存活 16.4 个毛囊单位，两者对比存在统计学差异；研究者认为 PRP 中富含的多种生物活性成分尤其是生长因子，对待移植毛囊的保存及成活能力提升有着积极作用。Garg 为探讨 PRP 联合毛囊单位提取技术（follicular unit extraction, FUE）对移植毛囊存活率的影响进行了一项对照实验：该实验纳入 40 名患者，在受区做切口后再在切口处注射 PRP，对照组用生理盐水处理，结果显示 PRP 能促进移植毛发生长、激活休止期毛囊，从而提高移植毛发的存活率。国内朱启刚等观察了生理盐水与 PRP 两种毛囊培养液对毛发移植术后毛囊成活率的影响；该研究选取 40 例使用 FUE 技术植发的患者，将每名患者头部分为 A、B 两个区，每区移植 100 个毛囊单位，在移植术前，A 区移植的毛囊使用氯化钙激活的 PRP 培养液做预处理，B 区移植的毛囊使用生理盐水培养液做预处理，术后 10 个月用毛囊检测仪观察并测量 A 区与 B 区毛发数量，结果显示 A、B 区的毛囊成活率分别为 82.52% 和 73.8%（$P < 0.05$）。由此可见，无论是使用 PRP 对待移植毛囊做预处理，还是在移植毛囊时同步注射 PRP，均有助于毛囊成活率的提高。因此，PRP 与毛发移植术联合应用具有可期待的光明前景。

已有相关的理论与临床依据支持 PRP 在多种类型脱发中的应用具有积极效果，有望为脱发患者提供不同于以往的新治疗选择。尽管如此，我们还是需要在以下几个方面做更深入的研究：①体外激活 PRP 与未激活 PRP，到底哪一种在治疗脱发时更有效；② PRP 注射深度、注射剂量、注射间隔、注射频次该如何把握，是按照统一的方案执行，还是需要制订个性化方案；③ PRP 中的血小板浓度在什么范围内会更加有效。

（李琳琳　程　飚　汪　淼）

参考文献

Cervelli V, Garcovich S, Bielli A, et al. The effect of autologous activated platelet rich plasma (AA-PRP) injection on pattern hair loss: clinical and histomorphometric evaluation. BioMed Res Int, 2014, 2014: 760709.

Donovan J. Successful treatment of corticosteroid-resistant ophiasis-type alopecia areata (AA) with platelet-rich plasma (PRP). JAAD Case Rep, 2015, 1(5): 305-307.

El TM, Ibrahim H, Nada EA, et al. Platelets rich plasma versus minoxidil 5% in treatment of alopecia areata: A trichoscopic evaluation. Dermatol Ther, 2017, 30(1).

Garg S. Outcome of intra-operative injected platelet-rich plasma therapy during follicular unit extraction hair transplant: a prospective randomised study in forty patients. J Cutan Aesthet Surg, 2016, 9(3): 157-164.

Gkini MA, Kouskoukis AE, Tripsianis G, et al. Study of platelet-rich plasma injections in the treatment of androgenetic alopecia through an one-year period. J Cutan Aesthet Surg, 2014, 7(4): 213-219.

Gupta AK, Carviel J. A Mechanistic model of platelet-rich plasma treatment for androgenetic alopecia. Dermatol Surg, 2016, 42(12): 1335-1339.

Gupta A K, Carviel J L. Meta-analysis of efficacy of platelet-rich plasma therapy for androgenetic alopecia. J Dermatolog Treat, 2017, 28(1): 55-58.

InuiS, ItamiS. Molecular basis of androgenetic alopecia: From androgen to paracrine mediators through dermal papilla. J Dermatol Sci, 2011, 61(1): 1-6.

Jha AK, Udayan UK, Roy PK, et al. Original article: platelet-rich plasma with microneedling in androgenetic alopecia along with dermoscopic pre-and post-treatment evaluation. J Cosmet Dermatol, 2018, 17(3): 313-318.

Jha AK, Vinay K Zeeshan M, et al. Platelet-rich plasma and microneedling improves hair growth in patients ofandrogenetic alopecia when used as an adjuvant to minoxidil. J Cosmet Dermatol, 2019, 18(5): 1330-1335.

Kelly Y, Blanco A, Tosti A. Androgenetic alopecia: an update of treatment options. Drugs, 2016, 76(14): 1349-1364.

Li ZJ, Choi HI, Choi DK, et al. Autologous platelet-rich plasma: a potential therapeutic tool for promoting hair growth. Dermatol Surg, 2012, 38(7Pt1): 1040-1046.

Lolli F, Pallotti F, Rossi A, et al. Androgenetic alopecia: a review. Endocrine, 2017, 57(1): 9-17.

Trink A, Sorbellini E, Bezzola P, et al. A randomized, double-blind, placebo- and active-controlled, half-head study to evaluate the effects of platelet-rich plasma on alopecia areata. Br J Dermatol, 2013, 169(3): 690-694.

Uebel CO, Da SJ, Cantarelli D, et al. The role of platelet plasma growth factors in male pattern baldness surgery. Plast Reconstr Surg, 2006, 118(6): 1458-1466, 1467.

陈雨佳. 富血小板血浆联合中西药治疗重型斑秃（肝肾不足型）临床观察. 广州中医药大学，2017.

康丽，李前国，王瑛琨，等. 富血小板血浆联合复方甘草酸苷片治疗斑秃32例临床疗效观察. 中国皮肤性病学杂志，2016，30(1): 108-110.

章晾. 肉毒毒素注射联合中胚层疗法治疗雄激素性脱发. 中国医疗美容，2018，8(6): 12-14.

中国医师协会美容与整形医师分会毛发整形美容专业委员会. 中国人雄激素性脱发诊疗指南. 中国美容整形外科杂志，2019，30(1): 2-6.

中华医学会皮肤性病学分会毛发学组. 中国雄激素性秃发诊疗指南. 临床皮肤科杂志，2014，43(3): 182-186.

第五节　PRP 在黄褐斑治疗中的应用

一、概述

黄褐斑（chloasma/melasma）也称肝斑、妊娠斑、蝴蝶斑、面尘、黧黑斑，皮损为不规则片状、云雾状褐色斑，深浅不一，可呈弥漫性，常对称分布于颧颊部，也可累及眶周、前额、上唇和鼻部甚至全面部（图 4-5-1、4-5-2），是最常见的获得性色素紊乱疾病之一，可发生于各种皮肤类型，但在亚洲女性和深肤色人种（Fitzpatrick 皮肤分型Ⅳ～Ⅵ型）中更为常见。其主要组织病理学表现为：表皮基底层和棘层黑素颗粒增加，但无黑素细胞增殖；真皮上部可见嗜黑素细胞中黑色素增多。Fontana-Masson 染色显示表皮全层黑色素增加。电子显微镜观察见黑素细胞树突明显增大且常深入真皮。患者无主观症状和全身不适。黄褐斑多见于成年女性，血中雌激素水平过高是主要原因，诱因较多，肝病患者好发，患者常伴有甲状腺病以及月经不调、便秘、消化不良、失眠多梦、焦虑急躁等多种症状。

黄褐斑的治疗一直以来都是医学界的难点。临床上常采用内服外用的方法来改善黄褐斑，有一定疗效，但用药时间长且副作用常见。可外用维 A 酸、对苯二酚、壬二酸、熊果苷、曲酸、抗坏血酸和皮质类固醇，但易引起皮肤刺激及皮肤敏感等。口服如氨甲环酸和谷胱甘肽可能导致腹胀、月经周期紊乱、头痛，甚至深静脉血栓形成。Q-开关短波长激光如 510 mm、532 mm、755 mm 激光治疗后能一次性获得色素淡化，有一定的效果；强脉冲光、皮秒激光作用较柔和，有临床疗效且副作用少，但远期疗效不稳定且复发率较高；而采用剥脱性激光如铒激光、CO_2 激光治疗往往会引起严重的色素沉着。总体而言，黄褐斑目前尚缺乏理想的治疗方式。

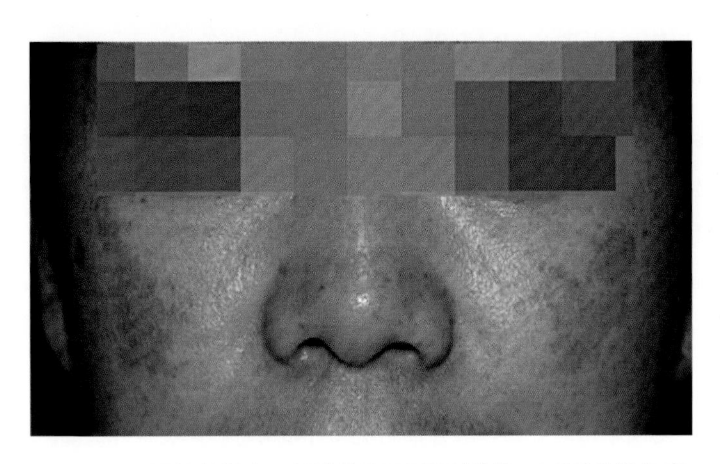

图 4-5-1　面部黄褐斑，面颊部呈不规则片状、云雾状褐色斑

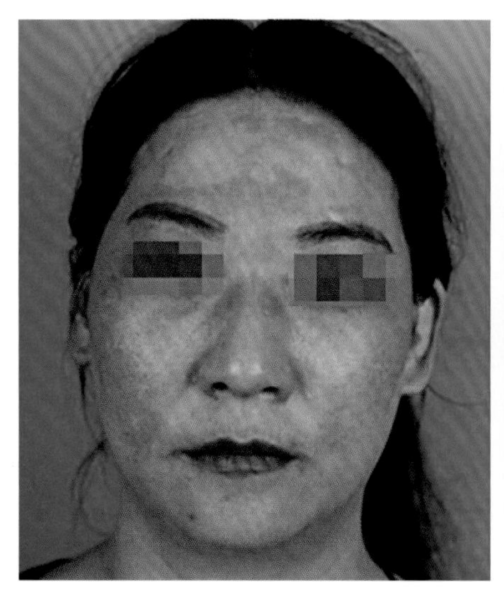
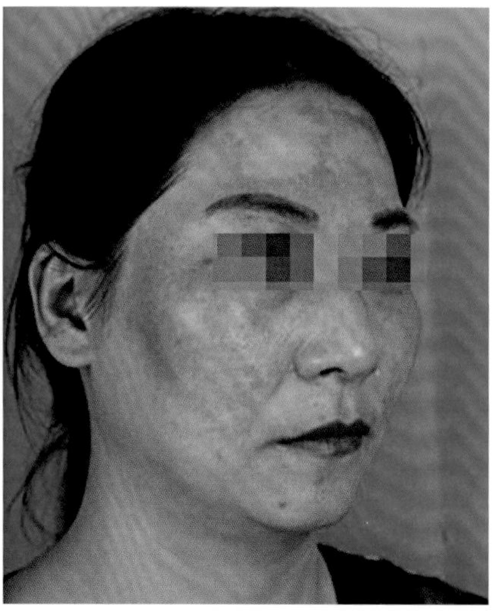

图 4-5-2 面部黄褐斑，云雾状褐色斑，深浅不一

二、黄褐斑的临床分型和治疗

（一）分型

黄褐斑有多种分型方法。

（1）按发生部位分型：分为 4 型，即蝶形型、面上部型、面下部型和泛发型。

（2）按病因分型：分为特发型和继发型。

（3）按 Wood 灯检查结果分型：分为表皮型、真皮型、混合型和未定型。表皮型的黑色素主要沉积在基底层和棘层，Fontana-Masson 染色显示黑素细胞内充满黑色素，树突较多；真皮型除表皮色素增多之外，真皮浅层和深层内的噬黑素细胞增多。

（4）按 Wood 灯及玻片压诊分型：分为①色素型（melanim, M），玻片压诊后色素完全不褪色，Wood 灯下颜色对比度增强；②血管型（vascular, V），玻片压诊后色素完全褪色，Wood 灯下颜色对比度减弱；③色素优势型（M > V），玻片压诊后大部分皮损不褪色，Wood 灯下色素对比度大部分增强；④血管优势型（V > M），玻片压诊后大部分皮损褪色，Wood 灯下颜色对比度大部分降低。笔者认为这种分型方式更有意义，对临床治疗有指导作用。

（二）治疗

按照黄褐斑深浅的不同，所选择的治疗方法也有所区别。表皮型黄褐斑常对称性分布于面部，可用强脉冲光（intense pulsed light, IPL）治疗，1 次/月，采用多脉冲治疗，一般治疗 5~6 次，治疗后即刻局部存在轻微红斑，短期内会自然消退。由于 IPL 穿透力有限，对真皮的黑素颗粒达不到破坏作用，针对真皮型及混合型的黄褐斑，更适合采用穿透力更强的激光治疗，推荐使用 Q-开关 1064 nm 激光大光斑低能量治疗，1 次/月，终末反应为治疗区域皮肤轻度潮红，皮温略升高即可，但此种治疗方法有发生色素沉着的可能性。也有学者运用其他波长激光进行治疗，Kroon 等利用 1550 nm 非剥脱点阵激光对 29 名黄褐斑患者进行了半侧脸对照研究，对照组为治疗黄褐斑公认有效的局部药物治疗，另一半脸进行激光治疗，能量为 10 mj/mb，治疗后 1、3、6 个月进行随访，结果显示两组均有满意疗效，效果并无明显统计学差异，但激光治疗组的安全性和耐受性更高。

目前也有观点认为，黄褐斑可由炎症性的色素沉着引起，例如日晒后色斑的出现。对于这一类患者，除了减轻色素沉着的问题，还应局部保湿、抗炎。如果单纯进行激光治疗，尤其在治疗不当或者防护不当的情况下，可能导致角质层损伤加重，出现“激惹”现象，从而使病情加剧。因此，在黄褐斑的治疗中，应做好避光、防晒等防护，并配合外用氨甲环酸或熊果苷等，以及口服氨甲环酸、谷胱甘肽等防止激光术后色素沉着。

近年来，PRP 治疗黄褐斑的临床报道逐年增多，既有单独用 PRP 注射或涂抹治疗黄褐斑，也有将光电治疗（如调 Q 激光）与 PRP 注射联合应用的报道，大多数报道支持了 PRP 在治疗黄褐斑中具有积极作用。彭国凯等选取 90 名黄褐斑患者，随机分为 3 组，每组 30 人，联合组采用调 Q 激光结合 PRP 治疗，外涂组外用氢醌，口服组口服谷胱甘肽，经规范化治疗后观察色斑面积消退情况，并用 VISIA 皮肤检测仪客观评价黄褐斑，联合组最终的总有效率为 83.33%，其他两组均为 63.33%（$P < 0.05$），差异具有统计学意义。SU 等选取 100 名黄褐斑患者作为研究对象，对照组使用 Q- 开关 Nd：YAG 1064 nm 激光治疗，1 次 / 月，治疗 10 次，试验组在对照组基础上联合 PRP 水光注射，前 5 次激光治疗半月后再用 PRP 水光注射治疗，1 次 / 月，共治疗 5 次，结果发现试验组在治愈率上显著高于对照组（$P < 0.05$），由此认为激光与 PPR 注射联合治疗黄褐斑优于单纯的激光治疗。笔者通过文献回顾发现，目前关于 PRP 中富含的外泌体成为研究热点，尤其是外泌体在淡化色素沉着方面的功效可能是 PRP 淡化色素沉着的主要因素。

三、PRP 在黄褐斑治疗中的应用

即使是多种方式联合治疗，也有一部分患者治疗效果欠佳，而一旦出现色素沉着加重的情况后，治疗更是难上加难。所以不断寻求安全且有效的治疗方法，一直是业界较为关注的话题。笔者利用 PRP 的自体修复及抗炎作用，在黄褐斑的治疗上进行了临床探索，针对不同病变等级的患者采用了分级诊疗的办法，取得了较好的疗效，并且安全可靠，无并发症发生。

（一）轻度

这类患者的色斑较轻，日常遮暇霜就能达到较好的纠正效果，病变时间也较短。我们采取单纯的 PRP 注射治疗 2~3 次即能达到较理想的效果。

常用的 PRP 治疗方法包括微针导入、水光注射、纳米微晶导入等，有时也会联合中药皮损区注射或穴位注射等。可将 PRP 成分直接导入皮肤内，能有效减轻色素沉着、降低酪氨酸酶活性，还可修复皮肤屏障功能、强化皮肤结构、活化真皮胶原、促进新陈代谢、重建局部微循环等。目前 PRP 疗法已经成为治疗黄褐斑的一大“利器”。

针对较排斥注射的患者，我们采用 PRP 涂抹式治疗，也能有效改善局部色素沉积，但需涂抹 3 个月以上（详细内容可见激素依赖性皮炎的 PRP 治疗一节）。

（二）中重度

中重度患者仅仅使用 PRP 注射疗法虽然也能取得有效的改善，但因为色素沉着严重，所以起效缓慢，治疗周期长，患者常常依从性不高，加之费用问题，可能无法坚持治疗。在这样的情况下，可以联合口服药物如氨甲环酸和谷胱甘肽进行治疗。但需要注意，月经量少的患者使用氨甲环酸时要谨慎，可能使月经更少，通常建议月经期暂停口服氨甲环酸，待月经后再继续使用，或者采用小剂量口服治疗。对于难治性（尤其是激光治疗效果不佳）的患者，在使用PRP注射治疗的同时，也可选择性使用嗨体（主要成分：非交联透明质酸、多种氨基酸、L-肌肽、维生素）、注射用氨甲环酸、注射用谷胱甘肽、维生素C注射液等注射，这样能有效发挥不同产品的生物学/药理学作用，加快治疗进程，叠加治疗效果。

局部外用左旋维生素C和维生素E、氨甲环酸、氢醌、谷胱甘肽、熊果苷、壬二酸、曲酸、积雪苷、小干扰核酸、中药等制剂可降低酪氨酸酶的活性；亚油酸制剂可促进酪氨酸酶的分解；烟酰胺制剂可抑制角质形成细胞膜上的PAR-2（protease activated receptor-2）活化，阻止黑素颗粒向角质形成细胞转运传输，还有修复皮肤屏障和抗糖化等作用；维A酸制剂不仅可抑制酪氨酸酶活性，而且可阻止黑素颗粒向角质形成细胞传输，还有促进细胞和色素代谢的作用等。因此，这些药品可以作为PRP治疗黄褐斑的联合或辅助用药。但一般不建议过多的联合应用，通常不超过三种，也不建议将多种成分混合在一起使用，主要原因是多种成分混合后可能会产生化学反应及pH值改变，进而影响治疗效果甚至产生不良反应。对于表皮损伤较重的患者要慎用维生素C液，其可能增加皮肤光敏感度以及过敏现象，从而造成色素加重、丘疹等问题。一般在使用后要进行创面保湿的辅助治疗，并嘱咐患者坚持防晒的日常护理，从而降低并发症（尤其是“反黑”）的出现。

四、PRP治疗黄褐斑的操作方法及注意事项

（一）操作方法

笔者在治疗前抽取患者静脉血45 ml，采用二次离心法收集PRP 3~5 ml。由于黄褐斑患者常常伴有面部肤色暗黄，可以针对整个面部进行PRP治疗。对于黄褐斑密集区域进行密度更高的PRP注射治疗，1次/月，3~6次为一个疗程。

一般情况下，由于细胞活化的过程比较缓慢，治疗后1周左右开始起效，加之患者血液中血小板、白细胞、纤维蛋白的含量有区别，所以效果也不尽相同。色斑程度不同的患者治疗次数有所区别，且起效时间也具有一定的差异性。

（二）注意事项

（1）治疗前常规检查无手术禁忌证，如血小板功能障碍、严重贫血、血源性感染、败血症、肝脏慢性疾病史、长期或过量使用阿司匹林或维生素E等。女性患者需要避开月经期。

（2）每次治疗前和治疗结束后30天左右进行面部光学摄影及VISIA皮肤检测仪评价疗效。详细记录患者治疗期间的不良反应，注明开始及持续时间、反应程度及转归等。

（3）术后即刻使用医用面膜或冷敷贴贴敷，10~15 min一张，连续更换贴敷2~3次。治疗后1周内仍需早晚贴敷医用面膜。

（4）治疗后24 h内避免洁面或化妆，预防发生感染；3天内不使用粉剂防晒霜。

（5）1周内避免食用辛辣刺激及易过敏食物，避免烟酒、桑拿等，严格防晒和保湿。

五、临床案例介绍

PRP 治疗黄褐斑的临床案例如图 4-5-3~4-5-6 所示。

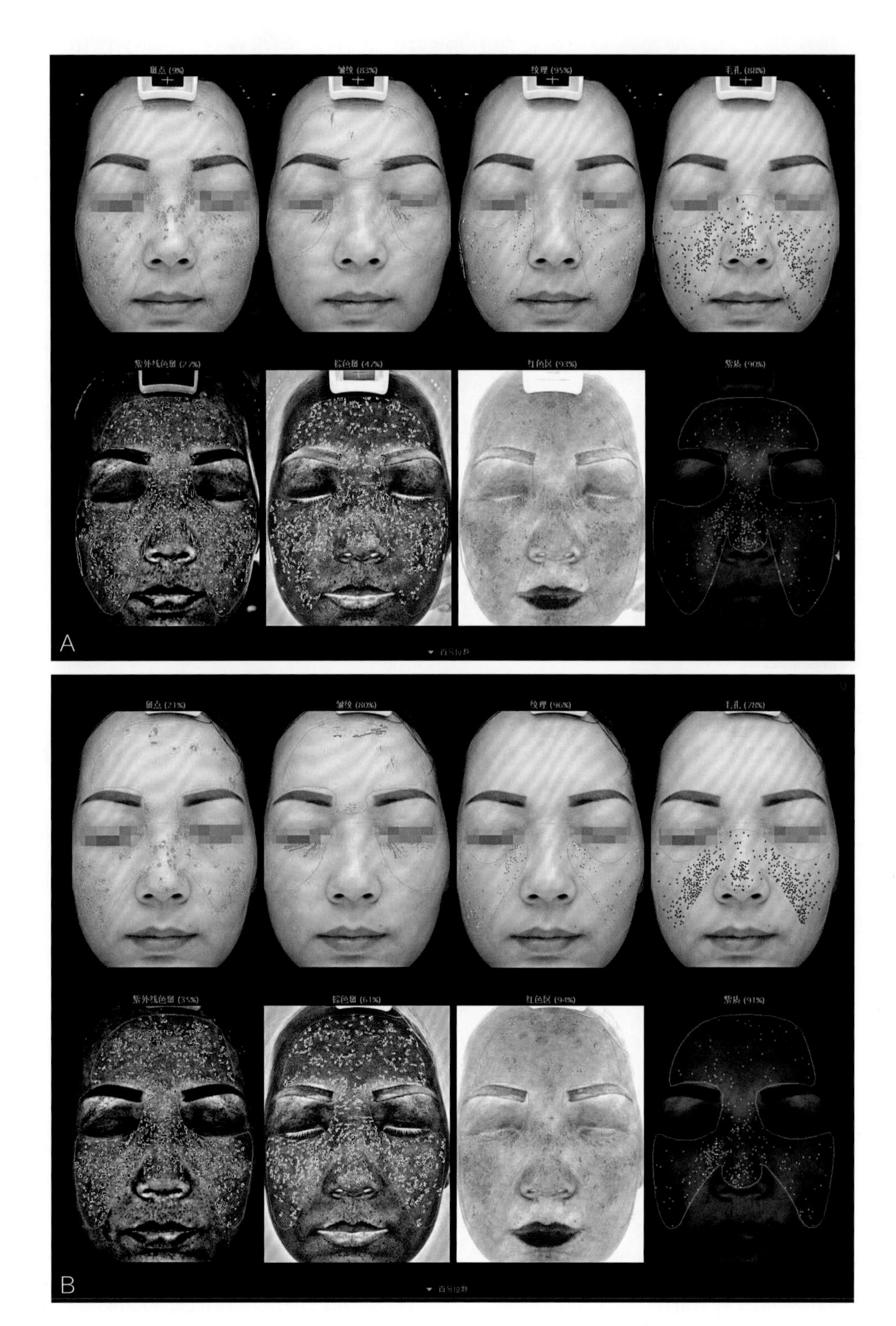

图 4-5-3　A. 黄褐斑患者治疗前面部 VISIA 检测；B. PRP 治疗 3 次后面部 VISIA 检测，棕色斑淡化

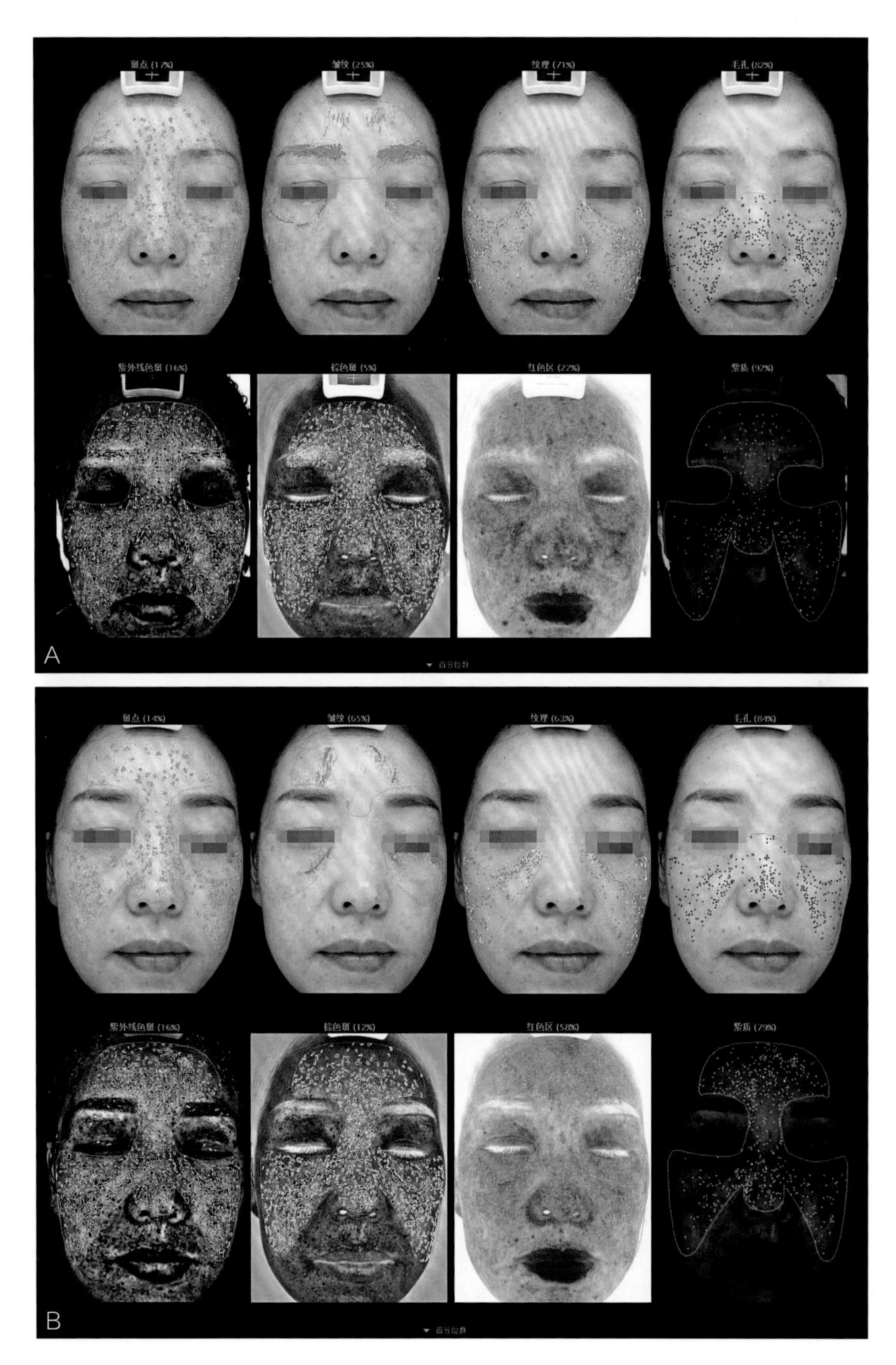

图 4-5-4 A. 黄褐斑患者治疗前面部 VISIA 检测；B. PRP 治疗 4 次后面部 VISIA 检测，棕色斑淡化

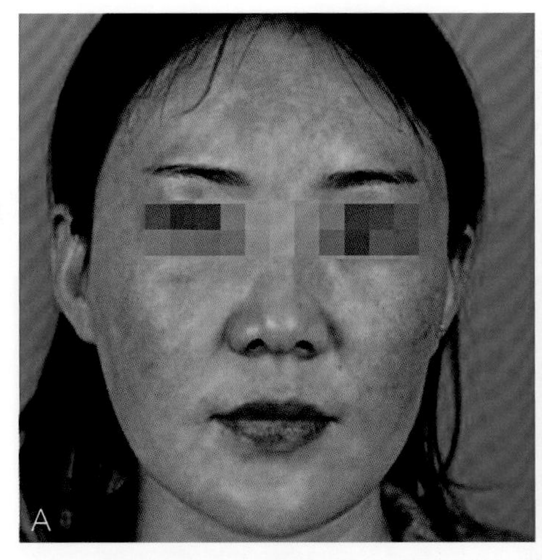

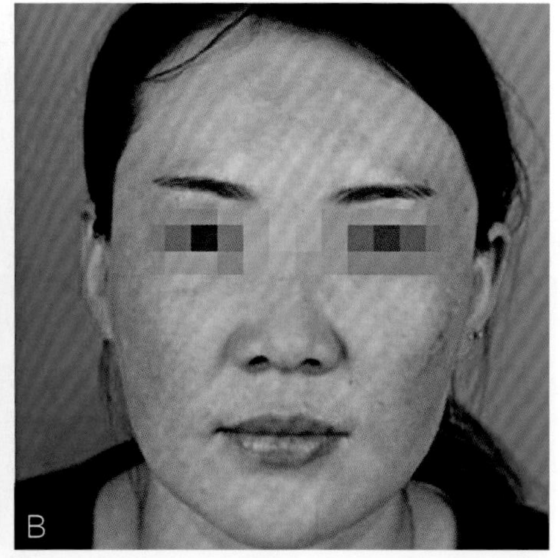

图 4-5-5 PRP 注射治疗 3 次后黄褐斑明显淡化，肤色变白，皮肤紧致

A. 治疗前；B. 3 次治疗后

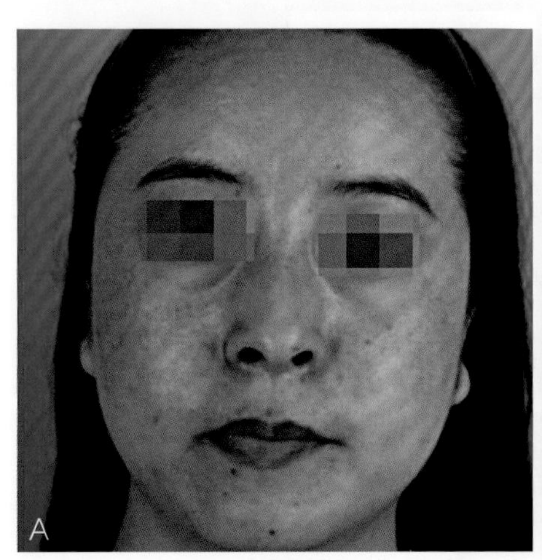

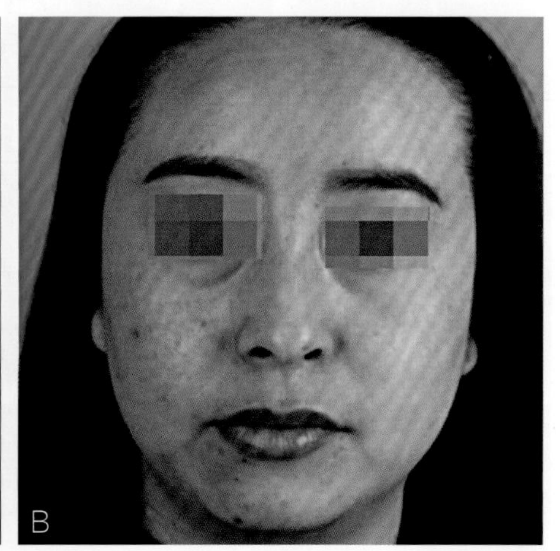

图 4-5-6 PRP 注射治疗 4 次后黄褐斑明显淡化，肤色白皙，靓肤及紧致皮肤效果明显

A. 治疗前；B. 4 次治疗后

六、小结

黄褐斑易诊难治，是多种因素综合作用的结果。PRP 疗法可释放 PDGF、VEGF、bFGF、EGF 等多种生长因子，调整皮肤全层结构，修复受损组织，促进建立皮肤微循环，加速新陈代谢，改善肤质和肤色，并结合其抑菌抗炎作用，从而有效改善黄褐斑及色素沉着。Garg 等使用 PRP 注射治疗顽固性黄褐斑的研究发现，PRP 能有效改善黄褐斑，皮肤组织学发现 PRP 能增加皮肤真皮层厚度，促进成纤维细胞增殖及胶原纤维沉积，促进局部毛细血管增多，这有利于皮肤抵抗外界因素（如紫外线）诱发黄褐斑并能实现皮肤“红润”的效果。事实上，目前的研究除了将 PRP 用于黄褐斑的治疗，其应用的范围已经拓展到包含黄褐斑在内的大多数色素沉着性疾病。Salah 选择了 50 名眶周色素沉着的求美者作为研究对象，全部使用 PRP 注射治疗，1 次/月，共 3 次，结果显示 2 人改善非常显著，6 人显著改善，20 人中度改善，19 人轻度改善；研究者认为 RPR 在改善皮肤色素沉着方面是一种有效的治疗方法。

笔者认为，在使用PRP治疗黄褐斑时需要注意两点问题，一是对提取的PRP要做好质控，如果提取的血小板浓度过低，则不能算作真正的PRP治疗，治疗效果与预期可能会产生较大差异；二是患者在皮肤黄褐斑的基础上多合并有其他色斑问题，如雀斑、褐青色痣等，针对这种情况，要提前告知患者PRP对黄褐斑的治疗是有效的，但去除其他色斑则需要联合其他技术方法，如激光、化学剥脱术等。随着PRP治疗黄褐斑的基础研究与临床有效案例的不断增加，这种来源于自体血液、安全有效、简单便捷且鲜有不良反应的新型疗法将会成为一种趋势。

（樊　星　刘盛秀）

参考文献

Clinical efficacy of the dual-pulsed Q-switched neodymium: yttrium-aluminum-garnet laser: comparison with conservative mode. J Cosmet Laser Ther, 2013, 15(6): 340-341.

Garg S, Khillan K, Bharija SC. Platelet-rich plasma therapy in the treatment of recalcitrant melasma. Dermatol Surg, 2019, 45(3): 482-484.

Hofny ERM, Abdel-Motaleb AA, Ghazally A, et al. Hussein MRA. Platelet-rich plasma is a useful therapeutic option in melasma. J Dermatolog Treat, 2019, 30(4): 396-401.

Kroon MW, Wind BS, Beek JF, et al. Nonablative 1550-nm fractional laser therapy versus triple topical therapy for the treatment of melasma: a randomized controlled pilot study. J Am Acad Dermatol, 2011, 64(3): 516-523.

Salah Hashim AlShami. Treatment of periorbital hyperpigmentation using platelet-rich plasma injections. Am J Dermatol Venereol, 2014, 3(5): 87-94.

Shereen Adel. Platelet rich-plasma(PRP) in treatment of melasma. J Cosme Trichol, 2017, 3(3): 26-27.

Su BF, Lin QR, Zhang M. Clinical curative effect of PRP above water injection combined with Q-switched laser on the treatment of chloasma. China Medical Cosmetology, 2018, 8(5): 43-47.

车启蕾，付萌，李承新．黄褐斑病因及发病机制的研究进展．国际皮肤性病学杂，2016，42(2): 81-83.

付俊，鲍峰，裴璐，等．皮肤年轻化领域美塑配方的应用现状、功效及展望．中国美容医学，2018, 27(10): 17-21.

彭国凯，宋继权．调Q激光联合PRP治疗黄褐斑临床疗效观察．中国医疗美容，2019，9(9): 60-64.

王辉，郭丽芳，葛一平，等．黄褐斑病因、加重因素及对生活质量影响的横断面研究．皮肤病与性病杂志，2016, 49(2): 93-97.

王前，郑磊．细胞外囊泡基础研究与临床应用．北京：科学出版社，2019: 1-296.

殷悦，李潼，樊星，等．黄褐斑的治疗现状．中国美容整形外科杂志，2017，28(07): 446-448.

中国中西医结合学会皮肤性病专业委员会色素病学组，中华医学会皮肤性病学分会白癜风研究中心，中国医师协会皮肤科医师分会色素病工作组．中国黄褐斑治疗专家共识（2015）．中华皮肤科杂志，2016, 49(8): 529-532.

第六节　PRP 在面部激素依赖性皮炎治疗中的应用

一、概述

激素依赖性皮炎（corticosteroid addictive dermatitis, CSAD）是因长期反复不当地外用糖皮质激素引起的皮炎，表现为外用糖皮质激素后原发皮损消失，但停用后又出现炎性损害，需反复使用糖皮质激素以控制症状并逐渐加重的一种皮炎，顽固、难治愈。近年来，其发病呈逐年上升趋势。激素依赖性皮炎可发生于身体多个部位，本节主要讨论面部激素依赖性皮炎（facial corticosteroid addiction dermatitis, FCAD）。

相关研究发现，FCAD 患者皮肤中的糖皮质激素受体 α 密度上调，但与糖皮质激素的结合力却下降或产生脱敏现象，导致需要使用更高剂量的糖皮质激素治疗才能起效，如此恶性循环，最终导致糖皮质激素的使用高度依赖性。

长期大剂量使用激素会抑制成纤维细胞增殖，导致胶原合成减少而皮肤变薄，真皮层中糖蛋白和蛋白聚糖的弹性变化而使胶原纤维间黏附力减弱，进而容易诱发炎性反应；还会抑制角质形成细胞增殖，导致角蛋白、中间丝聚合蛋白（filaggrin, FLG）合成减少，角质层颗粒形成减少而变薄；由于角质层的层数减少，迁移到角质形成细胞的黑色素减少，从而引起色素减退。有些 FCAD 患者存在一定程度的色素沉着，可能与糖皮质激素激活黑素细胞产生过多色素有关，与皮肤抵御紫外线辐射的能力减弱也有一定关系。

在外用糖皮质激素的早期，由于激素的收缩血管作用，可导致局部代谢产物堆积，其中就含有一氧化氮等扩血管物质，而一旦突然停用激素，血管便会很快扩张，产生潮红现象。随着时间的推移，糖皮质激素引起血管扩张、变宽及通透性增加，加之糖皮质激素对真皮胶原的降解作用，又可导致浅表的血管显露，最终在面部皮肤表现为红肿和红血丝（图 4-6-1）。

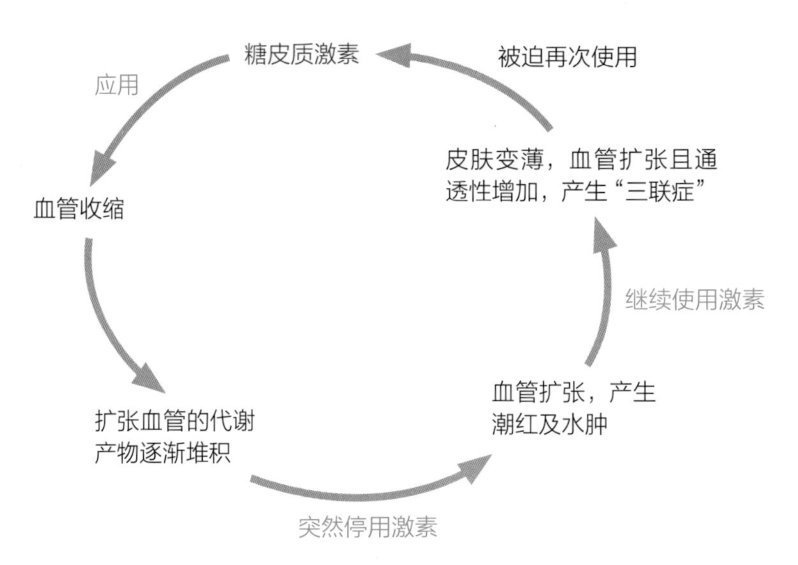

图 4-6-1　糖皮质激素引起的血管病理变化

因糖皮质激素的免疫抑制作用，可使局部毛囊发生感染和原发性毛囊炎加重；使毛囊上皮退化变性，导致出口被堵塞，出现痤疮样皮疹或使原有的痤疮加重；同时，还会出现毳毛增多、干燥脱屑、瘙痒感、干燥感、灼热感(伴或不伴有紧绷感、肿胀感、蚁行感)等皮肤敏感的反跳现象(图4-6-2)。

FCAD 皮损呈多形性，面中部持续性红斑最为多见。外用糖皮质激素具有良好的抗炎、抗增殖作用，但糖皮质激素使用不规范会严重破坏局部皮肤屏障的结构及功能，表现为角质形成细胞层减少、细胞缩小，细胞增殖及分化受抑制。另外，可导致表皮渗透屏障修复延迟，使角质层“砖墙结构”受到破坏，还会导致皮肤代谢紊乱、抗微生物屏障及抵御紫外线辐射的能力降低（图 4-6-3）。

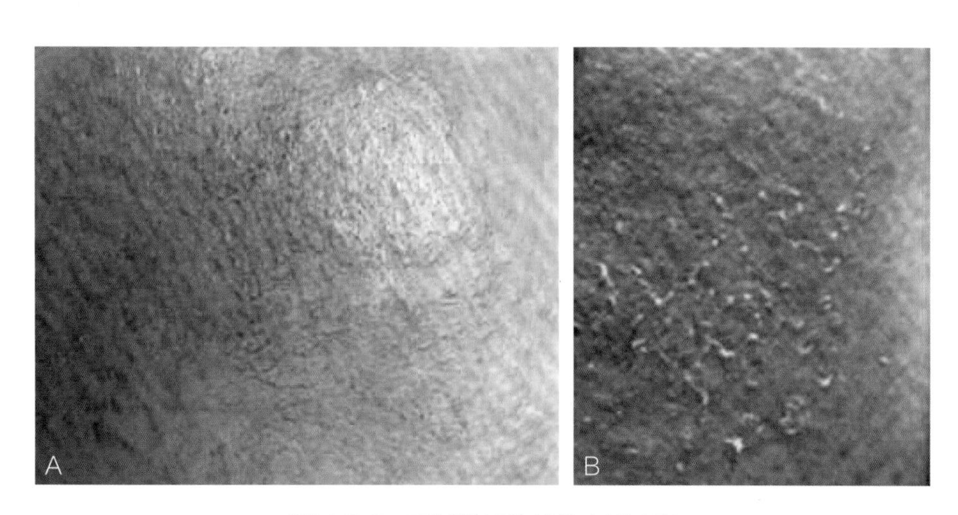

图 4-6-2　面部激素依赖性皮炎表现

A. 毛细血管扩张；B. 皮肤干燥脱屑

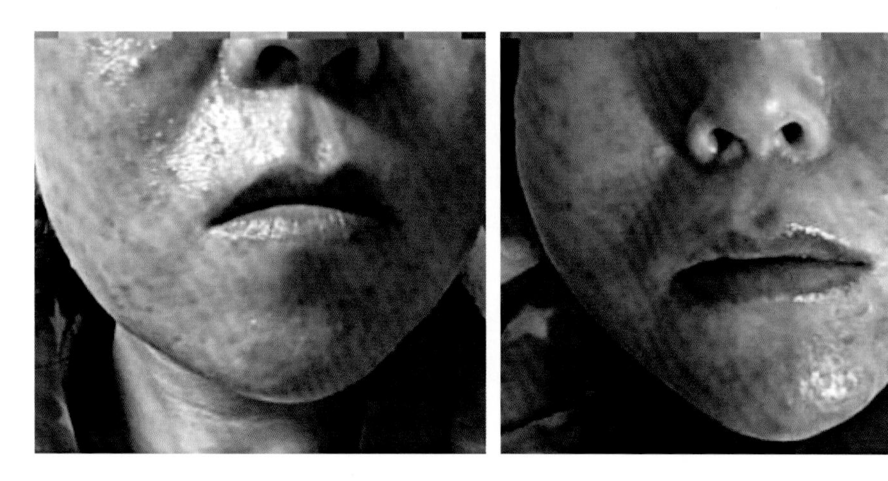

图 4-6-3　面部激素依赖性皮炎患者面中部呈持续性红斑

二、面部激素依赖性皮炎的分型及诊治原则

临床上根据 FCAD 的皮损特点将其分为三型：①玫瑰痤疮（酒渣鼻）样型，表现为鼻周红斑、粉刺、丘疹、丘疱疹、脓疱或毛细血管扩张；②接触性皮炎样型，表现为红斑、潮红、脱屑、肿胀等；③湿疹样型，表现为暗红斑、脱屑、细小丘疱疹或伴渗出。

目前，学界对 FCAD 的诊断尚未达成统一的意见。谢红付等于 2015 年通过对相关文献进行回顾总结并结合临床实践，总结了诊断FCAD的三大要素：①有以下三种皮损中的任何一种，即玫瑰痤疮样皮损、接触性皮炎样皮损和湿疹样皮损；②难受的“三联症”，即明显瘙痒感、明显灼热感和明显干燥感（停用激素3天左右后出现）；③8周以上外用糖皮质激素或成分不明护肤品。FCAD被认为是一种独立的疾病，明显的“三联症”是诊断FCAD特有症状的切入点。

FCAD治疗的首要原则是立即停止外用糖皮质激素，称之为“戒断治疗”。停止使用糖皮质激素需至少4周以上。尽管停用糖皮质激素的前2周可能会导致“三联症”加重，难以忍受，但此时却是治疗的关键期，积极做好辅助治疗（如口服抗组胺药、冷喷等）及心理疏导至为关键。不建议逐步停用糖皮质激素。一旦“戒断治疗”成功，渡过了难受的“三联症”期，患者对糖皮质激素的依赖性就会大大减轻或消失，但皮损仍然还会存在，此时便可以用其他方法进一步治疗，比如外用非激素类免疫调节剂他克莫司、吡美莫司乳膏，口服抗组胺药物等。有继发性细菌、真菌感染时需合并外用或口服抗生素、抗真菌药，以及本节介绍的PRP治疗等。临床上之所以会有部分患者效果不确切、复发、病程长且治疗依从性差，主要还是由于没有按照上述原则进行规范化治疗。

三、PRP在面部激素依赖性皮炎治疗中的应用研究

关于FCAD的发病机制可概括为四个方面：一是皮肤物理屏障受损及正常免疫防护失衡，二是血管结构及功能受损，三是感染及炎性反应，四是长期使用糖皮质激素产生的依赖性。研究发现，PRP中富含的多种成分对上述发病机制具有抑制甚至逆转作用：①PRP中的多种生长因子能有效刺激包括成纤维细胞、角质形成细胞等在内的多种细胞再生，进而对修复皮肤屏障功能具有重要作用。②PRP中的多种活性成分如VEGF、IGF能诱导正常结构的毛细血管再生，代替扩张的毛细血管，降低血管通透性，减少渗出及水肿；而皮肤组织的增厚也能在一定程度上减轻毛细血管显现征象。③PRP中含有的高浓度白细胞及抗炎因子可有效对抗创面感染，抑制局部炎症反应，协助机体清除创面局部病原体，增强抗感染能力，加强损伤组织的再生修复能力；PRP中的多种活性成分还能有效发挥免疫调节作用，控制局部炎症的过激反应。④当PRP的多种效应发挥作用后（一般在治疗后2~3周），患者对糖皮质激素的依赖便会随着PRP治疗治疗次数的增加而逐渐减轻，直至最后摆脱对糖皮质激素的依赖。

PRP注射入皮肤后，可以激活局部组织的细胞有丝分裂，使细胞再生增多，增加胶原蛋白/胶原纤维及细胞外基质合成。此外，PRP中富含的纤维素和黏连蛋白等成分还是很好的新生细胞及组织支架，从而促进各种组织的修复新生。国内有学者选取了60名FCAD患者，随机分为两组，每组30名，对照组外用0.03%他克莫司软膏，1次/日，PRP组面部注射PRP，1次/月，疗程均为2个月。结果显示：对照组与PPR组总有效率分别为76.67%和93.33%，差异具有统计学意义。治疗4周后，两组瘙痒评分值差异无统计学意义，但在干燥、灼热、纹理、色素沉着、红斑评分值等方面差异有统计学意义；两组治疗8周后，在主观症状评分及客观体征评分上，PRP组均优于对照组，差异具有统计学意义。由此可见，PRP对FCAD的损伤机制具有针对性的修复作用。

四、涂抹式PRP和纳米脂质体包裹技术

(一)涂抹式PRP

涂抹式PRP有两种概念：第一种是指在对皮肤制造出一定的创伤、孔道后即刻使用PRP进行涂抹，如水光注射后、微针治疗后、激光治疗后等即刻使用PRP涂抹。这样能有效促进PRP的吸收，充分发挥其生物学效应。第二种是指将PRP或PPP通过纳米脂质体包裹技术，制备成具有主动透皮功效的日常涂抹产品，用于巩固和提升治疗效果，同时也为特殊需求人群（如皮肤敏感性高，不能接受注射等物理性刺激的患者）提供另外一种解决方案。本节所介绍的涂抹式PRP是指第二种概念（图4-6-4）。

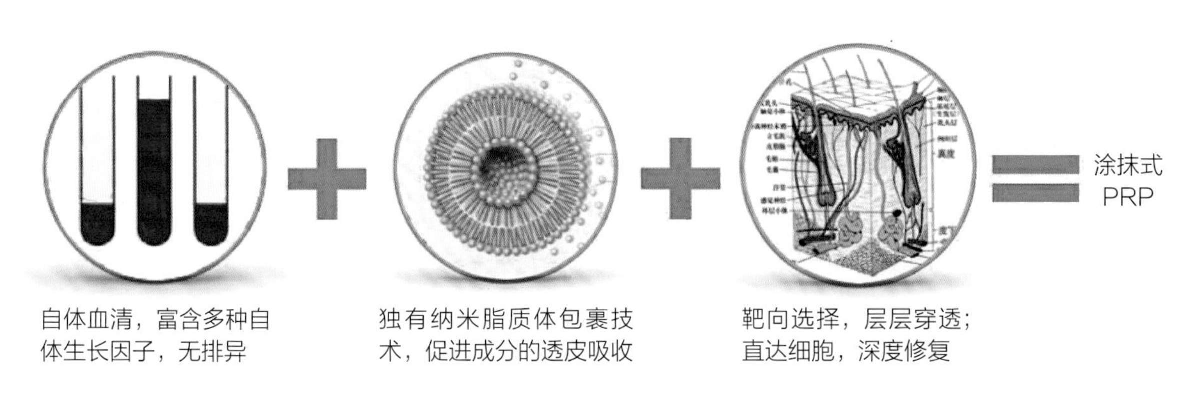

图4-6-4　涂抹式PRP构成示意图

涂抹式PRP具有以下特点：

（1）无创、无刺激：无疼痛感，无创伤，无休息期。

（2）透皮效果好：利用纳米脂质体包裹技术，可达到15 s的透皮靶向给药速度，透皮率达到80%~85%。

（3）活性保持高：冷藏保存3个月，涂抹式PRP仍可保持生物学活性。

（4）涂抹式PRP使用方法为早晚各1次，涂于患部，不影响正常护肤及妆容。

（5）由于涂抹式PRP中不可添加抑菌剂，所以需要无菌的灌装技术，故必须在专业实验室内进行制备或交由相关企业提供技术服务。

(二)纳米脂质体包裹技术

纳米脂质体包裹技术又称为纳米脂质体药物递送系统（nanoliposomes drug delivery system, NLDDS），是将功效成分包裹于脂质体囊泡内的制备技术（图4-6-5）。其具有增加药物溶解度、延长药物作用时间、增强药物靶向性、突破人体生物屏障、装载生物药物及疫苗制备等作用。目前该技术在国内外多个临床学科已经开展，包括肿瘤科、消化科、风湿免疫科等，并在药物研发与改进、药物精准靶向治疗、再生医学等方面得到深入研究。PRP与纳米脂质体包裹技术的联合应用目前还鲜有报道，但NLDDS技术所具有的多种优势使得这两种技术的结合值得期待，国内也有部分机构在这方面做了相关研究并能提供较为成熟化的技术服务。

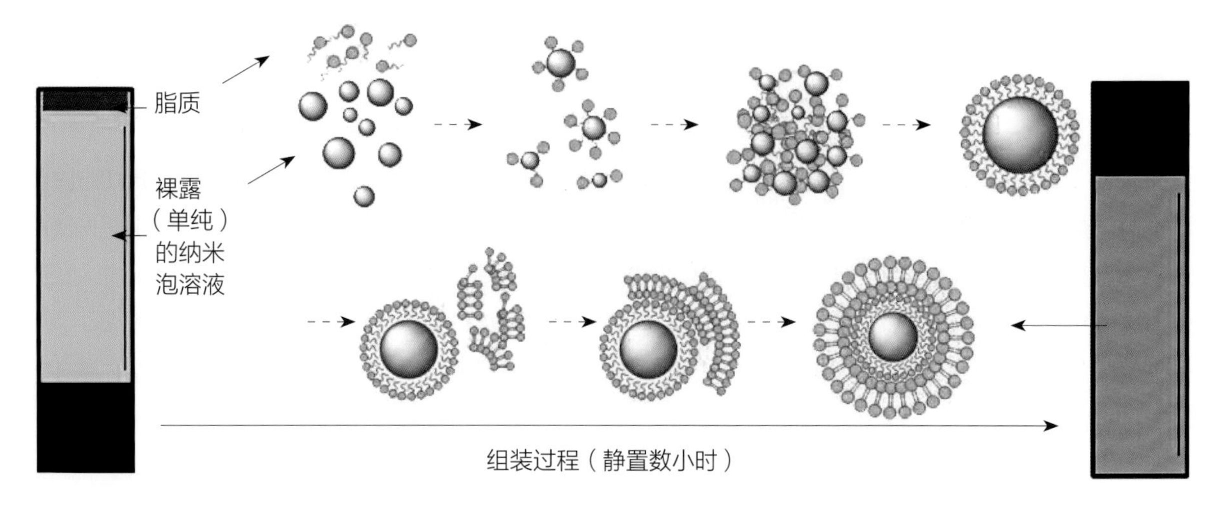

图 4-6-5　纳米脂质体制备过程示意图

纳米脂质体包裹技术的优势有：

（1）透皮性：皮肤角质层是外源性物质经皮进入皮肤内的主要屏障，角质间隙主要由脂质分子组成。由于纳米脂质体与皮肤角质层脂质具有高度的生物相容性，故能携带功效成分透过皮肤表皮、真皮，将活性成分释放出来而被人体吸收。

（2）缓释性：在皮肤中，纳米脂质体能使以纳米脂质体为载体的功效成分很容易地被角质层吸收在表皮和真皮层，形成细胞能量储库，功效成分可持续地释放，效力持久，提高生物利用度。

（3）修复性：纳米脂质体可修复受损的人体细胞膜，提升细胞膜磷脂的通透性，增强蛋白质活性，促进细胞膜内外成分交换，有效防止色素沉着和预防皮肤老化。

（4）安全性：纳米脂质体能保护功效分子，增加其稳定性，防止活性成分被体内的酶等分解破坏以及分解破坏后的产物造成的刺激性，所以安全性和功效较好。

（5）增效性：活性成分被纳米脂质体包裹后，其生物利用度得到提高。纳米脂质体可以包封水分子或疏水性分子，尤其可以数倍增加水性分子的皮肤吸收，保证有效成分直接作用于皮肤全层。

五、PRP 治疗面部激素依赖性皮炎的操作方法及注意事项

（一）操作方法

PRP 在 FCAD 治疗中的常规应用方式是采用注射器或水光针在皮损区域及周边进行注射治疗。根据严重程度，治疗复诊周期为 1 次 / 月，连续 3~4 次为一个疗程。轻度患者配合治疗后湿敷创面，1~2 次治疗即可达到痊愈的效果。中、重度患者可能需要 1~2 个疗程的治疗后，病情才能逐步减轻、好转，随后还需要再治疗 1~2 个疗程。

笔者在治疗前抽取患者静脉血 45 ml，采用二次离心法获取 PRP 约 5 ml。然后对面部区域进行 PRP 水光注射治疗或微针治疗，用量 3~5 ml，治疗后即刻再涂抹 PRP 或 PPP，间隔 15~20 min 涂抹一次，共涂抹 2~3 遍。按此方法 3~4 周治疗一次，共治疗 3~4 次。如患者可以接受，可将治疗后留存的 PRP/PPP 进行涂抹式 PRP/PPP 的制备。虽然 PRP 中修复成分和抗炎因子的含量更高，但在术后进行 PPP 的涂抹治疗依然可以加强治疗效果。

绝大部分 FCAD 患者皮肤菲薄，敏感性高，潮红及红血丝明显，常规使用表面麻醉药膏极易导致麻醉药吸收过快、过多，引起皮肤红肿、灼伤甚至明显的过敏反应。因此，针对 FCAD 患者，通常采用术前冰敷的方式来减轻即将注射的疼痛，也可采用神经阻滞麻醉（眶上神经、眶下神经、颏神经）。当然，如果确实不便注射的患者，可在提取 PRP 后即刻行面部 PRP 涂抹，再将剩余的 PRP/PPP 全部进行涂抹式 PRP/PPP 的制备，也是非常有效的治疗手段。

虽然皮损、毛细血管扩张、色素沉着等问题通过 PRP 治疗均能得到有效改善，但是部分患者在 PRP 治疗后期还需使用光电治疗以提高满意度。由于此类治疗中或多或少会引起皮肤内水分的流失，导致短期内皮肤的敏感或干燥，所以建议在 PRP 治疗 6 个月后再进行。

（二）注意事项

（1）治疗前常规检查有无 PRP 治疗禁忌证，女性患者需要避开月经期。

（2）每次治疗前和治疗结束后 30 天左右进行面部光学摄影及 VISIA 皮肤检测以评价疗效。详细记录患者治疗期间的不良反应，注明开始及持续时间、反应程度及转归等。

（3）术后即刻使用医用面膜冷敷，10~15 min 一片医用面膜，连续更换贴敷 2~3 次。治疗后 1 周内仍需早晚贴敷医用面膜。

（4）治疗后 24 h 内避免洁面或化妆，以防发生感染等。

（5）1 周内避免食用辛辣刺激性食物，避免烟酒、桑拿等。治疗后需严格注意防晒、保湿。

（6）FCAD 患者多有瘙痒、干燥症状，患者常喜欢用热水烫洗，造成皮肤渗液，甚至出现感染。需告知患者日常应使用温凉水清洗面部，养成良好的生活习惯。在医师指导下合理戒断糖皮质激素类药物，避免滥用、误用，且必须遵医嘱使用医用级护肤品。

六、临床案例介绍

PRP 治疗 FCAD 的临床案例如图 4-6-6~4-6-9 所示。

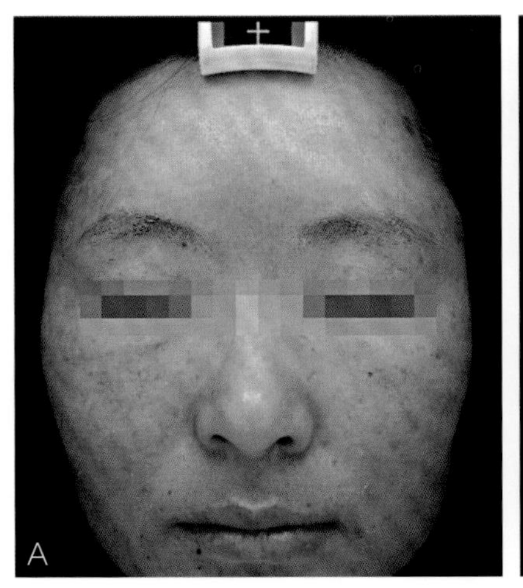

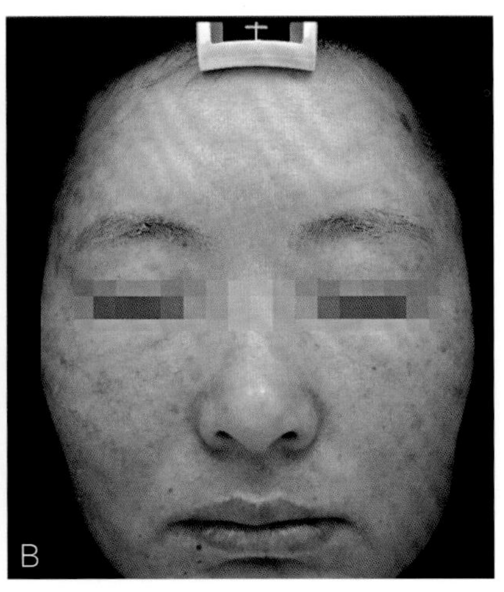

图 4-6-6　面部激素依赖性皮炎患者 PRP 治疗前后对比

A. 治疗前 VISIA 检测；B. PRP 治疗后 VISIA 检测

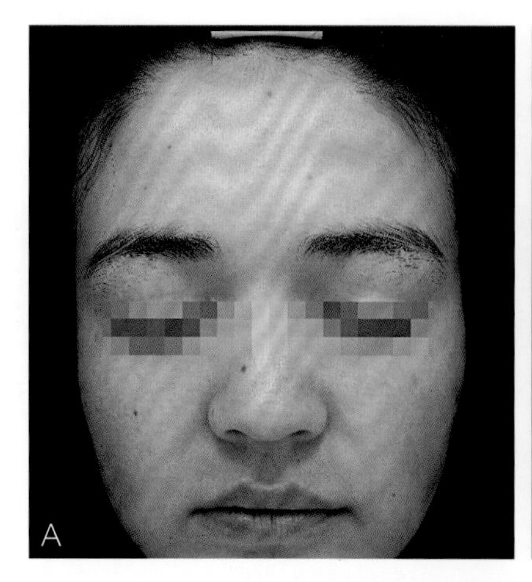

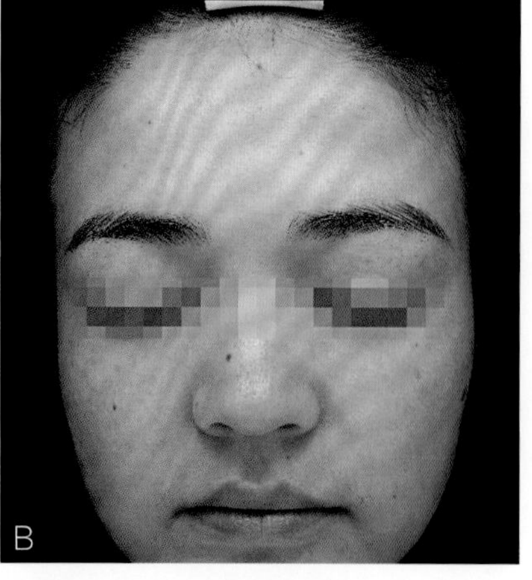

图 4-6-7　面部激素依赖性皮炎患者 PRP 治疗前后对比
A. 治疗前 VISIA 检测；B. PRP 治疗后 VISIA 检测

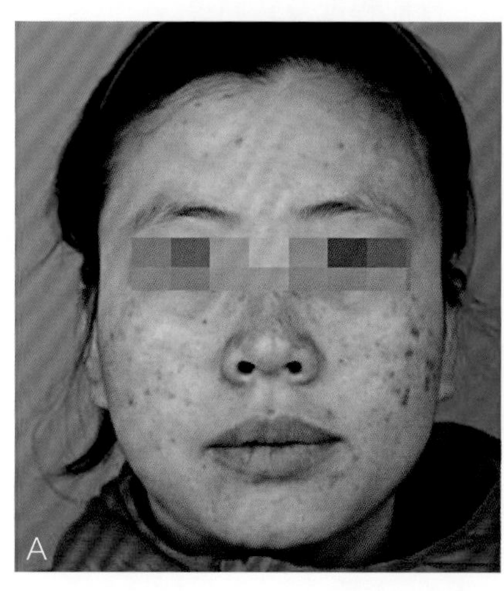

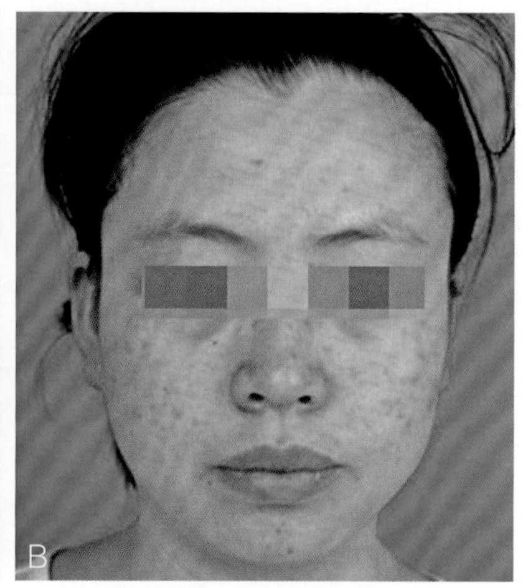

图 4-6-8　面部激素依赖性皮炎患者 PRP 治疗前后对比
A. 治疗前；B. PRP 治疗后皮肤炎症减轻，毛细血管扩张改善

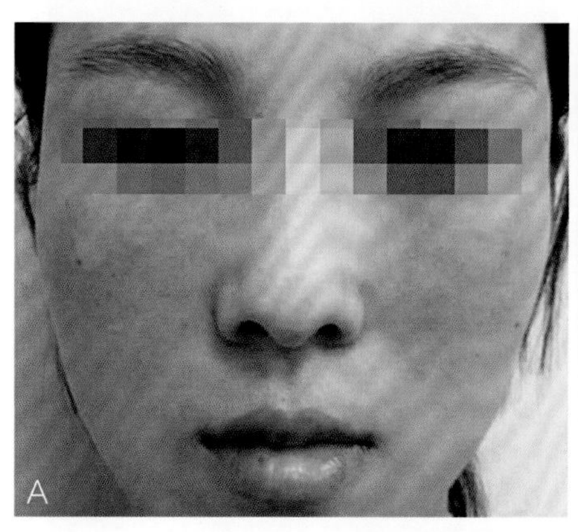

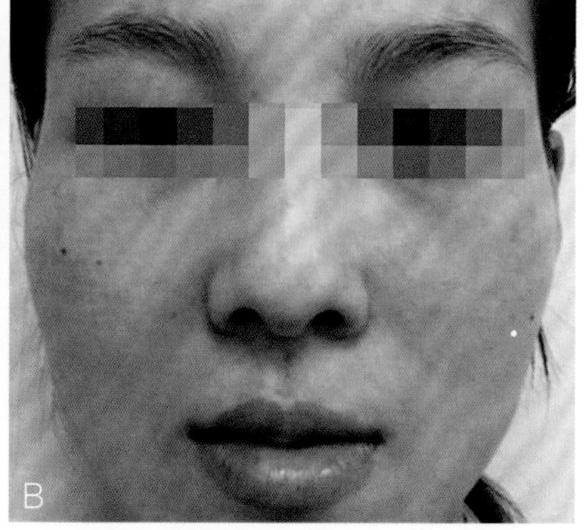

图 4-6-9　面部激素依赖性皮炎患者 PRP 治疗前后对比
A. 治疗前；B. PRP 治疗后毛细血管扩张改善，皮肤潮红改善

七、小结

造成FCAD的主要原因是糖皮质激素的不规范使用，或者是长期使用含有糖皮质激素的产品，最终造成面部潮红、水肿、血管扩张显现、红血丝明显、干燥、脱屑、过敏症状频发等表现，影响美观并给患者身心带来严重的伤害。

笔者在临床使用PRP治疗了多例FCAD患者，结果显示红斑、丘疹、瘙痒感、灼热感、干燥感、刺痛感等明显减轻，无明显不良反应。通过对文献的系统回顾可以发现，目前重组牛碱性成纤维细胞生长因子（recombinant bovine basic fibroblast growth factor）与重组人表皮生长因子（rhEGF）均已被应用于FCAD的治疗，并且取得了良好的治疗效果。尽管当前使用浓缩血小板（包括PRP、PRF、CGF等）治疗FCAD的文献报道还不是很多，但使用PRP行面部年轻化治疗以及其他治疗如黄褐斑、痤疮瘢痕、湿疹等的报道已经较多。PRP中富含的大量生物学活性成分尤其是比例符合自体的高浓度生长因子，其疗效会优于单一的生长因子疗效，而且不用担心外源性生长因子可能存在的风险和并发症。因此，将PRP作为FCAD治疗的一种有效而持久的方法值得在临床进一步研究与应用推广。

在这里需要指出的是，由于FCAD治疗具有一定的复杂性和难度，目前大多数临床医生会采用两种或两种以上技术方法来进行联合治疗，如口服复方甘草酸苷、外用他克莫司、中医辨证治疗、PRP注射或涂抹等。

（樊　星　刘盛秀）

参考文献

Alves R, Grimalt R. A review of platelet-rich plasma: history, biology, mechanism of action, and classification. Access Orcid, 2018, (4): 18-24.

Hashim PW, Levy Z, Cohen JL, et al. Microneedling therapy with and without platelet-rich plasma. Cutis, 2017, 99(4): 239-242.

Le ADK, Enweze L, DeBaun MR, et al. Current clinical recommendations for use of platelet-rich plasma. Curr Rev Musculoskelet Med, 2018, 11(4): 624-634.

Remitz A, De Pità O, Mota A, et al. Position statement: topical calcineurin inhibitors in atopic dermatitis. J Eur Acad Dermatol Venereol, 2018, 32(12): 2074-2082.

Sclafani AP, McCormick SA. Induction of dermal collagenesis, angiogenesis, and adipogenesis in human skin by injection of plateletrich fibrin metrix. Arch Facial Plast Surg, 2012, 14(2): 132-136.

Xiao X, Xie H, Jian D, et al. Rebounding triad (severe itching, dryness and burning) after facial corticosteroid discontinuation defines a specific class of corticosteroid-dependent dermatitis. J Dermatol, 2015, 42(7): 697-702.

陈富祺，郭祖安．面部糖皮质激素依赖性皮炎西医治疗研究进展．中国美容医学，2014，23(5): 424-427.

陈若曦，张月月，曹婷，等．激素依赖性皮炎的中医治疗进展．中华中医药杂志，2019，34(1): 250-252.

方巧英，杜晓航，张春燕，等. 重组牛碱性成纤维细胞生长因子治疗激素依赖性皮炎患者的效果. 中华全科医学，2019，17(6): 974-976, 1003.

罗丽拉，文昌晖，吴登梅，等. 富血小板血浆治疗面部激素依赖性皮炎的临床疗效. 实用医学杂志，2018，34(20): 82-86.

谢红付，李吉. 面部激素依赖性皮炎的诊断及鉴别诊断. 中国医学文摘 - 皮肤科学，2015，32(3): 265-269.

曾凡钦，唐增奇，郭庆. 激素依赖性皮炎的发病机制认识. 中国医学文摘 - 皮肤科学，2015，32(3): 257-260.

第七节 PRP在痤疮（瘢痕）治疗中的应用

痤疮是一种毛囊皮脂腺的慢性炎症性疾病，主要影响青年人，且多发生于面部，表现为粉刺、炎性丘疹、脓疱、囊肿、结节、瘢痕等，若得不到及时诊断和处理，会遗留一些并发症，其中最常见的是面部永久性瘢痕，严重影响患者容貌。痤疮瘢痕是因毛囊皮脂腺发生炎症反应后在局部形成创面，在其愈合过程中皮肤组织发生改变所致。大多数痤疮瘢痕呈现萎缩性瘢痕表现，与真皮胶原蛋白丢失有关，可分为冰锥型、滚动型和箱车型。

一、痤疮病因学

1. 皮脂分泌 皮脂由角鲨烯、甘油三酯、游离脂肪酸、胆固醇以及神经酰胺等多种成分组成，在影响痤疮发生的众多因素中，它是关系最密切的因素之一。皮脂分泌的增加不仅会导致痤疮的发病，而且研究发现，当皮脂的各成分发生变化时，其对皮肤的保护能力便会下降，容易导致痤疮及炎症的发生。

2. 激素水平 由性腺及肾上腺分泌的雄激素对皮脂腺的发育和皮脂的分泌起着调控作用。研究表明，高雄激素水平可以促进皮脂分泌，从而形成粉刺，堵塞毛囊孔，导致细菌生长而诱发痤疮。Riyanto等在实验中用大豆异黄酮抑制3β-羟基甾体脱氢酶、7β-羟基甾体脱氢酶、5α-还原酶活性，降低了活跃的雄激素水平，结果发现痤疮的发生率降低。

3. 细菌感染 毛囊中存在多种微生物，如糠秕马拉色菌、白葡萄球菌和痤疮丙酸杆菌等，其中痤疮丙酸杆菌与痤疮的发生关系最为密切。痤疮丙酸杆菌是一种革兰氏阳性菌，属于人体皮肤表面正常菌群之一，当其繁殖过度时可导致痤疮的发生。其会释放多种酶，进而分解皮脂产生游离脂肪酸，而游离脂肪酸不仅会加重毛囊皮脂腺导管的增生及过度角化，引起皮脂分泌不畅，还会刺激毛囊壁而引起炎症反应，发生痤疮。

4. 毛囊皮脂腺导管角化异常 毛囊是毛发根部的一种囊状组织，当其内的毛囊皮脂腺导管过度角化时会引起导管口径缩小及堵塞，无法排出的皮脂异常堆积于毛囊口，从而引起痤疮的发生。

5. 其他因素 除以上原因外，痤疮的发生还与一些外部因素有关，例如饮食不当、肥胖、作息不规律、吸烟、空气污染、面部清洁不当以及化妆品使用不当等。

二、痤疮（瘢痕）临床严重程度分类、分型及其临床表现

（一）痤疮严重程度分类

目前临床主要采用Pillsbury严重程度分类法，将痤疮按病情轻重分为Ⅰ～Ⅳ度（表4-7-1）。

表4-7-1 痤疮严重程度分类（Pillsbury法）

严重程度	临床表现特点
Ⅰ度（轻度）	散发或多发的黑头粉刺，可伴散在分布的炎性丘疹

续表

严重程度	临床表现特点
Ⅱ度（中度）	Ⅰ度 + 炎症性皮损数量增加，出现浅在性脓疱，但局限于颜面
Ⅲ度（重度）	Ⅱ度 + 深在性脓疱，分布于颜面、颈部和胸背部
Ⅳ度（重度 - 集簇性）	Ⅲ度 + 结节、囊肿，伴瘢痕形成，发生于上半身

（二）痤疮分型

临床上根据痤疮表现不同，将其分为寻常性痤疮、聚合性痤疮、暴发性痤疮、婴儿痤疮、月经前痤疮、职业性痤疮及其他（包括药物性痤疮）。

1. 寻常性痤疮 寻常性痤疮好发于面颊、额部，其次是胸部、背部及肩部。病损初发为圆锥形丘疹，为皮脂淤积于皮脂腺开口处形成的白头或黑头粉刺。病情发展可形成炎性丘疹；继续发展可形成大小不等的暗红色结节或囊肿，后者经久不愈可形成脓肿，破溃后形成窦道和瘢痕。这类痤疮病程为慢性、时轻时重，大多数于青春期后缓解，少部分至中年期愈合，但常遗留色素沉着、凹陷或增生性瘢痕。

2. 聚合性痤疮 聚合性痤疮是痤疮中最严重的一种类型，好发于青年男性，包括各种类型的皮损，如粉刺、丘疹、结节、囊肿、窦道及瘢痕等，可形成瘢痕疙瘩。

3. 暴发性痤疮 暴发性痤疮主要表现为患轻度痤疮数月或数年后，病情突然加重，同时出现发热、关节痛、贫血等全身症状。

4. 婴儿痤疮 婴儿痤疮为婴儿在胎儿期受母体雄性激素影响所致。

5. 月经前痤疮 月经前痤疮与月经周期密切相关，常常在月经前发病或加重，月经过后可缓解，呈周期性发作。

6. 职业性痤疮 职业性痤疮与职业接触相关，脱离环境后可缓解。

7. 其他 一些皮肤外用物中含有的抑菌物质、脂肪酸盐以及一些化妆品可能引起皮脂腺导管堵塞或炎症，进而导致痤疮的发生；糖皮质激素、雄激素等也可导致药物性痤疮。

（三）痤疮瘢痕分级

临床约 30% 的痤疮可发展为明显痤疮瘢痕，其中萎缩性瘢痕最为常见，是由真皮炎症导致表面皮肤收缩所致。Goodman & Baron 痤疮瘢痕分级法将痤疮萎缩性瘢痕分为 4 级，依据其瘢痕临床特点不同，分别对应不同的疾病严重程度：斑疹型、轻度、中度及重度（表 4-7-2）。

表 4-7-2 Goodman & Baron 痤疮瘢痕分级法

分级	疾病程度	临床特点	瘢痕表现
1 级	斑疹型	红斑、色素减退或色素沉着斑，平于皮面，与距离无关	红斑、色素减退或色素沉着斑，与皮面平齐

续表

分级	疾病程度	临床特点	瘢痕表现
2级	轻度	轻度萎缩或增生，在50 cm社交距离外观察不太明显。化妆、男性剃过后的胡须或正常体表毛发的阴影均可充分遮盖	轻度滚动型瘢痕，可伴较小而软的丘疹
3级	中度	中度萎缩或增生性瘢痕，在50 cm社交距离外仍明显可见。化妆、男性剃过后的胡须或正常体毛的阴影不易掩盖，但通过手拉伸皮肤可使之平坦	更明显的滚动型瘢痕，浅箱车型瘢痕，轻度至中度增生性或丘疹样瘢痕
4级	重度	重度萎缩性或增生性瘢痕，在50 cm社交距离外明显可见。化妆、男性剃过后的胡须或正常体表毛发的阴影不易遮盖，也不能通过手拉伸皮肤使之平坦	冲压状萎缩性瘢痕（深箱车型瘢痕），冰锥型瘢痕，严重萎缩性营养不良性瘢痕，明显的增生性瘢痕或瘢痕疙瘩

三、不同分期/分型痤疮的治疗方法

由于痤疮发病主要与皮脂分泌旺盛、毛囊口上皮异常角化、雄激素水平、痤疮丙酸杆菌感染及内分泌功能紊乱等相关，故痤疮治疗的主要原则是去脂、溶解角质、稳定激素水平、杀菌消炎、调节内分泌功能及修复皮肤屏障等。根据痤疮的严重程度，可酌情选择日常护理、外用药、内服药、物理治疗等多种方法联合治疗，从而达到缓解和消除痤疮的目的。《中国痤疮治疗指南（2019修订版）》总结了不同分级痤疮推荐的一线和二线治疗方案（表4-7-3）。

表4-7-3　痤疮推荐治疗方案

痤疮严重度	临床表现	一线治疗方案	二线治疗方案
轻度（Ⅰ级）	粉刺	外用维A酸	过氧化苯甲酰、壬二酸、果酸、中医药
中度（Ⅱ级）	炎性丘疹	外用维A酸+过氧化苯甲酰+/–外用抗生素或过氧化苯甲酰+外用抗生素	口服抗生素+外用维A酸+/–过氧化苯甲酰+/–外用抗生素、壬二酸、红蓝光、水杨酸或复合酸、中医药
中重度（Ⅲ级）	丘疹、脓疱	口服抗生素+外用维A酸+/–过氧化苯甲酰+/–外用抗生素	口服异维A酸、红蓝光、光动力、激光疗法、水杨酸或复合酸、中医药
重度（Ⅳ级）	结节、囊肿	口服异维A酸+/–过氧化苯甲酰/外用抗生素。炎症反应强烈者可先口服抗生素+过氧化苯甲酰/外用抗生素后，再口服异维A酸	口服抗生素+外用维A酸+/–过氧化苯甲酰、光动力疗法、系统用糖皮质激素（聚合性痤疮早期可以和口服异维A酸联合使用）、中医药

随着医疗和生活水平的提高，越来越多的患者可能会选择一些美容疗法治疗痤疮，如以粉刺为主的痤疮可行果酸或超分子水杨酸治疗，配合使用控油保湿类医学护肤品；以炎性丘疹、脓疱为主者可予以红蓝光或低能量强脉冲光（IPL）治疗；以结节、囊肿为主者可考虑行光动力、皮损内注射药物或红蓝光治疗；以萎缩性痤疮瘢痕为主者，其主要治疗方式包括激光、皮肤磨削术、射频、注射填充、微针等。

四、PRP在痤疮（瘢痕）治疗中的应用研究

近年来，国内外研究发现应用PRP治疗炎性痤疮尤其是难治性痤疮有较好的疗效。针对痤疮主要并发症中的萎缩性瘢痕的治疗，一般在痤疮炎症得到有效控制后，选用超脉冲CO_2激光或铒激光等进行处理，而近年来越来越多的研究及临床实践发现联合PRP注射或涂抹患处可增加协同效应，提高疗效，减少副作用的发生。

其主要机制可能包括：① PRP可减少皮脂腺分泌，改善痤疮毛囊异常角化。PRP富含的多种生长因子和其他蛋白质如黏附分子和趋化因子等，与局部环境相互作用，可促进细胞增殖、分化和再生，刺激上皮再生和新生血管形成。此外，PRP中的纤维蛋白原在激活后交联形成纤维蛋白凝胶，其内部呈微米级别的随机网状结构可以供细胞黏附和迁移。以上作用机制可能促使局部皮肤及其附属器组织重构，改善痤疮毛囊异常角化，减少皮脂腺分泌，从而消除痤疮形成的诱因。② PRP可减轻炎症反应。血小板中的致密颗粒含有生物活性因子，包括血清素（serotonin）、组胺、多巴胺、钙和腺苷。这些生物活性因子可以增加膜通透性，调节真皮炎症反应。此外，血小板还可释放如白介素-1受体拮抗蛋白（IL-1Ra）、可溶性肿瘤坏死因子受体（sTNF-R）Ⅰ和Ⅱ、IL-4、IL-10、IL-13和干扰素γ（IFN-γ）等炎症反应抑制因子，抑制痤疮发生时可能出现的过度炎症反应和免疫应答，从而减轻炎性渗出、消除红肿，有效缓解痤疮症状。③ PRP可抑制痤疮丙酸杆菌。PRP中高浓度的白细胞有助于抑制和杀灭痤疮丙酸杆菌，并能产生具有抗菌作用的氧代谢物，可强化白细胞杀菌机制。此外，血小板源性抗菌肽（PDAPs）在杀菌方面也发挥着显著作用。④ PRP可促进萎缩性瘢痕再生修复。PRP中的生长因子可刺激细胞的增殖、合成与代谢，增加胶原合成能力和速度，促进软组织的修复。此外，PRP在创面表层形成凝胶状物质可阻止病原体感染创面，有利于创面愈合，从而帮助修复萎缩性瘢痕。

（一）PRP治疗痤疮研究

国内肖杰华等选取20名寻常痤疮患者，对PRP联合点阵铒激光与单纯使用点阵铒激光的疗效及术后不良反应进行了对比评估。在治疗3个月后，由两名专业皮肤科医生对受试者进行目测和触感评价，对比治疗前后照片及调查患者满意度，并记录两组术后不良反应情况。结果显示PRP联合点阵铒激光可明显提高面部痤疮治疗效果，加速创面愈合，且不良反应少、安全性高。另一项报道通过病例对照研究评估PRP联合5%过氧苯甲酰凝胶或IPL治疗面部痤疮的临床疗效，结果显示两种联合方式均对面部痤疮治疗有显著效果，而PRP联合5%过氧苯甲酰凝胶效果最佳，可明显改善症状，安全性较高。张志波等运用L-PRP对8例难治性痤疮患者面部进行注射治疗，通过治疗前及治疗后30天常规摄影评价疗效，发现痊愈7例、显效1例，随访1~2年无复发，也证实了PRP可作为治疗痤疮的有效治疗手段。

（二）PRP联合激光治疗痤疮瘢痕研究

目前，国内外多项研究发现PRP注射或外用联合激光治疗痤疮瘢痕比单一使用激光具有更好的临床疗效，且术后恢复快，不良反应轻。

1. 注射PRP和激光联合应用与单一使用激光的比较 Lee等利用半脸对照设计，在CO_2点阵激光治疗痤疮瘢痕后，通过对一侧面部注射L-PRP，另一侧面部注射生理盐水的方法，评估患者的疗效

情况。结果显示 L-PRP 的治疗将患者术后红斑总持续时间从（10.4 ± 2.7）天缩短至（8.6 ± 2.0）天，水肿持续时间减少约 1 天。在治疗后第 4 天用色度计测量，结果显示与对照侧相比，L-PRP 处理侧红斑明显减少，痤疮瘢痕的整体临床外观得到明显改善。

在另一项针对 30 名患有轻度至重度痤疮瘢痕患者的单盲、半脸对照研究中，所有患者先接受剥脱性 CO_2 点阵激光治疗，随后在右侧面部皮内注射 L-PRP，分两阶段治疗，间隔 3~4 周。在随访第 6 个月时，由两位皮肤科医生进行盲法评估，结果显示与单一激光疗法相比，PRP 与激光联合治疗组痤疮瘢痕的外观明显改善，患者满意度显著提高。尽管两种疗法均观察到术后红斑，但联合治疗后红斑持续时间明显缩短。

2. 注射 PRP 和激光联合应用、外用 PRP 和激光联合应用与单一使用激光的比较 2014 年，Gawdat 等对接受点阵激光（fractional laser，FCL）治疗痤疮瘢痕的患者开展了一项研究，比较患者术后分别注射 L-PRP、外用 L-PRP 及注射生理盐水的疗效和安全性。20 例患者被随机分为两个实验组，对两侧面部分别进行不同的处理：第一组患者一侧面部行 FCL+ 皮内注射 L-PRP，一侧行 FCL+ 皮内注射生理盐水治疗；第二组一侧面部接受 FCL+ 皮内注射 L-PRP，另一侧接受 FCL+ 局部外用 PRP 治疗，每月治疗 3 次，并在第 6 个月时进行随访评估。结果显示与仅接受 FCL 治疗的对照组相比，局部外用和皮内注射 L-PRP 处理组的术后恢复时间都较短，并且在痤疮瘢痕的临床外观上呈现显著改善；局部外用和皮内注射 L-PRP 治疗组之间没有明显差异，但局部外用 L-PRP 组的耐受性更好。运用光学相干断层扫描技术（optical coherence tomography，OCT）对痤疮瘢痕进行深度测量，也发现与局部外用和皮内注射 L-PRP 治疗组相比，仅 FCL 治疗组的瘢痕深度改善力度较弱，结果与临床观察一致。

另有一项针对 30 名痤疮瘢痕患者开展的随机、单盲、半脸对照研究将所有患者随机分为 3 组，在接受剥脱性 CO_2 点阵激光治疗后，分别予以皮内注射 L-PRP、外用 L-PRP 及皮内注射生理盐水处理。在治疗第 6 个月时，经医生的单盲评估和患者对照片的自我评价，结果显示 PRP 组（外用和皮内注射）相对于生理盐水组在皮肤的平滑度方面有显著改善；两个 PRP 组之间无明显差异；PRP 组的不良反应（如红斑、水肿）持续时间显著减少，由不良反应导致的停工期亦缩短。

此外，有研究将 L-PRP 局部外涂于接受 FCL 治疗的患者内臂，发现与生理盐水对照组相比，L-PRP 治疗侧的红斑和黑色素指数显著降低，经皮失水也明显降低，取自 L-PRP 治疗区域的活检也显示比对照组具有更厚的胶原束。

3. 临床与分子机制研究相结合 Min S 等针对 25 名中重度痤疮瘢痕患者开展了一项随机、单盲、半脸对照实验。所有患者先接受 2 次 / 月剥脱性 CO_2 点阵激光治疗，术后在一侧面部皮内注射 L-PRP，另一侧皮内注射生理盐水。治疗 2 个月后，与生理盐水组比较，PRP 组痤疮瘢痕的改善和患者满意度评分都明显提高，PRP 治疗侧红斑、肿胀、渗出等不良反应也明显降低。与此同时，研究者分别在治疗前及治疗后 1 天、3 天、7 天和 28 天获取患者的皮肤组织进行分子机制研究，发现痤疮瘢痕皮肤组织中 TGF-β1、TGF-β3、Ⅰ型和Ⅲ型胶原蛋白水平显著增加；推测 TGF-β 水平的升高可能是痤疮瘢痕临床改善的重要机制。在体外实验中，对人永生化角质形成细胞（HaCaT 细胞）使用 PRP 48 h 后，Q-PCR 检测发现表皮生长因子受体（EGFR）表达增加，而角蛋白 16（KRT16）表达减少，从而支持 PRP 有加速术后上皮化能力的推测。

当然，也有一些负面报道称 PRP 中白细胞浓度升高可能会通过 NF-κB 途径介导产生反向炎症效应。Michael 等对目前已有的临床研究做了 Meta 分析，总结发现在 7 项 L-PRP 联合剥脱性激光治疗研究中（包括 167 名患者），有 5 项研究证实 PRP 对痤疮瘢痕预后产生了更好的疗效，有 6 项研究显示PRP改善了术后症状如红斑、水肿和疼痛。这些结果反驳了白细胞可能诱导有害促炎环境的推测，并表明L-PRP可促进激光治疗后的伤口愈合。

（三）PRP联合微针治疗痤疮瘢痕研究

2016年，Asif M等在50名患者中开展了一项半脸模式自身对照研究，观察PRP联合微针治疗痤疮瘢痕的效果。研究者在受试者整个面部进行微针治疗，随后一侧面部联合使用PRP治疗，另一侧使用蒸馏水处理，其中使用PRP的方法是先将PRP皮内注射到痤疮瘢痕内，再局部外涂。虽然两组患者的临床症状均有改善，但Goodman评分及皮肤科医生独立评分的方法均提示PRP治疗侧面部显示出更好的临床反应，患者满意度也更高。几乎所有患者都表示添加PRP可以在外观上改善痤疮瘢痕及皮肤粗糙性，提示PRP与微针联合治疗痤疮瘢痕可获得显著疗效。Ibrahim等对35名痤疮瘢痕患者采用半脸模式自身对照研究，比较单纯使用微针治疗和微针治疗后立即局部外涂PRP的治疗效果，发现两侧痤疮瘢痕都有明显改善，Goodman评分显示患者对两侧治疗效果满意度相当，尽管经PRP处理一侧呈现出的改善效果未达到统计学意义，但临床显示添加PRP治疗确实可以缩短红斑和水肿时间，加速创面的修复。另有一项对30名患者进行的半脸对照研究运用Goodman评分比较微针治疗与局部外涂PRP或维生素C联合治疗的效果，评估结果显示在微针疗法中加入PRP具有更好的临床效果，可以明显改善痤疮瘢痕，且患者对PRP治疗侧的效果也更为满意。值得一提的是，维生素C的添加被证明可有效治疗痤疮炎症后色素沉着。此外，Deshmukh等证实PRP配合皮下剥离术在改善痤疮瘢痕外观方面具有协同作用，尤其是针对滚动型和箱车型瘢痕。

综上所述，PRP联合其他多种治疗方式在痤疮（瘢痕）治疗中可获得更好的临床疗效，同时减轻了红斑、水肿、结痂等副作用的发生，具有广泛的临床应用价值。

五、PRP治疗痤疮（瘢痕）的操作方法及注意事项

（一）操作方法

1. PRP制备 笔者选择在治疗前约1 h采集患者40 ml全血，根据商用PRP制备套装产品说明书相关操作规范进行制备，获得PRP 6~8 ml。若没有专门的商用PRP制备套装，也可手工制作。采用二次离心法，离心后对PRP中的血小板浓度进行检测，确定其达到有效浓度。

2. 皮损区域的麻醉和清洁消毒 可选择在静脉血离心期间，对患者皮损区域的皮肤涂抹利多卡因乳膏进行表面麻醉，30~60 min后清洗皮肤，局部使用医用乙醇擦拭消毒。

3. 皮损区域注射PRP 用30 G或更细的针头对痤疮皮损区域（如萎缩性瘢痕凹坑处）的真皮浅、中层（深度1.2~1.5 mm）进行PRP微滴注射。一般每隔1~1.5 cm取一个注射点，每点注射量约0.1 ml，注射至该处略高于皮面（图4-7-1）。

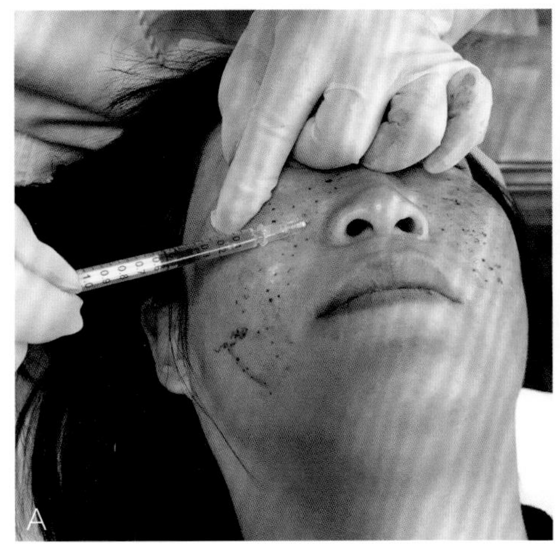

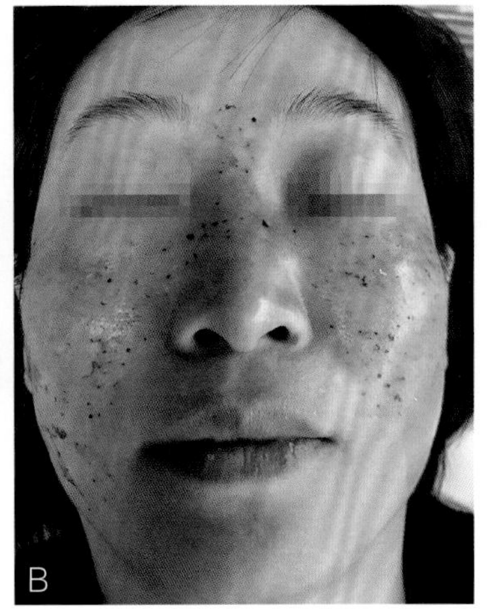

图 4-7-1 PRP 注射面部痤疮瘢痕

A. 注射治疗过程；B. 术后即刻表现

4. 剥脱性 CO_2 点阵激光 针对痤疮遗留萎缩性瘢痕的治疗，若条件允许，可在注射完 PRP 后于瘢痕处再进行剥脱性 CO_2 点阵激光治疗，注意选择合适的激光参数。

5. 均匀涂抹 PRP 激光术后即刻可能出现局部皮肤红肿、干燥、灼痛感，可于治疗区域覆盖无菌纱布，将剩余的 PRP 均匀涂抹在治疗区域进行湿敷，待血浆凝固后 30 min，予冰面膜冷敷治疗区 15 min，以缓解疼痛。

（二）术后注意事项

PRP 注射治疗后，需要告知患者以下注意事项：

（1）多饮水，保持治疗区域局部清洁干燥。

（2）治疗后 24 h 内，注射创面尽量避免沾水。

（3）治疗局部注意防晒、保湿。待痂皮脱落后可使用一些保湿修复类产品，禁用化妆品。

（4）治疗后 1 周内禁止服用阿司匹林等药物，禁食辛辣刺激食物，避免饮酒，治疗区域禁止按摩、揉搓等。

（5）对痤疮脓疱或局部皮肤存在较明显的感染性病灶，须先行清创、消毒和（或）口服抗生素治疗，待感染控制好转后再行 PRP 治疗。

六、临床案例介绍

PRP 注射皮损区域，边缘用 CO_2 点阵激光治疗，4 周治疗一次，3~4 次为一个疗程（图 4-7-2~4-7-4）。

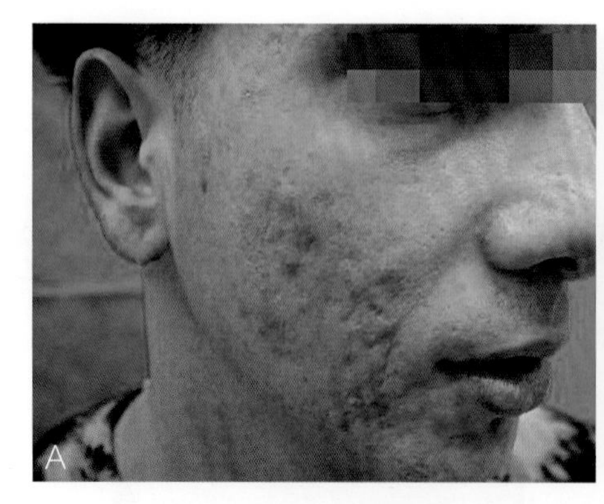
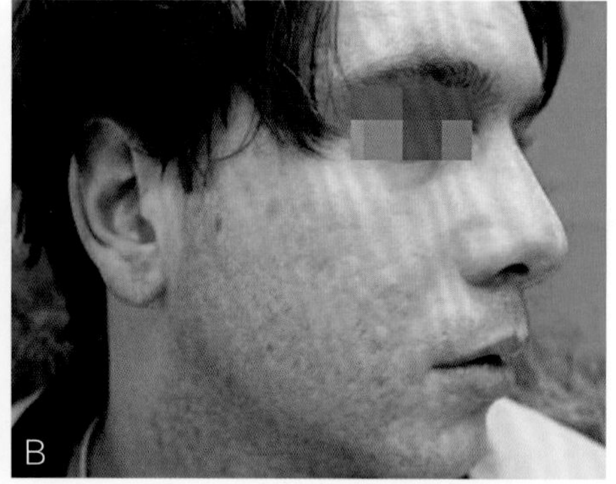

图 4-7-2　8 次治疗后，面部瘢痕淡化、平整，皮肤更光滑细腻
A. 治疗前；B. 治疗后

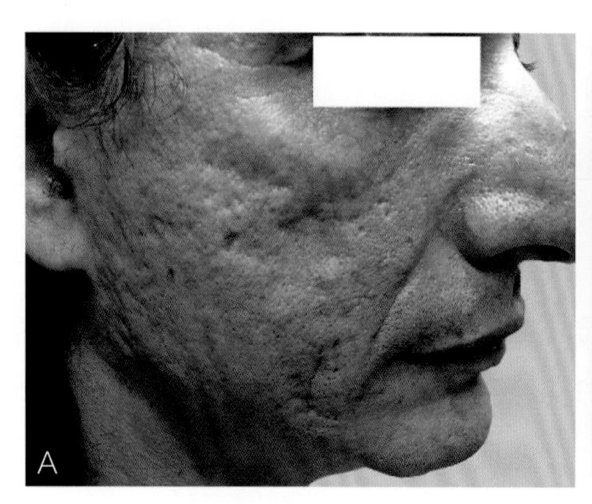
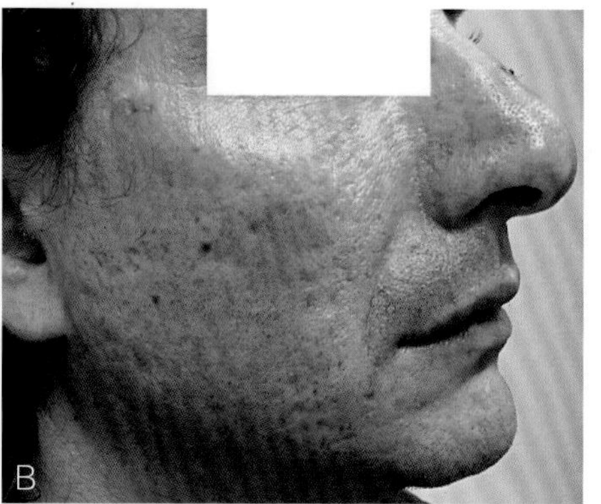

图 4-7-3　7 次治疗后，面部瘢痕较治疗前更平整光滑
A. 治疗前；B. 治疗后

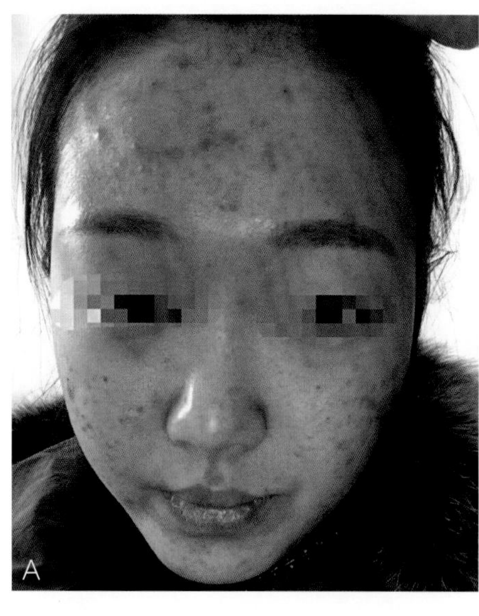
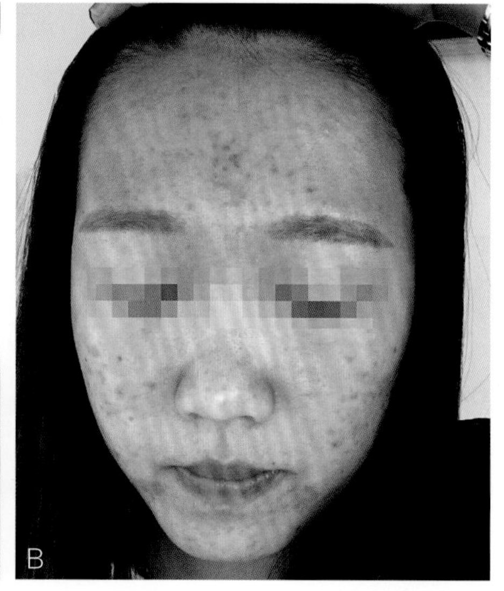

图 4-7-4　6 次治疗后，面部痤疮数量减少，色素沉着淡化，皮肤更细腻
A. 治疗前；B. 治疗后

七、小结

痤疮是青年人较为常见的一种皮肤病，皮损好发于面部，常表现为炎性丘疹、脓疱、囊肿、结节等，皮损消退后可遗留色素沉着、瘢痕等。痤疮瘢痕是痤疮的一种常见且具有挑战性的临床并发症，通常是由治疗延迟或不当所致，萎缩性痤疮瘢痕更为常见。目前临床上治疗痤疮萎缩性瘢痕有多种方法，其中 CO_2 点阵激光是一种临床公认较为成熟的治疗方法，但其治疗后仍可能会出现一些常见不良反应，如红斑、水肿、结痂等。PRP 含有数倍于基线浓度的血小板，是各种生物活性分子的混合物，包括生长因子、细胞因子、趋化因子、蛋白酶、抗蛋白酶、抗菌肽、白细胞、纤维蛋白/纤维蛋白原等。由于 PRP 这些生物活性成分的主要功能是促进组织修复、调节炎症反应，故可加速组织愈合、促进组织再生、抑制细菌生长等。临床研究表明，PRP 联合其他多种治疗方案对痤疮及痤疮瘢痕的临床症状改善及减轻不良反应具有协同效应，联合治疗后患者满意度更高，红斑、水肿和结痂形成的持续时间均短于单一治疗。当然，目前有关 PRP 用于痤疮（瘢痕）治疗的临床和基础研究数据尚不十分充分，故对此方案尚需进一步研究探索。

综上所述，PRP 对痤疮（瘢痕）的治疗在美容效果、术后停工期和患者满意度等多方面显示出其优越性，展现出良好的临床应用前景。

（刘盛秀　程　晖　王军杰）

参考文献

Alsousou J, Ali A, Willett K, et al. The role of platelet-rich plasma in tissue regeneration. Platelets, 2013, 24(3): 173-182.

Conde Montero E, Fernández Santos ME, Suárez Fernández R. Platelet-rich plasma: applications in dermatology. Actas Dermosifiliogr, 2015, 106(2): 104-111.

Connolly D, Vu HL, Mariwalla K, et al. Acne scarring-pathogenesis, evaluation, and treatment options. J Clin Aesthet Dermatol, 2017, 10(9): 12-23.

Deshmukh NS, Belgaumkar VA. Platelet-rich plasma augments subcision in atrophic acne scars: a split-face comparative study. Dermatol Surg, 2019, 45(1): 90-98.

Gawdat HI, Hegazy RA, Fawzy MM, et al. Autologous platelet rich plasma: topical versus intradermal after fractional ablative carbon dioxide laser treatment of atrophic acne scars. Dermatol Surg, 2014, 40(2): 152-161.

Goodman GJ, Baron JA. Postacnescarring: a qualitative global scarring grading system. Dermatol Surg, 2006, 32(12): 1458-1466.

Hesseler MJ, Shyam N. Platelet-rich plasma and its utility in the treatment of acne scars: a systematic review. J Am Acad Dermatol, 2019, 80(6): 1730-1745.

Ibrahim MK, Ibrahim SM, Salem AM. Skin microneedling plus platelet-rich plasma versus skin microneedling alone in the treatment of atrophic post acne scars: a split face comparative study. J Dermatolog Treat, 2018, 29(3): 281-286.

Intravia J, Allen DA, Durant TJ, et al. In vitro evaluation of the anti-bacterial effect of two preparations of platelet rich plasma compared with cefazolin and whole blood. Muscles Ligaments Tendons J, 2014, 4(1): 79-84.

Lee JW, Kim BJ, Kim MN, et al. The efficacy of autologous platelet rich plasma combined with ablative carbon dioxide fractional resurfacing for acne scars: a simultaneous split-face trial. Dermatol Surg, 2011, 37(7): 931-938.

Lynch MD, Bashir S. Applications of platelet-rich plasma in dermatology: A critical appraisal of the literature. J Dermatolog Treat, 2016, 27(3): 285-289.

Min S, Yoon JY, Park SY, et al. Combination of platelet rich plasma in fractional carbon dioxide laser treatment increased clinical efficacy of for acne scar by enhancement of collagen production and modulation of laser-induced inflammation. Lasers Surg Med, 2018, 50(4): 302-310.

Na JI, Choi JW, Choi HR, et al. Rapid healing and reduced erythema after ablative fractional carbon dioxide laser resurfacing combined with the application of autologous platelet-rich plasma. Dermatol Surg, 2011, 37(4): 463-468.

Rivera AE. Acne scarring: a review and current treatment modalities. J Am Acad Dermatol, 2008, 59(4): 659-676.

Sánchez-González DJ, Méndez-Bolaina E, Trejo-Bahena NI. Platelet-rich plasma peptides: key for regeneration. Int J Pept, 2012, 2012: 532519.

Woodell-May J, Matuska A, Oyster M, et al. Autologous protein solution inhibits MMP-13 production by IL-1β and TNFα-stimulated human articular chondrocytes. J Orthop Res, 2011, 29(9): 1320-1326.

Xie X, Wang Y, Zhao C, et al. Comparative evaluation of MSCs from bone marrow and adipose tissue seeded in PRP-derived scaffold for cartilage regeneration. Biomaterials, 2012, 33(29): 7008-7018.

Zhang M, Park G, Zhou B, et al. Applications and efficacy of platelet-rich plasma in dermatology: A clinical review. J Cosmet Dermatol, 2018, 17(5): 660-665.

王怡雄，宋继权. 富血小板血浆（PRP）联合治疗面部痤疮的临床疗效观察. 中国医疗美容，2019，9(8): 67-71.

肖杰华，黄咏梅. 自体富血小板血浆联合点阵铒激光治疗面部痤疮及痤疮瘢痕疗效观察. 中国美容医学，2019，28(2): 60-62.

张志波，张斌乾，郝翠玲，等. L-PRP 面部注射美容治疗难治性痤疮 8 例报告. 中国医疗美容，2015，6: 49-50.

中国痤疮治疗指南专家组. 中国痤疮治疗指南（2019 修订版）. 临床皮肤科杂志，2019，48(9): 583-588.

第八节 PRP 在手部美容抗衰中的应用

一、概述

除面部和颈部外，手是人体最裸露的皮肤部位。手的老化主要表现在手背部，手掌部位的改变相对较小，并且隐蔽、不易发现，所以手部美容抗衰的治疗主要集中在手背部。手背部的老化主要包括两个方面：一是内源性老化，也叫自然老化，是指手内部组织结构随年龄的增加而发生的老化改变，主要包括皮肤褶皱、松弛，皮肤和皮下脂肪萎缩，指关节变形、膨隆，手背部静脉曲张并呈青紫色表现；二是外源性老化，其病因是化学药物、吸烟和阳光等外界因素对皮肤造成的损害，损害主要集中在表皮层和真皮层，也称为光老化性手，主要表现为皮肤脂溢性角化病（seborrheic keratosis, SK），又称老年斑、光化性角化病（actinic keratosis, AK）、皱褶样组织改变等。而年轻漂亮的手往往白皙少纹、润泽丰满、纤细修长，软组织质地良好，手指和手掌的长度及宽度比例适当（图 4-8-1）。

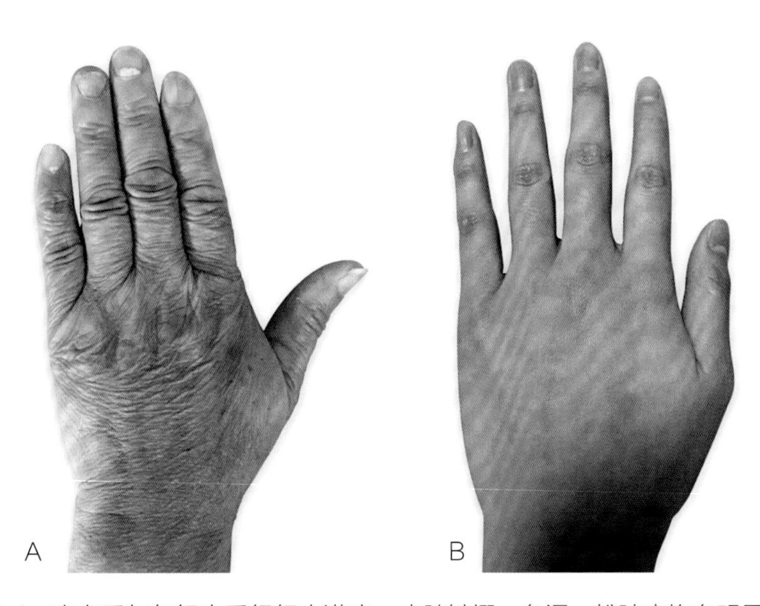

图 4-8-1　衰老手与年轻态手组织丰满度、皮肤皱褶、色泽、松弛度均有明显差异
A. 衰老手表现；B. 年轻态手表现

在 20 世纪 80 年代就有学者开始探索浓缩血小板技术在组织修复中的作用，致力于提高机体自我修复能力，PRP 技术就是这一研究的延伸。PRP 技术可以使得血小板在人为控制下被高度浓缩及激活，释放各类生长因子、细胞因子，作用于自体组织，促进相关细胞增殖、分化，促进组织新生、再生，从而达到治疗疾病、年轻化、延缓衰老的目的。该技术现在已被广泛应用于美容抗衰及疾病治疗相关领域，尤其在治疗面、颈部皮肤老化等方面具有良好的效果。同理，它在手部美容抗衰中也有着不俗的表现，本文中笔者将 PRP 注射技术应用于手部美容抗衰做一介绍。

二、手部年轻化评级参考量表

美国的 Derek Jones 等于 2016 年首先提出手部容量缺失量表（scale for evaluation of volume deficit of the hand），该量表分为 5 个等级，具体包括：0 级，无可见的肌腱及静脉；1 级，无突显的肌腱，静脉可见并微微突显；2 级，肌腱及静脉稍微突显；3 级，肌腱及静脉明显可见；4 级，肌腱极度突显，弯曲静脉突显。该课题组通过采集 293 名志愿者的手部照片，并随机选取 8 名医师运用该量表对志愿者手部照片进行独立评估，结果提示 8 名医师的评判结果无明显统计学差异，说明该量表有较好的信、效度，可推广运用于临床。

韩国的 Jong Hun Lee 等改良了上述的评估量表，增加了对手部皮肤质地的评估，提出了适用于亚洲人的手部年轻化评估量表。该量表同样分为 5 级，具体包括：0 级，无软组织流失，无可见的静脉或仅可见浅表静脉，无可见的肌腱；1 级，轻度的软组织流失，静脉轻微可见，无或隐约可见肌腱；2 级，中度软组织流失，可见静脉及肌腱；3 级，中重度软组织流失，可见明显静脉及肌腱，皮肤表面粗糙（可见皱纹）；4 级，重度软组织缺失，静脉及肌腱非常明显，皮肤表面粗糙伴萎缩（可见明显皱纹）。同样，为了证实该改良量表的信、效度，研究者随机选取了 5 名有经验的整形外科医师对 73 名志愿者的手部照片进行评估，结果提示 5 名医师对照片中手部年轻状态的评判结果无明显统计学差异。

笔者所在课题组在参考美国和韩国量表的基础上，采集国人手部图像制作了本国人的手部年轻化评级量表，供读者参考（图 4-8-2）。

三、手部抗衰治疗方法

目前已有多种方法运用于手部年轻化治疗，包括局部外用维 A 酸、维生素 C、5- 氟尿嘧啶、漂白剂等制剂，局部化学剥脱术，光电治疗，皮下注射透明质酸、脂肪等方法。但局部外用制剂往往收效甚微，化学剥脱术、光电治疗容易遗留色素沉着甚至导致瘢痕形成，而透明质酸及脂肪注射则存在吸收率、存活率的问题。PRP 中富含多种生长因子，同时血浆中还存在纤维蛋白、纤连蛋白、玻连蛋白等，在促进细胞增殖与分化、增加胶原合成能力、促进基质合成与沉积等方面都可发挥重要作用。与上述方法相比，PRP 技术无论在功效还是不良反应方面都具有天然的优势，因此笔者认为 PRP 注射是有效性和安全性兼备的手部年轻化治疗方法。

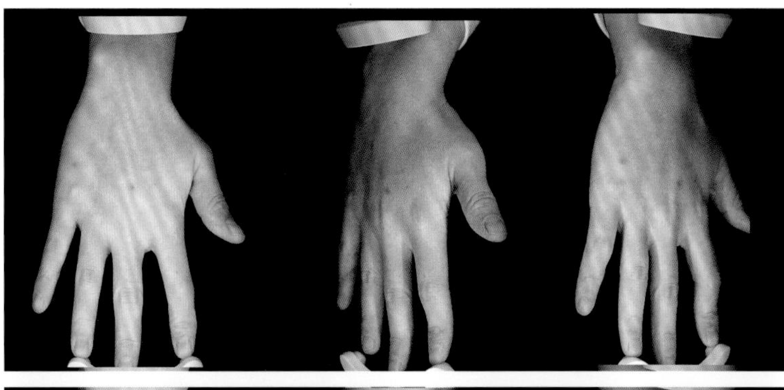

0级：无老化

✓ 无软组织流失
✓ 无可见静脉或仅可见浅表静脉
✓ 无可见的肌腱

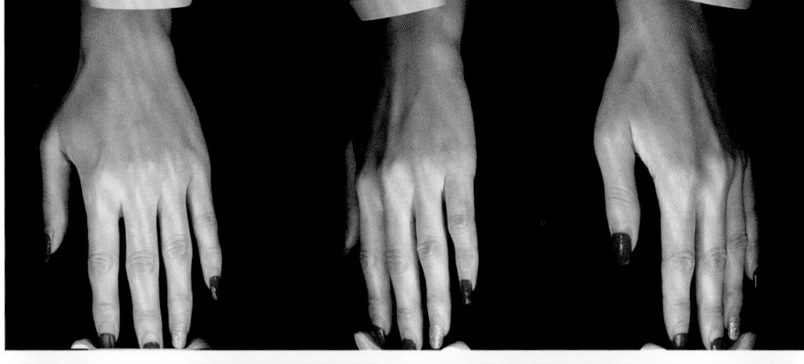

1级：轻度老化

✓ 少量软组织流失
✓ 可见少量明显静脉
✓ 无或几乎无可见的肌腱

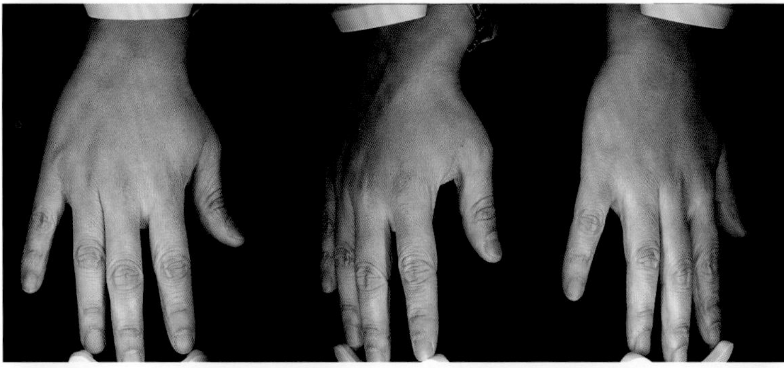

2级：中度老化

✓ 中度软组织流失
✓ 可见明显静脉
✓ 可见明显肌腱

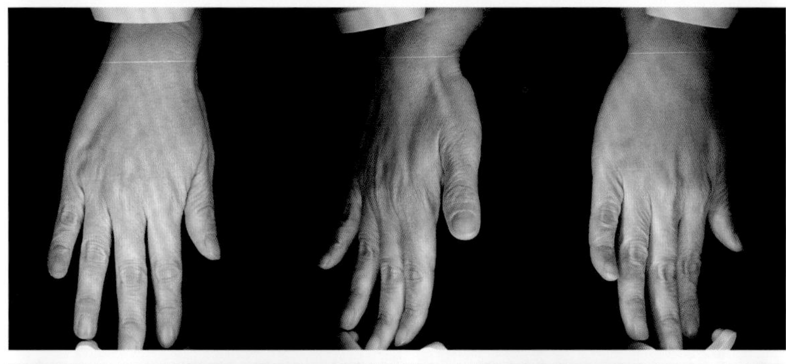

3级：中重度老化

✓ 中重度软组织流失
✓ 可见非常明显的静脉
✓ 可见大量明显肌腱
✓ 皮肤粗糙（出现皱纹）

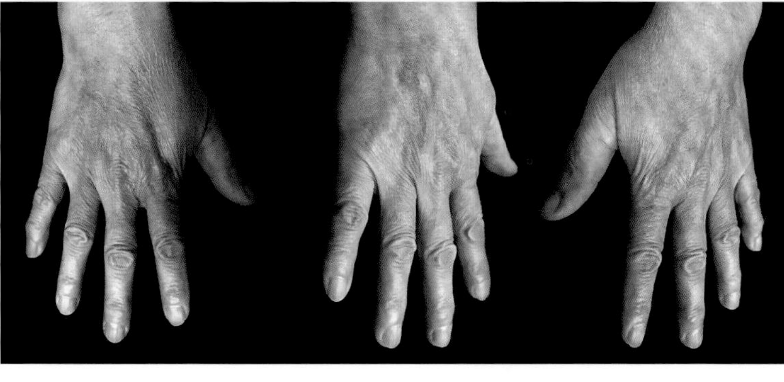

4级：重度老化

✓ 重度软组织流失
✓ 可见非常突显的静脉
✓ 所有肌腱清晰可见
✓ 皮肤粗糙伴萎缩（出现粗大皱纹）

图4-8-2 手部年轻化评级量表

四、PRP注射手部年轻化的操作方法及注意事项

（一）注射材料

手部注射PRP所用材料相对不多，常规备用PRP制备试管、水光仪、34 G × 4 mm针头、34 G × 13 mm针头、1 ml螺口注射器、滚轮微针及电动微针（图4-8-3）。

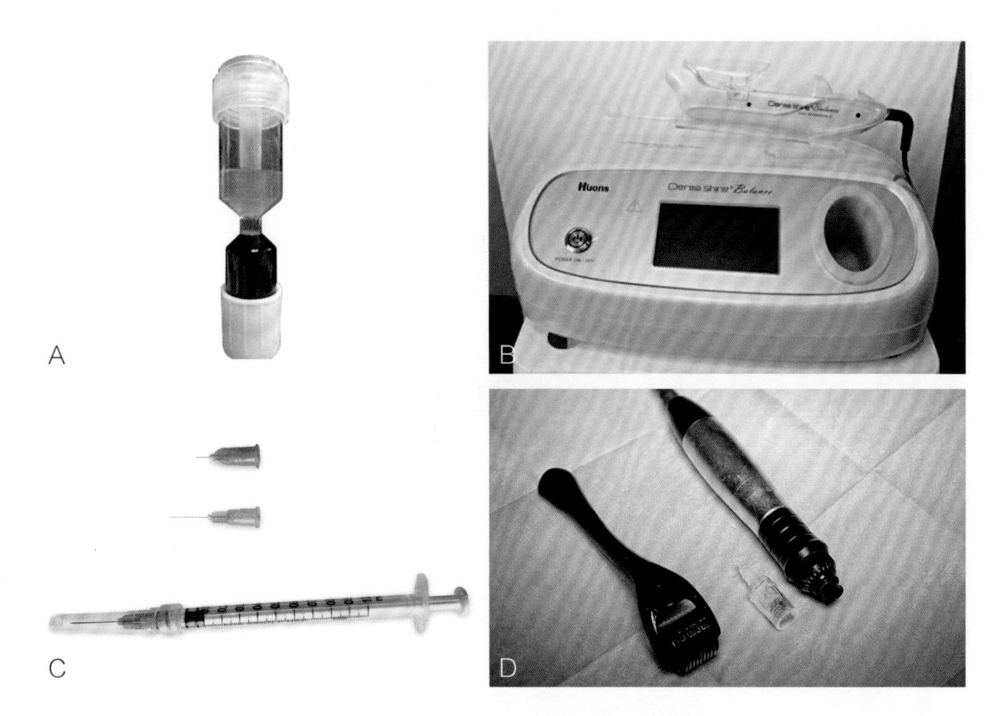

图4-8-3　PRP注射手部年轻化所需材料

A. PRP制备试管；B. 水光仪；C. 34 G×4 mm针头、34 G×13 mm针头、1 ml螺口注射器；D. 滚轮微针和电动微针

（二）术前准备及麻醉

术前局部冰敷5~10 min（图4-8-4A），或者使用5%利多卡因乳膏表面贴敷30~40 min（图4-8-4B），也可局部麻醉药点状浸润麻醉（图4-8-4C）。

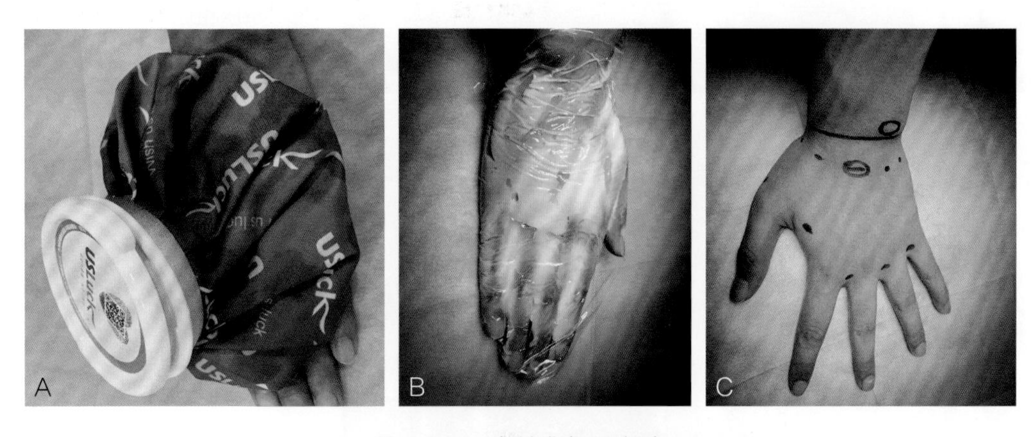

图4-8-4　术前准备及麻醉

A. 冰袋冰敷；B. 利多卡因乳膏外敷；C. 局部麻醉入针示意图

（三）注射方法

1. 点状皮丘法 一般选用34 G×4 mm针头，表浅进针2~3 mm，注射后形成一皮丘。该法适用于整个手背（包括指背）（图4-8-5）。

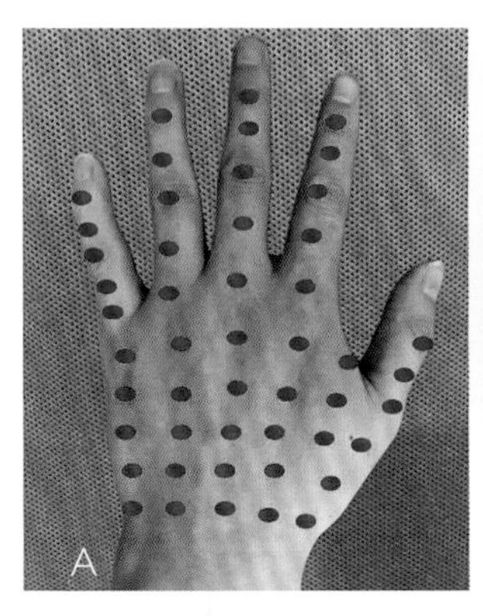
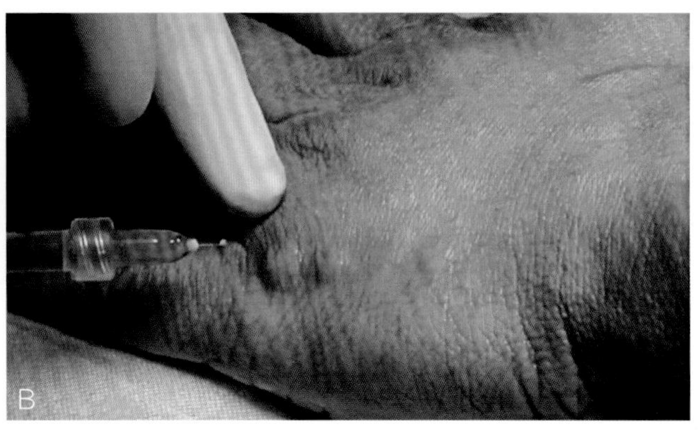

图4-8-5 点状注射法示意图

A. 34 G×4 mm针头斜平面15° 进针，每个点注射0.05~0.1 ml；B. 注射后形成皮丘

2. 直线及扇形平面注射法 一般选用34 G×13 mm针头，表浅进针2~3 mm，皮下潜行，注射后形成一线状隆起；同法，适度调整方向，扇形展开。该法适用于整个手背（包括指背）（图4-8-6）。

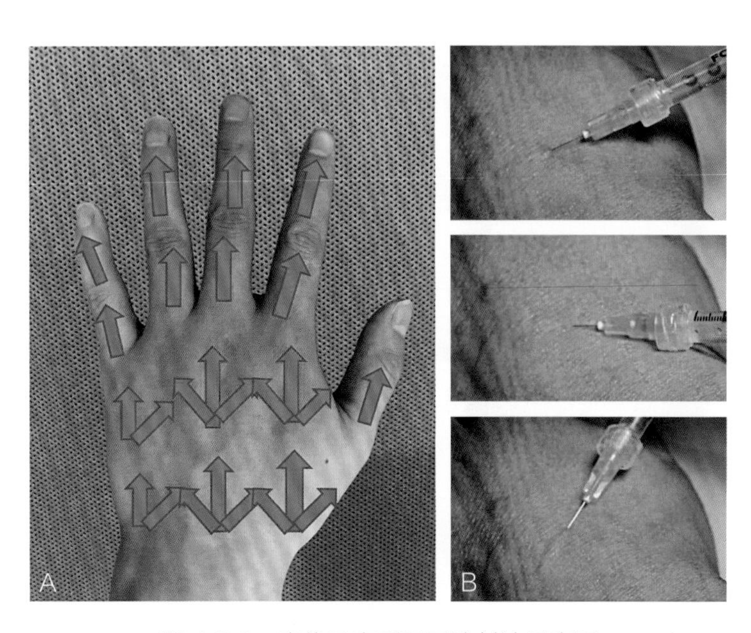

图4-8-6 直线及扇形平面注射法示意图

A. 34 G×13 mm针头斜平面45° 进针，紧贴真皮下潜行，边退边注，扇形展开；B. 注射后形成局部隆起

3. 水光仪注射 调整针头深度1.4~2.0 mm，根据求美者耐受程度调整。该法适用于腕关节至掌指关节之间的手背（图4-8-7）。

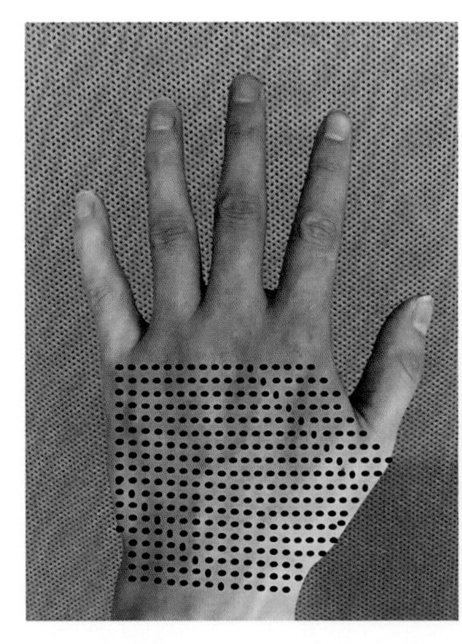
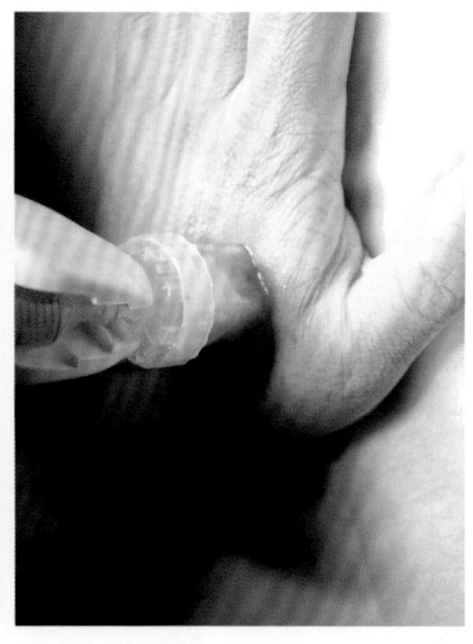

图 4-8-7　水光仪注射示意图。水光仪针头贴于皮面，调整负压后进针注射

4. 微针治疗　微针也就是微小的针，临床分为滚轮微针、电动微针（图 4-8-8）等。滚轮微针型号根据针头长度 1~3 mm 而定，可自主选择；其作用深度在 0.5~0.75 mm，滚动次数 20 遍左右。电动微针的针头长度可调节，一般选择 0.2 mm 档开始，根据耐受程度可酌情加深，局部停留时间不宜超过 5 s，重复 3 遍；具体操作可以根据实际情况调整。微针治疗适用于整个手背（包括指背）。

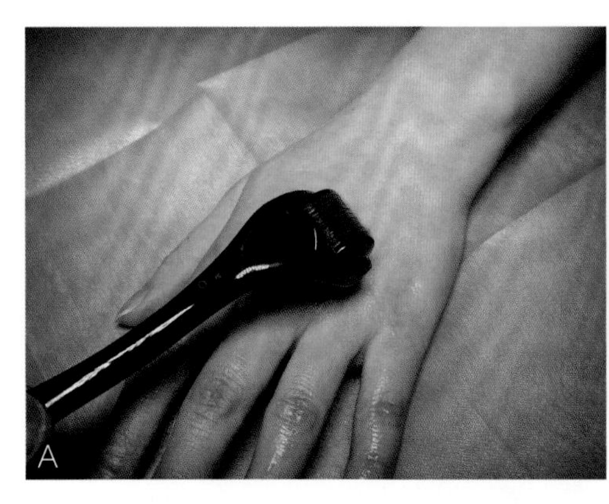

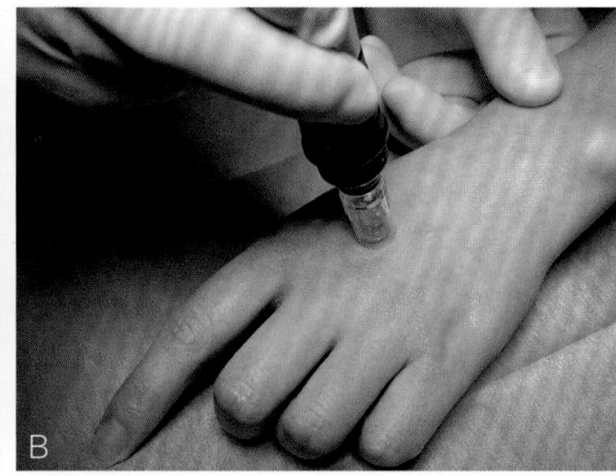

图 4-8-8　微针治疗

A. 滚轮针头，贴于皮面，“米”字形轻压滚动；B. 电动微针针头，垂直贴于皮面，局部移动走针或者点提盖章式走针

5. 注射层次　点状皮丘法及水光仪注射多在真皮层，直线及扇形平面注射法多在皮下，微针治疗深度多在表皮层（图 4-8-9）。

6. 参考注射剂量及频次

（1）剂量：由于美容注射使用的针头多为 32 G 或 34 G，极为纤细。为了降低注射过程中的推注阻力，建议将 PRP 分装于 1 ml 螺口注射器进行注射，双手注射总量为 5~20 ml（图 4-8-10）。

（2）频次：前 3 次每两周 1 次，3 次后 1 次 / 月，5 次为一个疗程。由于每位求美者的情况及需求不同，注射使用剂量、频次及疗程可根据临床具体需求调整。

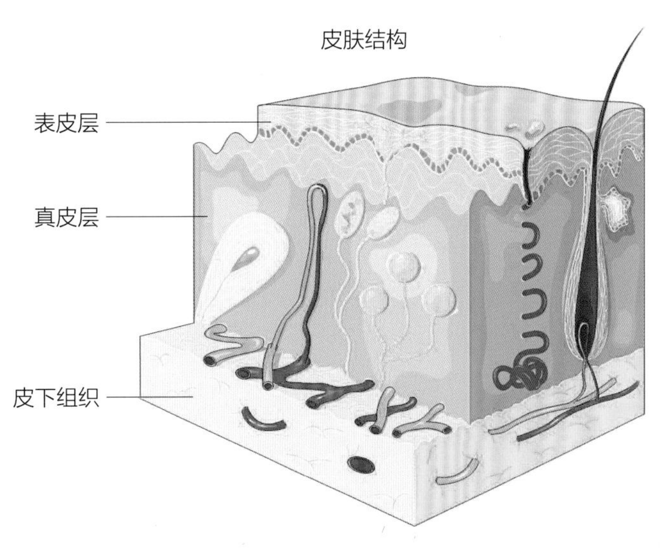

图4-8-9 皮肤层次示意注射位置。点状皮丘法及水光仪注射深度多在真皮层，直线及扇形平面注射法多位于皮下，微针治疗多在表皮层

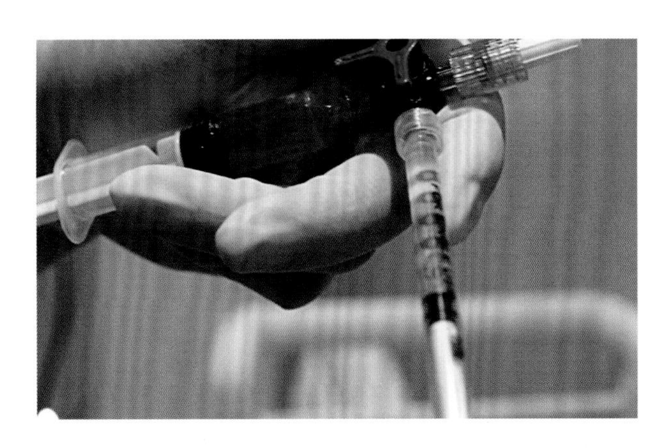

图4-8-10 将PRP用三通分装在1 ml螺口注射器进行注射

（四）注意事项

（1）存在下列情况时禁忌治疗：全身或局部感染，严重瘢痕体质，妊娠，活动性免疫性疾病，未控制的糖尿病、高血糖和高血压，出血性疾病，结缔组织病，血液病和恶病质，慢性手部疼痛、水肿、无力和腕管综合征等情况。

（2）术后使用生理盐水或医疗敷料覆盖20~40 min（图4-8-11），避免灰尘及其他杂质沾染，6~8 h后即可正常碰水。

（3）求美者疼痛明显时可酌情予以口服泰勒宁（氨酚羟考酮）等药物减轻痛感。

（4）手针直线及扇形平面注射时不宜过深，紧贴皮下展开。

（5）注射时如刺破小静脉，可局部按压，确认止血后，换邻近点注射。

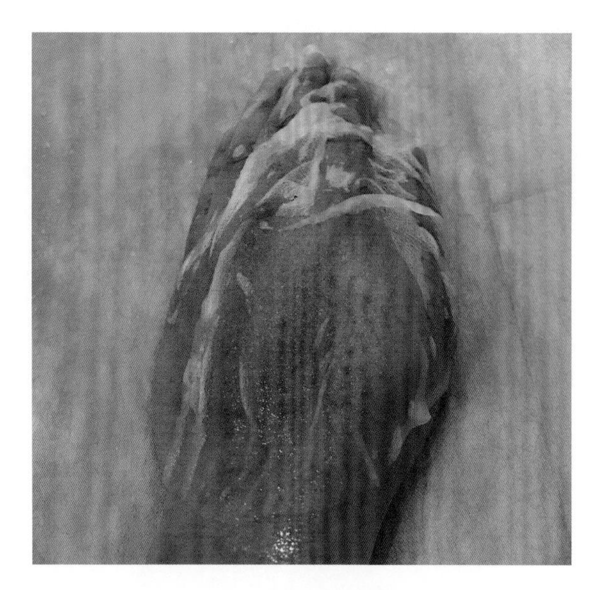

图 4-8-11　术后用修复敷料外敷

五、常见不良反应及对策

（1）局部疼痛、红肿或者血肿：一般不需处理，3~7 天可自行消退。

（2）局部凸起：局部注射物聚集导致外形改变，一般 6 h 内消失。

（3）过敏瘙痒：PRP 本身不致敏，但是注射后手部局部皮肤屏障功能降低，可能出现过敏反应，可予以口服氯雷他定或外用丁酸氢化可的松乳膏（尤卓尔）等处理。

六、治疗后评价指标

在设盲条件下，笔者在第 0、4、8 和 12 周拍摄标准化的数码照片，并通过 3 个临床指标来评价疗效：①皮肤的紧致度和弹性；②皮肤的粗糙、干燥和萎缩程度；③皮下体积和皮肤厚度（手的丰满度/指腹丰满度）、静脉及伸肌腱可见度。按以下评分对 3 个临床参数分别进行评估：–3= 严重恶化，–2= 中等恶化，–1= 轻度恶化，0= 无变化，1= 轻度改善，2= 中等改善，3= 明显改善。然后计算每只手的总临床得分（得分① + 得分② + 得分③）。

七、临床案例介绍

女性，36 岁，应用点状皮丘法注射 PRP，每次注射 10 ml，按照上述治疗方案治疗一个疗程（5 次）后，皮肤皱纹、色泽、松弛度均得到改善（图 4-8-12）。

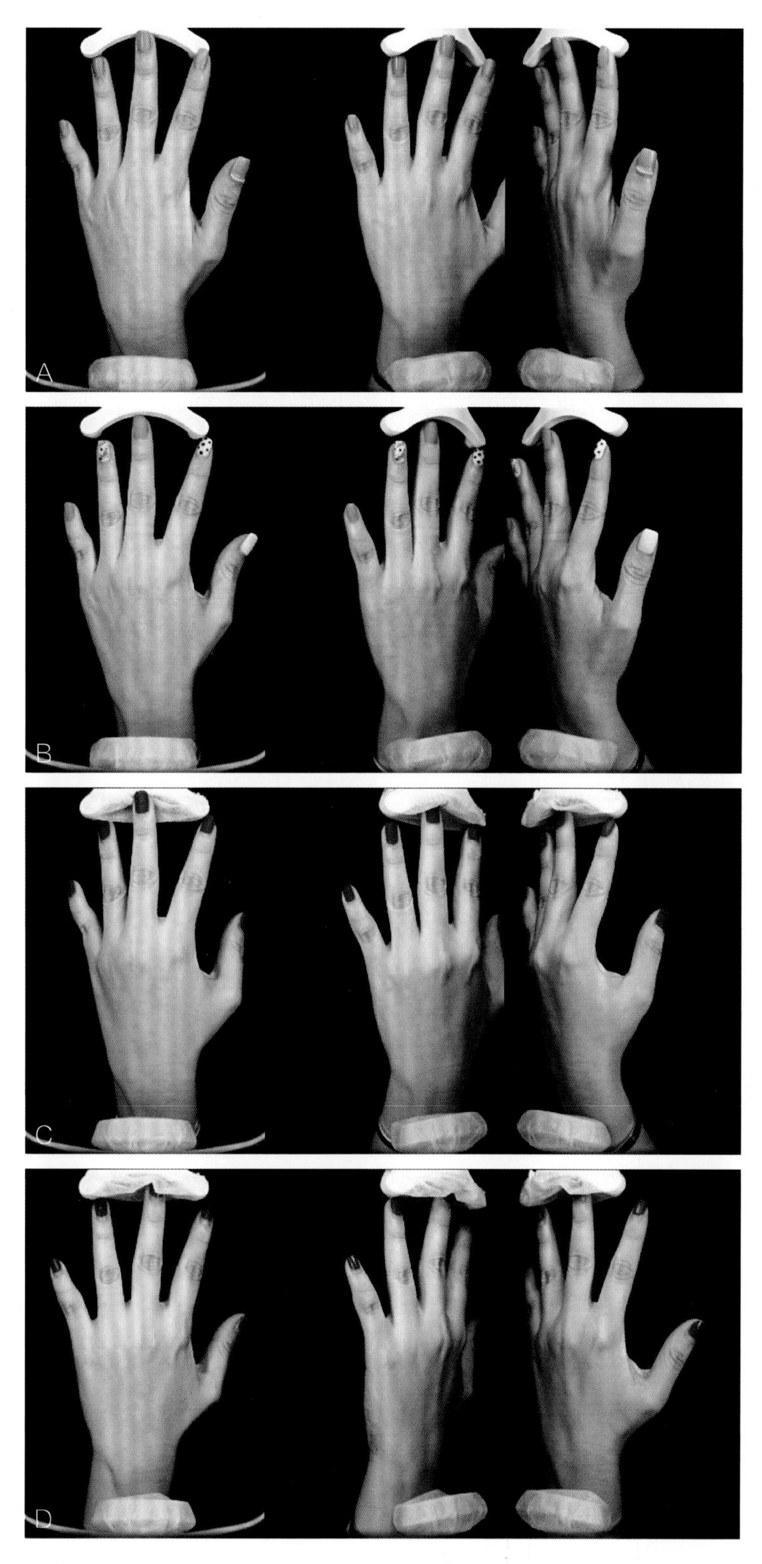

图 4-8-12 女性，36 岁，行手部 PRP 注射，5 次治疗后皮肤皱纹、色泽、松弛度均得到改善
A. 治疗前；B. 第 2 次治疗前；C. 第 4 次治疗前；D. 第 5 次治疗后 1 个月

六、小结

手部美容抗衰的治疗方法多种多样，医生应根据不同的老化症状和求美者的需求来采取不同的治疗手段。

外源性的手部老化一般可以通过局部外用维 A 酸乳膏、维生素 C、5- 氟尿嘧啶、漂白剂等制剂，局部化学剥脱术（果酸换肤），液氮冷冻，光电治疗（强脉冲光嫩肤、CO_2激光气化、铒激光磨削、电离子电解），真皮层注射透明质酸、纳米脂肪（Nanofat）等方法进行治疗。这些治疗方法主要针对皮肤表面的老化症状。

内源性的手部老化特征在于真皮弹性的丧失和皮下组织的萎缩，目前通常采用局部注射自体或者异体材料来改善，恢复真皮弹性，促进组织增生。临床中较为常用的有 PRP、自体脂肪、胶原蛋白、钙羟磷灰石（calcium hydroxylapatite, CaHA）、聚左旋乳酸（PLLA）、透明质酸等材料。

PRP 富含多种生长因子，具有促进细胞增殖与分化，增加胶原合成能力，促进基质合成与沉积；进而能延缓皮肤组织老化速度，抵抗细胞衰亡和加强组织细胞功能表达的重要作用。同时血浆中还存在纤维蛋白、纤连蛋白、玻连蛋白等三维螺旋结构蛋白质，可以作为新生细胞和组织的支架以加强衰老皮肤的修复。PRP 由于来源于自体全血，各生长因子间的比例与体内正常比例相符，使各生长因子之间具有成熟完善的协同作用；不会出现外源性单一生长因子注射后导致局部组织呈现“瘤样”增生的情况，也不会出现外源性生长因子的排斥反应。同时它具备取材充足方便、自体安全可靠、无肉芽增生风险等优势，所以成为最受欢迎的术式之一。

我们利用 PRP 技术把多种活性生长因子直接作用于手部衰老皮肤组织，激活手部细胞的功能再表达，促进局部细胞增殖、分化和重新排列，从而达到手部组织抗衰、年轻化的目的。随着对 PRP 中各类成分的研究和治疗技术的完善，PRP 技术在手部美容抗衰中的应用前景也会更加广泛。

（陆海山　汪　森）

参考文献

Busso M, Moers-Carpi M, Storck R, et al. Multicenter, randomized trial assessing the effectiveness and safety of calcium hydroxylapatite for hand rejuvenation. Dermatol Surg, 2010, 36(7): 790-797.

Butterwick KJ. Rejuvenation of the aging hand. Dermatol clin, 2005, 23(3): 515-527.

Carruthers A, Carruthers J, Hardas B, et al. A validated hand grading scale. Dermatol Surg, 2008, 34(5): 179-183.

Cervelli V, Gentile P, Scioli MG, et al. Application of platelet-rich plasma in plastic surgery: clinical and in vitro evaluation. Tissue Eng Part C Methods, 2009, 15(4): 25-634.

Charles-de-Sa’L, Gontijo-de-Amorim NF, Maeda Takiya C, et al. Antiaging treatment of the facial skin by fat graft and adipose-derived stem cells. Plast Reconstr Surg, 2015, 135(4): 999-1009.

Coleman SR. Hand rejuvenation with structural fat grafting. Plast Reconstr Surg, 2002, 110(7): 1731-1745.

Lee JH, Choi YS, Park ES, et al. A novel photonumeric hand grading scale for hand rejuvenation. Arch Plast Surg, 2019,

46(4): 359-364.

Marmur ES, Al Quran H, De Sa Earp AP, et al. A five-patient satisfaction pilot study of calcium hydroxylapatite injection for treatment of aging hands. Dermatol Surg, 2009, 35(3): 1978-1984.

Redaelli A. Cosmetic use of polylactic acid for hand rejuvenation: report on 27 patients. Cosmet Dermatol, 2006, 5(1): 233-238.

Shamban AT. Combination hand rejuvenation procedures. Aesthet Surg, 2009，29(3): 409-413.

Williams S, Tamburic S, Stensvik H, et al. Changes in skin physiology and clinical appearance after microdroplet placement of hyaluronic acid in aging hands. J Cosmet Dermatol, 2009, 8(3): 216-225.

唐晓军，刘伟，张智勇．手部年轻化的进展．中华整形外科杂志，2010，26(3): 237-239.

第九节 PRP 在改善泌尿生殖系统衰老中的应用

随着社会的发展，人们生活水平的提高，审美观念的改变，大众对生殖器官的美学需求、感官需求及由此带来的心理需求越来越关注，生殖器官整形美容越来越受到重视，需求量逐年增加，成为整形美容领域新的热点。

从外形上讲，自古以来，人们就有着各种形式的生殖器官崇拜，甚至许多政权、宗教都将其融入到了自身文化中，从古玛雅、古埃及、古中国到现在的佛教、印度教，都有明确的生殖器崇拜历史记载。在男性占主导地位的传统社会中，更长、更粗的阴茎往往被认为与更强的性能力相关，也因此能获得更多的交配机会甚至更高的社会地位。与之相对，为了获得更高的性伴侣满意度，女性也有着生殖器官的整形需求，从最简单的阴部脱毛到流行的外阴形态，一方面是性心理需求的展现，另一方面也反映了当下社会的审美标准变化。正常男性的阴茎形态以完美的龟头、冠状沟和包皮系带形态为美；女性外阴形态以丰满的大阴唇和精致的小阴唇、阴蒂及包皮为美，犹如盛开的“花瓣”。在此基础上进行的生殖器官整形美容手术需要考虑到患者的心理和美观需求，包括生殖器官形状、比例、色泽，尽量维持性器官自然美的状态。

生殖器官整形除了外形的美学需求之外，功能需求也越来越多地受到重视。男性包皮过长，系带过短，阴茎短小，勃起硬度差、时间短，女性小阴唇肥大，阴道松弛，没有或难以达到性高潮，无法满足对性生活的要求等，这些都可能造成家庭生活矛盾，甚至诱发社会问题。同时，也会导致患者自卑、压抑，甚至出现心理、人格畸形。男性外生殖器官的整形美容手术需要泌尿外科、男科、性医学科、生物工程医学、整形外科等多学科的融合与通力合作，才能取得满意的效果。女性生殖整复则是近几年发展起来的一门以诊治先天性和后天性原因导致的女性生殖器官结构异常、功能障碍及形态不完美为主的新兴临床交叉学科，涉及妇产科学、整形外科学、妇科泌尿学、生殖医学、心理学及社会学等领域，包括女性生殖器官形态整形和女性生殖功能障碍的矫正与康复。

衰老是人类在生命过程中整体形态、结构和功能逐渐衰退现象的总称，是个体生殖成熟后便开始的持续线性过程。人体衰老最根本的变化是男女更年期的来临，伴随生殖衰老所发生的性激素分泌及其调节机制的改变不仅导致了生殖功能的减退，也导致了性能力的降低。

女性篇

一、女性泌尿生殖系统衰老概述

绝经期泌尿生殖综合征（genitourinary syndrome of menopause, GSM）是一个描述女性泌尿生殖系统衰老的新术语，主要是指雌激素缺乏所引起的一连串泌尿生殖系统相关症状和体征。据统计，GSM 在围绝经期妇女中的发病率超过 50%，严重影响生活质量、社交活动和性爱关系。GSM 是一种慢性进展性疾症，时间越久，年龄越大，症状越严重，很多绝经女性深受其苦却未能得到重视，甚至未能就医而得到诊断。

雌激素缺乏是造成 GSM 的关键因素，卵巢功能衰退是雌激素产生不足的最主要原因。卵巢在体内有两个主要功能：一是产生卵母细胞（卵子）用于受精，二是产生女性激素也就是生殖激素：雌激素和黄体酮。卵巢的功能受到下丘脑神经细胞释放的促性腺激素释放激素（gonadotrophin releasing hormone, GnRH）的控制，这些激素将它们的信息传递给垂体，产生黄体生成素（luteinizing hormone, LH）和卵泡刺激素（follicle stimulating hormone, FSH）。这些激素被释放到血液中以控制月经周期及其他生理功能。

卵巢在每个月经周期的中期释放卵子，通常在每个月经周期中仅释放出一个卵子。女婴从出生时就决定了她将拥有多少卵子，这个数字大约是 200 万个。但是当一个女孩进入青春期时，卵子数目会减少，最后卵巢中储存的卵子数大约是 40 万个。从青春期到围绝经期，只有 400~500 个卵子会发育成熟并从卵巢中释放出来。在月经周期的前期，卵子包封在卵泡里，随着卵泡的发育，它们会产生雌激素。卵子被释放后，留在卵巢中的空卵泡称为黄体。黄体会释放黄体酮（含量较高）和雌激素（含量较低）。在卵子的成熟过程中，多个含有卵子的卵泡逐渐变大，但许多卵泡在这个过程中失去了运作的能力，这是为了确保在月经周期中成熟一个主卵泡，使其能将所包含的卵子在排卵期释放。

绝经是指女性最后一次月经后不再有月经周期，也就是生育年龄的结束。这代表的是卵巢中含有卵子的所有卵泡已经全数丧失。当没有更多的卵泡或卵子时，卵巢就不再分泌雌激素和黄体酮，月经就停止了。广义的绝经大致可分成三类：①自然绝经，通常 50~55 岁的女性其卵巢功能自然衰退，不再分泌女性激素，月经周期停止。②早发性卵巢衰竭，有些女性在 40 岁左右就绝经了，大部分原因不明，可能与基因遗传有关。③其他外力因素或称医源性绝经，如罹患卵巢肿瘤必须切除双侧卵巢或其他癌症接受放化疗，影响卵巢正常功能而造成绝经。从广义的绝经来看，绝经发生的年龄可能是 40~50 岁，但从女性泌尿生殖系统衰老的进程来分析，老化是一个一直存在的过程，在经历生产与围绝经期之后，衰老进程就更加提速。

对于绝经前后的妇女，过去医学界多专注阴道瘙痒、干涩或灼热、性交疼痛等阴道症状，因此，称之为外阴阴道萎缩症（vulvovaginal atrophy）。2014 年，北美绝经学会（North American Menopause Society, NAMS）将其更名为“绝经期泌尿生殖综合征”（GSM），认为女性围绝经期出现泌尿道症状如排尿刺痛、尿频、漏尿和血尿等，必须引起注意并重视，而 GSM 能更准确地、全方位地描述女性泌尿生殖系统衰老。

二、绝经期泌尿生殖综合征的临床表现

GSM 是指女性在围绝经期及绝经后，由于雌激素低下引起外生殖器、盆底组织、膀胱和尿道发生的多种变化，同时还引起性功能障碍和性欲减低，影响主要包括三大方面：生殖道、泌尿道以及性生活。

GSM 的临床表现与血中雌激素浓度下降有直接关系。雌激素受体（α 和 β）存在于阴道内、外阴、盆底肌肉组织、骨盆内筋膜、尿道和膀胱三角，雌激素即作用于这些受体。当雌激素缺乏时，女性泌尿生殖道的解剖结构和组织形态便会发生变化，包括胶原蛋白、弹性蛋白和透明质酸含量减少，黏膜上皮变薄，平滑肌功能改变，结缔组织密度增加，血管分布减少。这些变化会降低阴道的弹性，增加阴道内 pH 值，导致阴道内菌群变化，阴道润滑度降低，增加了外界感染及受损的概率（表 4-9-1）。

表 4-9-1　GSM 泌尿生殖道解剖和功能的变化

外阴方面	阴道及盆底方面	功能方面
丧失阴唇和外阴丰满度，大阴唇、阴蒂缩小	阴道缩短和狭窄，盆底支撑减弱，盆腔器官脱垂	酸碱性改变，导致菌群失调，阴道内 pH 值 >4.5
阴道口萎缩与狭窄	阴道上皮变薄，易干燥	阴道分泌物异常或异味
	浅表细胞丢失和副基底细胞增多	阴道敏感度下降或感觉减退
	阴道萎缩及易发生炎症	阴蒂刺激感觉丧失
	尿道黏膜突出和脱垂，尿道上皮变薄	

最近有关 GSM 的大型调查研究显示，绝经后妇女有 45%~63% 曾经历过外阴阴道症状，最常见的是阴道干燥，其他症状包括性交困难、阴道刺激、瘙痒感、阴道压痛、性交时阴道点滴出血。在患有外阴阴道症状的女性中，40% 有性功能障碍问题，24% 性欲望缺乏，34% 性觉醒困难，19% 性高潮困难。此外，还常伴有下尿路症状，如排尿困难、尿急、尿频、夜尿、尿失禁和反复泌尿道感染（表 4-9-2）。

表 4-9-2　绝经期泌尿生殖综合征（GSM）的症状和体征

症状	体征
生殖器官干燥	湿润度减少
性交时润滑度下降	弹性下降
性交时不适或疼痛	小阴唇萎缩
性交后出血	外阴或阴道苍白，红斑
性觉醒困难，性欲望缺乏，性高潮困难	阴道萎缩
外阴或阴道刺激、灼烧或瘙痒	组织脆弱、裂隙、瘀斑
排尿困难	尿道口外翻或脱垂
尿频、尿急	复发性尿路感染
尿失禁	子宫、膀胱或直肠膨出

在女性泌尿生殖系统衰老中，盆腔松弛综合征（pelvic relaxation syndrome）也是经常困扰女性的问题之一。造成盆腔松弛综合征的相关原因有：绝经后女性激素缺乏，妊娠、分娩，吸烟，肥胖，慢性肺部疾病，重体力劳动，盆腔手术直接或间接影响了盆底解剖结构，组织细胞萎缩而导致肌肉、韧带弹性减低或消失，尿道括约肌及骨盆周围韧带组织支撑虚弱无力等。盆腔松弛综合征包括盆腔器官脱垂与尿失禁两大方面。

盆腔器官脱垂主要包括以下三种：①膀胱脱垂，是指膀胱经由阴道前壁发生脱垂，压迫阴道壁，甚至掉至尿道口处；②直肠脱垂，主要由肛提肌的松弛或裂开所引起，表现为阴道后壁脱垂；③子宫脱垂，是指子宫从正常位置沿阴道下降，宫颈外口到达坐骨棘水平以下，甚至子宫全部脱出于阴道口外，常合并有阴道前壁及后壁膨出。

盆腔器官脱垂的临床表现包括：会阴部或阴道下坠感，腰酸背痛，会阴部胀痛，尿频，排尿困难，尿潴留，尿失禁，大便囤积，较重的子宫脱垂可在阴道口外见块状脱出物，甚至出现宫颈糜烂及阴道壁溃疡等。

女性泌尿生殖系统衰老所引发的尿失禁主要是压力性尿失禁（stress urinary incontinence, SUI），常采用 Stamey 尿失禁分级（Stamey degree of incontinence）对其严重程度进行分级（表 4-9-3）。

表 4-9-3　压力性尿失禁分级

级别	表现
第一级（轻度）	腹部压力突然增加导致尿液流出，例如咳嗽、打喷嚏、搬重物、提重物、跳跃引起尿失禁的状况
第二级（中度）	压力程度较轻时出现尿液流出，例如稍微咳嗽、大笑、跑步或快步走、爬楼梯、拖地会引起尿失禁的状况
第三级（重度）	身体活动或位置改变时出现尿液流出，例如走路、做家务（如洗碗、扫地）、改变姿势（如由站到蹲或坐）会引起尿失禁的状况
第四级（极重度）	休息状态如床上翻身都会出现尿失禁的状况

三、绝经期泌尿生殖综合征的治疗方法

雌激素或激素替代疗法（estrogen/hormone replacement therapy）是 GSM 的首选治疗方法，可以使阴道恢复到绝经前的生理状态并缓解症状。对于子宫完整的女性来说，使用黄体酮能降低诱发子宫内膜癌的风险。阴道雌激素乳膏可以缓解泌尿生殖器官萎缩，但可能不会产生全身效应。阴道保湿剂（例如含透明质酸）通过改变内皮的液体含量和降低阴道 pH 值来达到症状的缓解。阴道润滑剂对于雌激素或激素替代疗法有禁忌证的女性可以提供短期缓解，起到改善干燥或保湿作用。对于盆腔器官脱垂与尿失禁，轻、中度患者可采用保守治疗如电刺激或盆底肌锻炼等；对于无法改善者，目前经耻骨或者经闭孔无张力阴道吊带手术为最主流的治疗方法，效果较好，维持的时间较长，成功率高达 95%。

GSM 治疗的新技术主要是光电与注射的手段（图 4-9-1）。2014 年，光电类的阴道铒激光与 CO_2 激光仪器进入市场，对泌尿生殖系统衰老的治疗提供了很好的替代性选择，很多文献也报告了良好的临床治疗效果，尤其是针对乳腺癌妇女不能使用雌激素者。但在 2018 年 7 月，美国食品药品监督管理局对阴道激光提出安全性上的质疑，不过更多的学者认为其临床治疗效果是正面的而且有效。在注射类治疗，目前临床上主要采用 PRP、透明质酸、自体脂肪或干细胞直接注射于局部，临床证实均有较好的疗效。激光光电和注射均属于微创治疗的范畴，相比手术，微创治疗创伤相对小，恢复期短，患者接受度高。

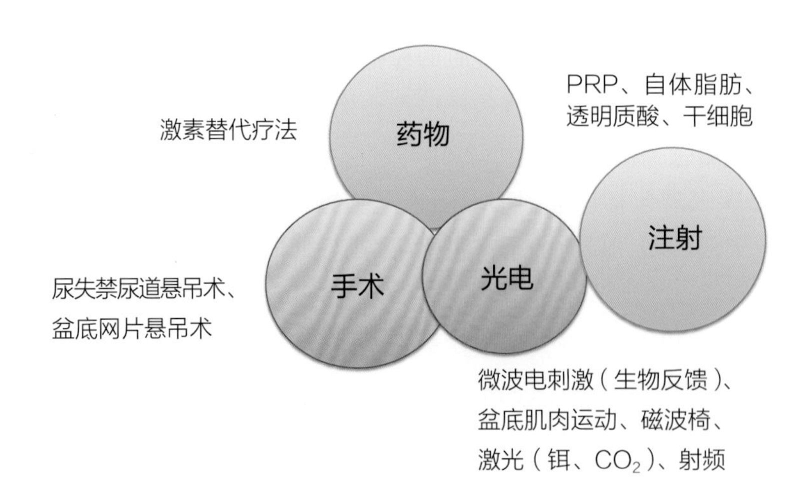

图 4-9-1　绝经期泌尿生殖综合征（GSM）的治疗方法

四、PRP 改善女性泌尿生殖系统衰老的临床研究

PRP 能促进受损阴道黏膜、肌肉和皮肤的修复与饱满度恢复，促进阴道血管与血供增加，进而提升敏感度，使阴道看起来更加年轻化。另外，PRP 有助于盆底相关韧带和肌肉强度的提升，使尿道支撑力变得更强，从而减轻尿失禁。文献最早是在 2009 年报道注射 PRP 应用于阴道直肠瘘修补手术，并利用 PRP 浸润不可吸收人工网片后植入盆底以治疗盆腔器官脱垂。目前有不少学者将 PRP 运用于泌尿生殖系统抗衰老的治疗，更多地是将 PRP 与其他注射材料（如脂肪或者透明质酸）混合后注射于泌尿生殖系统所需治疗的部位。

一项非随机对照的 PRP 注射前瞻性研究纳入 68 名女性，平均年龄 62.8 岁，患有压力性尿失禁及膀胱过度活动症，阴道缺乏润滑和性功能障碍（性欲冷淡、觉醒迟缓、性交困难），采用 O-Shot 注射 PRP，1 次 / 月，共 2 次，治疗后 94% 的患者满意。研究者认为 PRP 的 O-Shot 注射是一种安全、有效、非手术和非激素类的用来治疗泌尿生殖症状的好方法。

Behnia-Willison 等针对 28 例外阴硬化性苔藓（lichen sclerosurs, LS）患者进行治疗，以扇形注射法将 PRP 注入外阴，患者接受 3 次 PRP 治疗，第 2 次与第 1 次注射间隔 4~6 周，第 3 次在第 12 个月。在两年的随访期间，几乎所有患者都表现出病变部位缩小的临床改善，28.6% 的患者在 PRP 注射治疗后病变完全消失。报告中除注射疼痛外，没有出现其他并发症。研究的结论是 PRP 注射治疗 LS 是有效的。

Kim 等使用脂肪混合 PRP 填充治疗一位 67 岁阴道萎缩和 LS 患者，他们将总共 40 ml 与 PRP 混合的自体脂肪移植注射到大阴唇中，最终大阴唇的萎缩干痒获得了改善，大阴唇轮廓得以恢复，小阴唇上的白色斑块状病变也有所改善，阴道干涩、性交困难情况得到明显改善。研究者认为脂肪混合 PRP 填充注射可对外阴病变和生殖器官老化外观起到修复再生作用，功能和美容效果都令人满意。

Hersant 等对 20 名因不能服用激素治疗的有乳腺癌病史的绝经后妇女，采用 PRP 与透明质酸混合后进行一次性的阴道黏膜下注射，所有受试者阴道干燥和阴道其他症状在治疗 6 个月后均得到明显改善。他们得出结论是，对于那些不能接受激素治疗的患者，PRP 与透明质酸相结合可为有乳腺癌病史的绝经后妇女提供一个新的替代疗法。

Biguria等联合应用PRP与透明质酸对14名女性性功能障碍患者进行注射治疗。PRP制备完成后，定位G点位置并注射1 ml透明质酸，在这个位置前后2个点再注射PRP，接着分别在阴蒂12点钟、3点钟、6点钟和9点钟4个方向分别注射PRP。3个月后进行女性性功能指数评估，所有女性性功能障碍均得到明显改善。

五、PRP改善女性泌尿生殖系统衰老的适应证、操作方法及注意事项

（一）适应证

1. 外阴及阴道萎缩 对于正在使用激素者、不能使用或拒绝使用激素的绝经前后妇女，不管其外阴、阴道萎缩严重程度或者症状表现程度如何，皆可接受PRP治疗。外阴硬化性苔藓（LS）是好发于女性外阴的疾病之一，以外阴及肛周皮肤萎缩变薄、色素减退呈白色病变为主要特征。LS好发于50岁以上的绝经妇女，属于外阴部位的非肿瘤性皮肤病变。目前的研究显示，其病因与自身免疫性疾病（约21%的患者合并自身免疫相关疾病）、感染、性激素缺乏（如睾酮不足）、基因遗传疾病（有家族倾向）有关。

LS主要表现为外阴病损区瘙痒及外阴烧灼感，小阴唇逐渐丧失，阴蒂呈现密封包埋，并导致进行性瘙痒、性交困难和生殖器出血。妇科检查可以发现。如果为早期病变，皮肤发红、肿胀，出现小丘疹、紫癜状或外阴萎缩、色素减退；晚期病变时，皮肤萎缩菲薄呈羊皮样改变，阴道口挛缩狭窄（图4-9-2）。确诊靠组织学检查，注意在病损处多点活检，需与老年生理性萎缩、白癜风及白化病相鉴别。

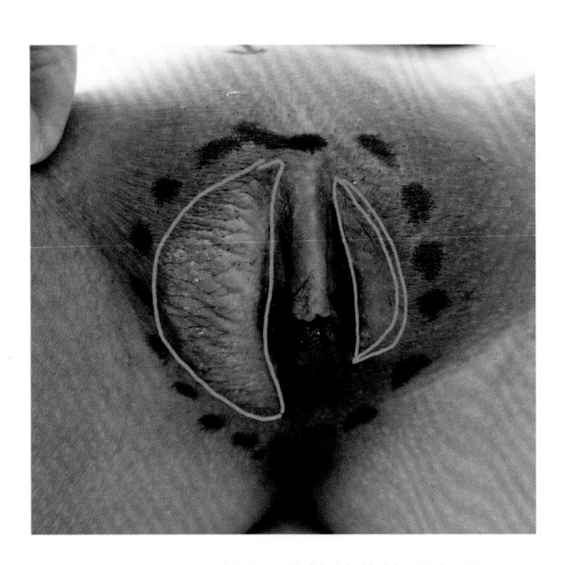

图4-9-2 外阴硬化性苔藓外观表现

目前LS的治疗方法包括：①一般治疗。保持皮肤清洁、干燥，忌食辛辣刺激食物，不宜用刺激性清洁剂或药物擦洗，忌穿不透气内裤。②药物治疗。局部应用2%丙酸睾酮油膏或水剂、0.5%黄体酮油膏、糖皮质激素类（0.05%氯倍他索软膏）。可以考虑免疫治疗，如局部炎症细胞因子抑制剂、T细胞选择抑制剂（如他克莫司）等。注意幼女LS一般不采用丙酸睾酮油膏，以免出现男性化。③全身用药。如阿维A、多种维生素、镇静安眠和抗过敏药物。④物理治疗。可选择聚焦超声、激光、光动力、冷冻、射频等治疗。⑤手术治疗。适用于病情严重或药物、物理治疗无效者，特别是外

阴形态异常、性功能障碍的患者，可采用化学剥脱术、皮肤磨削术、阴唇沟粘连分离术、小阴唇成形术，并配合 PRP 注射。术后清创换药，辅以外阴敷面膜等皮肤护理。

配合 PRP 注射的手术主要步骤包括：①喉罩全身麻醉，取截石位，标记手术范围；②注射肿胀液（生理盐水 200 ml+ 垂体后叶素 6 个单位 + 肾上腺素 0.2 mg）；③阴唇沟、舟状窝处粘连分离；④行小阴唇成形术；⑤行皮肤磨削术，菱形铣刀以 15 000~30 000 rpm 速度旋转去除皮肤上层以改善表面质地，磨削深度限于真皮浅层，相当于浅Ⅱ度烧伤；必要时结合刮皮术、修剪术、化学剥脱术；术后即刻使用 PRP 行皮内多点注射（亦可用水光注射法），总体用量 4~6 ml 或更多；⑥阴道碘伏纱布填塞，外阴封闭包扎。

术后护理要点包括：①术后静脉应用抗生素预防感染；②术后 7 天无菌换药，再行 PRP 注射治疗 1~2 次；③术后 2 个月采取外阴敷面膜等长期皮肤护理措施。

针对 LS 的治疗思路可以概括为“除旧布新”，皮肤磨削术及化学剥脱术等技术方法的使用在于去除病变组织，即“除旧”；随后最关键的就在于如何促进局部组织更快、更高质量地再生，PRP 正好符合这一要求，即“布新”（图 4-9-3、4-9-4）。

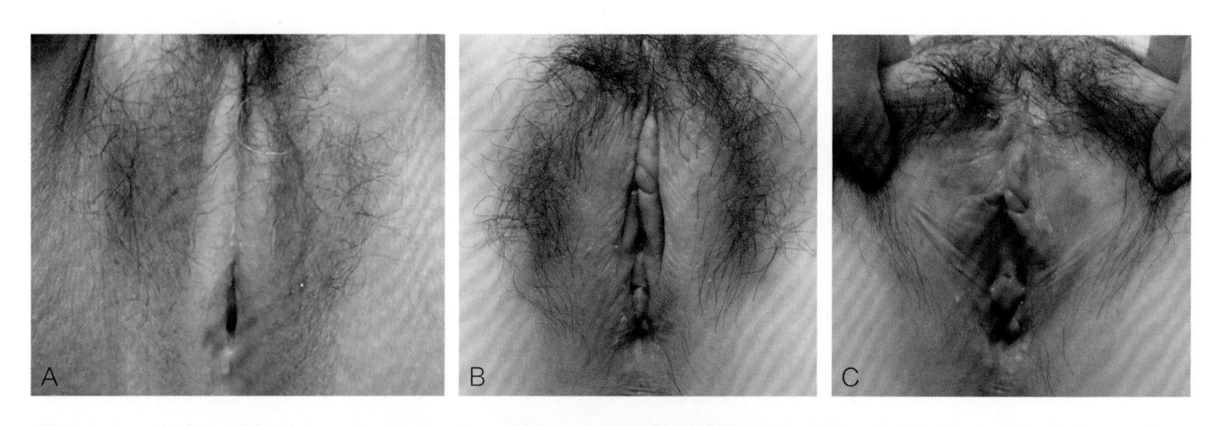

图 4-9-3　皮肤磨削术联合 PRP 治疗 LS。术后 2 个月阴道口挛缩明显改善，小阴唇及阴蒂包皮分开，皮肤色泽、质地显著改善

A. 术前；B. 术后 2 个月自然位外观；C. 术后 2 个月手指分开外阴

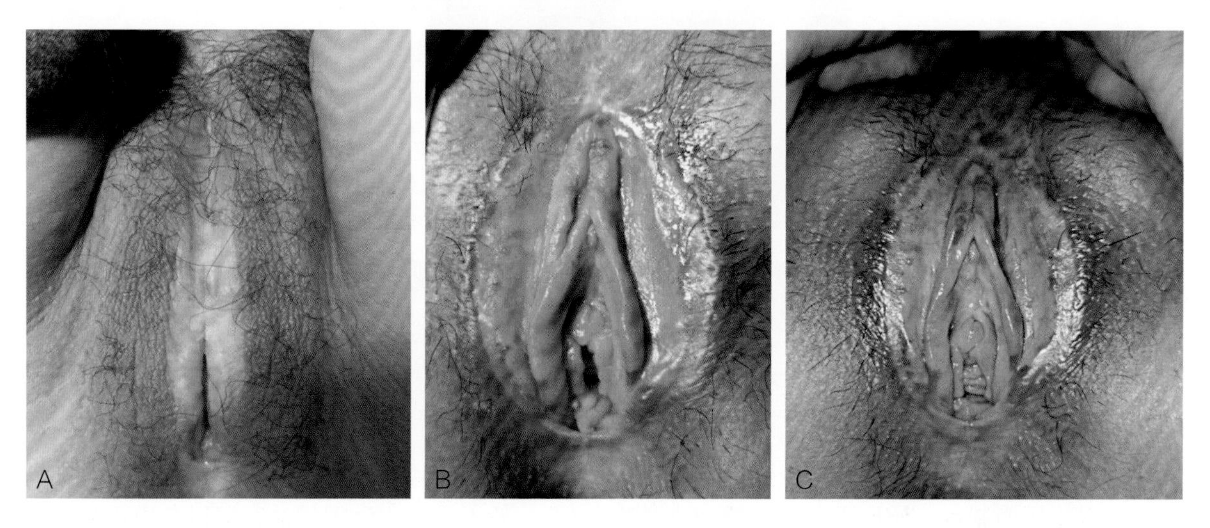

图 4-9-4　皮肤磨削术联合 PRP 治疗 LS。术后 2 个月阴道口挛缩明显改善，小阴唇及阴蒂包皮分开，皮肤色泽、质地显著改善

A. 术前；B. 术后 2 个月自然位外观；C. 术后 2 个月手指分开外阴

2. 盆腔器官脱垂与尿失禁 PRP治疗盆腔器官脱垂与尿失禁的适应证为：轻度或中度盆腔器官脱垂，以及轻度或中度尿失禁的绝经前后妇女。严重盆腔器官脱垂与尿失禁仍须以手术治疗矫正。

（1）盆腔器官脱垂的PRP筋膜与韧带注射：治疗通常是以经阴道方式将PRP注射于盆腔脱垂器官的筋膜与韧带。支撑盆腔器官的筋膜与韧带相当多且复杂，我们仅在经阴道内所及的部位进行注射。最上段为子宫，支撑子宫的三个主要韧带为宫颈耻骨韧带、主韧带和子宫骶韧带（图4-9-5），这三个韧带包绕着宫颈，所以经阴道内的注射只在这三个韧带与宫颈的交接处进行，常用PRP约10 ml，无法注射到往外延伸的骨盆壁。中段的阴道前壁为膀胱，支撑膀胱的为阴道与膀胱之间的筋膜组织，在这个层次直接注射，常用PRP约10 ml。中段的阴道后壁为直肠，在阴道与直肠之间的筋膜组织层直接注射，常用PRP约10 ml。下段为处女膜的周围以及前庭区，这个环形区域直接在皮下注射PRP约10 ml。

（2）尿失禁的PRP韧带注射：女性尿道长约4 cm，嵌入支持阴道前部的结缔组织中。尿道由内上皮衬里、海绵状黏膜下层、中间平滑肌层和外部弹性纤维结缔组织层组成。尿道的所有组织结构提供足够的闭塞压力以防止尿液漏出。耻骨尿道韧带（pubourethral ligament, PL）支撑尿道、维持闭尿机制是目前多数学者支持的理论基础（图4-9-5）。大多数针对压力性尿失禁的手术都旨在恢复尿道支撑力，主要是PL在静息时对尿道的阻力。相关研究表明，PRP注射用于修复PL损伤对治疗压力性尿失禁具有一定的作用。笔者通常将5 ml PRP经阴道方式直接注射在PL。

PRP筋膜及韧带注射操作难度较大，建议由具备一定经验的妇产科医师实施。

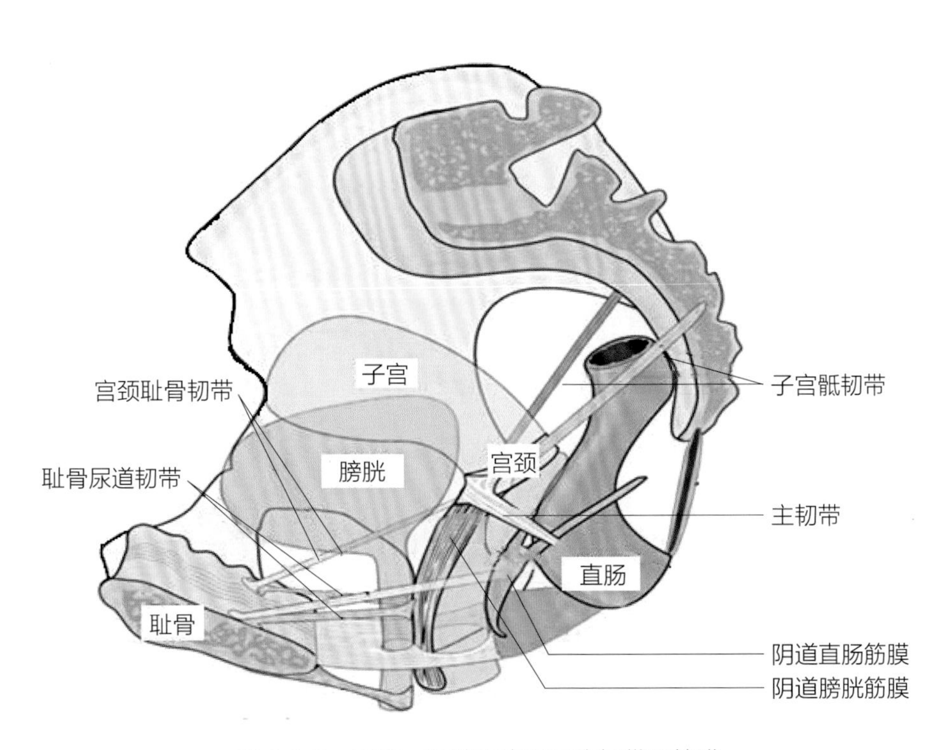

图4-9-5 子宫、膀胱和直肠周边韧带和筋膜

3. 性敏感度降低 PRP在性功能障碍中的应用被认为是新的革命性的非手术治疗方法，是指将PRP注射到阴道的特定区域，这种治疗方式被称为O点注射（orgasm shot，O-shot）。PRP能促进组织再生，有助于性反应的增强，包括改善“性唤醒”，增强性高潮，减少性交困难，并增加自然润滑

度。通常将 1 ml PRP 注入阴蒂，4 ml PRP 注入 G 点部位，用于治疗某些类型的女性性功能障碍。

（二）操作方法

1. 术前准备 操作所需材料包括：无菌操作台，无菌手套，阴道扩阴器或妇科拉钩，纱布，1 ml 螺旋口注射器，30 G × 1.3 cm 锐针头（用于外阴注射）（图 4-9-6），30 G × 2.5 cm 锐针头（用于阴道内注射）（图 4-9-7），利多卡因注射液，标记笔。

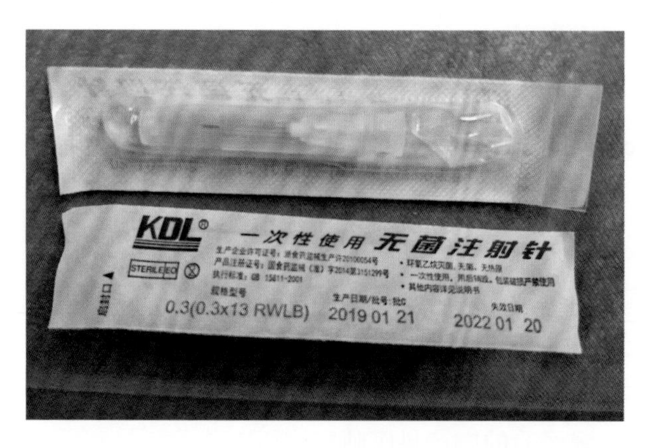

图 4-9-6　30 G × 1.3 cm 锐针头（用于外阴注射）

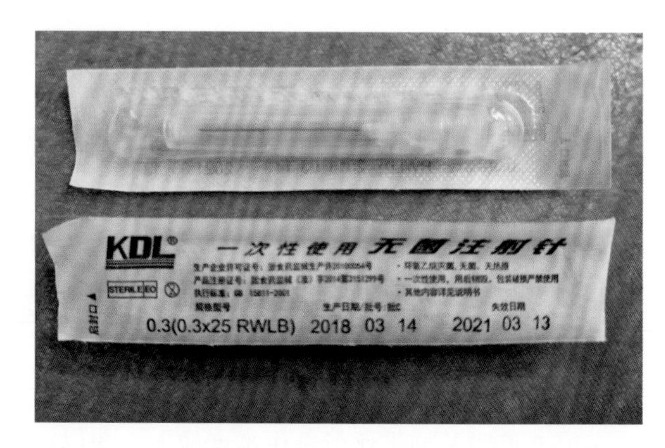

图 4-9-7　30 G × 2.5 cm 锐针头（用于阴道内注射）

患者平躺于妇科检查台，取截石位，必要时剃毛备皮以利观察操作视野，检查整体外观，如大小阴唇饱满度、色泽、阴蒂位置、外阴萎缩及皮肤情况，阴道内情况如炎症分泌物、阴道松弛、宫颈情况，以及是否有其他病灶（图 4-9-8、4-9-9），必要时可以做阴道镜检及阴道分泌物涂片检查。

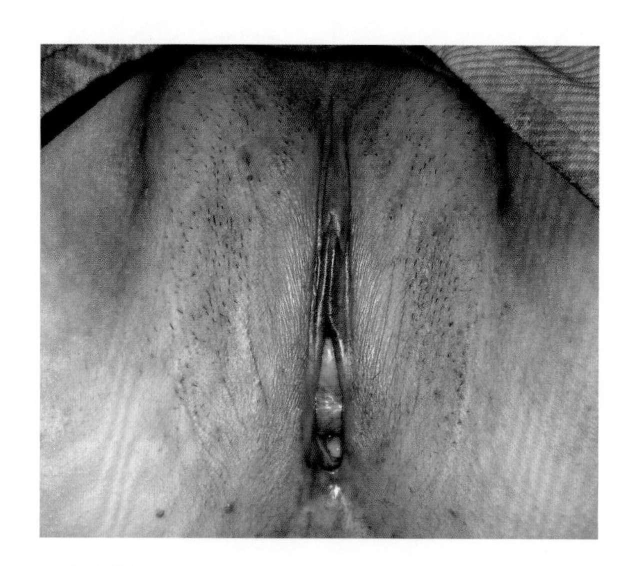

图 4-9-8　48 岁女性，大小阴唇萎缩，膀胱轻度膨出，左下会阴有顺产瘢痕

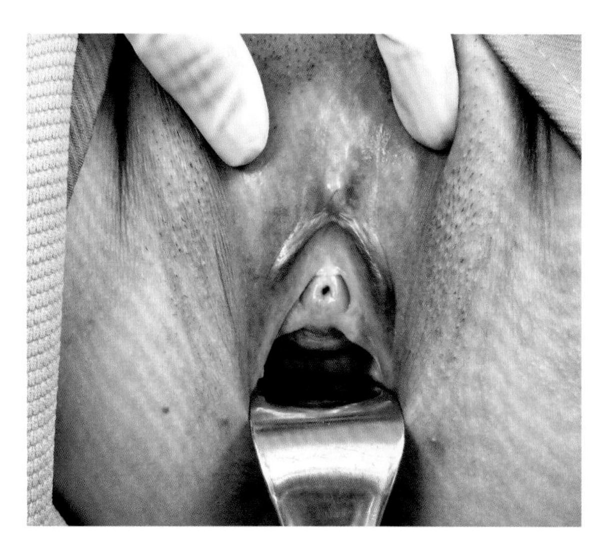

图 4-9-9　48 岁女性，阴蒂萎缩，膀胱轻度膨出

鉴于有 60% 左右霉菌性阴道炎患者毫无症状，建议操作前 3 天阴道内预防性纳塞抗霉菌栓剂，操作前使用碘伏由外而内消毒 3~5 遍。常用表面麻醉药膏行表面麻醉，等待 20 min 后即可进行操作（注意患者是否对麻醉药膏过敏）；或者局部注射利多卡因麻醉，针对要注射的部位采用多点式（例如大阴唇）或定点式（例如阴蒂或 G 点）局部麻醉。

2. 注射实例及操作方法

案例 1：女性，48 岁，主诉外阴萎缩及干痒，性敏感度减低，性交疼痛，检查后发现有膀胱膨出的问题（图 4-9-10）。

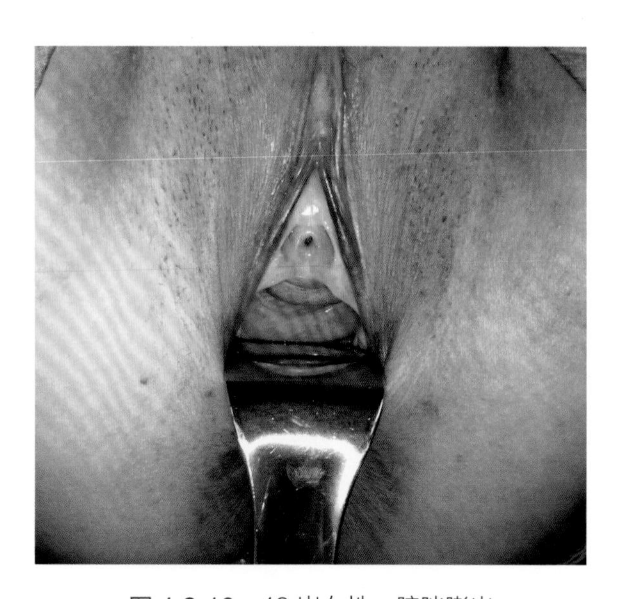

图 4-9-10　48 岁女性，膀胱膨出

操作顺序建议由外阴到内阴的顺序进行。性敏感度减低可于阴蒂处注射 PRP 约 1 ml 以及 G 点注射 PRP 约 4 ml。注射前可以局部注射麻醉药约 0.2 ml。阴蒂的解剖位置明确，找到即可进行注射（图 4-9-11）。G 点解剖位置因人而异，一般位于阴道口与宫颈之间的阴道前壁，距阴道口 3~5 cm 或更深，局部常会有一定程度的组织增厚，注射前可先进行检查互动，找到敏感位置（图 4-9-12）。至于

膀胱膨出问题，则仿照 G 点注射方式在阴道前壁及阴道膀胱筋膜层进行 PRP 多点注射，以加强筋膜组织支撑力。

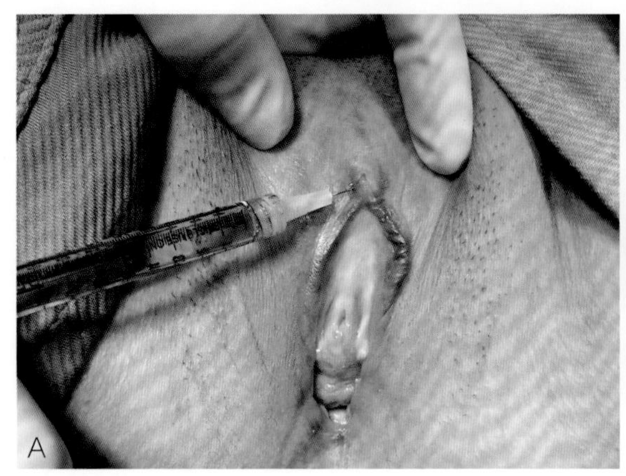
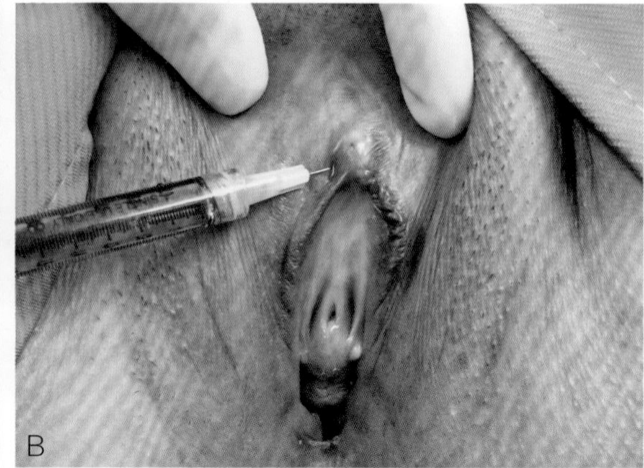

图 4-9-11 PRP 阴蒂区注射

A. 于阴蒂 9 点钟方向进针注射 PRP；B. 推注 PRP，可见阴蒂肿胀鼓起

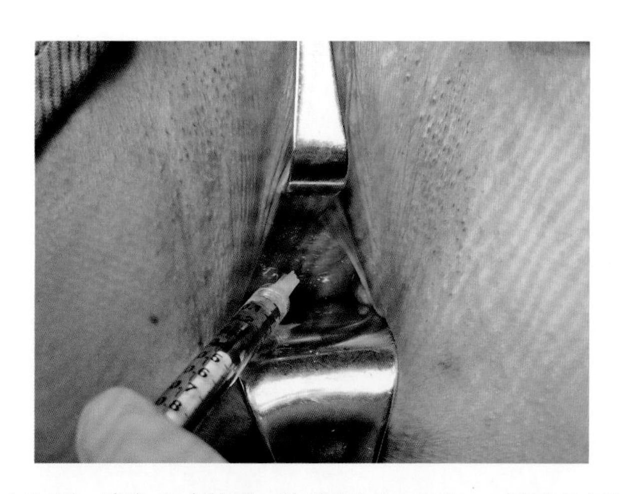

图 4-9-12 确定 G 点位置，使用 30 G × 2.5 cm 锐针定点推注

案例 2：女性，42 岁，主诉性交时顺产瘢痕处疼痛，外阴萎缩及干痒（图 4-9-13）。

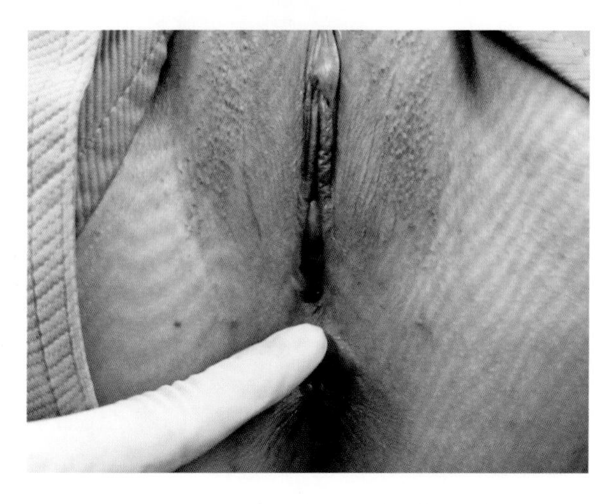

图 4-9-13 会阴左下顺产侧切瘢痕

于瘢痕处皮下深层联合浅层注射PRP，运用挑针剥离松解瘢痕粘连，共注射约1 ml PRP（图4-9-14）。然后行外阴萎缩及干痒PRP注射治疗，先用标记笔于两侧大阴唇做标记点，点与点间距约1 cm，每侧大阴唇多点皮下注射PRP，单点剂量0.2~0.5 ml，共约10 ml，注射结束后大阴唇呈现饱满状态，基本无出血及淤青（图4-9-15）。

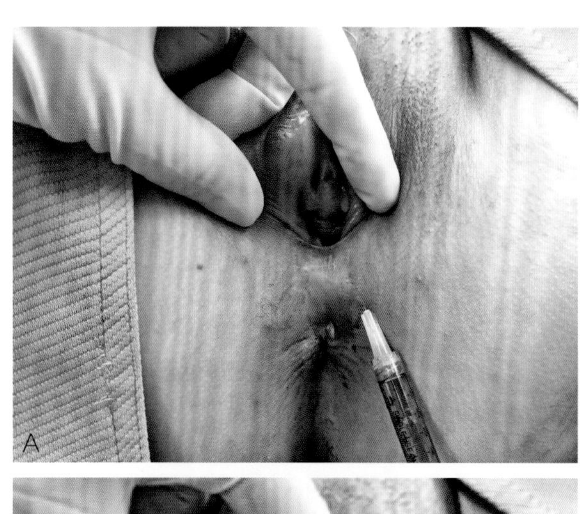

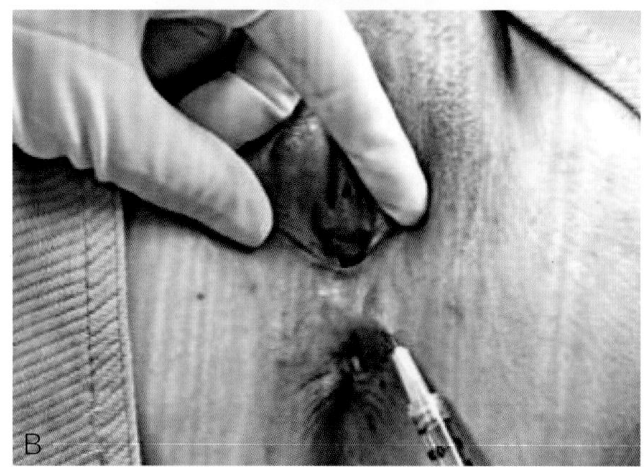

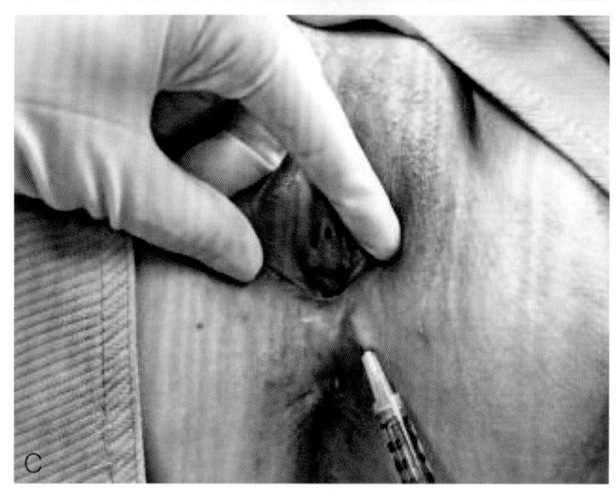

图4-9-14　PRP注射顺产侧切瘢痕

A. 瘢痕处进针；B. 深层注射并剥离瘢痕粘连；C. 浅层注射

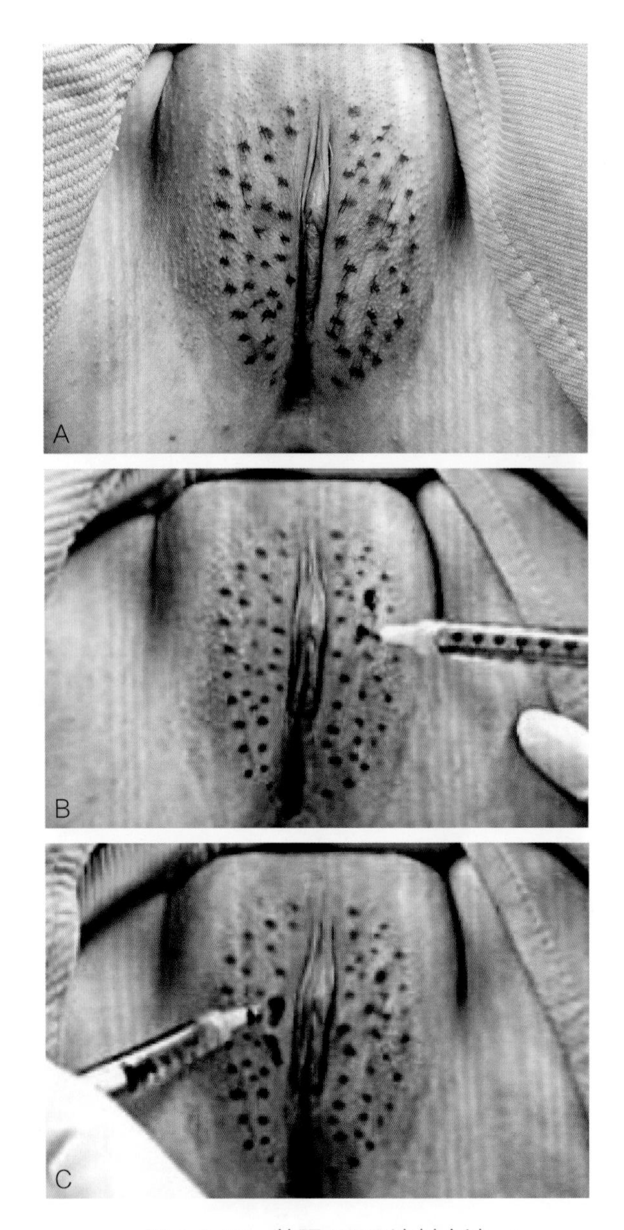

图 4-9-15　外阴 PRP 注射方法

A. 标记注射点，点与点间距约 1 cm；B. PRP 注射左侧大阴唇；C. PRP 注射右侧大阴唇；D. 注射 PRP 后，大阴唇呈饱满状态

（三）注意事项

1. 术中注意事项　使用锐针将 PRP 注射在外阴与阴道内时，最常见的不良反应是疼痛与淤青，适当使用表面麻醉药膏或利多卡因局部麻醉能有效减轻疼痛。对于血管分布多的部位，淤青确实比较难预防。若发生出血，应及时用纱布按压 3 min 以上，便能止血。尽管 PRP 注入血管内尚未发现明确的栓塞风险，但仍建议在注射过程中保持回抽观察的习惯。

2. 术后注意事项　疼痛、淤青与肿胀是 PRP 注射后最常见的不良反应，建议术后 2~3 天内局部冷敷，每次冷敷时间不超过 15 min，休息 1~2 h 后可以再敷，每日 6~8 次。局部不适感有可能会持续 4~14 天，之后会慢慢自行消退。具体注意事项如下：①术后视情况可口服 3 天非甾体抗炎药（NSAID）类止痛药及预防性应用抗生素；②术后第 3 天每日用温水洗净会阴部以保持洁净；③术后

1周内避免辛辣食物、烟酒等；④术后1周内避免性交；⑤术后1周内应尽量穿着宽松、透气裤装；⑥术后1周内阴道可能会有少量渗液或渗血现象，属正常情况；⑦通常术后1周后可恢复平日作息，1个月复查情况后便可以进行下一次治疗。

六、小结

在妇产科领域，PRP在泌尿生殖系统抗衰老的治疗中，除了运用于外观和功能修复外，还能运用于卵巢功能保存、薄型子宫不孕症及宫腔内粘连的预防等方面。泌尿生殖系统衰老采用PRP注射治疗是比较局部性的治疗方法，创伤小，发生血管内栓塞的危险性较低，仅有注射疼痛及注射后的肿胀、淤青、出血等问题，是比较安全有效的治疗方式。

所有接受PRP注射的患者在术前务必要对其泌尿生殖情况进行详细检查，找出病变所在并做好知情同意，充分沟通治疗的效果、安全性以及可能需要多次注射治疗等事宜。虽然在临床研究报告中确实有较好的治疗效果，但注射后的效果可能存在个体差异，应避免对疗效过度渲染以及商业推销。

还应注意的是，不建议将PRP作为泌尿生殖系统抗衰老的首选治疗方法，可以将PRP治疗作为替代性的选择，例如因其他疾病不能使用激素药物的患者，或其他原因无法耐受手术者。再者，治疗方法也应因病施治，多种方法联合应用。PRP在泌尿生殖系统抗衰老中的运用在不同患者应该设计不同的治疗方案，例如PRP可以搭配其他人体可注射材料，或联合阴道激光治疗，或结合手术治疗，相辅相成，提高疗效，但必须首先确保治疗方案的安全性。

（苏棋枫　申五一　甘　丽　汪　森　张振东）

参考文献

Behnia-Willison F, Pour NR, Mohamadi B. et al. Use of platelet-rich plasma for vulvovaginal autoimmune conditions like lichen sclerosus. Plast Reconstr Surg Glob Open, 2016, 4(11): 1-4.

Biguria1 R, Ziegler OR, Farias DA. Combining hyaluronic acid with autologous platelet rich plasma (APRP) for the treatment of female sexual dysfunction and desire. Adv Plast Reconstr Surg, 2017, 1: 136-141.

Hersant B, SidAhmed-Mezi M, Belkacemi Y. et al. Efficacy of injecting platelet concentrate combined with hyaluronic acid for the treatment of vulvovaginal atrophy in postmenopausal women with history of breast cancer: a phase 2 pilot study. Menopause, 2018, 25(10): 1124-1130.

Kim HK, Kang SY, Chung YJ, et al. The recent review of the genitourinary syndrome of menopause. J Menopausal Med, 2015, 21(2): 65-71.

Kim SH, Park ES, Kim TH. Rejuvenation using platelet-rich plasma and lipofilling for vaginal atrophy and lichen sclerosus. J Menopausal Med, 2017, 23(1): 63-68.

Levine KB, Williams RE, Hartmann KE. Vulvovaginal atrophy is strongly associated with female sexual dysfunction among sexually active postmenopausal women. Menopause, 2008, 15(4): 661-666.

Nappi RE, Kokot-Kierepa M. Women’s voices in the menopause: results from an international survey on vaginal atrophy. Maturitas, 2010, 67(3): 233-238.

Neto JB. J o-shot: platelets rich plasma in intimate female treatment. Women’s Health Care, 2017, 6(5): 395.

Nikolopoulos KI, Pergialiotis V, Perrea D. et al. Restoration of the pubourethral ligament with platelet rich plasma for the treatment of stress urinary incontinence. Med Hypotheses, 2016, 90: 29-31.

Portman DJ, Gass ML. Genitourinary syndrome of menopause: new terminology for vulvovaginal atrophy from the international society for the study of women’s sexual health and the north american menopause society. Menopause, 2014, 21(10): 1063-1068.

何援利，邓洪军，王雪峰. 女性生殖器官整形术的现状及研究进展. 中国美容整形外科杂志，2010，21(9): 571-573.

孙秀丽，苗娅莉，王建六. 女性生殖整复定义与内涵——中国整形美容协会女性生殖整复分会专家共识. 中国医疗美容，2016，6(12): 16-17.

张长青，程飚. 富血小板血浆技术在临床的应用. 上海：上海交通大学出版社，2018: 319-356.

男性篇

一、男性性功能及相关疾病概述

男性性生理的衰老变化具体表现为：①睾丸功能减退，导致精子总数减少、精子活力减低和精液量下降；②阴茎勃起所需的时间随年龄的增长而延长，勃起的硬度也随之减弱，有时临近射精仍不能完全勃起；③阴囊、阴茎对性刺激兴奋性减弱，表现为阴囊收缩力减退，阴茎勃起后不够坚挺，射精时压力不足，射精后快感减弱；④对射精的控制减弱，有时还没有达到高潮就射精，部分老年人还会出现不射精的情况。

勃起功能障碍（erectile dysfunction, ED）又称阳萎，即阴茎不能达到或维持充分的勃起以获得满意的性生活，其病理生理过程涉及神经、激素、血管、心理等诸多因素，系男科临床最常见的疾病。衰老是 ED 的高危影响因素之一。美国一项研究发现，60~69 岁男性的 ED 发病率为 57%，＞ 70 岁为 67%。随着人均寿命的延长，越来越多的老年人开始关注自身的生活质量和性健康。治疗上除了去除导致 ED 的原因外，可针对 ED 本身进行综合性干预，包括精神、心理方面的支持以及特异性药物治疗、手术等。

佩罗尼病（Peyronie disease, PD）又称阴茎纤维性海绵体炎，表现为阴茎海绵体炎性改变的纤维增厚肿块，使海绵体挛缩，失去弹性及空隙，导致阴茎勃起时弯曲。美国泌尿外科协会（American Urological Association, AUA）定义 PD 是一种获得性阴茎异常，其特征是白膜纤维化，可伴有疼痛、阴茎畸形和 ED（40%~60%）。阴茎勃起时弯曲，造成性交时插入阴道困难，或者不能插入。如果纤维组织硬块过大、过深，阴茎可以完全不能勃起。1965—2015 年的出版物显示，在某些人群中 PD 的患病率在 0.5%~20.3%。PD 的确切发病机制尚不清楚，但公认 PD 是一种多因素疾病，其特征是遗传易感性和伴有阴茎组织炎症。PD 与掌筋膜挛缩症（Dupuytren’s contracture）具有一定联系，它们表达相同的参与肌成纤维细胞分化和斑块形成的基因。最近人们又将注意力集中到了细胞因子 TGF-β1

上，TGF-β1 能够影响细胞外基质并诱导阴茎白膜纤维化。根据 AUA 指南，PD 的保守治疗包括维拉帕米或干扰素 α-2b 注射治疗，但注射后有大量不良事件发生；体外冲击波治疗可用于缓解疼痛；溶组织梭菌胶原酶（CCH）注射治疗研究较多，临床使用也较多，但 CCH 只是通过发酵破坏斑块，对炎症过程和受损阴茎组织的再生无效。

二、PRP 改善男性性功能的临床研究

（一）PRP 治疗勃起功能障碍

ED 发病机制复杂。Meleland 报道，ED 发病与阴茎平滑肌的破坏有关，破坏的平滑肌占阴茎组织总面积越大，ED 越严重。氧化应激也会导致Ⅰ型、Ⅲ型和Ⅳ型胶原降解。Castela 等报道，p42/44 丝裂原活化蛋白激酶的表达会随年龄增长而增加，TGF-β 能够促进胶原沉积和阴茎纤维化。

Epifanova 等进行了一项临床研究以评估 PRP 在 ED 治疗中的安全性和有效性。患者接受了 10% 氯化钙溶液激活的 PRP 阴茎内治疗，每周注射一次 PRP，共 3 次。治疗后 28 天记录时开始出现效果，直至 6 个月时均有较好改善。该研究证实 PRP 治疗男性 ED 是安全有效的手段。

美国医师 Charles Runels 在国际上首次报道将 PRP 注射入阴茎用于 ED 和 PD 的治疗，取得了意想不到的良好效果。在随后的临床实践中，其对该项技术的标准化操作进行了规范，并申请了技术专利，命名为 Priapus-shot®（P-shot®）。如同其他阴茎增大术方法一样，P-shot 也要遵循一定的步骤。

（1）利多卡因乳膏阴茎部位表面麻醉。

（2）PRP 制备（参见相关章节）。

（3）可增加区域阻滞麻醉：术者左手固定阴茎，用 10 cm 长的 7 号穿刺针于阴茎根背面两侧深部注射局部麻醉药 10~15 ml。然后用 3 cm 短针刺破阴茎深筋膜（Buck 筋膜），浸润阴茎背神经的周围区域，或在 11 点和 1 点位置再各注射局部麻醉药 1 ml（图 4-9-16）。

（4）将制备的 PRP 转移到一个小针头注射器中，注射到麻木阴茎的几个区域，合理分配每个点的剂量（图 4-9-17）。

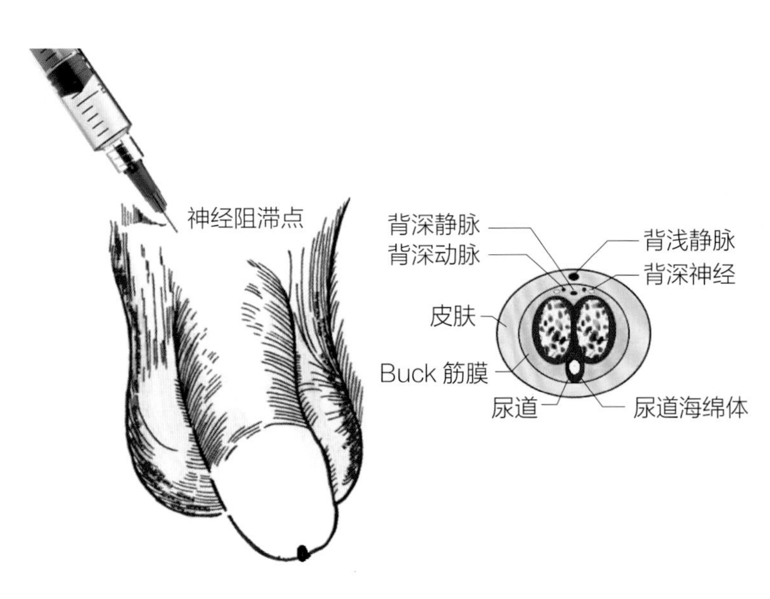

图 4-9-16　阴茎根部区域阻滞麻醉

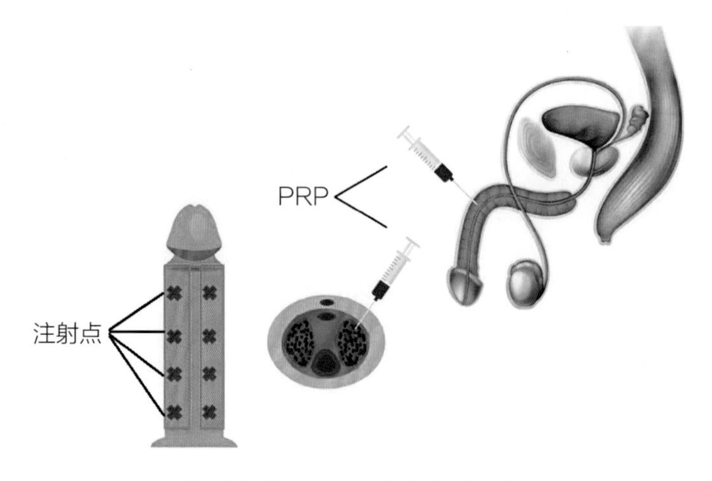

图 4-9-17　PRP 阴茎注射点位

为保证 PRP 注射后作用时间更长，可采用阴茎真空泵与 PRP 治疗技术联合使用，其原理与隆乳所用的 Brava 装置颇为相似，这种负压吸引有利于牵拉扩展局部组织体积，并且能促进局部微血管增多及改善微循环（图 4-9-18）。

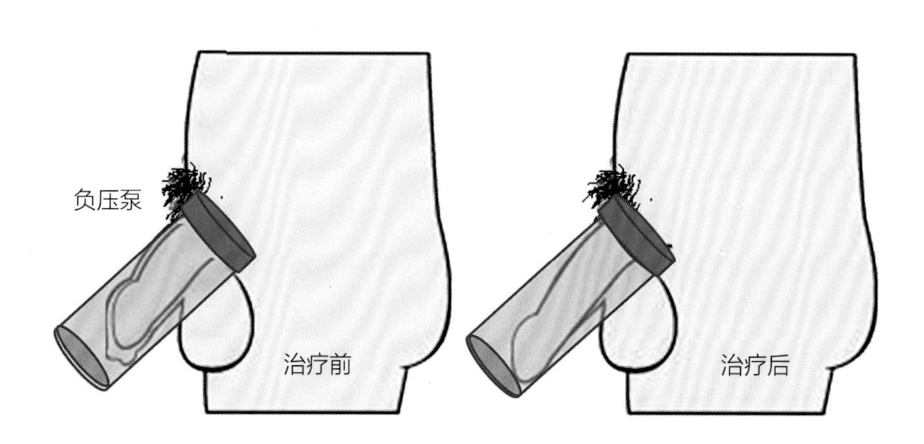

图 4-9-18　配合负压泵吸引延长 PRP 的作用时间与效果

（二）PRP 治疗佩罗尼病

PRP 中的多种生长因子和介质能够促进血管生成，新生血管对 PD 的组织再生至关重要。因此，人们假设 PRP 在给药部位对性功能障碍有治疗作用。血小板与伤口或受损组织中暴露的内皮细胞接触，促使 α 颗粒释放生长因子。生长因子的释放与组织修复具有协同作用，如趋化性、细胞增殖、血管生成和细胞外基质重塑。受损组织中血小板浓度的增加会促使更多的生物活性因子释放，从而促进愈合过程。除此之外，细胞中的 mRNA 转录受到刺激，激活新的级联途径，进一步促进血管生成、内皮化和胶原形成，从而促进组织再生（图 4-9-19）。

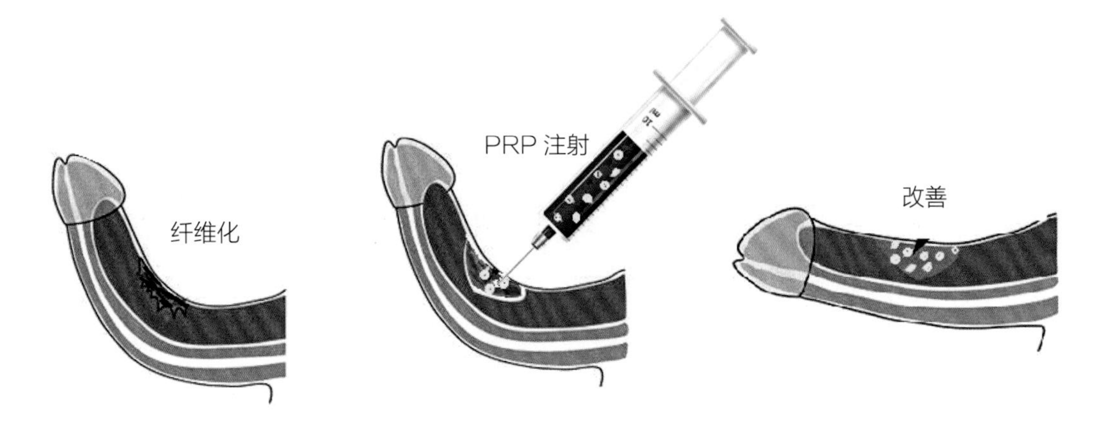

图 4-9-19　PRP 注射在阴茎纤维化的部位，改善纤维化程度

三、操作方法及注意事项

1. PRP 改善男性性功能的注射技巧

（1）抽血制备 PRP，备用。

（2）麻醉药膏涂抹预注射部位。

（3）于注射部位皮下或阴茎根部行神经阻滞麻醉。

（4）PRP 缓缓注射入阴茎海绵体。

（5）即刻以负压抽吸阴茎（让 PRP 很快分布于海绵体内，不会回流入周边血循环）。

（6）建议每天都以负压方式抽吸阴茎海绵体，持续的负压吸引有利于组织体积增大及诱导毛细血管再生，这与乳房组织外扩张器 Brava 用于隆乳的原理相似。一般建议每 2~3 个月进行一次注射，一个疗程需要 3~5 次。

2. PRP 阴茎治疗的禁忌证　PRP 阴茎治疗的禁忌证与其他治疗类似，包括：血小板功能障碍、血小板减少症、低纤维蛋白原血症、血流动学异常、败血症、急性或慢性传染病、肝脏慢性疾病史、正接受抗凝血治疗者、长期或过量使用阿司匹林或维生素 E、癌症、有皮肤恶性肿瘤病史。

3. 治疗后护理要点

（1）治疗部位轻微红肿属注射后正常现象。

（2）用 PPP 或抗生素软膏继续敷于皮肤表面 30~60 min。

（3）术后 24 h 可用生理盐水清洁。

（4）可立即正常外出上班。

（5）术后 3 天可进行性生活。

四、临床案例介绍

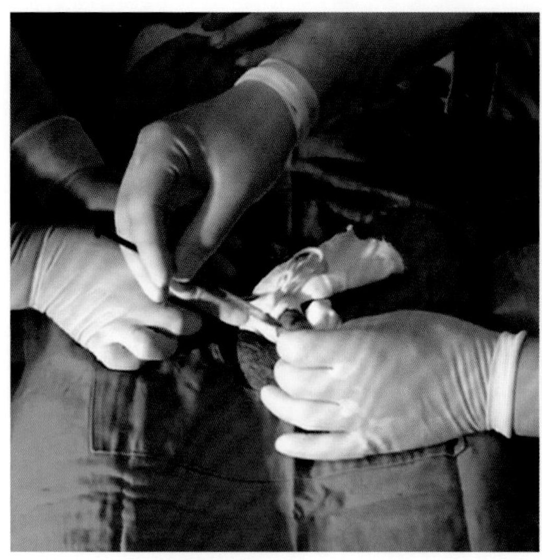
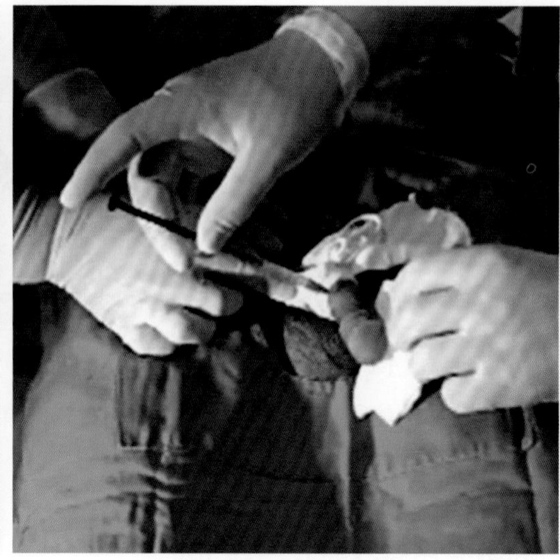

图 4-9-20　男性，45 岁，要求改善阴茎硬度，行阴茎海绵体注射治疗

五、展望

近几年，PRP 在男性泌尿生殖整形方面的应用迅速增加，特别是其在改善性功能方面的应用，在国外市场很大。与既往性功能治疗方式不同，该项治疗微创、损伤小、恢复快，几乎无任何全身和局部副作用，且治疗后很快可以进行性生活，受到广大男性的欢迎，也越来越引起医务工作者的关注。当然也有一些文献报道对其存有质疑，毕竟性能力的判断十分复杂，涉及很多主观因素。目前国外发表的文献多为少数病例观察，尚缺乏大量的临床研究数据。笔者团队在国内开展了一些临床治疗，从患者的反馈看，效果不错，值得期待。今后我们将进一步开展相关的基础和临床研究，以获得更多的循证医学数据。

（程　飚　姚泽欣　魏世坤）

参考文献

Chalyj ME, Grigorjan VA, Epifanova MV. et al. The effectiveness of intracavernous autologous platelet-rich plasma in the treatment of erectile dysfunction. Urologiia, 2015, 8(4): 76-79.

Culha MG, Erkan E, Cay T, et al. The effect of platelet-rich plasma on peyronie’s disease in rat model. Urol Int, 2018, 102(2): 218-223.

Epifanova MV, Chalyy ME, Krasnov A. Investigation of mechanisms of action of growth factors of autologous platelet-rich plasma used to treat erectile dysfunction. Urologiia, 2017, 9(4): 46-49.

Epifanova MV, Gvasalia BR, Durashov MA. et al. Platelet-rich plasma therapy for male sexual dysfunction: myth or reality. Sex Med Rev, 2020, 8(1) : 106-113.

Lindau ST, Tang H, Gomero A. et al. Sexuality among middle-aged and older adults with diagnosed and undiagnosed diabetes: a national, population-based study. Diabetes Care, 2010, 33(10): 2202-2210.

Lopez JA, Jarow JP. Penile vascular evaluation of men with peyronie’s disease. J Urol, 1993, 149(1): 53-55.

Marcovici I. PRP and correction of penile curvature (Peyronie’s disease). Am J Cosmetic Surg, 2018: 1-4.

Matz EL, Pearlman AM, Terlecki RP. Safety and feasibility of platelet rich fibrin matrix injections for treatment of common urologic conditions. Investig Clin Urol, 2018, 59(1): 61-65.

Nehra A, Alterowitz R, Culkin DJ. et al. Peyronie’s disease: AUA guideline. J Urol, 2015, 194(3): 745-753.

Ruffo A, Stanojevic N, Iacono F. et al. Treating erectile dysfunction with a combination of low-intensity shock waves (LISW) and platelet-rich plasma (PRP) injections. J Sex Med, 2018, 15: 318-319.

Scarcia M, Maselli FP, Cardo G. et al. The use of autologous platelet rich plasma gel in bulbar and penile buccal mucosa urethroplasty: preliminary report of our first series. Arch Ital Urol Androl, 2016, 88(4): 274-278.

Wu CC, Wu YN, Ho HO. et al. The neuroprotective effect of platelet-rich plasma on erectile function in bilateral cavernous nerve injury rat model. J Sex Med, 2012, 9(11): 2838-2848.

Wu YN, Wu CC, Sheu MT, et al. Optimization of platelet-rich plasma and its effects on the recovery of erectile function after bilateral cavernous nerve injury in a rat model. J Tissue Eng Regen Med, 2016, 10(10): 294-304.

刘桂来，于锋，戴德哉，等．男性性功能低下的发病机制及治疗靶点．药学进展，2012，36(3): 104-109.

谭谦，莫然．外生殖器官整形美容的发展及其意义．中国美容医学，2018，27(11): 1-5.

第十节 PRP 在自体脂肪移植中的应用

一、概述

在整形美容外科领域，组织容量缺失可以通过多种方法纠正，包括组织重新定位（如面部提升）、假体植入、注射填充剂（如透明质酸）或自体组织移植。自体脂肪移植技术最早于 20 世纪初兴起，该技术经 Coleman 标准化后，已广泛应用于整形美容外科领域。脂肪移植物作为软组织填充物最先应用于面部美容，后广泛应用于隆乳手术、乳房再造、下肢萎缩、凹陷性瘢痕等。其不仅具有良好的组织相容性，而且使用方便、易得、成本低。注射的脂肪除了有矫正容量缺失的效果外，还能促进新血管生成，改善皮肤弹性，对抗衰老。该技术同时还具有促进创面愈合、改善瘢痕及放射性皮炎的疗效。

自体脂肪移植的主要优点包括：①持久且相对稳定的效果；②可避免肉芽肿和永久性注射物可能引起的过敏反应；③天然的一致性；④为注射区域皮肤和皮下组织提供营养支持。自体脂肪移植成功的关键源自脂肪组织中含有丰富的再生多能干细胞，特别是脂肪来源干细胞（ADSCs）。这些全能干细胞整合到宿主组织中，分泌各种细胞因子和生长因子，包括 VEGF、EGF、IGF、PDGF 和 TGFβ 等。

虽然脂肪移植存活率和远期效果部分受适应证选择和患者基础条件的影响，但外科技术对其影响最大。即便是最先进的技术手段，移植后脂肪组织的不可控吸收（10%~90%）使远期存活率不稳定，导致患者满意度不高，限制了脂肪移植更广泛的应用。迄今提出的提高脂肪移植效率最为有效的方法是使移植脂肪组织中富含间充质干细胞，但大多数报道称该技术耗时、昂贵且使获取的脂肪严重丢失，疗效仍存在不确定性；另一种提高脂肪移植效果的方法是通过生长因子刺激移植脂肪组织再生存活，但外源性和合成生长因子治疗在临床（如创面治疗等）中并没有取得预期的效果，其中一个原因就是蛋白质的脆弱和生长因子的不稳定性。

目前，最常用的脂肪收集、纯化和注射是 Coleman 在 1986 年详细描述的方法，考虑了脂肪细胞在处理过程中脆弱的特性。因此，我们建议添加 PRP——众所周知的生长因子自然存储库，以促进干细胞存活、增殖和分化，以提高脂肪移植后的远期存活率和疗效。

二、影响移植脂肪存活率的因素

（一）供受区的选择

脂肪组织丰富的部位均可作为供区，包括大腿、腰腹部和上臂内侧。最常用的供区是大腿后外侧，此处皮下纤维少且属于相对无血管区。关于供区选择和脂肪移植效果之间的关联还没有足够令人信服的证据，但有学者认为脂蛋白酶（lipoprotein lipase, LPL）高的供区脂肪移植存活率高，臀部和大腿最高，下腹部其次。受区应选择血供好的部位及层次进行少量多层次移植，以利于脂肪存活。

（二）吸脂方式的选择

移植脂肪存活率也取决于吸脂时对脂肪细胞的损伤程度。Shiffman 比较了不同规格的注射器和套管针在不同负压下吸脂对脂肪细胞活性的影响，结果显示脂肪细胞在 −700 mmHg 负压下活性显著下降，而低于 −500 mmHg 负压下吸取的脂肪细胞活性较好，脂肪细胞活性随吸脂时负压的增加而降低。因此，应避免机械吸脂（大于 −500 mmHg），只有手动吸脂采集才能获得满意的脂肪移植物质量。用 10 ml 螺口注射器连接钝头套管针，将活塞拉至 2 ml 产生的低负压所获取的脂肪质量最优。套管针直径小于 18 G 会显著增加对脂肪细胞的损伤，最常用的钝头套管针直径为 3 mm。

（三）脂肪的分离与纯化

理想的脂肪纯化方法是将血液、肿胀液和细胞碎片及脂滴从健康的脂肪细胞中分离出来。虽然学者们描述了各种分离脂肪的方法，但还没有一种被确定优于其他方法。普遍认为，操作步骤越少的技术可能会有越好的结果，包括：①静置沉淀法。静置脂肪混悬液 30 min~1 h，依靠各组分密度差异自然分层。该方法避免了脂肪暴露在空气中，适合少量移植或在缺乏层流手术室的机构采用，目前已有适合大量移植的无菌采脂袋，提高了采集效率。②吸附法。该方法操作简单快捷，适合少量移植。③清洗过滤法。在无菌杯上覆盖无菌纱布，将获取的脂肪放在无菌纱布上，用乳酸林格液冲洗，待其自然滤干。该方法适合大容量移植，但脂肪暴露时间较长，应在层流手术室内操作。④机械离心法。将脂肪低速离心，1200 g 离心 3 min。该方法将脂肪从加速降解的物质中分离出来，浓缩单位体积内的移植物脂肪细胞和干细胞，但对无菌条件要求较高。各种研究评估了机械离心对脂肪移植的影响，大多研究得出结论：离心不会对脂肪细胞的存活力产生负面影响，除非转速或离心力过高。

（四）注射方式的选择

提纯的脂肪应尽快注射，不应超过半小时；如脂肪离体超过 4 h，或冷藏（冻）保存后，其活力显著下降。Coleman 等建议应多点、多层次、多隧道、分散少量注射，以增加脂肪移植物表面积与受区的比例，并采取边退针、边注射脂肪的方法，注射完轻柔按摩抚平，禁止用力按压。在脂肪移植过程中，注射时引起的机械损伤和血供中断引起的缺血损伤可使移植物存活率降低，并引起液化、坏死等并发症。脂肪颗粒与注射针管径差异越大，脂肪在注射时受到的形变压力越大，损伤越明显，因此操作时尽量选择与脂肪颗粒大小匹配的注射套管针。对于小而精确的脂肪移植（如眶下区域），建议使用 1.65 mm 套管针。

三、PRP 与脂肪移植

移植后 48 h 内，受区的脂肪移植物出现再血管化，在此之前，它由血浆中的游离物质提供营养，失活组织则被巨噬细胞清除或纤维化、囊性变。移植物的成活质量高度依赖于愈合进程、再血管化和成脂分化。

对于在注射前处理纯化后的脂肪，学者们尝试了各种方法来提高移植脂肪的存活率，如加入胰岛素、肝素、钙离子、甲状腺素、人血白蛋白、生长因子、基质血管成分（stromal vascular fraction, SVF）、PRP、PRF 和 CGF 等，但目前还没有确凿的证据确定上述哪一种方法优于其他方法并得到学界的广泛认可。

PRP 不仅含有高浓度血小板和凝血因子，可有效止血，并在移植部位释放多种天然生长因子。此外，PRP 含有大量白细胞，有利于预防感染。这种方法完全是自体的，不需要任何形式的体外预适应或培养基补充就能独立使用。基于 PRP 的上述特性，将 PRP 与脂肪移植物混合后再进行注射，可在受区早期快速建立血供。一系列体外研究已证实 PRP 可以提高脂肪细胞存活率和干细胞分化。Dong 将 PRP 和脂肪混合物注射入裸鼠头颈部，发现 PRP 可以提高移植体 10 周后的存活率。相关临床病例报道了脂肪移植与 PRP 联合应用可促进创面愈合。由于普通脂肪颗粒直径较大，这些移植物只能作为深层组织容量填充剂使用。Tonnard 开发并报道了纳米脂肪（Nanofat），它可以克服这一限制。Nanofat 含有大量的 SVF 和 ADSCs，不仅可以作为一种浅表的真皮内填充材料，还可以促进组织再生。Lei 在小鼠模型中探索并比较了 PRP/Fat（结构性脂肪）和 PRP/Nanofat（体积比均为 1∶4）这两种混合移植物中移植物存活及血管化的关系，得出结论：PRP 可提高 Nanofat 和结构性脂肪的存活率，促进再血管化，且 PRP/Nanofat 组的血管生成能力更强。因此，进一步研究应集中在往移植物中添加 SVF 和 ADSCs 能否增强 PRP 的正向促进效果。一项动物研究利用三维 CT 分析脂肪移植物体积随时间的变化，结果显示非活化 PRP 与脂肪移植物的结合显著提高了脂肪细胞的存活率和组织的血管密度。然而，与其他添加激活 PRP 的研究相比，非激活 PRP 直到第 90 天才增加残余脂肪移植物体积。

目前，关于 PRP 对于脂肪移植疗效的研究结果存在争议可能是因为 PRP 的应用方法不同，包括混合模式、PRP 和脂肪的体积比、PRP 中血小板的浓度、激活 PRP 的方案、活化剂的选择都存在差异。统一和优化评价参数与计算方法对于获得客观、真实的结论具有重要意义，因此 PRP 的最佳应用方案有待进一步研究。虽然在该模型中发现 PRP/Nanofat 治疗很有前景，但其治疗效果可能因环境而异，因此应该在其他应用中进行探索。此外，还需要探索和规范不同应用条件下 PRP/Nanofat 的最佳配比及制备方法。

四、PRP 在自体脂肪移植中的应用

（一）术前准备

1. 肿胀液的配制 0.9% 氯化钠注射液 500 ml+2% 盐酸利多卡因注射液 15 ml（300 mg）+1% 盐酸肾上腺素注射液 0.5 ml。

肿胀液对脂肪细胞有一定的破坏，因此以移植为目的的吸脂手术肿胀液注射量要比常规吸脂手术少，一般以拟吸脂量的 1.5 倍为宜（表 4-10-1）。对于小范围面部脂肪移植，可采用局部浸润（肿胀）麻醉，局部神经阻滞（眶上神经、眶下神经、颏神经）也能有效缓解疼痛。在额颞部等血供丰富的部位填充时，预先行肿胀麻醉也能有效收缩小血管，减少术中出血及栓塞风险。如手术范围广泛或手术时间较长，可加行静脉复合麻醉。

表 4-10-1 不同部位肿胀液用量和局部麻醉药浓度（供临床参考）

部位	肿胀液用量（ml）	利多卡因（mg）
颊与下颌	50~100	30~60
下颌和颈部	100~150	60~90
乳房	500~800	300~480
男性腹部	1000~1500	600~900

续表

部位	肿胀液用量（ml）	利多卡因（mg）
腰部	800~1200	480~720
臀部	600~1000	360~600
上肢	600~1000	360~600
上腹部	500~1000	300~600
下腹部	600~1500	360~900
大腿内侧	800~1500	480~900
大腿外侧	300~800	180~380
大腿后方	600~1000	360~600

2. 切口的选择 供区切口根据吸脂部位而异，以隐蔽、方便操作为原则，常选择以下几种：

（1）臀股沟切口：适合大腿内、外、后方部位的吸脂。

（2）脐周切口：适合上、下腹部范围的脂肪吸取，切口隐蔽，愈合后痕迹小。

（3）髂前上棘切口：适合上、下腹部及侧腰部范围的脂肪吸取，切口愈合后痕迹可被内裤遮盖，相对隐蔽。

（二）脂肪的获取及纯化

患者行全身麻醉及供区肿胀麻醉后，使用2.5 mm内径的多孔吸脂针接20 ml螺口注射器，手动、低负压、多隧道均匀吸取脂肪。吸取的脂肪混悬液经密闭硅胶管转入一次性采血袋中（图4-10-1A），经静置沉淀后，将下层肿胀液、血液及细胞碎片排出废弃，袋中的脂肪分装入20 ml螺口注射器中（图4-10-1B），特制堵头封闭后放入离心套管中，按照Coleman技术标准：1200 g离心3 min（图4-10-1C）。整个操作过程严格遵循无菌原则，获取的脂肪组织在密闭腔隙中转移，未暴露在空气中，这也大为降低了术后感染、液化坏死等并发症的发生率，有利于移植物存活。

离心后注射器内分为三层（图4-10-1D）：将最上层的油脂倒出，将最下层肿胀液等挤出注射器。中间层主要由脂肪移植物组成（从下往上可相对分为高、低两种密度的脂肪组织）。一般提取下半部分高密度脂肪作为软组织凹陷的容量填充物；而上半部密度相对较低的脂肪经过机械乳化：两螺口注射器经1.4 mm内径的乳化头连接，以10 ml/s的速率将管内的低密度脂肪来回推注以充分乳化（10~15次）（图4-10-1E），乳化后的脂肪经500 μm孔径滤网过滤后再次离心：1600 g离心3 min（图4-10-1F），离心后弃除上方油脂层得到基质血管成分胶（stromal vascular fraction-gel, SVF-gel），其含有大量SVF和ADSCs（图4-10-1G）。因此，使用不同内径及侧孔径的吸脂针，不同纯化手段（如乳化）获取的脂肪颗粒大小、性状及生物学特性存在较大差异（图4-10-2），故应用范畴也不同。

最新研究报道证实，PRP可增加脂肪移植后炎症反应，促进坏死组织吸收和肉芽组织增殖，然而PRP不能增加活脂肪细胞数量。最重要的原因可能是脂肪移植物中缺乏SVF和ADSCs；因此，我们认为在首次离心制备的高密度脂肪中同时添加SVF-gel和PRP，不仅能提供移植物成活及再生所需的SVF和ADSCs（图4-10-3），还能释放多种生长因子刺激成纤维细胞和血管内皮细胞等多种组织细胞的增殖与分化，促进血管生成及胶原纤维、黏连蛋白等胞外基质的表达，抑制其降解以促进三维基质的重建，使脂肪细胞重新排列成正常的三维组织。

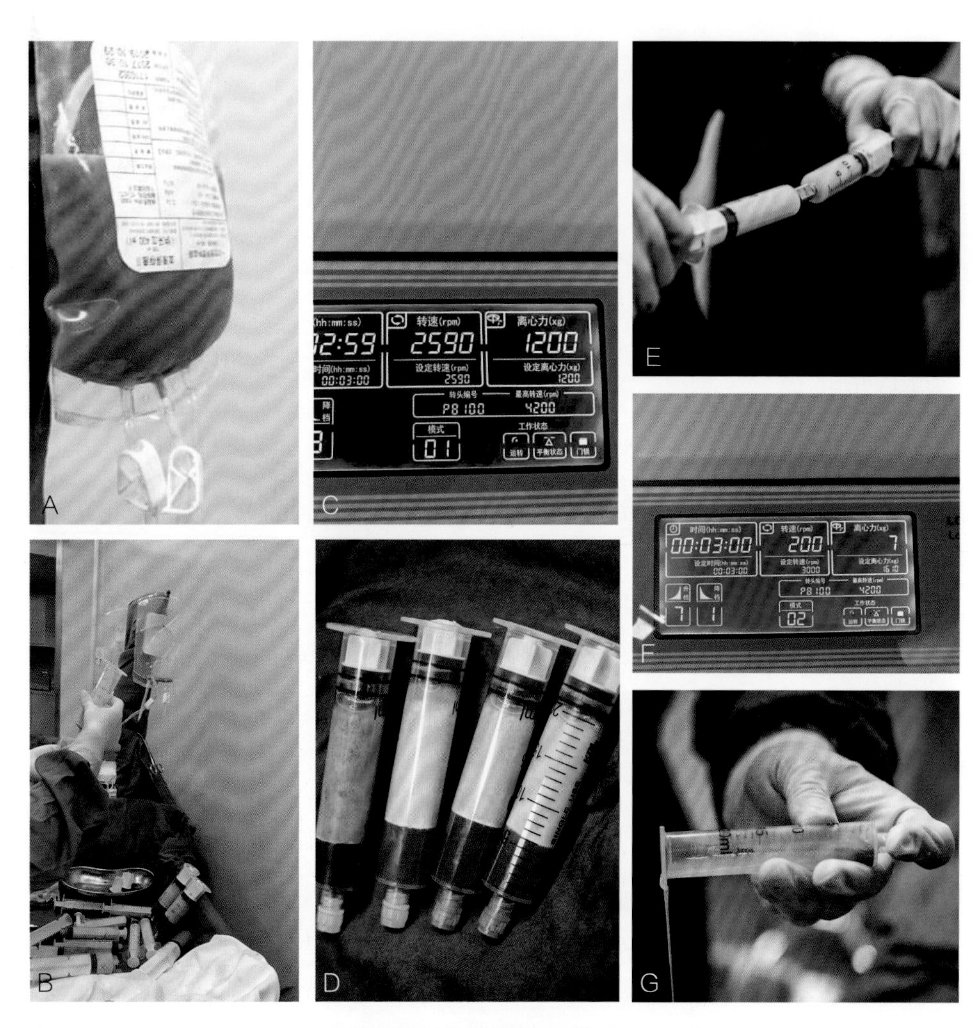

图 4-10-1 脂肪的获取与纯化

A. 吸取的脂肪混悬液经静置沉淀；B. 袋中的脂肪分装入 20 ml 螺口注射器；C. 1200 g 离心 3 min；D. 离心后注射器内分为三层：中间层（脂肪移植物）从下往上可相对分为高、低两种密度的脂肪组织；E. 以 10ml/s 的速率将管内的低密度脂肪来回推注以充分乳化（10~15 次）；F. 乳化后的脂肪经 500 μm 孔径滤网过滤后再次离心：1600 g 离心 3 min；G. 离心后弃除上方油脂层得到 SVF-gel

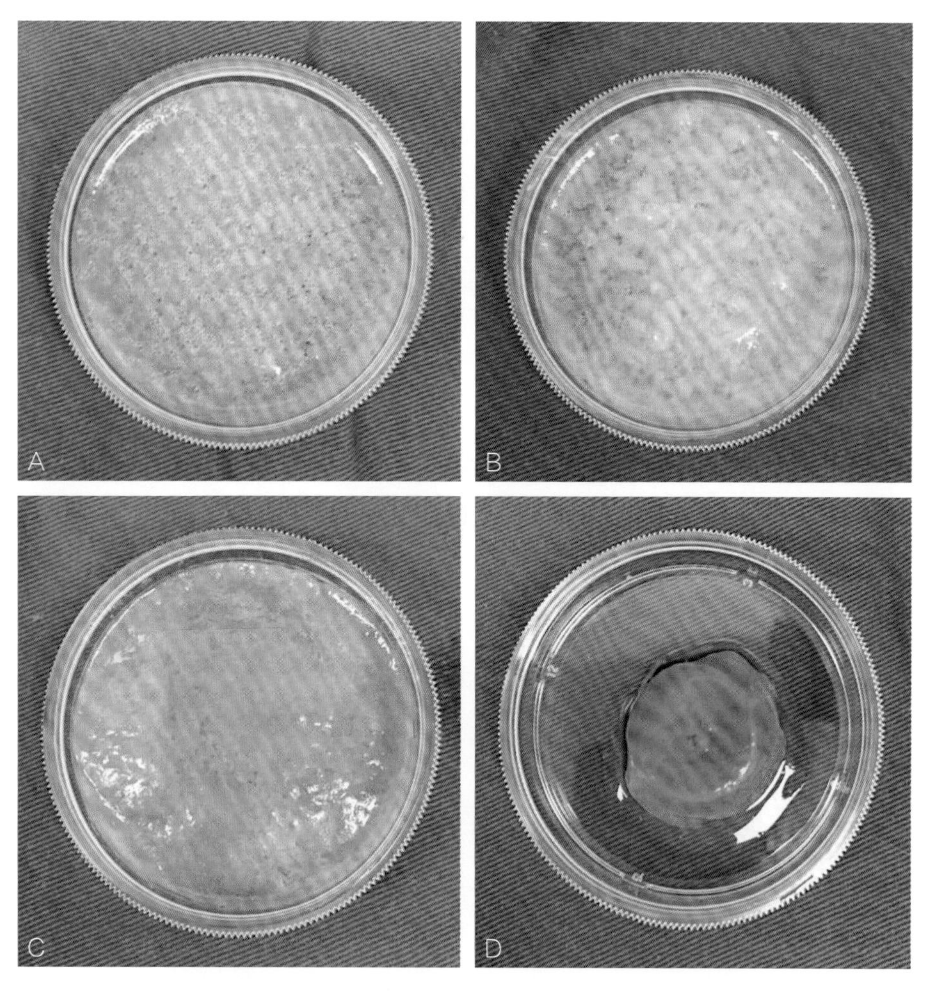

图 4-10-2 不同性状及生物学特性的脂肪组织
A. 大颗粒脂肪；B. 小颗粒脂肪；C. 高密度脂肪；D. SVF-gel

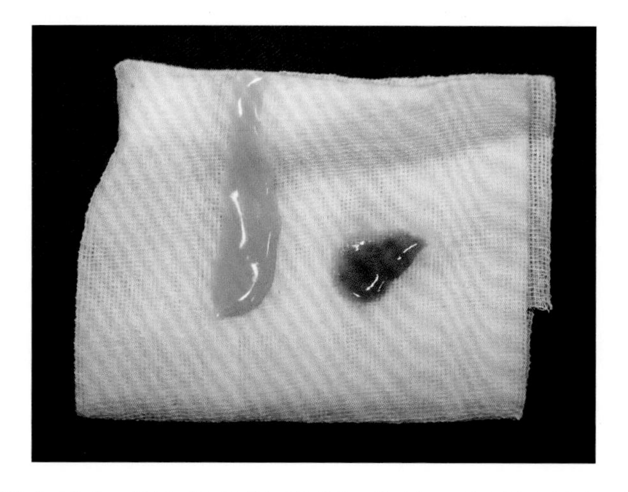

图 4-10-3 富含 SVF 和 ADSCs 的 Nanofat 及 SVF-gel

（三）PRP 与脂肪混合

通过三通连接器将离心纯化的高密度脂肪或提取的 SVF-gel 与 20% 等体积的 PRP 混合。根据体外研究，80% 的脂肪（衍生物）/20% 的 PRP 似乎是细胞增殖和存活的最佳体积比。混匀的脂肪（衍生物）与 PRP 混合物建议在半小时内注射入体内。

五、临床案例介绍

（一）眶周软组织凹陷

案例 1：女性，45 岁，上睑及下睑凹陷，泪沟较深伴黑眼圈。应用 SVF-gel 联合 PRP 注射填充上、下睑软组织凹陷，上睑于眼轮匝肌后脂肪（ROOF）层注射，下睑分别于骨膜层及眼轮匝肌下脂肪（SOOF）层注射，单侧上睑各 1 ml 混合物，单侧下睑各 2 ml 混合物（SVF-gel+PRP）（图 4-10-4）。

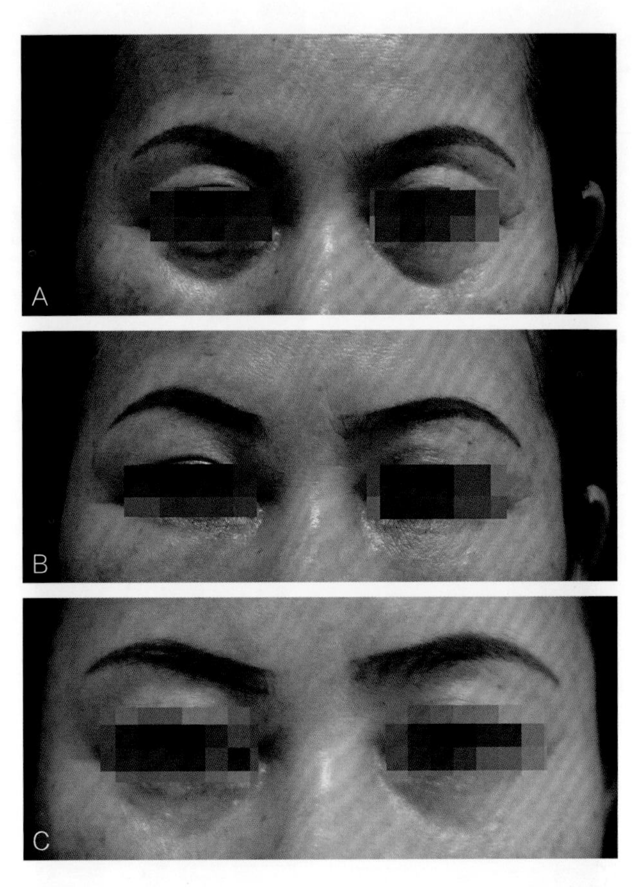

图 4-10-4　PRP+SVF-gel 单次注射后，眶周衰老改善显著
A. 术前正位；B. 术后半个月正位；C. 术后半年正位

案例 2：女性，36 岁，上睑凹陷。应用 SVF-gel 联合 PRP 注射填充上睑软组织凹陷，上睑于 ROOF 层注射，单侧上睑各 1.5 ml 混合物（SVF-gel+PRP）（图 4-10-5）。

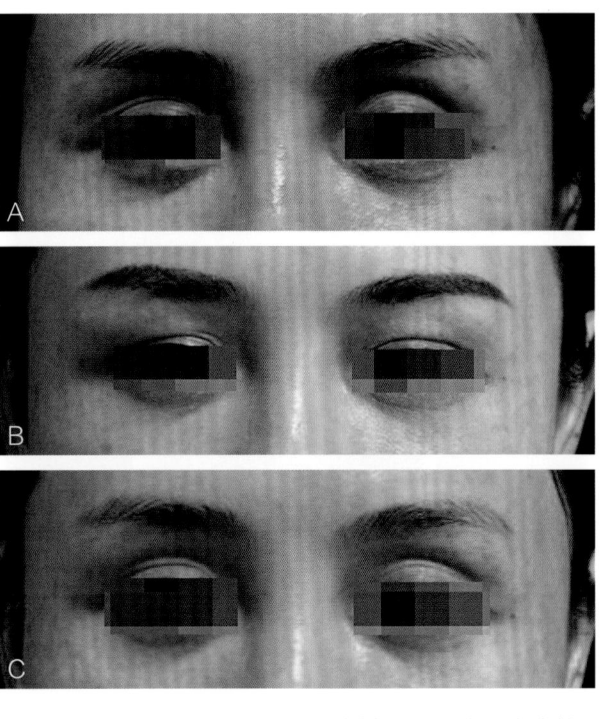

图 4-10-5 PRP+SVF-gel 单次注射后，上睑凹陷改善显著
A. 术前正位；B. 术后半个月正位；C. 术后半年正位

（二）下睑黑眼圈

案例：女性，28 岁，下睑皮肤菲薄，黑眼圈重，呈“熊猫眼”模样。应用 SVF-gel 联合 PRP 注射填充在下睑 SOOF 层，单侧各 1 ml 混合物（SVF-gel+PRP）（图 4-10-6）。

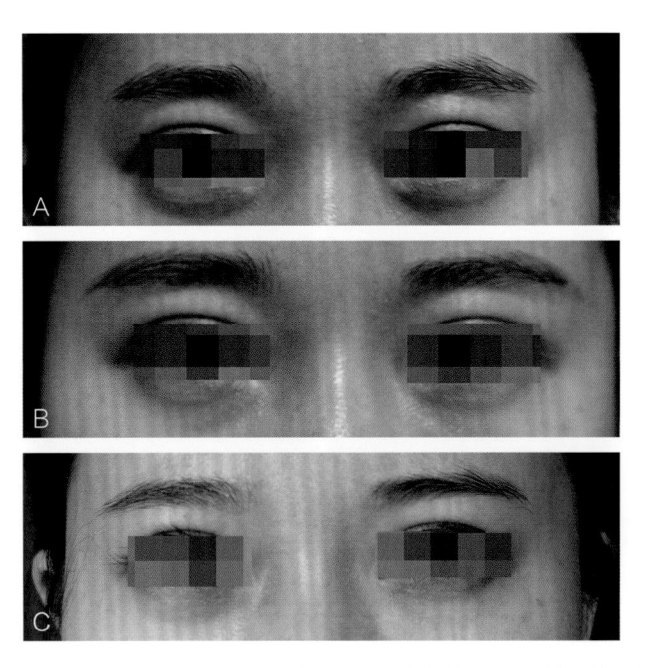

图 4-10-6 PRP+SVF-gel 单次注射后，下睑色素沉着显著改善，倦容消失
A. 术前正位；B. 术后半个月正位；C. 术后半年正位

（三）小颏畸形

案例：女性，46 岁，下颏后缩、短小，颏肌紧张，局部皮肤呈“瓦砾状”，不平整。予以 8 U A 型肉毒毒素颏肌注射，两周后应用 Coleman 高密度脂肪联合 PRP 注射隆颏，骨膜层注射 3 ml 混合物（高密度脂肪 +PRP），皮下脂肪层注射 1 ml 混合物衔接过渡（图 4-10-7）。

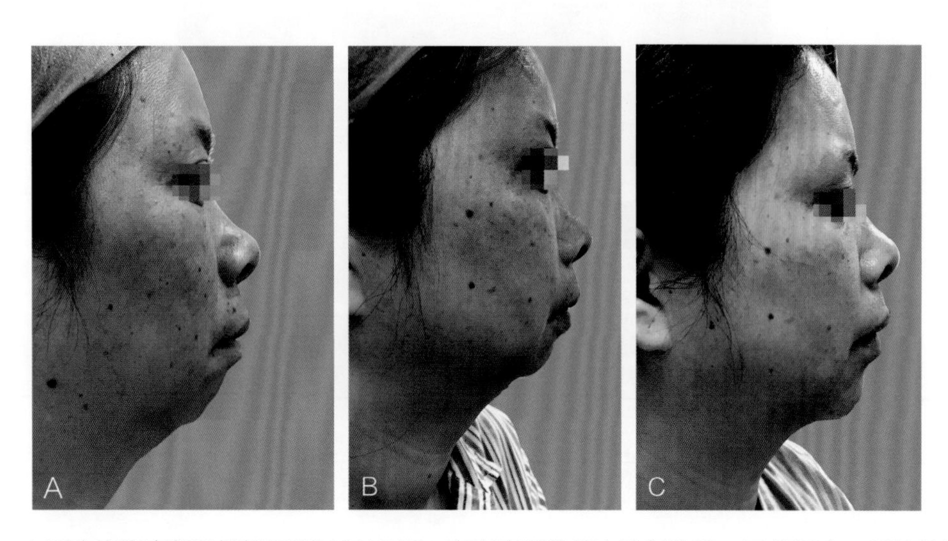

图 4-10-7　A 型肉毒毒素颏肌松解后两周行 PRP+ 高密度脂肪单次注射移植，下颏短小、后缩外形显著改善
A. 术前侧位；B. A 型肉毒毒素颏肌松解后两周侧位；C. 术后半年侧位

（四）额颞部凹陷

案例 1：女性，42 岁，双侧颞部凹陷，眉骨上区凹陷，下睑轻度凹陷伴细纹。应用 Coleman 高密度脂肪联合 PRP 注射丰颞及眉骨上区，分别于颞深筋膜浅层、帽状腱膜深层、皮下层均匀注射，共 25 ml；应用 SVF-gel 联合 PRP 在下睑眶骨膜上及 SOOF 浅层均匀注射，左右各 1.5 ml（图 4-10-8）。

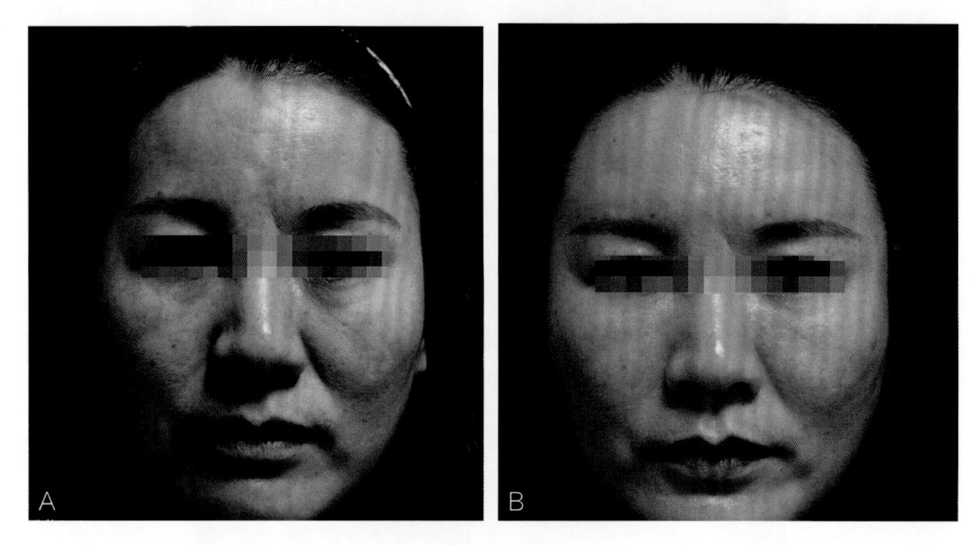

图 4-10-8　额颞部凹陷及眶周老化，分别行 PRP+ 高密度脂肪及 PRP+SVF-gel 单次注射后，额颞及下睑部饱满，皮肤光泽细腻，细纹消失
A. 术前正位；B. 术后半年正位

案例2：女性，25岁，双侧颞部凹陷，额颞交界区凹陷，下睑中度凹陷伴黑眼圈。应用Coleman高密度脂肪联合PRP注射丰颞及额颞交界区，分别于颞深筋膜浅层、帽状腱膜深层、皮下层均匀注射，共32 ml；应用SVF-gel联合PRP在下睑眶骨膜上及SOOF浅层均匀注射，左右各2 ml（图4-10-9）。

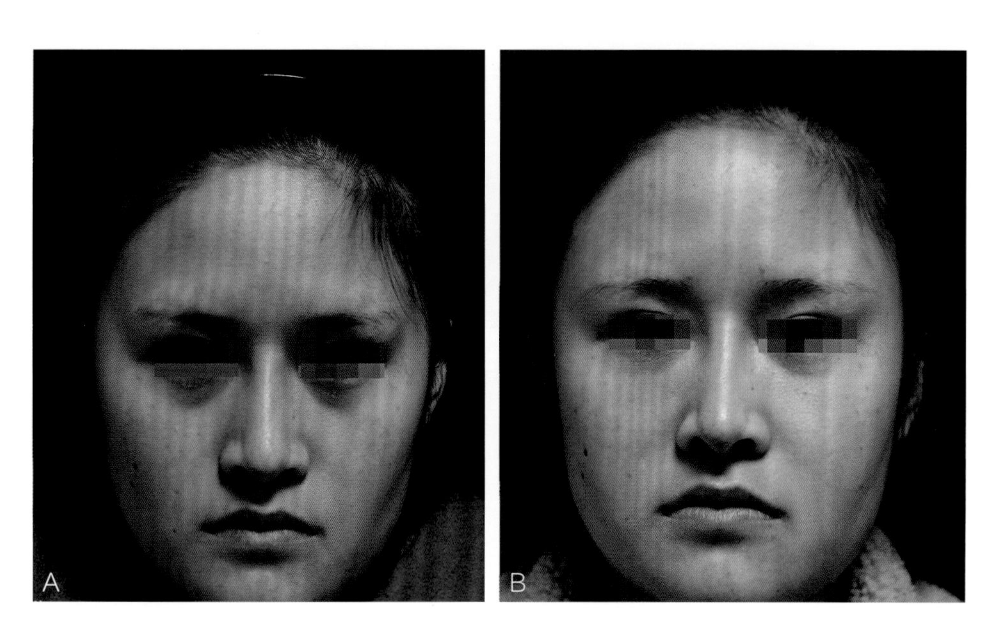

图4-10-9 额颞及下睑部凹陷伴“黑眼圈”，分别行PRP+高密度脂肪及PRP+SVF-gel单次注射后，额颞及下睑部饱满，皮肤光泽度提高，倦容消失

A. 术前正位；B. 术后半年正位

（五）面部多部位容量缺失

案例：女性，22岁，双侧颞部凹陷，眉弓上区凹陷，额颞部曲线缺乏柔和美感，颧部脂肪垫容量严重不足，颏部后缩，颏侧凹陷，上颌前突，鼻背低平，下睑凹陷。应用Coleman高密度脂肪联合PRP注射颞区、额颞交界区、眉弓上区及颧脂肪垫、颏及颏两侧，分别于颞深筋膜浅层、帽状腱膜深层、皮下层均匀注射，共56 ml；应用SVF-gel联合PRP在下睑眶骨膜上及SOOF浅层均匀注射，左右各2.5 ml（图4-10-10）。

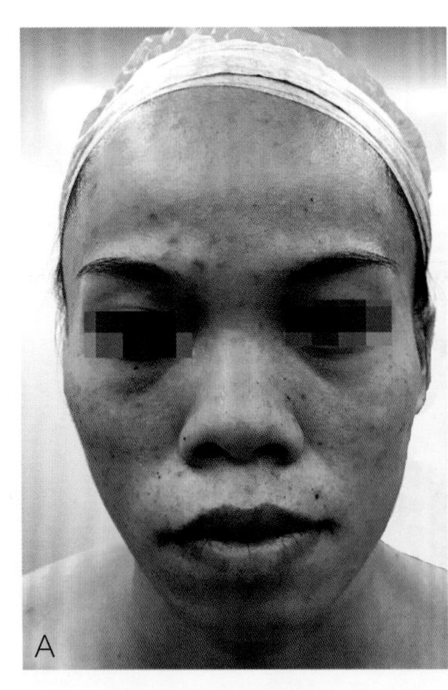

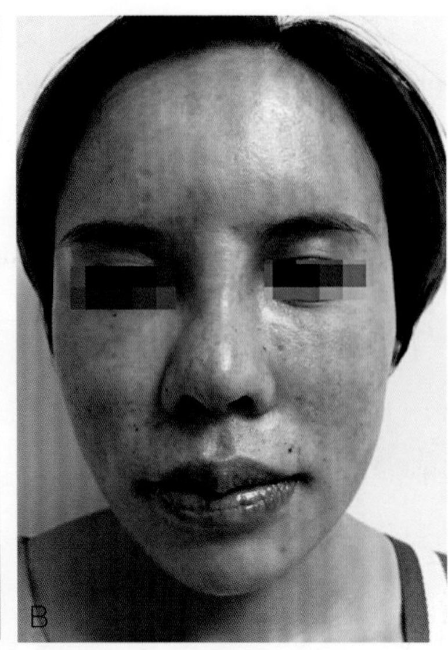

图 4-10-10　面部多处容量缺失及下睑部凹陷，分别行 PRP+ 高密度脂肪及 PRP+SVF-gel 单次注射后，额颞、面颊及下睑部饱满，曲线柔和，皮肤光泽细腻

A. 术前正位；B. 术后半年正位

（左　俊　程　飚）

参考文献

Adanali G, Erdogan B, Turegun M, et al. A new, T-shaped adaptor for easy, quick and efficient fat harvesting during liposuction. Aesthetic Plast Surg, 2002, 26: 340-344.

Atashi F, André-Lévigne D, Colin DJ. Does non-activated platelet-rich plasma (PRP) enhance fat graft outcome? An assessment with 3D CT-scan in mice. J Plast Reconstr Aesthet Surg, 2019, 72(4): 669-675.

Cervelli V, De Angelis B, Lucarini, et al. Tissue regeneration in loss of substance on the lower limbs through use of platelet-rich plasma, stem cells from adipose tissue, and hyaluronic acid. Adv Skin Wound Care, 2010, 23: 262-272.

Cervelli V, Gentile P. Use of cell fat mixed with platelet gel in progressive hemifacial atrophy. Aesthetic Plast Surg, 2009, 33: 22-27.

Cervelli V, Gentile P, Grimaldi M. Regenerative surgery: use of fat grafting combined with platelet-rich plasma for chronic lower-extremity ulcers. Aesthetic Plast Surg, 2009, 33: 340-345.

Coleman SR. Hand rejuvenation with structural fat grafting. Plast Reconstr Surg, 2002, 110: 1731-1744.

Coleman SR. Long-term survival of fat transplants: controlled demonstrations. Aesthetic Plast Surg, 19: 421-425.

Condé-Greena A, Ferreira N, de Amorima G, et al. Influence of decantation, washing and centrifugation on adipocyte and mesenchymal stem cell content of aspirated adipose tissue: a comparative study. J Plast Reconstr Aesthet Surg, 2010, 63: 1375-1381.

Delay E, Garson S, Tousson G, et al. Fat injection to the breast: technique, results, and indications based on 880 procedures over 10 years. Aesthet Surg J, 2009, 29: 360-376.

Gino R, Marchi, Galiè A, et al. Clinical treatment of radiotherapy tissue damage by lipoaspirate transplant: a healing process mediated by adipose-derived adult stem cells. Plast Reconstr Surg, 2007, 119: 1409-1422.

Kim WS, Park BS, Sung JH. Protective role of adipose-derived stem cells and their soluble factors in photoaging. Arch Dermatol Res, 2009, 301: 329-336.

La Rusca I, Schonauer F, Molea G. Core fat graft transplantation for depressed scar. Plast Reconstr Surg, 2009, 123: 1394-1395.

Lei H, Xiao R. A Study of the Effect of Platelet-Rich Plasma on Outcomes After Aspirated Human Fat Grafting With Experimental Design. J Craniofac Surg, 2020, 31(1): 313-318.

Lei X, Liu H, Pang M. Effects of platelet-rich plasma on fat and nanofat survival: an experimental study on mice. Aesthetic Plast Surg, 2019, 43(4): 1085-1094.

Marco K, Marazzi M, Luisa Torre ML, et al. Fat injection for cases of severe burn outcomes: a new perspective of scar remodeling and reduction. Aesthetic Plast Surg, 2008, 32: 465-469.

Mojallal A, Veber M, Shipkov C, et al. Analysis of a series of autologous fat tissue transfer for lower limb atrophies. Ann Plast Surg, 2008, 61: 537-43.

Mu DL, Luan J, Mu L, et al. Breast augmentation by autologous fat injection grafting: management and clinical analysis of complications. Ann Plast Surg, 2009, 63: 124-127.

Natsuko K, Tatsuya M, Toshihito M, et al. Proliferation- promoting effect of platelet-rich plasma on human adipose-derived stem cells and human dermal fibroblasts. Plast Reconstr Surg, 2008, 122: 1352-1360.

Nishimura T, Hashimoto H, Nakanishi I, et al. Microvascular angiogenesis and apoptosis in the survival of free fat grafts. Laryngoscope, 2000, 110: 1333-1338.

Rohrich RJ; Sorokin ES, Brown SA. In search of improved fat transfer viability: a quantitative analysis of the role of centrifugation and harvest site. Plast Reconstr Surg, 2004, 113: 391-397.

Shiffman MA, Mirrafati S. Fat transfer techniques: the effect of harvest and transfer methods on adipocyte viability and review of the literature. Dermatol Surg, 2001, 27(9): 819-826.

Tonnard P, Verpaele A, Peeters G, et al. Nanofat grafting: basic research and clinical applications. Plast Reconstr Surg, 2013, 132: 1017-1026.

Witort EJ, Pattarino J, Papucci L, et al. Autologous lipofilling: coenzyme Q10 can rescue adipocytes from stress-induced apoptotic death. Plast Reconstr Surg, 2007, 119: 1191-1199.

第十一节　PRP 在创面修复中的应用

一、概述

（一）创面的定义

创面是正常皮肤及（或）皮下组织在外界致伤因子，如外力、热、电流、化学物质、低温、外科手术以及机体内在因素如局部血液供应障碍等作用下所导致的损伤，常伴有皮肤和（或）软组织的缺损，使皮肤和（或）软组织的正常功能受损，也称为伤口。

（二）创面的分类

根据创面的愈合情况，分为急性创面和慢性创面。有关急、慢性创面的定义尚未有统一的标准。一般认为急性创面是指自创面形成 2 周内的所有创面。之后，由于某些不利于创面愈合的影响因素如感染、异物、张力过大等使创面愈合过程受阻，愈合过程部分或完全停止，使创面愈合时间超过 2 周，这时的创面称为慢性创面。由此可见，所有慢性创面都是由急性创面发展而来。

世界伤口愈合学会联盟（World Union of Wound Healing Societies, WUWHS）将慢性创面定义为：一个无法通过正常有序而及时的修复过程达到解剖和功能上完整状态的伤口。临床多指各种原因形成的创面接受超过 1 个月治疗未能愈合，且无愈合倾向者。其中对“1 个月”的限定并非完全绝对，它有赖于创面大小、病因、个体一般健康状况等多种因素，因此不能以简单的时间限定加以划分。

常见的急性创面有：手术切口、机械损伤（交通事故伤、重物砸伤）、烧伤（热烧伤、电烧伤、化学烧伤）、冻伤等；慢性创面有：压力性损伤（如压疮等）、下肢血管性（动脉性/静脉性）溃疡、糖尿病足溃疡、骨外露、骨折内固定术后钢板外露、外科手术后窦道/瘘管、其他难愈性创面（图 4-11-1）。

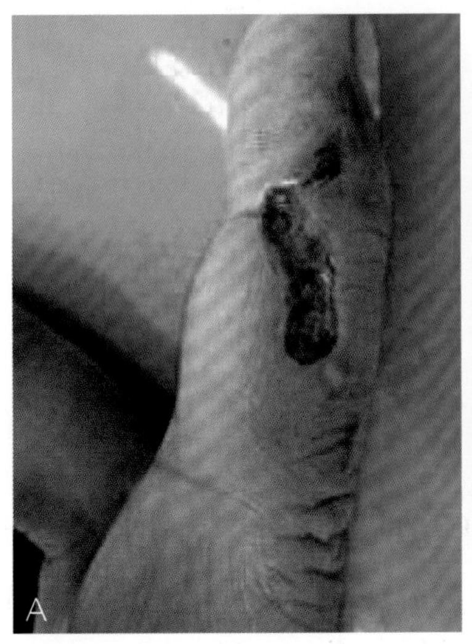

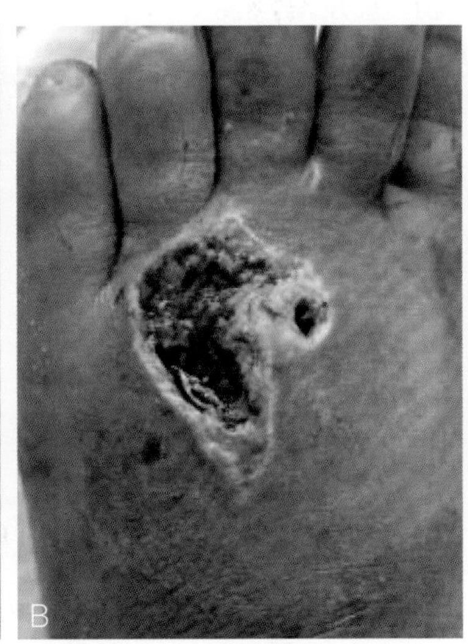

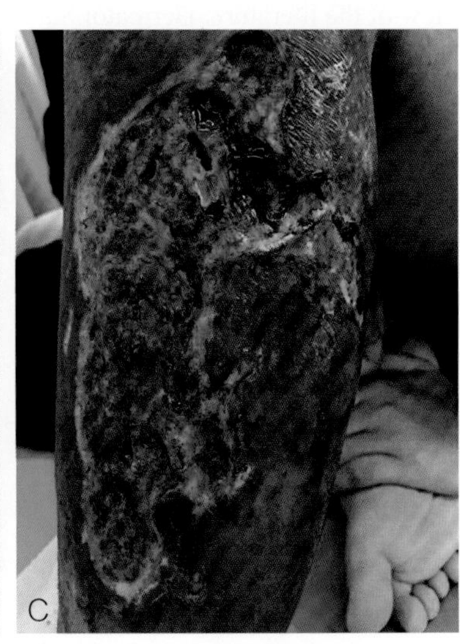

图 4-11-1　常见急慢性创面

A. 电击伤创面；B. 碾压伤创面；C. 碾挫伤创面；D. 静脉溃疡创面；E. 骨折内固定术后内固定及肌腱外露创面；F. 肺癌术后窦道创面；G. 糖尿病足溃疡创面；H. 类风湿感染创面；I. 爆炸伤创面；J. 压力性损伤创面；K. 骨筋膜室综合征切开术后创面；L. 皮瓣转移术后创面

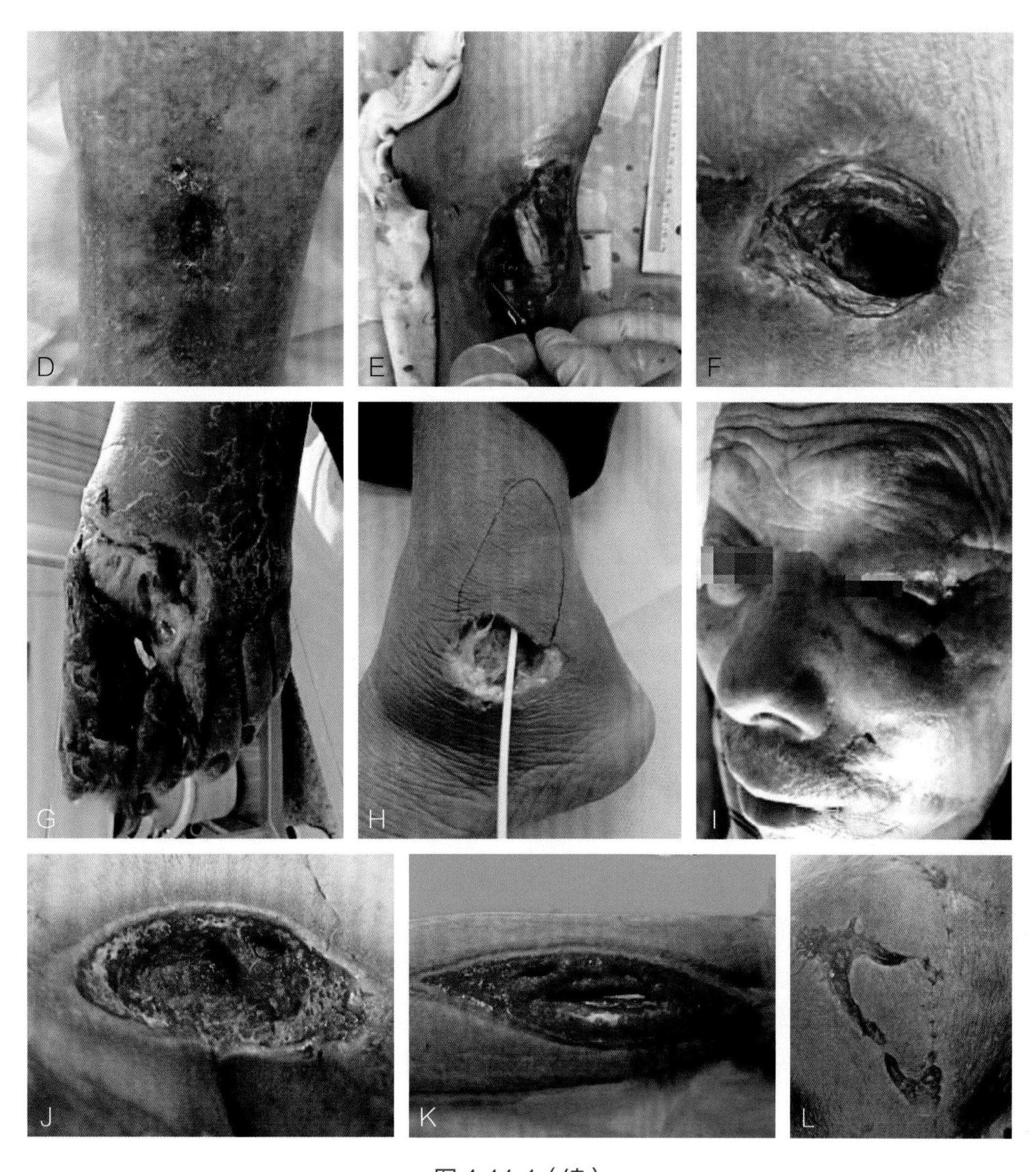

图4-11-1（续）

（三）创面的愈合过程

创面愈合是指由于致伤因子的作用造成组织缺失后，机体迅速做出反应，启动愈合过程，通过再生（regeneration）、修复（repair）和重建（reconstruction）进行修复的一系列病理生理过程。其本质上是机体对各种有害因素作用所致组织细胞损伤的一种固有的防御性反应。这种再生修复表现为组织结构的修复和不同程度的功能恢复。创面愈合的基础是炎症细胞如巨噬细胞、中性粒细胞以及修复细胞如成纤维细胞、角制形成细胞等的一系列生物学活动，同时，细胞基质也参与其中。创面愈合分为四个阶段：血凝块期、炎症期、增生期和塑形期。这四个阶段互相交织，包括成纤维细胞的增殖、血管的再生、细胞外基质的沉积、伤口收缩、表皮化、重塑。

1. 血凝块期 从创面形成的一瞬间开始，机体最先出现的反应是自身的止血过程。这一过程包括一系列复杂的生物学反应：首先是创面周围的小血管、毛细血管等反应性收缩，使局部血流量减少，组织损伤导致胶原纤维暴露，吸引血小板聚集形成血凝块，达到止血的目的；随后血小板释放血管活性物质如 5- 羟色胺（5-HT）及前列腺素（PG）使血管进一步收缩、止血，同时释放的磷脂和腺苷二磷酸（ADP）又吸引更多的血小板聚集；最终内源性及外源性凝血途径被启动。凝血过程结束后，机体即开始进行创面的愈合过程。

2. 炎症期 创面形成的前 2~3 天，由于局部血管的收缩导致组织缺血，引起组胺（histamine）和其他血管活性物质释放，进而使创面局部血管扩张；同时，因坏死组织、致病微生物的存在，引发机体的防御反应（炎症反应），免疫细胞如粒细胞和巨噬细胞向创面移动和集中。一方面，粒细胞防止或吞噬入侵的细菌；另一方面，巨噬细胞吞噬消化坏死的组织细胞碎片；同时，组织细胞破坏后释放出来的自身纤溶酶（plasmin，PL）也可以消化溶解坏死的组织细胞碎片，使创面清洁，以便启动组织的修复过程。巨噬细胞除吞噬消化组织细胞碎片外，也是刺激成纤维细胞增殖分化、合成胶原蛋白的关键因素。这一过程也称为清创阶段。同时，创面会反应性地出现收缩，以期缩小创面面积。

3. 增生期 这一时期又可以分为两个阶段，即上皮细胞再生和肉芽组织形成。

（1）上皮细胞再生：创面周缘健存的基底细胞开始增生并向中心部位移行。与此同时，基底细胞的增殖刺激创面基底部毛细血管和结缔组织的反应性增生。当创面被新生的上皮细胞覆盖后，创面外观呈粉红色。

（2）肉芽组织形成：随后，基底细胞的增生刺激肉芽组织生长，巨噬细胞释放的生长因子如 PDGF、TGF 等加速肉芽组织形成。肉芽组织的形成具有多方面的作用：①填补组织缺损；②保护创面，防止细菌感染，减少出血；③机化血块和坏死组织及其他异物。

随着肉芽组织的不断形成，创面组织的缺失被填充，上皮细胞便从创面周缘向中心移行，形成向心性愈合，最终使得创面得以完全被再生的上皮细胞覆盖。

4. 塑形期 当创面被再生的上皮细胞完全覆盖后，创面的愈合过程并没有完全结束。新生的肉芽组织和上皮细胞还需要进一步增殖、塑形，最后使创面得以完全愈合。这一过程主要表现在以下两个方面：①新形成的上皮细胞不断分裂、增殖，使表皮层增厚，创面得以加固、耐磨；②肉芽组织内部转型，形成的胶原纤维排列发生改变，由紊乱向整齐变化，使新生的结缔组织力量加强，富有韧性；同时，毛细血管数量减少，使创面局部颜色逐渐减退，接近于正常色。

这一过程需要的时间很长，常常超过 1 年，甚至是终生。在创面愈合未完成塑形以前，表皮层很薄，皮下组织质地脆、硬，弹性差，创面仍然容易被再次损伤，这也是慢性创面常常发生在同一部位的原因。

（四）创面的治疗

皮肤覆盖于人体表面，是人体的第一道保护屏障，阻挡病原体及异物的侵入，并防止体液流失。同时，皮肤还具有代谢、体温调节等作用，是不可或缺的组织器官。一旦皮肤遭到破坏，原有的组织结构受损，则皮肤的保护作用、代谢作用、调节体温作用等均受到损害，甚至消失。如果皮肤破坏比较严重，可导致患者有生命危险。由此可见，保护皮肤免受伤害非常重要。

创面的治疗方法大致分为非手术治疗和手术治疗。在手术治疗出现之前，医生主要应用换药、覆盖的非手术治疗方式。但由于应用的材料有限，很多创面难以愈合，随后出现植皮或皮瓣覆盖等手术治疗方法。随着人们对愈合机制的深入认识，科学技术的不断进步，非手术治疗又重新回到人们的视线，并越来越受到关注。运用新的治疗理念，采用新型敷料、外源性重组生长因子、新型药物（包括中药）和微创创面治疗方法（如光治疗、电磁治疗、负压创面治疗等）取得了良好效果。再生医学特别是生物疗法越来越获得人们的青睐，包括 PRP 在内的浓缩血小板治疗就是受追捧的技术之一。

二、PRP 在创面修复中的应用研究

将 PRP 应用于创面局部，可以增加胶原沉积，刺激血管再生，增强早期创面愈合质量，加速愈合进程。PRP 增强创面强度的原因可能在于 PRP 缩短了创面愈合的炎症期，增加了早期创面内糖胺聚糖和纤连蛋白的沉积。临床上，PRP 在创面修复中的应用较其他领域要更多一些，由于其能有效加速表皮化形成，减轻创伤后局部肿胀和疼痛，减少术后伤口渗出，无论对于急性创面还是慢性难愈性创面，均显示了优异的修复效果。

（一）PRP 创面修复应用概况

在 PRP 治疗急性创面方面，有学者检索了国内外数据库，选择 PRP 修复烧伤创面的随机对照试验，治疗组为单独 PRP 治疗或 PRP 联合常规或其他治疗，对照组为常规治疗或其他治疗或安慰剂治疗。对文献进行筛选、信息提取和质量评价后，利用 Review Manager 5.3 软件进行 Meta 分析，最终纳入 837 例患者，其中治疗组 420 例、对照组 417 例。Meta 分析结果显示，治疗组创面愈合率高于对照组，创面细菌培养阳性率、炎性反应发生率低于对照组，差异具有统计学意义。

近年来，随着人们生活水平的提高，人的寿命不断延长，创面疾病谱流行病学也在发生变化，慢性创面的患者越来越多。慢性创面是一种长期消耗性疾病，因其治疗耗时、费用高等问题，不仅给患者造成极大的痛苦，也给社会和家庭带来了负担。据相关统计报道，我国每年的创面治疗需求约在 1 亿人次左右，而慢性难愈性创面几乎占比 30%。2008 年的统计数据显示慢性创面的平均住院时间为 21 天，一个患者需要 2~3 人照顾护理，平均治疗费用 12 227 元，而同期我国居民平均医疗费用仅为 4132 元，前者是后者的近 3 倍。因此，慢性创面的治疗越来越受到国家的重视。

正常组织都具备一定的自身修复能力，慢性创面的形成是由于某些不利于伤口愈合的影响因素如感染、异物、营养等使创面愈合过程受阻，创面微循环血供差，局部生长因子数量减少、活性降低或多种生长因子调节失控，修复细胞支架改变和过度凋亡，细胞膜上受体结构变化致使生长因子与受体之间失偶联，导致愈合过程部分或完全停止，形成慢性难愈性创面，治疗起来难度加大。传统的慢性创面治疗有换药、清创手术、负压创面治疗（negative pressure wound treatment, NPWT）、局部应用各种药物、植皮或皮瓣等治疗。不论是清除局部感染灶或坏死组织、减少创面分泌物、直接促进愈合，还是提供良好创基，都需要更有效的手段和措施。PRP 凝胶（通常是指激活后的 PRP）可以防止血小板的流失，使血小板在局部长时间存活并分泌生长因子及相关成分，更有利于创面愈合。

为了评价 PRP 治疗慢性难愈性创面的临床疗效，有学者通过检索国内外数据库，并对文献进行筛选、提取数据并评价文献质量，采用 RevMan 5.3 软件进行统计学分析，结果显示，PRP 在慢性难愈性创面治疗效果方面具有优越性，但研究结果的真实性与可信性仍有待于开展高质量、多中心、大样本的随机对照试验来证实。

笔者在知网上检索了 1990—2020 年发表的有关 PRP 与创面愈合的文章，发文量如图 4-11-2 所示，可见有关 PRP 与创面愈合的研究呈逐年增多的趋势，未来 PRP 在创面修复中的应用必将成为研究热点。

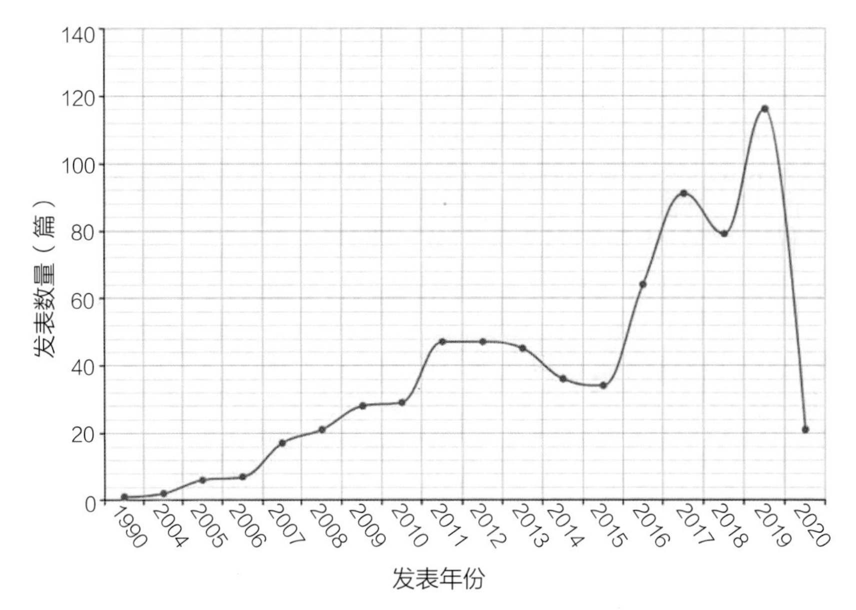

图 4-11-2　1990—2020 年发表的有关 PRP 与创面愈合的文章

（二）PRP 促进创面愈合的机制

创面愈合是多种生长因子参与调控的复杂过程。大量对比研究发现，多种生长因子联合应用对创面的修复效果显著优于单一生长因子，这可能与多种生长因子之间具有协同作用并参与创面愈合的多个阶段有关。PRP 主要成分是高浓度的血小板、白细胞以及多种生长因子，这些生长因子在软组织修复过程中起着重要的调控作用。PRP 中所含的各种生长因子浓度比例接近于体内正常比例，各生长因子之间有最好的协同促进作用。例如 PDGF 在局部对基质干细胞、成纤维细胞有趋化作用，与 TGF-β 有良好的协同作用，刺激成纤维细胞增殖分化、合成胶原蛋白以及促进血管再生；TGF-β 可加速内皮细胞、表皮细胞的生长，调控细胞外基质合成，对中性粒细胞和单核细胞有趋化作用，介导局部炎症反应；VEGF 可刺激血管内皮再生；IGF 可加强胶原蛋白的合成，促进成纤维细胞分化；FGF 可刺激成纤维细胞、肌细胞、内皮细胞和表皮细胞生长，还能促进血管再生、胶原蛋白合成和伤口收缩。

高浓度的生长因子对于组织细胞的刺激可增加自分泌和旁分泌 2~4 周。在创面治疗中，通常会将 PRP 激活，制备成 PRP 凝胶，一方面是尽量防止未激活的液态 PRP 从创面流失，另一方面是因为激活的 PRP 凝胶中含有大量的纤维蛋白，能为细胞的增殖、爬行、迁移提供支架作用。

PRP 不仅具有促进创面愈合的能力，还具有一定的抗炎抑菌作用，能增强局部创面的抗感染能力。PRP 中含有高浓度的白细胞，如中性粒细胞和单核细胞，本身具有吞噬病原微生物的作用，可以清除创面感染灶和坏死组织、抑制感染。白细胞分泌的炎性因子如 IL-1、IL-4、IL-6、TNF-α 和髓过氧化物酶（MPO）等也参与了局部的抗感染免疫保护。血小板本身分泌的血小板杀菌蛋白（PMPs）对创面微生物也有直接或间接杀灭作用。研究表明，PRP 对金黄色葡萄球菌、表皮葡萄球菌和大肠埃希菌等有杀灭或抑制作用。同时由于 PRP 的 pH 值为 6.5~6.7，其酸性环境也可抑制细菌生长，而血小板被激活后还可释放多种 PMPs，该蛋白可改变细菌细胞膜的通透性，同时抑制其大分子的合成，从而预防创面感染。

三、PRP 创面修复的操作方法及注意事项

1. 治疗前准备 对创面进行清创，清除坏死组织及部分炎性肉芽组织，并留取创面标本送细菌培养及药敏试验。在对创面进行局部治疗的同时，也应对患者进行有针对性的全身治疗。如细菌培养结果阳性，应使用敏感抗生素治疗；营养状况较差者需加强营养支持治疗；合并贫血或低蛋白血症时，应根据患者实际情况有针对性地纠正；糖尿病患者应控制好血糖在合理水平，避免高血糖造成创面愈合障碍。

2. 治疗方法 首先向创面基底及创面周围正常组织注射液态 PRP。PRP 注射进组织引起组织轻微损伤，进而激活体内自身的凝血过程而释放生长因子，促进创面愈合；再将 PRP 凝胶（或 PRF、凝胶态 CGF）填充于创面腔隙内，不仅能为创面的愈合提供湿性环境，也有利于创面愈合。PRP 凝胶中所含血小板在激活剂作用下被充分激活，能够在短时间内呈瀑布式释放大量生长因子，一方面能为创面局部提供足够的生长因子，补充被创面存在的多种溶解酶分解代谢的生长因子；另一方面由于慢性创面组织细胞上的生长因子受体普遍不敏感，只有足量的生长因子才能实现受体占位，最大程度地开启修复进程。

针对不同类型的创面，应用 PRP 治疗的证据等级与推荐情况会存在一定的差异，我们在查阅文献的基础上对此做了总结（截至 2019 年），如表 4-11-1 所示。

表 4-11-1 PRP 治疗不同类型创面的证据等级与推荐情况

创面类型	证据等级	专家推荐情况
慢性难愈性创面	高	推荐
糖尿病足溃疡创面	高	推荐
下肢静脉性溃疡创面	中	可推荐
烧伤创面	中	可推荐
供皮区创面	低	可推荐
电烧伤残余创面	低	可推荐
急性外伤创面	低	可推荐

3. 治疗后管理 更换敷料的时间需根据创面情况来定：炎症不明显、渗出液不多时，可以 7~10 天更换敷料，反之应 3~5 天更换敷料。然后根据创面情况决定是否需要再次使用 PRP 治疗。有文献报道，采用 PRP 治疗多重耐药菌感染创面取得了很好的疗效，从而提出血小板中存在“生物抗生素”的概念，但更多的循证医学证据还不足，因此不建议单纯采用 PRP 治疗感染创面。

4. 注意事项

（1）应用 PRP 治疗时，PRP 的用量要根据创面大小来决定。抽取静脉血的量从几毫升到几十毫升不等，甚至更多，尽量将激活的 PRP 凝胶铺满创面。

（2）填塞在窦道、腔隙时，先注满液态 PRP，然后放入凝血酶使其激活，形成凝胶。表面用凡士林纱布、水胶体敷料封闭，防止 PRP 丢失、蒸发。更换周期可以在 1 周左右甚至达到 14 天。相关动

物实验及临床观察发现，填塞在深层的 PRP 发挥生物学效应可达 7~14 天。

（3）覆盖在创面表面的敷料很重要，需要密闭、保湿、吸收渗液。一般渗出少的创面直接用水胶体敷料盖于创面，可以保湿，防止 PRP 流失；因其是半透明状，还有利于伤口的观察。渗液较多的伤口可以用带有网眼的水胶体敷料覆盖创面，外面再加泡沫敷料。没有水胶体时，可以用凡士林纱布代替，不能直接用纱布，以防止纱布对 PRP 的倒吸。

（4）创面覆盖后，要做好固定及包扎，以利于 PRP 与局部组织的充分接触、渗透，从而更好地促进组织新生、修复。

（5）创面清创要尽可能彻底，包括去除坏死组织及脓性分泌物。创面洁净度是决定 PRP 治疗效果好坏的关键因素之一。

（6）大的创面在使用液态 PRP 或激活的 PRP 凝胶治疗时，可同时使用 PRF 或凝胶态 CGF 覆盖、填塞创面，尽可能发挥不同性状浓缩血小板联合使用的优势。

（7）存在以下情况时禁止或谨慎行 PRP 治疗：妊娠或哺乳期间，癌症患者、有皮肤恶性肿瘤病史、恶性肿瘤种植创面，败血症（血源性感染），血小板减少症、血小板功能障碍和血小板形态异常，创面有异物或者坏死组织未被清除，低纤维蛋白原血症，严重贫血，急性或慢性传染病，有肝脏慢性疾病史，正接受抗凝血治疗，长期或过量服用阿司匹林或维生素 E，大面积骨骼及肌腱外露创面，未成年人。

四、临床案例介绍

案例 1：男性，52 岁，双下肢慢性静脉功能不全多年，色素沉着，10 年前外伤后出现右小腿溃烂，曾在外院行多种方法治疗效果不佳，我院诊断为“右小腿慢性静脉溃疡”。治疗采用每次制备约 5 ml PRP，第一次治疗后 7 天打开创面，创面缩小，肉芽组织生长良好；继续第二次治疗，9 天后打开创面，创面明显缩小，新生组织质地、色泽可；继续行第三次治疗，12 天后打开创面，创面完全愈合。总共治疗 3 次，历时 28 天（图 4-11-3）。

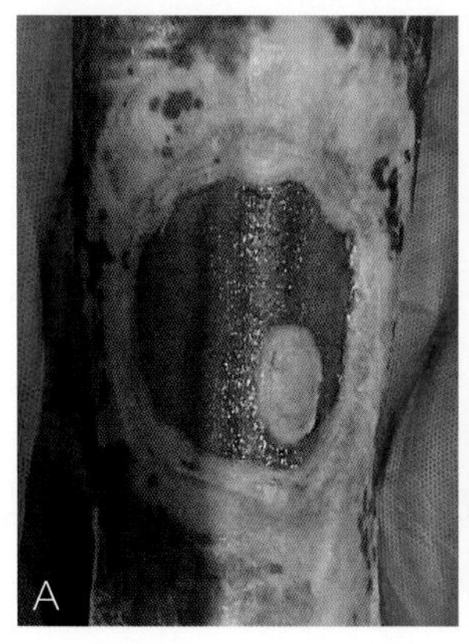

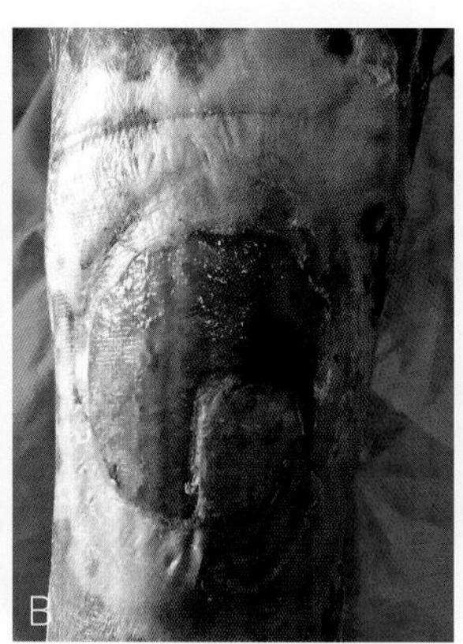

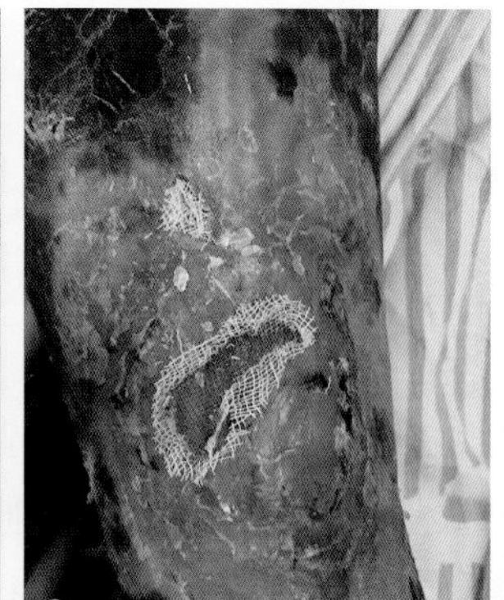

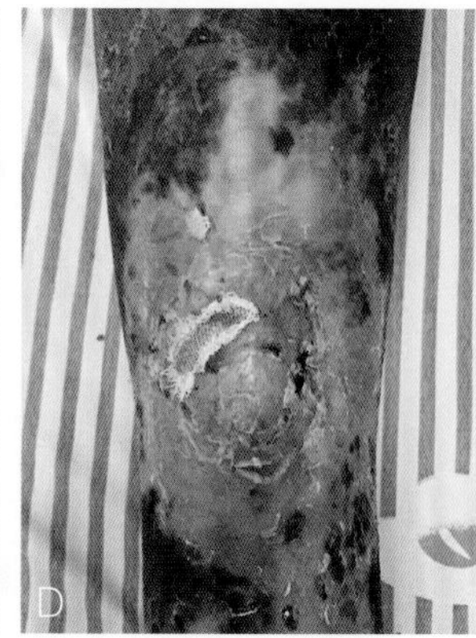

图 4-11-3　PRP 在下肢慢性静脉溃疡创面修复中的应用

A. 治疗前；B. PRP 治疗后 7 天创面愈合情况；C. PRP 治疗后 16 天创面愈合情况；D. PRP 治疗后 28 天创面愈合情况

案例 2：男性，50 岁，烧伤致手部溃疡 2 个月不愈合，关节囊、肌腱外露。采用 5ml PRP 治疗一次，14 天后创面完全愈合（图 4-11-4）。

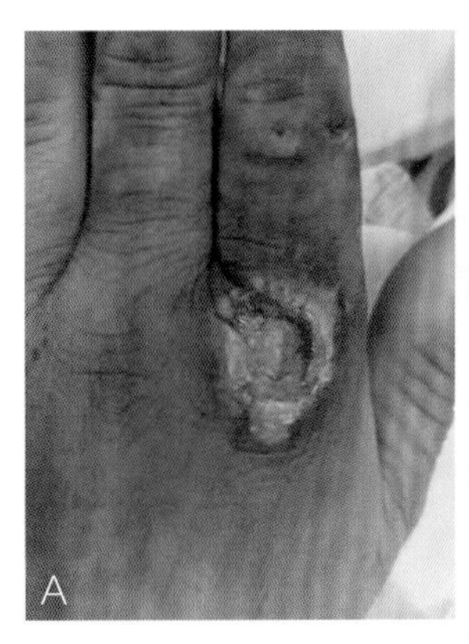
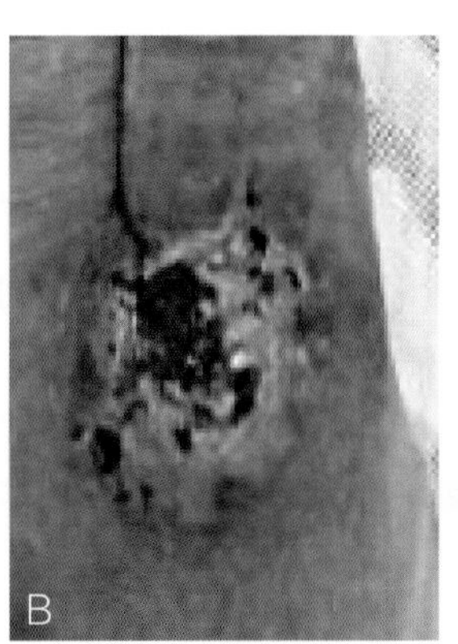
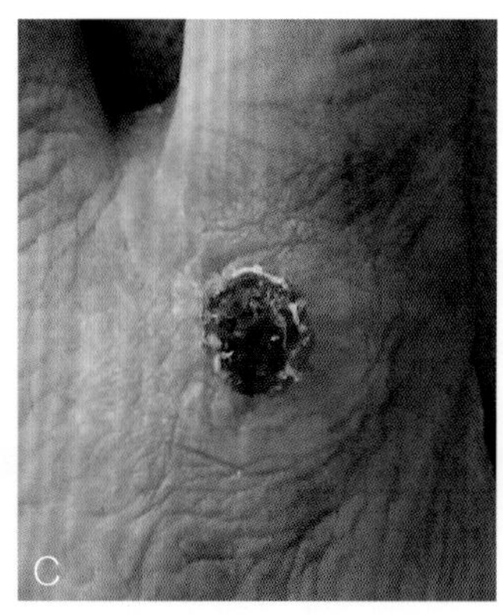
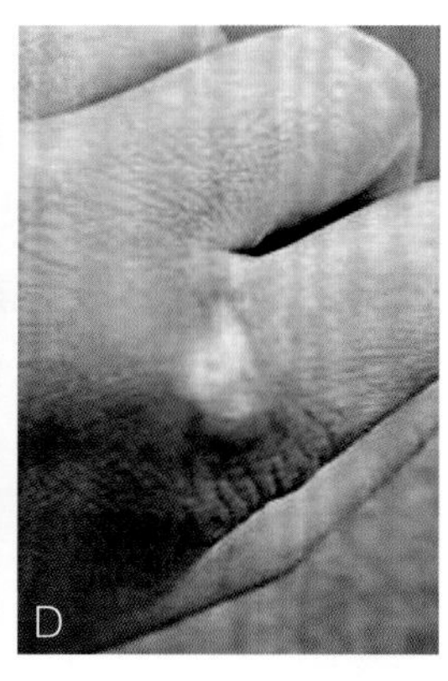

图 4-11-4　PRP 在烧伤后慢性溃疡创面修复中的应用

A. 治疗前；B. PRP 治疗后 7 天创面愈合情况；C. PRP 治疗后 10 天创面基本愈合；D. PRP 治疗后 14 天创面愈合良好

案例 3：女性，53 岁，糖尿病 8 年余，因“右足背慢性溃烂 3 月余”入院。下肢血管超声检查提示：双侧动脉硬化，右胫前、后动脉中度狭窄。查体示足部 5 cm × 7 cm 皮肤破溃面，有液体渗出。患者要求保肢。入院后予以清创 +VSD 治疗 10 天，再行 PRP 治疗 4 次，每次使用 PRP 10 ml，约 8 周后创面基本愈合（图 4-11-5）。

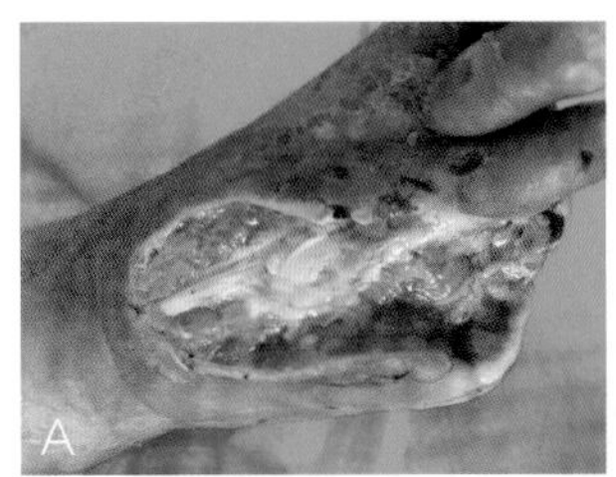
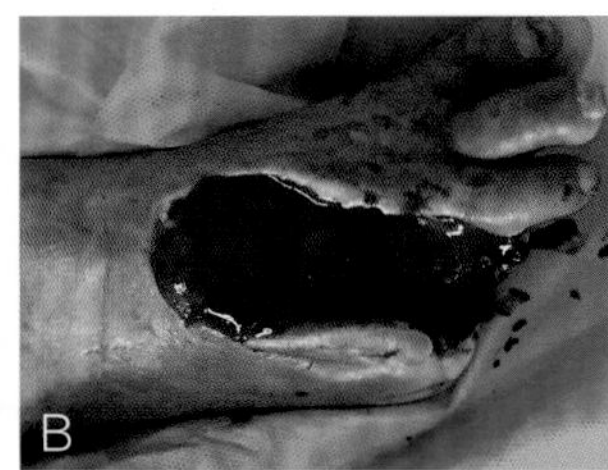
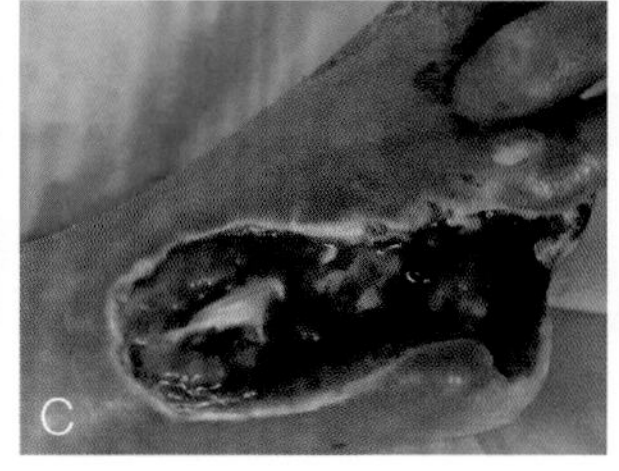
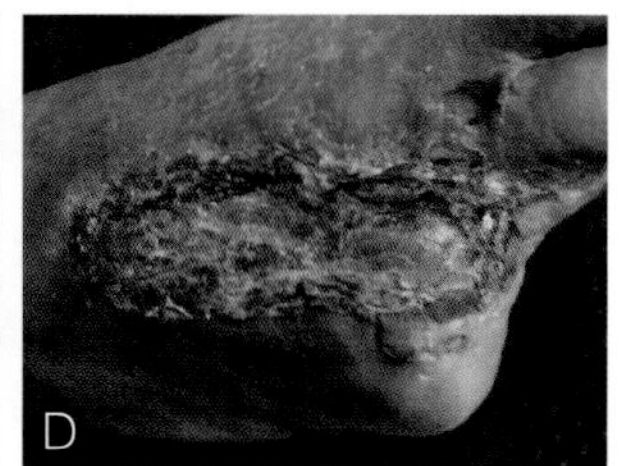

图 4-11-5　PRP 在糖尿病足修复中的应用

A. 治疗前；B. 清创 +VSD 治疗 10 天后使用 PRP 凝胶覆盖治疗；C. PRP 治疗 2 次后创面；D. PRP 治疗 4 次，约 8 周后创面

案例 4：女性，56 岁，2 型糖尿病 5 年，左小腿溃烂不愈合 1 月余，在当地医院行多种方法处理未见明显好转且创面逐渐增大，局部皮肤发黑坏死，脓液渗出。患者转入我院，清创后行 PRP 治疗 2 次，每次使用 PRP 5 ml，约 3 周创面基本愈合，4 周后痊愈（图 4-11-6）。

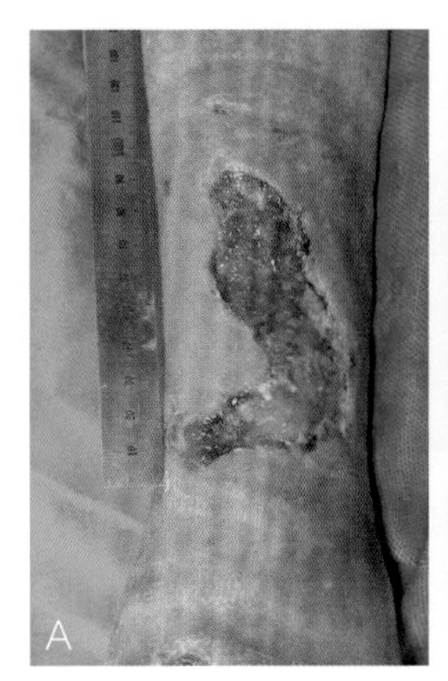
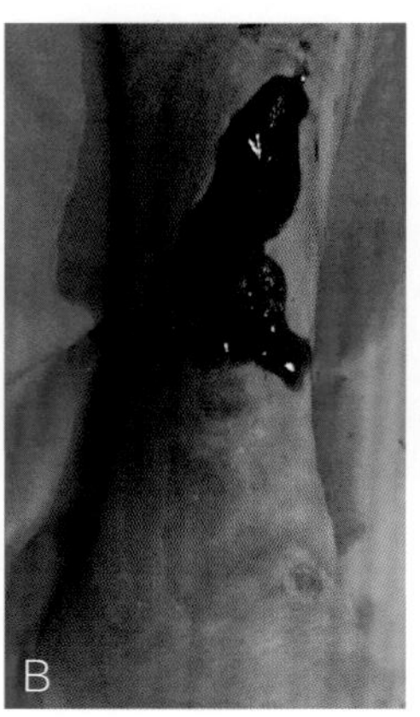
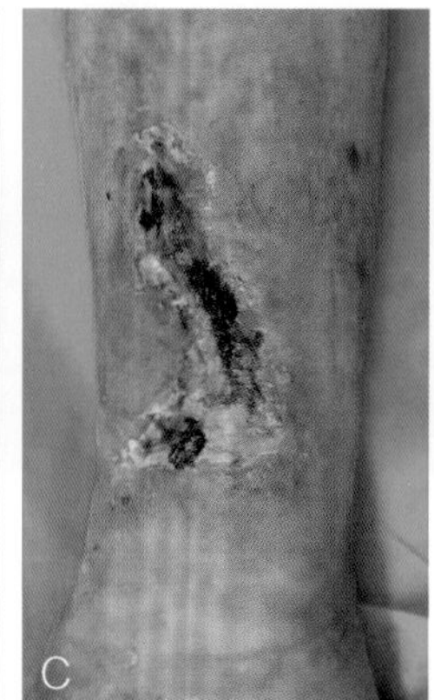
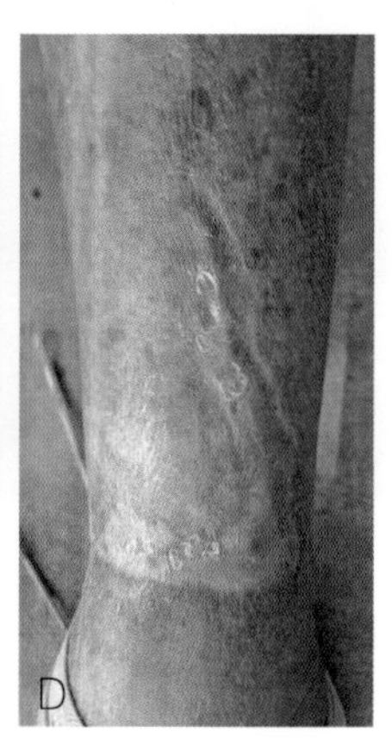

图 4-11-6　PRP 在小腿慢性创面修复中的应用

A. 治疗前；B. PRP 治疗；C. PRP 治疗 2 次后创面；D. PRP 治疗 4 周后创面

案例 5：男性，71 岁，因“外伤致左足踝外侧溃烂 1 年余”入院。患者 1 年前因足部被锐器扎伤感染在外院多次行手术清创及植皮等治疗不愈，反复发作。入院后 CT 及 MRI 检查提示：左足局部感染伴窦道形成，累及跟骨及距骨；下肢血管彩超提示：双侧动脉硬化，左侧大隐静脉曲张，胫后动脉轻度狭窄。予以手术清创 +VSD 治疗 1 周，再行 PRP 治疗 2 次，每次间隔 6 天，12 天后创面基本愈合，6 周后创面痊愈，无渗液，疼痛消失（图 4-11-7）。

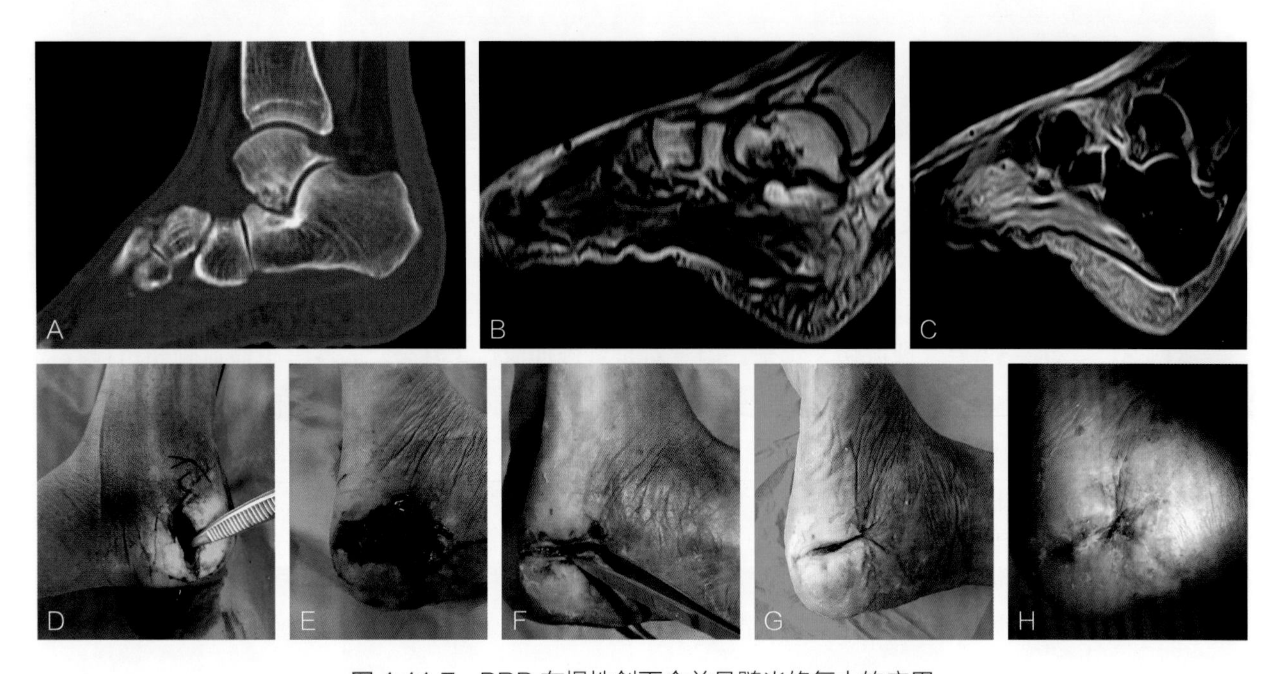

图 4-11-7　PRP 在慢性创面合并骨髓炎修复中的应用

A. CT 提示距骨病变；B. MRI(T1) 提示距骨、跟骨病变；C. MRI(T2) 提示距骨、跟骨病变；D. 清创 +VSD 治疗 1 周后；E. PRP 治疗 1 次后（6 天后）创面；F. PRP 治疗 2 次后（12 天后）创面；G. 4 周后创面；H. 6 周后创面

案例 6：女性，61 岁，脑性瘫痪，骶尾部压疮溃烂 4 月余，每次使用 10 ml PRP 治疗，间隔 7~10 天一次，4 次治疗后创面基本愈合（图 4-11-8）。

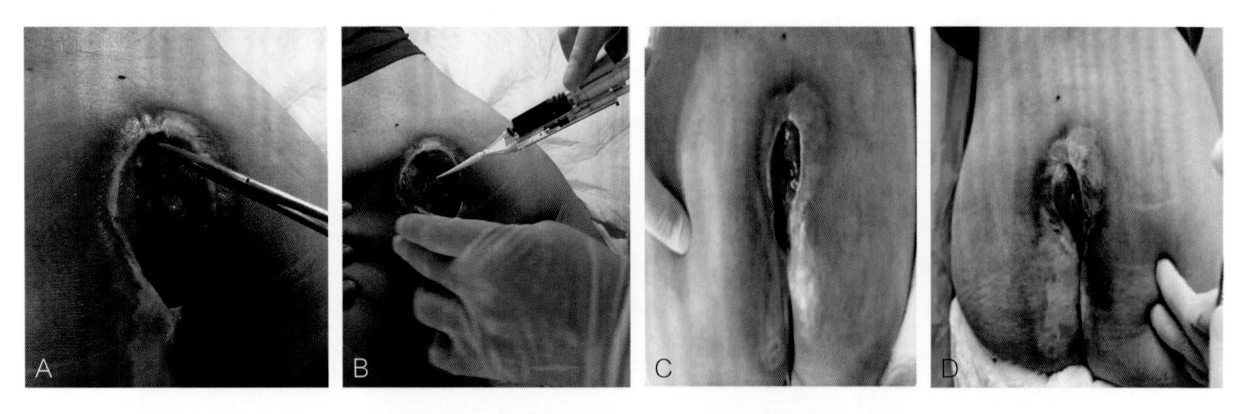

图 4-11-8　PRP 在骶尾部压疮修复中的应用

A. 入院时伤口溃烂深达 3 cm；B. PRP 治疗中；C. 3 次 PRP 治疗后（22 天后）创面愈合情况；D. 4 次 PRP 治疗后（32 天后）创面基本愈合

案例7：男性，58岁，右小腿碾挫伤慢性创面5月余，彻底清创，每次使用5 ml PRP注射及6~8块PRF覆盖治疗，间隔7~10天一次，4次治疗后创面基本愈合（图4-11-9）。

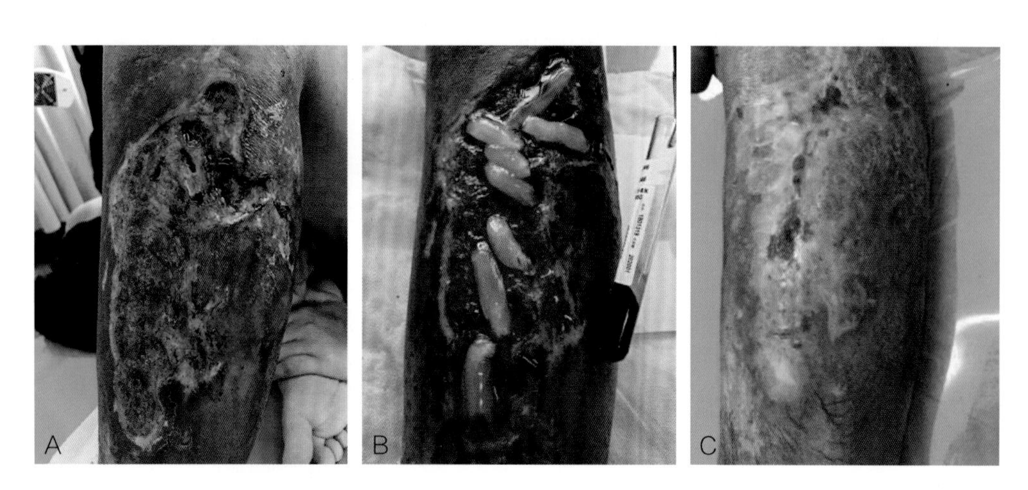

图4-11-9 右小腿碾挫伤慢性创面使用PRP注射与PRF覆盖治疗，创面愈合过程
A. 清创后；B. PRF覆盖创面；C. 创面基本愈合

案例8：女性，69岁，手术后颅骨外露慢性伤口3月余，彻底清创，每次使用5 ml PRP注射及1~2块PRF覆盖治疗，间隔5~7天一次，3次治疗后创面愈合（图4-11-10）。

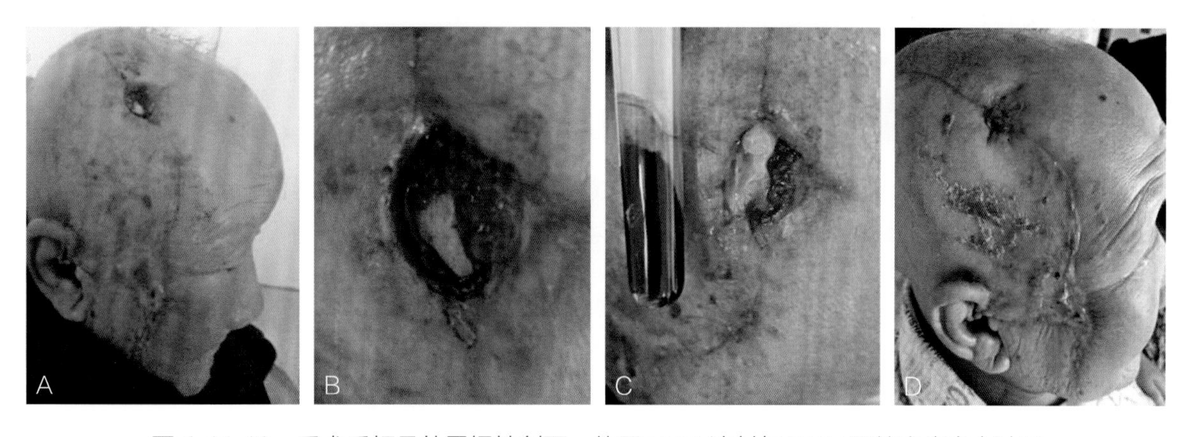

图4-11-10 手术后颅骨外露慢性创面，使用PRP注射与PRF覆盖治疗愈合过程
A. 治疗前创面整体外观；B. 治疗前创面；C. PRF覆盖；D. 创面愈合

案例9：男性，56岁，“腋臭术后切口不愈合伴感染45天”入院，曾在外院行多次清创、换药等治疗，切口无好转迹象，且逐渐扩大伴组织坏死。入院后行清创并送检标本做细菌培养及药敏试验，清创后即行5 ml激活的PRP凝胶治疗（PRP富集系数为6.6倍）。第一次PRP治疗后间隔1周行第二次治疗，此时细菌培养结果显示：丙酸杆菌（+），无枝菌酸棒状杆菌（++）。继续使用5 ml激活的PRP凝胶治疗，之后3~5天换药一次。第二次治疗后至基本愈合共12天，至完全愈合共14天（图4-11-11）。

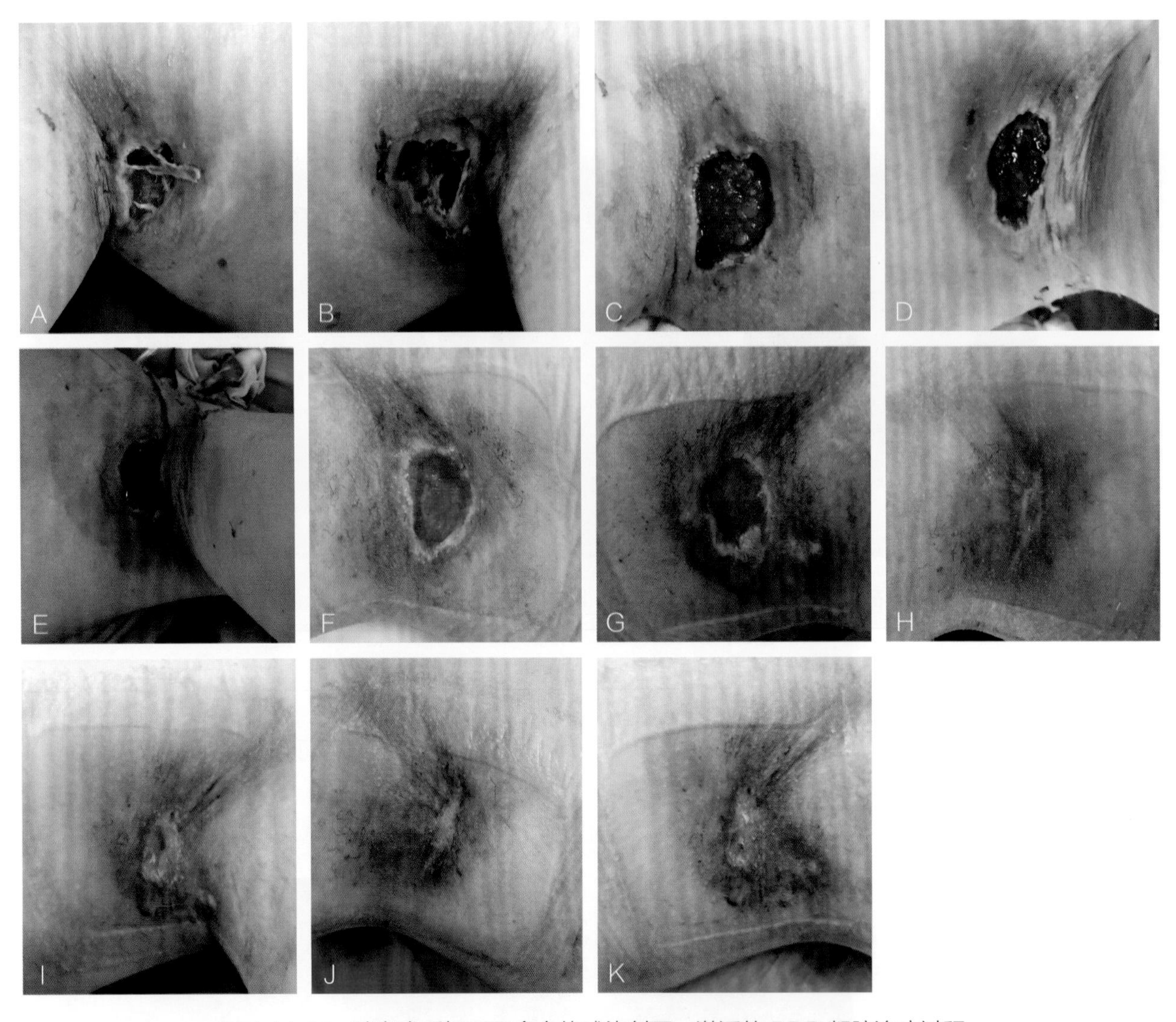

图 4-11-11 腋臭术后切口不愈合伴感染创面，激活的 PRP 凝胶治疗过程

A. 右腋部原始创面；B. 左腋部原始创面；C. 清创后右腋部创面；D. 清创后左腋部创面；E. 激活的 PRP 凝胶覆盖创面；F. 右腋部创面第一次 PRP 治疗后 1 周；G. 左腋部创面第一次 PRP 治疗后 1 周；H. 右腋部创面第二次 PRP 治疗后 12 天；I. 左腋部创面第二次 PRP 治疗后 12 天；J. 右腋部创面第二次 PRP 治疗后 14 天；K. 左腋部创面第二次 PRP 治疗后 14 天（该案例由徐宝平医生提供）

五、展望

近年来，PRP 在慢性难愈性创面中的应用日益广泛，收到了良好的效果。由于 PRP 是一种复合物，含有多种成分，作用机制复杂，所以 PRP 在慢性创面修复中的应用尚有许多方面有待进一步阐明，如生长因子之间是如何识别并且相互作用（协同或拮抗），多种生长因子作用修复细胞受体的机制，白细胞和血小板在局部对病原微生物的作用，PRP 用于创面修复的最佳治疗浓度和治疗时间等。除了其作用机制，临床上关于 PRP 修复创面的一些附带有益现象目前尚不清楚其具体原因，如 PRP 治疗创面能减轻疼痛，减少局部的瘢痕形成。另外，临床尚缺乏相关疾病的标准化治疗流程，并需要进一步建立高效稳定的 PRP 制备方法，研究不同制备方法和不同浓度激活剂对 PRP 分泌生长因子生物学性能的影响；同时也需要不断优化 PRP 提取流程，降低 PRP 提取相关费用，以创造更大的社会

效益。由于PRP临床应用领域广泛，针对不同的疾病谱或应用领域来开发相应的PRP亚型值得期待。

PRP半衰期较短，导致保存时间太短，而目前最常用的真空低温冷冻干燥法难以保证冷冻后的制剂生物学作用不改变。不同的患者其自身条件存在一定的差异，同样会对PRP的成分和疗效产生影响。异体PRP的开发应用是今后一段时间关注的焦点。另外，随着医学技术的发展，PRP疗法可以和多种创面治疗技术相联合，如（干）细胞创面治疗、各类新型生物复合材料；也可以与负压创面治疗技术、冲击波治疗技术，以及与手术植皮或皮瓣移植相联合。总之，在急、慢性创面治疗方面，PRP单独或联合其他技术使用是一个较好的选择，具有良好的前景。

笔者通过大量的临床病例治疗认为，PRP在创面修复中发挥的效果是既往许多传统治疗方法所无法企及的，这种方法不仅起效快、效果好，而且创伤小，经济负担轻，操作起来也相对简单易行。从建立健全我国创伤修复网络的全局考虑，有必要将包括PRP在内的浓缩血小板治疗创面技术向基层医院推广，做好相关培训教育和指导，使之惠及更多患者。

（李传和　王亚荣　石　雯）

参考文献

Ahmed M, Reffat SA, Hassan A, et al. Platelet-rich plasma for the treatment of clean diabetic foot ulcers. Ann Vasc Surg, 2017, 38: 206-211.

Del Pino-Sedeño T, Trujillo-Martín MM, Andia I, et al. Platelet-rich plasma for the treatment of diabetic foot ulcers: a meta-analysis. Wound Repair Regen. 2018, 27(2): 170-182.

Escamilla Cardeñosa M, Domínguez-Maldonado G, Córdoba-Fernández A. Efficacy and safety of the use of platelet-rich plasma to manage venous ulcers. J Tissue Viabilit, 2017, 26(2): 138-143.

Hom DB, Linzie BM, Huang TC. The healing effects of autologous platelet gel on acute human skin wound. Arch Facial Plast Surg, 2007, 9(3): 174-183.

Martinez-Zapata MJ, Martí-Carvajal AJ, Solà I, et al. Autologous platelet-rich plasma for treating chronic wounds. Cochrane Database Syst Rev, 2016, 25(5): CD006899.

Moneib HA, Youssef SS, Aly DG, et al. Autologous platelet-rich plasma versus conventional therapy for the treatment of chronic venous leg ulcers: a comparative study, J Cosmet Dermatol, 2018, 17(3): 495-501.

Weibrich G, Kleis WK, Hafner G. Growth factor levels in the platelet-rich plasma produced by 2 different methods: curasan type PRP kit versus PCCS PRP system. Int Oral Maxillofac Implants, 2002, 17(2): 184-190.

付小兵. 建设具有中国特色的网络化创烧伤救治体系以提高救治成功率的理论与实践. 中华损伤与修复杂志：电子版，2019，14(1): 4-8.

付小兵. 如何在中国建立规范化的体表慢性难愈合创面防控培训与教育体系：我们的初步实践与体会. 感染、炎症、修复，2019，20(1): 23-26.

谷宝凤，周军利，李亚文. PRP治疗慢性难愈性创面的临床研究. 甘肃医药，2018，37(2): 112-114.

郭彦杰，仇建军，张长青. 富血小板血浆治疗下肢慢性难愈合伤口47例随访研究. 中国修复重建外科杂志，

2008，22(11): 1301-1305.

黄山东，费志军，陈俊泽，等. 浓缩血小板血浆治疗深部组织外露的外伤性难愈性创面的疗效观察. 中华关节外科杂志（电子版），2017，11(6): 666-670.

李明，章军辉，李淑敏，等. 应用自体富血小板血浆治疗慢性难愈性创面的实验研究. 中华关节外科杂志（电子版），2016，10(6): 624-629.

刘晓波，许晓光，汪洋，等. 浓缩血小板血浆治疗难愈性创面的疗效观察. 皮肤病与性病，2018，40(1): 80-81.

马晓明，段鹏. 深II度烧伤创面修复中浓缩含血小板血浆外敷的作用研究. 实用医技杂志，2019，26(5): 600-602.

牛彩丽，黄锐娜，徐滋琪，等. 浓缩血小板血浆治疗糖尿病足溃疡：疗效及安全性的Meta分析. 中国组织工程研究，2019，23(14): 2285-2291.

仇建军，张长青，袁霆，等. 富血小板血浆及所含相关因子在组织修复再生中的应用与作用. 中国组织工程研究与临床康复杂志，2009，13(41): 8131-8134.

唐明杰，袁霆，欧阳跃平，等. 富血小板血浆促进慢性难愈合伤口修复的研究进展. 临床骨科杂志，2009，12(2): 229-232.

徐炎安，肖天容，成叶，等. 一次离心法制备富血小板血浆治疗慢性创面的疗效观察. 创伤外科杂志，2019，21(8): 636-638.

袁霆，张长青，李四波，等. 自体富血小板血浆与难愈合伤口的修复. 中华整形外科杂志，2006，22(5), 391-393.

赵月强，朱占永，李爱林，等. 浓缩血小板血浆治疗慢性难愈性创面的临床研究. 临床外科杂志，2016，24(3): 175-178.

第二篇

富血小板纤维蛋白（PRF）

点横撇捺中锋行，美轮美奂寓黄金；
堪把书体比人体，翰墨养宜乐安平。

第五章

PRF 概述

第一节　PRF 研究应用的历史回顾

目前，各类浓缩血小板制品在医学领域已经得到越来越广泛的应用。富血小板纤维蛋白（platelet rich fibrin, PRF）作为一种重要的浓缩血小板制品，于 2001 年由法国学者 Choukroun 等通过不断改进制备方式而获得。2006 年，Dohan 等通过相关研究，详细介绍了 PRF 的定义、制备方式、生物学特性和临床应用情况。PRF 是将外周血通过一次离心得到的富含血小板的纤维蛋白凝胶。经过离心后，血液分为 3 层，最底层为红细胞层，上层为贫血小板血浆（platelet poor plasma, PPP），中间层即为 PRF（凝胶）。研究发现 PRF 中包含有纤维蛋白基质聚合物、血小板、白细胞、各类细胞因子等，同时具备复杂的空间结构。PRF 可直接应用于临床，也可经过挤压制成膜状结构后应用。PRF 的制备只需要对自体外周血进行离心，而不需要添加其他生物介质，从而避免了与添加抗凝或促凝剂相关的各种风险。

PRF 因其制备方法简便、成本低廉及使用便捷，被逐渐应用于众多医学领域，尤其是在口腔颌面外科及整形美容科。2009 年，Nkenke 等报道了使用 PRF 修复牙种植体周围的骨缺损，移植材料与种植体微小螺纹可形成良好的骨结合，并能明显缩短愈合时间。2010 年，Gassling 等将 PRF 膜覆盖在骨膜表面与生物胶原膜进行比较，发现 PRF 膜的组织相容性稍逊于生物胶原膜，但在代谢活性及细胞增殖水平方面却有更高的价值。Braccini 等和 Garin 等将 PRF 作为自体填充生物材料用于中耳显微外科手术，发现 PRF 可促进鼓膜细胞增殖和基质重塑，并能有效提高鼓膜损伤后的愈合速率。2011 年，Jorgensen 等将 PRF 应用于修复下肢慢性创面，发现 PRF 对创面愈合具有显著的促进作用。2013 年，Honda 等在应用 PRF 联合骨髓间充质干细胞治疗大鼠颅骨缺损的模型过程中发现，PRF 能明显促进成骨细胞增殖、成熟，并能提升骨髓基质干细胞向成骨细胞分化。2017 年，Soldatova 等发现，PRF 膜在颅底缺损重建中具有潜在的修复效用。

在整形美容方面，PRF 具有活性聚合的三维纤维蛋白结构，能提高伤口愈合速率，减少水肿瘀斑，被广泛应用于面部整形美容手术（除皱术、鼻整形术、面部假体植入术等）和微创手术（皮肤填充、自体脂肪移植、痤疮瘢痕治疗等）。2010 年，Sclafani 将 PRF 填充于鼻唇沟皮下组织，术后 2 周可出现明显的嫩肤效果，3 个月后皮肤弹性及饱满度仍保持良好状态。2011 年，Sclafani 将 PRF 用于治疗痤疮瘢痕，采用队列研究，术后随访 50 例患者，平均随访 9.9 个月，结果显示 PRF 组术后肿胀等不良反应均较轻。2012年，Bielecki等将PRF用于除皱和面部填充，结果显示胶原蛋白量和真皮基质量能够保持3周以上，长期矫正皱纹可达20个月。

然而，由于不添加抗凝剂，PRF凝固速度较快，临床应用时为凝胶或膜状结构，导致其使用途径单一，成为限制其临床应用范围的短板。此外，离心速度较高可导致PRF凝胶中的血小板、白细胞分布过于集中，影响其更好地发挥生物学效用。2017年，Choukroun等提出了PRF低速离心概念（low speed centrifugation concept, LSCC），降低制备PRF时的相对离心力，可以延长PRF的凝固时间，从而得到注射型PRF（injectable platelet rich fibrin, I-PRF），使其临床应用范围得到扩大；同时研究表明I-PRF中的白细胞、血小板和各类细胞因子浓度均高于传统的PRF，且血小板、白细胞分布更均匀，其生物活性和抗菌效力更优于传统的PRF。

第二节 PRF 研究现状与前景

一、PRF 的生物学特性

PRF 凝胶主体呈淡黄色，底端呈红色，有弹性且质韧，表面光滑，质地均匀。PRF 膜片呈乳白色，底端呈红色，质韧，表面光亮（图 5-1-1）。

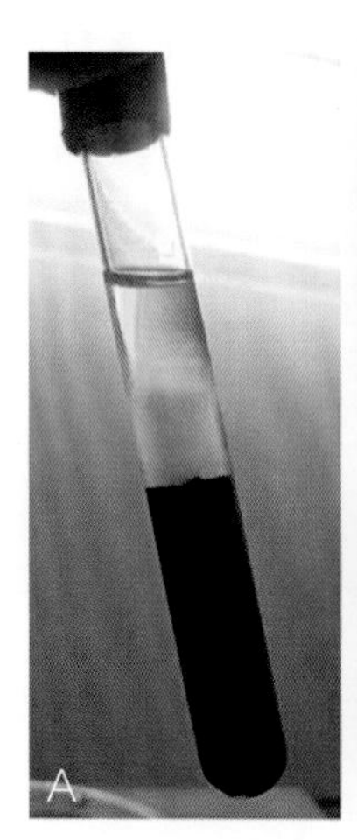
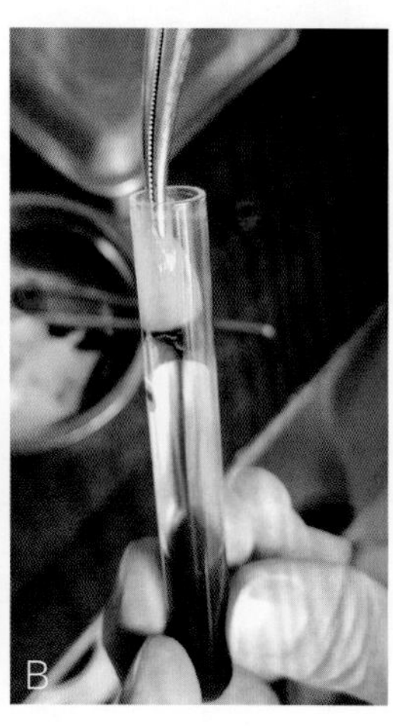
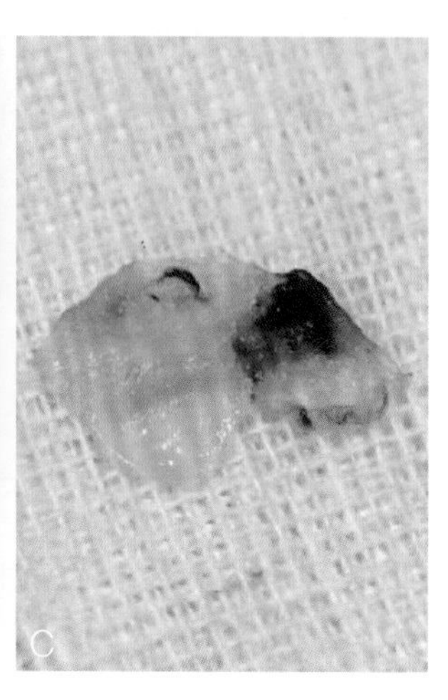

图 5-1-1 制备 PRF 凝胶及 PRF 膜

A. 血液离心后分层；B. 血管钳提起的为 PRF 凝胶；C. PRF 膜

将 PRF 标本经 HE 染色后，于 400 倍光学显微镜下观察可见：PRF 呈网状结构，较为疏松，纤维蛋白基质红染，在靠近底层的纤维蛋白基质中有大量白细胞聚集（图 5-1-2A），而在上层的纤维蛋白基质中则无血小板和其他细胞成分（图 5-1-2B）。在扫描电镜下观察可见：PRF 标本中大量纤维蛋白聚集并形成疏松的立体网络结构（图 5-1-3A）；在 PRF 标本的红色区域分布着大量的红细胞，在淡黄色区域为致密成熟的纤维蛋白基质（图 5-1-3B），而在这两个区域的交界处有大量血小板和白细胞聚集，血小板沿纤维蛋白束聚集，形成血小板集合物（图 5-1-3C）。

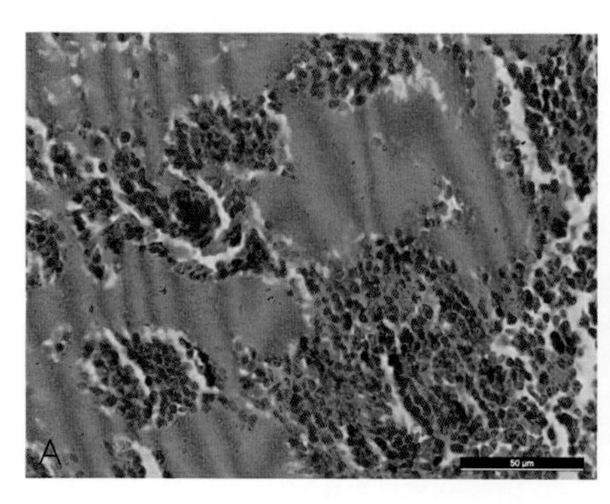

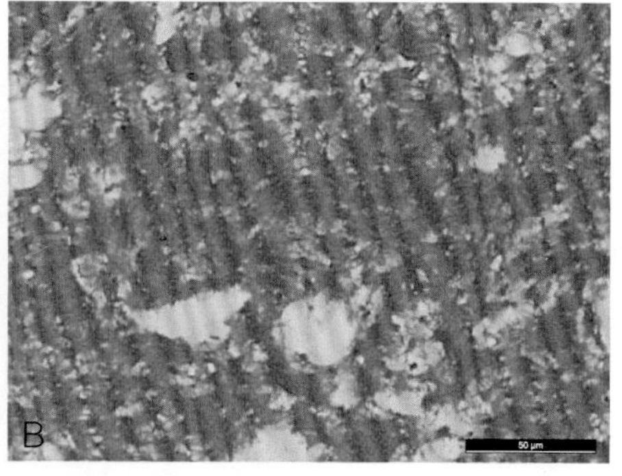

图 5-1-2 PRF 标本 HE 染色切片（×400）

A. PRF 标本底层；B. PRF 标本上层

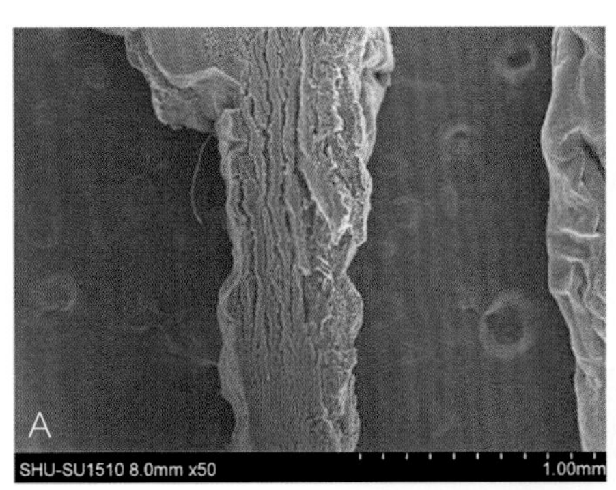

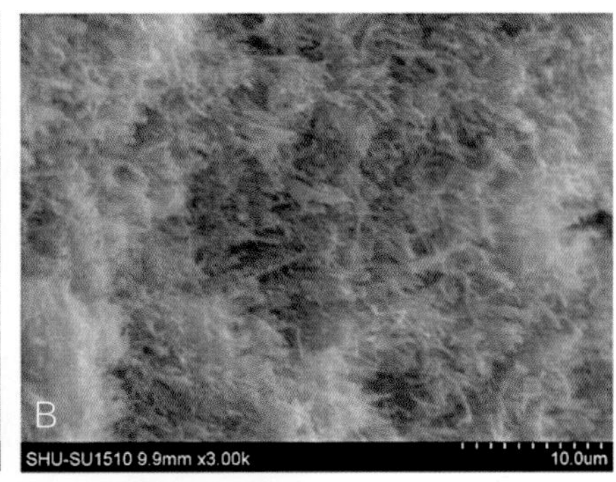

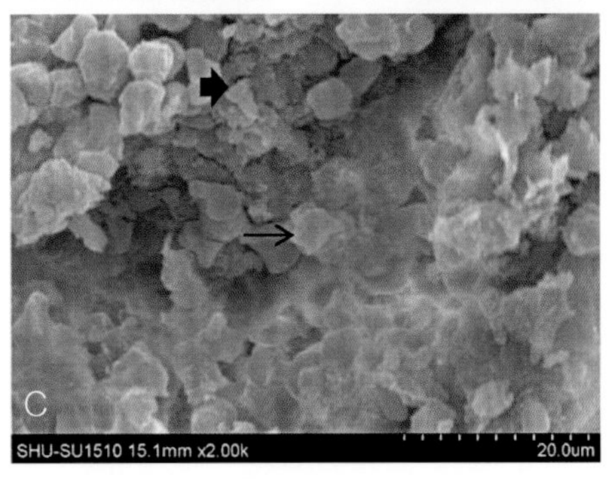

图 5-1-3 PRF 标本扫描电镜图像

A. PRF 纤维蛋白网状结构（×50）；B. PRF 纤维蛋白基质（×3000）；C. PRF 标本的红色和淡黄色区域交界处，粗箭头为血小板集合物，细箭头为白细胞（×2000）

PRF 具有疏松立体网状结构，能够为组织创面提供天然生物支架。PRF 与人天然纤维蛋白网相似，结构组织松散、网状孔隙大且具有良好的纤维弹性，由外向内从密集到疏松。PRF 纤维结构的联系为三分子相连，T 字形交叉，交叉之间形成等边三角形网状支架，具有较大的表面积，可将大量的血小板和白细胞网罗其中且有利于生长因子黏附和细胞迁移，从而渐进地释放细胞因子并发挥抗感染作用。其释放的生长因子在 1~2 周达到高峰。PRF 孔隙大、弹性好，便于营养物质和氧气弥散至周围细胞，对组织愈合、修复再生和细胞的迁移、增殖、分化等起到积极作用。

二、PRF 的促进组织修复作用

PRF 可以刺激多种细胞增殖和分化，尤其是成骨细胞，其组织修复作用主要通过细胞因子的调节作用和纤维蛋白的支架作用。细胞因子能够吸引与组织修复相关的细胞，调节并促进组织修复过程；而纤维蛋白形成的支架结构为细胞提供了增殖分化的场所，从而促进组织的修复。PRF 可缓慢且持续地释放生长因子，如 TGF-β1、PDGF-AB、IGF、VEGF、EGF、bFGF 等。其中 TGF-β1 和 PDGF-AB 在组织修复过程中起到了调控作用，是 PRF 促进组织修复再生的基础。TGF-β1 在体内介导纤维基质组织的重建，促进纤维化胶原分泌。PDGF-AB 是间叶组织细胞系内的一种调节因子，可刺激细胞增殖和迁移。IGF 在 PRF 中的含量始终保持恒定，并能刺激软骨基质合成，促进软骨细胞有丝分裂和增殖，加快肌肉、软组织及神经愈合。EGF 通过与其受体结合刺激表皮细胞（包括上皮细胞、间质细胞）进入细胞分裂周期，促使胶原纤维呈线状排列，表皮细胞快速规则生长并及时覆盖创面。

笔者对糖尿病裸鼠创面使用 PRF 进行治疗发现，伤后 3 天，PRF 组和正常对照组创面均有新鲜肉芽组织生长，创面面积均有明显缩小，创面肉芽组织呈鲜红色、柔软、易出血；糖尿病对照组创面肉芽组织略显苍白，表面有少量坏死组织及黄色分泌物覆盖。伤后 7 天，三组创面均有缩小，无明显坏死组织覆盖及感染发生，PRF 组和正常对照组创面面积缩小较糖尿病对照组创面更加显著。伤后 14 天，PRF 组和正常对照组创面基本完全愈合，糖尿病对照组创面面积已有显著缩小，但仍有部分创面未愈合（图 5-1-4）。伤后 3、7、10、14 天，PRF 组愈合率显著优于糖尿病对照组，PRF 组和正常对照组愈合率之间差异无统计学意义。PRF 组创面愈合时间为（15.33 ± 0.49）天，糖尿病对照组创面愈合时间为（17.67 ± 0.49）天，正常对照组创面愈合时间为（14.42 ± 0.51）天。PRF 组的愈合时间较糖尿病对照组显著缩短。

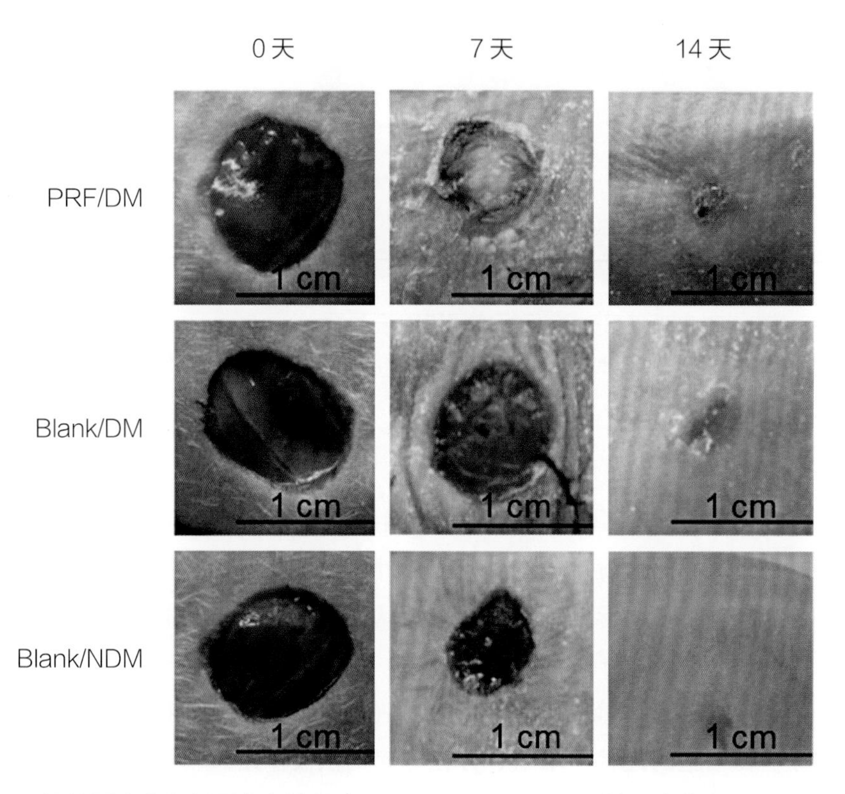

图 5-1-4　三组糖尿病小鼠创面愈合情况（DM，diabetic mice，糖尿病小鼠；NDM，non-diabetic mice，非糖尿病小鼠）

三、PRF 的炎性调节作用

PRF 内含有白细胞及多种促炎性细胞因子，包括白介素 -1β（IL-1β）、白介素 -6（IL-6）、白介素 -4（IL-4）、肿瘤坏死因子 -α（TNF-α）等，其对损伤或病灶局部起到积极的信号传导作用，刺激机体启动免疫防御机制，从而调节炎症反应，增强组织抗感染能力。其维持促炎性和抗炎性细胞因子保持动态平衡，有利于创面愈合。血小板可分泌抗菌蛋白质，包括细胞因子炎性肽、防御素、抗菌肽衍生物、蛋白水解衍生物等，并具有免疫细胞招募效应。血小板表面及胞内具有 Toll 样受体等多种传感器，快速应答创面炎症反应，在发挥凝血功能的同时限制细菌扩散，具有直接抗菌作用。此外，PRF 中的血小板和白细胞能持续释放抗菌肽，在发挥抗菌作用的同时可减少细胞毒性，对葡萄球菌、链球菌和大肠埃希菌等具有抑制作用。有学者在 PRF 中分离出单核细胞趋化蛋白（MCP），当机体出现炎症时，单核细胞趋化蛋白 - 1（MCP-1）通过建立化学梯度异化巨噬细胞进入炎症区，并作用于单核细胞，引起细胞内呼吸爆发，产生氧自由基，引发炎症反应。而 MCP-1 能够调节单核细胞表面特异性黏附分子表达以及诱导细胞因子 IL-1、IL-6 产生。

四、PRF 的应用前景

PRF 作为一种重要的浓缩血小板制品，对于组织修复和免疫调节具有重要作用。PRF 的应用从本质上说是人工将浓缩的血小板和细胞因子转移至损伤部位，从而发挥其生物学活性。从组织工程学的角度来看，尽管 PRF 在临床上使用了 15 年以上，但迄今为止，PRF 的强度、刚度和韧性等性状尚未得到深入研究。因此，为了更好地表达其作为生物材料的特性，未来的研究应集中于可以进一步改进其生物学特性的各种因素。例如，对于软骨再生、韧带修复与牙周软组织处理而言，可以根据拉伸需求和缺陷要求进一步改良 PRF。目前被批准可用于临床的 PRF 制备方案只有一种，因此，继续研究离心速度和时间对 PRF 生物学特性的影响仍然值得关注。

另外，也有少数文献报道 PRF 对创面愈合并无显著的积极影响，因此，仍需要更多的大样本随机对照研究（RCT）以进一步明确 PRF 疗效。而新出现的 I-PRF 目前也缺乏详细的临床研究数据，仍需要继续进行深入研究以证实其生物学作用。目前，PRF 的使用均为即时制备、即刻使用，每次治疗均需要抽血，增加了患者的痛苦；有学者提出采用冻干处理短期储存 PRF，但该方法仍需更多研究证明其安全性及有效性。此外，自体来源 PRF 的制备量有限，不利于大面积创伤的应用，且效果受自身血小板质量的影响，故异体来源的 PRF 可能是今后发展的一个方向。

总之，PRF 具有制备简便、成本低廉、无毒性、避免免疫排斥和交叉感染以及依赖自然过程而无需添加其他试剂等优点，具备极大的应用价值，目前已被广泛应用于口腔颌面外科、耳鼻喉科、眼科、妇产科、心血管外科、运动医学科、矫形外科、皮肤科和整形美容科等众多医学领域。近年来，I-PRF 的提出则更进一步拓展了其应用范围，尤其在微创治疗中具有巨大的应用潜力。

第三节 PRF 临床应用注意事项

关于 PRF 的制备及临床应用将在后面的章节进行详细的介绍。在此先强调在 PRF 临床应用中需要注意的几点：

（1）制备 PRF 前对供体的检测。目前，尚无快速简便检测 PRF 质量的方法，但在制备 PRF 前，可以对供体先进行检查，最常规的是血常规检查及凝血功能检查，以排除不适合取其外周血制备 PRF 的情况，比如血液系统疾病。

（2）制备和应用 PRF 速度要快。制备 PRF 的成功与否依赖于采集血液并对其进行离心所耗费的时间。由于未使用抗凝剂，采集的血液会迅速发生凝血，因此必须尽量缩短整个制备时间才能获得具有临床使用价值的 PRF 凝块。如果制备耗时过长，纤维蛋白将会扩散，仅能获得极小的凝块且缺乏稳定性，从而导致 PRF 的制备失败。而 I-PRF 虽然延缓了其凝固速度，在制备完成后为液态，但该液态相的持续时间约为 15 min，如果不及时进行注射将会凝结，不利于再行注射治疗。

（3）制备方案的确定。由于目前制备 PRF 的离心机型号繁多，因此在制备 PRF 的过程中，应该以离心力为标准得出相应的转速来制备 PRF。另外，在采血过程中，不可贪图方便使用普通验血管进行抽血离心，应使用专用的无菌 PRF 管。

（丁寅佳）

参考文献

Choukroun J, Diss A, Simonpieri A, et al. Platelet-rich fibrin (PRF): a second-generation platelet concentrate. Part IV: clinical effects on tissue healing. Oral Surg Oral Med Oral Pathol Oral Radiol Endod, 2006, 101(3): e56-60.

Choukroun J, Diss A, Simonpieri A, et al. Platelet-rich fibrin (PRF): a second-generation platelet concentrate. Part V: histologic evaluations of PRF effects on bone allograft maturation in sinus lift. Oral Surg Oral Med Oral Pathol Oral Radiol Endod, 2006, 101(3): 299-303.

Choukroun J, Ghanaati S. Reduction of relative centrifugation force within injectable platelet-rich-fibrin (PRF) concentrates advances patients' own inflammatory cells, platelets and growth factors: the first introduction to the low speed centrifugation concept. Eur J Trauma Emerg Surg, 2018, 44(1): 87-95.

Danielsen PL, Agren MS, Jorgensen LN. Platelet-rich fibrin versus albumin in surgical wound repair: a randomized trial with paired design. Ann Surg, 2010, 251(5): 825-831.

Desai CB, Mahindra UR, Kini YK, et al. Use of platelet-rich fibrin over skin wounds: modified secondary intention healing. J Cutan Aesthet Surg, 2013, 6(1): 35-37.

Dohan DM, Choukroun J, Diss A, et al. Platelet-rich fibrin (PRF): a second-generation platelet concentrate. Part I: technological concepts and evolution. Oral Surg Oral Med Oral Pathol Oral Radiol Endod, 2006, 101(3): e37-44.

Dohan DM, Choukroun J, Diss A, et al. Platelet-rich fibrin (PRF): a second-generation platelet concentrate. Part II:

platelet-related biologic features. Oral Surg Oral Med Oral Pathol Oral Radiol Endod, 2006, 101(3): e45-50.

Dohan DM, Choukroun J, Diss A, et al. Platelet-rich fibrin (PRF): a second-generation platelet concentrate. Part III: leucocyte activation: a new feature for platelet concentrates? Oral Surg Oral Med Oral Pathol Oral Radiol Endod, 2006, 101(3): e51-55.

Dohan Ehrenfest DM, de Peppo GM, Doglioli P, et al. Slow release of growth factors and thrombospondin-1 in Choukroun's platelet-rich fibrin (PRF): a gold standard to achieve for all surgical platelet concentrates technologies. Growth Factors, 2009, 27(1): 63-69.

Jørgensen B, Karlsmark T, Vogensen H, et al. A pilot study to evaluate the safety and clinical performance of Leucopatch, an autologous, additive-free, platelet-rich fibrin for the treatment of recalcitrant chronic wounds. Int J Low Extrem Wounds, 2011, 10(4): 218-223.

Karde PA, Sethi KS, Mahale SA, et al. Comparative evaluation of platelet count and antimicrobial efficacy of injectable platelet-rich fibrin with other platelet concentrates: An in vitro study. J Indian Soc Periodontol, 2017, 21(2): 97-101.

Kobayashi E, Flückiger L, Fujioka-Kobayashi M, et al. Comparative release of growth factors from PRP, PRF, and advanced-PRF. Clin Oral Investig, 2016, 20(9): 2353-2360.

Kumar RV, Shubhashini N. Platelet rich fibrin: a new paradigm in periodontal regeneration. Cell Tissue Bank, 2013, 14(3): 453-463.

Nkenke E, Stelzle F. Clinical outcomes of sinus floor augmentation for implant placement using autogenous bone or bone substitutes: a systematic review. Clin Oral Implants Res, 2009, 20 Suppl 4: 124-33.

Ríos DL, López C, Carmona JU. Platelet-rich gel supernatants stimulate the release of anti-inflammatory proteins on culture media of normal equine synovial membrane explants. Vet Med Int, 2015, 2015: 547052.

Sclafani AP. Platelet-rich fibrin matrix for improvement of deep nasolabial folds. J Cosmet Dermatol, 2010, 9(1):66-71.

第六章

PRF 制备及组分特点

一直以来，临床医生都在不断努力为患者提供快速和强效的伤口愈合剂。目前，PRF 作为使用最广泛的浓缩血小板制品之一，是通过抽取患者自身的血液而不添加任何抗凝血酶或抗凝剂等制备而成。因其具有可利用纤维蛋白网网罗血小板和持续释放各种生长因子、易于制备、价格便宜等特点，故在使用上比其他产品具有优势。

自 Choukroun 及其同事于 2001 年首次制备 PRF 以来，研究人员不断对其常规制备方法进行改进，开发了多种 PRF，例如改良型 PRF（advanced platelet rich fibrin, A-PRF）、升级改良型 PRF、注射型 PRF（injectable platelet rich fibrin, I-PRF）、PRF 裂解物和钛制备型 PRF（titanium-prepared platelet rich fibrin, T-PRF）等。本章将详细阐述 PRF 诞生以来制备技术的发展及其各组分的生物学特性。

第一节　PRF 制备装置及制备流程

2001 年，Choukroun 等介绍了 PRF 的制备方案。当时 PRF 是完全自体的血小板浓缩物，无需任何外部添加剂即可生产。该方案简单来说就是在玻璃采集管中抽取新鲜血液，不加任何抗凝剂，离心后血液形成三层，即底部的红细胞（RBC）层、顶部的贫血小板血浆（PPP）层和两层之间的 PRF 层。通过改变离心速度、离心时间、管子的设计和生产材料可获得其他种类的 PRF。在此过程中也出现了商品化的 PRF 制备耗材和制备流程。

一、PRF 制备装置

（一）离心机

目前市场上有多种不同的用于生产 PRF 的离心机，这些离心机在相对离心力（RCF）、管转子角、转子半径大小和离心管组成方面都不同。上述因素均会影响最终获得的 PRF 凝块质量，即 PRF 的生物学特征。

下面列举一些文献中报道的离心机。如图 6-1-1 所示，从左至右第一台离心机是在 PRF 早期开发过程中使用的，如今以Intra-Spin离心机的名称进行销售（Intra-Lock International, Boca-Raton, FL, USA, made in Germany），它实际上是唯一获得CE标志和FDA批准的制备PRF凝胶的系统。其他三台离心机均是实验室离心机，未经CE/FDA批准用于制备PRF，但是可以在市场上找到其产品：离心机A-PRF 12（A-PRF, Process for PRF, Nice, France，标签未标明制造国家/地区，内部组件显示为中国制造）、Salvin 1310离心机（Salvin Dental Specialties, Charlotte, NC, USA；中国制造）和LW-UPD8离心机（LW Scientific, Lawrenceville, GA, USA，组件为中国制造，美国组装）。前三种离心机的半径、角度计算和参数如图6-1-2和表6-1-1所示。

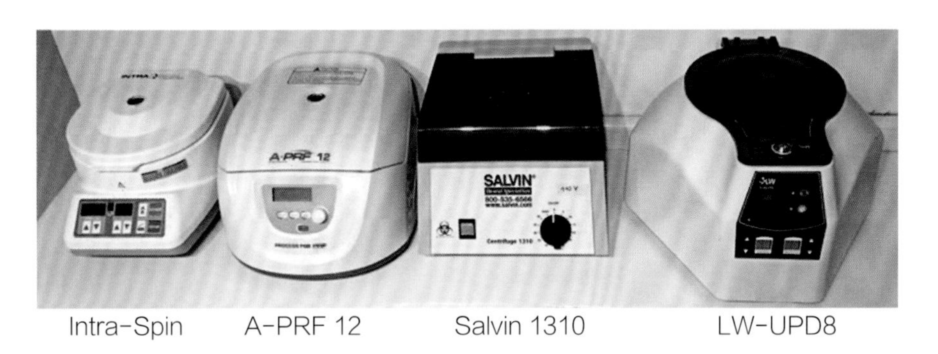

图6-1-1 制备PRF离心机，从左到右：传统PRF离心机、A-PRF 12离心机、Salvin 1310离心机和LW-UPD8离心机

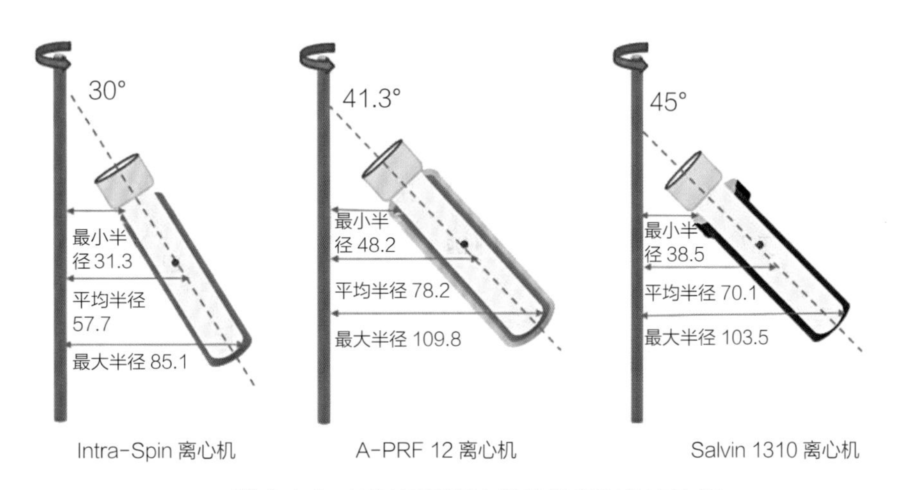

图6-1-2 三种不同离心机的半径和角度计算

表6-1-1 三种离心机参数

	Intra-Spin	A-PRF 12	Salvin 1310
离心半径	85 mm	110 mm	104 mm
高RCF	2700 rpm = 693 g	2385 rpm = 700 g	2450 rpm = 700 g
低RCF	1450 rpm = 200 g	1300 rpm = 207 g	1311 rpm = 200 g

尽管不同品牌离心机中的转速和离心半径有所不同，但可根据公式计算出各自高RCF值与低RCF值来进行统一对比。最终发现，不同参数的离心机计算出的离心条件大致相当于经典品牌Intra-

Spin 离心机设定的 700 g/12 min 和 200 g/8 min 离心条件。

有研究显示在 4 个测试的离心机之间，在每个转速下的振动水平都有非常显著的差异。Intra-Spin 是迄今为止所有配置中最稳定的机器，与其他 3 台经过测试的机器不同，它始终处于共振阈值以下。在 L-PRF 的经典制备速度下，Intra-Spin 的振动水平为其他离心机的 16%~22%，旋转时离心管的温度最低，而 A-PRF 12 和 Salvin 1310 产品管内温度均有显著升高。在这四种离心机中，Intra-Spin 产生的凝块和渗出液量最大。与其他两种离心机相比，A-PRF 12 和 LW-UPD8 产生的血块和膜要轻得多，而且更短和更窄。光学显微镜分析显示了所有 PRF 类型具有相似的特征。然而，扫描电子显微镜显示了样品之间的显著差异，Intra-Spin 制备的 PRF 显示出高度聚合的厚纤维蛋白基质，所有细胞均以正常形状存活，包括活化淋巴细胞的表面纹理，A-PRF 12、Salvin 1310 和 LW-UPD8 的 PRF 样膜呈现出轻度聚合的纤细纤维蛋白凝胶，可见大多数细胞体存在压扁或收缩的情况。每个离心机都有自己清晰的振动曲线，而离心机的特性将直接影响 PRF 凝块的结构和细胞含量，这一结果提示了以往研究中存在的一个缺陷，即忽略了对离心机震动稳定性应做严格的质控。

（二）采血管/离心管

大多数研究强调使用干燥和无添加物的试管，玻璃试管法制备 PRF 的简要流程见图 6-1-3。目前使用较多的离心管有塑料和玻璃两种材质。有研究表明，玻璃离心管制备出来的 PRF，其持续 1 周释放的 VEGF 含量高于塑料离心管，且在离心结束时，用肉眼就可以明显看到玻璃离心管内的分层比塑料管的清晰。国外有研究表明离心管对 PRF 的高质量生产至关重要，已开发出商品化的一次性耗材（如 hypACT inject auto），其制备 PRF 的简要流程见图 6-1-4。关于离心管材质的研究对于进一步优化 PRF 的质量将起到至关重要的作用。

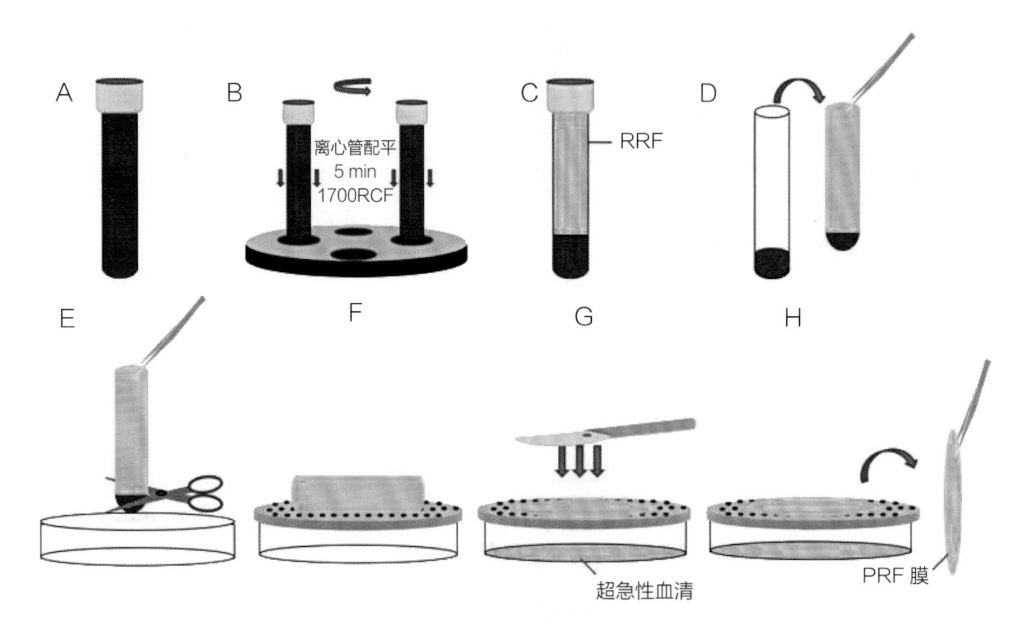

图 6-1-3　通过玻璃采血管制备 PRF 膜

A. 通过静脉穿刺抽取 8 ml 静脉血到玻璃管中；B. 立即离心（1700 RCF，5 min，或者根据其他制备方案条件）；C. 离心后，在试管中观察到两层，顶层是 PRF 凝块，底层是红细胞；D. 在层流组织培养罩中用无菌镊子去除 PRF；E. 切掉 PRF 凝块底部的红细胞；F. 将凝块放在无菌格栅上；G. 用无菌刀片将超急性血清从 PRF 凝块中挤出；H. 剩余的膜即 PRF 膜

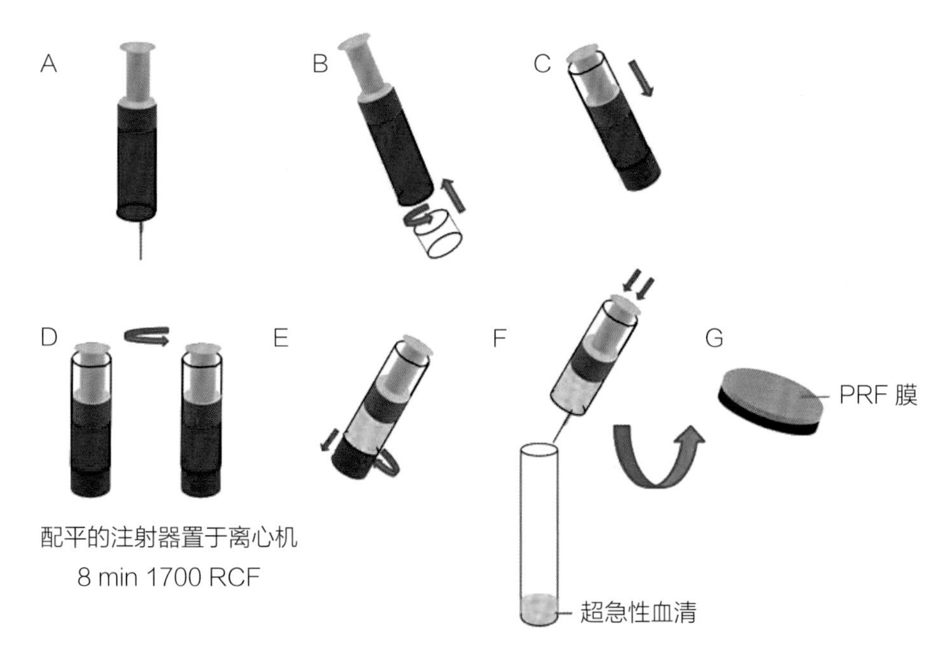

图 6-1-4 通过单针封闭系统（hypACT inject auto）制备 PRF 膜

A. 通过静脉穿刺抽取 18 ml 静脉血至 hypACT 注射针筒中；B. 将废液容器连接到注射器上；C. 利用柱塞手动将全血向下推，直到废液容器中充满了血液；D. 立即将注射器离心（1700 RCF，8 min）；E. 离心后，全血分离为红细胞和上清液，废液容器中装有红细胞，注射器中装有上清液；F. 将废液容器移出，通过重新安装并按压柱塞从注射器中挤出超急性血清；G. 在无菌层流组织培养箱中取下装有过滤器的下部塑料盖，并用无菌镊子从塑料盖的内侧拉下 PRF 膜

二、制备流程

1. 传统 PRF 制备流程

（1）采集约 10 ml 血液，装入不含抗凝剂的玻璃或有玻璃涂层的塑料无菌采血管中。

（2）以 2700 rpm 的速度快速离心 12 min。试管中的血液被分为三层，顶层为 PPP，中部为 PRF 凝块，基底部为红细胞凝块。

（3）用无菌镊子夹取 PRF 凝块，去除底部红细胞凝块。

此方法获得的 PRF 凝块可以直接植入创口或欲填充的部位。也可以手工压缩或使用专用的 PRF 钳将其压成膜，还可以将 PRF 剪碎成小块与骨移植物或自体脂肪混合使用。

2. A-PRF 制备流程

（1）采集约 10 ml 血液，装入不含抗凝剂的玻璃采血管中。

（2）以 1500 rpm 的速度快速离心 14 min。

（3）取出 PRF 凝块并去除基底部红细胞凝块。

研究者认为，此方案可使 A-PRF 中包括血小板、淋巴细胞在内的活细胞数量增多，同时使血小板、中性粒细胞、巨噬细胞和淋巴细胞的分布更加均匀，从而使生长因子和细胞因子的释放增加。但是这一结果仍存在争议，尚需更多研究加以证实。

3. A-PRF^{+} 制备流程 Fujioka-Kobayashi 等认为，更少的离心时间会使血液细胞受力减少，从而增加 PRF 基质中所含细胞的数量，他们将降低离心速度时制备出来的 A-PRF 修改称为 A-PRF^{+}，具体流程为：

（1）采集约 10 ml 血液，装入不含抗凝剂的玻璃或有玻璃涂层的塑料无菌采血管中。

（2）以 1300 rpm 的速度快速离心 8 min。

（3）从试管中取出 PRF 凝块并去除基底部红细胞凝块。

当在生长因子释放、生物相容性和细胞活性方面评估 A-PRF⁺ 与 PRF 和 A-PRF 的区别时，研究者发现 A-PRF⁺ 释放出的 PDGF、TGF-β1、EGF 和 IGF 最高。而培养于 A-PRF⁺ 中的人牙龈成纤维细胞（human gingival fibroblasts, HGF）在第 3 天和第 7 天表现出更高的 PDGF、TGF-β 和胶原蛋白 -1 水平（以 m-RNA 表达计）。该研究结果表明，降低离心速度可以使 PRF 的生长因子得到更好的释放。

研究结果证明，高离心速度趋向于将包括血小板和白细胞在内的细胞推离 PRF 凝块。通过降低离心速度，不仅可以实现血小板更均匀的分布，而且可以提高 PRF 中捕获的嗜中性粒细胞数量，使得巨噬细胞的分化增加。

4. I-PRF 制备流程

（1）使用无涂层的无菌塑料管采集约 10 ml 的非抗凝血液。

（2）以 700 rpm 的速度快速离心 3 min。

（3）分离的血浆和血小板形成浅黄色的不透明层，位于管的顶部，轻轻将其吸出备用，称之为 I-PRF。从抽取 I-PRF 到注射的时间尽量不超过 15 min，以免 I-PRF 发生凝结而无法注射；每 10 ml 血液可制备 I-PRF 1~1.5 ml。

与 PRP 相比，PRF 应用上的一个缺点是 PRF 以凝胶形式获得，不利于注射使用，而 I-PRF 的出现则恰恰弥补了这一缺陷。制备 I-PRF 的离心时间比其他 PRF 制备方案要短得多。因为对于 I-PRF 来说，仅需要血液成分的分离，而这种分离发生在离心最初的 2~4 min 内。因此，在离心力的作用下，形成良好的血小板浓缩液（含有所有凝血因子和血小板的血浆）所需的血液成分在离心最初的 2~4 min 内都将到达离心管的上部。将其吸出后，即得到了注射型的 PRF。此外，塑料管的表面具有疏水性，不能有效地激活凝血过程，这也是制备 I-PRF 的重要因素。但是，有关 I-PRF 及其临床生物学效应的文献有限，仍需进一步研究以评估其性能和应用价值。

5. PRF 裂解液制备流程

（1）采集约 10 ml 血液，装入不含抗凝剂的玻璃或有玻璃涂层的无菌塑料采血管中。

（2）以 2700 rpm 的速度快速离心 12 min；离心后，管中的血液被分为三层，顶层为 PPP，中部为 PRF 凝块，基底部为红细胞凝块。

（3）从采血管中取出 PRF 凝块，去除其基底部红细胞凝块，可保留交界处一小部分红细胞凝块。

（4）将其在 37℃、含 5% CO_2 / 95% 空气的湿润环境中孵育后，收集渗出液体。

PRF 裂解液是 PDGF、TGF、VEGF 和 EGF 等多种生长因子的良好来源。有研究发现，PRF 裂解液可显著提高成纤维细胞的增殖速率、迁移率和胶原沉积，从而逆转由于长期暴露于紫外线辐射所造成的人类皮肤成纤维细胞的损伤。PRF 裂解液作为一个相对较新的应用，目前相关研究尚不充分，仍需进一步的研究证实其应用价值。

6. T-PRF 制备流程

（1）使用医用钛管采集约 20 ml 的非抗凝血液。

（2）以 2800 rpm 的速度快速离心 12 min，钛管中的血液被分为三层，顶层为 PPP，中部为 PRF 凝块，基底部为红细胞凝块。

（3）从钛管中取出 PRF 凝块，去除其基底部红细胞凝块，可保留交界处一小部分红细胞凝块。

Tunali 等使用医用钛管制备 PRF，并将其称为 T-PRF。研究发现，T-PRF 可能比传统 PRF 具有更加高度组织化的纤维蛋白网络，且 T-PRF 纤维蛋白网络覆盖的区域也比传统 PRF 更大。这提示我们可以通过改进制备材料进一步增强 PRF 的生物学特性。

PRF 所有改进方案的最终目的是使生长因子介导的生物学效应和细胞活性最大化。所有制备方案的改进效果仍需要进一步的临床研究加以证实（表 6-1-2）。

表 6-1-2　几种常见的 PRF 制备方案

PRF	研究者（时间）	离心速度（rpm）	离心时间（min）	采血试管
PRF	Choukroun（2004）	2700	12	玻璃涂层
A–PRF	Ghanaati（2014）	1300	14	专利
A–PRF^{+}	Fujioka–Kobayashi，Miron（2016）	1300	8	专利
I–PRF	Mourão（2015）	700	3	无涂层

第二节 PRF 组分分析及生物学特点

近年来，PRF 被广泛应用于多个医学领域。发挥 PRF 生物学活性的主要成分是血小板。血小板内包含多种颗粒，包括 α 颗粒、致密颗粒和糖原颗粒等。其中，α 颗粒中所包含的多种生长因子具有促进伤口愈合的作用，包括 PDGF、TGF-β、VEGF、IGF-1、EGF、bFGF 等。这些生长因子到达靶细胞后，与跨膜受体结合并激活多种胞浆内蛋白，进一步激活胞内相关的基因表达，进而影响细胞的有丝分裂和胶原蛋白的产生。

PRF 的应用研究可分为体外研究、体内研究和临床研究。研究结果显示了 PRF 对治疗各种软硬组织缺损和促进伤口愈合的积极作用。这与 PRF 组织工程的基本三要素“细胞、生长因子和支架”的生物学活性密切相关。

一、PRF 组分分析

（一）PRF 中的细胞组分

1. 血小板 PRF 通过一次恒速离心分离血液中的不同成分，包括红细胞、白细胞、血小板、血浆及纤维蛋白。研究显示，与全血相比，传统 PRF 包含了离心前所采血液中 97% 的血小板和 50% 的白细胞，并且含有高密度的纤维蛋白网成分。上节提到的通过低速短时离心制备的 A-PRF 具有更多数量的血小板和中性粒细胞。血小板可释放重要生物活性分子（包括血小板特异性蛋白质）、生长因子到周围组织。

2. 白细胞 白细胞是 PRF 中另一种主要的细胞类型，其在创口愈合和组织再生中起到重要作用。PRF 中可保留全血中约 50% 的白细胞，通过改良方法制备的 PRF 中白细胞比例会有所增加。包括中性粒细胞和单核细胞在内的白细胞是在受伤部位首先出现的细胞，通过分泌免疫调节细胞因子（IL-1β、IL-6、IL-14、TNF-α 等）预防感染并进行免疫调节。它们的作用还包括吞噬组织碎屑、病原菌和坏死组织，从而促进组织愈合。

3. 巨噬细胞和成纤维细胞 巨噬细胞是来源于髓系的关键细胞，被认为是伤口愈合过程中与生长因子和趋化因子分泌有关的关键细胞之一，可促进局部纤维化和血管生成。成纤维细胞搭建新的细胞外基质供细胞植入，这些细胞以及中性粒细胞和血小板与它们分泌的生长因子/细胞因子相结合，能够促进组织再生、血管形成并防止感染，是伤口愈合的关键因素。2014 年出现的 A-PRF 通过降低转速并增加离心时间，可使凝块末梢的中性粒细胞增加，这有助于单核细胞向巨噬细胞的分化，因此研究认为可以通过离心时间和速度的调整来优化 PRF。

（二）PRF 中的生长因子

PRF 中包含 100 多种生物活性物质，尤其是其中的生长因子各自在组织再生中具有特定的作用，而且相互之间发挥着复杂的协同、拮抗作用，其已被证明对包括单核细胞、表皮细胞、内皮细胞、成纤维细胞和干细胞在内的各种细胞具有趋化作用，从而创造了直接影响祖细胞增殖和分化的组织微环境。下面介绍 PRF 中几种主要的生长因子。

1. PDGF PDGF 是间充质细胞谱系迁移、增殖和存活的重要调节剂。根据间充质细胞特异性受体的分布，它们能够在间充质细胞中诱导刺激。因此，PDGF 在生理性伤口愈合中起着至关重要的作用，并且已被 FDA 批准用于再生医学和牙科方面各种缺陷的治疗。有趣的是，PDGF 天然存在于 PRF 凝块中，并随时间推移由白细胞补充产生，因此被认为是 PRF 随时间分泌的重要生物活性生长因子之一。

2. TGF-β TGF-β 超家族是一个由 30 多个成员组成的庞大超家族，被称为纤维化因子，其中 TGF-β1 在文献中被描述得最为充分。它是多种间充质细胞增殖的刺激剂（包括成骨细胞）。无论在成骨细胞还是成纤维细胞中，它在诸如胶原蛋白 1 和纤连蛋白的基质分子合成中起着重要作用。尽管其调节机制极其复杂，但是研究表明 TGF-β1 在伤口愈合中起着积极的作用。

3. IGF IGF 是大多数间充质细胞增殖和分化的正调节剂，也起细胞保护剂的作用。尽管 IGF 是细胞增殖介质，但其也通过诱导存活信号来保护细胞免受许多凋亡因素的刺激，从而构成了程序性细胞死亡（细胞凋亡）调节的主轴。

4. VEGF VEGF 是促进组织血管生成、刺激新生血管形成，并将营养物质及血液输送至受损区域最有效的生长因子；它对组织重建也具有重要作用，将重组人 VEGF（rhVEGF）掺入各种骨生物材料中可促进新骨形成。

尽管 PRF 凝块中存在许多已知的生长因子，但值得注意的是 PRF 中可能存在更多促进组织伤口愈合的成分。例如，Bayer 等首次揭示了 PRF 可能有助于抗炎/抗微生物活性的特性。研究发现，在人角质形成细胞（HKC）中，PRF 诱导了 hBD-2 的表达，hBD-2 是治疗慢性伤口和感染伤口所必需的抗微生物剂。

（三）PRF 三维网状结构

当将采集的新鲜血液收集在没有抗凝剂的玻璃/玻璃涂层塑料管中时，凝血级联反应就会立即开始。在 PRF 制备方案中，血液采集后立即在大约 400 g 或 2700~3000 rpm 下离心 12 min。血液凝结和血液细胞成分分离这两个过程同时发生。在离心力作用下，质量相对较高的红细胞沉降到管的底部，而质量相对较低的白细胞、血小板、血浆及其他凝血因子则被推向试管顶部。同时，由于缺乏抗凝剂，血液开始凝固。

当到达凝血级联反应的最终步骤（即凝血酶原转变为凝血酶，纤维蛋白原转变为纤维蛋白）时，凝血所需的因子全部存在于血浆中，血浆在离心力的作用下位于试管顶部，下面靠近血小板。这个过程发生在离心周期的早期（前 2~3 min）。如果此时停止离心，因为血液凝固尚未完成，不同的成分可能会再次混合，所以剩下 6~8 min 的离心过程可以保持成分分离并进行凝固。最终在离心力的作用下，血凝块中有效排除了对伤口愈合无明显作用的红细胞，而主要网罗集中了血小板。凝血完成的正常时间约为 8 min，因此，几乎所有 PRF 制备方案的持续离心时间都与上述时间接近。PRF 包含天然的纤维蛋白基质，该基质在生理上不需要任何外部因素即可形成。

从宏观上看，PRF 主要由黄色纤维蛋白体和末端红细胞基底部组成，中间有富含血小板的白膜层。在显微镜下，可见由纤细的、柔性的、成熟的和致密的聚合纤维蛋白链组成的三维结构。在红色部分，可发现正常形状的红细胞被困在相对不成熟的纤维蛋白网络中。

在红细胞凝块和纤维蛋白体的交界处，可观察到聚集了表面不规则的淋巴细胞以及大量血小板。在白膜层部分可观察到大而致密的血小板簇，表明它们处于聚集和凝结状态。在其余的纤维蛋白体中，可观察到彼此平行的粗大成熟纤维蛋白链。血小板主要集中在红色部分上方的第一毫米处，并随着与红色末端的距离增加而不断减少；当超过黄色纤维蛋白凝块的一半高度时，血小板基本消失。

二、PRF的生物学特点

PRP中发生的聚合反应导致活化的血小板被滞留在纤维蛋白网络中，而产生的细胞因子和生长因子则被释放到纤维蛋白网络之间的胶体悬浮液中。因此，大多数生长因子会在第一小时内被释放出来。而PRF在生理聚合的情况下，可增加纤维蛋白网络内细胞因子的捕获量。由于这种固有内在的捕获，即使当我们压缩PRF凝胶形成膜时，细胞因子也不会丢失在渗出液中，而是保留在膜内。由于PRF允许细胞因子缓慢地存储和释放，确保了其作用可以维持更长的时间（有研究发现最多可达28天）。表6-2-1总结了PRF的主要生物学特性。

表6-2-1 PRF的主要生物学特性

生物学特性	效应因子	功能
血管再生	血管内皮生长因子（VEGF） 血管生成素（Ang） 血小板源性生长因子（PDGF） 碱性成纤维细胞生长因子（bFGF）	①促进伤口附近细胞的迁移、分裂和表型改变； ②刺激内皮细胞上α5β3整合素的表达，促进内皮细胞与纤维蛋白、纤连蛋白和玻连蛋白的结合
促有丝分裂	变形性良好的三分子/多边连接	①促进包括成纤维细胞、骨髓干细胞、内皮细胞、成骨细胞和间充质细胞的有丝分裂； ②增强破骨细胞的抑制作用； ③增加细胞因子捕获，促进细胞快速迁移
免疫调节	纤维蛋白及其降解产物 纤连蛋白 白细胞 IL-4 TNF-β	①刺激中性粒细胞迁移、吞噬和酶促降解； ②增加中性粒细胞上CD11C/CD18受体的表达，介导与内皮和纤维蛋白原的黏附； ③释放某些趋化因子来调节巨噬细胞的伤口定植； ④脱颗粒增加，释放出IL-1、IL-4、IL-6和TNF-α； ⑤连接创口，降低过度炎症反应
创面愈合	纤维蛋白原 纤连蛋白 玻连蛋白和肌腱蛋白 纤维蛋白	①降解并允许伤口边缘上皮细胞迁移； ②通过αVβ3整联蛋白与包括纤连蛋白、PDGF和TGF-β等分子结合； ③促进成纤维细胞的迁移
成骨效应		①可能上调碱性磷酸酶和骨保护素的表达； ②增强磷酸化细胞外信号调节蛋白激酶、骨保护素和碱性磷酸酶的表达
诱导干细胞		尽管PRF内干细胞含量较低，但推测纤维蛋白凝块会网织循环干细胞，后者转成分泌型，从而促进血管和组织重建

（一）体外研究

PRF 对体外软组织细胞行为具有积极作用。研究发现 PRF 能够促进多种参与软组织修复的细胞增殖，诱导对血管生成具有重要作用的内皮细胞的促有丝分裂活性，并向周围微环境释放一系列生长因子，具有抗炎和抗微生物的活性。

1. PRF 对成纤维细胞的作用 2008 年，Lundquist 等最早评估了 PRF 对人皮肤成纤维细胞的影响，发现 PRF 对皮肤成纤维细胞的增殖作用明显大于纤维蛋白封闭剂和重组 PDGF-BB。此外，PRF 诱导了Ⅰ型胶原蛋白的快速释放，并能持续刺激局部组织释放对伤口愈合十分重要的内源性 FGF，以防止其发生蛋白水解。2013 年，在 Lundquist 等进行的第二项体外研究中，PRF 诱导了人真皮成纤维细胞的促有丝分裂和迁移作用，促进了伤口愈合和软组织再生。此后，研究发现 PRF 可诱导成纤维细胞和角质形成细胞的存活及增殖。总之，PRF 能够诱导皮肤成纤维细胞、牙龈成纤维细胞和角质形成细胞的增殖，并参与其细胞外基质及Ⅰ型胶原的合成。

2. PRF 对内皮细胞的作用 PRF 对体外血管生成影响的实验研究发现，PRF 通过细胞外信号调节的蛋白激酶激活途径诱导内皮细胞有丝分裂，并观察到生长因子从 PRF 基质缓慢稳定释放，其中 VEGF 是促进内皮细胞有丝分裂反应的关键生长因子。

（二）体内研究

研究发现 PRF 在多种动物模型中均可显著促进软组织的再生、伤口愈合以及血管生成；与脂肪组织或细胞联合应用可进一步促进软组织的再生；还可以促进尿道修复，改善心肌缺血和心室重构。

1. PRF 对软组织伤口愈合和血管生成的作用 目前针对 PRF 对软组织伤口愈合和血管生成的作用已开展了多种动物模型实验研究。Roy 等在猪皮肤伤口模型中发现，与对照组相比，PRF 显著改善了伤口中的血管生成和胶原基质沉积。Suzuki 等研究表明，PRF 可诱导大鼠背部伤口更快愈合和血管生成。Horii 等发现，PRF 组在 14 天后较对照组可显著促进大鼠口腔黏膜炎的软组织愈合。Tunali 等发现将钛管中离心得到的 T-PRF 植入兔黏膜骨膜瓣缺损模型后可显著改善软组织伤口的愈合。这些研究表明，PRF 能够在多种动物模型中促进软组织伤口的愈合，其机制主要是由于增加了缺损部位的血管生成。

2. PRF 对内耳的重建作用 在一项动物实验中，研究者使用 PRF 联合脂肪组织进行内耳的脂肪垫移植，发现在 24 周康复期后，使用 PRF 可以增强移植脂肪的活性。组织学检查表明，PRF 组中的脂肪颗粒可被更好地植入，植入后 4 周的微血管密度更高（$P < 0.01$）。这提示，PRF 可以与脂肪组织联合应用，为临床进行软组织移植和内耳重建提供了有效策略。

3. PRF 对尿道的修复作用 一项动物实验研究了 PRF 对尿道修复的作用。Soyer 等对 18 只 Wistar 白化病大鼠阴茎神经缺损模型使用 PRF 进行治疗后发现，TGF-β 和 VEGF 的释放在 24 h 后显著增加。PRF 治疗有可能成为提高尿道修复成功率的方法之一。

4. PRF 对体内心肌缺血和心室重构的修复作用 已有研究证实了 PRF 对心脏相关损伤的修复作用。Sun 等首次证明，PRF 联合脂肪来源干细胞（ADSC）改善了通过左冠状动脉结扎诱发局部心肌缺血大鼠模型中左心室的功能，并减弱了其重构。2015 年，有学者将 ADSC 植入 PRF 支架中，以研究其对心脏组织中血管生成的影响。研究发现，与对照组相比，PRF 组可促进大鼠急性心肌梗死后的血管生成，保留心脏功能并减少左心室重构。因此，使用 PRF 可改善心脏功能和促进血管生成，但在将这些发现转化为临床应用之前，仍有必要进行更多的研究。

（三）临床研究

PRF 已用于几十种不同疾病的临床治疗，在促进软组织再生和伤合愈合方面显示出独特的优势。在口腔科领域，PRF 最常用于拔牙窝位点保存和治疗牙龈萎缩、上腭裂及上颌窦提升等。在其他临床实践中，PRF 被报道成功治疗难愈性小腿溃疡，包括糖尿病足溃疡（diabetic foot ulcer, DFU）、静脉性小腿溃疡和慢性感染性小腿溃疡等。此外，PRF 还被用于治疗面部软组织缺损、鼻唇沟凹陷、中面部萎缩、痤疮瘢痕、阴道脱垂、尿道皮肤瘘、慢性肩袖撕裂和急性外伤性鼓膜穿孔等情况。

三、PRF 生物特性的未来研究方向

PRF 的优势之一是含有白细胞的纤维蛋白网络结构及其具备的抗感染能力。PRF 含有较高水平的白细胞被认为是加快伤口愈合的主要因素之一。有研究证明，在 10 天内，PRF 和 A-PRF 均能够释放出高水平的生长因子。此外，已经证明巨噬细胞是组织再生、伤口愈合和感染预防中的关键角色。尽管有这些报道，但实际上人们对于 PRF 的抗菌特性却知之甚少，还需要对此现象进行深入研究。

此外，关于 PRF 的纤维蛋白结构和白细胞含量对其作用的影响，目前还不十分清楚，而这两种成分常被视为 PRF 组织再生潜力的促进因素。未来的基础研究应特别关注这些成分的特定作用，以确定 PRF 在治疗伤口愈合过程中每种成分的功能。比如在衰老小鼠或人的伤口中添加活化的巨噬细胞，可以加速伤口的愈合时间。因此，从理论上讲，通过增加白细胞数量开发出的新 PRF 制备方案可以增加伤口的修复能力。最终，对 PRF 中各种细胞亚群体作用的深入理解将有利于 PRF 制备技术的不断改进，从而进一步提高其再生潜力。

（崔　磊　丁寅佳　陈麟凤）

参考文献

Adamson R. Role of macrophages in normal wound healing: an overview. J Wound Care, 2009, 18(8): 349-351.

Bayer A, Lammel J, Rademacher F, et al. Platelet-released growth factors induce the antimicrobial peptide human beta-defensin-2 in primary keratinocytes. Exp Dermatol, 2016, 25(6): 460-465.

Blair P, Flaumenhaft R. Platelet alpha-granules: basic biology and clinical correlates. Blood Rev, 2009, 23(4): 177-189.

Bowen RA, Remaley AT. Interferences from blood collection tube components on clinical chemistry assays. Biochem Med (Zagreb), 2014, 24(1): 31-44.

Chen YL, Sun CK, Tsai TH, et al. Adipose-derived mesenchymal stem cells embedded in platelet-rich fibrin scaffolds promote angiogenesis, preserve heart function, and reduce left ventricular remodeling in rat acute myocardial infarction. Am J Transl Res, 2015, 7(5): 781-803.

Choukroun J, Ghanaati S. Reduction of relative centrifugation force within injectable platelet-rich-fibrin (PRF) concentrates advances patients' own inflammatory cells, platelets and growth factors: the first introduction to the low speed centrifugation concept. Eur J Trauma Emerg Surg, 2018, 44(1): 87-95.

Dohan DM, Choukroun J, Diss A, et al. Platelet-rich fibrin (PRF): a second-generation platelet concentrate. Part I: technological concepts and evolution. Oral Surg Oral Med Oral Pathol Oral Radiol Endod. 2006, 101(3): e37-e44.

Dohan DM, Choukroun J, Diss A, et al. Platelet-rich fibrin (PRF): a second-generation platelet concentrate. Part II: platelet-related biologic features. Oral Surg Oral Med Oral Pathol Oral Radiol Endod. 2006, 101(3): e45-e50.

Dohan DM, Choukroun J, Diss A, et al. Platelet-rich fibrin (PRF): a second-generation platelet concentrate. Part III: leucocyte activation: a new feature for platelet concentrates. Oral Surg Oral Med Oral Pathol Oral Radiol Endod. 2006, 101(3): e51-e55.

Dohan Ehrenfest DM, Del Corso M, Diss A, et al. Three-dimensional architecture and cell composition of a Choukroun's platelet-rich fibrin clot and membrane. J Periodontol, 2010, 81(4): 546-555.

Dohan Ehrenfest DM, Pinto NR, Pereda A, et al. The impact of the centrifuge characteristics and centrifugation protocols on the cells, growth factors, and fibrin architecture of a leukocyte- and platelet-rich fibrin (L-PRF) clot and membrane. Platelets, 2018, 29(2): 171-184.

El Bagdadi K, Kubesch A, Yu X, et al. Reduction of relative centrifugal forces increases growth factor release within solid platelet-rich-fibrin (PRF)-based matrices: a proof of concept of LSCC (low speed centrifugation concept). Eur J Trauma Emerg Surg, 2019, 45(3): 467-479.

Fujioka-Kobayashi M, Miron RJ, Hernandez M, et al. Optimized Platelet-Rich Fibrin With the Low-Speed Concept: Growth Factor Release, Biocompatibility, and Cellular Response. J Periodontol, 2017, 88(1): 112-121.

Garraud O, Cognasse F. Are platelets cells? And if yes, are they immune cells? Front Immunol, 2015, 6: 70.

Ghanaati S, Booms P, Orlowska A, et al. Advanced platelet-rich fibrin: a new concept for cell-based tissue engineering by means of inflammatory cells. J Oral Implantol, 2014, 40(6): 679-689.

Golebiewska EM, Poole AW. Platelet secretion: from haemostasis to wound healing and beyond. Blood Rev, 2015, 29(3): 153-162.

Herrera-Vizcaíno C, Dohle E, Al-Maawi S, et al. Platelet-rich fibrin secretome induces three dimensional angiogenic activation in vitro. Eur Cell Mater, 2019, 37: 250-264.

Horii K, Kanayama T, Miyamoto H, et al. Platelet-rich fibrin has a healing effect on chemotherapy-induced mucositis in hamsters. Oral Surg Oral Med Oral Pathol Oral Radiol Endod, 2014, 117(4): 445-453.

Kubesch A, Barbeck M, Al-Maawi S, et al. A low-speed centrifugation concept leads to cell accumulation and vascularization of solid platelet-rich fibrin: an experimental study in vivo. Platelets, 2019, 30(3): 329-340.

Liu B, Tan XY, Liu YP, et al. The adjuvant use of stromal vascular fraction and platelet-rich fibrin for autologous adipose tissue transplantation. Tissue Eng Part C Methods, 2013, 19(1): 1-14.

Lourenço ES, Mourão C, Leite P, et al. The in vitro release of cytokines and growth factors from fibrin membranes produced through horizontal centrifugation. J Biomed Mater Res A, 2018, 106(5): 1373-1380.

Löndahl M, Tarnow L, Karlsmark T, et al. Use of an autologous leucocyte and platelet-rich fibrin patch on hard-to-heal DFUs: a pilot study. J Wound Care, 2015, 24(4): 172-174, 176-178.

Lundquist R, Dziegiel MH, Agren MS. Bioactivity and stability of endogenous fibrogenic factors in platelet-rich fibrin. Wound Repair Regen, 2008, 16(3): 356-363.

Lundquist R, Holmstrøm K, Clausen C, et al. Characteristics of an autologous leukocyte and platelet-rich fibrin patch intended for the treatment of recalcitrant wounds. Wound Repair Regen, 2013, 21(1): 66-76.

Miron RJ, Bosshardt DD. OsteoMacs: key players around bone biomaterials. Biomaterials, 2016, 82: 1-19.

Miron RJ, Pinto NR, Quirynen M, et al. Standardization of relative centrifugal forces in studies related to platelet-rich fibrin. J Periodontol, 2019, 90(8): 817-820.

Miron RJ, Xu H, Chai J, et al. Comparison of platelet-rich fibrin (PRF) produced using 3 commercially available centrifuges at both high (~700 g) and low (~200 g) relative centrifugation forces. Clin Oral Investig, 2019.

Ng F, Boucher S, Koh S, et al. PDGF, TGF-beta, and FGF signaling is important for differentiation and growth of mesenchymal stem cells (MSCs): transcriptional profiling can identify markers and signaling pathways important in differentiation of MSCs into adipogenic, chondrogenic, and osteogenic lineages. Blood, 2008, 112(2): 295-307.

Roy S, Driggs J, Elgharably H, et al. Platelet-rich fibrin matrix improves wound angiogenesis via inducing endothelial cell proliferation. Wound Repair Regen, 2011, 19(6): 753-766.

Shah R, M G T, Thomas R, et al. An Update on the Protocols and Biologic Actions of Platelet Rich Fibrin in Dentistry. Eur J Prosthodont Restor Dent, 2017, 25(2): 64-72.

Shamloo A, Xu H, Heilshorn S. Mechanisms of vascular endothelial growth factor-induced pathfinding by endothelial sprouts in biomaterials. Tissue Eng Part A, 2012, 18(3-4): 320-330.

Soyer T, Ayva Ş, Boybeyi Ö, et al. The effect of platelet rich fibrin on growth factor levels in urethral repair. J Pediatr Surg, 2013,

48(12): 2545-2549.

Sun CK, Zhen YY, Leu S, et al. Direct implantation versus platelet-rich fibrin-embedded adipose-derived mesenchymal stem cells in treating rat acute myocardial infarction. Int J Cardiol, 2014, 173(3): 410-423.

Suzuki S, Morimoto N, Ikada Y. Gelatin gel as a carrier of platelet-derived growth factors. J Biomater Appl, 2013, 28(4): 595-606.

Tsujino T, Masuki H, Nakamura M, et al. Striking differences in platelet Distribution between Advanced-Platelet-Rich Fibrin and Concentrated Growth Factors: effects of silica-containing plastic tubes. J Funct Biomater, 2019, 10(3): 1-13.

Tunalı M, Özdemir H, Küçükodacı Z, et al. A novel platelet concentrate: titanium-prepared platelet-rich fibrin. Biomed Res Int, 2014, 2014: 209548.

Tunalı M, Özdemir H, Küçükodacı Z, et al. In vivo evaluation of titanium-prepared platelet-rich fibrin (T-PRF): a new platelet concentrate. Br J Oral Maxillofac Surg, 2013, 51(5): 438-443.

Wirohadidjojo YW, Budiyanto A, Soebono H. Platelet-rich fibrin lysate can ameliorate dysfunction of chronically UVA-irradiated human dermal fibroblasts. Yonsei Med J, 2016, 57(5): 1282-1285.

第七章

PRF 在整形美容中的应用

第一节　PRF 在整形美容中的应用概述

以 PRF 为代表的浓缩血小板制品的核心观点是将自体外周血的血小板和细胞因子浓缩后，再将其转移至目标区域，从而调节局部免疫反应，促进局部组织再生。目前，PRF 在整形美容科的应用主要包括以下三个方面：面部年轻化、自体脂肪移植以及创面愈合修复（包括急性创面和慢性创面）。

一、面部年轻化

面部整形美容手术对于快速恢复损伤、减少水肿瘀斑等方面的要求较高。由于 PRF 具有止血性、纤维源性和血管源性等特性，使其在面部整形美容手术中的应用日益广泛。Sclafani 等报道将 PRF 应用于眶周治疗（鱼尾纹、泪沟、眶下凹陷和眉间纹）、中下面部治疗（颧骨增大、颧弓增大、鼻唇沟和痤疮瘢痕），以及作为面部整形美容手术的辅助方法（如面部除皱术、鼻整形术和面部假体植入术），90% 以上的患者均达到了预期结果。

二、自体脂肪移植

在自体脂肪移植中，移植物往往存在高达 50% ~ 70% 的吸收率，其长期稳定性通常难以准确控制。而移植物的快速新生血管化可以提高移植脂肪存活率。PRF 由于具备血管源性，可在自体脂肪移植中联合注射。Liu 等证实在兔耳模型中使用 PRF 并辅助使用新鲜分离的血管基质成分（SVF），可促进移植脂肪组织的存活，降低移植脂肪的吸收率。Sclafani 等研究证明 PRF 还具有诱导成熟脂肪进行合成代谢活动，以及促进移植脂肪快速血管化的作用。因此，PRF 在自体脂肪移植方面也具有重要的应用价值。

三、创面愈合修复

在 PRF 的制备过程中，血小板被激活并释放大量细胞因子。同时，白细胞也会在离心过程中释放大量细胞因子。PRF 所特有的疏松纤维蛋白网络结构则可将大量的血小板和白细胞聚集其中，从而缓慢地释放细胞因子。而且 PRF 凝胶孔隙大、弹性好，便于营养物质和氧气弥散至周围细胞，对组织愈合、修复再生和细胞的迁移、增殖、分化等起到积极作用。目前，已有许多文献报道 PRF 在创面愈合方面的作用。Lundquist 等研究发现 PRF 具有促进难愈性创面愈合的作用。Jorgensen 等也研究发现 PRF 对于下肢慢性创面愈合具有显著促进作用。Chignon-Sicard 等通过临床随机对照研究后发现在术后手部新鲜创面应用 PRF 可使愈合时间平均缩短 5 天。

（丁寅佳）

参考文献

Chignon-Sicard B, Georgiou CA, Fontas E, et al. Efficacy of leukocyte-and platelet-rich fibrin in wound healing: a randomized controlled clinical trial. Plast Reconstr Surg, 2012, 130(6): e819-829e.

Jørgensen B, Karlsmark T, Vogensen H, et al. A pilot study to evaluate the safety and clinical performance of leucopatch, an autologous, additive-free, platelet-rich fibrin for the treatment of recalcitrant chronic wounds. Int J Low Extrem Wounds, 2011, 10(4): 218-223.

Kumar RV, Shubhashini N. Platelet rich fibrin: a new paradigm in periodontal regeneration. Cell Tissue Bank, 2013, 14(3): 453-463.

Liu B, Tan XY, Liu YP, et al. The adjuvant use of stromal vascular fraction and platelet-rich fibrin for autologous adipose tissue transplantation. Tissue Eng Part C Methods, 2013, 19(1): 1-14.

Lundquist R, Holmstrøm K, Clausen C, et al. Characteristics of an autologous leukocyte and platelet-rich fibrin patch intended for the treatment of recalcitrant wounds. Wound Repair Regen, 2013, 21(1): 66-76.

Sclafani AP, McCormick SA. Induction of dermal collagenesis, angiogenesis, and adipogenesis in human skin by injection of platelet-rich fibrin matrix. Arch Facial Plast Surg, 2012, 14(2): 132-136.

Sclafani AP, Saman M. Platelet-rich fibrin matrix for facial plastic surgery. Facial Plast Surg Clin North Am, 2012, 20(2): 177-186.

第二节 PRF在面部年轻化中的应用

一、概述

随着年龄的增长，面部开始出现软组织萎缩、移位，骨组织流失，骨骼腔隙扩大、变形，逐步导致面部出现凹陷、皱纹、皮肤弹性下降、皮肤颜色暗淡、色斑等一系列老化表现。目前，PRP在面部年轻化治疗方面取得了不错的效果。但PRP有时需要另外添加凝血酶、钙剂等激活剂，对于很多不具备条件的医疗美容机构，应用起来有一定的风险，可能存在过敏反应等不良情况。而PRF无须添加任何抗凝剂和促凝剂，很好地避免了过敏反应、免疫排斥反应、交叉感染等问题。与PRP相比，PRF的制备过程较为简单、成本低廉，含有大量纤维蛋白，可动员更多的细胞进行迁移。

经典的PRF为凝胶态，若用于美容注射使用，则需要剪碎方能推注，通常会选用较粗孔径的钝针进行注射。目前更多的医生选择使用I-PRF进行注射治疗，原因在于能使用较细的锐针进行真皮层或皮下浅层注射，但要注意把控好时间，一旦I-PRF凝固，便无法推注。事实上，尽管PRF发挥生物学效应会比PRP更长，但由于经典PRF的凝胶态性状以及I-PRF不适合初学者使用等缺点，PRP在临床美容注射中占据的比例更大。至于具体选择哪种，由临床医生根据所具备的设备条件及使用习惯、熟练程度来灵活选择。

二、适应证

（1）与自体脂肪联合应用，用于面部因松弛下垂而出现的凹陷，可以促进脂肪成活，改善肤质。

（2）用于面部皱纹、色斑、皮肤松弛的治疗，可平复细小皱纹，淡化色斑，增加皮肤光泽度。

（3）填充鼻唇沟、鼻基底。

（4）用于美容手术失败的补救，如手术感染伤口、面部皮肤破损、色素沉着等。

三、PRF制备

笔者采用以下方法制备PRF：采集10 ml健康人静脉血至不含抗凝剂的玻璃试管内，立即以3000 rpm的转速离心10 min。离心后试管内的血液自然地被分为三部分，不含细胞的PPP在最上层，最底层为红细胞层，中间层即为PRF。以组织镊将PRF取出，并以眼科剪剪去其下部的红细胞层。有大量的血小板和白细胞聚集在红细胞层和PRF凝胶的交界处，因此在制取PRF凝胶时，底部应该留有少许的红细胞层，以防止血小板和白细胞丢失。纱布挤压凝胶，除去PRF凝胶中的血清，即可得到PRF膜。

也有学者以2700 rpm的转速离心12 min的方法得到PRF，这种PRF由于富含白细胞，也称为L-PRF。有实验证明不同的离心转速对PRF三维立体结构不会造成影响，但有研究认为3000 rpm的转速离心10 min制备的PRF可能释放更多的生长因子，这种制备方法也是目前国内外最常用的PRF制备方法之一。Wang等于2017年第一次提出I-PRF的概念，这种PRF是以700 rpm离心3 min得到的，直接抽取上清液即可得到I-PRF。

四、应用方法

（1）与自体脂肪联合，用于面部凹陷的填充。将PRF凝胶或者PRF膜剪成细小颗粒，每粒1 ~ 2 mm^3，与自体脂肪混合，缓慢搅拌均匀，用18 ~ 20 G注脂针将PRF-脂肪复合物注射移植到面部需要的区域，如鼻唇沟、泪沟、颞部、额部、面颊部和颏部等。

（2）用于美容术后感染的伤口。伤口清创后，将PRF膜剪成需要的大小，贴于伤口，外用水胶体敷料或者凡士林纱布覆盖，以预防PRF释放的生长因子蒸发。

（3）用于面部细纹、色斑、痘印、痘坑、黑眼圈和川字纹的治疗时，用I-PRF行点状真皮注射即可；也可用于鼻唇沟、泪沟的注射，在这些部位注射时，应注射在最凹陷处，行皮下浅层或骨膜上单点注射，注射隆起后按压使之平整即可，形成一个PRF占位的腔隙，类似于“水剥离”制造局部细微撕裂，启动局部损伤修复机制，PRF在体内自然激活，逐渐释放生长因子而促进局部组织再生。

（4）埋线提升联合I-PRF注射，可以减轻肿胀、疼痛，也可以协同改善肤质。此外，临床应用中发现I-PRF和肉毒毒素混合时，可加速I-PRF形成凝胶，不利于注射。

五、临床案例介绍

案例 1：女性，45岁，黄褐斑10余年，接受PRF治疗3次，每次间隔时间1个月，没有附加任何药物、光电治疗。半年后复查，黄褐斑基本消失，皮肤变白，眼角细纹变浅（图7-2-1）。

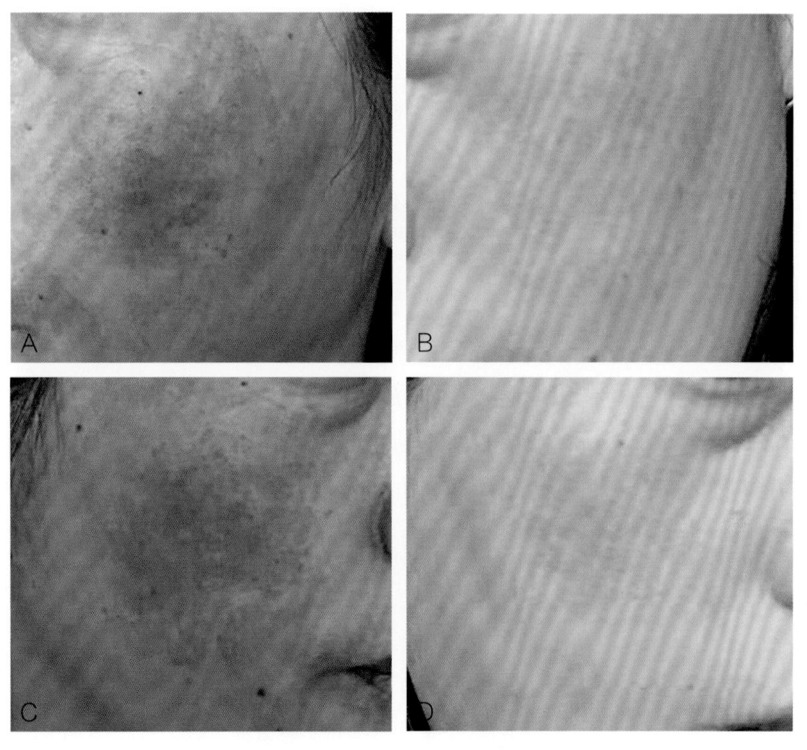

图7-2-1　PRF治疗黄褐斑

A, C. 治疗前；B, D. 治疗半年后复查示黄褐斑基本消失，皮肤变白，眼角细纹变浅案例2：女性，50岁，激素依赖性皮炎，皮肤干燥、脱皮、痒，不能用化妆品，接受PRF治疗3次，同时使用PRF填充鼻唇沟及鱼尾纹，每次治疗间隔1个月。半年后复查，皮炎治愈，可以用化妆品；此外，还发现红血丝好转，眼角纹变浅，鼻唇沟变浅，面部年轻化明显（图7-2-2）。

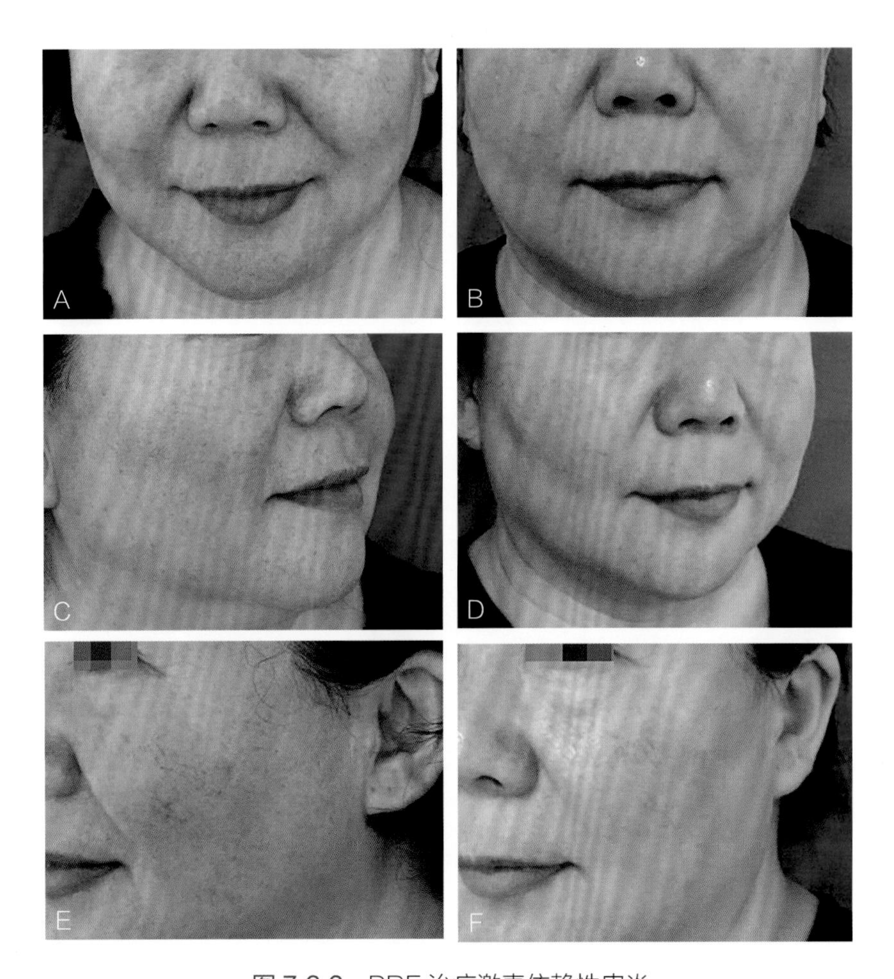

图7-2-2 PRF治疗激素依赖性皮炎

A, C, E. 治疗前；B, D, F. 治疗后半年复查示红血丝好转，眼角纹变浅，鼻唇沟变浅，面部年轻化明显

案例3：女性，53岁，皮肤暗黄、红血丝，皱纹多。接受I-PRF点状注射治疗，同时使用PRF填充鼻唇沟及鱼尾纹。共治疗3次，每次间隔1个月。1年后复查，皮肤暗黄及红血丝好转，眼角纹变浅，鼻唇沟变浅，面部年轻化明显（图7-2-3）。

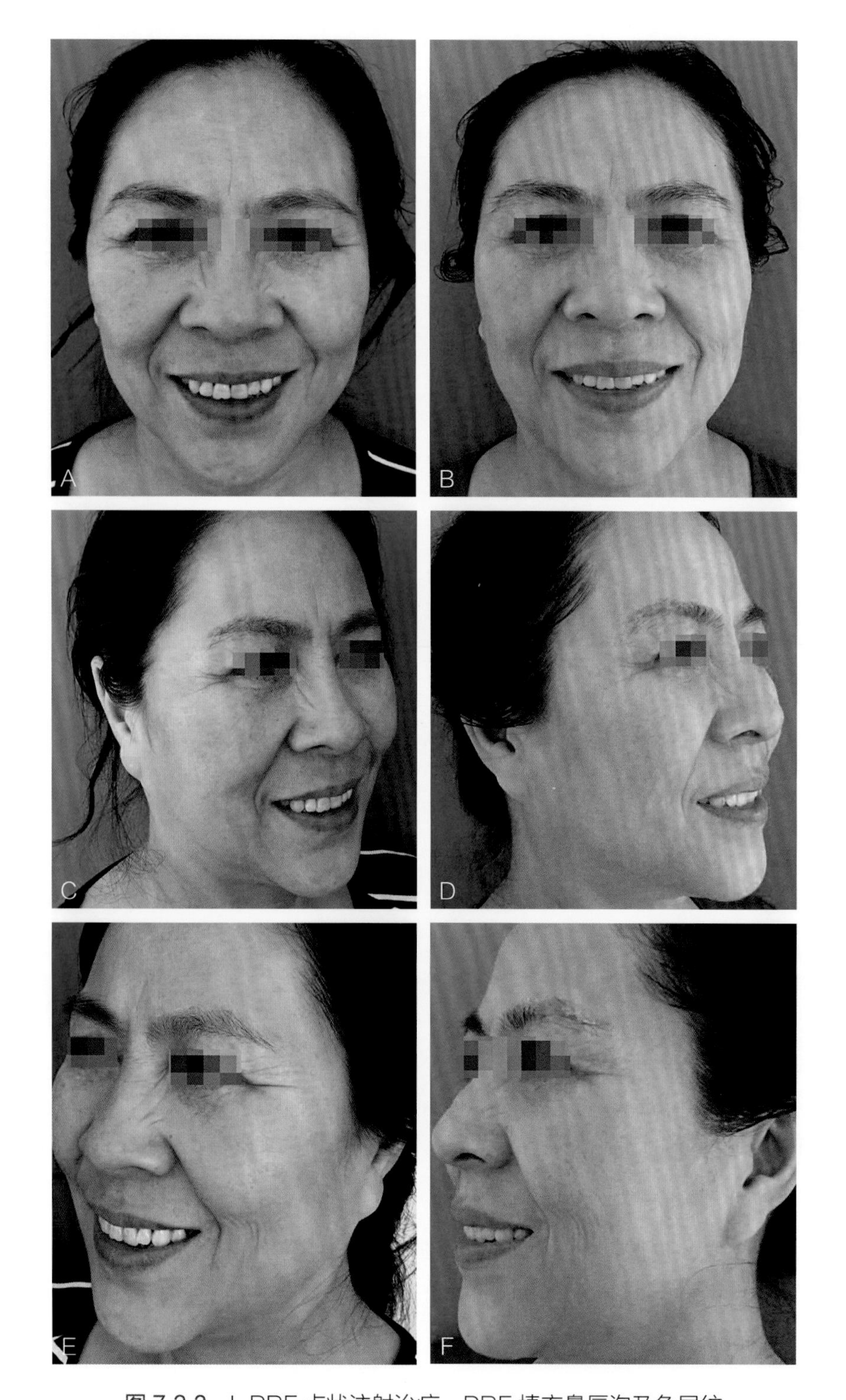

图 7-2-3　I-PRF 点状注射治疗，PRF 填充鼻唇沟及鱼尾纹

A, C, E. 治疗前；B, D, F. 治疗后 1 年复查示肤色变白，毛孔变小，面部皮肤紧致，红血丝消退，鼻唇沟及眼角纹变浅

案例 4：女性，52 岁，皮肤有红血丝、色斑，皱纹多，毛孔粗大。接受 I-PRF 点状注射治疗，同时使用 PRF 填充鼻唇沟及鱼尾纹，一个疗程 3 次，每次间隔 1 个月，进行两个疗程治疗。1 年后复查，红血丝消退，暗斑消失，皮肤细腻，眼角纹、鼻唇沟变浅，面部年轻化明显（图 7-2-4）。

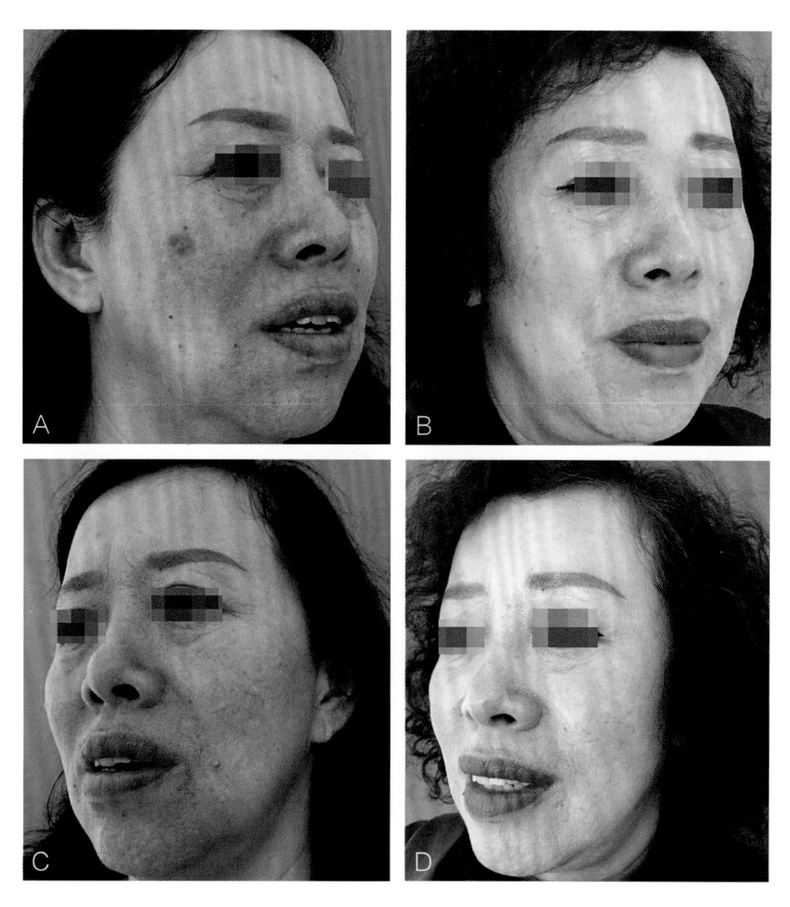

图 7-2-4 I-PRF 点状注射治疗，PRF 填充鼻唇沟及鱼尾纹

A, C. 治疗前；B, D. 治疗 1 年后复查示红血丝、色斑、毛孔粗大、皱纹等明显改善，面部皮肤紧致，鼻唇沟变浅

案例 5：女性，40 岁，皮肤有红血丝，色斑，毛孔粗大。接受 I-PRF 点状注射治疗，同时使用 PRF 填充鼻唇沟及鱼尾纹，一个疗程 3 次，每次间隔 1 个月，接受一个疗程治疗。1 年后复查，红血丝消退，暗斑消失，皮肤细腻，眼角纹变浅，鼻唇沟变浅，面部年轻化明显（图 7-2-5）。

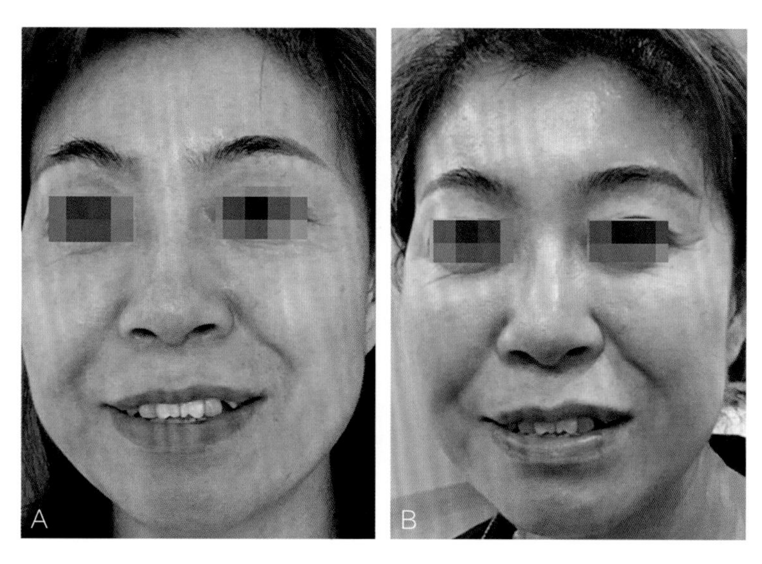

图 7-2-5 I-PRF 点状注射治疗，PRF 填充鼻唇沟及鱼尾纹

A, C, E. 治疗前；B, D, F. 1 年后复查示面部整体年轻化改善，眼角纹变浅，鼻唇沟变浅，色斑消退，皮肤细腻光亮

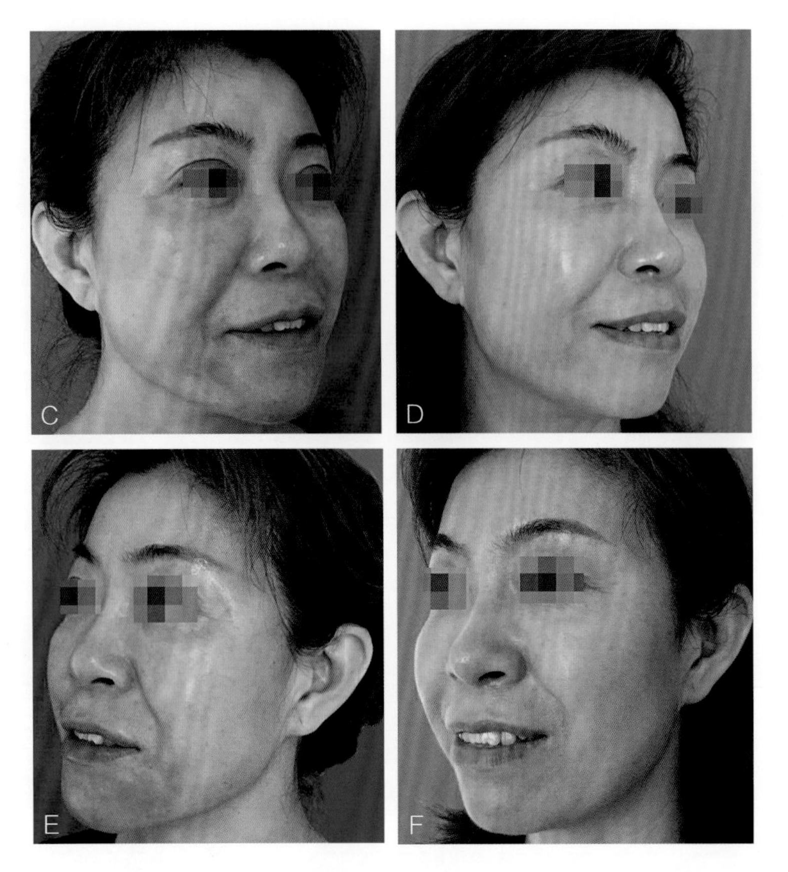

图 7-2-5（续）

案例 6：女性，43 岁，激素依赖性皮炎，皮肤干燥、脱皮、痒，不能用化妆品。接受 I-PRF 真皮点状注射治疗，同时使用 PRF 填充鼻唇沟及鱼尾纹，治疗 3 次，每次治疗间隔 1 个月。半年后复查，皮炎治愈，红血丝好转，鼻唇沟变浅，面部年轻化明显（图 7-2-6）。

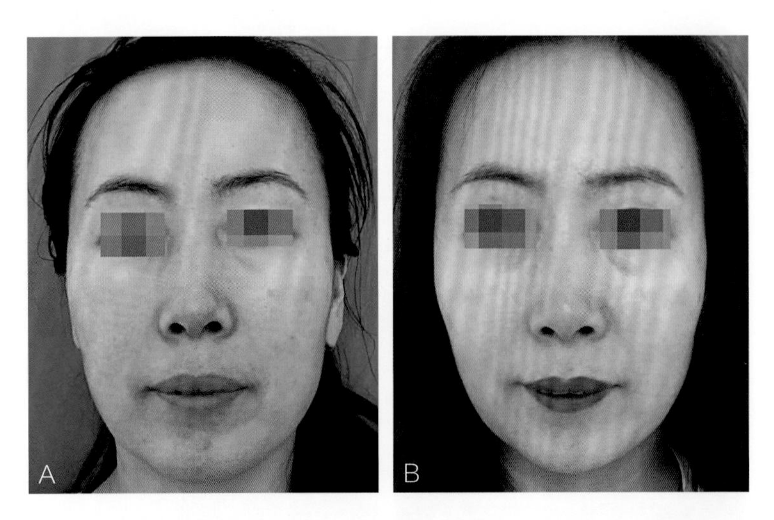

图 7-2-6　I-PRF 真皮点状注射治疗激素依赖性皮炎，PRF 填充鼻唇沟及鱼尾纹
A. 术前；B. 半年后复查示皮炎治愈，红血丝及色斑消退，鼻唇沟变浅

案例 7：男性，40 岁，志愿者，右侧面部注射 I-PRF，左侧未注射，1 年后注射侧鱼尾纹较对侧变浅（图 7-2-7）。

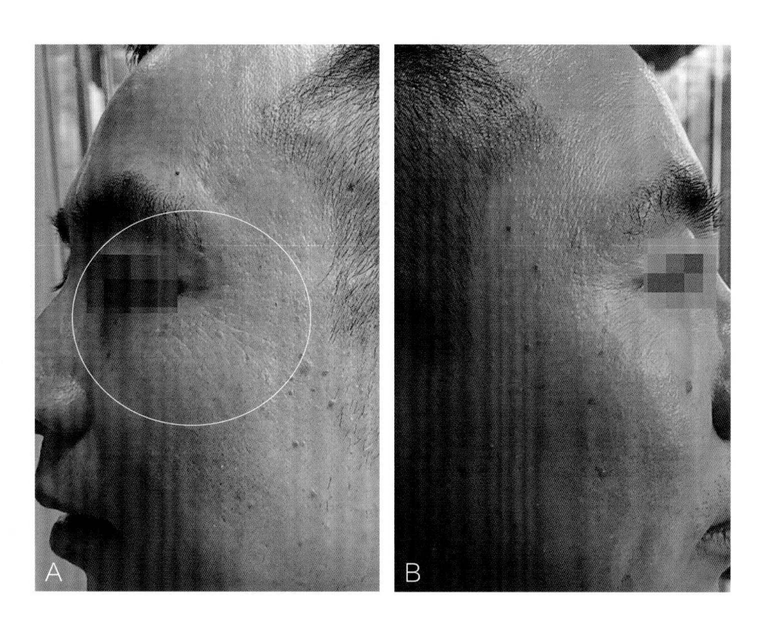

图 7-2-7 单侧鱼尾纹注射 I-PRF 1 年后对比（左图为注射前，右图为注射 1 年后皱纹较左侧变浅）

案例 8：男性，38 岁，行硅胶假体隆鼻术，术后两周，鼻尖红肿、透亮，皮肤菲薄，接近破溃，原切口可见假体。给予清创及取出假体治疗，术中见伤口有较多黄色脓性物流出，反复冲洗皮下隧道，庆大霉素灌洗后将 PRF 放入鼻尖部红肿部位。3 天换药时皮肤红肿消退，肤色正常 1 周拆线，伤口一期愈合，鼻尖皮肤恢复正常厚度（图 7-2-8）。

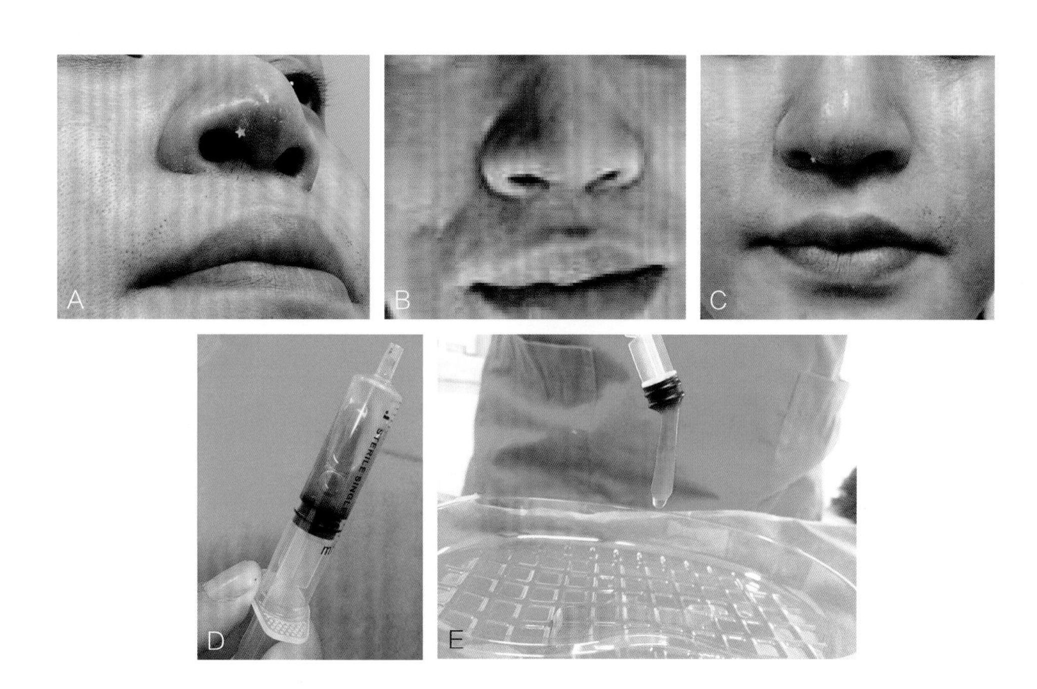

图 7-2-8 隆鼻术后合并感染行 PRF 治疗

A. 治疗前，鼻尖红肿；B. 3 天后皮肤红肿消退，肤色正常；C. 1 周后鼻尖皮肤恢复正常厚度；D, E. PRF 制备

案例9：女性，36岁，半肋隆鼻术后1周，换药发现鼻腔黏膜破溃，溃疡面大小约0.7 cm×0.7 cm，给予清洗后，用PRF膜局部覆盖。3天换药时伤口明显缩小，6天后伤口完全愈合（图7-2-9）。

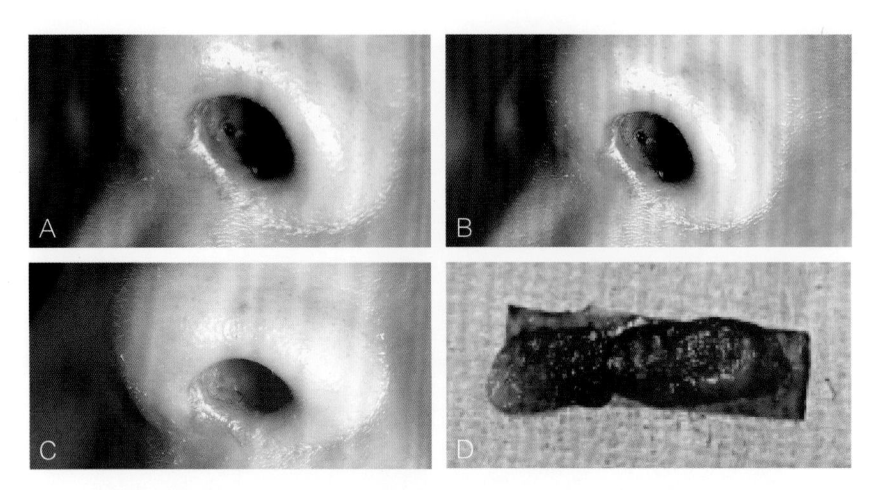

图7-2-9 半肋隆鼻术后鼻腔黏膜破溃行PRF治疗

A. 治疗前，鼻腔黏膜破溃；B. PRF膜局部覆盖3天后效果；C. 6天后伤口完全愈合；D. PRF膜片

六、小结

PRF是自体浓缩血小板制品的代表形式之一，无须添加任何抗凝剂和凝胶剂，制作简便，可以是凝胶、膜片，也可以是液态，临床可以根据需要灵活应用。其可以作为填充材料，用于填充面部因老化松弛形成的凹陷和轮廓改变，对局部组织的凹陷有改善作用；可以联合自体脂肪移植、埋线提升；也可以全面部注射，用于肤质的改善（美白、嫩肤、靓肤）、去皱、淡化色斑，是一项较为安全、便捷的面部年轻化治疗方法。

第三节 PRF 在自体脂肪移植中的应用

一、概述

自体脂肪移植已成为整形外科治疗的重要组成部分，用于纠正容量缺失和改善轮廓畸形，尤其是对颜面部的缺损矫正被认为是整形外科的重大技术革新。游离脂肪移植相对于其他软组织填充方法而言，具有许多潜在的优点：来源丰富、易于获取、无免疫原性，并且有良好的物理特性。1893 年，Neuber 首次报道临床应用自体脂肪移植，以自体脂肪填充切除瘢痕后的软组织缺损，并发现减小移植脂肪颗粒体积可减少移植物的再吸收率。由于早期的自体脂肪移植疗效不稳定，术后吸收率高，临床应用受到限制。随着脂肪抽吸技术的发展，脂肪移植的相关研究再次受到重视，脂肪移植得到了飞速的发展。如何提高自体脂肪移植的存活率成为临床研究的热点问题。研究证明，移植后的脂肪组织处于缺血、缺氧的微环境中，脂肪细胞容易发生变性、坏死。脂肪移植后血供的形成主要依赖宿主受区血管的长入，而移植脂肪的中央区恰好是这种血供的匮乏区，难以及时恢复血供，故容易发生坏死而影响移植效果。国内外许多学者在如何提高移植脂肪存活率方面做了大量的实验研究，证明 VEGF、bFGF 等都可不同程度地促进移植脂肪存活。多项研究结果和技术的改进使脂肪移植的存活率大大提高。临床上，整形外科医生利用脂肪填充的优点，将其广泛用于面部凹陷的矫正、隆乳等手术，已被证明是一种安全、有效的手术方式。

多个研究结果显示，自体脂肪颗粒联合 PRF 用于软组织填充可提高自体脂肪颗粒移植的存活率，认为 PRF 中的血小板被纤维蛋白网所网罗，能够促进血小板与纤维蛋白结合，延长生长因子的作用时间，从而提高了 PRF- 脂肪颗粒移植填充的治疗效果。

二、PRF 的制备

根据需要移植的脂肪量，按照 10：1（脂肪：静脉血）抽取静脉血于无菌玻璃试管（不加任何抗凝剂）中，立即以 2700 rpm 离心 12 min，取出试管，此时血液被分为三层（图 7-3-1）：最下层为红细胞层，主要含有大量的红细胞；最上层为 PPP，为半透明的淡黄色液体；上述两层之间不透明的黄白色凝块就是 PRF。用无菌镊将其取出，置于无菌纱布上，用另一块纱布将其压成薄片，即为 PRF 膜。将 PRF 膜片剪成 1 ~ 2 mm^3 的颗粒状，与自体脂肪颗粒混合。

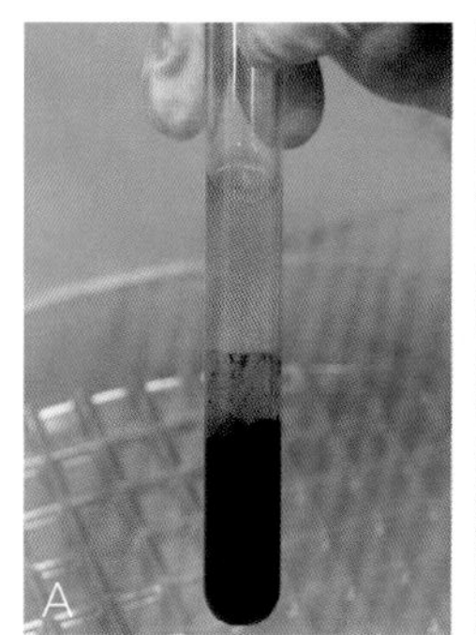

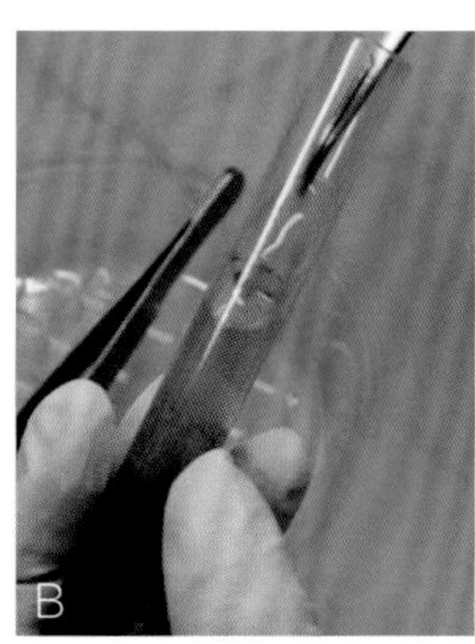

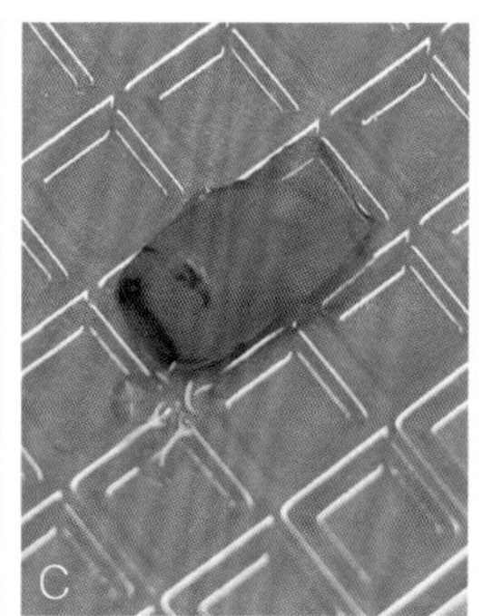

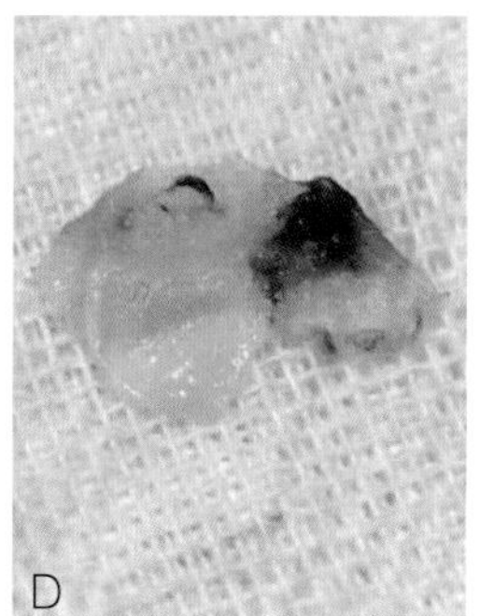

图 7-3-1 PRF 的制备

A. 抽取静脉血离心后；B. 离心后取出 PRF 凝胶；C. 取出的 PRF 凝胶；D. PRF 膜

三、自体脂肪颗粒的获取

（1）自体脂肪颗粒供区首选大腿内侧靠近根部，其次为大腿外侧、下腹部和臀部。

（2）肿胀液配置方法：生理盐水（1000 ml）+ 肾上腺素（1.0 ml）+5% 碳酸氢钠（10 ml）+2% 利多卡因（20 ml），将其混合。

（3）在吸脂处注射肿胀液，以组织发生肿胀感、坚实感为度。吸脂针直径选择 2 ~ 2.5 mm。Ozsoy 等对比了直径 1.6 mm、2.0 mm、2.5 mm 三种规格的吸脂针，发现 2.5 mm 具有最佳的治疗效果。

（4）选择容量为 20 ml 的一次性注射器，操作者缓慢抽拉注射器直至一半的读数，保证负压稳定；操作者用左手于求美者皮肤表面触摸抽吸层次，右手稳持针筒，由深到浅，反复多次抽吸（以扇形拉锯方式），抽满一半注射器，再缓慢抽拉注射器至最大读数，接着再抽吸脂肪。这样的目的在于控制负压，以避免过大负压导致脂肪细胞被破坏。

（5）脂肪吸出后，放于注射器静置架上，针头向下静置 10 min，去除下方的液体，将脂肪离心，离心速度需要控制在 1000 rpm 以内，离心时间不超过 2 min，以免对脂肪造成破坏。离心后注射器内的混合物可见分为三层，上层为脂肪颗粒破坏后释放的脂质成分，中层为纯化的黄色脂肪颗粒，下层为肿胀液和少量血性液体。去除下层液体后将纯化的脂肪颗粒与 PRF 颗粒混合，用转换头将 PRF- 脂肪颗粒混合物转移至 1 ml 注射器内备用。

四、PRF- 脂肪颗粒混合物注射

对注射区域进行常规手术消毒，选择发际线附近或者耳垂部等隐蔽部位，并避开血管、神经走行处作为进针点，采取神经阻滞麻醉和局部浸润麻醉方式进行麻醉、镇痛。

进针部位：额部注射进针部位共三处，分别为额部发际线内 0.5 ~ 1 cm 正中及两侧；颞部进针选择在耳轮上、发际线内；上睑进针部位一般在眉尾或重睑皱襞外侧；鼻唇沟的进针部位为口角外侧；泪沟的进针部位为下睑缘外眦下与泪沟平行处；面颊进针部位选择在耳垂后、耳屏、口角及耳轮脚上缘。

注射层次：额部注射层次选择在皮下及骨膜上；颞部注射层次选择在皮下层或颞浅筋膜与颞中筋膜之间的疏松间隙；鼻唇沟注射层次选择在皮下层及骨膜上；眼眶周边注射层次选择在皮下层、SOOF 层及骨膜上；乳房注射层次选择在乳腺后间隙和皮下层。使用 18 G 注射器针头刺破皮肤，用 18 ~ 20 G 脂肪移植针将 PRF- 脂肪颗粒混合物以多层次、多位点、多隧道的方式边退针、边注射。

注射过程中需要注意患者皮肤表面颜色及张力，预防血供障碍及张力过大造成脂肪栓塞现象。注射后，可能出现脂肪颗粒吸收现象，临床上为提高移植脂肪存活率，通常需要适度过量注射。脂肪颗粒的最佳注射量应大于凹陷体积的 30% 左右，整个注射过程中应以“粗针注、细针抽”为原则，注射方式为低剂量、多平面、多隧道、多点注射，即注射时尽量让注射的脂肪与周围受区组织有更多的接触面积，以便其更容易成活。各部位注射量要根据求美者的个人诉求、局部条件来定。注射完成后轻轻揉按填充部位，使自体脂肪颗粒分布均匀。

五、术后处理

将吸脂区针眼缝合后，使用弹力绷带加压包扎1周，1周后拆线，穿弹力裤1个月。填充区针眼用水胶体辅料覆盖可以促进伤口愈合，预防瘢痕和色素沉着，同时避免按摩和压迫。术后1周内保持伤口清洁干燥，避免沾水。半个月内注意清淡饮食，禁食海鲜、辛辣食物，避免剧烈运动。

六、临床案例介绍

案例1：女性，30岁，因对面部轮廓不满意、眼睑凹陷就诊，行全面部PRF-脂肪颗粒混合物填充及下面部埋线提升，填充部位包括眼睑、额部、颞部、颊部、颏部和鼻部。术后肿胀不明显。术后1年复查，脂肪成活良好，面部皮肤细腻、白皙，效果满意（图7-3-2）。

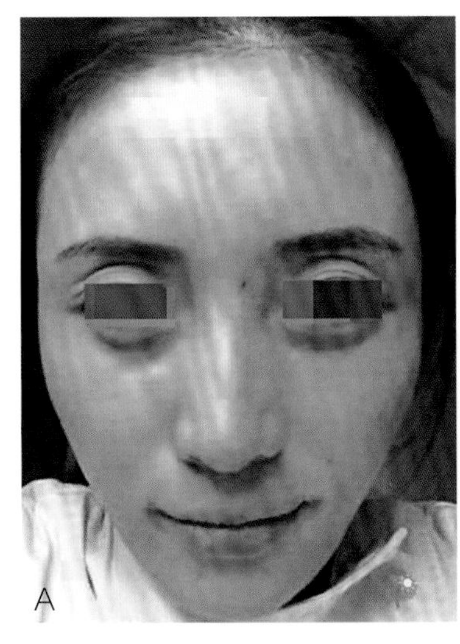

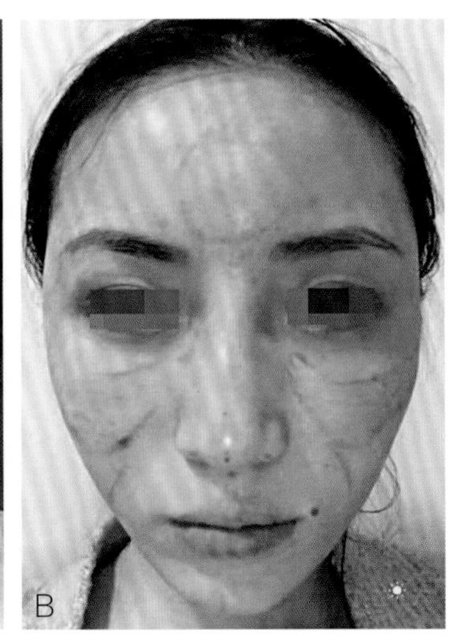

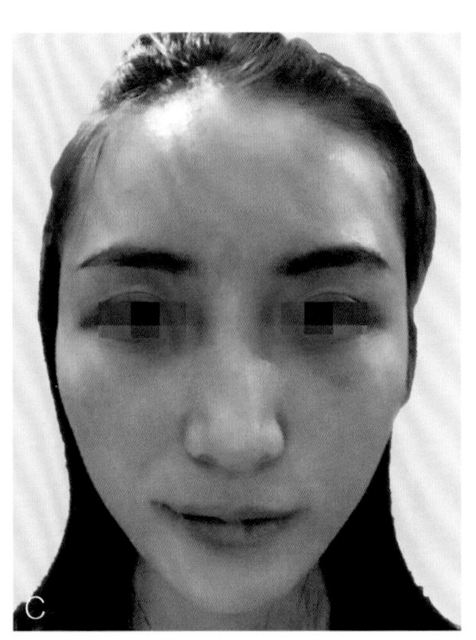

图7-3-2　PRF-脂肪颗粒混合物填充术

A. 术前；B. PRF-脂肪颗粒混合物填充及埋线提升术后即刻；C. 术后1年

案例2：女性，36岁，行全面部PRF-脂肪颗粒混合物填充，半肋综合隆鼻术，膨体隆颏，中下面部埋线提升。术后鼻腔黏膜有破溃，用PRF膜修复。2周后颏区肿胀、皮温高，用I-PRF注射后24 h消肿。全面部术后10个月复查，面部皮肤细腻、光泽度好，额部、“苹果肌”、颞部饱满，效果满意（图7-3-3）。

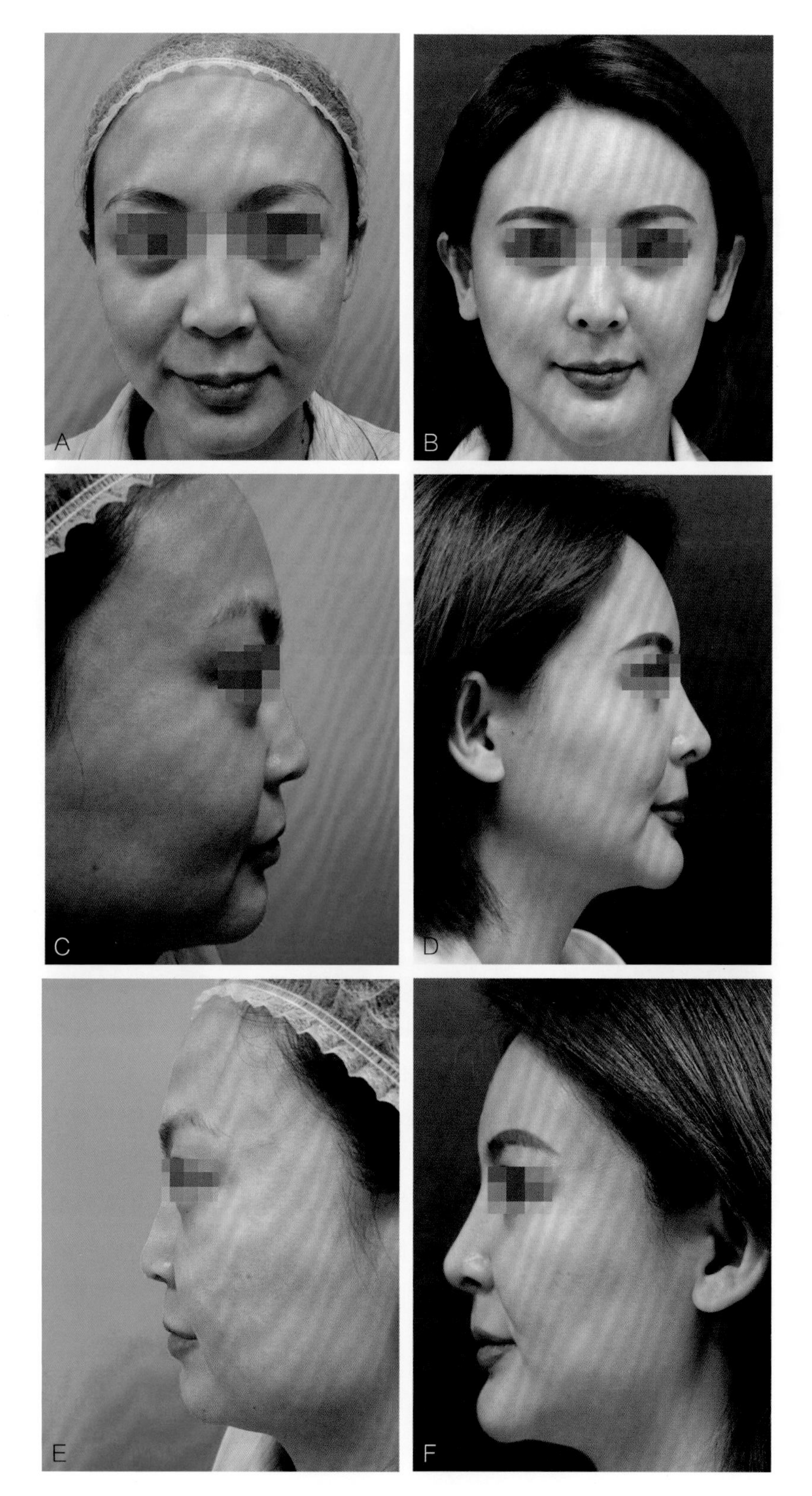

图 7-3-3　PRF- 脂肪颗粒混合物填充术

A, C, E. 术前；B, D, F. 术后 1 年复查示皮肤紧致、细腻，细纹消失

案例 3：女性，36 岁，行全面部 PRF- 脂肪颗粒混合物填充术，术后恢复快，肿胀轻微。14 个月后复查，脂肪成活好，额部、颞部及中面部饱满，皮肤细腻、光泽度好，效果满意（图 7-3-4）。

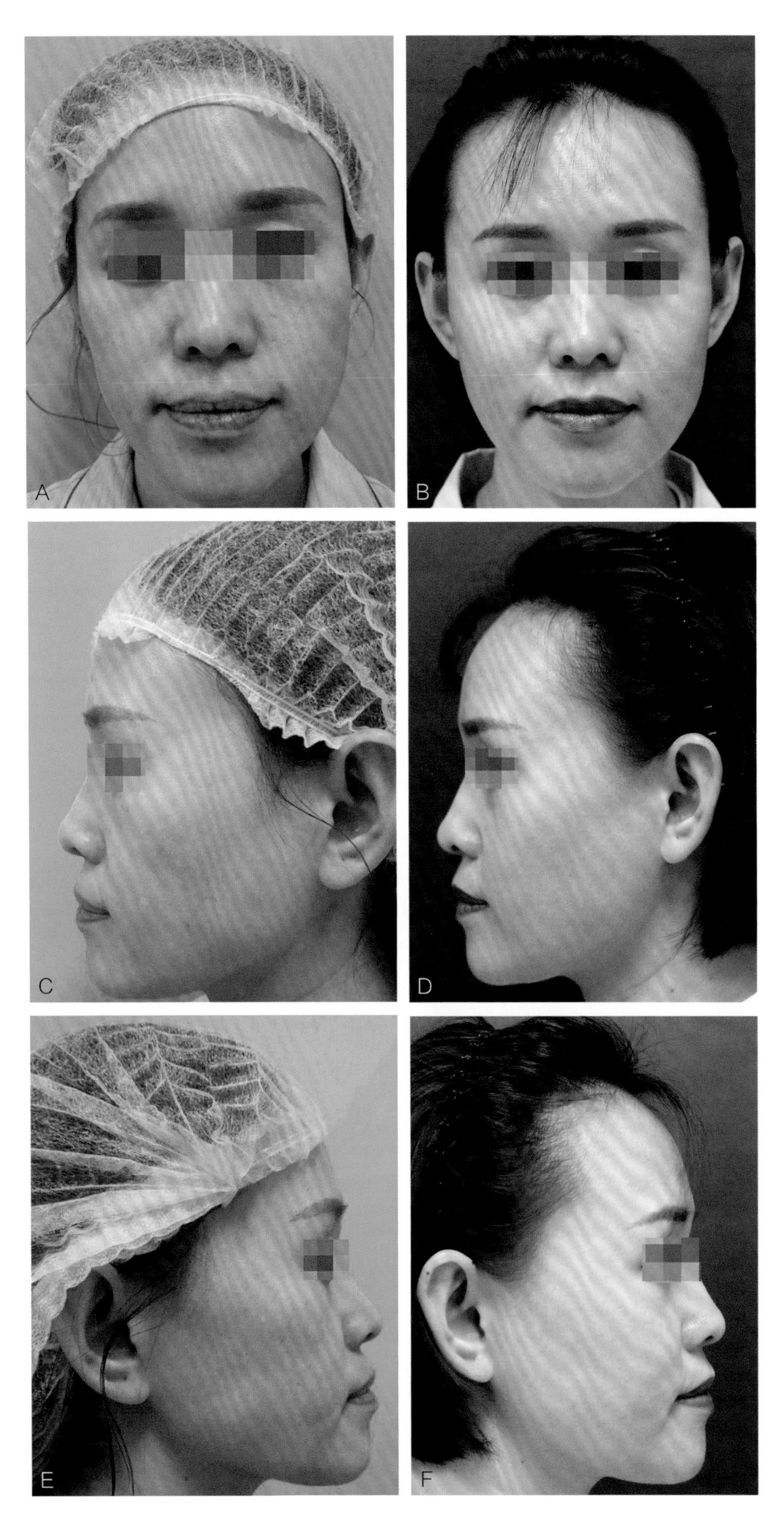

图 7-3-4 PRF-脂肪颗粒混合物填充术

A, C, E. 术前；B, D, F. 术后 14 个月复查示额部、颞部及中面部饱满，皮肤细腻、光泽度好

七、小结

由于自体脂肪颗粒移植具有：取材方便；对于腿部、腹部脂肪堆积的求美者可以同时达到减脂瘦身的作用；采用自体组织，移植后无排异反应，安全性高；术后效果真实、自然，无异物感，效果持久等优点，使得自体脂肪移植深受广大求美者和整形外科医生的青睐。近年来，提高脂肪移植的存活率成为临床研究的热点。PRF 能够在体内缓慢溶解，保持 2 周左右，具有缓释多种生物活性物质的功能，这对于脂肪组织早期血管化极其重要。PRF 中的纤维蛋白为组织修复的相关细胞提供了增殖分化的场所，在组织修复过程中发挥了重要的细胞支架作用。PRF 颗粒作为细胞支架与自体脂肪颗粒混合均匀后注入受植区，PRF 所释放的多种生长因子有助于移植脂肪的血管化，对提高移植脂肪的存活率有促进作用。

临床应用证实，PRF 结合自体脂肪颗粒移植治疗后，求美者面部皮下脂肪厚度的改善较单纯自体脂肪颗粒移植治疗效果更佳，并且在面部色斑、凹陷、肤质、毛孔粗大、皱纹等方面的改善效果良好，移植脂肪存活率高，远期效果好，求美者满意度普遍高于单纯自体脂肪颗粒移植。在隆乳手术中，PRF 结合自体脂肪颗粒移植也有很好的效果。该治疗方案适宜在临床中推广应用。

（王亚荣）

参考文献

Abd El Raouf M, Wang X, Miusi S, et al. Injectable-platelet rich fibrin using the low speed centrifugation concept improves cartilage regeneration when compared to platelet-rich plasma. Platelets, 2019, 30(2): 213-221.

Elghblawi E. Platelet-rich plasma, the ultimate secret for youthful skin elixir and hair growth triggering. J Cosmet Dermatol, 2018, 17(3): 423-430.

Huan L, Jun-hui L, Biao C. Effect in the early stage of platelet rich plasma(PRP) combined with autologous fat granule transplantation on facial rejuvenation in early stage. Chinese Journal of Aesthetic Medicine, 2019, 28(3): 15-19.

Jian F, Li J, Bo G, et al. Application of platelet-rich plasma combined with autologous adipose transplantation biplane injection in facial rejuvenation. Chinese Journal of Aesthetic and Plastic Surgery, 2018, 29(11): 663-665, 676.

Ozsoy Z, Kul Z, Bilir A. The role of cannula diameter in improved adipocyte viability: a quantitative analysis. Aesthet Surg J, 2006, 26(3): 287-289.

Sclafani AP. Safety, efficacy, and utility of platelet-rich fibrin matrix in facial plastic surgery. Arch Facial Plast Surg, 2011, 13(4): 247-251.

Thanasrisuebwong P, Surarit R, Bencharit S, et al. Influence of fractionation methods on physical and biological properties of injectable platelet-rich fibrin: an exploratory study. Int J Mol Sci, 2019, 20(7): e1657.

Wend S, Kubesch A, Orlowska A, et al. Reduction of the relative centrifugal force influences cell number and growth factor release within injectable PRF-based matrices. J Mater Sci Mater Med, 2017, 28(12): 188.

Xie Y, Zheng DN, Li QF, et al. An integrated fat grafting technique for cosmetic facial contouring. J Plast Reconstr Aesthet

Surg, 2010, 63(2): 270-276.

冯剑，蒋立，郭波，等. 富血小板血浆结合自体脂肪移植双平面注射在面部年轻化中的应用. 中国美容整形外科杂志，2018，29(11): 663-665, 676.

付冰川，高建华，鲁峰，等. 纤维蛋白胶促进自体脂肪移植存活的实验研究. 广东医学，2009，30(9): 1246-1248.

刘欢，刘俊辉，程飚. 富血小板血浆（PRP）结合自体脂肪颗粒移植早期对面部年轻化的影响. 中国美容医学，2019, 28(3): 15-19.

齐向东，周婕. 自体脂肪颗粒与富血小板血浆联合应用于面部年轻化的临床效果. 中华医学美学美容杂志，2016, 22(2): 78-80.

第四节　PRF在慢性创面修复中的应用

一、PRF修复慢性创面机制

慢性创面又称难愈性创面，是指由于各种原因引起的经过常规治疗不能在可预期的时间内按生物学规律完全愈合的创面，临床上多指经过1个月以上治疗未能愈合且无愈合倾向的创面，多发生于伴有糖尿病、静脉曲张、肿瘤放疗等慢性疾病的患者。尽管慢性创面一般不会立即威胁患者生命，但其迁延不愈严重影响了患者的生活质量，也给患者家庭带来沉重的护理与经济负担。

慢性创面愈合过程包括炎症反应期、细胞增殖期和组织修复重建期三个阶段。由于体内外各种病理因素的影响，慢性创面愈合过程处于停滞状态，通常表现为炎症反应和细胞增殖过程的异常。从宏观上看，慢性创面的形成主要是由血管生成不足、神经支配受损和细胞迁移障碍等引起。从微观上看，慢性创面的修复是涉及多种细胞因子及成分的复杂过程，如炎症细胞、修复细胞、细胞外基质和细胞因子等因素，它们共同参与并相互调控。一方面免疫细胞异常激活后，大量炎性因子、蛋白水解酶和活性氧簇等释放，过度炎症反应使表皮及肉芽无法形成；另一方面，由于缺血、缺氧，胶原合成减少，成纤维细胞、表皮细胞等细胞增殖和迁移受到限制，最终导致创面迁延不愈。

随着研究的不断深入，PRF逐渐被引入到创面治疗中，目前已有大量报道显示PRF对创面愈合具有促进作用，主要是通过释放生长因子、产生抗炎/抗微生物因子等，促进细胞增殖和创面血管化，从而改善创面环境，促进创面愈合。具体机制阐述如下：

（一）PRF所含多种生长因子

PRF中富含多种生长因子，其中TGF-β几乎存在于整个创面愈合过程中，对炎症细胞和成纤维细胞具有招募作用，促进细胞增殖，诱导血管及肉芽组织新生；VEGF是调节血管新生及血管通透性的关键因子，加速创面肉芽中血管生成；FGF可调整Ⅰ、Ⅲ型胶原蛋白在局部堆积的比例，促进组织上皮化的同时还能减轻瘢痕增生；PDGF是间充质细胞系迁移、增殖和存活的必需调节因子，被认为是PRF分泌的重要生物活性生长因子之一。多种生长因子协同作用，提高了创面的生长因子含量及活力，在创面愈合过程中起重要作用。

Roy等在体外研究中发现PRF通过细胞外信号调节蛋白激酶激活途径诱导内皮细胞有丝分裂，观察到PRF基质可缓慢和稳定释放VEGF，VEGF是一种血管内皮细胞的特异性有丝分裂原，可促进内皮细胞增生和诱导血管增生，它还可以增加血管通透性并改变细胞外基质，使血管更容易生长。

笔者通过糖尿病大鼠实验证实，PRF显著增加了$CD34^{+}$细胞的数量，这表明PRF可能通过促进血管的形成来促进糖尿病创面的愈合。PRF对糖尿病创面血管化的影响可能与局部生长因子水平（如VEGF、PDGF和TGF-β）的上调有关，从而导致血管再生。

（二）PRF的空间结构作用

PRF中纤维蛋白、纤连蛋白和玻连蛋白形成疏松的三维空间结构，与人类天然组织结构相似。这种结构能滞留血小板和各种细胞因子，随着其表面的纤维蛋白逐渐降解，深部的细胞因子暴露，逐步激活纤维蛋白网深部未被激活的血小板，从而渐进性地释放各种生长因子，延长PRF在局部的效应时间。同时，这种支架结构有利于氧气和营养物质的弥散，为血管形成、细胞迁移与增生提供了必需场所，加速了创面修复过程。

笔者通过糖尿病大鼠实验发现，由于制备 PRF 过程中没有添加抗凝剂，在离心期间纤维蛋白原转化为纤维蛋白形成纤维蛋白网，其中浓缩的血小板和白细胞被捕获。被捕获的血小板自然活化并缓慢释放生长因子。三维纤维蛋白网结构可以保护生长因子免受蛋白酶的水解作用，使其缓慢释放并具有持久的生物学效应。笔者发现纤维蛋白基质在第 3 天部分降解并在第 7 天完全降解。尽管基质最终降解，但是生长因子持续释放并在第 7 ~ 14 天达到峰值，这可能与 PRF 触发的信号通路持续进行有关。有研究表明 PRF 中大量生长因子的逐渐释放可持续达 28 天。

（三）PRF 的抗炎 / 抗微生物作用

PRF 分泌的细胞因子参与免疫应答和炎症反应，其包含多种促炎性细胞因子如 IL-1β、IL-4、IL-6、TNF-α 等，能够刺激机体产生免疫防御机制，调节炎症反应，从而提高抗感染能力。有学者在 PRF 中分离出抗菌肽（AMPs）和单核细胞趋化蛋白（MCP），具有直接抗菌作用。

笔者在 PRF 促进糖尿病大鼠创面愈合的动物实验中发现，PRF 能影响 M1 及 M2 型巨噬细胞的表达。炎症反应阶段创面以 M1 型巨噬细胞为主，主要标志物有 CD86、CD16、精氨酸酶 -1（Arg-1）等，大量分泌 TNF-α、IL-1、IL-6、IL-12 等促炎因子，趋化炎性细胞至损伤部位，扩大炎症反应。组织形成和重塑阶段以 M2 型巨噬细胞为主，主要标志物有 CD163、CD206、一氧化氮合酶（iNOS）等，大量分泌 TGF-β、IL-10 等抗炎因子，促进炎症消退、调节组织形成和组织重塑。在笔者的研究中，伤后第 3、7、14 天，PRF 组 M1 型巨噬细胞数量均少于对照组，而 M2 型巨噬细胞数量均多于对照组。上述结果表明 PRF 可以通过调节巨噬细胞表型转换来促进 M1 型巨噬细胞转化为 M2 型巨噬细胞，进而下调 TNF-α、IL-1、IL-6、IL-12 等促炎因子，上调 TGF-β、IL-10 等抗炎因子的表达，从而抑制创面局部的炎症，促进组织形成和组织重塑，最终加快创面愈合。

（四）PRF 抑制基质金属蛋白酶的表达，增加细胞外基质成分

胶原是构成真皮层的主要成分之一，胶原结构的正常与否很大程度上决定了皮肤愈合的质量。细胞外基质（ECM）合成与降解的不平衡使得创面愈合过程中生成的胶原结构不佳，并直接影响真皮的质量，导致创面愈合延迟或愈合后再次破溃。

Lundquist 是首批评估 PRF 对皮肤成纤维细胞影响的研究者之一，其发现 PRF 可诱导 Ⅰ 型胶原蛋白的快速和持续释放，并且抑制成纤维细胞生长因子的降解。Lundquist 等在体外研究中发现，PRF 诱导了人皮肤成纤维细胞的有丝分裂和迁移，且成纤维细胞可以在 PRF 凝胶内生长，从而有利于伤口愈合和软组织再生。此外，Clipet 等也发现 PRF 可诱导成纤维细胞和角质形成细胞的增殖。

胶原的降解主要通过酶促反应来完成，而基质金属蛋白酶（MMP-9）是一种锌依赖的内肽酶家族成员，可降解参与组织重塑的 ECM 成分。MMP-9 是其中的一种明胶酶，主要降解胶原蛋白。正常皮肤组织中几乎不表达 MMP-9，其在伤后 12 h 开始升高，随着创面的愈合其表达水平逐渐下降。PRF 通过抑制 MMP-9 来增加 ECM 的机制具体为：MMP-9 通过调控创面基质，允许细胞迁移和组织重塑，在伤口愈合中发挥重要作用。研究表明糖尿病创面延迟愈合与渗出液中 MMP-9 高表达有关，与正常创面相比，糖尿病创面 MMP-9 表达水平可升高 10 倍。由此推论，降低糖尿病创面中 MMP-9 的表达水平可以加快创面愈合。研究表明，PRF 可使糖尿病大鼠创面 MMP-9 表达明显下降，最终使创面愈合时间明显缩短。其机制是由于 PRF 产生的 TGF 一方面可以刺激成纤维细胞合成 ECM，另一

方面能够抑制 MMP-9 的产生，降低了 MMP-9 降解胶原蛋白的速率，从而减轻 MMP-9 对组织的有害作用，促使创面内生长因子和新生的 ECM 快速更替。

笔者在 PRF 影响糖尿病大鼠创面 MMP-9 表达的动物实验中发现，Masson 染色显示 PRF 能够使形成的胶原蛋白结构致密，成熟度更高，证实了上述机制。SP 免疫组化示 PRF 组 MMP-9 表达水平明显低于对照组，提示了 PRF 能够干扰 MMP-9 的合成，使其表达水平降低，从而促进创面愈合。

二、PRF 在慢性创面修复中的应用及临床案例介绍

笔者从 2016 年 1 月至今，应用 PRF 治疗了各种创面，其中主要为慢性创面。

（一）PRF 修复皮下潜行腔隙

皮下潜行腔隙在慢性创面中比较常见，口小底大，临床上多见于三、四期压疮以及深部感染伴有机体免疫力下降的患者，其病程长且愈合困难。因压力性溃疡（pressure ulcers, PU）可延伸至肌肉和支撑结构，故创缘皮肤外侧常伴有皮下潜行腔隙或窦道存在。传统治疗方法多采取纱条填充引流，因渗液多，常需频繁换药更换引流物，治疗过程痛苦且慢长。笔者应用 PRF 填充于潜行腔隙内，发现伤口渗出明显减少，换药次数也相应减少，通常可延至 5 ~ 7 天换药 1 次，且腔隙生长快，加速了创面愈合。其机制考虑是 PRF 中的多种细胞因子能减轻创面炎症反应，减少术后伤口的渗出；同时其与创腔充分接触，其内所含的血小板和多种纤维蛋白可以起到止血及组织黏合作用，从而使创腔逐步愈合。

案例 1：男性，66 岁，因双侧腘窝处针灸后感染致双下肢坏死性筋膜炎 10 天入院。入院后经多次清创和植皮手术后，大部分创面愈合，但遗留双下肢大面积皮下腔隙，左下肢约 14 cm^2，右下肢约 27 cm^2。经引流换药 2 周不见好转，且分泌物培养出铜绿假单胞菌生长。后改用 PRF 治疗：抽取患者 80 ml 静脉血制备 PRF 凝胶填塞于腔隙内，术后渗液明显减少，填充术后 5 天换药见创面干爽，腔隙明显缩小。随后每 3 ~ 4 天换药 1 次。术后 18 天左下肢腔隙愈合，21 天右下肢腔隙愈合。随访 9 个月，无复发（图 7-4-1）。

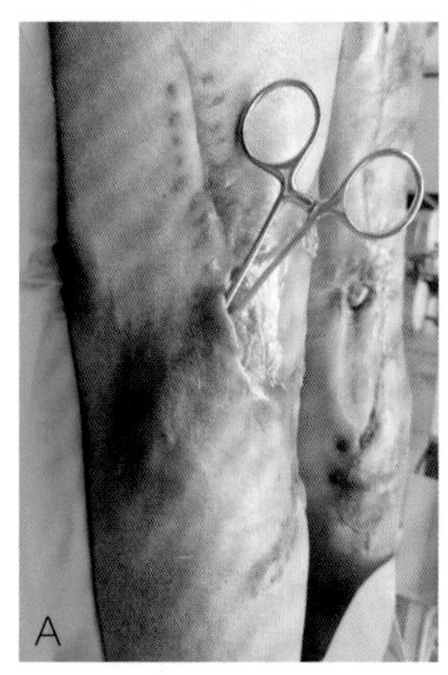

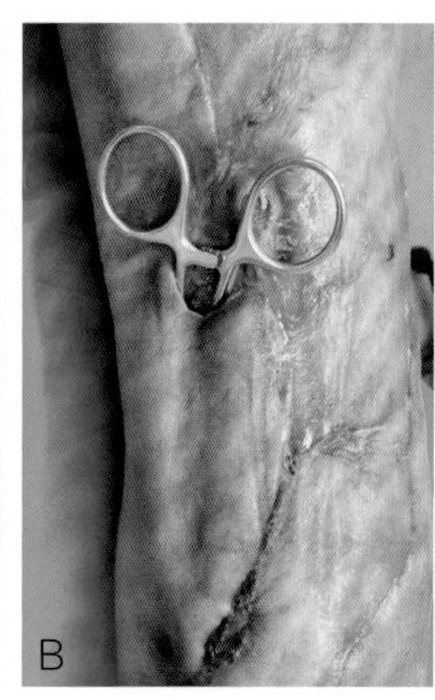

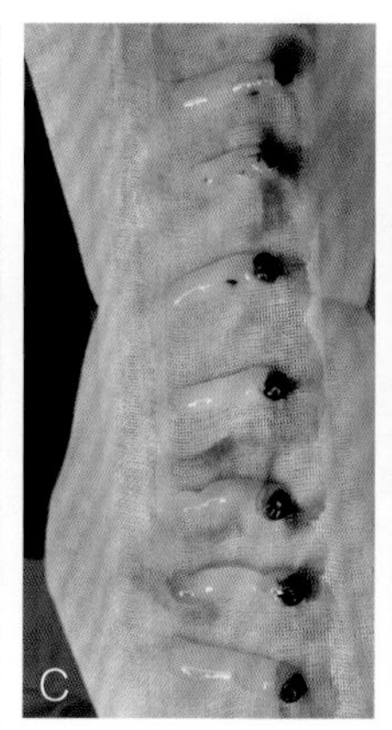

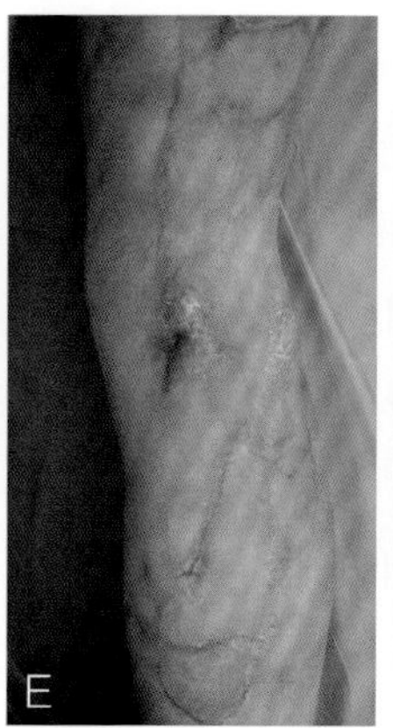

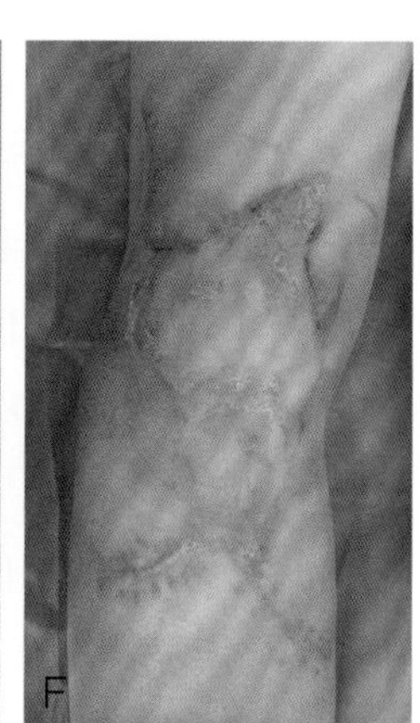

图 7-4-1 PRF 治疗双下肢皮下潜行腔隙

A. 左下肢腘窝处皮下潜行腔隙，深约 5.5 cm，宽约 2.5 cm，总面积约 14 cm^2；B. 右下肢腘窝处皮下潜行腔隙，深约 9.0 cm，宽约 3.0 cm，总面积约 27 cm^2；C. 制备的 PRF 凝胶；D. 左腘窝填充 PRF 术后 18 天创腔愈合；E. 右腘窝填充 PRF 术后 21 天创腔愈合

（二）PRF修复深度烧伤创面

深度烧伤创面通常是指深Ⅱ度或Ⅲ度烧伤创面，其损伤深度为真皮网状层或皮肤全层，近年来也有把损伤深度超过皮下脂肪层定义为Ⅳ度烧伤，是一种更严重的损伤。在正常治疗情况下，深Ⅱ度创面需要3～4周愈合时间，通常留有瘢痕；而Ⅲ度或Ⅳ度创面往往需要植皮或皮瓣移植手术修复。但临床上常遇到一些承受不了手术或不接受植皮或皮瓣移植手术的患者。我们对这些患者尝试采用PRF治疗，也收到了意想不到的效果。

案例2：男性，90岁，吸烟时引燃衣物致头部Ⅲ度烧伤，经药物脱痂及清创治疗2周后形成肉芽创面，给予PRF 1次/周治疗，经3次治疗后创面封闭（图7-4-2）。

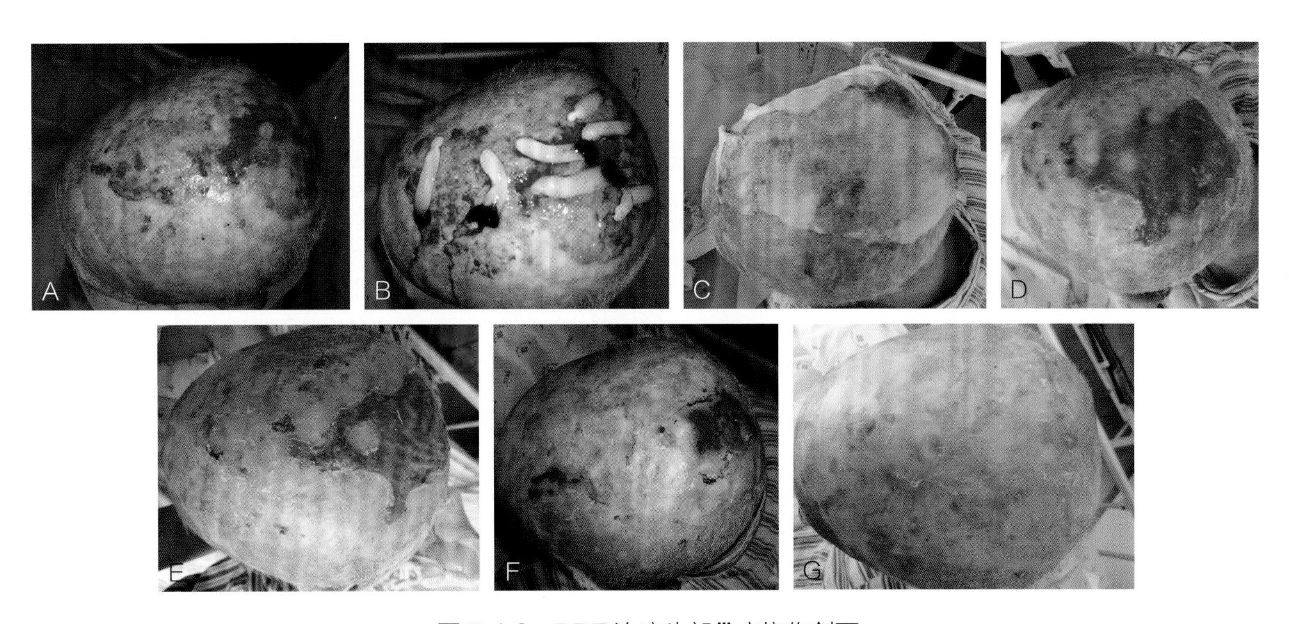

图7-4-2 PRF治疗头部Ⅲ度烧伤创面

A. 伤后2周肉芽创面；B,C. 第一次PRF治疗＋异种猪皮生物敷料覆盖；D. 第一次PRF治疗后7天；E. 第二次PRF治疗后7天；F. 第三次PRF治疗后7天；G. 第三次PRF治疗后7～14天痊愈

（三）PRF修复慢性瘢痕溃疡创面

瘢痕溃疡是由于人体创伤后在修复过程中形成的瘢痕组织破溃而造成的创面，常发生于大面积深度烧伤后的关节等功能部位，如腘窝、腋窝、肘窝等处。其形成原因是厚硬的瘢痕没有弹性，关节部位活动时发生瘢痕皲裂而形成溃疡。由于不能停止活动，溃疡也就常年不愈，需要用中厚以上皮肤移植或皮瓣移植修复，在进行皮肤移植时需要平整而良好的创基以保证植皮成活。PRF能改善创面微环境，使创基炎症和血运得到明显改善，新鲜肉芽很快形成，创基变得平整而红润，为植皮创造条件。笔者采用PRF治疗此类创面，既简化了手术，又降低了对供区的损伤程度。

案例3：女性，46岁，3年前因烧伤导致左膝关节瘢痕愈合，之后形成瘢痕溃疡，长久不愈。创面深达骨质，骨膜缺失，骨外露范围约3 cm×3 cm，表面覆盖坏死组织，创腔边缘可见黄白色分泌物，有异味。入院后予以清创去除坏死骨质，经2次PRF治疗后，骨质被肉芽组织完全覆盖，基底血运良好，行植皮手术封闭创面（图7-4-3）。

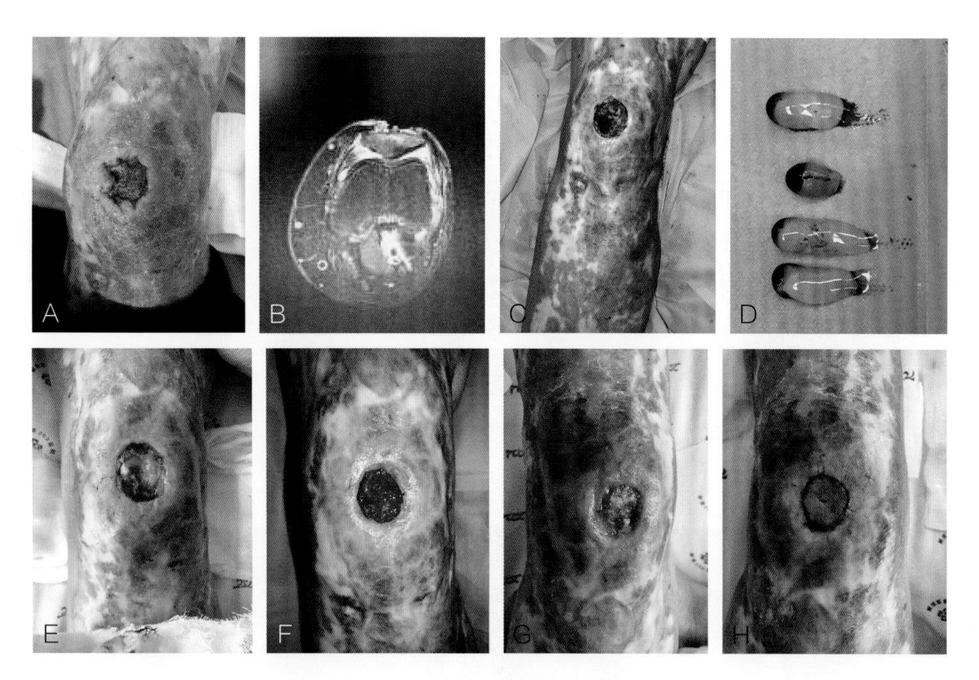

图 7-4-3 PRF 治疗左膝部骨外露

A. 术前；B. 术前 MRI 示局部骨质缺失；C，D. 第一次清创，咬除死骨行 PRF 治疗；E. 第一次 PRF 治疗后 7 天；F. 第二次清创，再次行 PRF 治疗；G. 第 2 次 PRF 治疗后 1 周，给予清创后植皮；H. 植皮术后 8 天，皮片愈合良好

（四）PRF 治疗骨折内固定术后钢板外露

胫腓骨骨折在临床上较为常见，因其骨折后血供较差，皮下组织菲薄，骨折内固定术后容易发生钢板外露，并引发慢性骨髓炎，迁延不愈。既往修复钢板外露创面常采用局部皮瓣、游离皮瓣转移或肌瓣联合植皮等方法，而利用皮瓣修复又因为钢板的遮挡和架空可能形成局部死腔，影响皮瓣成活而增加手术风险，甚至必须提前取出其内固定物方能修复创面，给修复造成更大困难。随着对 PRF 研究的不断深入，利用其抗感染及促进创面愈合的作用，应用于钢板外露治疗中取得了较好效果。其作为一种相对保守的治疗方法，手术创伤小，既避免了内固定物取出所造成的二次损伤，又减少了对供区的损伤，同时也减轻了患者的经济及心理负担。

案例 4：男性，42 岁，因双侧胫骨平台骨折于当地医院行骨折切开复位内固定术，术后 1 周切口即裂开，钢板及胫骨外露，给予换药治疗 2 个月未愈转入我院。入院后行创面清创去除失活组织，形成左 2 cm × 3 cm、右 3 cm × 4 cm 钢板及骨质外露创面，制备 PRF 覆盖并填塞于创腔。术后 1 周，部分骨质及钢板被新生肉芽组织覆盖。术后 2 周再次填充 PRF，二次填充后 1 周可见钢板及骨质完全被肉芽组织覆盖，二次填充后 2 周创面全部愈合（图 7-4-4）。

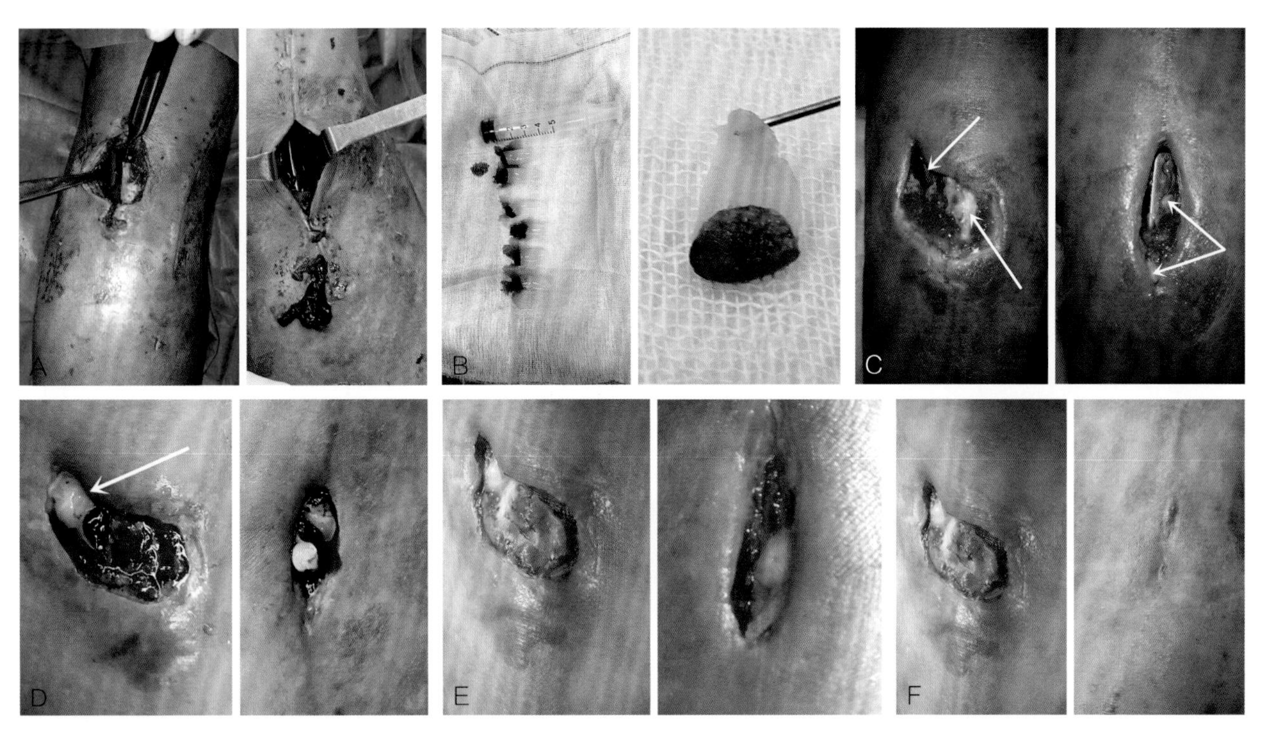

图 7-4-4 PRF 治疗双侧胫骨平台骨折内固定术后钢板及骨质外露

A. 左胫骨粗隆前方，右胫骨上端内侧；B. 制备 PRF 及 PRF 膜；C. 第一次 PRF 填充术后 1 周换药情况；D. 术后两周再次填充 PRF；E. 第二次填充术后 1 周可见内置物完全被覆盖，PRF 与创面附着紧密；F. 第二次填充术后 2 周，左下肢及右下肢创面均自行愈合

（五）PRF 治疗感染创面

皮肤和皮下组织感染如未能得到及时治疗往往会形成脓肿，脓肿的治疗需要切开将脓液等感染坏死物彻底引流出来，引流后形成脓腔，脓腔本身是感染创面，理论上不能一期闭合创面，需要多次引流换药，患者需要忍受多次换药的痛苦，伤口方能愈合。采用 PRF 填塞脓腔治疗，可减少换药次数并缩短病程。

案例 5：女性，79 岁，因右手掌脓肿于当地医院行脓肿切开清创手术治疗，术后换药 1 个月未愈并出现皮肤组织缺损，缺损范围约 3 cm×3 cm。入院后予以清创手术，行 PRF 治疗 2 次，术后 30 天右手掌创面未经植皮手术愈合（图 7-4-5）。

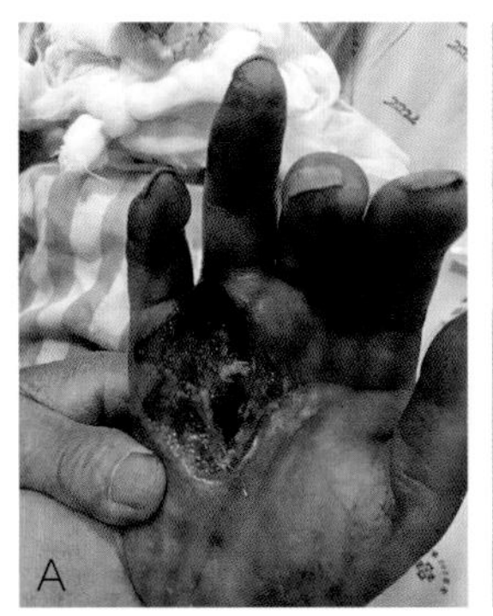

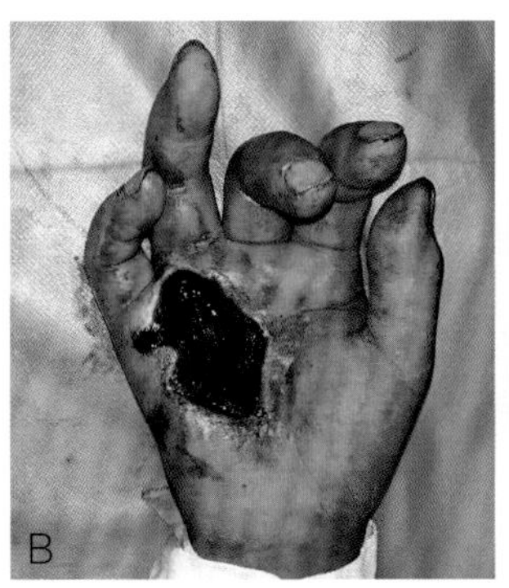

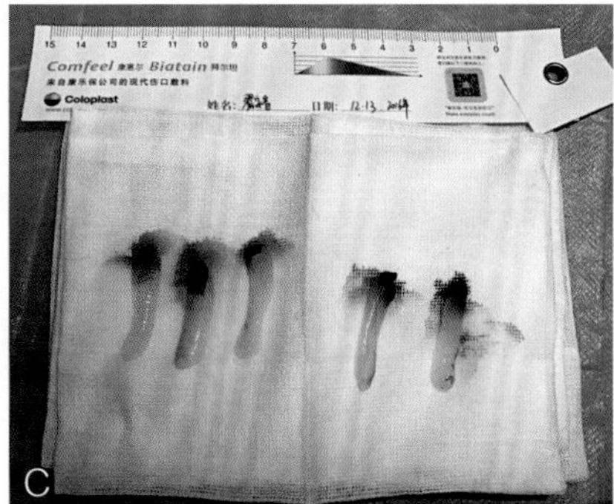

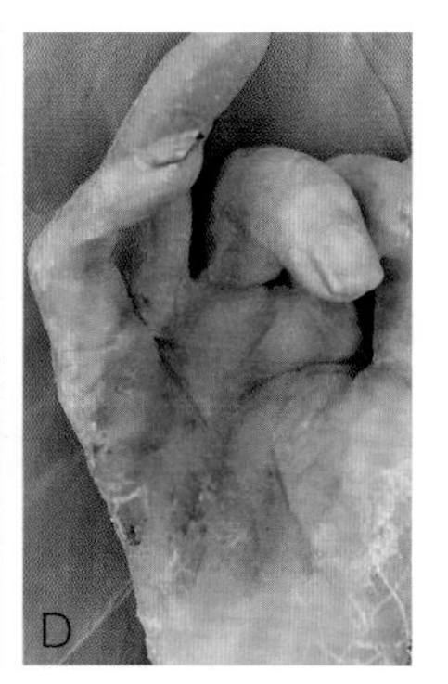

图 7-4-5 PRF 治疗右手掌脓肿

A. 入院时情况；B. 手术清创后；C. 行 PRF 治疗 2 次；D. 治疗 30 天后右手创面基本愈合

（六）PRF 治疗压力性溃疡

压力性溃疡又称压疮、褥疮，是由于局部组织长期受压，发生持续缺血、缺氧、营养不良而致组织溃烂坏死。其常见于脑血管病变、截瘫、骨折等长期卧床患者，这类患者往往年龄大、基础疾病多、营养不良、脏器功能欠佳，短期内无法达到手术标准，同时患者家属也常抗拒手术。PRF 治疗操作简单，清创后于创面覆盖 PRF，能改善局部创面生长因子活力低下及感染等情况，促进组织修复。

案例 6：男性，87 岁，因股骨颈骨折卧床 4 个月致骶尾部压力性溃疡，骶尾骨外露。入院后予以清创，行 PRF 治疗 1 次，35 天后创面痊愈（图 7-4-6）。

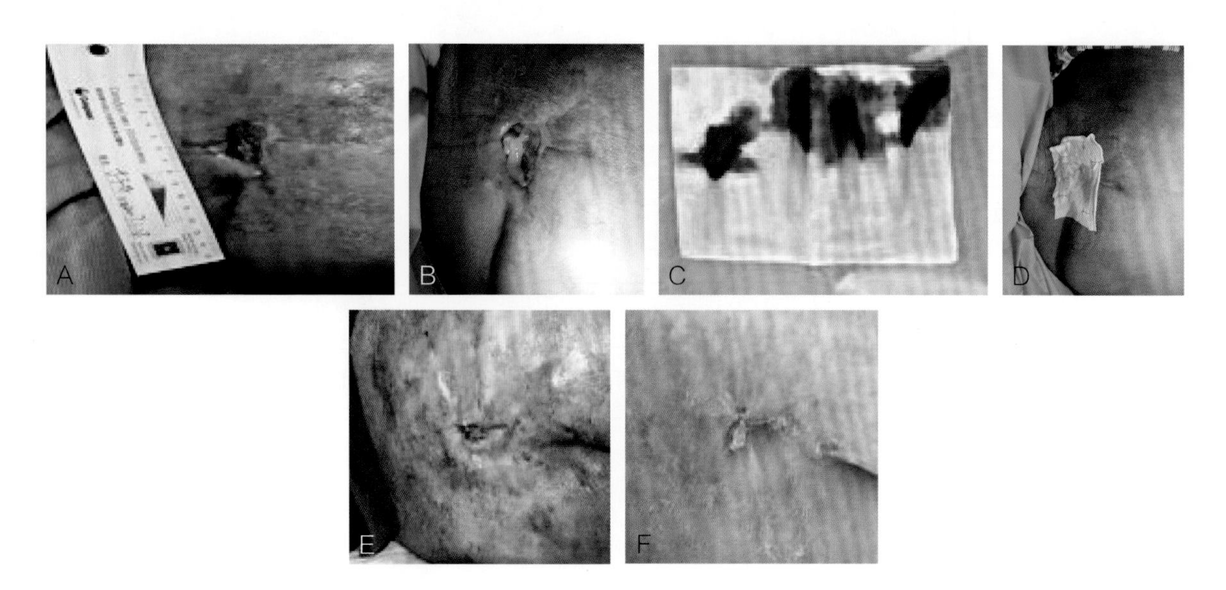

图 7-4-6　PRF 治疗骶尾部压力性溃疡

A. 入院时情况；B. 术中清创后，骨质外露并有潜行腔隙；C, D. 制备 PRF 填充于创腔，异体猪皮覆盖；E. PRF 治疗后 2 周，创腔缩小；F. 35 天创面痊愈

（七）PRF 治疗下肢慢性静脉性溃疡

下肢慢性静脉性溃疡（chronic venous leg ulceration, CVLU）中最常见的为下肢静脉曲张性溃疡，又称下肢静脉淤积性溃疡，俗称“老烂腿”，主要是小腿中下段的慢性皮肤溃疡。其发病机制主要为下肢静脉血回流不畅或倒灌造成血管壁承受压力增高，导致局部皮肤营养不良而出现破溃、感染，形成下肢静脉性溃疡。既往常采用保守换药治疗或负压封闭引流（VSD）联合植皮进行修复，但往往存在效果欠佳或需要多次应用 VSD 材料而导致治疗费用较高等问题。笔者尝试应用 VSD 联合 PRF 治疗下肢静脉性溃疡，利用其富含多种生长因子及抗感染能力，减轻组织愈合过程中的炎症反应，改善创面基底血运，为植皮修复创面创造条件，能有效缩短病程。

案例 7：男性，49 岁，因左下肢静脉曲张导致局部皮肤破溃，自行换药治疗 3 个月，未见好转。专科检查：创面约 5 cm × 6 cm，基底黄白色坏死组织与暗红色肉芽组织相间，高低不平，触之有鲜红色渗液。入院后局麻下行左下肢溃疡清创术、VSD 治疗，7 天后拆除 VSD 装置并行清创及 PRF 治疗，11 天后凹陷基底被覆饱满肉芽，行植皮手术封闭创面。植皮术后 12 天痊愈出院。皮片颜色红润，创周区域色素沉着明显减轻（图 7-4-7）。

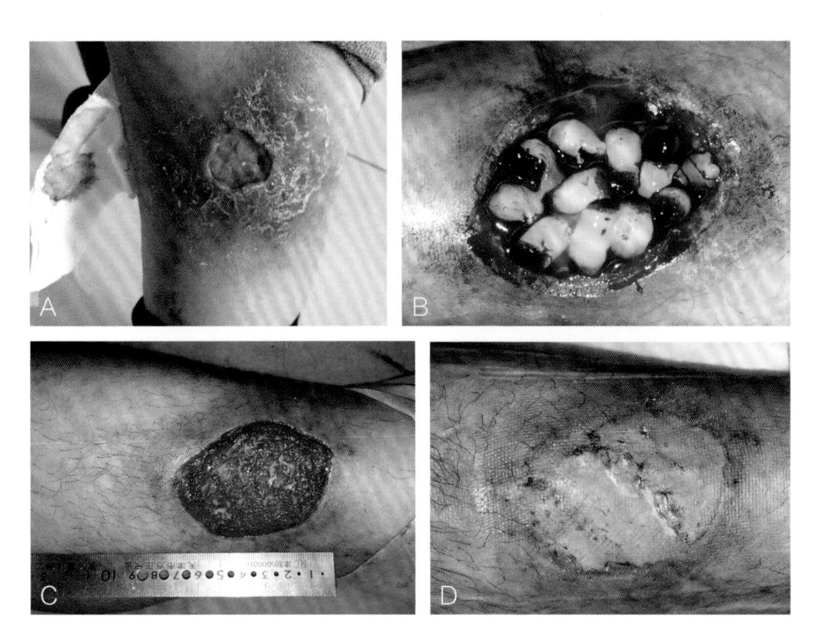

图 7-4-7　PRF 治疗左下肢静脉曲张性溃疡

A. 入院时创面情况；B. VSD 治疗 1 周，再次清创后行 PRF 治疗；C. 植皮前清创，创基血运良好；D. 植皮术后 12 天痊愈

（八）PRF 治疗糖尿病足

糖尿病创面的微环境有很多不利于创面生长的因素，如高糖、晚期糖基化终末产物（AGE）、氧化应激、低氧等，使创面促炎因子和抗炎因子失衡，创面持续处于慢性低度炎症状态，导致上皮化速度和血管化程度均降低，创面很难愈合并易持续扩大加重。由于创面血运不佳，临床上对坏死组织的清创程度也很难把握，彻底清创会增加局部血运破坏，使原本就很脆弱的创面血运障碍加重而继续加深坏死，清创不彻底又很难控制感染，常使临床医生束手无策，迫切需要寻求新的治疗方法。PRF 介入难愈性创面治疗后，增加了治疗的成功率。

案例 8：男性，77 岁，糖尿病足第 3、4、5 趾坏疽 1 个月。来院时，第 4 趾已自行离断。给予清创，适当保留间生态组织，行 PRF 覆盖后 1 周换药，可见创基由黄白变成红润，直接缝合创面，全程治疗时间 22 天（图 7-4-8）。

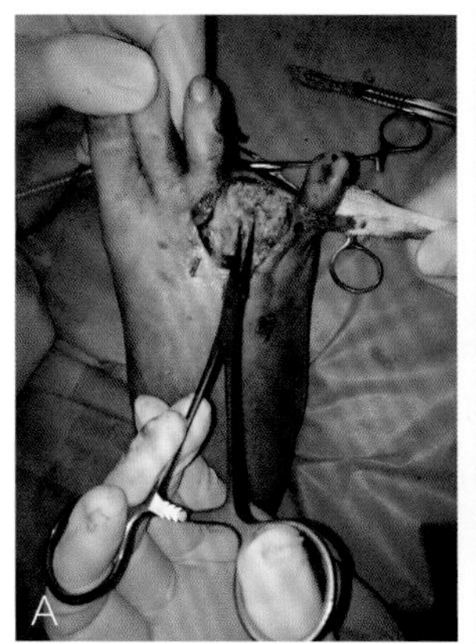

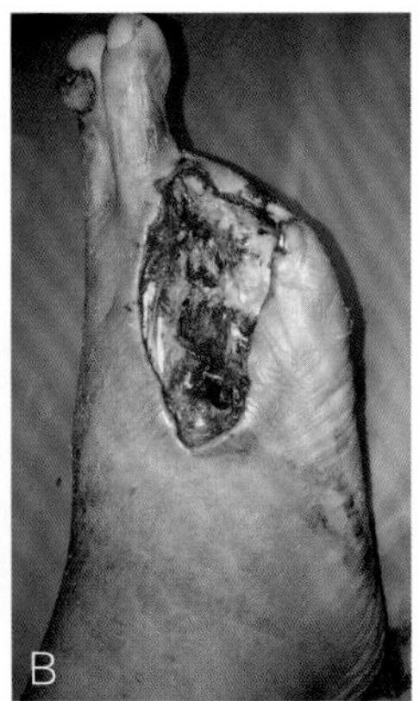

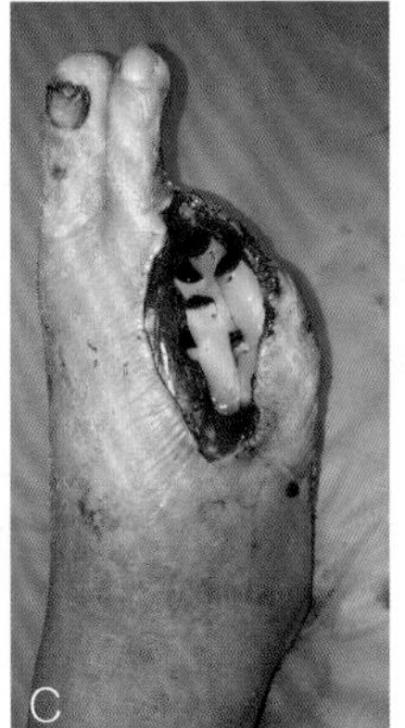

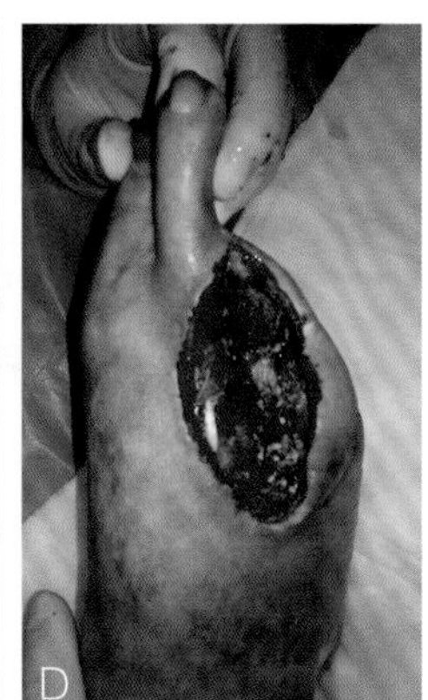

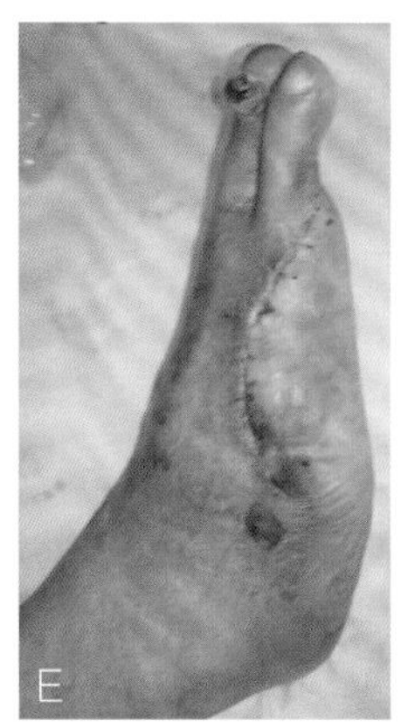

图 7-4-8　PRF 治疗糖尿病足干性坏疽

A. 入院时情况；B. 清创后间生态组织残留；C. PRF 治疗；D. PRF 治疗 7 天后；E. 给予缝合，22 天后痊愈

（九）异体 PRF 修复小儿感染或深度烧伤创面

小儿皮肤角质层薄嫩，抗感染能力差，一旦发生感染或皮损，容易造成深度损伤，往往需要复杂的手术方法来修复。由于很多家属认为小儿应用全身麻醉会影响智力发育，从而错过了最佳手术时期，导致创面感染或加深，不仅增加了患儿痛苦，而且给治疗带来很大困扰。为此，如何寻得一种能够替代复杂手术的有效方法是临床医生需要思考的问题。笔者尝试应用异体 PRF 治疗小儿皮肤感染或深度烧伤创面，取得了较好疗效。

案例 9：男性，11 个月，因左手示指指头红肿 8 天入院。专科检查：左手示指指头红肿热痛，指甲周围破溃流脓，末节指腹肿胀明显，起脓性水疱，诊断为化脓性指头炎。门诊换药处置 1 周，不见好转，反而加重。入院后完善检验检查，急诊全身麻醉下行创面清创、拔甲，清创后皮肤全层脱落，裸露创面约 2.3 cm × 1.4 cm。抽取患儿母亲静脉血 10 ml 行异体 PRF 治疗 1 次，14 天后创面痊愈，术后 50 天时指甲已完全长出，外形满意（图 7-4-9）。

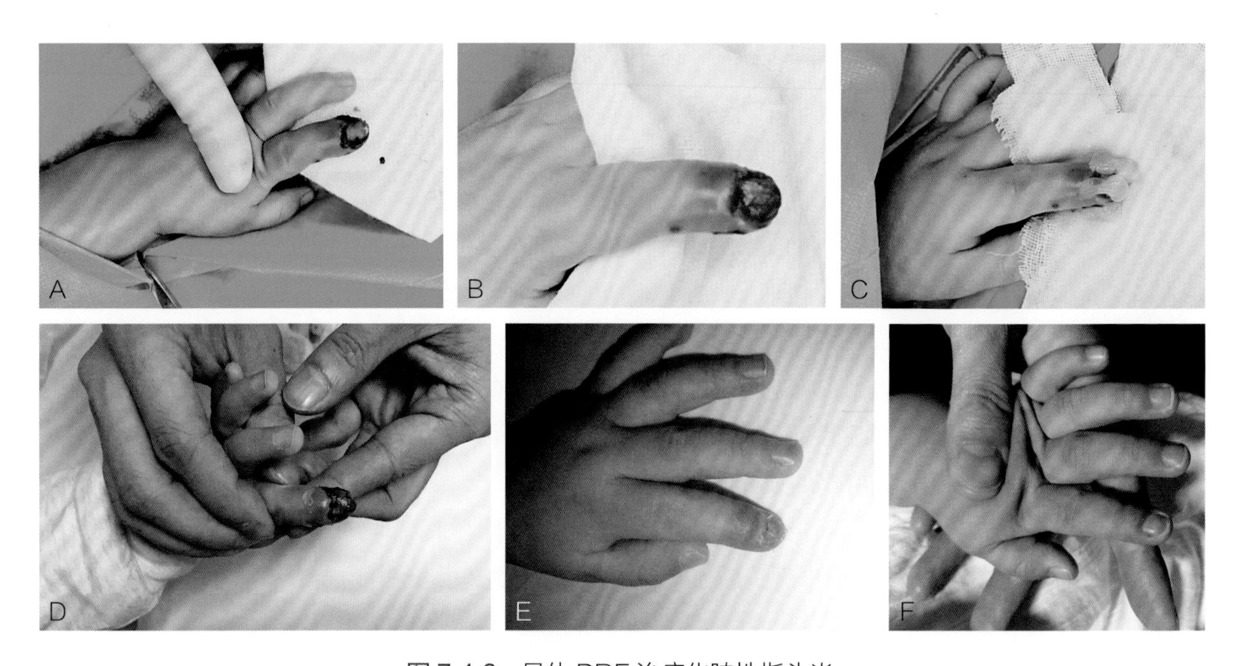

图 7-4-9　异体 PRF 治疗化脓性指头炎

A. 入院时情况；B. 术中清创、拔甲后；C. 抽取患儿母亲静脉血制成异体 PRF 覆盖创面；D. 术后 1 周时换药情况，PRF 紧贴于创面上形成牢固的干痂；E. 术后 2 周创面愈合；F. 术后 50 天指甲完全长出，外观及功能恢复良好

案例 10：女性，10 个月，因在家中玩耍时不慎将右手示指伸入插座孔中致电接触烧伤。入院检查：右示指可见范围约 2.0 cm × 1.5 cm 焦痂样创面，甲床部分毁损，触痛觉不敏感。入院后完善检验检查，予以清创去除坏死组织，见部分肌腱、关节囊外露，深达骨质。在确定患儿母亲为健康者后抽取其静脉血 20 ml 行 PRF 治疗 3 个周期（每周期为 7 天），创面愈合。随访半年，外观及功能良好（图 7-4-10）。

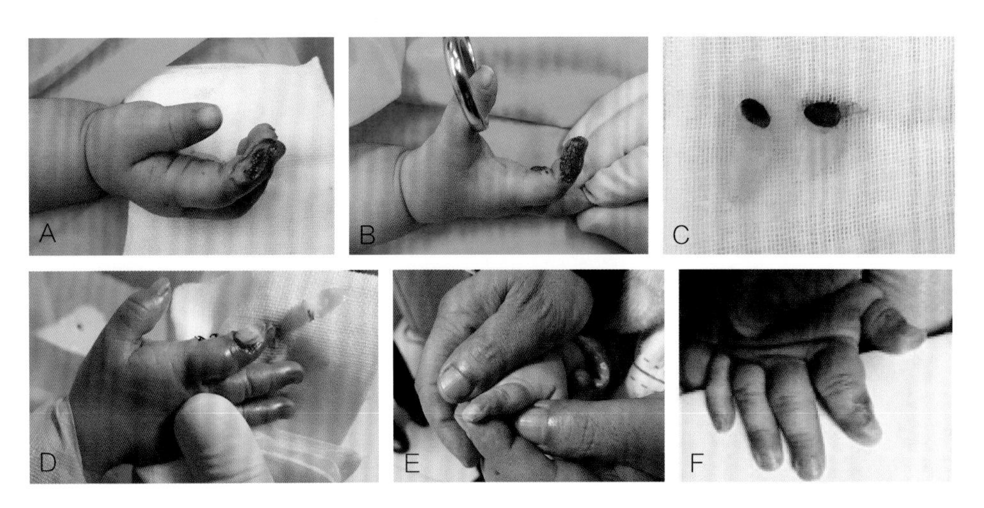

图 7-4-10 异体 PRF 修复右示指电烧伤后创面

A. 右示指创面术前；B. 术中清创后；C. 抽取患儿母亲静脉血制成异体 PRF；D. PRF 膜覆盖创面治疗 2 次，间隔时间 7 天；E. 伤后 25 天创面痊愈；F. 术后半年复查示外观及功能均恢复良好

案例 11：女性，13 个月，因右上肢烫伤 3 天入院。入院时右前臂已形成环形焦痂，肿胀明显，肢体末端疼痛麻木，手指末梢凉。入院后完善检验检查，急诊行创面焦痂切开减张及创面削痂术，去除坏死痂皮后，部分创面已显露脂肪，予以多黏菌素油纱包扎。术后根据敷料渗透情况每 1 ~ 2 天换药一次。入院后 17 天创面大部分愈合，残余肉芽创面约 10 cm × 5 cm。取患儿母亲静脉血 40 ml 予以 PRF 治疗 2 次，14 天后创面痊愈，全程治疗时间为 31 天。随访 6 个月，外观恢复良好，瘢痕质地柔软，未出现明显的瘢痕挛缩及功能障碍，患儿家属满意（图 7-4-11）。

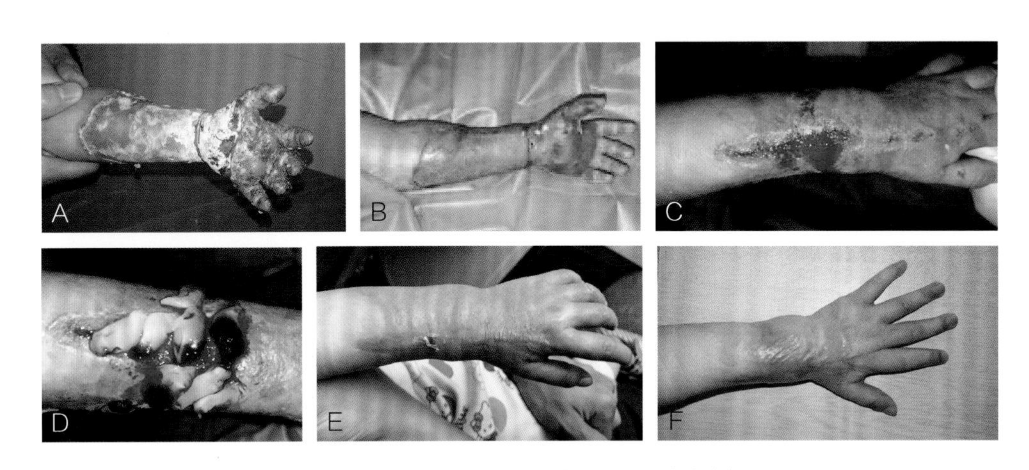

图 7-4-11 异体 PRF 修复烫伤后残余创面

A. 入院时创面情况；B. 术中清创后；C. 入院治疗后 17 天残余创面；D. 抽取患儿母亲静脉血制成异体 PRF 覆盖创面；E. PRF 治疗后 14 天创面痊愈；F. 术后半年复查外观良好，瘢痕质地柔软

案例 12：男性，6 岁，患儿家长因听信偏方治脚臭而使患儿穿着装有“火碱”的鞋子后烧伤双足 14 h 余入院。入院前自行涂抹烧伤膏治疗。专科检查：双足肿胀明显，双足底可见点状散在烧伤创面，色黑、凹陷，触痛觉消失。右足踇趾远端干性坏死，范围约 1.5 cm × 1 cm，右足第二趾远端背侧甲根部可见黑色坏死焦痂，质韧、内陷，部分甲根受累，末梢血运尚可。急诊予以创面清创，术中

见踇趾骨质部分坏死，予以去除，行 VSD 治疗。1 周后拆除 VSD 装置再次清创，去除表面分泌物及薄层坏死组织后骨质外露，抽取其父亲静脉血 20 ml 行 PRF 治疗。治疗 2 个周期（每周期为 7 天）后创面愈合，趾甲生长未受影响。随访 3 个月，外观及功能良好，患儿家属满意（图 7-4-12）。

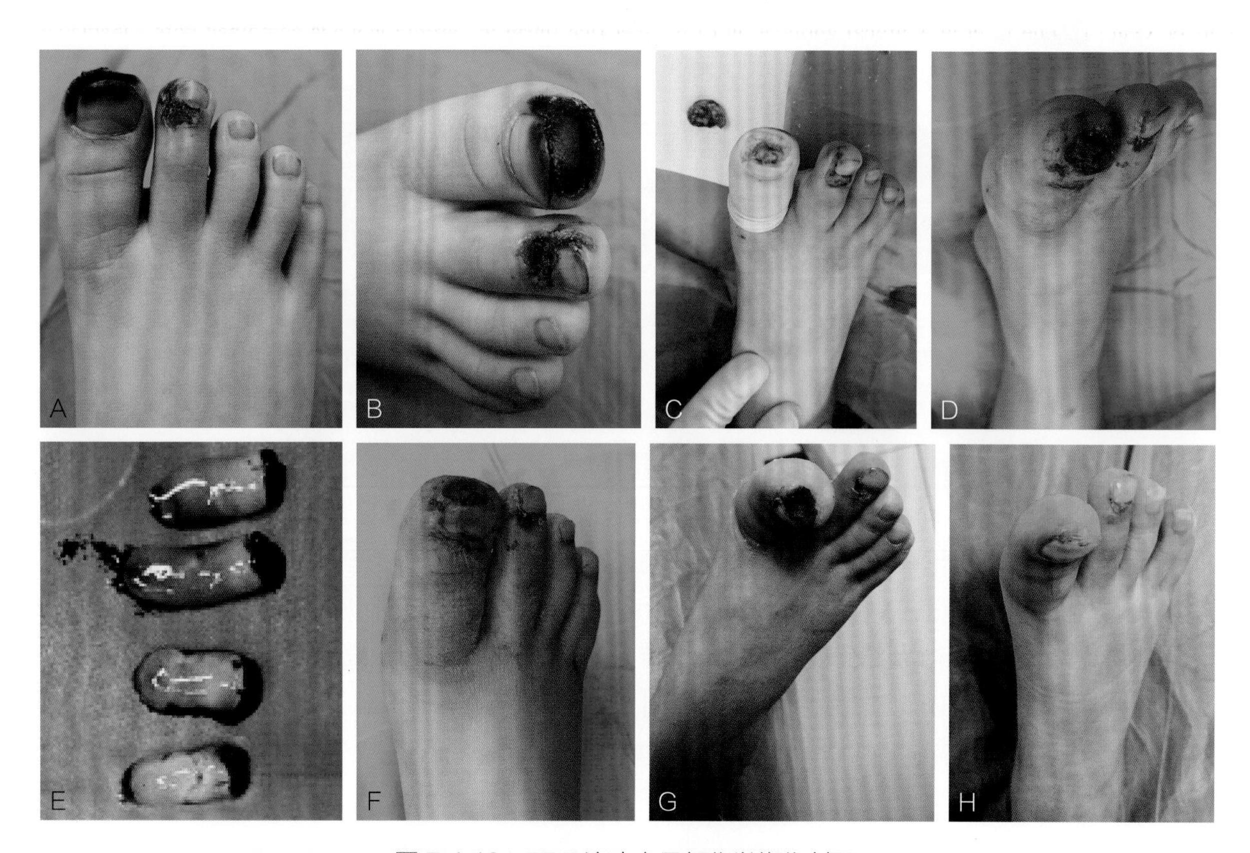

图 7-4-12　PRF 治疗右足部化学烧伤创面

A, B. 术前；C. 术中清创见部分骨质坏死；D. 清创加 VSD 治疗术后 1 周（去除负压时情况），骨质仍然外露；E. 抽取患儿父亲静脉血制成 PRF；F. 1 次 PRF 治疗后，骨质被覆盖；G. 2 次 PRF 治疗后，创面明显缩小；H. 伤后 45 天，创面痊愈，踇趾外形及趾甲生长良好

有关异体 PRF 治疗创面曾令我们担忧的是其免疫排斥反应风险，但临床实践中患者采用异体 PRF 治疗取得了良好效果，其理论基础是：①血液经离心后分层将红细胞碎片与离心后所得到的 PRF 分开，而 PRF 的主要成分为各种生长因子和纤维蛋白支架，能够诱发免疫排斥反应的细胞成分与血液相比已减少很多。②免疫排斥反应最常见的为急性排斥反应，而急性排斥反应常发生于移植术后的 7 ~ 10 天，有文献表明 PRF 会在 7 天内完成降解，错过了排斥反应时间，作为临时覆盖物，其临床使用是安全的。本组病例相关异体 PRF 的临床应用为伦理委员会通过后进行，目前临床上主要用于小儿、老年体弱多病、营养不良或并发症多而自己不能提供有效 PRF 的患者。

（王　杨）

参考文献

Ding SL, Zhang MY, Tang SJ, et al. Effect of Calcium Alginate Microsphere Loaded With Vascular Endothelial Growth Factor on Adipose Tissue Transplantation. Ann Plast Surg, 2015, 75(6): 644-651.

Lan W, Gang L, Zhe L, et al. Clinical application of platelet-rich fibrin in chronic wounds combined with subcutaneous stalking sinus. Chin J Burns, 2018, 34(9): 637-642.

Lundquist R, Dziegiel MH, Agren MS. Bioactivity and stability of endogenous fibrogenic factors in platelet-rich fibrin. Wound Repair Regen, 2008, 16(3): 356-363.

Mahajan M, Gupta MK, Bande C, et al. Comparative evaluation of healing pattern after surgical excision of oral mucosal lesions by using platelet-rich fibrin (PRF) membrane and collagen membrane as grafting materials-a randomized clinical trial. J Oral Maxillofac Surg, 2018, 76(7): 1469. e1-1469. e9.

Powers JG, Higham C, Broussard K, et al. Wound healing and treating wounds: chronic wound care and management. J Am Acad Dermatol, 2016, 74(4): 607-625.

Roy S, Driggs J, Elgharably H, et al. Platelet-rich fibrin matrix improves wound angiogenesis via inducing endothelial cell proliferation. Wound Repair Regen, 2011, 19(6): 753-766.

Yoon JS, Lee SH, Yoon HJ. The influence of platelet-rich fibrin on angiogenesis in guided bone regeneration using xenogenic bone substitutes: a study of rabbit cranial defects. J Craniomaxillofac Surg, 2014, 42(7): 1071-1077.

董希杰，刘湘萍，白祥军，等. 富血小板纤维蛋白治疗慢性伤口的临床效果. 中华创伤杂志，2017，33(10): 883-885.

王澜，刘刚，李哲，等. 富血小板纤维蛋白在合并潜行皮下窦道的慢性创面治疗中的临床应用. 中华烧伤杂志，2018，34(9): 637-642.

第三篇

浓缩生长因子（CGF）

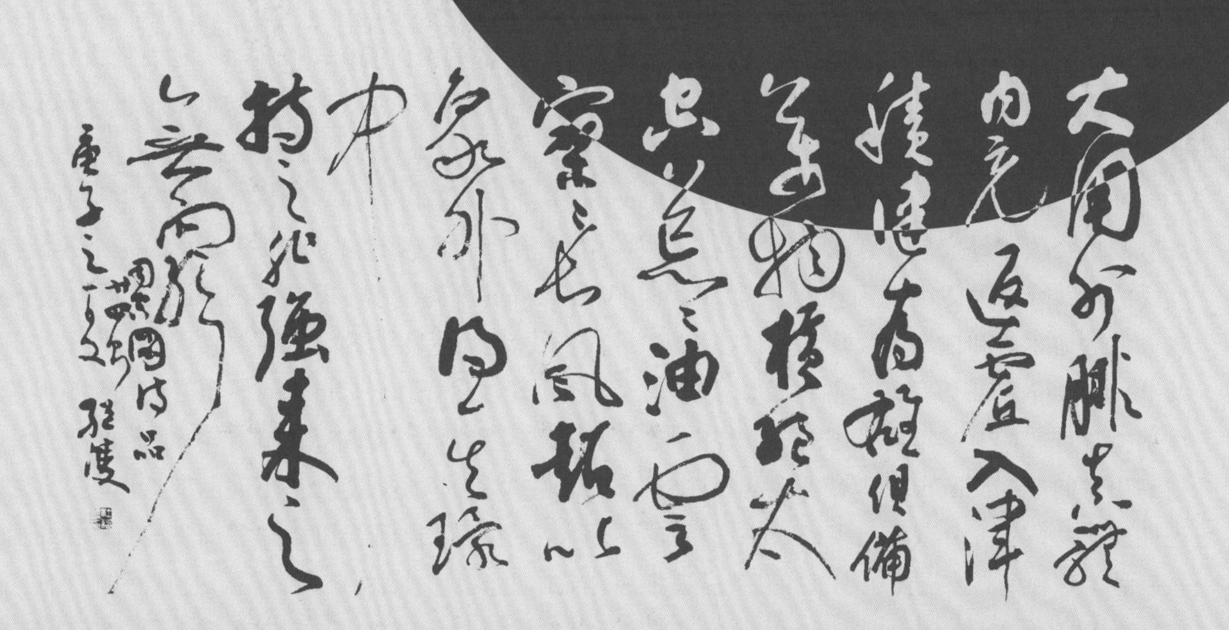

大用外腓，真体内充；返虚入浑，积健为雄；具备万物，横绝太空；荒荒油云，寥寥长风；超以象外，得其环中；持之匪强，来之无穷。

第八章

CGF 研究概述

本书所指的自体浓缩血小板是指通过一定的分离、浓缩、提取等技术，按照规范化的操作流程从人体自身血液获取的、经验证具有治疗或美容作用的血液浓缩制品，将其注射到人体的特定部位或外用，用于促进局部组织修复、再生，从而达到年轻化、延缓衰老及修复重建的目的。

血小板从最初被认识只参与凝血功能，到后来被发现具有分泌多种生长因子的功能，经历了漫长的探索过程。1986 年的诺贝尔生理学或医学奖共同授予 Stanley Cohen 与 Rita Levi Montalcini，以表彰他们在发现生长因子方面的杰出贡献。正是基于血小板所具有的生物学特性，才促使了自体浓缩血小板用于临床医疗的实践。20 世纪 80 年代，学者们根据全血中各种成分沉降系数的不同，利用离心法从外周血中分离出富含高浓度血小板、白细胞、纤维蛋白原/纤维蛋白和生长因子的血液提取物，用于创面修复和组织再生。由于离心及提取方法不同，所得到的血液提取物内含有的有效成分种类、数量、质量也有所不同，并逐步形成了以 PRP、PRF 及 CGF 为主要代表的不同形式（包含但不限于这三种形式）。

PRP 的临床应用已逾 30 年。1984 年，Assoion 等首先制备出 PRP。因其富含多种生长因子、白细胞及抗炎因子等成分，已在创面修复、骨性关节炎治疗、疼痛治疗、皮肤年轻化等多个领域得到广泛应用并取得了良好效果。PRF 于 2001 年由 Choukroun 率先提出，其独特的纤维蛋白网状结构可将大量的血小板和白细胞聚集其中，在缓释生长因子、延长生物学效应方面更具优势，但最初开发的 PRF 呈凝胶态，多用于口腔科及创面修复，无法实现注射操作，Choukroun 在后期又改良开发出注射型 PRF（I-PRF）, 从而拓展了 PRF 的使用途径及应用学科。CGF 于 2006 年由 Sacco 开发，是指利用特制的 Medifuge 200 变速离心机（Silfradent, 意大利），按既定程序不间断变速离心，依靠物理性加速和减速充分激活血小板中的 α 颗粒，产生含高浓度生长因子和 $CD34^{+}$ 细胞的自体浓缩血小板制品。这种离心方法使血小板相互充分碰撞后释放出更多的生长因子，纤维蛋白拉伸强度及黏合度也高于 PRF，这不仅提高了 CGF 促进组织细胞迁移、增殖和分化能力，同时还增强了其组织修复及再生能力，表现出良好的促进骨组织、软组织及皮肤组织的再生效应，已在口腔科、整形美容科、创面修复、神经组织再生等领域逐步得到应用。医生可根据临床需要，使用不同的试管制备出凝胶态 CGF（gel phase CGF, GPCGF）、液态 CGF（liquid phase CGF, LPCGF）和松散凝胶态 CGF（loose gel phase CGF, LGPCGF）等多种性状。

一、CGF 组分研究概述

自 2006 年 Sacco 首先开发出 CGF 以来，国际上有关 CGF 的研究呈迅速增长态势。相关研究表明，CGF 中富含多种生长因子、纤维蛋白、白细胞、CD34⁺ 细胞、血小板、抗炎因子及免疫调节因子等。

生长因子包括 TGF-β、PDGF、IGF、bFGF、VEGF、EGF、BMP-2、OPG 等，不同生长因子之间相互协同、配合发挥生物学效应，对皮肤、脂肪、纤维结缔组织、血管、神经、骨、软骨等多种组织再生都有着明确效果，扮演着“肥料”角色。

纤维蛋白将大量生长因子等生物活性物质包裹其中，随着纤维蛋白的降解，生长因子能缓慢释放，有助于延长生物学效应。研究发现 GPCGF 中的 PDGF、TGF-β1 及 VEGF 均能缓慢持续释放，分别在第 3、5、7 天达到释放高峰。纤维蛋白能为细胞的增殖、分化提供附着物，有利于局部组织再生，纤维蛋白在此扮演着“支架”角色。

白细胞、抗炎因子及免疫调节因子等在抗炎、抗感染等方面作用显著，扮演着“防腐剂”角色。

$CD34^+$ 细胞是造血干细胞、髓系及淋巴系祖细胞的表面抗原。有学者采用流式细胞仪检测发现 CGF 组与对照组（静脉血）中 $CD34^+$ 细胞含量分别为（0.14 ± 0.056）% 和（0.02 ± 0.010）%，差异具有统计学意义，意味着 CGF 中富含外周血干细胞。相关研究显示，CGF 中的 $CD34^+$ 细胞能有效引导骨再生与软组织再生，在组织工程硅酸盐 3-D 支架打印中能刺激矿化进而促进骨组织再生，并在血管维护、再生，组织修复及免疫调节，细胞分化等方面发挥作用，扮演着“种子”角色。

相关实验研究指出，大量活化的白细胞及未被离心破碎的血小板在血液离心后的红黄交界处密度最高，聚集呈白膜状，临床使用时应注意保留、提取。有关其精准化的提取与应用仍有待于进一步探索与完善。

二、CGF 与 PRP、PRF 的对比研究

CGF 属新近一代自体浓缩血小板。有关 CGF 与 PRP、PRF 相比是否具有真正的差异及优势一直存在疑虑。2016 年，Masuki 等对比分析发现 CGF 和改良型 PRF（A-PRF）中的血小板、PDGF、TGF-β1 及 VEGF 含量均高于 PRP，细胞实验证实 CGF 能更有效地刺激骨膜细胞增殖，诱导血管再生及促进创面愈合。Dinh 对比研究显示 CGF 与 PRF 均能显著促进人脐静脉内皮细胞增殖与分化，但 CGF 中 VEGF、TGF-β 的浓度更高，促血管化更强。Qiao 等研究发现 CGF 和 PRF 中 bFGF 的水平显著高于活化的 PRP，而 PDGF、TGF-β1、IGF 和 VEGF 在活化的 PRP、PRF 和 CGF 之间无显著性差异。赵静等发现 CGF 析出液中的 BMP-2、TGF-β1、bFGF 浓度高于同期的 PRF，但释放规律基本接近。在对比 PRP、PRF 及 CGF 对移植脂肪存活率的研究中，Hu 等发现 CGF 组移植的脂肪组织中血管增多，囊肿及纤维化减少，脂肪移植物重量显著高于 PRP 与 PRF 组。

尽管有较多文献肯定了 CGF 具有的领先优势，但相关报道的观点仍然不相一致。Hong 等通过实验认为 CGF 与 PRF 均能有效促进根尖乳头干细胞的增殖、迁移及分化，但两者有效性并无显著性差异。Kim 在对比 PRP、PRF 和 CGF 修复兔颅骨缺损的动物实验中发现，6 周后颅骨缺损处均有明显骨量增加，显著优于空白对照组，但三者之间无显著性差异。雷利红利用引导性组织再生术（guided tissue regeneration, GTR）分别联合 A-PRF、CGF 治疗重度牙周骨缺损，临床评价发现 GTR+A-PRF

组与 GTR+CGF 组在牙周再生手术中均能有效促进牙周骨内缺损骨增量，但两者效果无明显差异。

通过上述部分文献回顾可以看出，目前关于 CGF 与 PRP、PRF 之间的对比研究结果尚未达成一致意见，但同时也肯定了 CGF 所具有的良好的促进组织再生能力，为临床多种疾病的治疗及美容抗衰开辟了一个新方向。

三、CGF 临床应用现状

率先开发并使用 CGF 的 Sacco 是一名口腔科医生。从目前的文献检索来看，口腔医学仍然是研究和使用 CGF 最多的学科。Doan 等对 CGF 在口腔再生领域进行了 5 年的回顾性研究，肯定了 CGF 在上颌窦提升、种植牙、牙周和牙髓组织再生、口腔黏膜修复、牙周炎及牙髓炎等多个方面具有良好的直接治疗作用或提高其他技术疗效的作用。Yu 等使用 CGF 对种植骨增量患者术后减轻肿胀与镇痛效果进行了临床研究，发现 CGF 在减轻肿胀程度、缩短肿胀时间方面具有积极作用，对缓解疼痛无明显作用。在口腔医学中，颞下颌关节紊乱伴有的颞下颌关节疼痛、关节炎、运动障碍一直是治疗的难题。2017 年，Yang 等报道了在使用咬合垫治疗颞下颌关节紊乱后于颞下颌关节腔内注射 2 ml LPCGF，48 天内 72.2% 的患者关节炎得到显著改善，优于单纯咬合垫治疗；吴雪莲等对此做了相关综述，认为血液中的抗炎因子、生长因子及刺激内源性透明质酸产生是自体浓缩血小板发挥作用的主要机制。

创面修复是 CGF 的另一重要临床应用，在早期使用 CGF 时，由于对 CGF 的了解与认知不足，CGF 修复创面多在动物实验与临床口腔黏膜损伤修复中应用。龚博林等对比 CGF 与重组人表皮生长因子（rhEGF）治疗复发性口腔溃疡，CGF 组疼痛消失时间为（3.25 ± 0.32）天，愈合时间为（5.15 ± 0.74）天，rhEGF 组疼痛消失时间为（4.61 ± 0.54）天，愈合时间为（6.81 ± 0.78）天，差异均具有统计学意义。欧琳琳等利用 GPCGF 膜治疗口腔黏膜组织缺损，发现其在缩短创面愈合时间、减轻术后疼痛及抑制瘢痕三个方面显著优于常规治疗组。由于鼻中隔黏膜菲薄且延展性有限，缝合修复通常难以奏效，Zhao 等联合 GPCGF 膜覆盖与 LPCGF 注射修复 10 例鼻中隔成形术后鼻中隔黏膜缺损患者，均恢复良好，为该类损伤治疗提供了新的技术方法。Kao 联合 GPCGF 膜与 GPCGF 治疗皮肤软组织慢性创面，发现其在促进组织再生、加速创面愈合方面有着显著效果。

CGF 用于美容治疗始于最近几年，目前陆续在整形美容科及皮肤科得到应用。汪淼等将 CGF 与活性血浆蛋白凝胶（activated plasma albumin gel, APAG）联合用于泪沟及鼻唇沟填充，每 3 周治疗 1 次，共治疗 3 次，能有效促进局部组织再生，恢复组织容量，术后半年仍维持较好效果。王昕等将 LPCGF 注射于眶周皱纹真皮及近真皮皮下，每 15~20 天注射 1 次，连续治疗 3 次，组织学显示表 - 真皮连接增厚，成纤维细胞、胶原蛋白、毛细血管及皮下脂肪增多，30 例眶周皱纹均得到良好改善。赵启明等将 CGF 与自体脂肪颗粒混合行面部年轻化治疗时发现，CGF 在提高移植脂肪存活率、减少脂肪吸收、维持填充效果等方面有着良好效果，这与 CGF 促进移植脂肪细胞与受区建立血供的作用密不可分。张天嘉等研究发现混合 LPCGF 的脂肪移植术后吸收率减少 5%~15%，LPCGF 与脂肪的混合比例在 1：8 时最合适，提高混合比例并不能明显提高脂肪移植效果。Tan 等在 20 例男性雄激素性脱发区皮下注射 LPCGF，皮肤镜显示整体毛发密度及终毛/毳毛比例增加，随访满意度达 85%，并指出 CGF 之所以能达到这样的疗效，关键原理是其富含的多种生长因子能有效促血管化，改善毛囊周围微循环，进而促进毛囊由休止期向生长期转变。另一项临床研究显示，经 LPCGF 注射治疗后在紧致皮肤、淡化色斑、亮肤及改善毛孔粗大等方面也具有较好疗效。

四、CGF 临床应用展望及小结

除以上介绍的 CGF 的临床应用外，目前有关 CGF 在其他领域的应用仍然较少。通过对 PRP 和 PRF 的应用报道可以得出推论，CGF 未来有望在以下领域得到逐步应用：骨科，包括骨折不愈合、关节炎、肌肉韧带损伤、肌腱病及肌腱急性损伤、股骨头坏死、腰椎间盘退变性疾病等；康复运动医学科，包括运动系统慢性损伤性疾病、关节功能障碍性疾病、疼痛等；眼科，如干眼症、角膜炎、角膜溃疡、结膜炎、眼部慢性移植物抗宿主病（chronic graft-versus-host disease, cGVHD）等；妇产科及男科，如子宫内膜异位症、薄型子宫内膜不孕症、勃起功能障碍、阴茎海绵体硬结症（又称 Peyronie 病）等；烧伤科，如烧伤创面、植皮等；中医科，如穴位注射治疗过敏性鼻炎、穴位注射减肥等。

（杨顶权　李　锴　汪　森）

参考文献

Dohan DM, Choukroun J, Diss A, et al. Platelet-rich fibrin(PRF): A second generation platelet concentrate. Part Ⅰ: Technological concepts and evolution. Oral Surg Oral Med Oral Phthol Oral Radiol Endod, 2006, 101(3): e37-e44.

Doan N, Reher P, Duong QT, et al. A five-year retrospective study on the use of concentrated growth factor (cgf) on dental patients undergoing oral regenerative therapy. Int J Oral Maxillofac Surg, 2019, 48(1): 182-183.

Doan N, Reher P, Duong QT, et al. Application of blood stem cells ($CD34^+$ and CD45)/concentrated growth factors (CGF) in guided bone regeneration (GBR) and guided tissue regeneration (GTR) in conjunction with mls laser and piezoelectric surgery. Int J Oral Maxillofac Surg, 2019, 48(1): 62.

Doan N, Reher P, Wang G, et al. Application of concentrated growth factors $CD34^+$/CD45 on the 3D printed alginate scaffolds an in vitro study. Int J Oral Maxillofac Surg, 2019, 48(1): 156.

Hong S, Chen W, Jiang B. A comparative evaluation of concentrated growth factor and platelet-rich fibrin on the proliferation, migration, and differentiation of human stem cells of the apical papilla. J Endodont, 2018, 44(6): 977-983.

Hu Y, Jiang Y, Wang M, et al. Concentrated growth factor enhanced fat graft survival: a comparative study. Dermatol Surg, 2018, 44(7): 976-984.

Kao Chao-Hsing. Use of concentrate growth factors gel or membrane in chronic wound healing: Description of 18 cases. Int Wound J, 2019.

Khattab EM, Abowarda MH. Role of ultrasound guided platelet-rich plasma(PRP) injection in treatment of lateral epicondylitis. Egyptian J Radiol and Nucl Medic, 2017, 48(2): 403-413.

Kim TH, Kim SH, George K, et al. Comparison of platelet-rich plasma (PRP), platelet-rich fibrin (PRF), and concentrated growth factor(CGF) in rabbit-skull defect healing. Arch Oral Biol, 2014, 59(5): 550-558.

Masuki H, Okudera T, Watanebe T, et al. Growth factor and pro-inflammatory cytokine contents in platelet-rich plasma (PRP), plasma rich in growth factors (PRGF), advanced platelet-rich fibrin (A-PRF), and concentrated growth factors (CGF). Int J Implant Dent, 2016, 2(1): 19.

Miron RJ, Fujioka-Kobayashi M, Hernandez M, et al. Injectable platelet rich fibrin (i-PRF): opportunities in regenerative dentistry?. Clin Oral Invest, 2017, 21(8): 2619-2627.

Qiao J, An N, Ouyang X. Quantification of growth factors in different platelet concentrates. Platelets, 2017, 28(8): 774-778.

Qin J, Wang L, Sun Y, et al. Concentrated growth factor increases Schwann cell proliferation and neurotrophic factor secretion and promotes functional nerve recovery in vivo. Int J Mol Med, 2016, 37(2): 493-500.

Rodella LF, Favero G, Boninsegna R, et al. Growth factors, CD34 positive cells, and fibrin network analysis in concentrate growth factors fraction. Micros Res Tech, 2011, 74(8): 772-777.

Yang JW, Huang YC, Wu SL, et al. Clinical efficacy of a centric relation occlusal splint and intra-articular liquid phase concentrated growth factor injection for the treatment of temporomandibular disorders. Medicine, 2017, 96(11): e6302.

Yu PX, Zhai Z, Jin XL, et al. Clinical application of platelet-rich fibrin in plastic and reconstructive surgery: a systematic review. Aesthet Plast Surg, 2018, 42(2): 511-519.

Yu TT, Liu J, Yin JJ, et al. Effects of concentrated growth factors on relieving postoperative reaction of guided bone regeneration in the esthetic zone. West China J Stomatol, 2019, 37(4): 398-402.

Zhao QM, Gao J, Huang XX, et al. Concentrated growth factors extracted from blood plasma used to repair nasal septal mucosal defect after rhinoplasty. Aesthet Plast Surg, 2019.

Dinh QC. 浓缩生长因子和富血小板纤维蛋白促血管化作用的体外对比研究．吉林大学，2016.

Tan P, 周双白，吴巍，等．自体浓缩生长因子治疗男性雄激素源性脱发的临床应用 20 例．组织工程与重建外科杂志，2019，15(3): 159-162.

龚博林，方圆文．浓缩生长因子治疗复发性口腔溃疡的疗效观察．中国老年保健医学，2013(6): 48-49.

雷利红．改良富血小板纤维蛋白与浓缩生长因子促牙周组织修复再生作用的比较研究．浙江大学，2018.

李媛娇子，罗赛，徐渴鑫，等．注射浓缩生长因子改善面部炎性衰老的临床观察．中国美容整形外科杂志，2019，30(4): 236-239.

欧琳琳，周迎端，蒋明芝．自体浓缩生长因子膜用于口腔黏膜组织缺损对疼痛度及瘢痕的影响．中国美容医学，2019，28(9): 107-110.

秦勤．浓缩生长因子纤维蛋白凝块 / 膜体外降解及部分生长因子释放规律研究．吉林大学，2019.

汪淼，丁寅佳，赵启明．中国整形美容协会抗衰老分会《细胞活性物质抗衰老技术规范化指南》. 中华保健医学杂志，2017，19(5): 456-457.

汪淼，胡谨，赵启明．CGF 在组织再生及整形美容中的基础研究与临床应用进展．中国美容医学，2020，29(9): 182-186.

汪淼，赵启明，陆海山，等．浓缩生长因子联合活性血浆蛋白凝胶注射在下睑区及鼻唇沟年轻化中的应用．中国美容医学，2019，28(6): 5-8.

王昕，陈小平，林金德．浓缩细胞生长因子在整形美容外科中的应用．中国美容整形外科杂志，2016，27(5): 317-320.

王昕，陈小平，赵启明，等．浓缩生长因子注射改善眶周皱纹的临床观察．中国美容整形外科杂志，2018，28(7): 402-405.

吴雪莲，杨春. 富血小板血浆在颞下颌关节骨关节炎的作用机制及应用研究进展. 中国实用口腔科杂志，2018，11(2): 122-126.

张天嘉，王旭东. 不同浓度液态浓缩生长因子在提高脂肪移植成活率中的初步研究. 第十四次中国口腔颌面外科学术会议，2018: 688-689.

赵静，李新月. 富血小板纤维蛋白和浓缩生长因子析出液中相关成骨生长因子含量的比较研究. 牙体牙髓牙周病学杂志，2018，28(11): 13-17+33.

赵启明，王昕，陈小平，等. CGF 复合自体颗粒脂肪行面部轮廓年轻化治疗的临床应用. 浙江临床医学，2018(2): 230-232.

第九章

CGF 分类、制备及 APAG 制备

第一节　CGF 分类

在最初开发 CGF 时，使用的试管只有一种，即不含抗凝剂的红色管帽试管，制备出来的 CGF 为凝胶态。2013 年，Silfradent 公司在原有单一生产红色管帽试管（简称“红管”）的基础上又相继推出了绿色管帽试管（简称“绿管”）和白色管帽试管（简称“白管”），为 CGF 的临床应用大大拓展了空间。三种试管均为 VACUETTE 真空负压采血管，容量 9 ml（图 9-1-1）。

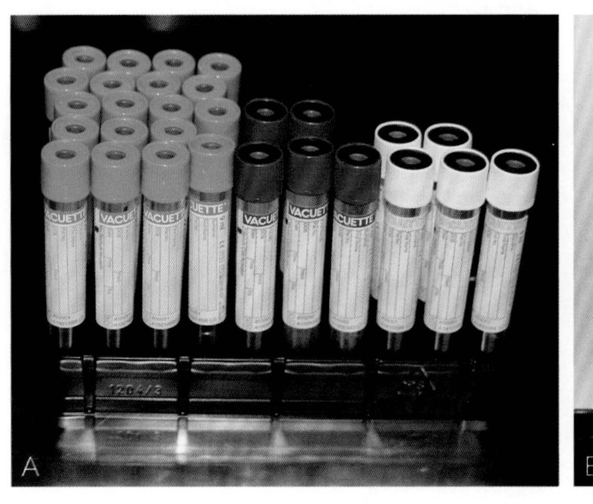

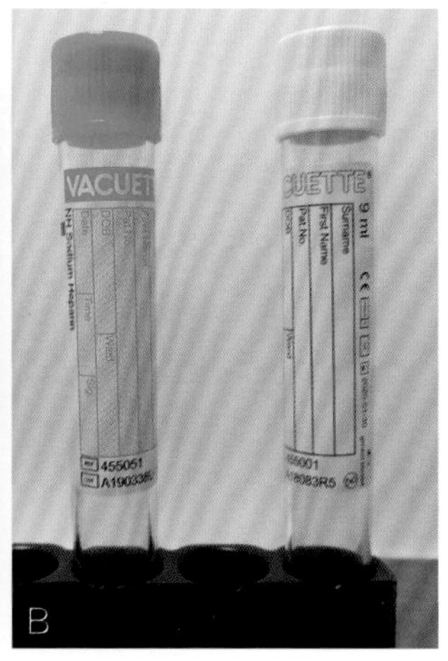

图 9-1-1　三种采血试管
A. 三种试管外观；B. 试管标识

一、凝胶态 CGF（GPCGF）

红管内壁粗糙，未添加抗凝剂。离心过程中，血液中的纤维蛋白原被迅速刺激转化为纤维蛋白，制备所得为 GPCGF，其主要用于创面、窦道填塞，或将其剪碎与骨粉搅拌混合用于修复骨缺损，或将其压成膜状，用于创面表面覆盖。

二、液态 CGF（LPCGF）

绿管内含肝素钠抗凝剂，制备所得为 LPCGF，其主要用于注射治疗，包括面部静态性皱纹（不做面部表情动作时存在的皱纹）、细小皱纹、黑眼圈、激素依赖性皮炎及红血丝、痘痕、瘢痕色素沉着及疼痛性瘢痕、妊娠纹、黄褐斑、雄激素性脱发、颈纹、手部衰老、泌尿生殖系统衰老等。

三、松散凝胶态 CGF（LGPCGF）

白管内壁光滑，未添加抗凝剂。离心过程中，血液中的纤维蛋白原转化为纤维蛋白相对缓慢，离心后 CGF 呈液态，室温静置 15~20 min 后变为 LGPCGF，临床应用方式相对灵活。在液态时可用于注射，注射进入相应组织层次后缓慢形成松散凝胶态，既有利于缓释生长因子、延长生物学效应，亦有助于局部的塑形饱满；已经形成松散凝胶态时可用于创面泼洒覆盖或窦道灌注。因此，LGPCGF 相较于 LPCGF 具有更高的临床应用价值，但目前对 LGPCGF 的认识及临床经验尚有不足，有待于后续的普及应用。在临床实践中，为了延缓形成松散凝胶态的速度以便于操作者有更多的时间余量进行注射治疗，通常可以对提取出来的 CGF 即刻进行冰敷（或冷敷），并尽量减少晃动。

在后续章节的临床治疗案例中，笔者提到的 LPCGF 代表了 LPCGF 与 LGPCGF 两种，临床应用时可做灵活选择。

第二节 CGF 制备

CGF 是通过 Medifuge 200 离心机（Silfradent, 意大利）离心静脉血而获得，该离心机具有独特的自动变速离心程序，具体是指：加速 30 s，速度达到 2700 rpm，旋转 2 min；降速到 2400 rpm，旋转 4 min；加速到 2700 rpm，旋转 4 min；加速到 3000 rpm，旋转 3 min；减速 36 s 后停止；共历时 13 min。该离心机除具有特殊的不间断加速、减速全自动程序离心系统外，还具备精确的温控系统，离心系统内置自动通风温度控制设计，保持恒温 15 ℃的低温环境，避免血液样本受到热损伤而变性失效。这种不间断变速离心能够有效促进血小板之间的相互碰撞，启动生长因子分泌，胞吐 α 颗粒释放生长因子（图 9-2-1）。

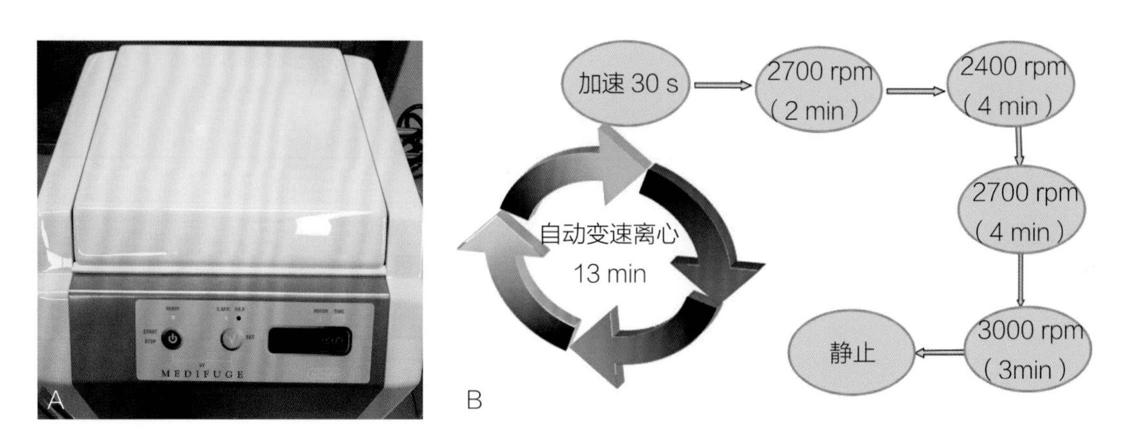

图 9-2-1 CGF 离心机
A. Medifuge 200 变速离心机；B. 变速离心程序

一、静脉采血

常选择肘静脉进行采血，采血试管为上述三种试管，根据不同的治疗用途，选择相应试管。由于该类试管属 9 ml 真空负压管，达到 9 ml 容量后试管内负压消失，血液流动会自动停止。采血过程中试管稍微倾斜，以使血液自管侧壁缓慢流入管底。若垂直置放试管，血液直冲管底，容易导致溶血（图 9-2-2）。

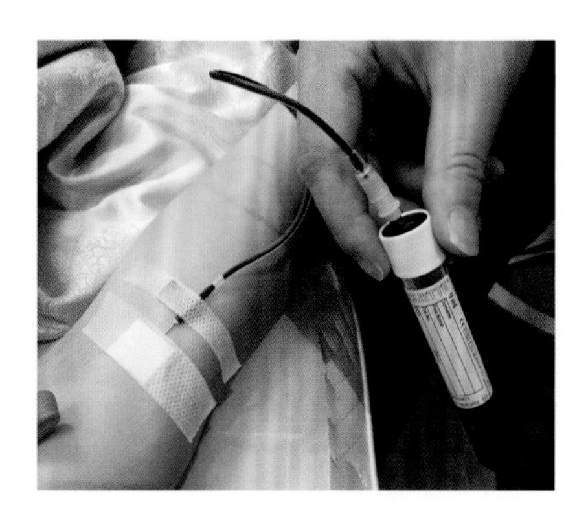

图 9-2-2 静脉采血

需要提及的是，也有部分临床医生选择桡动脉采血，认为动脉血血氧浓度高，代谢废物少，制备所得浓缩血小板生物学效应更高。笔者未将动脉采血作为常规，主要是考虑到动脉采血技术难度较大，需要专门训练，存在一定的风险，且关于动静脉血制备所得物是否具有统计学上的治疗差异，目前尚缺乏研究。

二、离心

将试管对称放入离心机内，一次最多可离心 8 管血。试管放入前禁止摇晃，以防红细胞碰撞破碎导致溶血而影响离心效果（图 9-2-3）。离心机控制面板默认为 CGF 模式，盖上离心机盖板，点击开始按钮，离心机即开始自动离心，13 min 后离心机盖板自动打开，离心完毕。

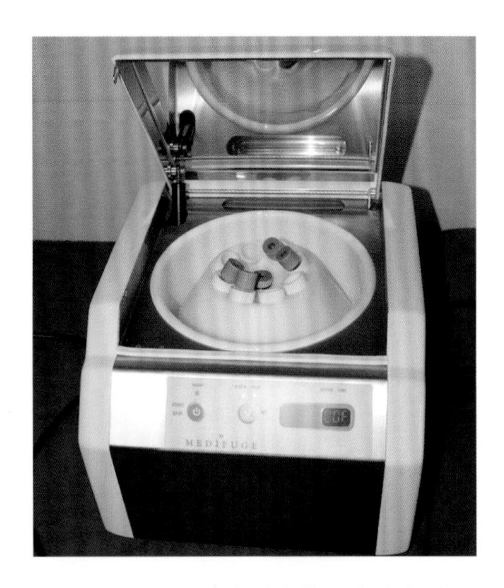

图 9-2-3 试管对称放入离心机内

三、提取

（一）GPCGF 提取

红管内 9 ml 静脉血经离心后分为三层：上层淡黄色液体为贫血小板血浆（PPP），为 0.5~0.8 ml；中间黄色凝胶即 GPCGF，约 4 ml；下层暗红色为红细胞，约 4 ml。其中，在红黄交界处集聚有大量血小板、白细胞及 $CD34^+$ 细胞。将离心物倒入弯盘，剪除大部分红细胞，保留红细胞顶端部分，所得即为 GPCGF，亦可将 GPCGF 用压膜器压成膜状备用（图 9-2-4）。

（二）LPCGF 提取

绿管内 9 ml 静脉血经离心后分为三层：上层为 PPP，约 2 ml；中层为 LPCGF，约 2.5 ml；下层为红细胞（图 9-2-5A）。其中，在红黄交界处集聚有大量血小板、白细胞及 $CD34^+$ 细胞。将注射器针头置于试管内红细胞顶端抽取 LPCGF（图 9-2-5B, C）。在红黄交界处存在有片状白膜或云雾状白膜，白膜的主要成分为血小板、白细胞及 $CD34^+$ 细胞。因此，在抽吸时需使用粗注射器针头抽出片状白膜（如 1.2 号 注射器针头），或用针尖对红细胞顶端的云雾状白膜进行拨动，尽可能抽出大部分白膜（图 9-2-5D）。红黄交界处富含白细胞及 $CD34^+$ 细胞的液体抽出约 0.5 ml，单独称之为 $CD34^+$ 细胞层。

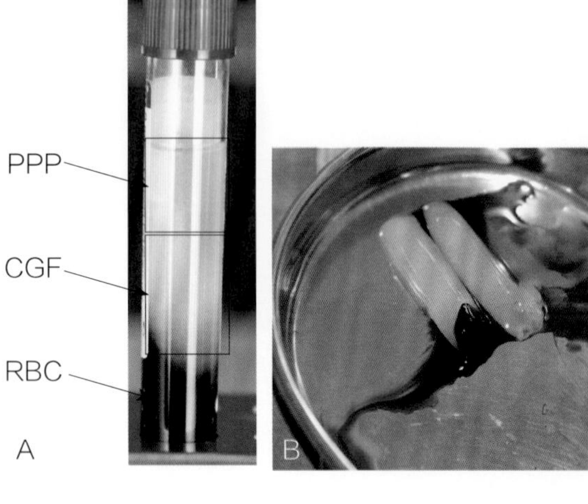

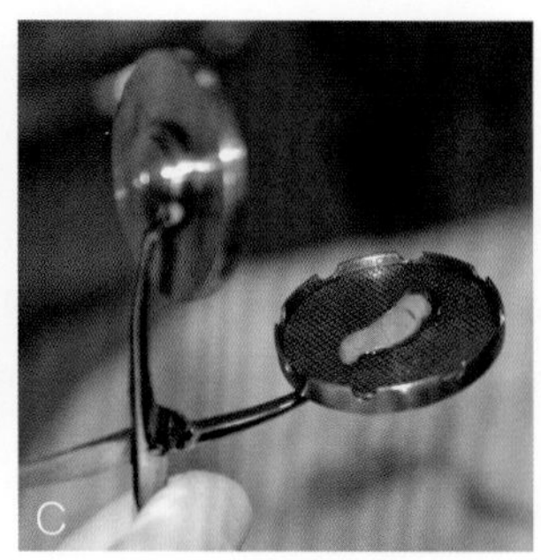

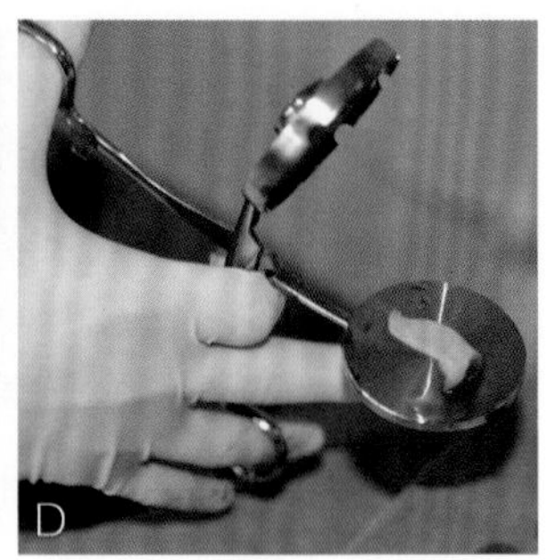

图 9-2-4　GPCGF 制备过程

A. 红管离心后分层；B. 倒出红管内容物；C. GPCGF 放于压膜器中；D. GPCGF 膜

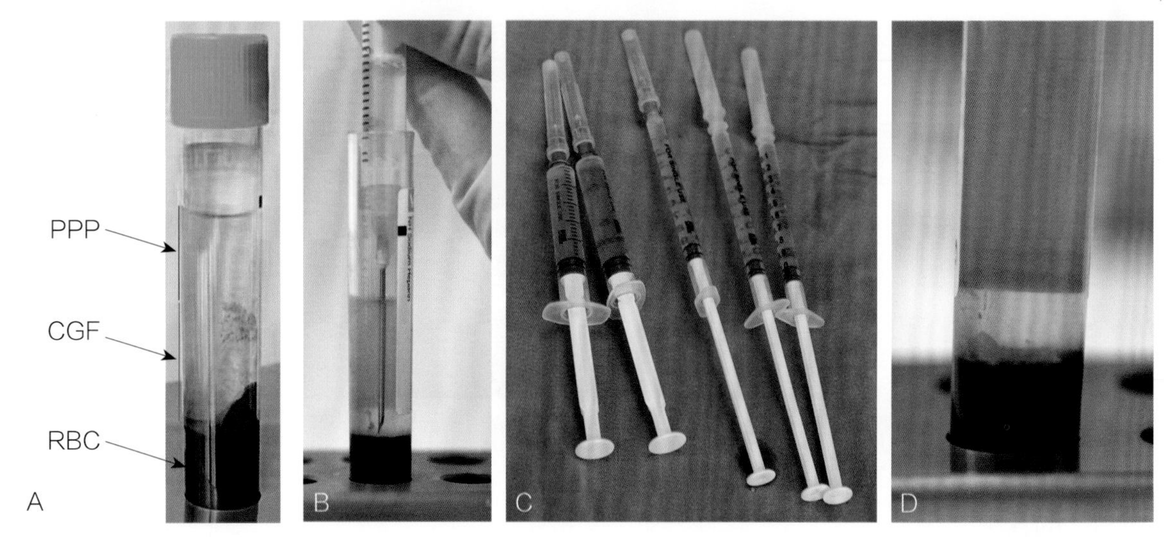

图 9-2-5　LPCGF 制备过程

A. 绿管离心后分层；B. 注射器抽取 LPCGF；C. LPCGF；D. 白膜层位于红黄交界处

白管与绿管中的 CGF 提取方法相同。

需要指出的是，红管中血液在离心过程中，由于纤维蛋白原转变为纤维蛋白，有部分血小板在尚未碰撞破碎前即被滞纳、包裹于纤维蛋白凝胶内，另有部分血小板受重力作用及沉降系数影响，会沉积到红细胞顶端。绿管中血液在离心过程中，因添加有抗凝剂，血小板在血液液态环境下相互碰撞，大部分破碎释放出多种生物活性物质，未破碎的血小板则沉积于红细胞顶端；因此，在提取 LPCGF 时，有时会提取部分红细胞顶端层，称之为“带红”。如若需要将 LPCGF 注射于皮肤菲薄处或皮肤浅层时（如下眼睑），则需要尽量避免“带红”，否则可能会在局部产生含铁血黄素沉积，一定时间段内会影响美观。

在临床制备 CGF 过程中偶尔会出现离心后的血液呈浑浊乳糜状，通过追问求美者相关情况后发现，这类求美者大多存在高血脂或有术前 1 天大量饮酒史，临床在使用这类血液制备的 CGF 后并未出现不良反应，效果亦未出现明显下降，因此可以正常使用。

第三节　APAG制备及研究进展

APAG英文全称为activated plasma albumin gel，中文翻译为“活性血浆蛋白凝胶”。APAG的应用与十余年前PPP凝胶治疗技术的开发有着密切联系。PPP凝胶治疗技术是日本圣心医学中心在PRP治疗基础上开发的一项新兴技术手段：将分离出的PPP进行适度加热，使其蛋白变性成凝胶态，从而达到与透明质酸相似的性状，应用于面部年轻化的填充治疗。Silfradent公司创始人Tiziano Batani对该项技术进行了改进，发明了一款专门用于加热PPP的加热仪，命名为APAG仪（图9-3-1）。

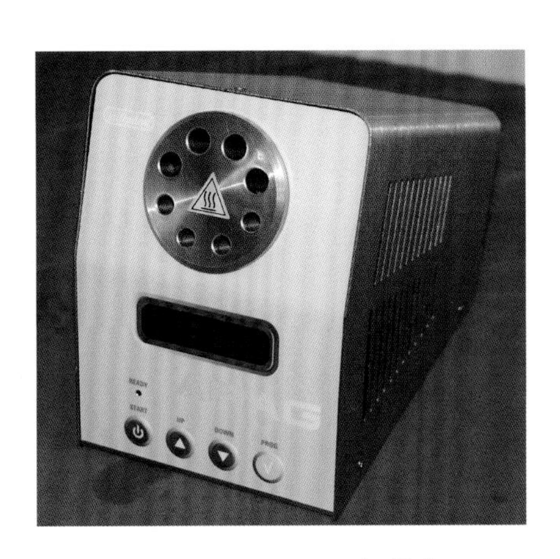

图9-3-1　APAG加热仪

用1 ml玻璃材质注射器抽出PPP，放入APAG加热仪中，仪器默认温度为75 ℃，默认时间为5 min，将默认时间调整为8 min，按此程序加热后PPP蛋白变性呈凝胶态，室温冷却约20 min后，用三通管按2 ml PPP凝胶配0.5 ml $CD34^+$细胞层的比例进行混匀，所得混合物即为APAG（图9-3-2）。之所以选用玻璃材质注射器，是因为这类注射器导热性能好，能使得PPP有效蛋白变性，而普通塑料注射器导热性能差，难以制备出符合要求的PPP凝胶。

2018年，Fedyakova等对其开发的PRGF（plasma rich in growth factor）自体软组织凝胶在理化性质（硬度、黏性、弹性）、组织学效应及临床效果等方面做了详尽研究，并用于颈纹及手部衰老治疗，发现其具有促进I型胶原合成、刺激成纤维细胞增殖等效应，在增强皮肤水合作用及弹性、减少皱纹、增加组织容量等方面优于对照组（透明质酸）。PPP凝胶与$CD34^+$细胞层按4∶1比例混合制备的APAG与PRGF自体软组织凝胶在制备方法和原理上极为相似。通常按照4∶1比例混合，既能保证APAG的生物力学特性具有良好的支撑性，又能保证APAG中含有一定量的具有完全生物学活性的$CD34^+$细胞层。

APAG中的PPP凝胶属于变性蛋白，并不具有明显生物学活性，但在局部注射填充早期能起到增加组织容量、刺激局部组织增生的效果，而$CD34^+$细胞层富含$CD34^+$细胞、白细胞、生长因子及血小板，具有明确的生物学效应，在促进组织新生、再生尤其是促进成纤维细胞增殖，分泌胶原蛋白，合成胶原纤维等方面效果显著。

Silfradent公司在开发APAG技术的同时又开发了ICF（induction collagen of formation）技术，中文翻译为“蛋白重组诱导液”，是将LPCGF按42 ℃加热20 min后再注射，LPCGF在低高温下活性能获得提高。目前这一技术在国内使用较少，有待进一步普及。

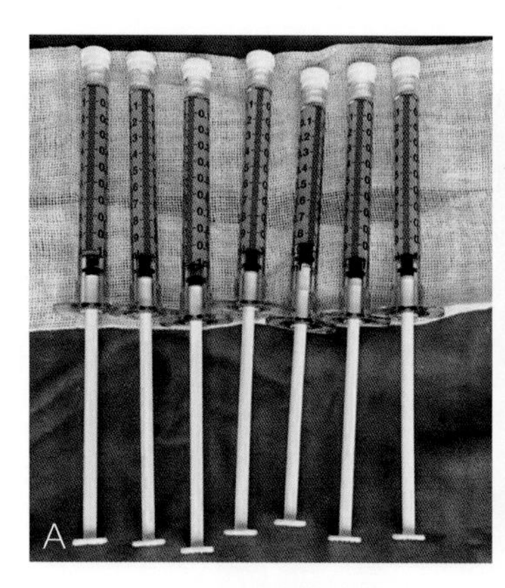

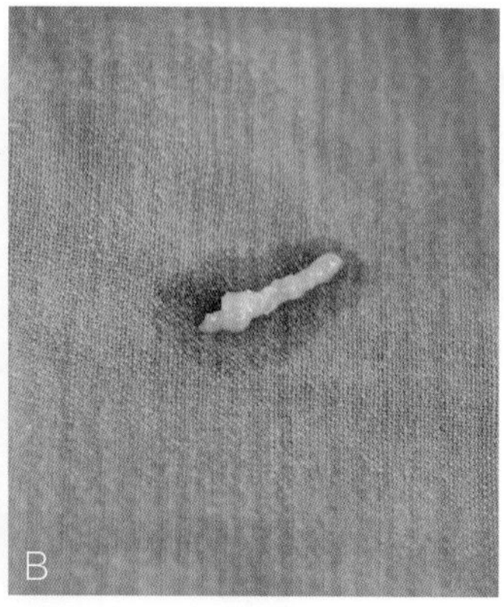

图 9-3-2　PPP 加热后变性呈凝胶态

A. PPP 加热后冷却中；B. 冷却 15 min 后的 PPP 凝胶

（汪　森）

参考文献

Fedyakova E, Pino A, Kogan L, et al. An autologous protein gel for soft tissue augmentation: in vitro characterization and clinical evaluation. J Cosmet Dematol, 2019, 18(3): 762-772.

Rodella LF, Favero G, Boninsegna R, et al. Growth factors, CD34 positive cells, and fibrin network analysis in concentrate growth factors fraction. Micros Res Tech, 2011, 74(8): 772-777.

陈霞，王健. 血小板浓缩生长因子在整复外科中的研究及应用进展. 组织工程与重建外科杂志，2017，13(2): 113-115.

林茂辉，刘传君. 富含血小板血浆在美容医学中的应用. 中华医学美学美容杂志，2012，18(2): 158-160.

汪森，赵启明，陆海山，等. 浓缩生长因子联合活性血浆蛋白凝胶注射在下睑区及鼻唇沟年轻化中的应用. 中国美容医学，2019, 28(6): 5-8.

第十章

CGF 组分分析及相关生物学效应

第一节　CGF 组分分析

CGF 中的组分主要包括血小板及其释放的多种生长因子、$CD34^{+}$ 细胞、白细胞、抗炎因子及其他多种生物学活性成分。GPCGF 还具有致密的纤维蛋白网络结构（图 10-1-1）。

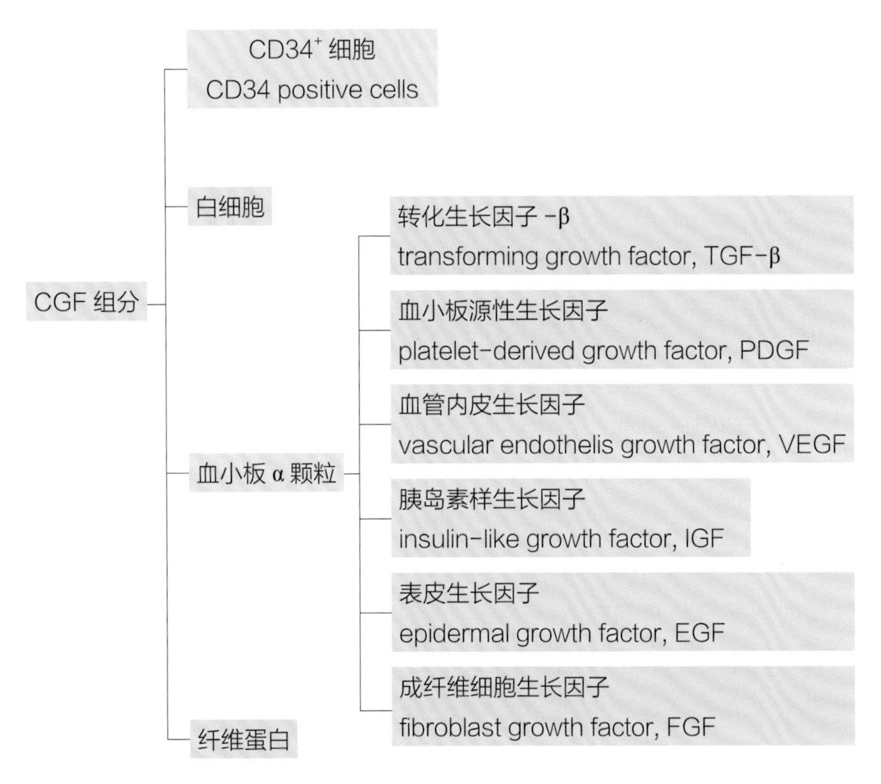

图 10-1-1　CGF 主要组分

CGF 中的生长因子主要由血小板释放，血小板释放生长因子可达百种之多，因此，从理论上推断 CGF 中所含有的生长因子不低于几十种，但目前在临床研究中重点关注的生长因子多在 10 种以内，研究较多的以 PDGF、TGF-β、IGF、VEGF、EGF、FGF、BMPs 等为主。以下从分子学角度，对几种研究较为成熟的生长因子做一概述。

1. PDGF PDGF 是分子量为 30 kDa 的糖蛋白，主要来源于血小板。PDGF 通过作用于细胞膜的专一受体而发挥其生物学效应。PDGF 受体在细胞膜外部分有与免疫球蛋白类似的 5 个结构域，构成 PDGF 结合位点，在胞质区则是酪氨酸酶插入区，使其具有内在的酪氨酸酶活性。PDGF 与受体结合后，激活酪氨酸酶，通过细胞膜促进细胞分裂信号转导。在机体遭受损伤时，PDGF 从脱颗粒的血小板中释放，激活其靶细胞（巨噬细胞、成纤维细胞、骨髓干细胞等）的细胞膜受体，细胞质内的信号蛋白获得高能磷酸键，活化信号蛋白，诱发一系列反应。

2. TGF-β TGF-β 分子量为 12.5 kDa，是由两个结构相同或相近的亚单位借二硫键连接的双体。单体的 TGF-β 氨基酸残基是由含 400 个氨基酸残基的前体分子（per-pro-TGF-β）从羧基端裂解而来。TGF-β1 与 TGF-β2 有 71% 氨基酸同源性，TGF-β1 与 TGF-β3 有 77% 同源性，TGF-β2 与 TGF-β3 有 80% 同源性。TGF-β 与 TGF-β 超家族其他成员有 30%~40% 同源性。

3. IGF IGF 是由 70 个氨基酸组成的碱性多肽，分子量大约为 7.5 kDa，在一级结构上与胰岛素原有较高的同源性。血液中的 IGF 主要由肝细胞合成和释放。

4. VEGF VEGF 的分子量为 34~46 kDa，通过二硫键形成二聚体，且只有以二聚体形式存在才具有活性。VEGF 以糖蛋白形式存在，但是否糖基化不影响其活性。VEGF 的受体主要有 Flt-I 及 KDR，具有酪氨酸激酶活性，主要存在于血管内皮细胞表面，在 $CD34^+$ 细胞、巨核细胞、单核细胞等也有表达。近来发现存在游离的 VEGF 受体 Flt-I，它与 VEGF 有较高的亲和力，VEGF 可同时与游离的 Flt-I 及 KDR 的胞外区结合，形成稳定的异二聚体。

5. EGF EGF 是 53 个氨基酸残基的单一多肽，其分子量约为 6 kDa，参与细胞增殖调节。EGF 受体是跨膜蛋白酪氨酸激酶，EGF 与其受体的结合导致激酶的激活和随后的受体自身磷酸化。由 EGF 激活的信号转导途径包括磷脂酰肌醇途径，可使蛋白激酶 C 活化并使细胞内 Ca^{2+} 浓度增加，引起 MAP 激酶活化，激活 ras 途径。

6. FGF 根据序列同源性和发育特点，FGFs 被分成 6 个亚家族。经典 FGFs 是一类依赖硫酸乙酰肝素的蛋白质分子，通过旁分泌发挥作用，而 FGF19、FGF21 和 FGF23 亚家族通过依赖靶组织的 klotho 蛋白调节生物学效应，属于内分泌因子。FGF 受体是一类酪氨酸激酶受体，为单链糖蛋白分子，由胞外区、跨膜区和胞内区组成。FGFs 通过硫酸乙酰肝素或 klotho 依赖的方式与 FGF 受体结合后发生二聚体化，进而激活不同的下游信号通路，产生不同的调节作用。

7. BMPs BMPs 由一个信号蛋白和一个由 100~125 个氨基酸组成的羧基末端组成，需经过特定的剪切、修饰才能转化为成熟蛋白质。成熟的 BMPs 是由二硫键连接的同型或异型二聚体，而且均有分子活性，被释放到细胞外后与靶细胞表面的相应受体结合而发挥作用。

研究发现，3 种试管制备所得的不同性状 CGF 中所含生长因子种类相同，但部分生长因子在含量上存在差异，这也提示了在临床应用 CGF 时，有必要联合使用不同性状的 CGF，以发挥取长补短的作用。陈飞等研究指出，GPCGF 析出液中 TGF-β1 和 VEGF 的浓度均显著高于 PPP 层，离心作用能有效使 TGF-β1 等生长因子浓缩在凝胶层，因此临床应用中应主要取用凝胶层。

组织学观察发现，红管粗糙的内管壁触发全血凝血机制，纤维蛋白原转化为纤维蛋白多聚体，成为凝血块的基质成分。相同体积血液经不同方法制备所得的 GPCGF 凝胶体积较 PRF 凝胶更大，抗张强度也更大。大量白细胞及 $CD34^+$ 细胞位于红细胞顶端的白膜层；另外一类被称为抗菌肽的物质，包括先天免疫的血小板抗菌蛋白和血小板 α 颗粒成分，如补体、补体结合蛋白也存在于 CGF 中。

GPCGF凝胶段（黄段）、凝胶与红细胞交界段（红黄交界段）、红细胞段（红段）在电镜下的形态如图10-1-2所示。

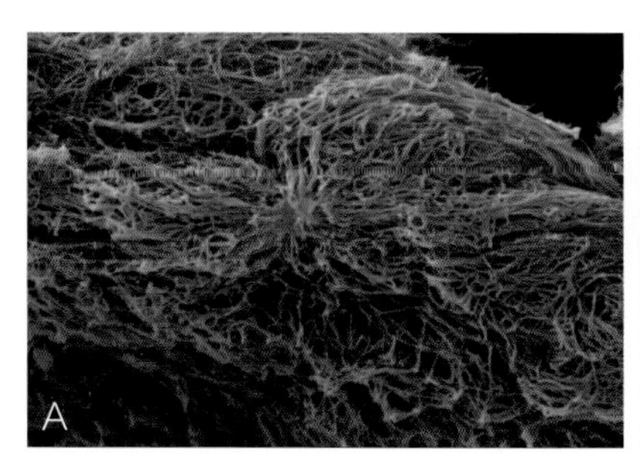

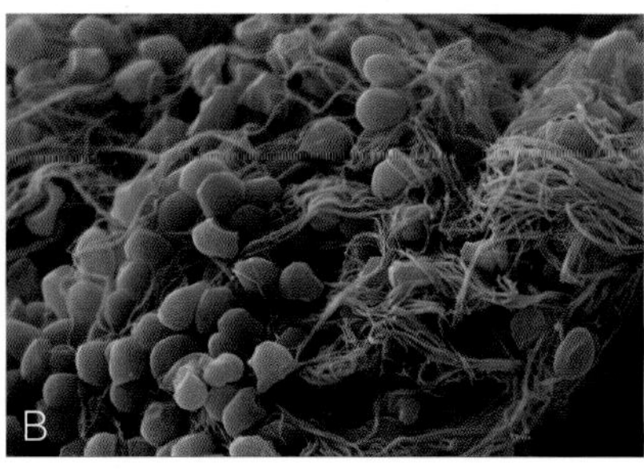

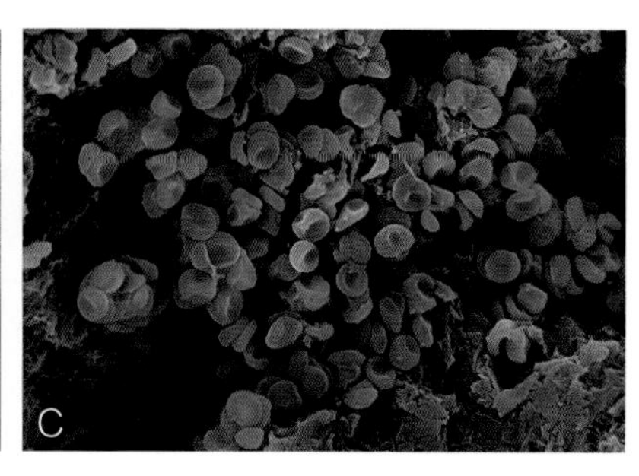

图10-1-2 红管血液离心后各段电镜下形态
A. 黄段；B. 红黄交界段；C. 红段

（陈锦阳 汪 淼）

参考文献

Borsani, Elisa, Bonazza, et al. Biological characterization and in vitro effects of human concentrated growth factor preparation: an innovative approach to tissue regeneration. Biol Med (Aligarh), 2015, 7(5).

Junkunlo K, Söderhäll K, Noonin C, et al. PDGF/VEGF-related receptor affects transglutaminase activity to control cell migration during Crustacean hematopoiesis. Stem Cells Dev, 2017, 26: 1449-1459.

Masuki H, Okudera T, Watanebe T, et al. Growth factor and pro-inflammatory cytokine contents in platelet-rich plasma (PRP), plasma rich in growth factors (PRGF), advanced platelet-rich fibrin (A-PRF), and concentrated growth factors (CGF). Int J Implant Dent, 2016, 2(1): 19.

May RD, Frauchiger DA, Albers CE, et al. Application of cytokines of the bone morphogenetic protein (BMP) family in spinal fusion-effects on the bone, intervertebral disc and mesenchymal stromal cells. Curr Stem Cell Res Ther, 2019, 14(8): 618-643.

Ornitz DM, Itoh N. The fibroblast growth factor signaling pathway. Wiley Interdiscip Rev Dev Biol, 2015, 4(3): 215-266.

Qiao J, An N, Ouyang X. Quantification of growth factors in different platelet concentrates. Platelets, 2017: 1-5.

Werner H, Meisel-Sharon S, Bruchim I. Oncogenic fusion proteins adopt the insulin-like growth factor signaling pathway. Mol Can, 2018, 17(1): 28.

陈飞，潘韶霞，冯海兰．转化生长因子-β1和血管内皮生长因子在浓缩生长因子各层中的分布及含量特点．北京大学学报（医学版），2016，48(5): 860-865.

刘镕，赵琴平，董惠芬，等．TGF-β 信号传导通路及其生物学功能．中国病原生物学杂志，2014，9(01): 77-83.

吕品，叶露露，单桂秋，等．富血小板血浆对痤疮丙酸杆菌的体外抑菌实验研究．中国输血杂志，2016，29(6): 558-560.

王媚媚，秦晓红，米立志．血小板衍生生长因子受体结构与功能的研究．中国科学：生命科学杂志，2019，49(06): 683-697.

向本旭，刘婷婷，孙芳玲，等．VEGF 相关信号通路在血管新生中的研究进展．中国比较医学杂志，2015，25(12): 81-86.

赵宏，刘昱辉．人表皮细胞生长因子及其研究进展．生物技术进展杂志，2011，1(02): 122-129.

第二节　CGF 中各组分生物学效应

一、纤维蛋白的生物学效应

1. 纤维蛋白形成支架结构　生物材料的生物学性能取决于材料的组成和空间结构。在制备GPCGF 的过程中，全血中的纤维蛋白原转化为纤维蛋白多聚体，成为凝血块的基质成分。由于纤维蛋白分子的聚合，纤维蛋白可以组成三维聚合物。GPCGF 纤维蛋白分子结构为三键式连接，呈立体网状结构，可以有效地滞纳血小板及各种生长因子。纤维网状支架还能支持生长因子所诱导生成的新生组织，可以更好地捕获细胞和生长因子，促进细胞的增殖和迁移。纤维蛋白作为一种基质为细胞的附着、迁移以及分化提供了有利场所（图 10-2-1）。

2. 炎症调节　纤维蛋白聚合形成的网状结构中有大量的粒细胞，T、B 淋巴细胞和免疫调节因子，如白介素（IL）、肿瘤坏死因子（TNF）等，使 GPCGF 具有一定的免疫防御和局部抗炎功效，能减轻创伤后的炎症反应，促进组织修复。

3. 引导循环血中干细胞的迁移、增殖和分化　纤维蛋白网状结构是 GPCGF 的基质支架，有趋化作用，可以募集血液循环中的干细胞，支持细胞的迁移，促进细胞黏附。在 CGF 中含有大量的 $CD34^+$ 细胞，$CD34^+$ 细胞是一种细胞表面表达 $CD34^+$ 的造血干细胞，作为一种原始祖细胞可形成毛细血管，为组织器官提供血液，有助于血管维护、血管新生和血管再生，可以促进组织的再生与分化。

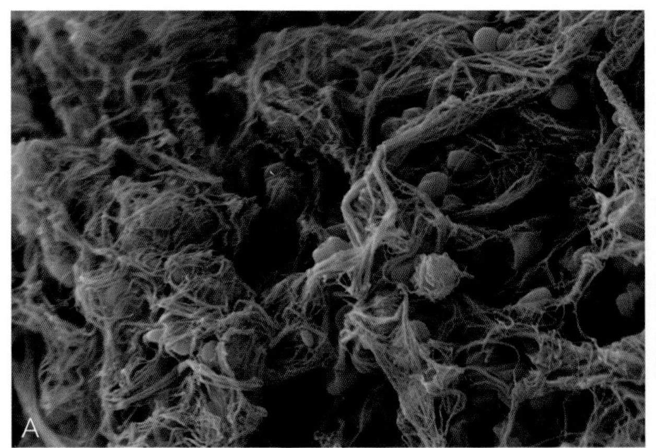

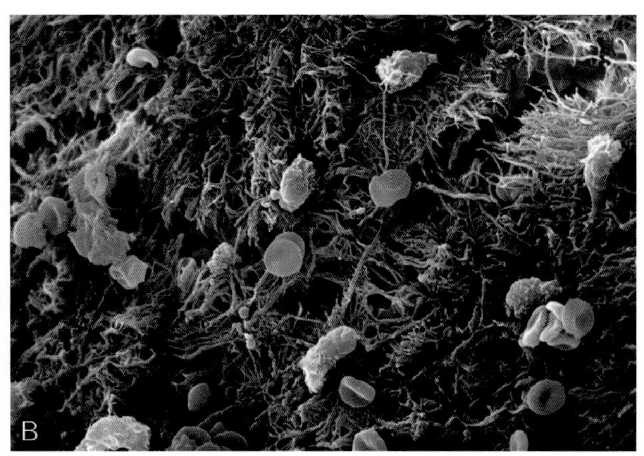

图 10-2-1　电镜下观察纤维蛋白网状结构
A. 纤维蛋白网罗大量血小板及血细胞；B. 纤维蛋白网罗大量有核细胞

二、血小板的生物学效应

当血管壁破损时，血小板迅速定位形成止血栓，并与破损血管内皮暴露出来的胶原纤维和基膜结合，促进纤维蛋白原转化为纤维蛋白，快速黏附到血管壁上。随后血小板释放出多种促凝血物质，前者是凝血过程的始动因子，后者是血小板黏附与聚集的关键。在这些促凝血物质的作用下，血小板在破损血管处形成白色的血小板栓子堵住出血口，完成以血小板为主的初期止血。就在初期止血发生的同时，破损血管处血液中的几种凝血因子相继发生激烈的链式激活反应，形成凝血酶，催化可溶性纤维蛋白原转变成不溶性的纤维蛋白并交织成网，将血细胞和血浆网罗其中并形成较牢固的止血栓堵塞伤口。血小板内的微丝收缩，使止血栓成为更加坚实的栓子。

三、生长因子 / 细胞因子的生物学效应

（一）PDGF 的生物学效应

1. 促进细胞分裂和趋化 对 PDGF 的认识是最初发现它具有促进细胞增殖和分化作用。在成纤维细胞、血管平滑肌细胞、神经胶质细胞及软骨细胞等结缔组织细胞上存在着对 PDGF 有高度亲和力的细胞表面受体。大量研究表明 PDGF 可以促进细胞增生或 DNA 合成增加，延长细胞的存活时间。PDGF 同时还参与细胞的某些生理、生化过程，如刺激细胞中氨基酸的运输及蛋白质、脂质、氨基葡聚糖的合成，增加胞核中胆固醇的有效利用，刺激前列腺素合成以及对细胞形态的影响等。

PDGF 也是炎症细胞和损伤修复细胞的重要化学诱导剂，可诱导结缔组织细胞如成纤维细胞和平滑肌细胞的趋化性应答。在刺激细胞增殖之前，PDGF 的趋化性对细胞的激活和迁移非常重要，这对组织损伤的修复十分有益。因此 PDGF 的重要生物学效应一是对炎症细胞和间充质细胞的趋化特性，促进修复过程；二是促细胞分裂特征，促进修复的连续过程。

2. 对细胞周期的影响 PDGF 能刺激处于静止状态的 G_0/G_1 细胞周期的细胞进入增殖周期。PDGF 使处于 G_0 期的细胞变成具有复制 DNA 能力的潜能细胞，进而使细胞通过 G_0、G_1 期进入 S 期，继而发生有丝分裂。PDGF 还能够引起靶细胞发生一系列代谢改变，可增加细胞摄入胺类物质，增强其胞饮作用，而这些细胞代谢的改变对诱导细胞分裂、促进细胞生长都起着重要的作用。

3. 调节细胞外基质成分 细胞外基质（ECM）对维持组织、细胞的结构和正常功能有着十分重要的作用。PDGF 不仅可以促进细胞的迁移和增殖，同时可以促进蛋白质和胶原的增加。在人皮肤成纤维细胞中，PDGF 可促进胶原酶的分泌，刺激胶原酶活性的提高。PDGF 对结缔组织细胞具有致有丝分裂性和趋化性，对血栓黏合素的分泌和表达具有调节作用，而血栓黏合素被认为在细胞分裂和与 ECM 相互作用中是极为重要的。在高浓度 PDGF 组织中有炎症细胞和其他细胞的迁移，使激活部分细胞数量增多以及新生 ECM 贮积，这对新组织的生成和损伤组织的修复有积极的作用。

（二）TGF-β 的生物学效应

1. 促进细胞间质产生 细胞间质是组成细胞内环境的重要成分，在细胞的新陈代谢、细胞之间的连接、细胞间的通讯、组织损伤的修复等方面起重要作用。TGF-β 通过几种机制促进细胞间质的沉积：增加间质大分子的产量、增强蛋白酶抑制剂的合成和抑制间质蛋白酶的活性。TGF-β 刺激许多成纤维细胞系和体内组织成纤维细胞胶原酶 mRNA 的表达及蛋白质的合成。TGF-β 可刺激Ⅰ、Ⅱ、Ⅳ、Ⅴ、Ⅶ型胶原及其他多种细胞间质大分子（纤连蛋白、血栓蛋白、黏蛋白、弹性蛋白、修饰蛋白）的产生。TGF-β 通过刺激特异蛋白酶抑制剂的合成来抑制多种蛋白酶的产生，从而抑制细胞间质的分解。用 TGF-β 处理过的细胞对纤连蛋白和胶原的亲和力增强，这是由于 TGF-β 诱导整合素的表达，这种相互作用在损伤后组织的重塑中起重要作用。

2. 促进损伤修复 损伤修复是一个紧密调控的过程，涉及炎症反应、成纤维细胞的增殖、成纤维细胞转化为肌成纤维细胞和细胞间质的合成。TGF-β 是单核细胞和成纤维细胞潜在的趋化因子，

可促进这些细胞在伤口聚集。用外源 TGF-β1 处理伤口可刺激伤口胶原原纤维的形成，从而促进伤口愈合。

（三）IGF 的生物学效应

1. 代谢作用 IGF 的代谢作用包括促进组织摄取葡萄糖，刺激糖原异生和糖酵解；促进糖原、蛋白质和脂肪合成，抑制蛋白质和脂肪分解，此作用类似于胰岛素。IGF 具有激素样的内分泌功能，在组织中合成后很快分泌，没有储存形式，可以通过自分泌和旁分泌的方式发挥生物学活性。

2. 促有丝分裂作用 IGF 的促有丝分裂作用表现为刺激 RNA、DNA 的合成和细胞增殖，特别是在细胞循环周期 G_0~G_1 和 G_1~G_S 阶段有重要意义。IGF 在骨发育和重建过程中对骨成长起重要的调控作用，不仅对正常生长和分化有重要作用，而且抑制不适当的细胞凋亡，并在维持神经骨骼肌正常功能中起营养因子的作用。

（四）VEGF 的生物学效应

1. 增加血管通透性 VEGF 主要对毛细血管后静脉和小静脉存在影响，增加血管通透性，是已知最强的血管通透剂。细胞质中有一些若干囊滤泡组成的葡萄簇杆结构，称为囊滤泡器（vesicular vacuolar organelle, VVO）。VVO 之间、VVO 与胞膜之间，由 3 层单位膜相连，此处由隔膜以及能够被开启和关闭的子窗组成。子窗打开时，大分子物质可从相互连接的 VVO 之间通过，进入周围组织间隙。局部注射 VEGF 后可以观察到 VVO 功能增强，可以看出 VEGF 是通过调节 VVO 之间窗口开启来增加血管通透性的。

2. 诱导血管形成 VEGF 的表达与组织中微血管的密度及新生血管的数量密切相关。VEGF 是一种内皮细胞的特异性有丝分裂原，通过肝素样分子的调节，改变内皮细胞基因的激活方式，同时诱导内皮细胞表达蛋白水解酶、间质胶原酶和组织因子，降解细胞外基质，使血管内皮细胞向内生长，从而诱导了血管形成。

（五）EGF 的生物学效应

1. 促进细胞增殖和上皮再生 EGF 是一个广谱促分裂剂，能加速皮肤、角膜上皮、肺及气管上皮、乳腺上皮等组织成熟和再生；促进外科手术伤口及其他创面愈合，如皮肤移植、皮肤擦伤、创伤、烧伤、糜烂等；促进角膜上皮细胞增殖，常用来治疗角膜损伤、溃疡、酸碱烧伤、角膜上皮细胞损伤，促进移植角膜的存活。在创伤愈合过程中，EGF 产生趋化信号促使细胞和蛋白聚集到损伤区域。EGF 还是成纤维细胞和血管内皮细胞的有丝分裂原，能促进基质内胶原蛋白、弹性蛋白、纤维蛋白等的合成，加速创伤愈合。EGF 对创面皮肤具有明显的调控作用，皮肤生长面积与 EGF 浓度呈抛物线形关系。EGF 刺激人真皮成纤维细胞内胶原酶的活性并使之提高 3 倍。胶原酶是伤口愈合、胎盘发育过程及关节软骨损伤修复等生理病理的重要成分。

2. 增加物质转运和糖代谢 EGF 能促进 K^+ 的转运和 H^+ 与 Na^+ 的交换，EGF 还能导致肝细胞的 Ca^{2+} 浓度增加，激活糖酵解和糖的异生；增加前列腺素的合成和释放，激活磷脂酶 A2，从而促进上皮细胞膜释放花生四烯酸。EGF 能通过多个环节，如影响胃肠对钙的吸收以影响破骨细胞和成骨细胞的活性，调节骨和钙的代谢。

（六）FGF 的生物学效应

1. 促进细胞有丝分裂 FGF 是一种广谱的有丝分裂原，具有广泛的细胞增殖效应。对间充质细胞、神经来源和上皮来源的细胞具有促进有丝分裂活性的作用，还可增加人骨髓间充质干细胞的体外增殖能力。

2. 诱导新生血管形成 FGF 是体内发现的最为有效的血管形成因子之一。它对新生血管形成过程中多个环节如毛细血管基底膜降解、内皮细胞迁移增生、胶原合成、小血管腔的形成均有明显促进作用，并且可以下调基质金属蛋白酶的活性。已证实 FGF 在体内和体外均有明显的促新生血管形成作用。FGF 正常情况下不分泌且不发挥作用。当血管内皮细胞完整时，FGF 对血管平滑肌细胞无明显影响。在血管内皮细胞受损时，如缺血、缺氧、感染和机械损伤等，细胞完整性破坏，FGF 释放增加，可促进血管平滑肌细胞有丝分裂和增生，促进受损血管内皮细胞修复，抑制血管内膜增生，促进建立侧支循环。

3. 促进软组织损伤修复 FGF 可通过以下途径促进创伤愈合过程：①通过其趋化作用和促细胞迁移作用，使巨噬细胞、间充质细胞、内皮细胞、成纤维细胞等细胞向创伤部位聚集，启动创伤愈合过程；②促进几乎所有参与创伤愈合的细胞增殖；③促进新生血管形成，为创伤修复提供丰富的血液供应；④促进细胞释放胶原酶、血纤溶酶激活物。已证实 FGF 对有伤口愈合缺陷者如糖尿病患者、使用抗肿瘤药物治疗者、免疫功能不全者、接受放射治疗者等的伤口愈合具有明显促进作用。

4. 促进软骨、骨组织损伤修复 FGF 对软骨细胞来说既是有丝分裂原又是形态发生因子。培养的软骨细胞在 FGF 作用下才能保持其分化形态，产生硫酸软骨素蛋白聚糖、Ⅱ型胶原，否则很快变成纤维细胞样外观，且产生硫酸软骨素蛋白聚糖和Ⅱ型胶原的能力也会消失。据报道，体外实验表明外源性植入 FGF 能明显促进骨形成过程。骨髓基质细胞是一种良好的骨源细胞，具有定向分化能力，FGF 对其定向诱导分化具有良好的促进作用。

（七）BMPs 的生物学效应

1. 促进骨细胞生长 BMPs 是一种多效性细胞因子，能促进间充质干细胞的成骨及成软骨分化，增强碱性磷酸酶的活性、单核细胞的趋化及成骨细胞中Ⅰ型胶原的合成。同时也是正常胚胎时期骨、牙体组织形成和成年骨修复中最重要的诱导分化因子。BMPs 包括多种相关蛋白质，在各种间充质干细胞分化为前体成骨细胞及成骨细胞过程中起着重要作用，在促进多能干细胞向成骨和成软骨分化中起着多向性作用。

2. 减轻伤口炎症反应 在伤口愈合的过程中，BMPs 通过强化 T 细胞的活性和成熟度，刺激树突细胞分泌细胞因子，抑制巨噬细胞增生和增加一氧化氮合酶的活性，以及肿瘤坏死因子在巨噬细胞中的表达，对炎症过程进行调节，从而促进伤口的愈合，减少增生性瘢痕或瘢痕疙瘩形成。病理性瘢痕中的 BMPs 与单核细胞趋化蛋白的阳性表达呈负相关，提示了 BMPs 可抑制单核细胞趋化蛋白诱导的单核和巨噬细胞趋化、激活作用，使多种促炎症因子的表达减少，减轻了创伤修复过程中的炎症反应和纤维化程度。

3. 促进血管内皮细胞增殖、迁徙和血管形成 BMPs 可促进血管生成及血管内皮细胞趋化。BMPs 单独或与 VEGF 结合而促进血管生成，也可以通过 BMPs 受体调节血管生成。BMPs 受体激活后可诱导微血管内皮细胞发生内皮到血管的转换。病理学上观察到增生性瘢痕含有极多的微血管，

BMPs能使多数微血管闭塞。BMPs在维持血管的完整性、毛细血管出芽和血管形成方面起积极作用。

CGF 中生长因子的主要生物学效应总结如表 10-2-1 所示。

表 10-2-1　CGF 中生长因子的主要生物学效应

生长因子	主要生物学效应
PDGF	促进间质细胞的增殖与迁移，参与伤口修复；诱导器官纤维化、胚胎发育、血管再生，参与伤口修复，促进正常的骨骼形成
TGF-β	诱导纤连蛋白和胶原的合成并促进其相应受体的表达，诱导肝细胞、淋巴细胞、上皮细胞、造血前体细胞及成纤维细胞的增殖，诱导上皮细胞分化
IGF	促进细胞的有丝分裂；促进机体的代谢作用，类似于胰岛素
VEGF	促进微血管周围内皮细胞的增殖、迁移；增强血管通透性，促进血浆蛋白的渗出，形成富含纤维素并有利于新血管形成的细胞外基质；促进成骨细胞的分化，提高碱性磷酸酶的表达，促进骨折愈合
EGF	促进成纤维细胞和血管内皮细胞等细胞的有丝分裂
FGF	促进细胞有丝分裂，诱导新生血管形成，促进损伤血管内皮细胞修复，促进软组织、软骨、骨组织损伤修复
BMPs	促进软骨、骨组织损伤修复，促进骨细胞生长，减轻伤口的炎症反应，促进血管内皮细胞的增殖、迁徙和血管形成

四、CGF 在组织再生和美容方面的生物学效应研究

CGF 中含有的多种生长因子在促进血管化的同时还能刺激干细胞的增殖分化，促进骨缺损的修复与再生。Kim 等通过实验证明 CGF 可以显著促进骨组织的再生。将 CGF 应用于口腔种植外科领域如种植体周围骨组织修复、牙槽骨增高及上颌窦提升等方面是近年的研究热点。有学者在上颌窦提升术及范围不大的骨缺损中单独应用 CGF 作为支架材料取得了良好的临床效果。Sacco 等在有重度骨缺损的位点植入种植体时，将 CGF 与 Bio-oss 骨粉混合后植入骨缺损区，术后 3 个月 X 线片显示种植体周围有大量新生骨质，并且种植体已经形成了稳定的骨结合；Corigliano 用 CGF 和自体骨混合后填充种植体周围较大的骨缺损，结果显示 60 天后骨再生完成；Fang 等在上颌窦提升术中使用 CGF 作为骨替代材料，证明 CGF 能有效增加新骨的形成；王天祥等通过在囊肿切除术后的骨腔内分别植入骨粉、CGF 和骨粉的混合物并进行比较，结果显示 CGF 联合骨粉的成骨效果较单纯使用骨粉效果好且成骨速度更快；Honda 等将 CGF 与 BMSC 复合用于修复小鼠颅骨缺损，术后 3 个月可见骨缺损区已被新生骨修复。CGF 不仅能促进骨组织缺损的再生，对软组织缺损的修复也有一定的作用，有许多临床医生将 CGF 压制成膜来促进软组织的愈合。国内有研究人员通过动物实验发现 CGF 在提升软组织愈合效果的同时还能缩短愈合时间。还有学者研究发现 CGF 能促进牙龈成纤维细胞的增殖，并寄希望 CGF 能成为牙周组织工程领域的新型支架材料。

近年来发现 $CD34^+$ 抗原是造血干细胞（HSC）/ 造血祖细胞（HPC）较为理想的抗原。$CD34^+$ 细

胞可以维持机体正常造血功能，应用富含 $CD34^+$ 细胞移植物可安全、持久地获得多系造血重建。CGF 富集有血液中的 $CD34^+$ 细胞，有效地分选出重要的 HSC/HPC 能为注射部位补充各种血细胞成分。同时 $CD34^+$ 细胞能够激活血管内皮细胞，在黏附分子和趋化因子的作用下发生迁移，有利于内皮修复和血管重建以及面部血液供应的改善；促进成纤维细胞、分泌细胞的增殖以及胶原纤维的产生，而且血管内皮的修复减少了炎症细胞的渗出，进一步控制了炎症的发展；血供恢复，皮肤附属器周围炎症减轻，使腺体分泌功能得到改善，皮肤干燥、粗糙症状减轻；血液循环加强，使真皮内黑素细胞代谢加速，色素沉积减少，表现为斑点减少、光泽度增加；同时，表皮细胞的加速更新使毛孔内油脂能够及时排出，表现为毛孔粗大改善。各种生长因子共同促进面部组织的再生，使真皮层增厚，皮肤弹性增加。

五、问题与展望

CGF 来源于自体本身，无毒性和免疫原性，不会存在免疫排斥反应，制备相对简单，费用低廉，基于自然生物机制。CGF 的优点在于其特殊的制备提取技术，能浓缩更高浓度的生物活性成分，且血液形态的转型符合人体生理机制。CGF 的制备工艺、生化特性、凝结物组成、纤维蛋白结构、细胞因子趋化作用、白细胞活化作用、与骨细胞间可能的相互作用、用于软组织和骨再生的可能性，这些因素使得 CGF 成为一种发展迅速的生物材料，其应用前景十分广阔。

尽管如此，CGF 的应用还存在以下问题亟待解决：① CGF 的具体成分及其占比尚无统一结论；② CGF 在体内完全分解的时间尚缺乏相关研究；③ CGF 中各种生长因子的相互作用机制、对细胞增殖的作用、最佳浓度、作用时间尚未完全阐明；④ CGF 在临床应用的长期疗效及安全性问题尚缺乏大样本统计结果。鉴于其独特的优势及良好的应用前景，相关研究亟待开展，尤其是高质量的临床随机对照研究。随着基础研究的不断深入和临床试验结果的不断丰富，CGF 必将在医学美容和组织再生领域发挥更重要的作用。

（陈锦阳　汪　森）

参考文献

Apte RS, Chen DS, Ferrara N. VEGF in signaling and disease: beyond discovery and development. Cell, 2019, 176(6): 1248-1264.

Corigliano M, Re M, Donjeta D, et al. Implantoprosthesis treatment in subject suffering from osteogenesis imperfecta with new multifactorial rehabilitation protocol. J Craniofac Surg, 2015, 26(3): 996-997.

Durmuslar MC, Balli U, Dede, Figen Öngöz, et al. Histological evaluation of the effect of concentrated growth factor on bone healing. J Craniofac Surg, 2016, 27(6): 1494-1497.

Fang D, Long Z, Hou J. Clinical application of concentrated growth factor fibrin combined with bone repair materials in jaw defects. J Oral Maxillofac Surg, 2020, 8: 1-11.

Gremmel T, Frelinger AL, Michelson AD. Platelet physiology. Semin Thromb Hemost, 2016, 42(3): 191-204.

Guo J, Wu G. The signaling and functions of heterodimeric bone morphogenetic proteins. Cytokine Growth Factor Rev, 2012, 23(1): 61-67.

Hai-Yan L, Wei-Dan Z, Yan-Chun YU, et al. Clinical study of titanium mesh in conjunction with concentrate growth factors to rebuild severe bone defect of anterior maxilla. Shanghai J Stomatol, 2016, 25(3): 352-356.

Honda H, Tamai N, Naka N, et al. Bone tissue engineering with bone marrow derived stromal cells integrated with concentrated growth factor in rattus norvegicus, calvaria defect model. J Artif Organs, 2013, 16(3): 305-315.

Hung BP, Hutton DL, Kozielski KL, et al. Platelet-derived growth factor BB enhances osteogenesis of adipose-derived but not bone marrow-derived mesenchymal stromal /stem cells. Stem Cells, 2015, 33 (9): 2773-2784.

Itoh N, Ornitz DM. Fibroblast growth factors: from molecular evolution to roles in development, metabolism and disease. J Biochem, 2011, 149(2): 121-130.

Kim TH, Kim SH, Sándor GK, et al. Comparison of platelet-rich plasma (PRP), platelet-rich fibrin (PRF), and concentrated growth factor (CGF) in rabbit -skull defect healing. Arch Oral Biol, 2014, 59 (5): 550-558.

Morikawa M, Derynck R, Miyazono K. TGF-β and the TGF-β family: Context-dependent roles in cell and tissue physiology. Cold Spring Harb Perspect Biol, 2016, 8(5): a021873.

Murphy MK, MacBarb RF, Wong ME, et al. Temporomandibular disorders: a review of etiology, clinical management, and tissue engineering strategies. Int J Oral Maxillofac Implants, 2013, 28(6): e393–e414.

Prakan, Thanasrisuebwong, Rudee, et al. Influence of fractionation methods on physical and biological properties of injectable platelet-rich fibrin: an exploratory study. Int J Mol Sci, 2019, 20(7): 1657.

Reynolds AM. Targeted gene delivery of BMPR2 attenuates pulmonary hypertension. Eur Respir J, 2012, 39 (2): 329-343.

Shi HX, Lin C, Lin BB, et al. The anti-scar effects of basic fibroblast growth factor on the wound repair in vitro and in vivo. PLoS One, 2013, 8 (4): e59966.

Tadi A, Puskar T, Petronijevi B. Application of fibrin rich blocks with concentrated growth factors in pre-implant augmentation procedures. Med Pregl, 2014, 67(5): 177-180.

Takeda Y, Katsutoshi K, Matsuzaka K, et al. The effect of concentrated growth factor on rat bone marrow cells in vitro and on calvarial bone healing in vivo. Int J Oral Maxillofac Implants, 2015, 30(5): 1187-1196.

Uyanik, Metin, Kilbas, et al. Can human recombinant epidermal growth factor improve ischemia and induce healing of anastomosis in an experimental study in a rabbit model? J Invest Surg, 2017, 30(2): 101-109.

Vinuesa AGD, Abdelilah-Seyfried S, Knaus P, et al. BMP signaling in vascular biology and dysfunction. Cytokine Growth Factor Rev, 2016, 27: 65-79.

王天祥，邹高峰，张丽霞，等. CGF对牙源性领骨囊肿术后骨愈合影响的临床研究. 中外健康文摘杂志，2013，3: 163-163.

翁涛. CGF在骨组织再生工程中的应用研究进展. 中国口腔种植学杂志，2017，22(2): 97-100.

第十一章

CGF 在整形美容中的应用

第一节　LPCGF 水光注射在面部年轻化中的应用

面部是人体五官集中所在的区域，也是人体最受关注的部位。如今随着社会的发展，人们对面部美观的追求越来越普遍，面部年轻化治疗开始迅速发展，如手术除皱、肉毒毒素注射、透明质酸及自体脂肪填充、光子嫩肤、PRP 注射以及近几年逐渐发展起来的 LPCGF 水光注射等。LPCGF 水光注射在面部年轻化方面主要是用于改善皮肤老化，实现紧肤、靓肤、美白、减少细纹及淡化色斑等功效。

一、皮肤老化概述

皮肤老化是指皮肤功能衰老性损伤，皮肤对机体的防护、调节等能力减退，以致皮肤不能适应内外环境变化，出现色泽、形态、质感等外观整体状况的改变。其临床表现有肤色暗黄、细小皱纹、弹性下降、皮肤松弛、粗糙、毛细血管扩张、色斑形成等。根据发病因素不同，皮肤老化又可以分为内源性老化和外源性老化。

（一）内源性老化

内源性老化是指皮肤随年龄增长的自然衰老，其影响因素主要有以下几种。①遗传：目前认为，基因及分子水平上的改变是皮肤老化的基础和本质，修饰基因丧失、DNA 修饰能力下降、遗传密码限制、基因抑制和增强可能是其引起皮肤老化的重要原因之一。②雌激素：有研究表明当人体内雌激素减少时可引起富含亮氨酸的小分子蛋白质减少，而这些小分子蛋白质可以保护胶原蛋白不被基质金属蛋白酶降解，因此可以认为雌激素通过增加胶原蛋白的稳定性并抑制其分解来增加皮肤胶原蛋白的含量。除此之外，还有研究表明雌激素能增加真皮层弹性纤维数量，促进成纤维细胞分泌多种生长因子，产生透明质酸，进而达到增强皮肤弹性与含水量的作用。③氧自由基：过多的氧自由基会通过氧化作用对细胞造成损伤，进而造成皮肤衰老。

（二）外源性老化

外源性老化是指由各种环境因素引起的皮肤衰老，包括以下几方面。①紫外线：紫外线是引起人体皮肤老化的一个主要因素，甚至被定义为皮肤外源性老化的首要因素。紫外线照射后，皮肤细胞会产生大量的活性氧（reactive oxygen species, ROS），ROS使DNA发生突变，同时损伤蛋白质和脂质，当人体的氧化 - 还原系统不足以维持ROS的平衡，就会产生氧化压力，导致细胞凋亡，引起皮肤衰老，产生皱纹；除此之外，紫外线还会影响皮下组织内的细胞，如成纤维细胞、血管内皮细胞和朗格汉斯细胞（Langerhans cell, LC）等，促进这些细胞表达基质金属蛋白酶家族，催化胶原蛋白及弹性纤维降解，从而使真皮结构发生改变，导致皮肤松弛、皱纹增多。②吸烟：吸烟会导致皮肤胶原蛋白减少，弹性纤维变性，皮肤微循环不畅，基质金属蛋白酶增加，ROS增加以及抑制雌激素的合成，由此促使皮肤老化。③环境污染：Vierkotter等研究了400名白人女性皮肤老化与空气污染的关系，结果表明空气污染对皮肤老化有重要影响，主要表现在面部的色素斑沉着与鼻部两侧鼻唇沟加深，其发生机制与烟草作用机制类似，还能通过污染颗粒物吸附的多环芳香烃激活皮肤芳香烃受体（aromatic hydrocarbon receptor, AhR）信号通路。④生活压力：有研究证实，生活中的压力通过对人体激素的影响也会造成皮肤干燥、松弛和老化。

二、水光注射方法概述

从古至今，对抗皮肤衰老一直是人们所热衷的话题。早在两千年前，我国《黄帝内经》中就有记载用梅花针将药物导入皮肤治疗皮肤疾病的案例。到了20世纪90年代末，Henry等首次报道了将实心硅微针阵列芯片用于药物经皮释放的研究。而后，经皮微针药物导入的研究不断进步。

水光治疗在美容领域是一种约定俗成的叫法。水光针是利用真空负压技术吸起皮肤，在电脑控制下，同时将具有多个空芯微针的一次性针头刺入皮肤1.0~1.5 mm深度，在真皮层注入需要的各种药物或营养物质如LPCGF、PRP、透明质酸、肉毒毒素、胶原蛋白、左旋维生素C等，随后负压消失，针头与皮肤自动分离。通过一定疗程的治疗，以达到紧肤、靓肤、淡化色斑、减少皱纹等年轻化目的。由于其结合了微针的优点，在很短时间内便可以做出大量的微细管道，定位、定层、定量地将护肤活性成分或营养成分直接导入到真皮组织，让药物的吸收效果大大提升，克服了皮肤角质层对药物透皮吸收的屏障作用，是提高皮肤对药物吸收的重要手段之一，而且在注射过程中由于负压将皮肤吸起，使接受注射的皮肤远离皮下血管和组织，注射过程中可减少大量出血及血肿的风险（图11-1-1）。

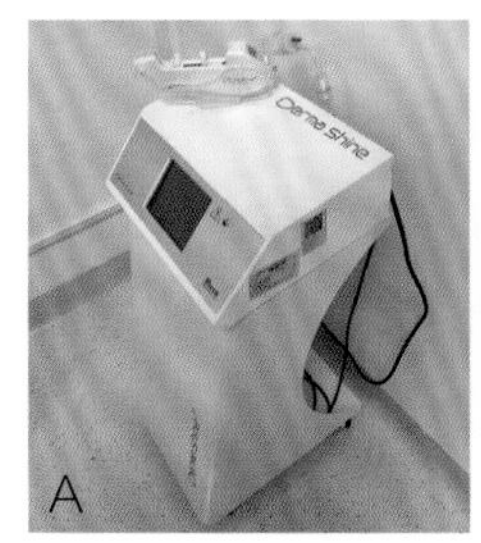

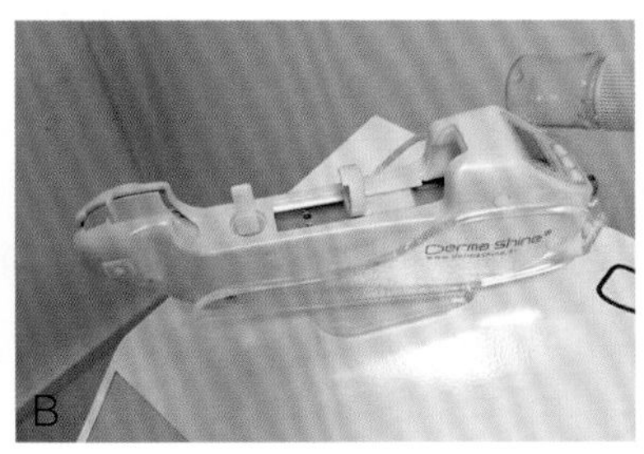

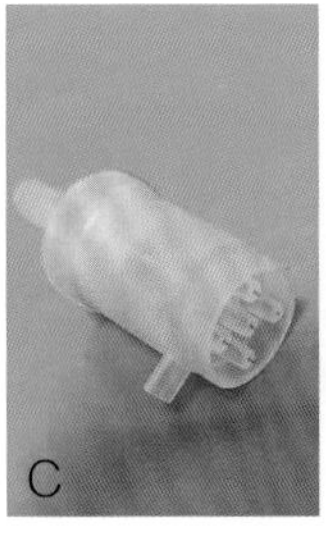

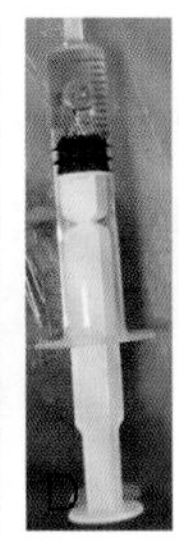
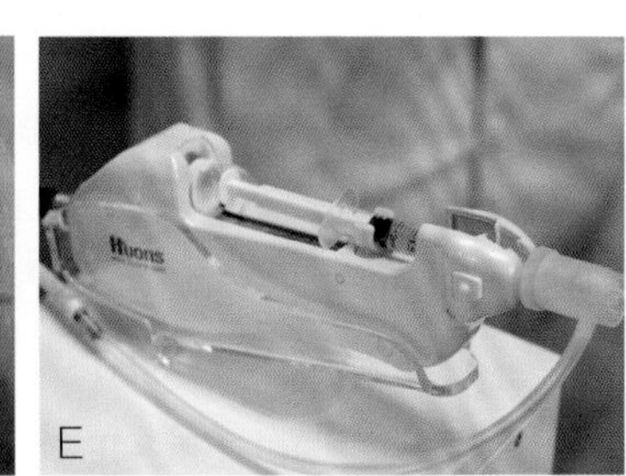

图11-1-1 水光仪及安装

A. 水光仪；B. 注射操作柄；C. 五针头注射针；D. LPCGF；E. 安装好待注射的水光仪

三、LPCGF 水光注射面部年轻化治疗研究

LPCGF 不仅可以用于面部的填充治疗及除皱，还可用于面部直接涂抹，起到改善、滋养和保护皮肤的作用。临床工作中为了提高 LPCGF 的吸收率，往往将其与水光针等微针技术结合，直接定点、定量导入到皮肤真皮层，达到更好地改善肤质、肤色，增加面部皮肤弹性，减少皱纹、色斑的目的，这就是现在较为常见的 LPCGF 水光注射治疗。

目前 LPCGF 在面部年轻化中的应用报道较少，由于 PRP 与 LPCGF 在本质上都属于浓缩血小板制品，故以下列举了 PRP 面部年轻化治疗效果的临床报道，可为 LPCGF 的面部年轻化治疗提供必要参考。Agamia 等对单独使用滚针治疗与 PRP 联合滚针技术治疗面部皮肤做了对比研究，结果显示 PRP 联合滚针治疗后效果更好。Everts 等也对 PRP 在面部年轻化注射中的使用效果进行了研究，研究中招募 11 名志愿者分别进行 3 次 PRP 注射治疗，所有受试者均通过临床和生物计量仪器进行有效性评估，且在手术前后都进行了自我评估，结果显示受试者面部色斑密度及面积、皱纹及褶皱量均明显减少，皮肤弹性及紧致度也有明显提升，获得了良好的面部年轻化效果。另外，LPCGF 水光注射还可以联合脉冲激光治疗面部衰老，使皮肤更加细腻、紧致、有光泽，面部色斑减少。

四、LPCGF 水光注射治疗方法及注意事项

（一）治疗方法

行 LPCGF 水光注射前，先行采血，两试管 18 ml 静脉血即可，获得 LPCGF 约 5 ml。对求美者进行洁面，涂表面麻醉药膏，消毒，然后进行水光注射，一般多采用五针注射针头或九针注射针头，全脸大约需要注射 150 次。

LPCGF 水光治疗的目标层次为真皮层。常规而言，1.0 mm 为实际有效深度，但由于针尖存在一定长度的斜面，液体并不是从尖端流出，因此建议将注射刻度调到 1.2~1.5 mm。除此之外，由于不同部位皮肤的厚度不同，实际的进针深度需要按实际情况适当调整，较为简单且实用的判断标准是以注射区域“点状出血”为佳，注射过程中需要根据这一标准适时调整针尖深度，尽可能保证注射深度达到目标层次。注射后用 LPCGF 或 PPP 涂抹全脸 15~20 min，以利于营养成分通过针孔进一步浸入，同时也能对针孔起到修复作用。最后用生理盐水擦净面部。此时面部仅存在部分浅红色针眼，术后予面部冰敷纱布或面膜，1~3 天内针眼即可恢复正常（图 11-1-2）。

尽管单纯水光注射 LPCGF 在临床中取得了不错的效果，但仍然会存在两点不足：一是 LPCGF 呈液态，水光注射过程中容易产生“漏液”现象，会浪费部分 LPCGF，也使需要制备的 LPCGF 量增多；二是 LPCGF 注射进皮肤发挥年轻化效应需要次数叠加，尤其是在短期内并不能使皮肤具有良好的保水锁水效果。针对上述存在的问题，将 LPCGF 与水光注射专用透明质酸进行混合能得以解决。透明质酸呈凝胶态，与 LPCGF 混合后，既能解决“漏液”现象，也能发挥透明质酸保水锁水的强大功效。这一方法的改进有两方面的优势：一是既保证了治疗短期内皮肤具有良好的保水锁水功效，也保证了多次治疗后 LPCGF 所发挥的较长时期的年轻化作用；二是透明质酸具有等容性降解特性，混合在透明质酸内的 LPCGF 能够逐步缓释，从而延长作用时间（图 11-1-3）。

LPCGF 水光注射可每 3~4 周治疗一次，3~4 次为一个疗程。一个疗程结束后间隔 1~2 年进行下一疗程治疗。

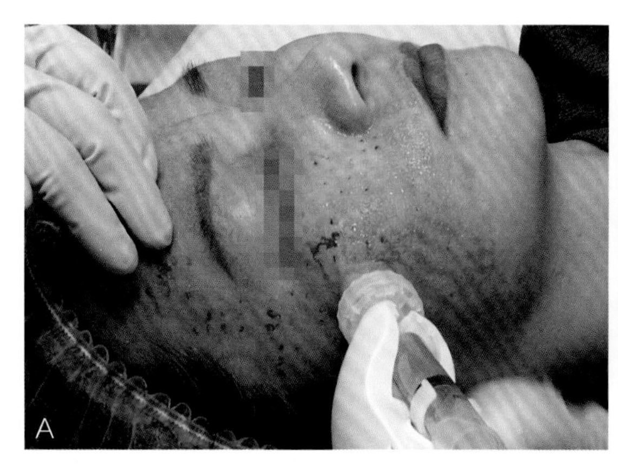
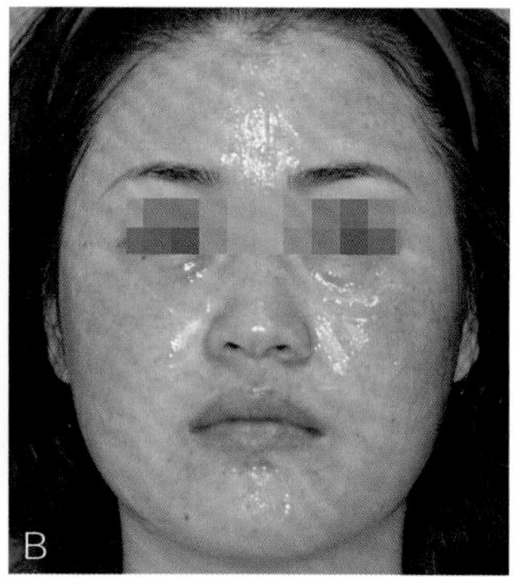

图 11-1-2 LPCGF 水光注射面部
A. 术中“点状出血”；B. 术后即刻涂抹 PPP

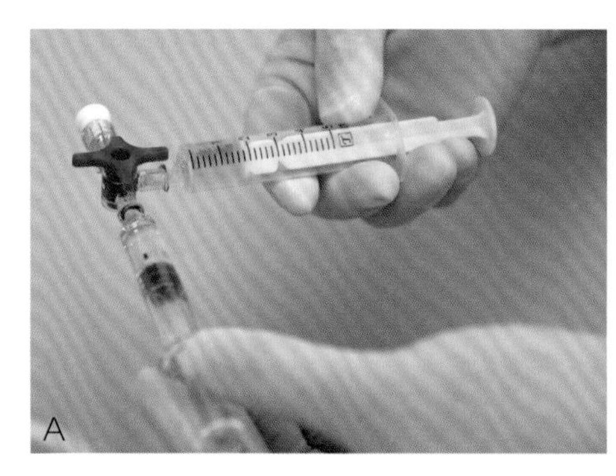
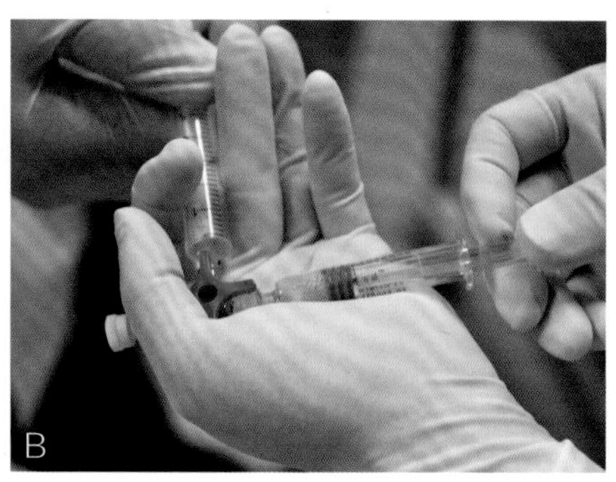

图 11-1-3 LPCGF 与透明质酸混匀
A. LPCGF 与水光专用透明质酸连接于三通管；B. 来回低速混匀 30 次左右

（二）注意事项

（1）注射前，敷表面麻醉药膏过程中须注意观察皮肤情况并询问求美者感受，若出现皮肤明显发红、发热、刺痛甚至是水疱等情况，需考虑麻药过敏或灼伤的可能，应立即擦净麻药并进行冰敷镇静，必要时可口服氯雷他定等抗过敏药物以减轻症状。

（2）卸麻药时，应仔细擦净面部所有部位的麻药。若面部敷麻药时间超过 1 h，大部分麻药已被皮肤吸收，此时用毛巾擦拭清洗面部麻药会呈现出类似于干燥的“固体胶样”，因此，需适度用力将麻药全部彻底卸除，否则在水光注射操作过程中可能有少量麻药会被注射入皮肤内或进入血管内，进而引起局部或全身过敏反应，这一点需引起高度警惕。

（3）术中需根据不同求美者的皮肤厚度、敏感性差异及面部不同部位的厚度差异，适时调整针尖深度及负压吸引力。眼周皮肤菲薄且血管丰富，容易产生淤青（图 11-1-4A），宜采用浅层、低负压注射；颏唇沟及较深的鼻唇沟处易产生瘀斑，宜适当降低负压吸引力；鼻部区域形态不规则且面积较小，负压吸引易产生漏气，宜用单针或滚针补充注射。

（4）受皮肤麻药刺激及针头破皮物理性刺激的双重影响，部分求美者术后即刻面部会出现较为明显的发红、灼热、刺痛、紧绷感等情况（图 11-1-4B），应立即冷敷镇静皮肤，必要时口服氯雷他定

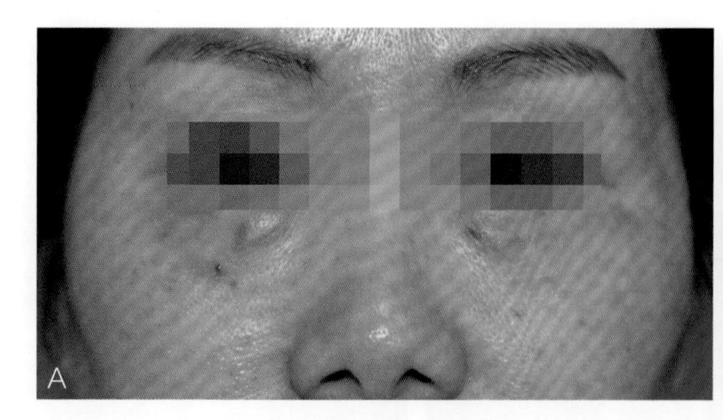
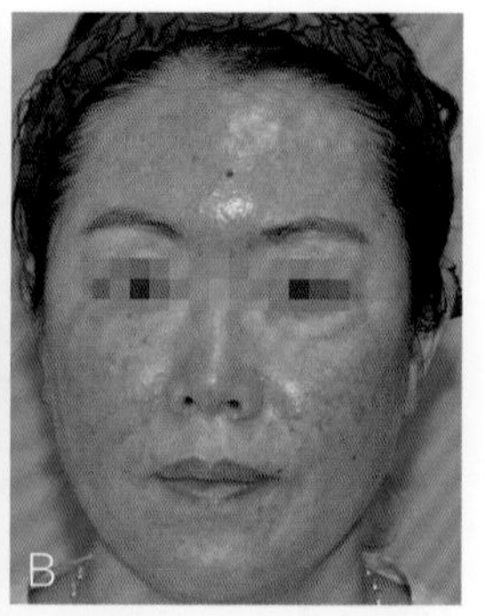

图 11-1-4 术后即刻出现的淤青、发红等情况
A. 眼周淤青；B. 面部发红、灼热

等抗过敏药。

（5）由于水光针的针头会暂时性损伤皮肤屏障，使得治疗后的皮肤锁水能力下降，外环境的风吹日晒容易蒸发带走皮肤水分，需告知求美者术后务必做好防晒、保湿，尤其是术后 1 周之内最为关键，否则可能出现“返干”“返黑”及脱皮等不良情况。防晒措施以物理性防晒为主，如打伞、戴帽子，术后 3 天后可涂擦防晒霜。蒸馏水渗透压低于皮肤细胞渗透压，有利于水分进入细胞，可作为术后保湿的首选。蒸馏水的使用方式主要有两种，一种是用蒸馏水浸湿的纱布湿敷面部，2~4 次 / 天；另一种是将蒸馏水直接喷洒于面部皮肤，6~8 次 / 天，也可将两种方式交替使用。

（6）术后 1 周之内使用的面膜务必是“医用级别”，即可用于皮肤有破损状态的面膜。此外，面膜成分应尽量简单，以保湿和修复成分为主，不宜多种成分混杂，以免皮肤产生过敏反应。

五、临床案例介绍

临床案例介绍如图 11-1-5、11-1-6 所示。

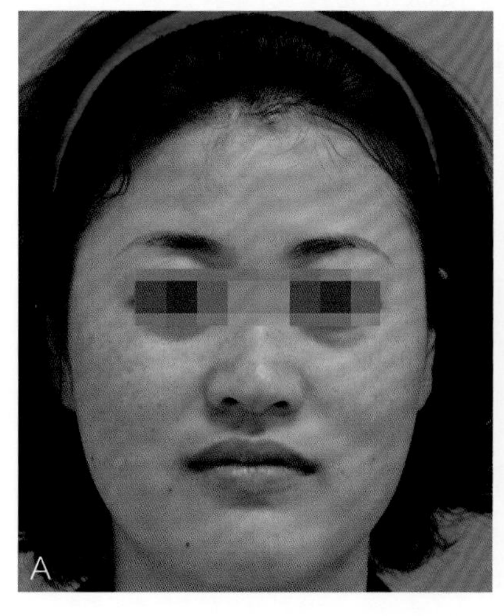
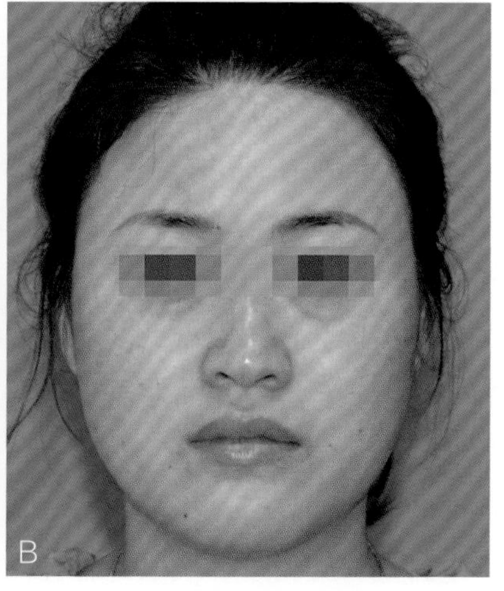

图 11-1-5 LPCGF 水光注射治疗 3 次后，面部细纹及色斑减少，皮肤紧致度增加，靓肤显著
A, C. 术前正位、左斜位；B, D. 3 次治疗后正位、左斜位

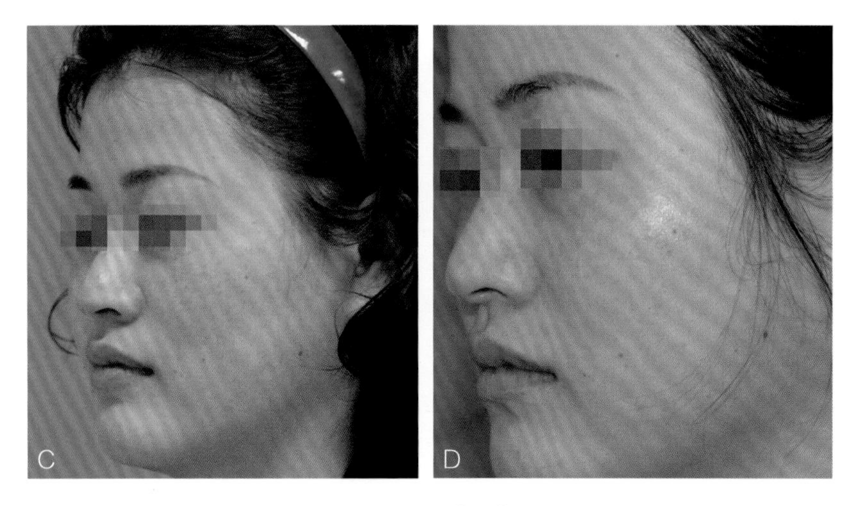

图 11-1-5（续）

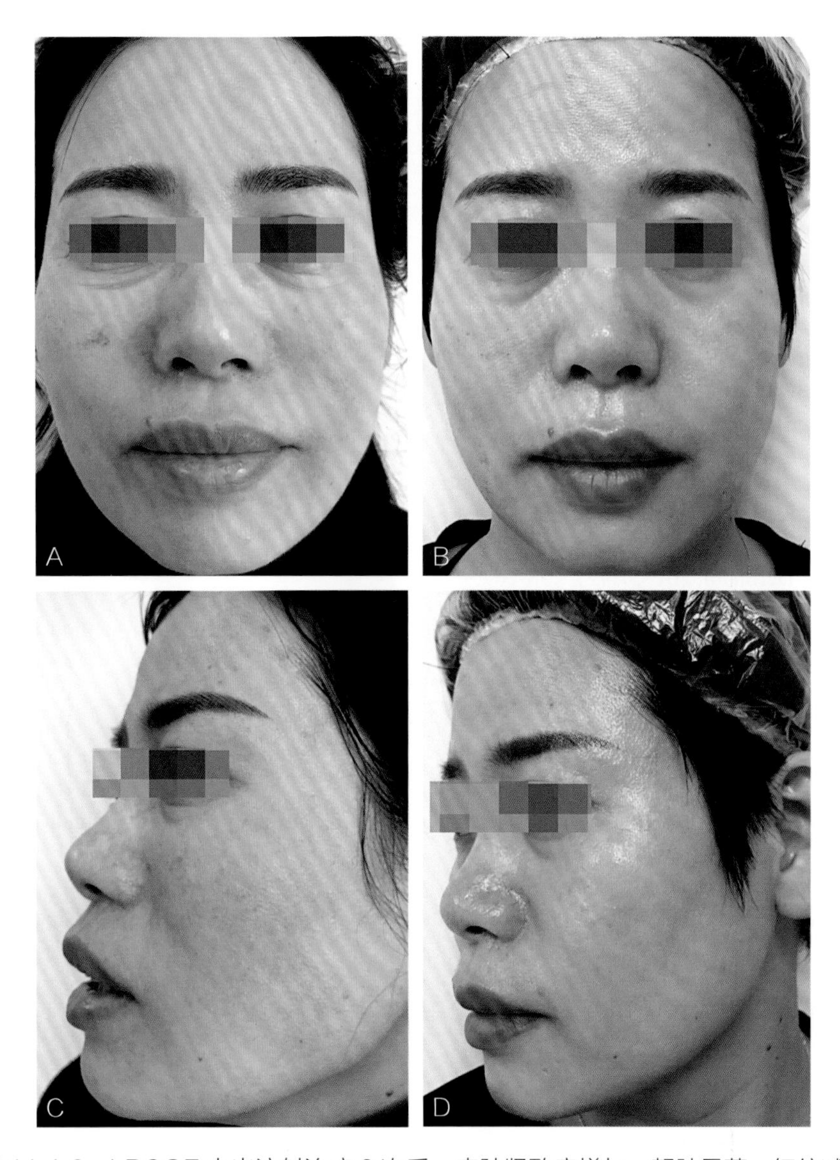

图 11-1-6 LPCGF 水光注射治疗 3 次后，皮肤紧致度增加，靓肤显著，细纹减少
A, C, E. 术前正位、左侧位、右侧位；B, D, F. 3 次治疗后正位、左侧位、右侧位

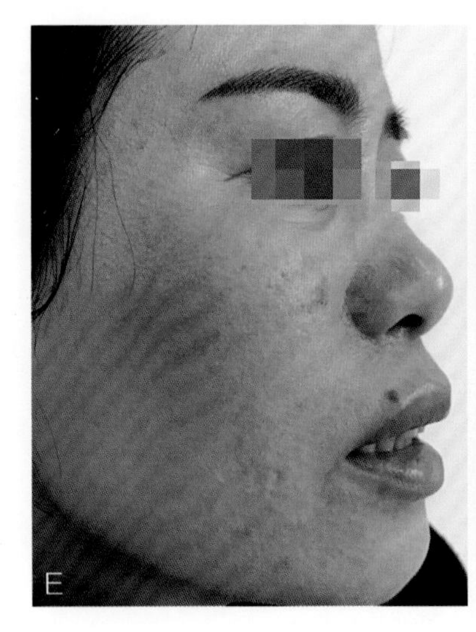

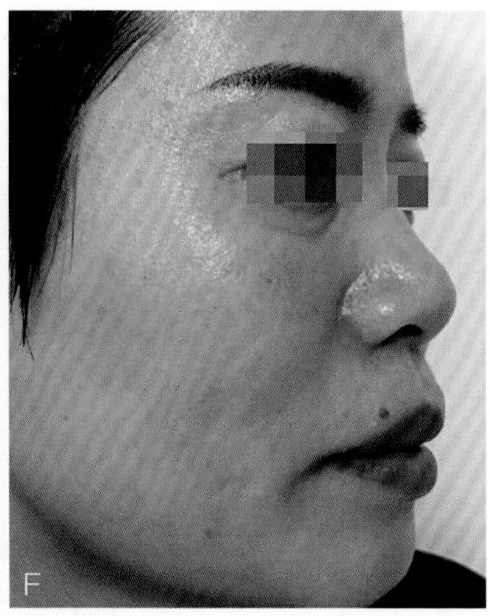

图 11-1-6（续）

（柯友辉　汪　森　王志瀚）

参考文献

Agamia NF, Embaby MH, El-Sheikh DS. Comparative study between microneedling alone and microneedling combined with platelet-rich plasma in the treatment of striae distensae using clinical and histopathological assessment. J Egyptian Women's Dermatol Society, 2016, 13(3): 187-193.

Everts PA, Pinto PC, Girão L. Autologous pure platelet-rich plasma injections for facial skin rejuvenation: Biometric instrumental evaluations and patient reported outcomes to support antiaging effects. J Cosmet Dermatol, 2019, 18(4): 985-995.

Gawdat, Heba I, Tawdy, et al. Autologous platelet-rich plasma versus readymade growth factors in skin rejuvenation: A split face study. J Cosmet Dermatol, 2017, 16(2): 258-264.

Ulusal, Betul Gozel. Platelet-rich plasma and hyaluronic acid - an efficient biostimulation method for face rejuvenation. J Cosmet Dermatol, 2017, 16(1): 112-119.

Vierkotter A, Krutmann J. Environmental influences on skin aging and ethnic-specific manifestations. Dermato-Endocrinology, 2012, 4(3): 227-231.

Vierkotter A, Schikowski T, Ranft U, et al. Airborne particle exposure and extrinsic skin aging. J Invest Dermatol, 2010, 130(12): 2719-2726.

Yuksel EP, Sahin G, Aydin F, et al. Evaluation of effects of platelet-rich plasma on human facial skin. J Cosmet Laser Ther, 2014, 16(5): 206-208.

陈明星，易阳亮. 强脉冲光联合自身血液浓缩生长因子防治面部皮肤老化的临床观察. 中国医疗美容，2019，9(5): 63-66.

袁继龙，李春山，赵欣宇，等. PRP 技术及其在美容医学领域中的应用. 中国美容整形外科杂志，2009，20(10): 631-635.

张歌，暴志国，王琰，等. 水光注射技术在面部年轻化当中的应用. 中国医疗美容，2014，5: 113-113.

第二节 LPCGF 单针注射在眼周及口唇年轻化中的应用

一、LPCGF 单针注射眼周年轻化

眼睛被喻为心灵之窗，是面部最为引人注意的部分，也是人们表达情感、展现面部表情的主要部位之一。同时，眼周也是面部最容易发生衰老及显现衰老的一个部位。

眼周老化与面部其他部位衰老在原理上基本一致，表现为眼周皮肤松弛、下垂、凹陷、皱纹及色斑等。本节主要介绍 LPCGF 单针注射治疗眼周皱纹与黑眼圈的方法，有关眼周容量缺失问题在下一章节中阐述。对这两大顽疾的治疗，目前使用较多的方法有肉毒毒素、透明质酸、胶原蛋白、纳米脂肪注射，激光光电治疗及眼周埋置线材等。近年来，自体浓缩血小板在这方面也得到了较为广泛的应用，并取得了较好的效果。在 Mehryan 等的研究中对 10 名求美者进行了眼周 1.5 ml PRP 注射，并在术后 1 周、1 个月、3 个月时对患者进行随访，结果显示求美者眼周色素沉着（黑眼圈）有明显改善。CGF 作为优质的自体细胞活性物质，多种成分协同发挥作用，能够有效促进皮肤组织新生、再生，促进成纤维细胞增殖及胶原纤维合成，为眼周皱纹及黑眼圈的治疗提供了新思路。

（一）眼周皱纹分型及治疗方案

眼周皱纹主要表现为三类，LPCGF 注射在这三种皱纹中的应用有所区别（图 11-2-1）。

第一类为动态性皱纹，这类皱纹主要由眼轮匝肌舒缩运动所致，治疗重点在于抑制肌肉过度运动，首选肉毒毒素注射，也可于肉毒毒素注射 1 周后补充注射 LPCGF 以改善眼周细纹及肤质。

第二类为静态性皱纹，包括眼周细纹以及由于眼轮匝肌长期运动和皮肤老化导致真皮层纤维断裂所致的褶皱，治疗重点在于促进真皮层胶原纤维增多，可选择 LPCGF 注射。若皱纹和褶皱明显，可适度补充注射 APAG。

第三类为混合性皱纹，即同时存在上述两种皱纹，可先行肉毒毒素注射，1 周后动态性皱纹消失，再于静态性皱纹处注射 LPCGF。

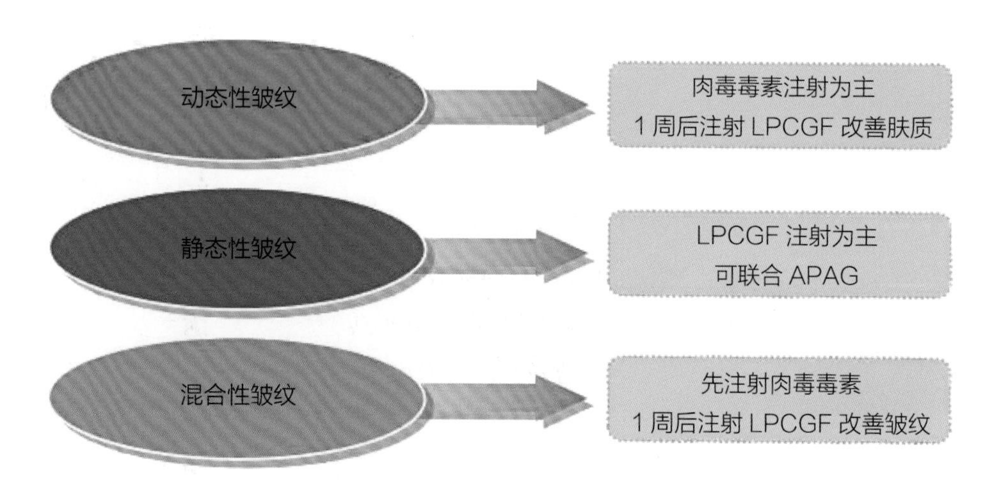

图 11-2-1 眼周皱纹分型及治疗方案

（二）黑眼圈分型及治疗方案

黑眼圈并非医学领域的专业性术语，是描述眼周灰暗状态的俗称。其成因较为复杂，目前文献报道将其分为三种类型，若兼具这三种类型的特点，则称之为混合型。不同类型黑眼圈的病因、组织学特点、临床特点、治疗方案和日常护理如表 11-2-1 所示。

表 11-2-1　黑眼圈分型及治疗方案

分型	病因	组织学特点	临床特点	治疗方法	日常护理
色素型	真皮黑素细胞增多症、炎性反应后色素沉着、水肿	真皮黑色素过度沉积	沿眶缘弧形的灰色、棕色、褐色、咖啡色皮肤	激光光电、化学剥脱、PRP/CGF	防晒、避免慢性炎症、敷眼膜
血管型	皮肤菲薄、皮下脂肪过少、微循环差	皮肤、肌肉变薄，毛细血管及蓝色网状静脉显现	紫罗兰色外观伴突出的蓝色血管	激光光电、PRP/CGF、注射填充	局部按摩、热敷、充足睡眠、避免体重过轻
结构型	泪槽或眼袋造成的视觉效果	容量缺失或组织松弛	灰褐色或黑色外观	手术、注射填充	/

（三）LPCGF 治疗眼周皱纹及黑眼圈的操作方法

治疗主要是将 LPCGF 注射于眼周皮肤的真皮层及皮下浅层（图 11-2-2），每侧注射剂量因人而异，常用 1~2 ml，适度矫枉过正，以轻度“水肿”为宜，一般 1~3 天消肿（图 11-2-3）。眼周皮肤菲薄，容易产生淤青，推荐使用 32 G 或 34 G 针头进行注射。

LPCGF 治疗眼周皱纹及黑眼圈通常 3~4 周进行一次，3~4 次为一个疗程，以达到一定程度的生物学累加效应。一个疗程结束后间隔 1~2 年进行下一疗程治疗。

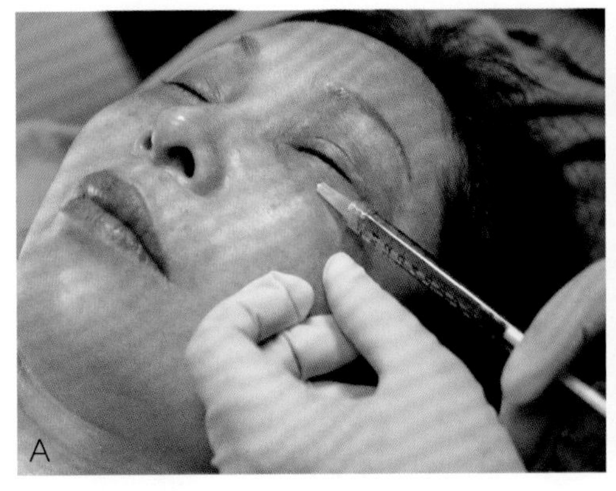

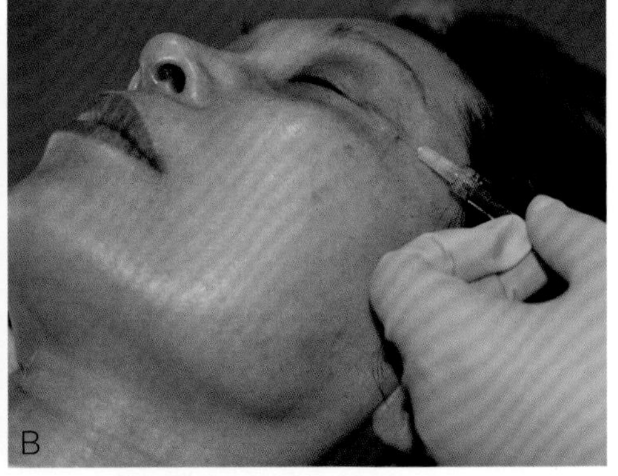

图 11-2-2　LPCGF 注射治疗眼周皱纹

A. 下睑区真皮层注射；B. 鱼尾纹处真皮层及皮下浅层注射

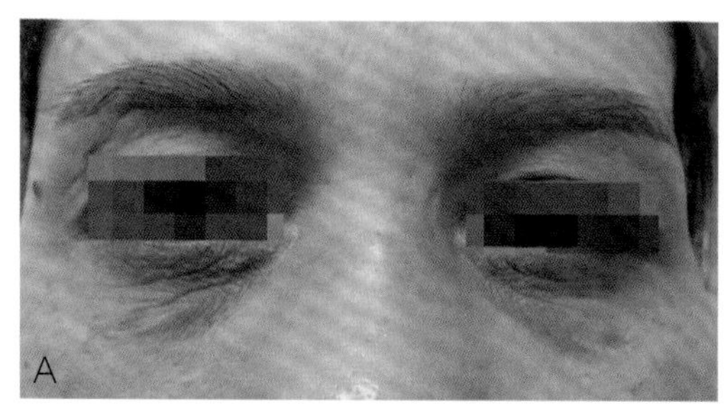

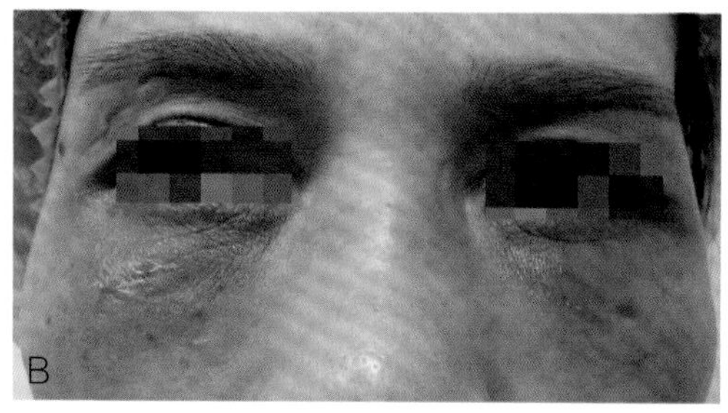

图 11-2-3 LPCGF 注射治疗色素型黑眼圈
A. 治疗前；B. 注射后局部呈轻度“水肿”

（四）临床案例介绍

临床案例介绍如图 11-2-4~11-2-6 所示。

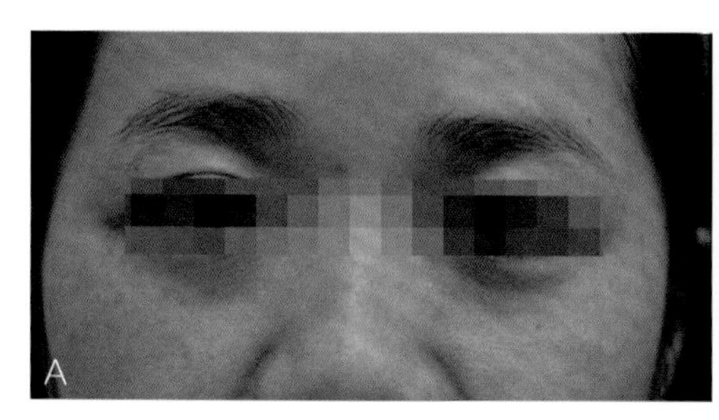

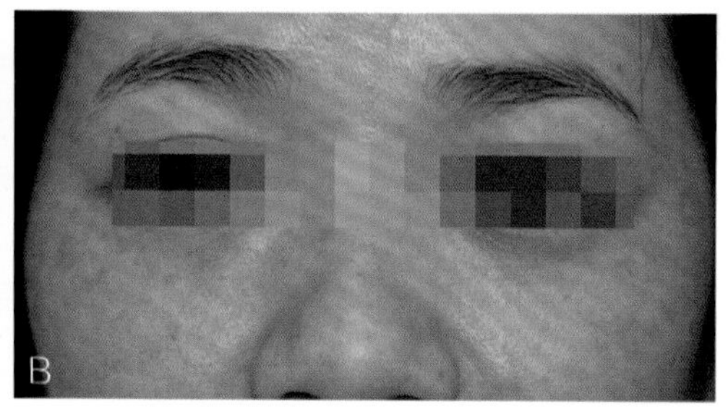

图 11-2-4 LPCGF 注射治疗 3 次后，下睑细纹及松弛改善，轻度泪沟消失，黑眼圈减轻
A. 治疗前；B. 3 次治疗后 3 个月

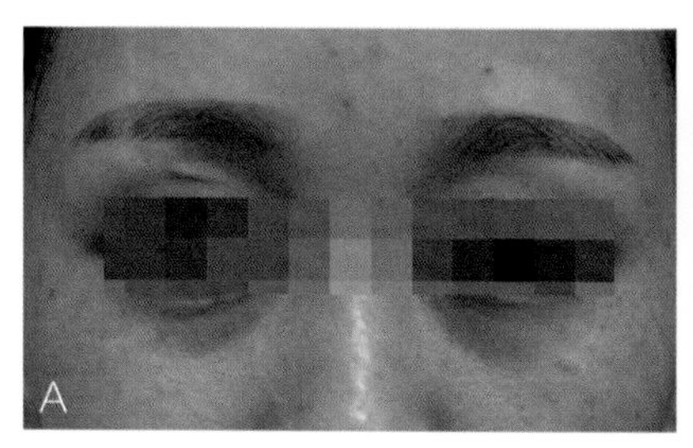

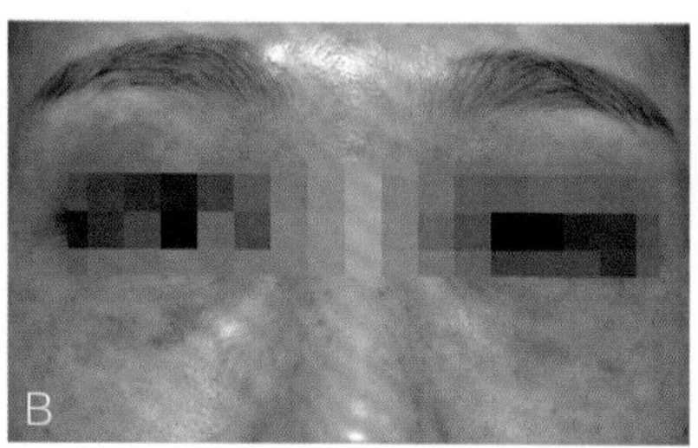

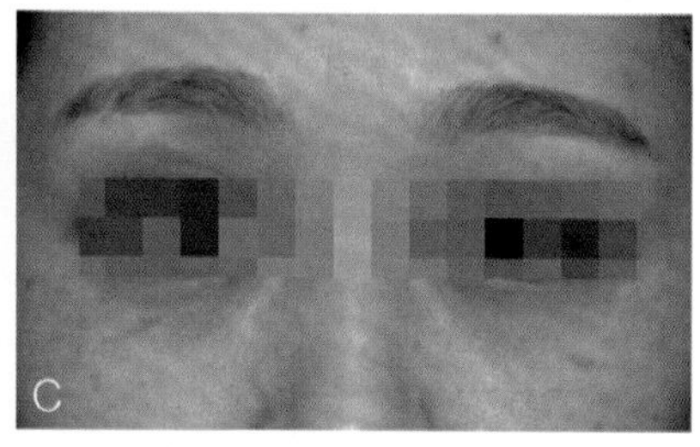

图 11-2-5 LPCGF 注射治疗 3 次后，下睑细纹减少，黑眼圈减轻，饱满度增强
A. 治疗前；B. 治疗后即刻；C. 3 次治疗后 3 个月

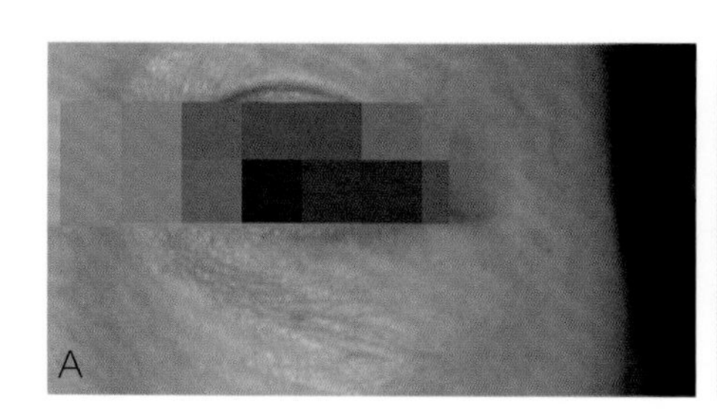

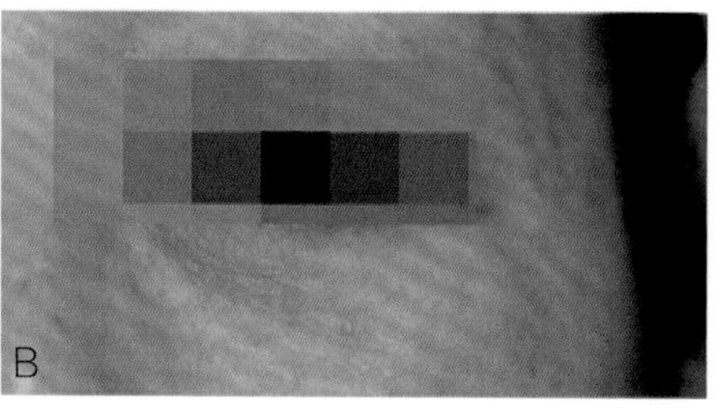

图 11-2-6 LPCGF 注射治疗 3 次后，下睑细纹减轻，皮肤紧致度增加，轻度泪沟消失
A. 治疗前；B. 3 次治疗后 3 个月

二、LPCGF 单针注射口唇年轻化

（一）口唇年轻态及衰老态表现

随着人的整体衰老，口唇也在发生渐进性衰老，表现为皱纹增多、干燥、变薄、红润度降低、色素脱失、形态异常等。年轻态口唇常具有“厚”“润”“红”“挺”等共性特征，衰老态口唇则表现为“薄”“干”“淡”“平”“长”五大特点（图 11-2-7）。年轻态口唇与衰老态口唇差异性的具体表现如表 11-2-2 所示。

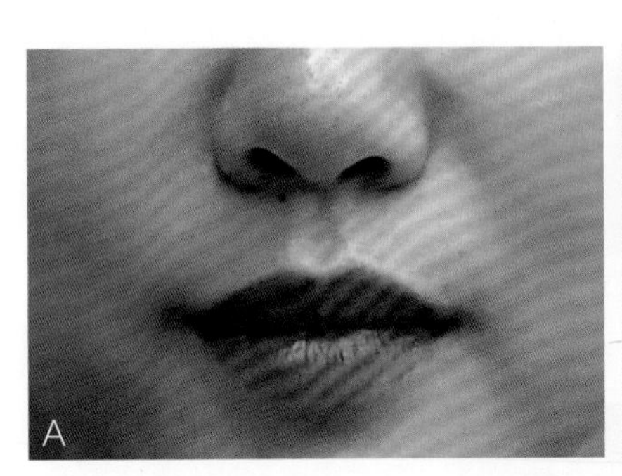

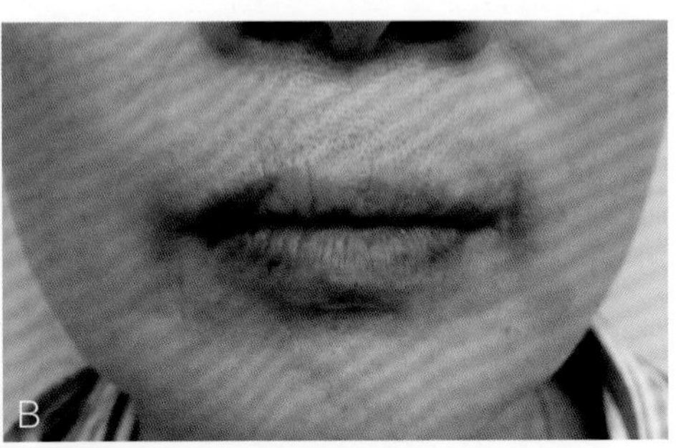

图 11-2-7　年轻态口唇与衰老态口唇在多个方面存在显著差异

A. 年轻态口唇；B. 衰老态口唇

表 11-2-2　**年轻态口唇与衰老态口唇差异性的具体表现**

指标	年轻唇部	衰老唇部
唇黏膜	柔软、饱满、红润	萎缩、褶皱增多、干瘪
唇皮肤	柔滑、色泽均匀	粗糙、色素沉着、皱纹增多
红白唇界线	清晰	模糊
唇形	丘比特弓明显，弧度自然，唇珠饱满突出，口角水平位或上扬	丘比特弓不明显或消失，唇珠变小或消失，口角下垂
上下唇比例	符合黄金比例 :1/1.618，上唇较下唇向前突出 1~2 mm	<1/1.618，上唇与下唇基本位于同一垂直线
人中区	人中嵴立体突出，人中凹陷呈“酒窝”，两者高低分明	人中嵴扁平或消失，与人中基本位于同一平面
上唇至鼻小柱距离	/	较年轻时延长

（二）LPCGF 注射治疗口唇衰老的操作方法及注意事项

关于口唇年轻化的治疗方法，与上述眼周年轻化所述及的基本一致，国内外也有大量文献报道。国内程飚等主译的《微创唇周与眼周年轻化技术》一书中介绍了使用 PRP 进行口唇年轻化的相关治疗，取得了较好的效果，但书中并未详细阐述操作技术细节。本部分将重点介绍 LPCGF 注射口唇年轻化的技术方法。需要注意的是，在衰老口唇特征中，上唇至鼻小柱距离的增“长”，LPCGF 注射并不能予以改善，只能通过“上唇提升术”来解决。

1. 操作方法

（1）求美者仰卧位或半坐卧位，碘伏或75%酒精消毒中下面部。

（2）行眶下孔及颏孔神经阻滞麻醉。

（3）锐针一侧口角外1 cm处（沿木偶纹方向）进针至皮下浅层，推进针头至口角，边退针边注射，约0.5 ml（图11-2-8A）。

（4）锐针口角处进针至下唇红唇黏膜下浅层，推进针头至下唇正中线，边退针边注射，共0.5~0.8 ml（图11-2-8B）。

（5）锐针口角处进针至上唇红唇黏膜下浅层，推进针头至上唇正中线，边退针边注射，共0.5~0.8 ml（图11-2-8C）。

（6）锐针垂直于唇珠处进针至黏膜下浅层，单点或多点注射共约0.5 ml（图11-2-8D）。

（7）锐针人中嵴上唇处进针至皮下浅层，推进针头至人中嵴上端，边退针边注射，共0.8~1.0 ml（图11-2-8E）。

（8）下唇正中央区适度补充注射，体现饱满度，共0.3~0.5 ml（图11-2-8F）。

（9）涂抹剩余LPCGF或PPP于唇部。

LPCGF注射治疗口唇衰老每3~4周一次，3~4次为一个疗程，一个疗程结束后间隔1~2年进行下一疗程治疗。推荐使用32 G或34 G针头进行注射。

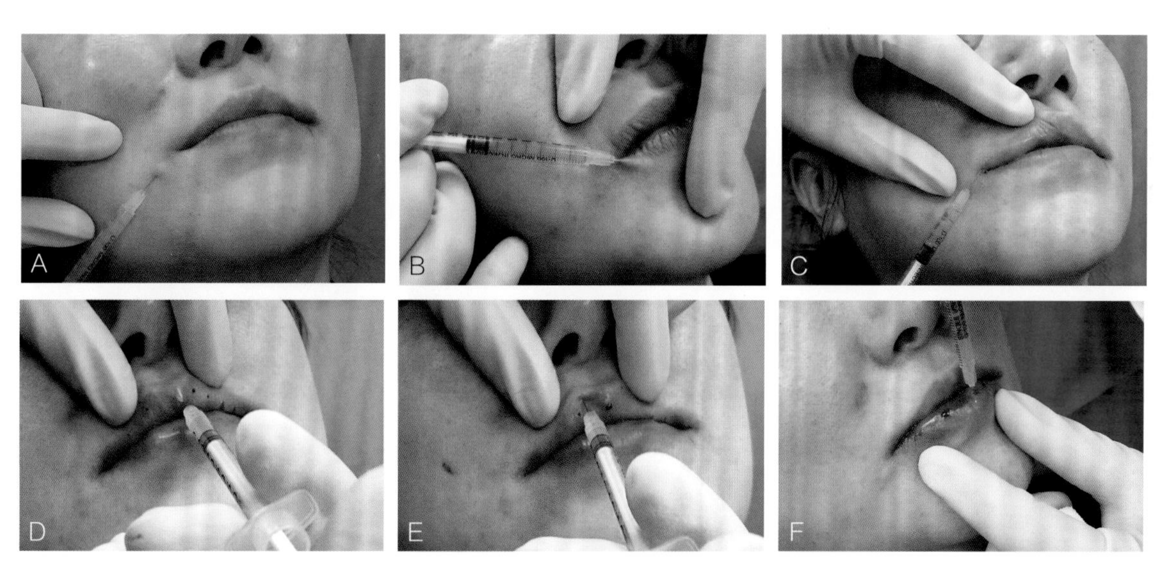

图11-2-8 LPCGF口唇注射流程

2. 注意事项

（1）唇部神经末梢丰富，疼痛感较其他部位强，神经阻滞麻醉为首选。阻滞麻醉常用混有肾上腺素的利多卡因，常规于5 ml利多卡因中滴入3~5滴肾上腺素，单侧眶下孔及颏孔分别注射0.5 ml。

（2）口周存在明显动态性皱纹的求美者，通常先注射肉毒毒素抑制口轮匝肌过度运动，1周后再行LPCGF注射（图11-2-9）。

（3）唇部容量缺失明显的求美者，建议采用自体脂肪填充或用透明质酸与LPCGF混合物注射，以起到明显增加容量的作用。

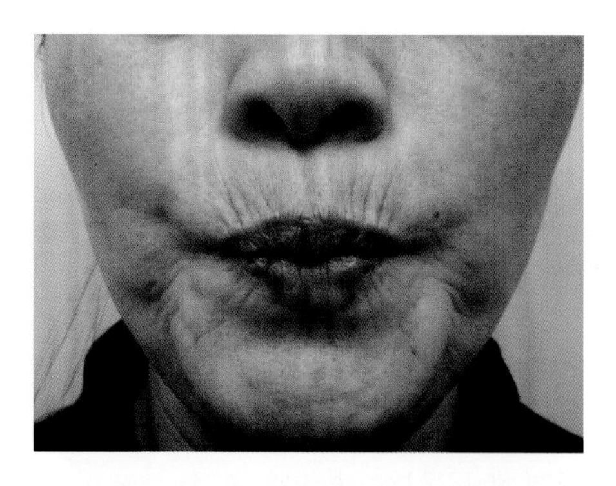

图 11-2-9　口周明显动态性皱纹

（4）术后 24 h 内避免沾水，1 周内避免食用辛辣刺激性食物，注意保湿、防晒。

（三）临床案例介绍

临床案例介绍如图 11-2-10、11-2-11 所示。

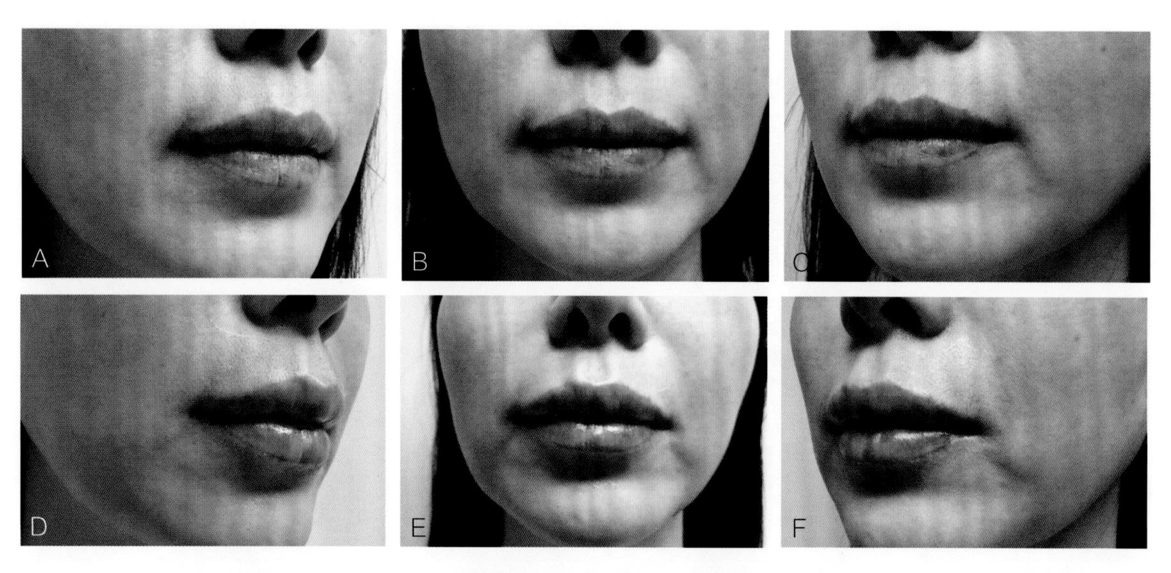

图 11-2-10　LPCGF 注射治疗 3 次后，唇部红润、饱满、立体

A~C. 治疗前右斜位、正位、左斜位；D~F. 3 次治疗后右斜位、正位、左斜位

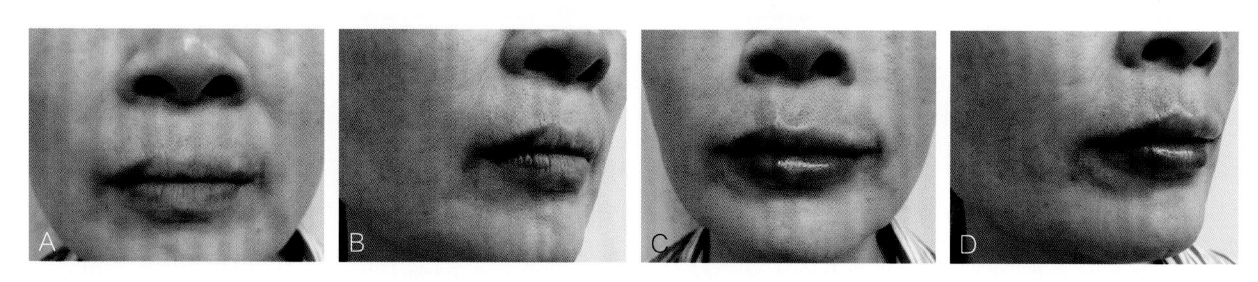

图 11-2-11　治疗前唇部干瘪，褶皱较多，丘比特弓消失，人中嵴变平，部分区域唇红变白。LPCGF 3次注射治疗后，唇部红润饱满，丘比特弓显现，人中嵴立体

A, B. 治疗前正位、侧位；C, D. 3 次治疗后正位、侧位

（汪　淼）

参考文献

Fabbrocini G, De Padova MP, Tosti A. Nonsurgical lip and eye rejuvenation techniques. Berlin: Springer, 2016: 77-83.

Mehryan P, Zartab H, Rajabi A, et al. Assessment of efficacy of platelet-rich plasma (PRP) on infraorbital dark circles and crow's feet wrinkles. J Cosmet Dermatol, 2014, 13(1): 72-78.

Motosko CC, Khouri KS, Poudrier G, et al. Evaluating platelet-rich therapy for facial aesthetics and alopecia. Plast Reconstr Surg, 2018, 141(5): 1115-1123.

陈忠存，高尚，王永洁，等. 动静态结合唇部美容整形术的临床应用. 中国美容医学，2007, 16(1): 74-76.

高琳，何晓丹，牛媛，等. 唇部的美学特征及透明质酸注射体会. 中国美容医学，2013, 8(19): 95-97.

马刚，徐天华，赵荀，等. 黑眼圈的诊疗进展. 中国激光医学杂志，2016，25(6): 362-366.

潘柏林，李东，龙艳，等. 唇部及唇周形态美学亚单位及美学标志点的命名研究. 中华整形外科杂志，2019, 35(10): 1012-1018.

王仲锋，陈忠. 唇部衰老的美容手术治疗现状和进展. 中国美容医学，2006, 15(11): 1315-1318.

第三节　CGF 联合 APAG 注射填充在面部年轻化中的应用

一、概述

目前在临床使用的软组织填充材料有透明质酸、自体脂肪、羟基磷灰石、聚乳酸、聚甲基丙烯酸甲酯微球（爱贝芙）、胶原蛋白、PPDO 平滑线/螺旋线等，而开展最为广泛且疗效值得肯定的仍以透明质酸和自体脂肪为主。正所谓"尺有所长，寸有所短"，这两种填充材料也并非十全十美。透明质酸填充的最大优点在于"即刻性"，即刻注射、即刻显效、即刻离院；但不足之处在于"频繁性"，透明质酸的维持时间在数月至 1 年不等，因此需要长期间断性注射才能维持效果。自体脂肪的最大优点在于"持久性"，即脂肪一旦存活，可长期存在；而不足之处在于"不确定性"，即不确定能存活多少，不确定需要注射几次，不确定是否会有脂肪液化等并发症发生。因此，寻找能兼顾两者优点的填充材料具有重要的意义，LPCGF 联合 APAG 注射填充方法的运用为注射美容提供了一个新的思路。

在前述章节中已对 APAG 的制备及研究进展做了总结，本节主要介绍 LPCGF 联合 APAG 注射填充在面部年轻化中应用的总体原则及注意事项。

二、注射要点

（一）APAG 注射要点

APAG 的注射层次主要位于皮下层。推荐皮下层注射的理由在于：APAG 中的 PPP 凝胶能起到填充、增加局部容量的作用，而 $CD34^+$ 细胞层作为活性成分可以促进皮下组织、皮肤再生及血管化，当 PPP 凝胶代谢吸收后，$CD34^+$ 细胞层组分仍能发挥生物学效应，且皮下注射隧道越多，人为创伤越明显，$CD34^+$ 细胞层促进再生修复的能力也越强，因此，"多点、多隧道"的注射方法更加有效。

透明质酸的注射层次经常会选择在骨膜上层，但 APAG 注射于骨膜上层后代谢吸收较快，数天至 1 周体积即会明显变小，且 APAG 无法促进正常骨性组织再生；因此，骨膜上注射起到的仅仅是短期内塑形的作用。在临床注射时，可以将 APAG 骨膜上注射作为"打底"注射或补充注射。

（二）LPCGF 注射要点

LPCGF 不仅可以注射于皮肤真皮层，以促进真皮层再生，起到面部皮肤年轻化的作用，也可以皮下注射，发挥面部填充作用。

LPCGF 呈液态，注射于皮下层存在两大问题：一是液态物质支撑作用差，难以达到填充及塑形效果；二是液态物质流动性强，受重力作用易向低处流动。解决这两大问题的方法主要有：

（1）先在皮下层注射部分 LPCGF，再注射一部分 APAG，这样既能保证足够量的生物学活性物质存在于皮下组织内，亦能有一定的支撑力。

（2）在皮下层注射 LPCGF 时尽量避免扩大注射隧道孔径，用钝针穿刺的独立隧道能够较好地维持 LPCGF 在一定容积的孔道内，不至于随意流动，并适度过量注射以弥补 LPCGF 从注射孔道流出而损失一部分。术后局部可用敷贴固定数日至 1 周加以塑形。

（3）在上述皮下层及骨膜上层注射填充后，有必要在真皮层做 LPCGF 的补充注射，以利于真皮层的增厚及紧致。

（4）绿管制备的纯液态LPCGF吸收过快，不能持久发挥生物学效应，因此，建议使用GLPCGF，在其未形成松散凝胶态之前尚处于液态状态下进行注射，须注意制备时间与操作时间的衔接及操作熟练度的训练，一旦形成了松散凝胶态，便无法用注射器进行推注。

三、面部分区注射

在任何面部注射填充操作之前，都必须对面部老化状态及面部轮廓美学做尽可能量化的评估，并对面部解剖做深入的了解，有关这方面的内容读者可参阅相关专著，在这里不做详细介绍。

面部作为一个整体，又可被划分为多个亚单位，亚单位的划分并不具有一致性的标准。本节根据临床注射需要将面部分为13个亚单位：额区（中央区、两侧区、额颞交界区），眉间区（印堂），眉弓区，眶周区（上睑区、下睑区），颞区（太阳穴），眶颧区（“苹果肌”），鼻区，鼻唇沟区，颊区，口周区，木偶纹区，颏区，下颌缘区。

（一）下睑区及鼻唇沟区注射解剖注意点及技术方法

术前可按面部皱纹量表（facial wrinkle scale, FWS）、Hirmand泪沟分度和石冰团队鼻唇沟评分分级，分别对求美者下睑皱纹、泪沟和鼻唇沟进行评估（表11-3-1~11-3-3）。

表11-3-1 面部皱纹量表（FWS）

评分	程度	描述
0	无	肉眼确认没有皱纹形成
1	轻度	肉眼确认有皱纹形成
2	中度	肉眼确认明显皱纹形成，从表面可看到皱纹最深处
3	重度	肉眼确认明显皱纹形成，从表面看不到皱纹最深处

表11-3-2 Hirmand泪沟分度

评分	程度	描述
1	轻度	存在眶内侧凹陷，并以平缓的凹陷程度向颊部中央走行
2	中度	存在自眶内侧区至眶中部的容量缺损，同时还可存在颊部中央中等程度的容量不足以及颊中上部的低凹
3	重度	存在眶周的完全性凹陷，自中央至两侧

表11-3-3 鼻唇沟评分分级

评分	描述
0	微笑时，仅见轻微的鼻唇沟折痕

续表

评分	描述
1	静态时，未见明显鼻唇沟折痕及鼻唇沟嵴，微笑时可见明显折痕
2	静态时，可见明显鼻唇沟折痕及鼻唇沟嵴，但鼻唇沟嵴不超过鼻唇沟
3	静态时，可见较深鼻唇沟，鼻唇沟嵴向下超过鼻唇沟

1. 解剖注意点 面部血管丰富（图 11-3-1A）。泪沟的形成与眶区皮肤老化、软硬组织容量缺失等密切相关，其中眼轮匝肌支持韧带的松弛及颧脂肪垫的下降和萎缩起主要作用。眶周血管丰富，静脉密集，注射时容易产生淤青甚至血管栓塞。因此，注射时需注意以下解剖要点：①锐针注射选择真皮层、皮下浅层或骨膜上层（沿下眼眶骨性眶缘多点少量注射）；②锐针注射时注意避开眶下孔（眶下孔距离眶下缘 0.8~1 cm）（图 11-3-1A）；③钝针注射首选眼轮匝肌下脂肪层（SOOF），该层次无血管走行，且层次疏松，具有一定的容积可供填充，也可选择皮下浅层注射。

鼻唇沟的形成与该区域皮肤老化、外上方组织松弛下垂、内下方组织萎缩变薄及特殊的解剖结构等有关。鼻唇沟区域注射要尤其注意面动、静脉（图 11-3-1B）。相关文献报道认为，面动、静脉与鼻唇沟之间并无确切的相对位置关系，且面动脉结构、走行方向存在一定的变异率（11-3-1C）。尽管如此，面动脉的走行层次几乎是明确的，即走行于皮下脂肪深层或穿行肌肉而过。因此，鼻唇沟区域的注射主要以皮下浅层、骨膜上为主。

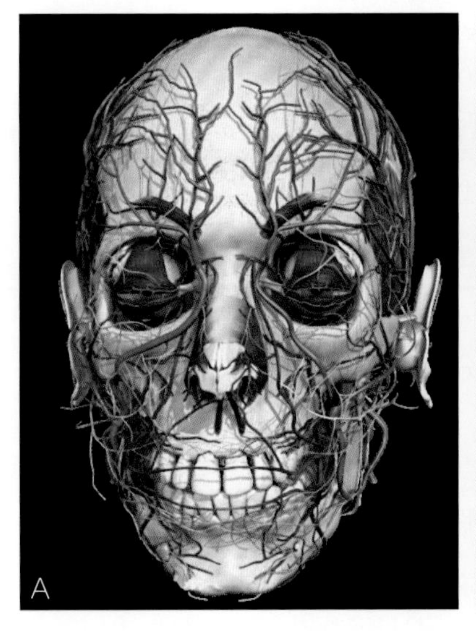

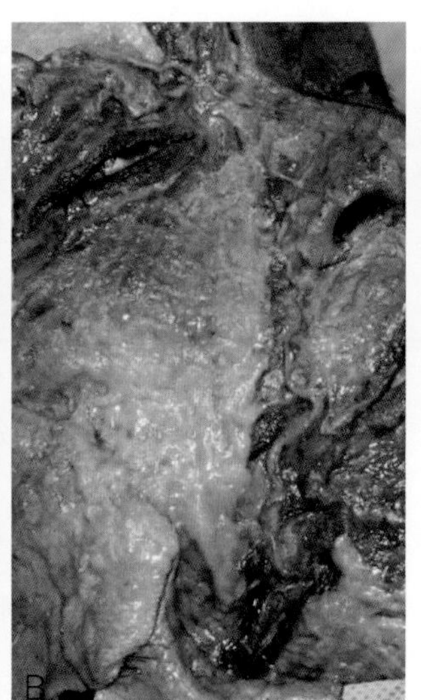

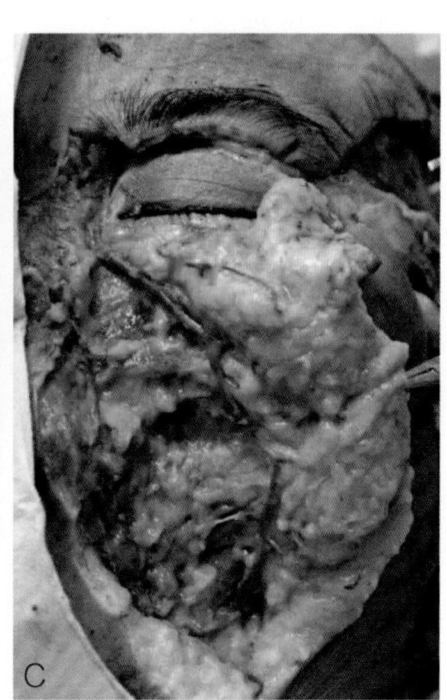

图 11-3-1 面部血管示意图及面动脉解剖图

A. 面部动、静脉示意图；B. 典型的面动脉走行方向；C. 变异的面动脉走行方向

2. 注射方法

（1）于下睑外侧缘锐针开口，23 G 钝针走行于眼轮匝肌下脂肪层（SOOF）至下睑内侧缘，边退针边推注 APAG，每侧 0.6~0.8 ml，然后再按此方法每侧推注 LPCGF 0.8~1 ml，最后于每侧下睑真皮层及皮下层锐针注射 LPCGF 1~1.5 ml，鱼尾纹部位皮下浅层补充注射少量 APAG（图 11-3-2A~C）。

（2）于鼻唇沟鼻翼水平锐针垂直进针至骨膜上，每侧注射 APAG 0.8~1 ml，再于口角外侧 1.5~2 cm 处锐针开口，23 G 钝针走行于鼻唇沟皮下层至鼻翼水平，边退针边推注 APAG，每侧 0.8~1 ml，然后再按此方法每侧推注 LPCGF 0.8~1 ml，最后每侧真皮层注射 LPCGF 约 1 ml（图 11-3-2D~F）。

（3）于每侧美学颧点处锐针骨膜上注射 APAG 约 1.5 ml，每侧皮下层钝针扇形注射 APAG 约 1 ml 及 LPCGF 约 1 ml。

建议 3~4 周注射一次，3~4 次为一个疗程，一个疗程结束后间隔 1~2 年进行下一疗程治疗（图 11-3-3~11-3-5）。

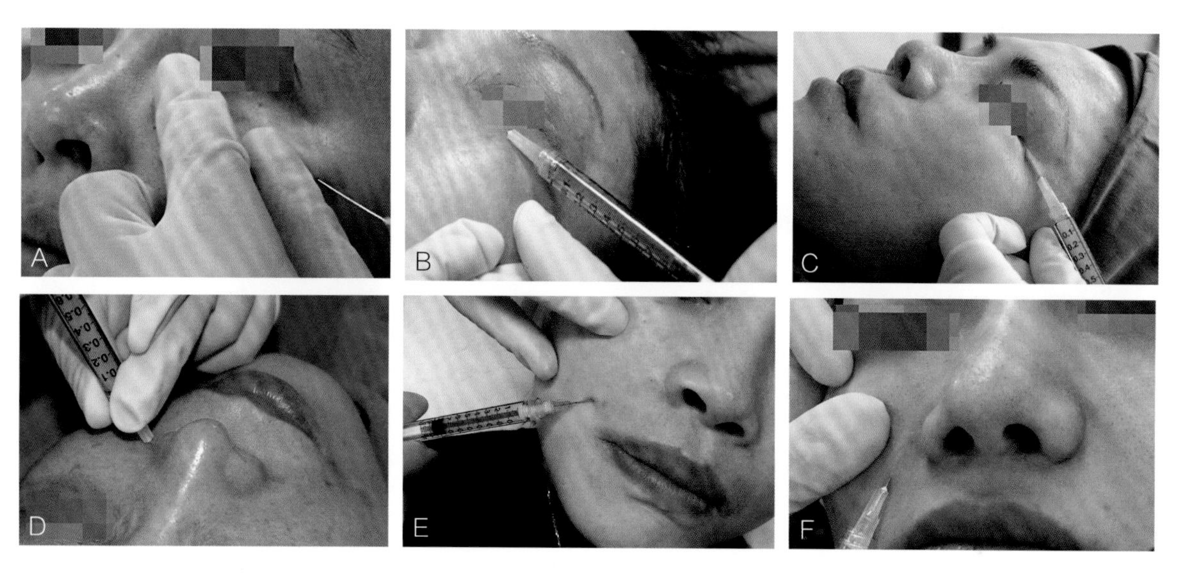

图 11-3-2　下睑区及鼻唇沟注射过程

A. 钝针眼轮匝肌下脂肪层（SOOF）注射 APAG；B. 下睑锐针真皮层注射 LPCGF；C. 鱼尾纹处锐针皮下浅层注射 APAG；D. 鼻翼水平锐针骨膜上注射 APAG；E. 鼻唇沟钝针皮下注射 APAG；F. 鼻唇沟锐针真皮层注射 LPCGF

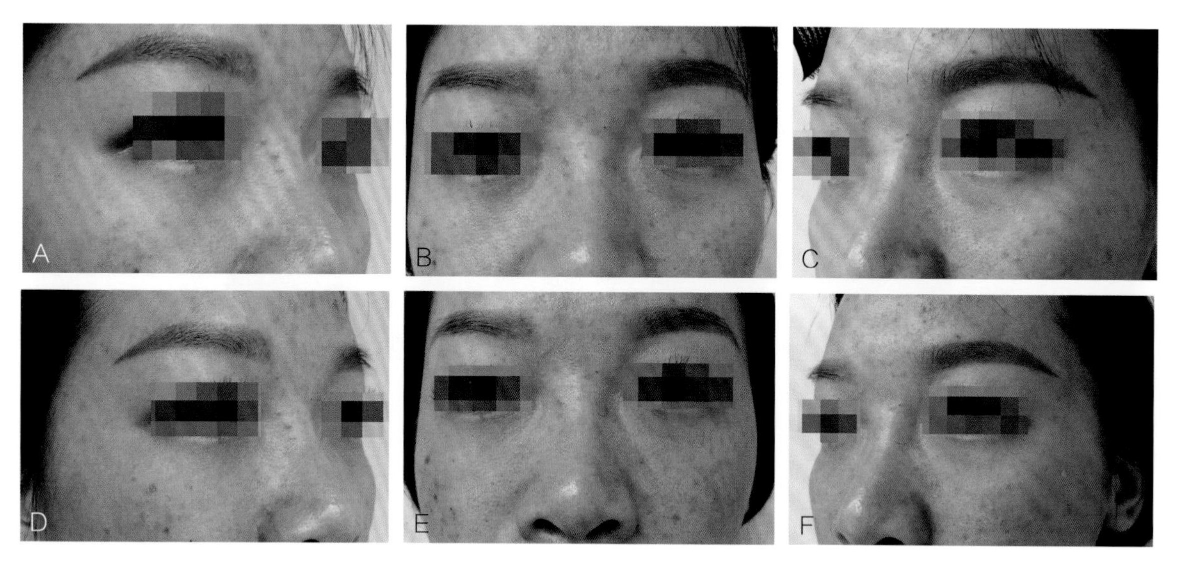

图 11-3-3　泪沟注射前后对比。术前下睑皱纹评分为 1 分，泪沟评分为 2 分，术后 6 个月评分分别为 0 分和 1 分

A~C. 术前右斜位、正位、左斜位；D~F. 3 次治疗后右斜位、正位、左斜位

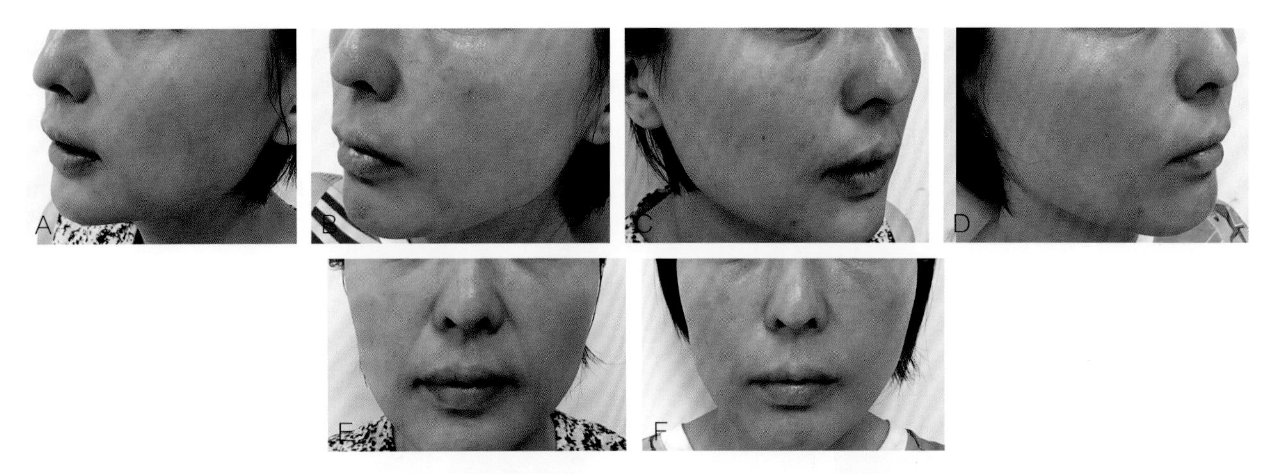

图 11-3-4　鼻唇沟注射前后对比。术前鼻唇沟评分为 2 分，术后 6 个月评分为 1 分
A. 术前左侧位；B. 3 次治疗后左侧位；C. 术前右侧位；D. 3 次治疗后右侧位；E. 术前正位；F. 3 次治疗后正位

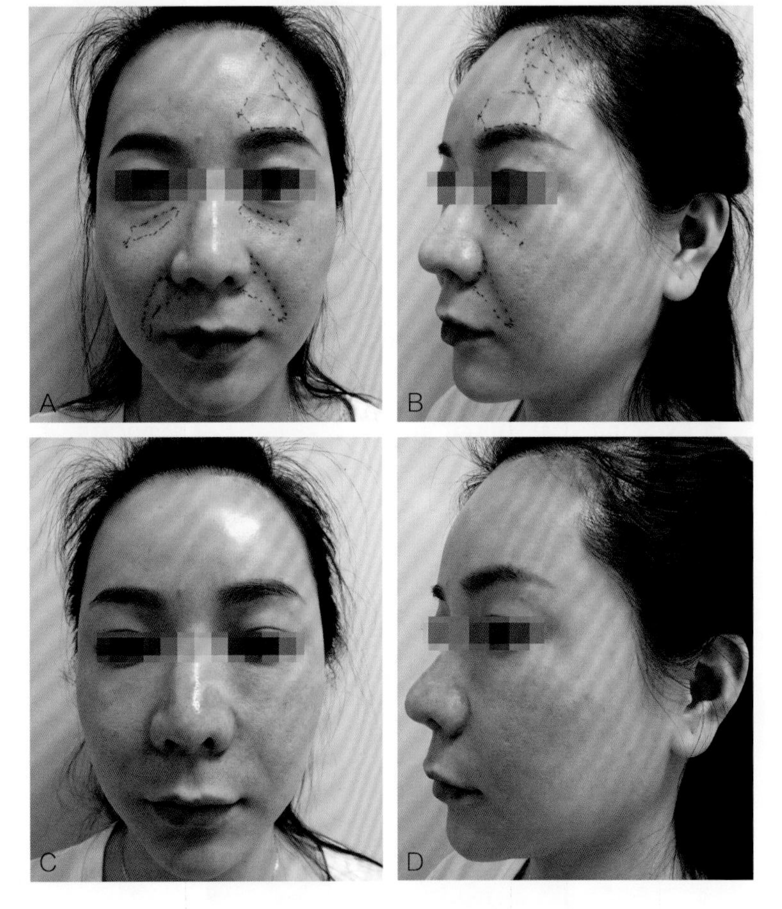

图 11-3-5　泪沟、鼻唇沟、左侧额部注射前后对比
A. 术前正位；B. 术前左斜位；C. 3 次治疗后正位；D. 3 次治疗后左斜位

以上述方法为例，面部其他部位注射方法与透明质酸注射方法相似。有关具体的注射技巧及细节，读者可参照透明质酸注射相关专著及文献。以下介绍面部其他常见部位 LPCGF 与 APAG 注射填充方法。

（二）额区及眉间区注射解剖注意点及技术方法

1. 解剖注意点 额区组织薄，血管丰富，在额中央区要尤其注意眶上动脉、滑车上动脉走行层次及路径，侧额区要注意颞浅动脉额支。眶上动脉自眶上孔穿出，滑车上动脉自滑车切迹穿出，二者沿深层次（骨膜上）向额区上方偏中央区走行，逐渐向皮下层走浅。以两侧眶上孔为起点，垂直向上画 2 cm 直线，所围矩形范围内血管走行多位于深层，矩形之外区域血管走行相对表浅（图 11-3-6）。

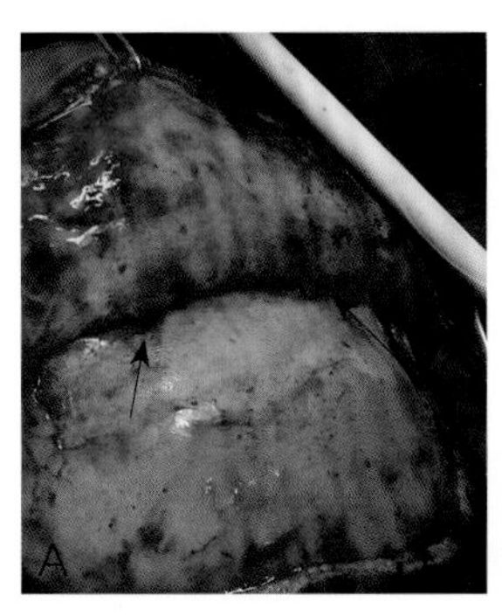

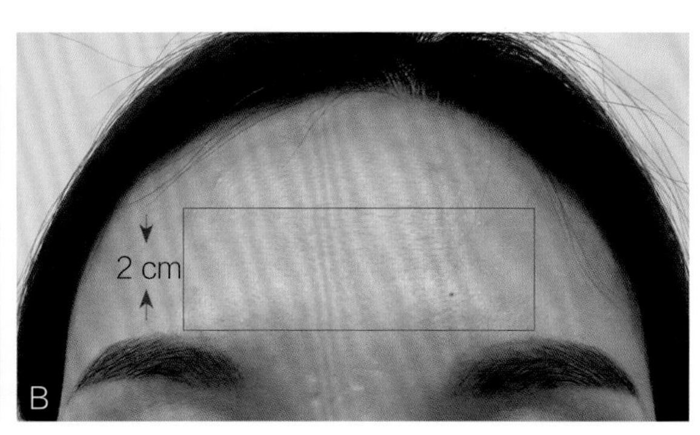

图 11-3-6 额部血管走行区

A. 眶上孔穿出的眶上神经血管束（箭头所指）；B. 矩形区内血管走行较深（骨膜上）

2. 注射方法

（1）矩形内区域：钝针皮下层连续线状注射 APAG 及 LPCGF，32 G 或 34 G 锐针皮下层及真皮层多点注射 LPCGF。注意避开眶上孔。

（2）矩形外区域：钝针骨膜上或皮下浅层连续线状注射 APAG 及 LPCGF，32 G 或 34 G 锐针皮下层及真皮层多点注射 LPCGF（图 11-3-7）。

建议 3~4 周注射一次，3~4 次为一个疗程，适度矫枉过正，一个疗程结束后间隔 1~2 年进行下一疗程治疗（图 11-3-8、11-3-9）。

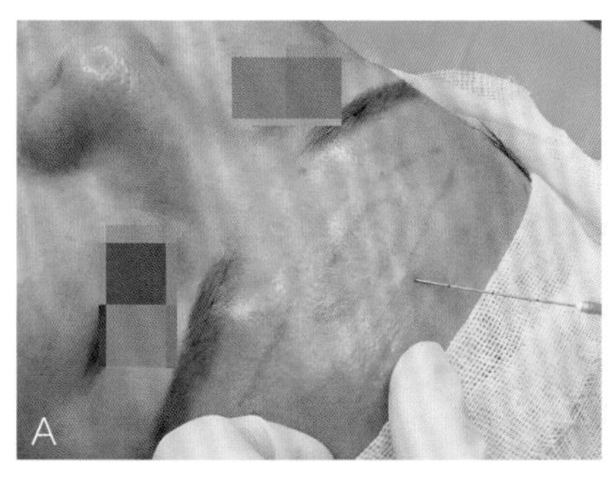

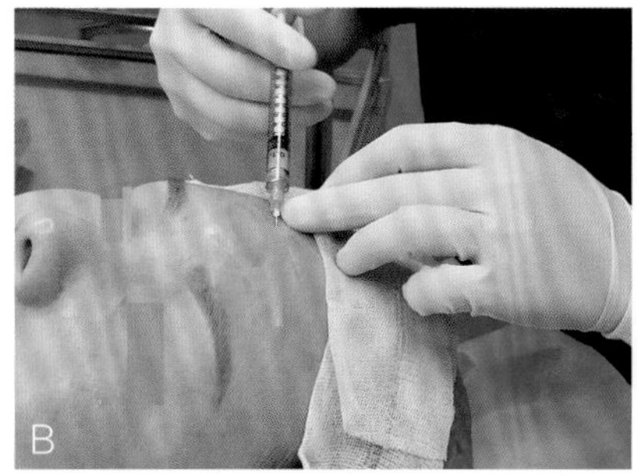

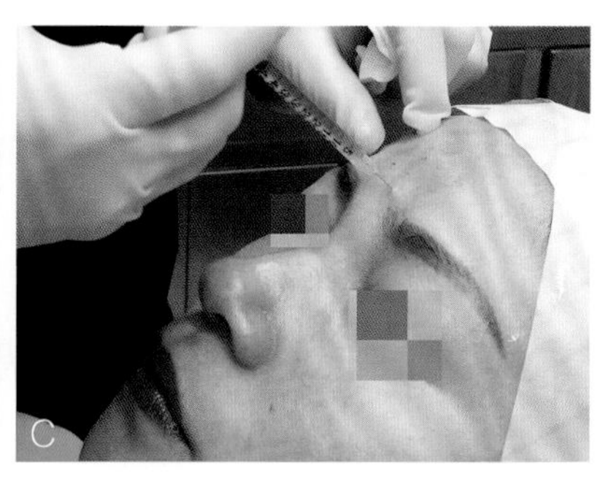

图 11-3-7 额部注射方法

A. 矩形区内钝针皮下注射；B. 矩形区外钝针皮下注射；C. 锐针真皮层或皮下浅层注射

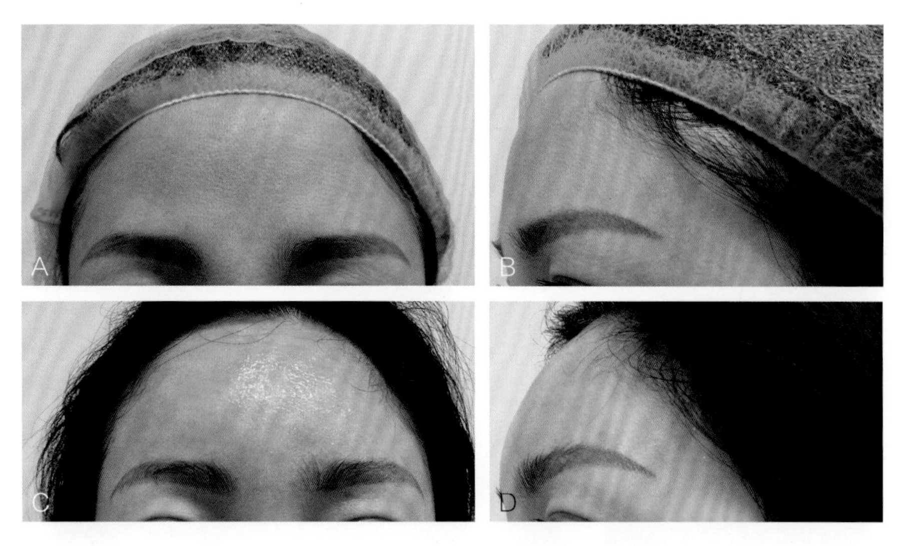

图 11-3-8　LPCGF 联合 APAG 额部注射前后

A, B. 治疗前正位、左侧位；C, D. 3 次治疗后正位、左侧位

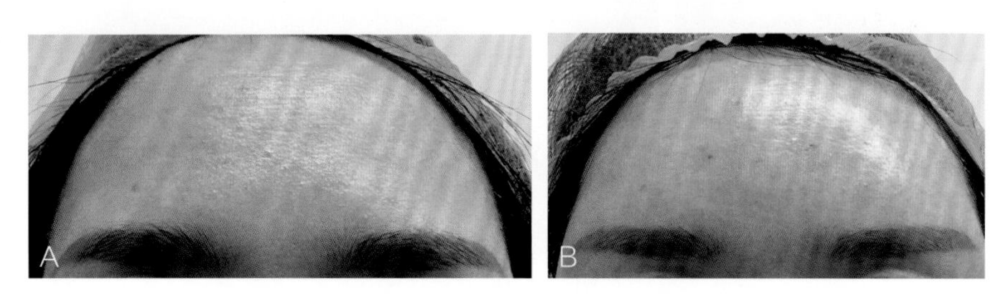

图 11-3-9　LPCGF 联合 APAG 额部注射前后

A. 治疗前；B. 3 次治疗后

（三）眉弓区注射解剖注意点及技术方法

1. 解剖注意点　适当填充眉弓能增强眼周立体感，但此过程一定要协调好眉弓与额部的衔接，注意眉弓与额部自然过渡。部分求美者存在较为明显的眉上凹，应同时注射填充。从美学角度而言，眉弓立体及眉尾适度上扬是年轻态的两个重要特征，因此，注射时要兼顾这两个方面。

2. 注射方法

（1）注射前首先用手指触摸找准眶上孔，记号笔做好定位标记。

（2）主要有两种注射方法可供选择（图 11-3-10）：钝针眉尾处进针至皮下浅层，沿眉弓方向往内侧推进，至眶上孔附近停止，边退针边注射 APAG 及 LPCGF。眶上孔内侧眉弓用 32 G 或 34 G 锐针皮下层多点注射 LPCGF。

钝针沿眉弓走行，以眶上孔为界，内侧由外向内进针，外侧由内向外进针，行连续线状注射。注射过程中左手可以轻按眉部皮肤以便于掌握注射层次和量（注射层次为皮下浅层）。

建议 3~4 周注射一次，3~4 次为一个疗程，适度矫枉过正，一个疗程结束后间隔 1~2 年进行下一疗程治疗。

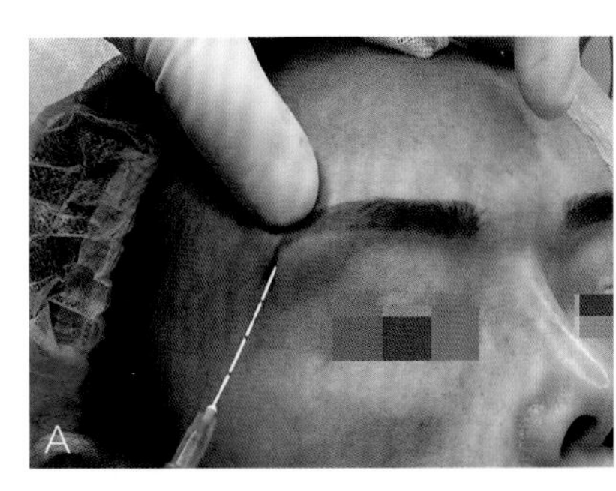

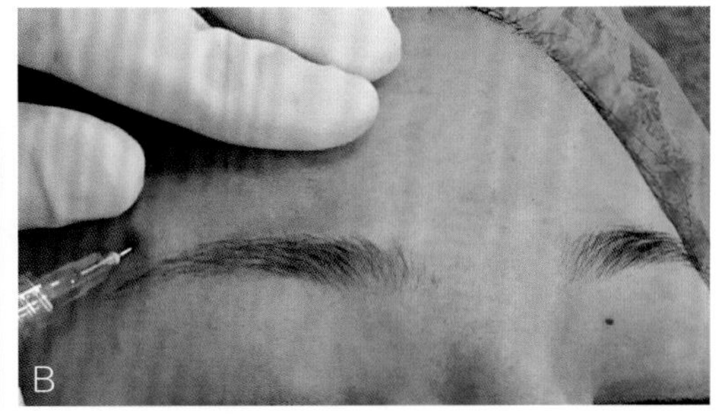

图 11-3-10 LPCGF 联合 APAG 眉弓区注射
A. 眉弓钝针皮下注射；B. 眉上凹钝针皮下注射

（四）颞区注射解剖注意点及技术方法

1. 解剖注意点 眉弓至颧骨水平线之间的颞区结构复杂，神经血管丰富，由浅至深分为 8 层：皮肤层、皮下脂肪层、颞浅筋膜层、颞中筋膜层、颞深筋膜浅层、颞深筋膜深层、颞肌、颞骨。颞浅筋膜层内有颞浅动、静脉走行，颞中筋膜层内有面神经颞支走行，颞深筋膜浅层与深层之间有颞中静脉走行。因此，在眉弓水平线以上注射以皮下层为安全层次，眉弓水平线以下有 3 个层次注射填充相对安全：皮下浅层、颞浅筋膜与颞中筋膜之间的疏松间隙、骨膜上。

由于 CGF、APAG 与透明质酸不同，前两者具有生物学活性，注射后的即刻填充效果不是目的所在，而是要逐渐促进局部组织再生，尤其是要促进脂肪组织增多，真皮组织增厚。因此，以皮下浅层注射为主，其他安全层次注射为辅。

2. 注射方法 标记颞区范围，注意额颞交界区过渡及颞颧交界区过渡。锐针于颞区上方或下方处开口，钝针进针至皮下浅层，向前推进至颞区边缘，边退针边注射 APAG 及 LPCGF；重复这一步骤，最终形成一个完整的扇形注射区域。32 G 或 34 G 锐针皮下层多点补充注射 LPCGF（图 11-3-11）。

建议 3~4 周注射一次，3~5 次为一个疗程，适度矫枉过正，一个疗程结束后间隔 1~2 年进行下一疗程治疗（图 11-3-12、11-3-13）。

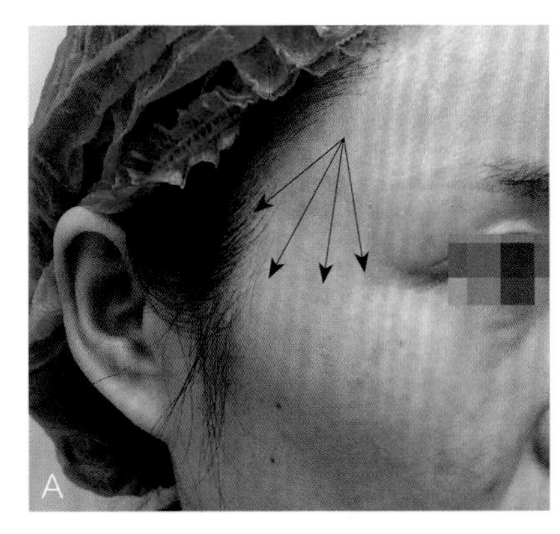

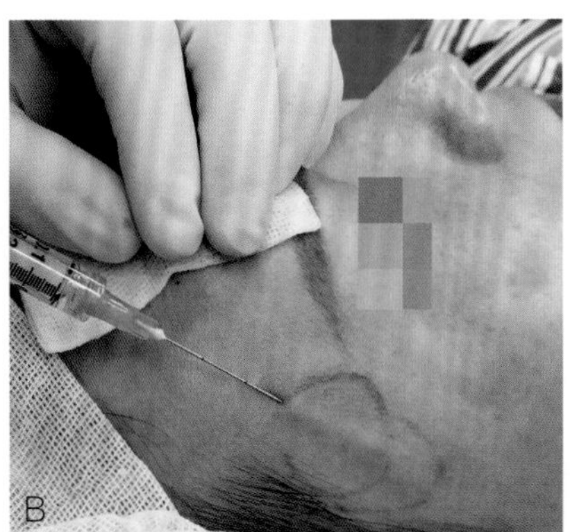

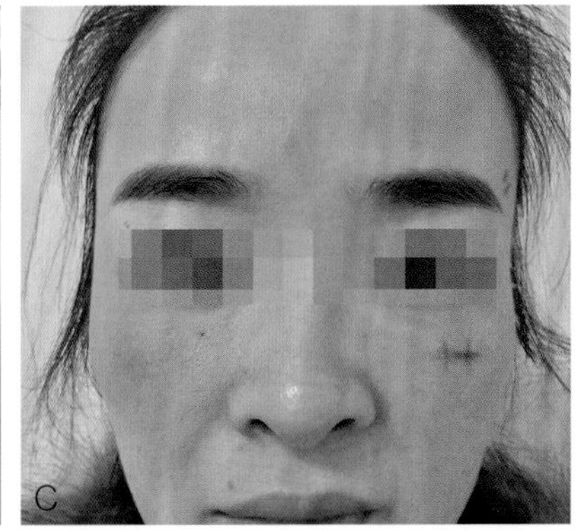

图 11-3-11 LPCGF 联合 APAG 颞区注射
A. 颞区扇形注射术前标记；B. 颞区钝针皮下层注射；C. 右侧注射后左右侧对比

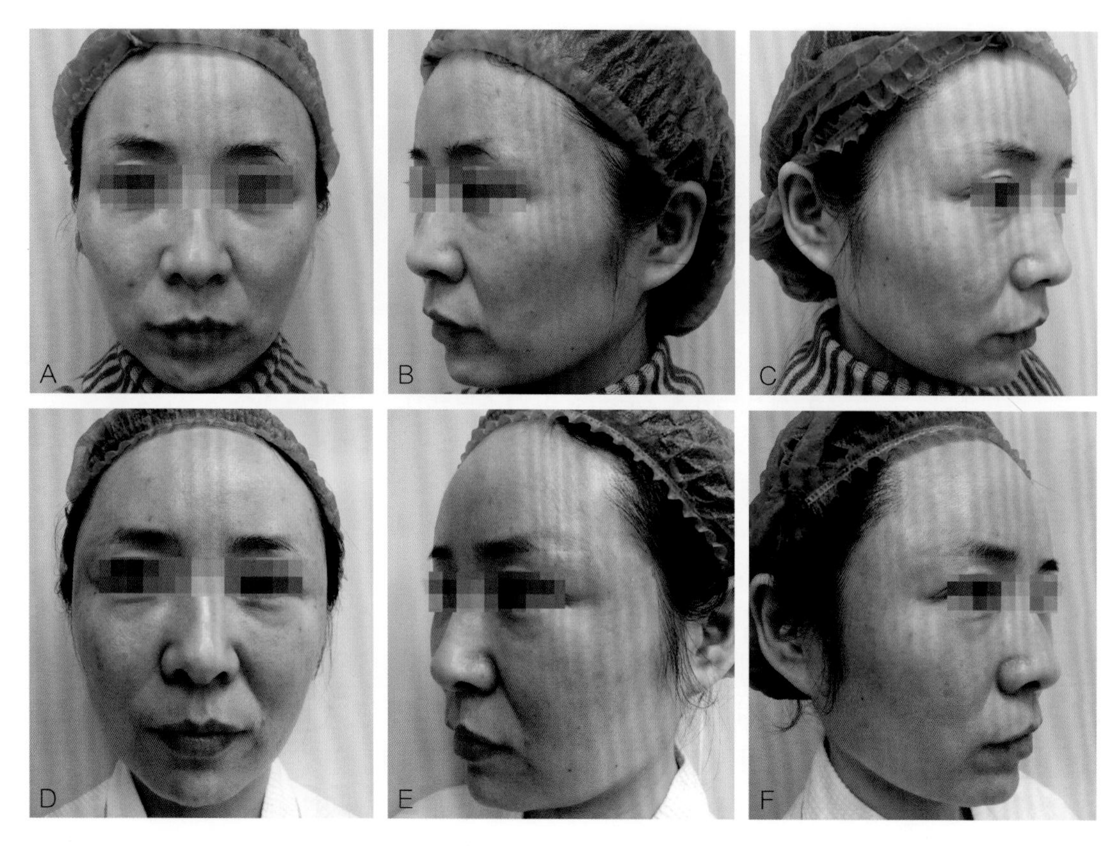

图 11-3-12 LPCGF 联合 APAG 颞区注射前后对比

A~C. 术前正位、左斜位、右斜位；D~F. 3 次治疗后正位、左斜位、右斜位

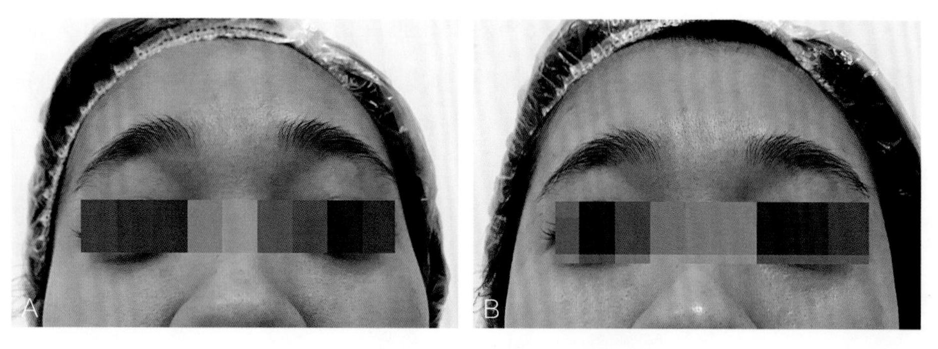

图 11-3-13 LPCGF 联合 APAG 颞区注射前后对比

A. 术前；B. 3 次治疗后

（五）眶颧区注射解剖注意点及技术方法

1. 解剖注意点 饱满、紧致的年轻态眶颧区笑起来从斜面看像是苹果的弧面，因此，该区域被习惯性称为“苹果肌”（图 11-3-14A）；从侧面看具有过渡自然的睑颊轮廓线，睑颊轮廓线为下睑至颊部的侧位表面轮廓连线，在理想的面部，该线应仅有一个凸起且变化柔和（图 11-3-14B）。决定“苹果肌”饱满度的主要因素并非是肌肉，而是该区域的脂肪组织。

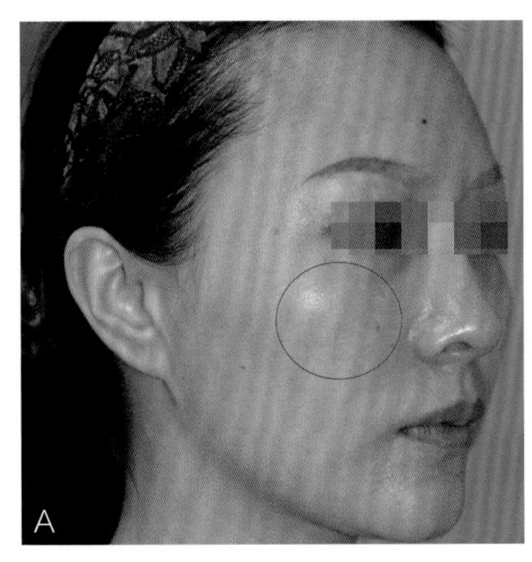

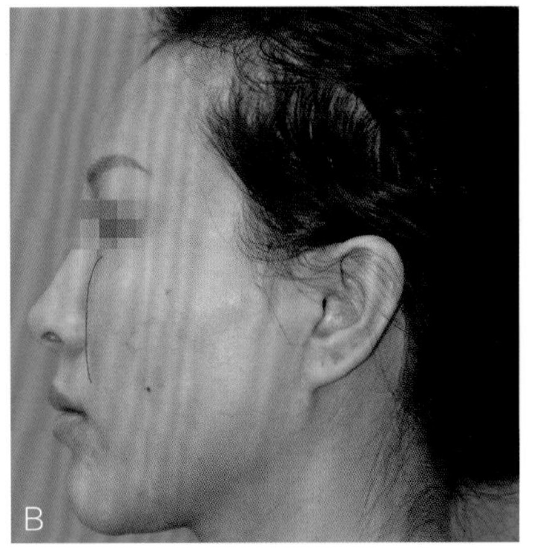

图 11-3-14　眶颧区美学特征
A. 苹果弧面；B. 睑颊轮廓线

在注射治疗前可先通过 Hinderer 线对眶颧区进行分区（图 11-3-15），第一条线是眼外侧缘至口角连线，第二条是鼻翼至耳屏连线。这两条线相交可将眶颧区分为 4 个象限，两条直线交点常作为进针点，内上象限血管丰富，眶下孔发出的眶下神经血管束及内眦动脉在此区域走行，注射时要注意掌握层次及轻柔操作；外上、外下象限相对安全；内下象限一般不做注射或仅做少量注射，过多注射会产生“苹果肌”下垂感。有三个层次注射相对安全：皮下层、眼轮匝肌下脂肪层（SOOF）和骨膜上。LPCGF 及 APAG 常注射于前两层。

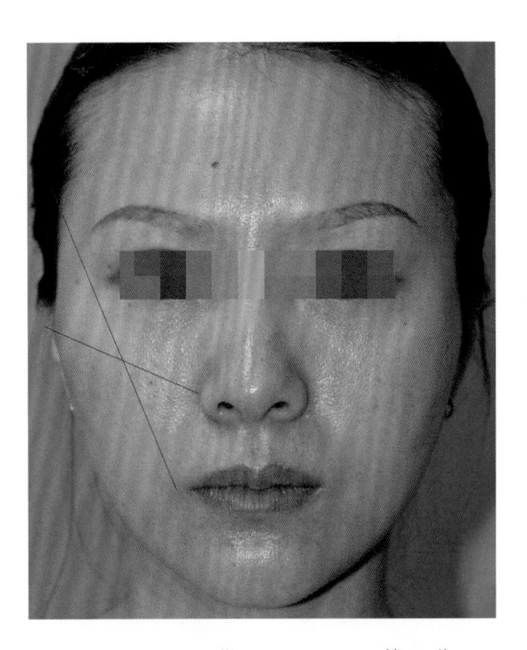

图 11-3-15　眶颧区 Hinderer 线及分区

2. 注射方法　标记需要注射的“苹果肌”范围。锐针 Hinderer 线交点处开口，钝针进针至 SOOF 层，向内上象限推进至泪沟内侧，边退针边注射 APAG 及 LPCGF；接着向外上象限及外下象限注射，内下象限根据是否存在明显过渡不自然而酌量注射。于皮下层重复这一步骤再注射一遍（图

11-3-16）。32 G 或 34 G 锐针可做皮下层多点补充注射 LPCGF。必要时可在骨膜上做“打底”注射。适度按摩使注射区趋于平整。

建议 3~4 周注射一次，3~4 次为一个疗程，适度矫枉过正，一个疗程结束后间隔 1~2 年进行下一疗程治疗（图 11-3-17、11-3-18）。

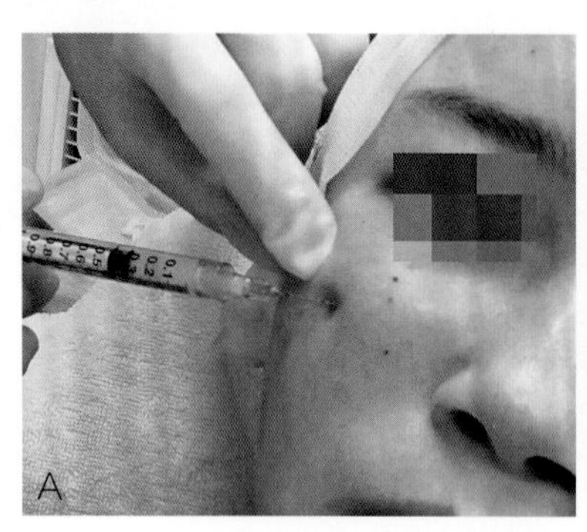
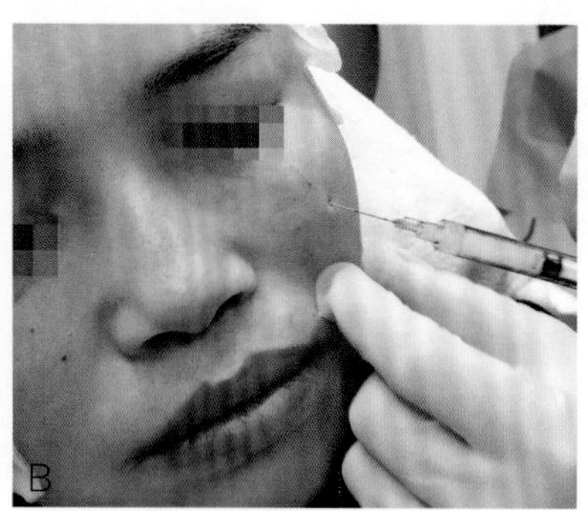

图 11-3-16 眶颧区注射

A. 钝针 SOOF 层注射；B. 钝针皮下层注射

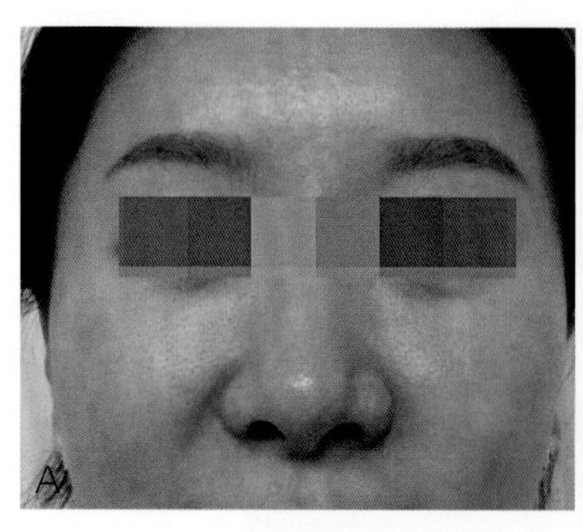
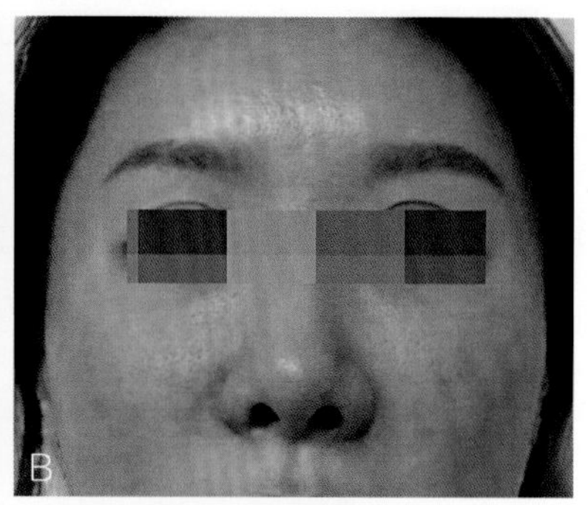

图 11-3-17 LPCGF 联合 APAG 眶颧区注射前后对比

A. 术前；B. 术后即刻

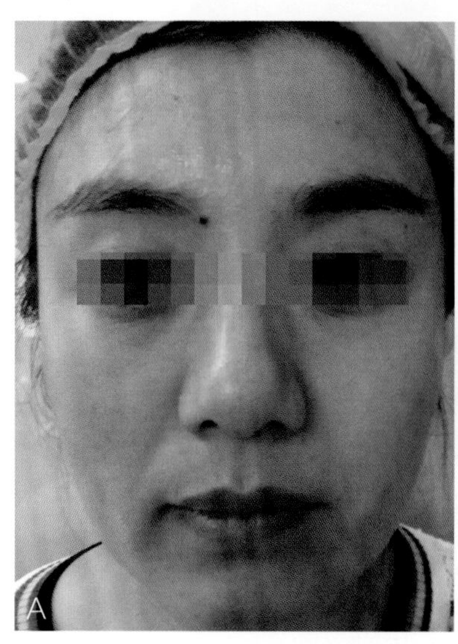
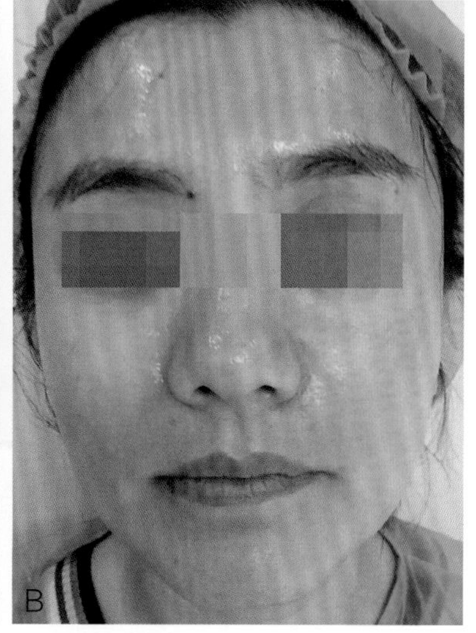

图 11-3-18 LPCGF 联合 APAG 眶颧区及鼻唇沟注射前后对比

A. 术前正位；B. 3 次治疗后正位；C. 术前斜位；D. 3 次治疗后斜位

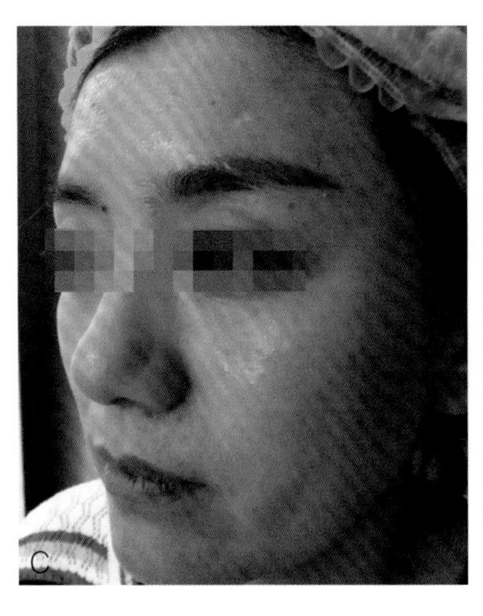

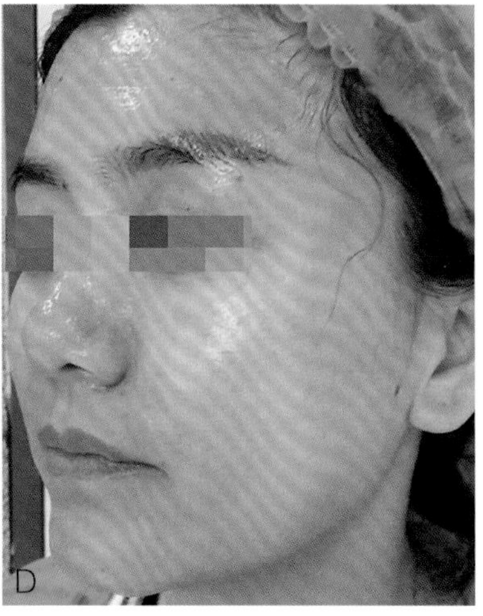

图 11-3-18（续）

（六）颊区注射解剖注意点及技术方法

1. 解剖注意点 颊部凹陷又被称为颧骨下凹陷。由于亚洲人种与欧美人种在软硬组织发育方面的不同，形成了东西方美学的差异。西方美学更加注重面部轮廓的立体、凹凸分明，东方美学更加注重面部轮廓的柔和、过渡自然。颊部凹陷在欧美人群中被认为是美学的一部分，很少有求美者要求对颊凹进行填充；亚洲人则不然，颊凹被视为衰老、刻薄的表现，求美者需求相对较多。

颊区注射相对安全，注射时要注意以下几个解剖要点：

（1）颊区深层有腮腺及腮腺导管，腮腺前缘有面神经走行，耳屏前方约 0.5 cm 处有颞浅动、静脉走行。

（2）注射层次为皮下层。

（3）大部分人颊凹区有较为明显的肌皮韧带牵拉（这是影响填充效果的原因之一），注射前或注射后用中医小针刀将肌皮韧带剥离切断更有利于按摩平整，也可在注射过程中用钝针反复剥离，尽可能松解该区域。

2. 注射方法 标记颊凹范围，锐针于颊凹一端选一点开口，钝针进针至皮下层，向前推进至颊凹另一端，边退针边注射 APAG 及 LPCGF；重复这一步骤完成整个颊凹区注射（图 11-3-19）。32 G 或 34 G 锐针可做皮下层、真皮层多点补充注射 LPCGF。

建议 3~4 周注射一次，3~5 次为一个疗程，适度矫枉过正，一个疗程结束后间隔 1~2 年进行下一疗程治疗（图 11-3-20）。

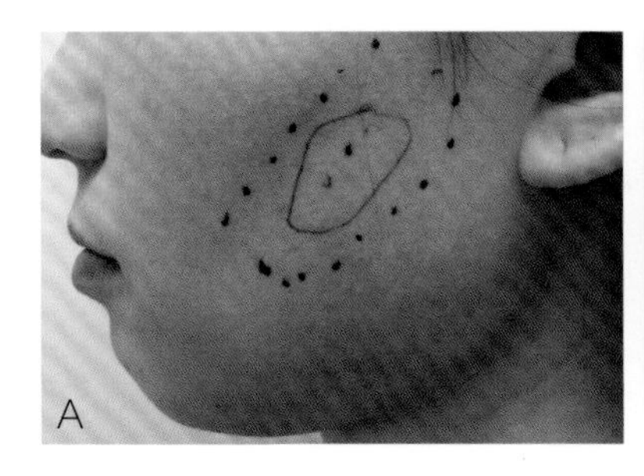

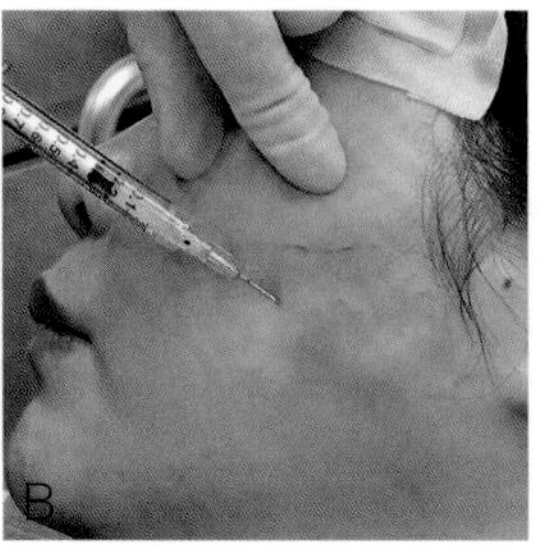

图 11-3-19 颊区注射
A. 标记颊凹范围；B. 钝针皮下层注射

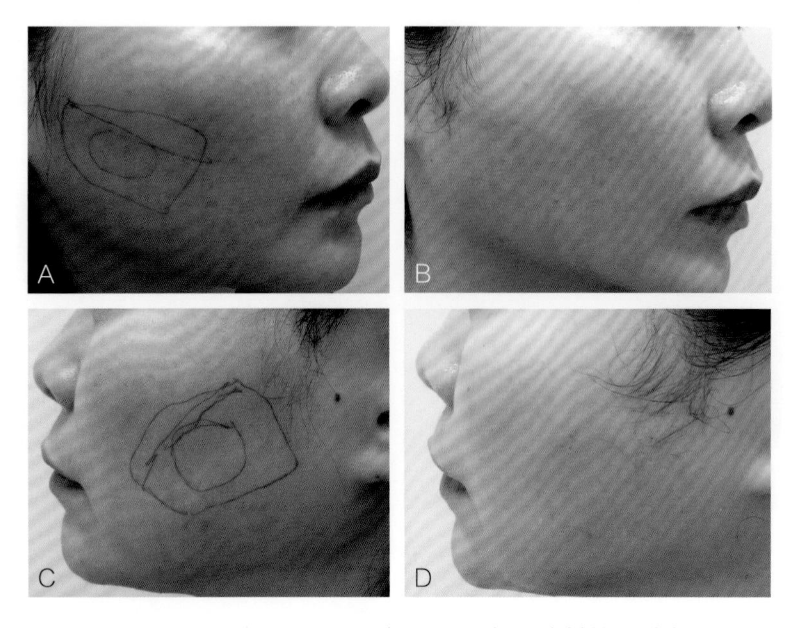

图 11-3-20　LPCGF 联合 APAG 颊凹注射前后对比
A. 术前右侧位；B. 3 次治疗后右侧位；C. 术前左侧位；D. 3 次治疗后左侧位

（七）木偶口角区注射解剖注意点及技术方法

1. 解剖注意点　木偶纹是指口角至下颌缘的一条凹陷区，是面部衰老的明显征象之一，由于类似于木偶表情，故被称为木偶纹。有人将泪沟、鼻唇沟（法令纹）及木偶纹这三个类似于“八”字的衰老凹陷区统称为“三八线”。这一区域注射时要注意颏孔及其发出的颏神经血管束，同时要注意面动脉分出的下唇动脉从此经过。注射层次首选皮下层。

2. 注射方法　标记木偶口角区范围。锐针于木偶纹远端开口，钝针进针至皮下层，向前上方推进至下唇下方，边退针边注射 APAG 及 LPCGF。先注射图 11-3-21 所示黄色线条标记路径，最后注射红色线条标记路径，完成整个木偶口角区扇形注射。有以下几点需要注意：

（1）注射范围不能超过木偶纹皱褶外侧，否则注射物堆积可能造成木偶纹加重。

（2）红线所指口角处注射十分关键，有利于起到上扬口角作用。

（3）最后，32 G 或 34 G 锐针可做皮下层、真皮层多点补充注射 LPCGF。

建议 3~4 周注射一次，3~5 次为一个疗程，适度矫枉过正，一个疗程结束后间隔 1~2 年进行下一疗程治疗（图 11-3-22、11-3-23）。

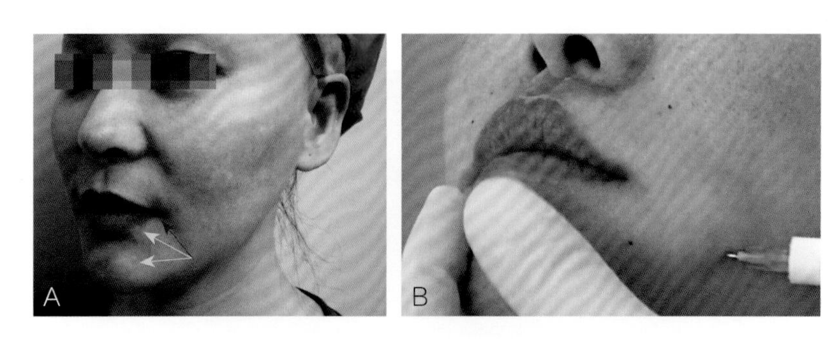

图 11-3-21　木偶口角区注射
A. 标记木偶口角区范围；B. 钝针皮下层注射

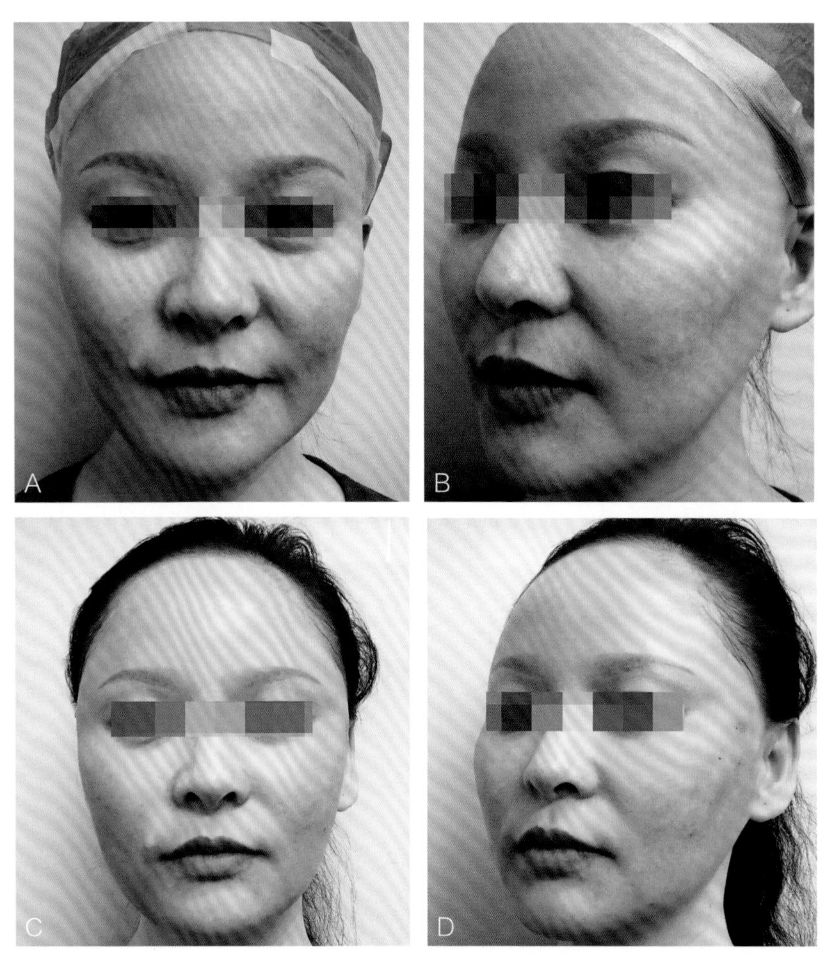

图 11-3-22 LPCGF 联合 APAG 木偶口角区注射前后对比
A. 术前正位；B. 术前左斜位；C. 3 次治疗后正位；D. 3 次治疗后左斜位

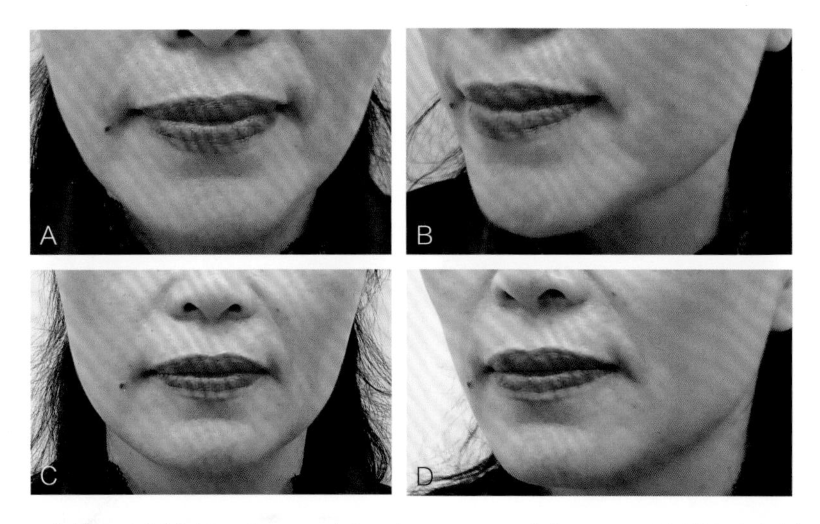

图 11-3-23 术前左右侧木偶口角区不对称，经 LPCGF 联合 APAG 注射治疗左侧后基本对称
A. 术前正位；B. 术前左斜位；C. 3 次治疗后正位；D. 3 次治疗后左斜位

（八）颏区注射解剖注意点及技术方法

1. 解剖注意点 颏区注射填充相对安全、简单，但在行颏区两侧操作时要注意避开颏孔。

2. 注射方法

（1）标记注射进针点及区域。图 11-3-24A 所示红点为颏前点，于该点注射主要起到拉长颏部的作用；蓝点位于红点左上方、右上方约 1 cm 处，该两点注射主要起到上翘颏部作用；黄线代表颏部两侧，不少求美者颏部两侧与颏部中央区衔接不自然，即颏部中央区凸出，两侧凹陷，这种情况需要对两侧进行注射填充，以使整个颏部弧度顺畅自然。

（2）锐针垂直于红点、蓝点所示位置，进至骨膜上层，推注 APAG，退针至皮下层再次推注 APAG，双手塑形颏部（11-3-24B）。

（3）锐针于黄线处一端开口，钝针进针至皮下层，向前推进至另一端，边退针边注射 APAG 及 LPCGF（11-3-24C）。

（4）注射后双手塑形颏部。

建议 3~4 周注射一次，3~5 次为一个疗程，适度矫枉过正，一个疗程结束后间隔 1~2 年进行下一疗程治疗（图 11-3-25、11-3-26）。

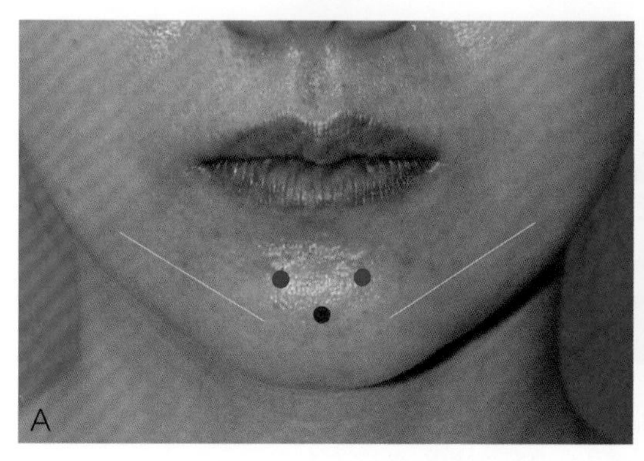
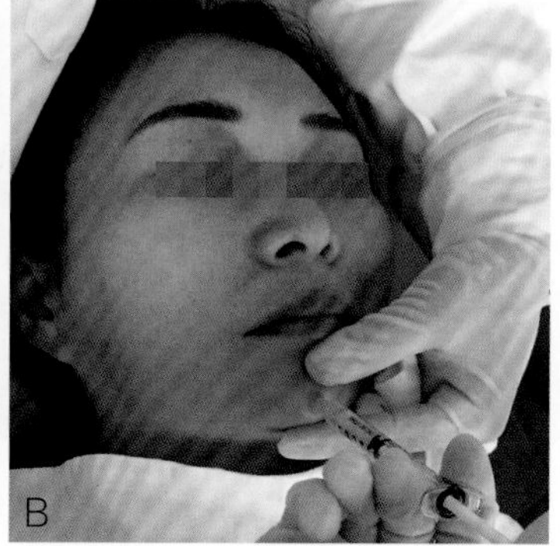
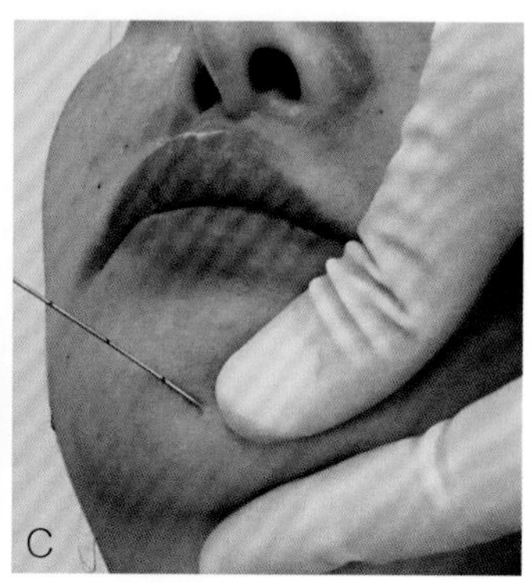

图 11-3-24　颏区注射

A. 标记颏部注射范围；B. 锐针骨膜上及皮下层注射；C. 钝针皮下层注射

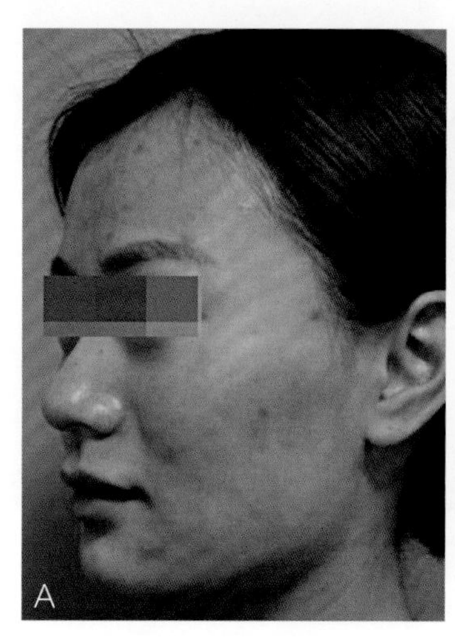
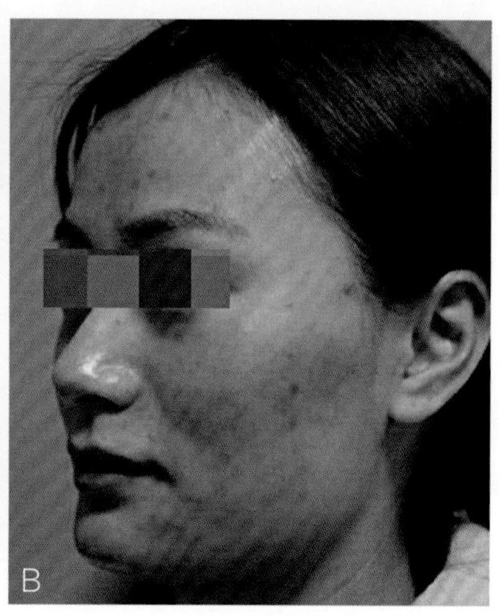

图 11-3-25　LPCGF 联合 APAG 颏区注射前后对比

A. 术前左斜位；B. 3 次治疗后左斜位

（九）鼻区注射解剖注意点及技术方法

1. 解剖注射点 从总体上而言，LPCGF及APAG并不太适合于鼻部填充注射。主要原因有两点：①注射填充鼻部所需材料必须有一定的“刚度”，才能具有塑形及不容易变形的特性，而LPCGF为液态，APAG“刚度”不如高交联度透明质酸；②鼻部软组织少，LPCGF及APAG促进该区域软组织再生十分有限。

由于鼻部血管丰富，大多走行于两侧，故鼻中央区骨膜上注射相对安全。

2. 注射方法

（1）术前对鼻部情况进行仔细评估，如鼻额角及鼻唇角，对需要矫正的区域进行标记。锐针于鼻中线垂直进针，推注APAG后即刻塑形，多点点状注射，直至填充完毕。注射过程中需要按压标记区两侧，防止注射至其他部位，结束后再进行整体塑形，使填充剂与周围轮廓相匹配。

（2）钝针自鼻尖处进针至鼻根“黄金点”，回抽看有无出血，边退针边注射APAG，结束后整体塑形（图11-3-26）。

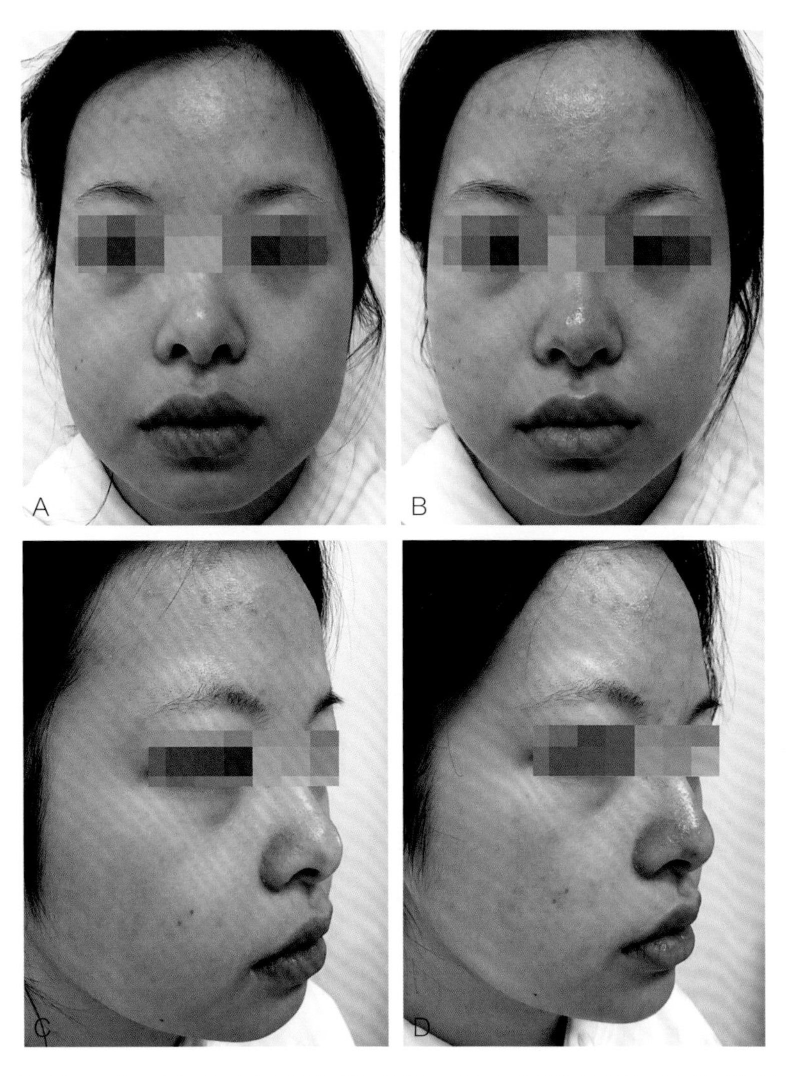

图11-3-26 APAG鼻区注射前后对比，该求美者同时接受了颏区注射

A. 术前正位；B. 3次治疗后正位；C. 术前斜位；D. 3次治疗后斜位

四、CGF 联合 APAG 注射并发症的防治

（一）并发症的预防原则

（1）熟悉解剖结构。

（2）严格无菌操作。

（3）注重操作技巧。

（二）并发症的处理原则

1. 全过程密切观察

（1）注意是否有治疗区域异常疼痛或身体相关部位的疼痛，如头痛、眼睛痛，尤其是突发剧烈疼痛。

（2）注意操作中及操作后是否存在头晕、恶心、呕吐、黑矇、视物模糊、视野改变等情况。

（3）注意局部皮肤颜色是否存在发白、发紫、发黑等情况。

（4）术中是否出现淤血、淤斑。

（5）术后注意观察是否存在发热及治疗区红肿热痛等感染征象。

（6）治疗后留观至少 1 h，注意患者是否存在局部或全身过敏反应。

（7）遵循"早发现、早诊断、早治疗"原则，尽早处理并发症。

2. 注射反应处理

（1）多数反应较轻，包括疼痛、红斑、水肿、瘀斑、瘙痒等，无须特殊处理，数日即可消退。

（2）少数反应重者，予以冷敷减轻疼痛，亦可于 1~2 周消退。

3. 皮肤血运障碍及血管栓塞并发症处理

（1）立即停止治疗。

（2）轻柔挤出过量注射物或用生理盐水冲洗治疗区。

（3）给予常规抗过敏（如氯雷他定等）及糖皮质激素（地塞米松，5~15 mg/d，连续使用 2~3 天）治疗。

（4）给予低分子肝素钠抗凝（2500 IU，每日 2 次）、2% 硝酸甘油外敷，肌内注射罂粟碱扩张血管、丹参活血化瘀等治疗。

（5）必要时行高压氧治疗。

（6）请相关科室会诊协助诊治。

4. 感染并发症处理

（1）局部常规消毒、换药。

（2）静脉使用抗生素。

（3）行局部渗出物或分泌物培养 + 药物敏感试验，适时调整抗生素。

5. 过敏反应并发症处理

（1）轻度过敏反应以观察为主，口服抗过敏药物；若无明显加重现象，可自行恢复。

（2）中重度过敏予以口服抗过敏药物、静脉使用糖皮质激素等对症处理；若情况严重则按急救程序执行，并请相关科室协助诊治。

6. 色素沉着

（1）避免日晒，轻度色素沉着待其自然消退。

（2）必要时使用药物、激光等物理技术治疗色素沉着。

7. 局部结节或隆起

（1）局部按摩。

（2）若按摩无效，采用热敷、射频等技术治疗。

（3）上述治疗均无效，采用外科手段（包括抽吸、微创刮除、切开去除等）治疗。

（汪　森　柯友辉　王志瀚）

参考文献

Hirmand H. Anatomy and nonsurgical correction of the tear trough deformity. Plast Reconstr Surg, 2010, 125(2): 699-708.

Sclafani AP. Platelet-rich fibrin matrix for improvement of deep nasolabial folds. J Cosmet Dermatol, 2010, 9(1): 66-71.

Sevilla GP, Dhurat RS, Shetty G, et al. Safety and Efficacy of Growth Factor Concentrate in the Treatment of Nasolabial Fold Correction: Split Face Pilot Study. Indian J Dermatol, 2015, 60(5): 520-520.

陈敏亮，吴溯帆，李华. 中国整形美容协会抗衰老分会《微创注射抗衰老技术规范化指南》. 中华保健医学杂志，2016, 18(6): 519-520.

金熙真，徐丘一，李洪基，等. 微整形注射解剖学. 沈阳：辽宁科学技术出版社，2018: 1-252.

石冰. PPDO 埋线提升面部年轻化应用. 北京：北京大学医学出版社，2016: 61-62.

隋鸿锦，郝立君，于胜波. 面部精准注射解剖图谱. 沈阳：辽宁科学技术出版社，2015: 7-8.

汪森. 现代汉族年轻女性不同面形面部轮廓形态学测量及美学差异化分析. 安徽医科大学，2017.

汪森，赵启明. 现代汉族年轻女性“倒三角”面形与“菱形”面形面部轮廓差异化分析及改形探讨. 中国美容整形外科杂志，2016，27(11): 669-672.

汪森，赵启明，陆海山，等. 汉族年轻女性漂亮脸型与一般脸型下颌角区域的形态学参数. 中华医学美学美容杂志，2017，23(2): 111-113.

汪森，赵启明，陆海山，等. 浓缩生长因子联合活性血浆蛋白凝胶注射在下睑区及鼻唇沟年轻化中的应用. 中国美容医学，2019，28(6): 5-8.

王娜，王建，张晨，等. 容量提升理论指导下的鼻唇沟填充技术. 中国美容整形外科杂志，2014，25(1): 15-17.

吴溯帆. 注射美容整形技术. 浙江：浙江科学技术出版社，2015: 2-418.

吴艳. 面部老化的分级和定量分析. 皮肤病与性病，2014，36(2): 70-75.

徐翔，汪海滨，孙中生，等. 脂肪来源 SVF 联合 PRP 注射改善鼻唇沟的临床研究. 中国美容整形外科杂志，2015，26(2): 72-75.

查旭山. 面部年轻化的综合设计与治疗. 沈阳：辽宁科学技术出版社，2019: 1-241.

赵启明，丁寅佳，汪森，等. 面部轮廓美学评估及个性化整形美容. 王炜. 中国整形外科学. 杭州：浙江科学技术出版社，2019: 2983-3026.

第四节 CGF在脱发及植发治疗中的应用

发为容之冠，头发的疏密、色泽和发型是个人形象、个性和气质的重要载体，一头浓密漂亮的头发能给人以美感，增加自信。正常成年人的头发总数大约为10万根，头发能保护头皮，减少外界的机械性、物理性、化学性刺激和损伤，缓冲对头部的伤害，并具有调节头皮温度，参与皮肤新陈代谢，促进体内有害重金属以及皮脂（汗）腺分泌物排泄的作用。因此，头发和头皮的健康与全身营养、健康状态以及外观形象有着密切的关系，目前已成为整形美容领域中关注的热点。而脱发是面部衰老向上的直接延伸，脱发给人带来的不仅是形象受损，更重要的是对自信心的打击。

一、脱发概述

脱发属常见病、多发病，我国脱发患者已超过2亿人。根据毛囊是否发生不可逆性破坏，可分为瘢痕性脱发和非瘢痕性脱发。瘢痕性脱发是指由于各种病理因素，导致正常毛囊的不可逆性破坏，最终被纤维组织替代的一组脱发疾病。早期诊断并在毛囊和干细胞没有被完全破坏之前积极治疗，有可能促使部分毛囊再生，一旦造成毛囊不可逆性破坏则很难再生毛发。非瘢痕性脱发在临床上最常见的类型为雄激素性秃发（AGA）和斑秃，其中AGA约占所有脱发疾病的90%，我国患病人群约为1.4亿；其次为斑秃，我国患病人群约700万人。

AGA男女均可发病，以男性较为多见，我国男性患病率为21%，女性为6%。其表现为头顶的毛发微小化，发际线呈M形逐渐后移，头顶部头发可以完全脱落，仅遗留少量毛发（图11-4-1），而后枕部区域的毛发较少累及，常伴有头皮油腻、脱屑、毛囊炎、瘙痒等症状。目前认为该病是多基因遗传病，主要与雄激素和雄激素受体以及精神因素、生长因子、感染因素、头皮血供不足等有关。长期工作或学习紧张、精神压力过大、饮食及睡眠不规律等会诱发或加重病情。目前AGA的主要药物治疗包括男性口服非那雄胺，女性口服螺内酯和达英-35，以及米诺地尔外用和中药口服、外用治疗；非药物治疗包括激光、毛发移植、中胚层疗法、干细胞治疗和针灸治疗等。

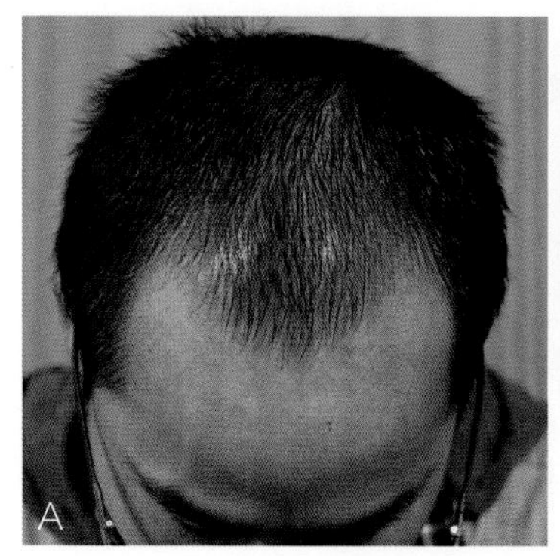

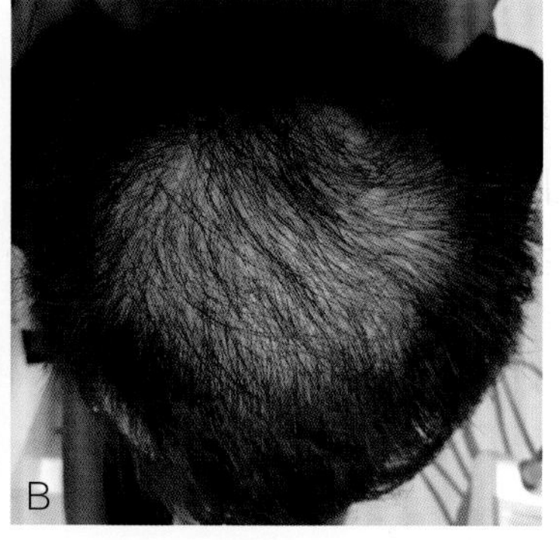

图11-4-1 雄激素性秃发表现
A. M形脱发表现；B. 整体毛发稀疏

斑秃的临床表现为头部出现边界清晰的圆形斑状脱发，少数患者病情严重可累及整个头部的终毛，甚至累及全身毳毛导致脱落。大约半数患者病情反复发作，可迁延数年甚至数十年。男女发病比例相当，发病率大约是 1.7%，约占门诊患者的 2%。重症斑秃以及病情容易反复对患者的心理、生活、工作以及社交均产生严重影响。目前认为斑秃是一种自身免疫性疾病，与遗传因素、自身免疫以及精神刺激、过度紧张、劳累等有关，具体发病机制尚不完全清楚。常用的治疗方法包括皮损内注射长效激素，局部免疫治疗，口服糖皮质激素、免疫调节剂和抗组胺药物，外用糖皮质激素、米诺地尔、维 A 酸，激光，冷冻等治疗。

二、AGA 临床分级

在第四章第四节中已介绍了中华医学会皮肤性病学分会毛发学组制订的 2014 版《中国雄激素秃发诊疗指南》关于 AGA 的分型，另外还有一种由国外学者 Norwood 提出的常用分型，即 Hamilton-Norwood 分级分类法（表 11-4-1），临床医生可参考使用。

表 11-4-1 Hamilton-Norwood 分级分类法

Ⅰ级：前发际线无后移或轻微后移。
Ⅱ级：额颞部前发际线呈三角形对称后移，距离外耳道正常发际线 2 cm 以内，额中部毛发稀释，但严重程度较额颞部轻微。
Ⅲ级：额颞部发际线明显后移，距离外耳道正常发际线 2 cm 以外，局部毛发稀疏或全秃。
Ⅲ级头顶型：脱发主要发生在顶部，可伴有前发际线后移，但不如Ⅲ级明显，本型好发于老年人。
Ⅳ级：前额及额颞部发际线后移明显超过Ⅲ级，同时头顶部毛发稀疏缺失，两个区域进行性扩大，但被环绕顶部的一圈相对浓密的毛发带隔开。此型与头顶型的鉴别在于后者初始脱发区即发生在头顶。
Ⅴ级：头顶部与前额脱发区仍彼此分离，但间隔毛发带变窄、变稀疏，呈马蹄铁状脱发，Ⅴ、Ⅵ、Ⅶ级均具有马蹄铁状脱发的特征。
Ⅵ级：上述间隔毛发带消失，前额与顶部脱发区进展至融合，脱发区扩展至侧面及后枕部。
Ⅶ级：为男性型脱发最严重的类型，仅剩马蹄铁状脱发的边缘。

1975 年，Norwood 在此基础上做了进一步修改和完善，分为 7 个级别、12 个类型，包括 8 个经典型及 4 个变异型。Norwood 发现有 3% 的 AGA 患者属于 AGA 的变异型（A 型）。该型由两个主要特征及两个次要特征组成，主要特征是必要条件，次要特征可有可无。主要特征为：前额发际线进行性后移至头顶，但头顶部未同时发生脱发。次要特征为：全头部弥漫脱发，马蹄铁状脱发的边缘较宽，位置较高。4 个变异型特征如下：

Ⅱ A 型：前额发际线较高，后移不超过 2 cm。

Ⅲ A 型：秃发区接近或正好位于冠状区中线。

Ⅳ A 型：秃发区超过冠状区中线。

Ⅴ A 型：是变异型中最严重的类型，但秃发区未到达顶部。

三、斑秃临床分型和分期

1. 分型 斑秃根据脱发皮损程度分为局灶性斑秃、全秃、普秃。①早期毛发部位出现独立的、局限性的成片毛发脱落，圆形或椭圆形，边缘清晰，直径 1~2 cm 或者更大，此时为局灶性斑秃。②病情若继续发展，皮损可累及全头，以至于头发全部脱落，此时头皮仍可保持正常外观，为全秃。

③严重的病例除头发全部脱落外，全身其他各处的毛发包括眉毛、睫毛、胡须、腋毛、阴毛及全身体毛等都会脱落，此时为普秃。

2. 分期 斑秃依病情的发展状况可分为三期。①进行期：毛发、皮肤损害范围日渐扩大，在斑秃区周边外观正常的皮肤上，毛发疏松易抓落。②静止期：一般经3~4个月，斑秃可停止发展，并可长期保持原状，秃发区周缘毛发附着相当坚牢。③恢复期：脱发区开始生长毛发。

四、LPCGF治疗脱发机制

一个毛囊可发出1~5根毛发，但大部分毛囊含有的毛发为2~3根，因此通常而言，毛发密度是毛囊密度的2~3倍。毛囊具有自我更新及再生的特性，这有赖于毛囊中所含有的毛囊干细胞。毛囊干细胞有多项分化潜能，在适宜的条件刺激下能分化为毛囊、表皮及皮脂腺。

近年来已有多项临床研究表明PRP是治疗AGA和斑秃等非瘢痕性脱发的有效方法，还可与毛发移植联合，提高毛发移植的存活率，增加植入毛囊单位的密度。CGF与PRP相比，富含更高浓度的生长因子，而且纤维蛋白的黏合度和拉伸强度更高，形成立体的网状结构，可使生长因子更加缓慢地释放，具有更强的再生修复能力。

CGF富含的$CD34^+$细胞是CGF与PRP、PRF最重要的区别之一。$CD34^+$细胞是一种血管内皮前体细胞，其作为一种原始祖细胞可形成毛细血管而为组织器官提供血供。已有研究表明$CD34^+$细胞的缺失可能是AGA的发病机制之一。Kang等用含有$CD34^+$细胞的PRP制品对15名男性脱发患者和11名女性脱发患者进行头皮注射治疗，在接受治疗3个月和6个月后，患者的平均毛发数量和密度均得到了不同程度改善，且无明显副作用，$CD34^+$细胞在PRP制品中对血管生成具有协同作用。Tan等于2019年报道了使用LPCGF治疗20例AGA患者，分别记录术前及头皮下注射后4周、8周、12周脱发情况，采用照片、量表、皮肤镜图像、患者满意度问卷进行疗效评价。结果显示患者脱发外观改善，皮肤镜显示整体毛发密度及终毛/毳毛比例（T/V）增加，总体满意度高达85%，所有患者均未出现并发症。研究者认为LPCGF可作为AGA治疗的新型方法，值得推荐。

五、LPCGF治疗脱发的操作方法及临床案例介绍

（一）操作方法

参照CGF制备方法制备LPCGF或LGPCGF。注射工具可选择1~10 ml注射器配合30~34 G、4~13 mm针头。一般注射器容量越小，越容易推注；针头越细，疼痛感越小。注射层次建议为头皮浅筋膜层（皮下浅层），以局部呈现“轻度鼓包”为宜（图11-4-2）。一般注射间隔0.5~1 cm，注射量为0.1~0.2 ml/cm^2。根据脱发区域大小不同，LPCGF使用量也因人而异，通常需要10~25 ml。注射周期推荐间隔3~4周，4~6次为一个疗程。

治疗过程严格无菌操作，避免暴力注射，如有条件可使用螺口注射器，以免压力过大而发生爆针。治疗前可局部涂抹表面麻醉药30~40 min以缓解疼痛，或者将LPCGF与2%利多卡因按（4~5）：1的浓度配比后再进行注射。

告知患者治疗后7天内避免饮酒和进食辛辣刺激性食物，避免熬夜，以免影响疗效。注射后当天不要洗头，避免用手搔抓头皮。注射后1天内患者可能自觉头皮轻微肿胀、麻木、疼痛，隆起性皮丘一般2~3天可自行消退，不需特殊处理。

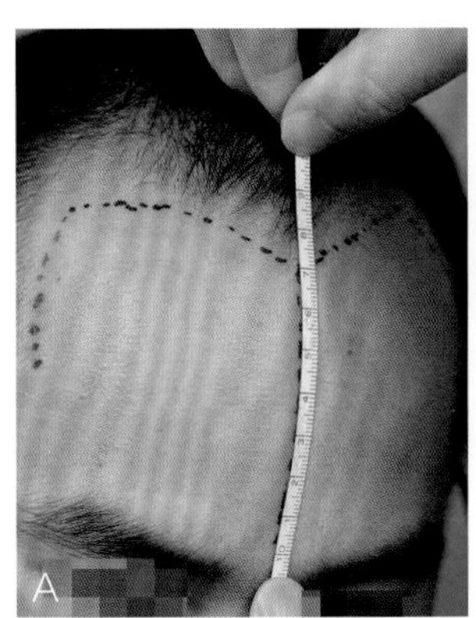
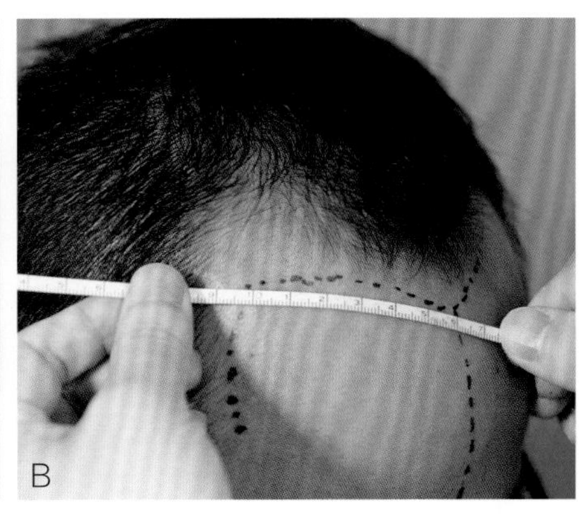
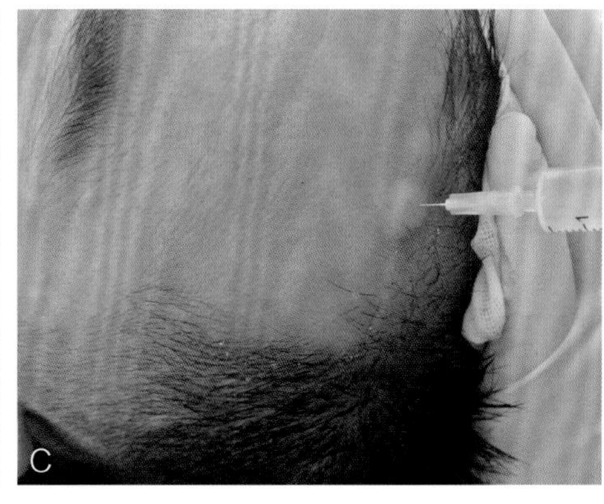

图 11-4-2 术前标记及注射方法

A, B. 记录术前标记点距离；C. 注射呈“轻度鼓包”或皮丘

（二）临床案例介绍

笔者在临床中发现 LPCGF 治疗可有效促进非瘢痕性脱发的毛发再生。对于重症斑秃，特别是匍匐型斑秃，临床疗效满意。对于 AGA 患者，建议将 LPCGF 注射疗法与口服药物或其他方法联合使用或作为口服药物减量期间的维持治疗（图 11-4-3~11-4-8）。对早期诊断的部分瘢痕性脱发患者也有一定疗效，特别对于局部皮肤的萎缩具有一定的美容修复效果。

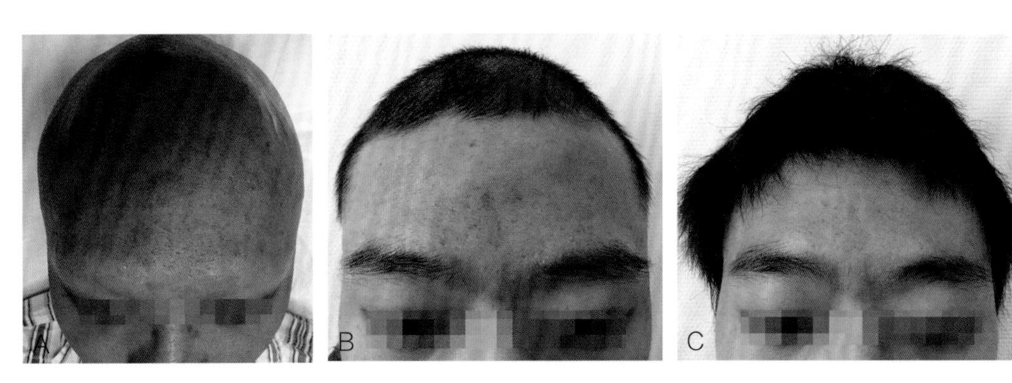

图 11-4-3 LPCGF 治疗普秃效果

A. 前额及眉毛治疗前；B. 前额及眉毛治疗 3 次后；C. 前额及眉毛治疗 6 次后

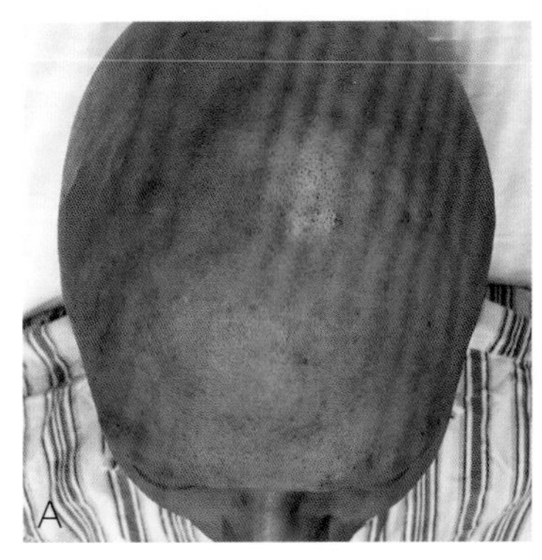
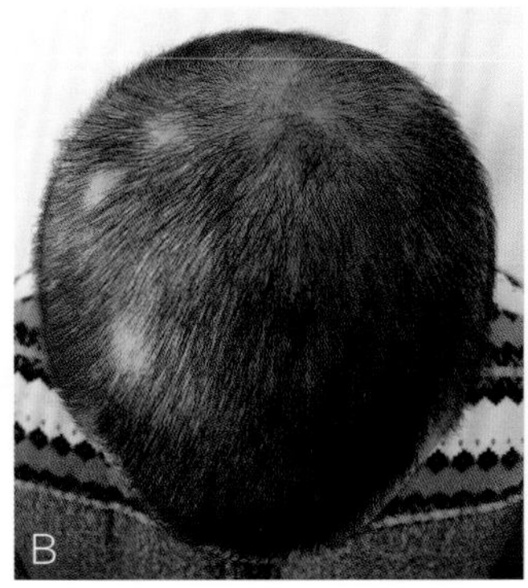
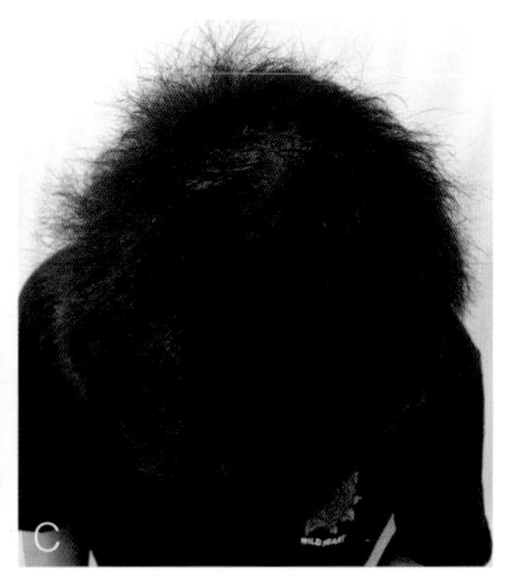

图 11-4-4 LPCGF 治疗普秃效果

A. 治疗前；B. 治疗 3 次后；C. 治疗 6 次后

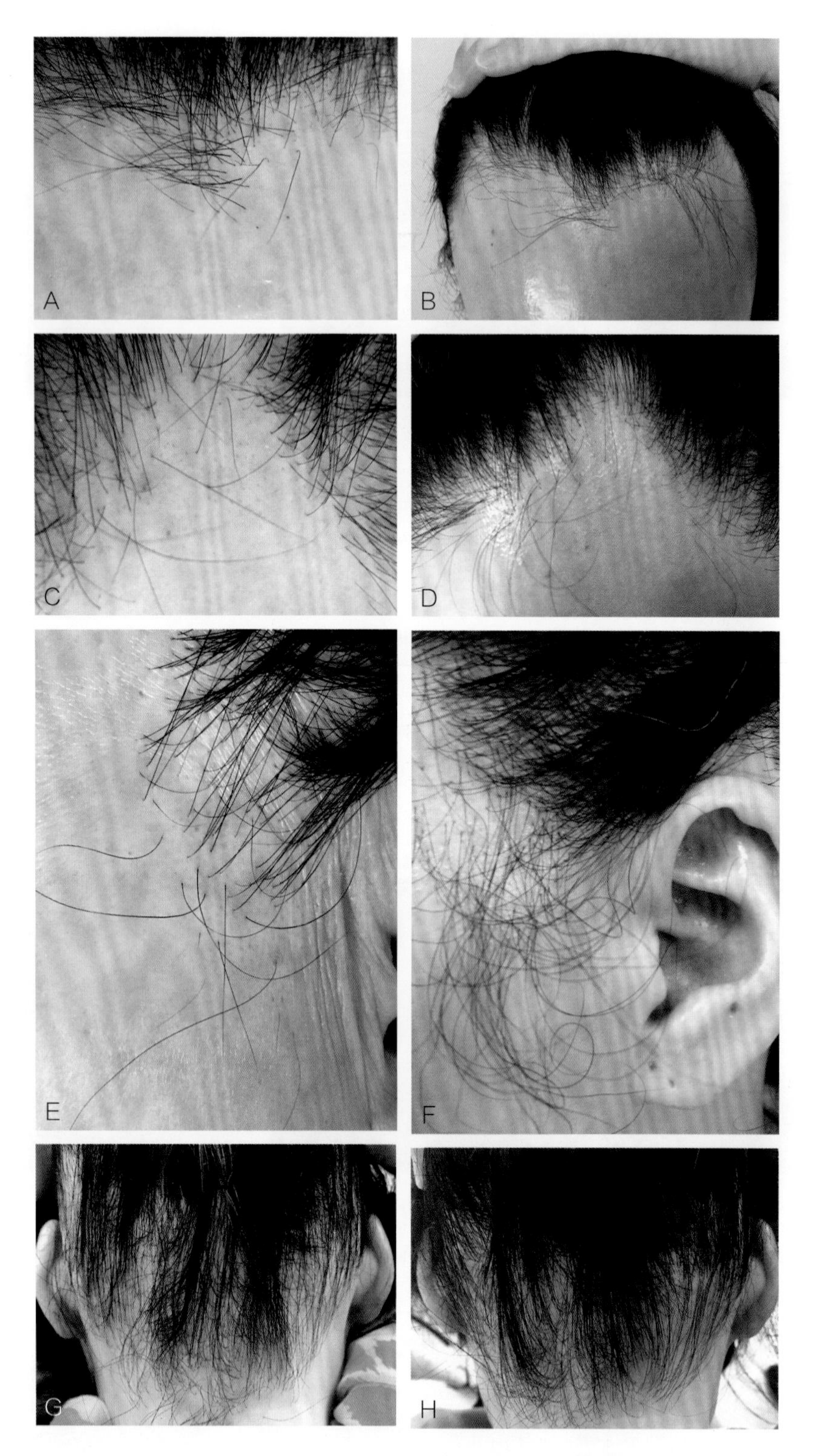

图 11-4-5　LPCGF 治疗匍匐型斑秃效果

A. 前额发际治疗前；B. 前额发际治疗 6 次后；C. 左侧额角治疗前；D. 左侧额角治疗 6 次后；E. 左耳上方治疗前；F. 左耳上方治疗 6 次后；G. 枕部治疗前；H. 枕部治疗 6 次后

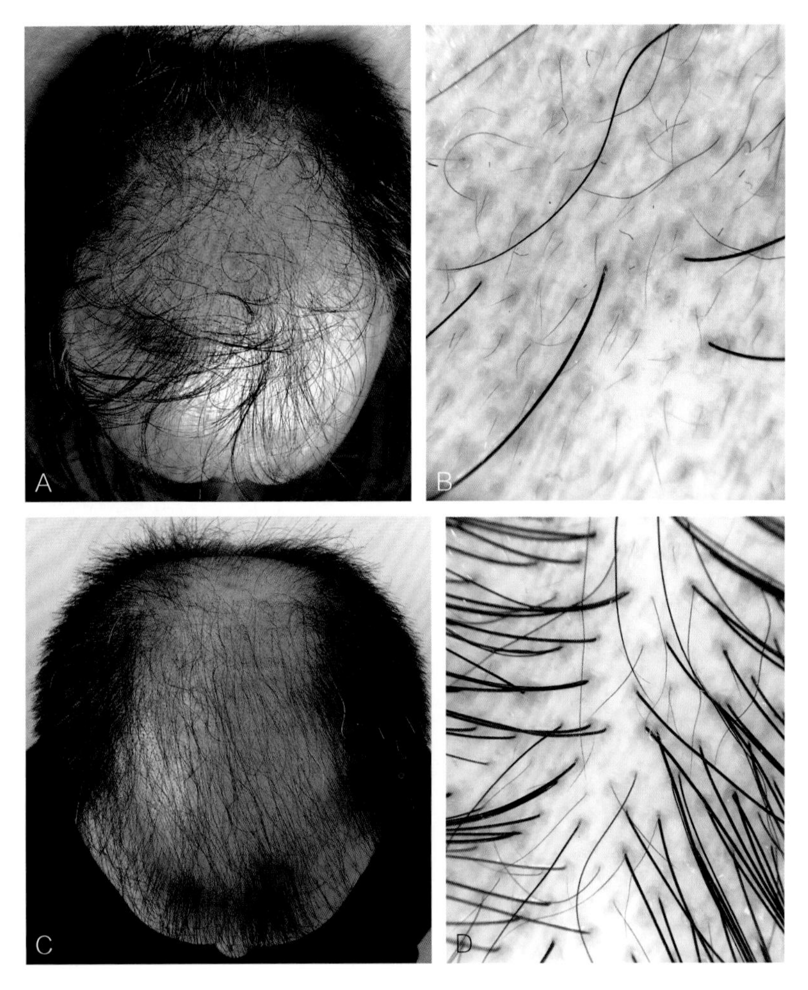

图 11-4-6　LPCGF 治疗男性 AGA 效果

A. 头顶治疗前；B. 头顶治疗前毛发镜显示；C. 头顶治疗 6 次后；D. 头顶治疗 6 次后毛发镜显示

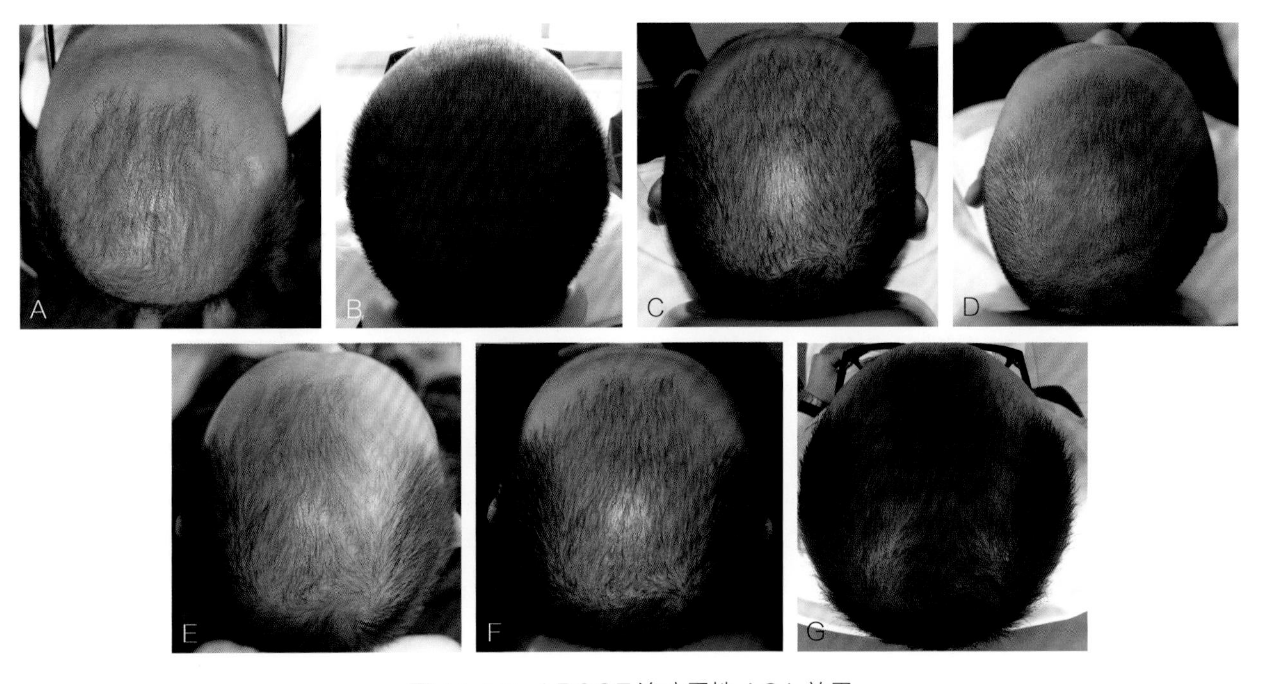

图 11-4-7　LPCGF 治疗男性 AGA 效果

A. 术前；B. 治疗 1 次后；C. 治疗 2 次后；D. 治疗 3 次后；E. 治疗 4 次后；F. 治疗 5 次后；G. 治疗 6 次后

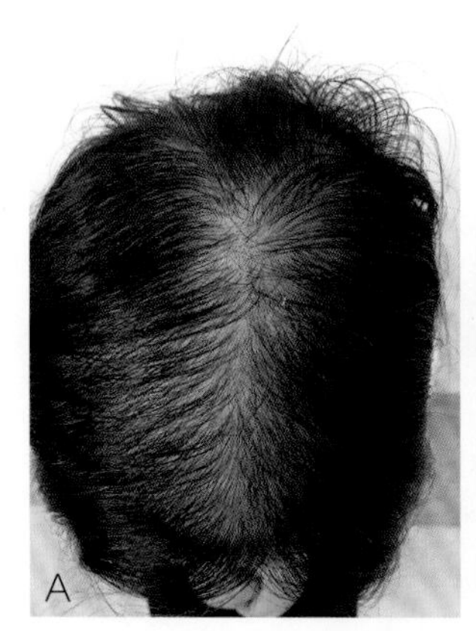

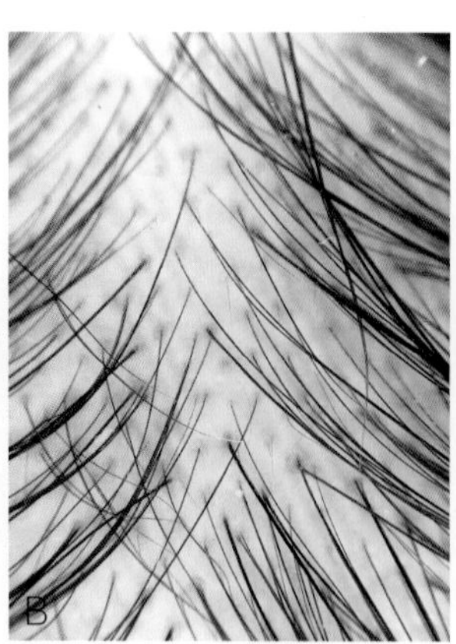

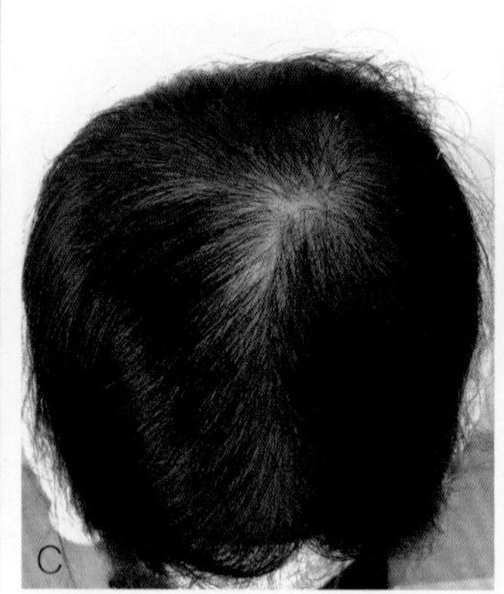

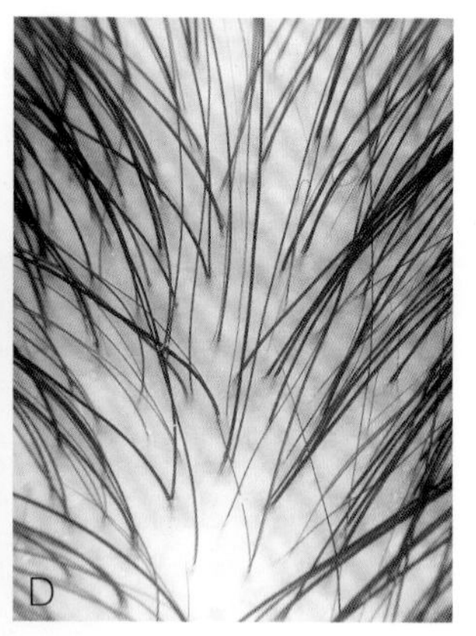

图 11-4-8　LPCGF 治疗女性 AGA 效果

A. 治疗前；B. 治疗前毛发镜显示；C. 治疗 6 次后；D. 治疗 6 次后毛发镜显示

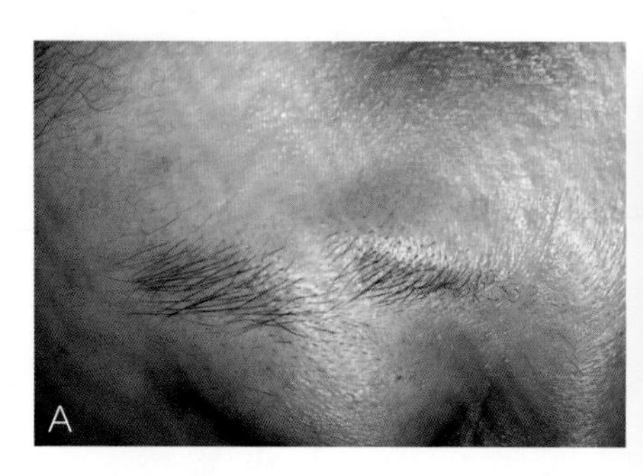

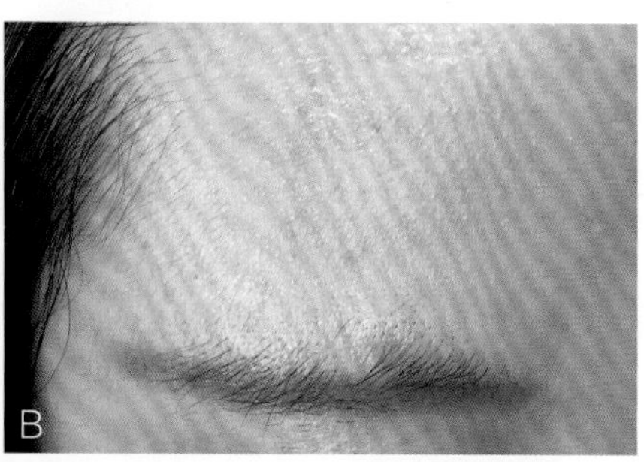

图 11-4-9　LPCGF 治疗脱眉效果

A. 治疗前；B. 治疗 3 次后

六、CGF 与毛发移植的联合应用

（一）毛发移植发展简介

1822 年，Dieffenbach 首次介绍了毛发移植技术，成功采用头部皮肤及羽毛作为移植体进行毛发修复手术；1897 年，Menahem 成功地将健康的头皮毛发移植到毛囊癣患者瘢痕性脱发区域；1939 年，Okuda 将含有毛发组织的非脱发区域的移植体成功移植到脱发区。

随着组织学的进一步研究，从垂直解剖头皮发现毛发以更小的单位生长，即毛囊单位。1984 年，毛囊单位由 Headington 最早提出，包括 1~4 个终毛毛发、1~2 个毫毛毛发、毛周血管和神经束，由胶原纤维包裹而成。20 世纪 80 年代，头皮条切取技术逐渐替代之前的传统提取移植技术，Rassman 开始在一次手术中使用上千个微、小型移植体。毛囊单位移植技术仍是当今毛发修复手术的金标准，它包括毛囊单位的提取、分离以及从供区移植到受区。两种经典的毛囊提取方法分别为毛囊单位头皮条切取（follicle unit transplantation, FUT）和毛囊单位提取（follicular unit extraction, FUE）。采用 FUT 技术后无法完全避免供区瘢痕，对剪短发的患者会造成影响；与 FUT 不同，FUE 技术不会遗留线性瘢痕，这项技术由澳大利亚的 Woods 和 Campbell 提出，由 Rassman 和 Berstwin 在北美进一步推广。FUE 技术是采用 0.8~1.2 mm 的提取器，将单个毛囊单位直接从供区提取并移植到受区，损伤更小，手术更灵活，是目前的主流术式。2011 年，北美地区首次引进机器人植发辅助系统，通过现代科技获得更精准的治疗效果。2017 年，ARTAS 植发机器人系统正式进驻中国市场（图 11-4-10）。

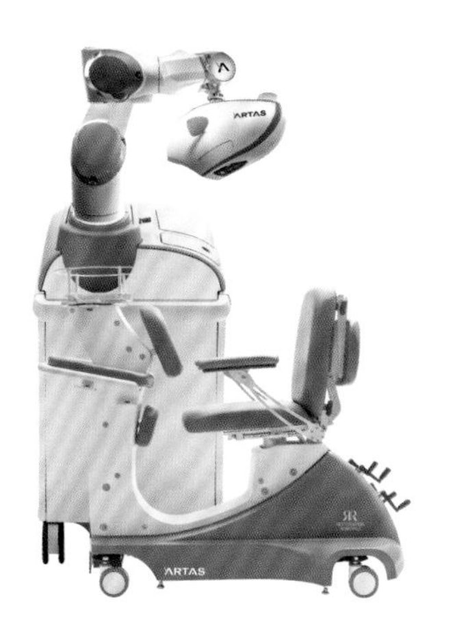

图 11-4-10 ARTAS 植发机器人系统

（二）操作方法

毛发移植术是目前解决 AGA 和瘢痕性脱发有效且快速便捷的治疗手段，深受脱发患者欢迎。由于患者的术前具体情况不同，导致植发术后效果不同。为了提升植发效果，可采用 CGF 与毛发移植术联合治疗，主要在毛发移植术前、术中和术后应用，以下分别予以介绍。

根据 AGA 分型，CGF 与毛发移植术联合治疗的主要适应证人群是Ⅳ~VI 级的脱发人群，Ⅲ级的脱发人群单独选择术后应用的比较多，Ⅶ级的脱发人群大多数只选择术中联合应用。

1. 术前应用

（1）适应证人群：①头皮较薄，弹性差，头皮硬度高，硬度测试在 40 以上；②头皮颜色接近肤色，供血情况差；③患者需要接受 2~3 个月的治疗时间，并择期手术时间；④生活上接受慢节奏的理念。

（2）治疗方案：注射 3 次，每次间隔 3 周。

（3）治疗方法

1）治疗前进行眶上神经阻滞麻醉 + 局部浸润麻醉。

2）抽取静脉血 36 ml 进行分离制作 LPCGF 5 ml 和 ICF 4 ml。

3）选择治疗区域进行画线，呈现菱形布点（图 11-4-11）。

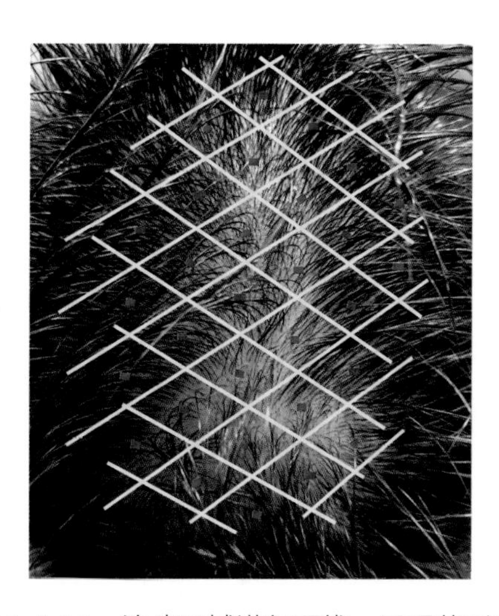

图 11-4-11 治疗区域进行画线，呈现菱形布点

4）LPCGF 在菱形交叉点注射，选用 34 G 针头，进针角度 45°，针头斜面朝向头皮，每点注射约 0.05 ml，深度 2 mm，形成皮丘状，不做揉压动作。

5）ICF 在菱形的中间点注射，选用 34 G 针头，进针角度 45°，针头斜面朝向头皮，每个点注射约 0.05 ml，深度 2 mm，形成皮丘状，不做揉压动作。

6）头皮较薄的区域涂抹 LPCGF 0.5~1 ml，再用 1 mm 的滚针滚动头皮。

2. 术中应用

（1）适应证人群：①毛发稀疏、细软患者；②单次种植量超过 3500 单位；③后枕部供区资源相对稀缺；④患者对生长的效果比较在意。

（2）治疗方法：①取发后分离前浸泡 LPCGF；②分离后摆盘并浸泡 LPCGF（图 11-4-12）。

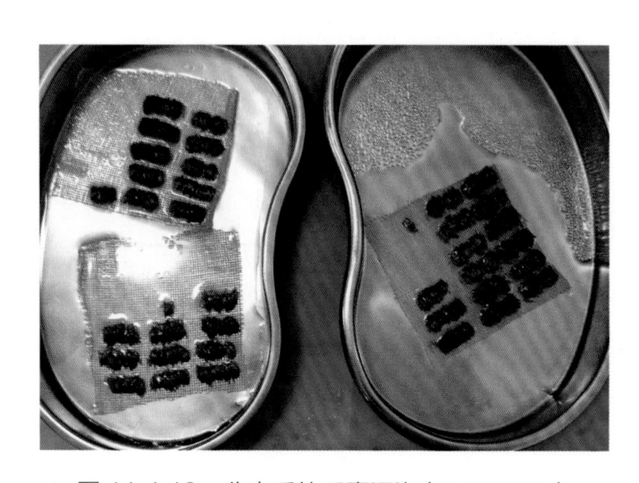

图 11-4-12　分离后的毛囊浸泡在 LPCGF 中

3. 术后应用

（1）适应证人群：①种植区细软，原生发比较丰富；②非种植区域原生发稀疏、细软；③关注原生发继续脱落。

（2）治疗方案：注射 6~10 次，前 3 次每次间隔 3 周，第 4 次开始每次间隔 4 周。

（3）治疗方法

1）治疗前进行眶上神经阻滞麻醉 + 局部浸润麻醉。

2）抽取静脉血 36 ml 进行分离制作 LPCGF 5 ml 和 ICF 4 ml。

3）选择治疗区域进行画线，呈现菱形布点。

4）LPCGF 在菱形交叉点注射，选用 34 G 针头，进针角度 45°，针头斜面朝向头皮，每个点注射约 0.05 ml，深度 2 mm，形成皮丘状，不做揉压动作。

5）ICF 在菱形的中间点注射，选用 34 G 针头，进针角度 45°，针头斜面朝向头皮，每个点注射约 0.05 ml，深度 2 mm，形成皮丘状，不做揉压动作。

（三）临床案例介绍

CGF 与毛发移植联合治疗在中国大陆应用起步较晚。笔者从 2017 年开始应用并取得了良好的效果，尤其是对高等级、大面积以及头发稀疏、细软的患者，治疗效果更加明显，患者满意度高（图 11-4-13~11-4-17）。

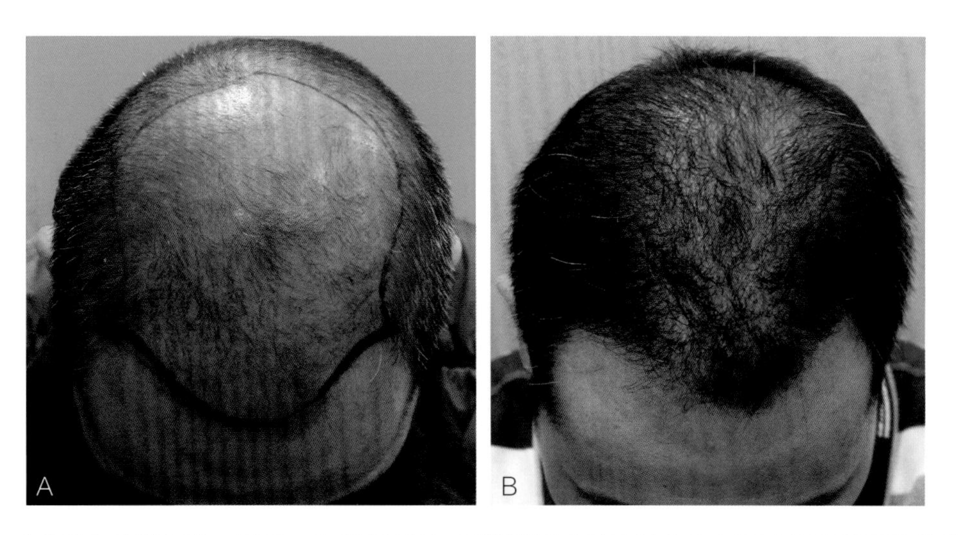

图 11-4-13　术前患者头发细软、稀疏，头皮硬度高，毛发移植术前注射 6 次 LPCGF 及 ICF 改善头皮状态，然后行毛发移植 3500 单位

A 术前；B 术后 6 个月

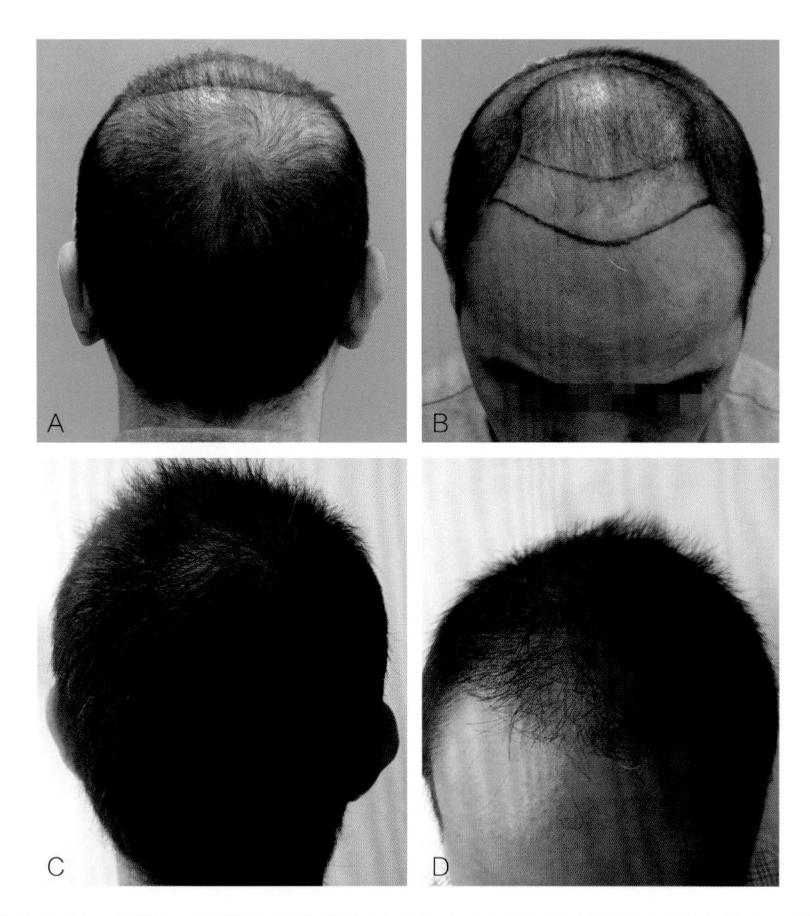

图 11-4-14　术前头发细软、稀疏，毛发移植术前注射 6 次 LPCGF 及 ICF 改善头皮状态，然后使用 ARTAS 植发机器人系统移植毛发 2800 单位

A. 术前后枕部；B. 术前正面；C. 术后 6 个月后枕部；D. 术后 6 个月正面

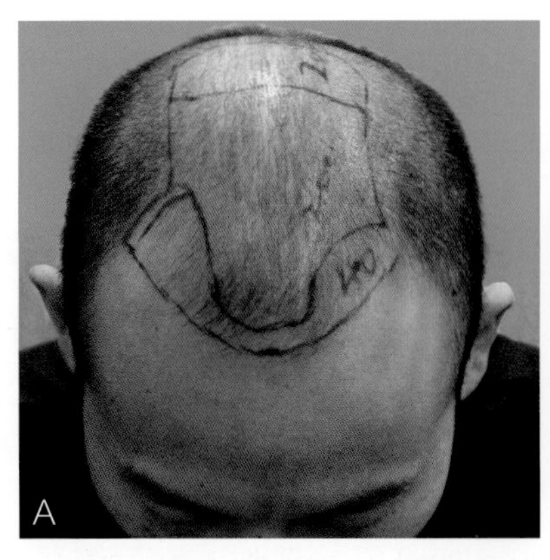
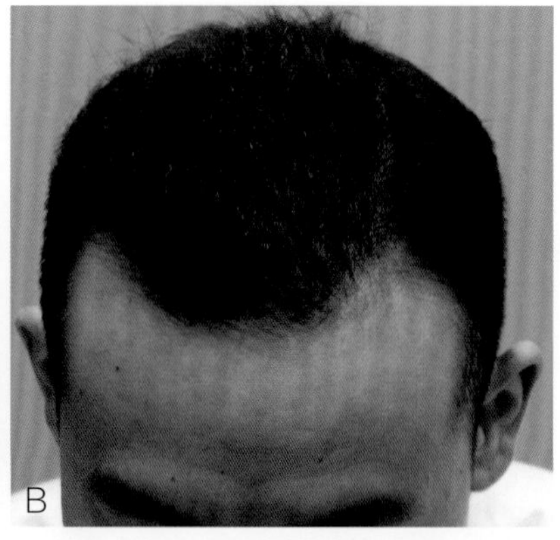

图 11-4-15　术前头发细软、稀疏，头皮硬度高，术中应用 LPCGF 浸泡毛囊，移植毛发 3000 单位

A. 术前；B. 术后 4 个月

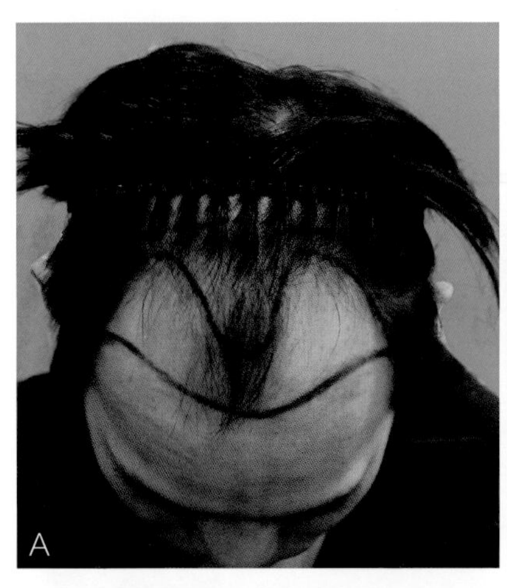
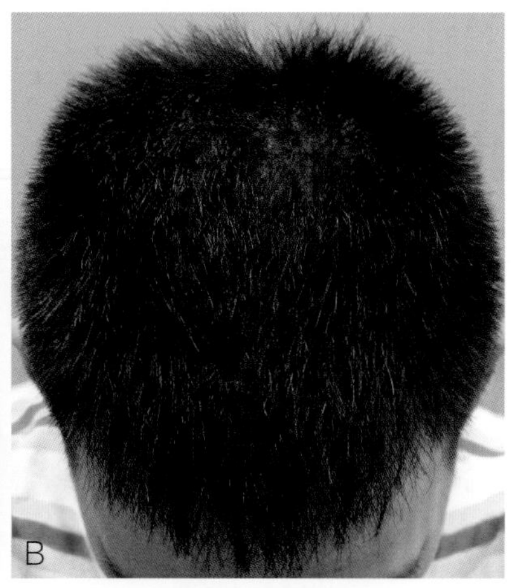

图 11-4-16　术前头皮薄、硬度高，术中应用 LPCGF 浸泡毛囊，术后联合应用 LPCGF，移植毛发 4000 单位，术后 1 个月开始注射 6 次 LPCGF 及 ICF

A. 术前；B 术后 6 个月

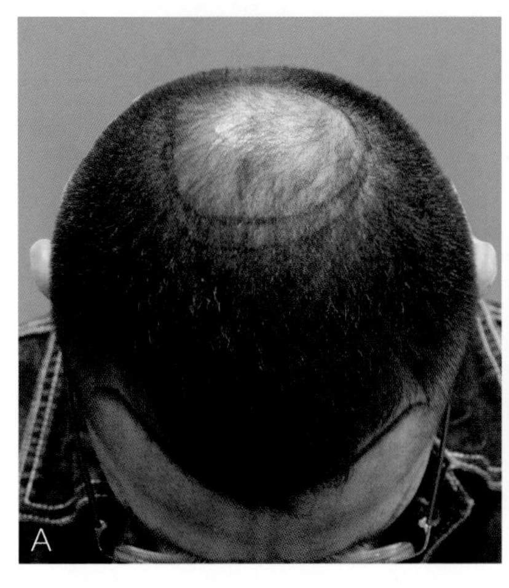
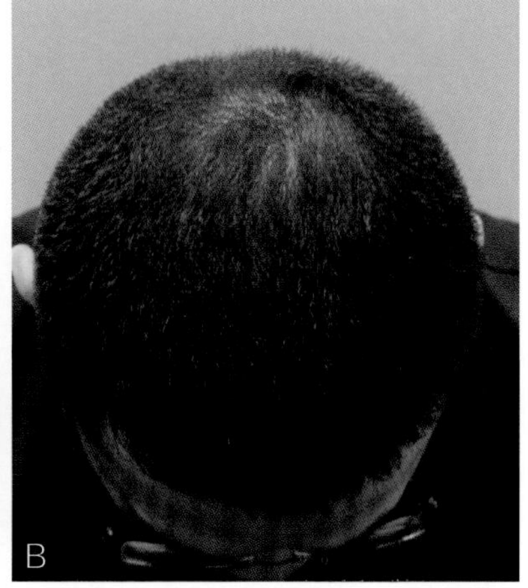

图 11-4-17　患者原生发较多，种植区存有细软的原生发，移植毛发 2000 单位，术后即刻注射 LPCGF，术后 1 个月开始注射 6 次 LPCGF 及 ICF

A. 术前；B 术后 6 个月

七、小结

目前关于 CGF 治疗脱发的临床研究文献较少，可参考 PRP 的治疗方法和疗程设计。这些文献大多建议皮下注射，至少前 3 个月每月治疗 1 次，疗效较好，平均治疗 3 次以上开始出现临床效果。笔者采用的方法是每 3~4 周注射 1 次，5~6 次为一个疗程，间隔 3~4 个月可以进行下一个疗程的治疗。也可尝试国外文献推荐的方法，即前 3 个月每月注射 1 次，6 个月时注射第 4 次，然后每 12~18 个月进行一次维持治疗。

需要强调的是，CGF 对毛发稀疏或仍有毳毛的脱发患者治疗效果可靠，而对“AGA 光头症”则无法奏效，只能借助于毛发移植手段。另外，对于痤疮明显或“油光满面”的患者，在 CGF 注射治疗周期中及治疗周期后需要配合其他方法综合治疗。

（李 锘 徐志坚 汪 森 陆海山 杨顶权）

参考文献

Avram MR, Finney R. Platelet-rich plasma therapy for male and female pattern hair loss. Dermatol Surg, 2018, 45(1): 80-82.

Garza LA, Yang CC, Zhao T, et al. Bald scalp in men with androgenetic alopecia retains hair follicle stem cells but lacks CD200-rich and CD34-positive hair follicle progenitor cells. J Clin Invest, 2011, 121(2): 613-622.

Gupta AK, Carviel J. A mechanistic model of platelet-rich plasma treatment for androgenetic alopecia. Dermatol Surg, 2016, 42(12): 1335-1339.

Kang JS, Zheng Z, Choi MJ, et al. The effect of $CD34^+$ cell-containing autologous platelet-rich plasma injection on pattern hair loss: a preliminary study. J Eur Acad Dermatol Venereol, 2014, 28(1): 72-79.

Li ZJ, Choi HI, Choi DK, et al. Autologous platelet-rich plasma: a potential therapeutic tool for promoting hair growth. Dermatol Surg, 2012. 38(7pt1): 1040-1046.

Muhammad A. Effect of Platelets rich plasma on scalp hair diameter. J Cosmet Dermatol, 2019, 18(1): 51-54.

Semsarzadeh N, Khetarpal S. Platelet-Rich Plasma and Stem Cells for Hair Growth: A Review of the Literature. Aesth Surg J, 2019: 1-11.

Tawfik AA, Osman MAR. The effect of autologous activated platelet-rich plasma injection on female pattern hair loss: A randomized placebo-controlled study. J Cosmet Dermatol, 2018, 17(1): 47-53.

Tan Pohching, 周双白，吴巍，等. 自体浓缩生长因子治疗男性雄激素源性脱发的临床应用 20 例. 组织工程与重建外科杂志，2019，15(3): 159-162.

高华超，刘军权. 浓缩生长因子在雄激素源性脱发治疗中的研究进展. 中华临床实验室管理电子杂志，2018，6(4): 193-198.

李兴东，邹建红. 雄性激素源性秃发（AGA）的综合疗法. 中国美容医学，2017，26(11): 55-57.

张菊芳. 高密式毛发移植. 浙江：浙江科学技术出版社，2011.

第五节 CGF 在黄褐斑及面部激素依赖性皮炎治疗中的应用

一、CGF 在黄褐斑治疗中的应用

(一)概述

黄褐斑是一种常见的难治性面部色素沉着性皮肤病，临床表现为面部淡褐色或深褐色斑片，不规则，不突出于皮肤，边界不清，大多对称分布，患者无自觉症状。黄褐斑易诊难治，治疗周期长，目前无特效治疗方案。调查显示，色素性疾病如黄褐斑、白癜风等比其他损容性疾病更易出现精神异常，此类患者中同时患有抑郁症的人数高达 36%。因此，黄褐斑不仅仅是简单的色素代谢障碍性疾病，也是身心疾病，可长期影响患者的交际能力、形象、心理，甚至导致抑郁或精神崩溃，需高度重视。

其发病由多种因素所致，发病机制尚不明确。常见因素有日晒、遗传因素、月经不调、口服避孕药、妊娠、内分泌系统紊乱、睡眠障碍、皮肤抗氧化系统失衡等。组织学上多表现为黑素细胞体积增大、活性增强，黑素颗粒分泌增加，黑素颗粒在表皮角质形成细胞中堆积与沉着。近年来，有学者提出了血管与血液流变学异常、皮肤炎症反应及皮肤屏障功能受损等理论。这些机制通过直接或间接作用增加了黑色素在局部皮肤的堆积与沉着，最终形成或加重黄褐斑。

黄褐斑有多种分型方法，治疗以采用多种方式联合应用为主，具体内容可参见第四章第五节“PRP 在黄褐斑治疗中的应用”。

(二)CGF 治疗黄褐斑的机制探讨

虽然目前 CGF 对黄褐斑的临床治疗及相关研究尚处于起步阶段，但已有多个研究证实 PRP 是黄褐斑可行的治疗方法，而且其属于自体材料，副作用较小，仅有一些与局部注射有关的不良反应。据 Cayirli 等报道，一名 27 岁女性黄褐斑患者在 3 次 PRP(每次治疗间隔 15 天)治疗后，色素减退了 80%，且半年内未复发，研究认为，PRP 中的 PDGF 在血管形成、胶原蛋白和透明质酸等细胞外基质成分的合成中具有重要作用，而透明质酸能改善皮肤色调和容量，使皮肤更“容光焕发”。另有研究报道了一名有 4 年黄褐斑病史的 42 岁女性，外用淡化色素药物和内服氨甲环酸均无明显改善，经 6 次 PRP 治疗后，症状明显改善，黄褐斑面积及严重程度评分(melasma area severity index, MASI)明显降低，研究者亦认为是 PRP 中多种生物学活性成分促进血管新生、胶原蛋白和细胞外基质合成，皮肤容量增加后引起色素减退和肤质改善；此外，TGF-β1 通过延迟细胞外信号调节激酶激活，以浓度依赖的方式抑制黑色素合成也发挥了很大作用。Hofny 等利用微针将 PRP 导入 23 名黄褐斑患者皮损处，每月 3 次，患者 MASI 和 mMASI 分别从治疗前的(11.86 ± 5.25)分、(5.71 ± 2.56)分显著下降到术后的(6.96 ± 4.82)分、(2.90 ± 2.05)分，由此可见，PRP 治疗黄褐斑效果确切。

CGF 为新一代自体浓缩血小板制品，LGPCGF 比 PRP 具备更坚韧、更稳定的纤维蛋白结构及更高浓度的生长因子和 $CD34^+$ 细胞，因而具有更好的促再生能力及可塑性。尤其是 CGF 中的转化生长因子(TGF-β)含量较高，对抑制黑色素合成可起到非常大的作用。未来，CGF 治疗黄褐斑有待进一步的临床经验积累。

（三）CGF 治疗黄褐斑的操作方法及临床案例介绍

笔者在临床采用 LPCGF 治疗黄褐斑常以水光注射方式为主，具体操作方法可参照本章第一节。可 3~4 周治疗一次，3~6 次为一个疗程。临床案例介绍如图 11-5-1~11-5-4 所示。

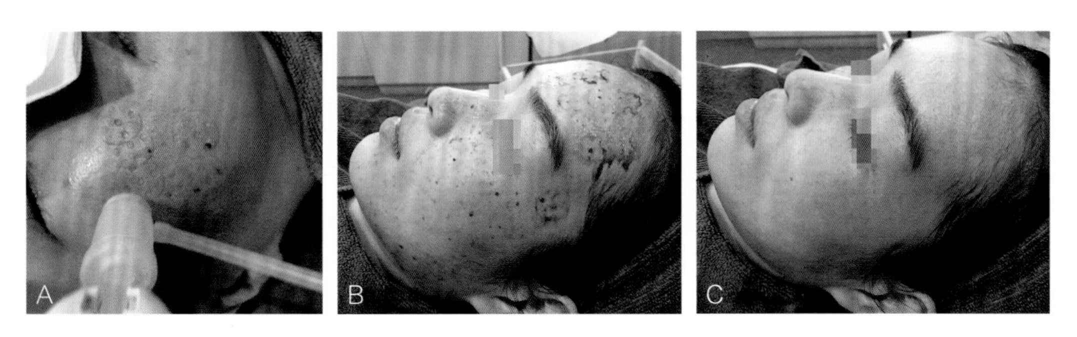

图 11-5-1　LPCGF 水光注射治疗黄褐斑

A. LPCGF 水光注射中；B. LPCGF 水光注射后即刻；C. 冷敷后

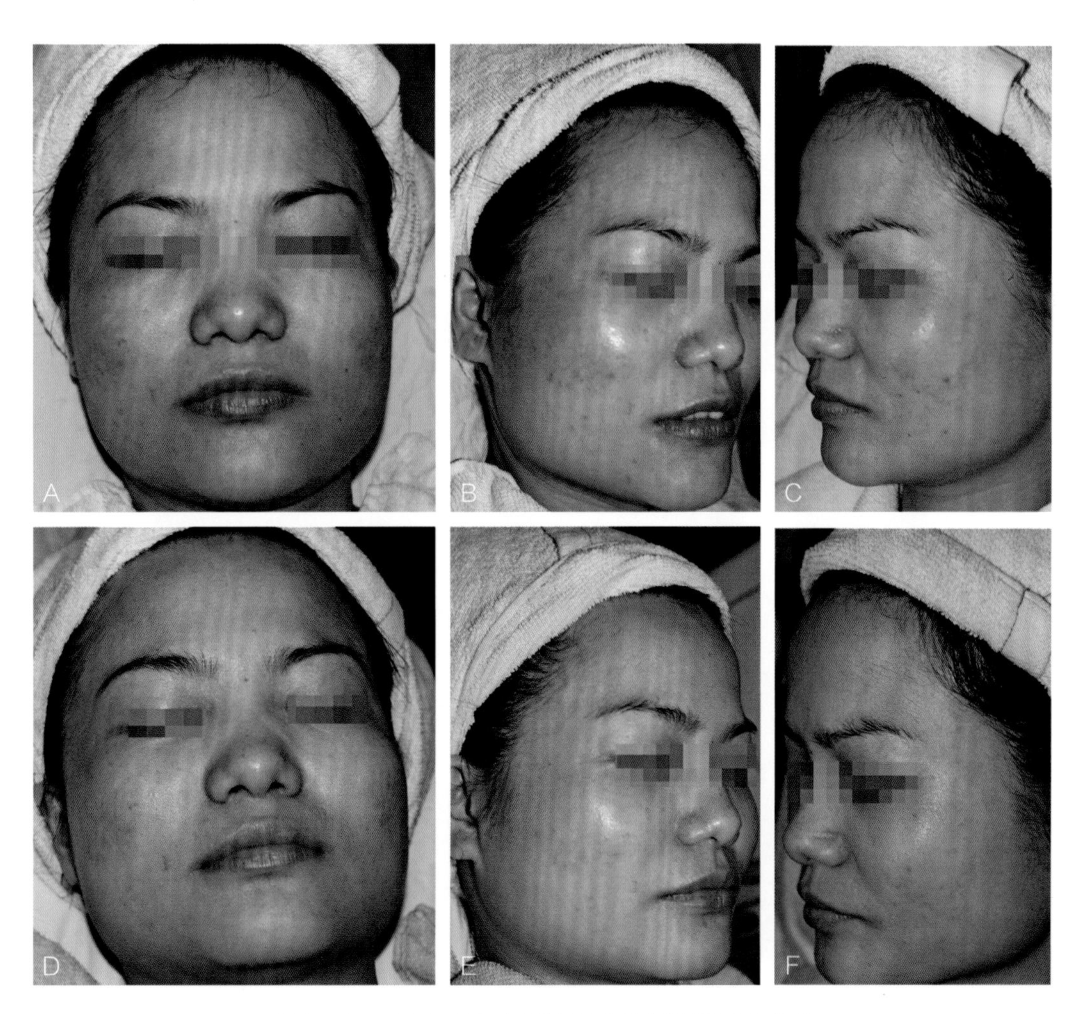

图 11-5-2　LPCGF 水光注射治疗黄褐斑 3 次效果

A~C. 术前正位、右侧位、左侧位；D~F. 1 次治疗后正位、右侧位、左侧位；G~I. 3 次治疗后正位、右侧位、左侧位

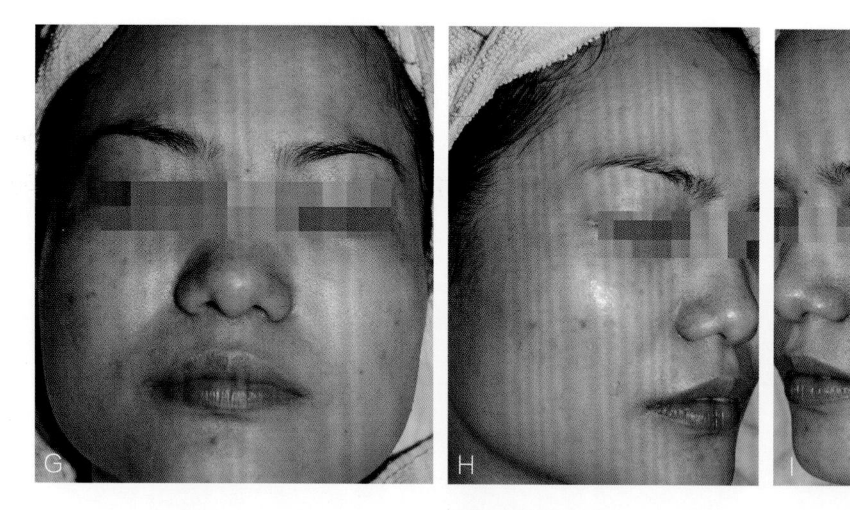

图 11-5-2（续）

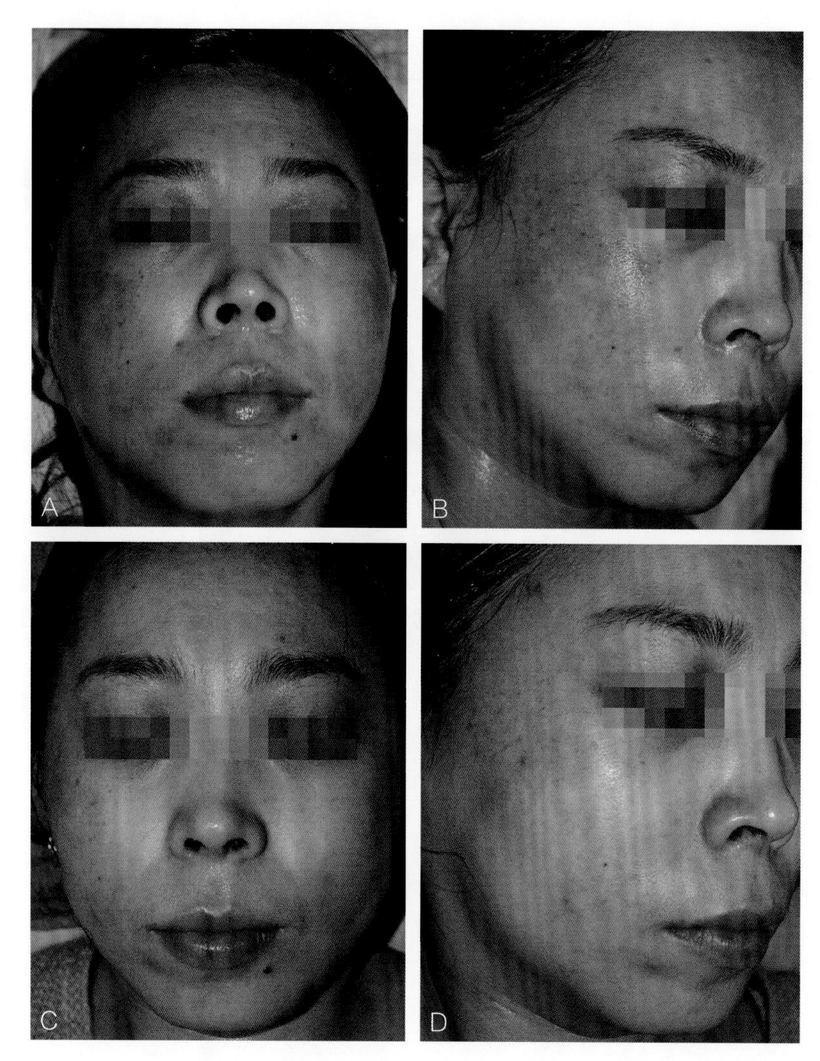

图 11-5-3　LPCGF 水光注射治疗黄褐斑 4 次效果

A, B. 术前正位、右侧位；C, D. 4 次治疗后正位、右侧位

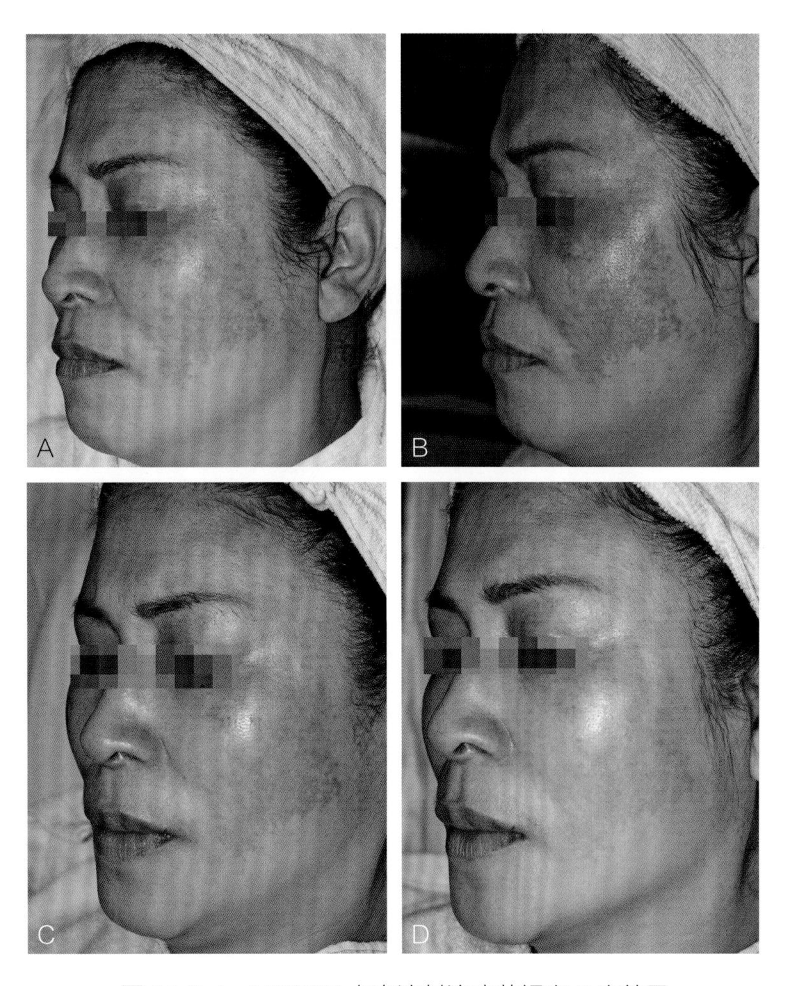

图 11-5-4 LPCGF 水光注射治疗黄褐斑 5 次效果
A. 术前；B. 1 次治疗后；C. 3 次治疗后；D. 5 次治疗后

二、CGF 在面部激素依赖性皮炎治疗中的应用

（一）概述

近年来，随着糖皮质激素外用制剂的广泛应用，激素依赖性皮炎逐渐增多，已成为皮肤科的常见疾病。该病具有多形态损害、对糖皮质激素依赖、反复发作等特点，严重影响患者的容貌及身心健康。目前认为其发病机制主要与皮肤屏障功能受损，炎症反应，血管、神经高反应性及微生物感染相关。根据《中国敏感性皮肤诊治专家共识》对敏感性皮肤（sensitive skin, SS）的定义，激素依赖性皮炎是敏感性皮肤的重要病种之一。

面部激素依赖性皮炎（FCAD）主要是由于长期（3 个月以上）外用激素制剂或含激素的护肤品，抑制表皮细胞的增殖和分化，导致角质层细胞减少，破坏表皮通透性屏障及降低角质层含水量，并引起躯体依赖，停止使用后面部出现干燥、灼热、瘙痒、红斑、纹理增多及色素沉着等戒断症状，迫使患者持续使用原有制剂。该病主要见于中青年，女性多见，好发于面颈部，也可见于阴囊、阴唇、肛周等皮肤皱褶处。由于不正规护肤品的大量传播使用，FCAD 患者逐年增多。FCAD 的分型及治疗方法参见第四章第六节“PRP 在面部激素依赖性皮炎治疗中的应用”。

（二）CGF 治疗面部激素依赖性皮炎的操作方法及临床案例介绍

多个研究证实，PRP 治疗 FCAD 的疗效显著优于他克莫司。鉴于 CGF 中多种高浓度生长因子及 $CD34^+$ 细胞所具有的生物学修复效应，可选择在 FCAD 急性反应期后将 LPCGF 导入皮肤，以促进角质层增厚、皮肤组织新生，重建皮肤屏障功能。

LPCGF 治疗 FCAD 常采用水光注射方式为主，具体操作方法和注意事项可参考本章第一节的相关内容。建议每 3~4 周治疗一次，3~6 次为一个疗程。典型临床案例如图 11-5-5~11-5-8 所示。

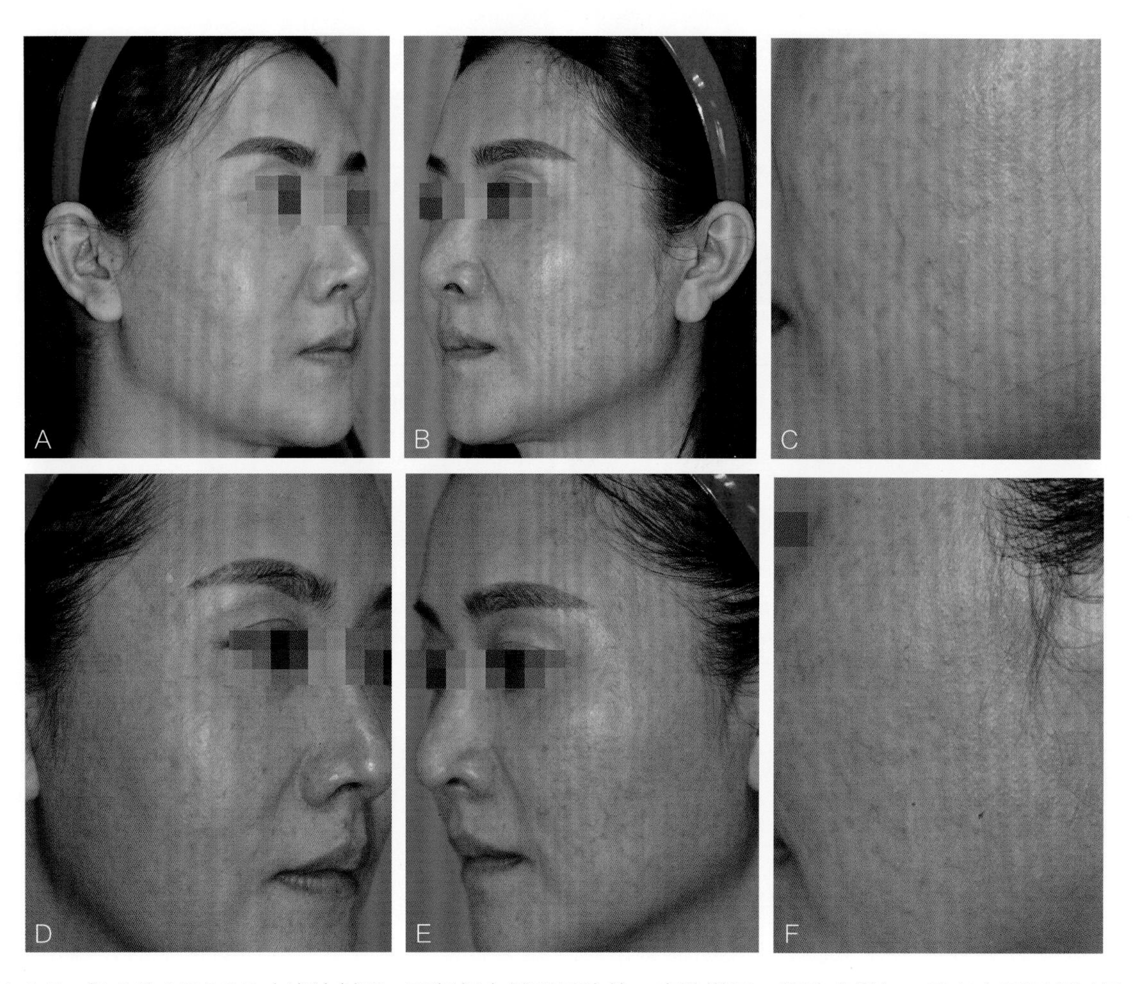

图 11-5-5　经 3 次 LPCGF 水光注射后，面部红血丝明显改善，皮肤增厚，紧致度增加，患者自诉面部过敏症状得到明显改善

A, B. 术前右侧位、左侧位；C. 术前面部局部红血丝严重；D, E. 3 次治疗后右侧位、左侧位；F. 3 次治疗后面部红血丝明显减少

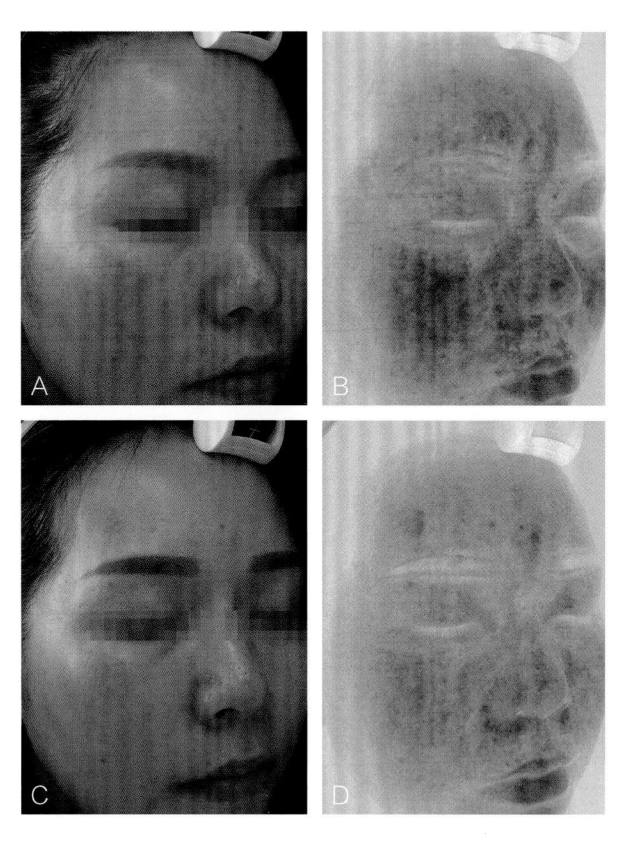

图 11-5-6 经 4 次 LPCGF 水光注射后，面部潮红敏感症状明显好转，皮肤增厚；VISIA 检测面部红色区明显减轻
A. 术前面部表现；B. 术前 VISIA 检测；C. 4 次治疗后面部表现；D. 4 次治疗后 VISIA 检测

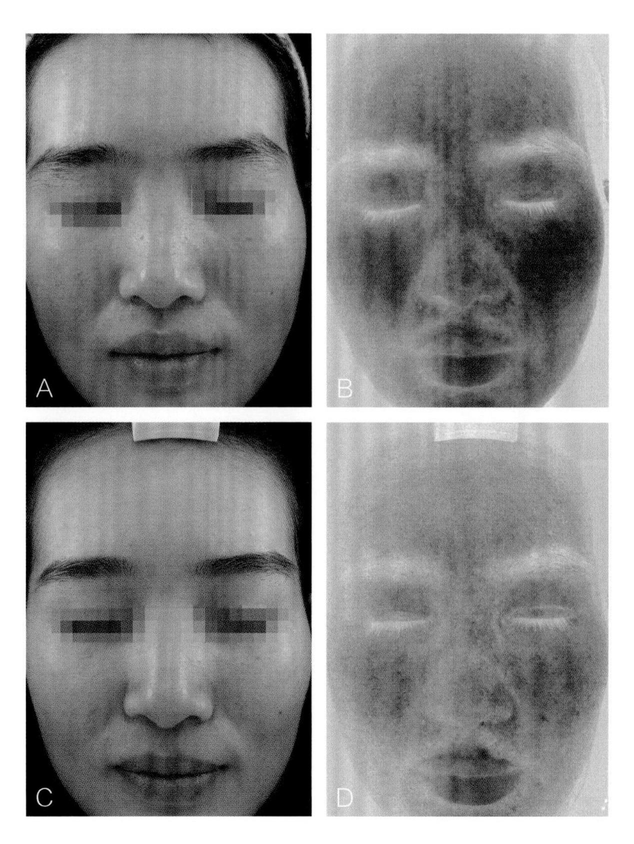

图 11-5-7 3 次 LPCGF 水光注射后效果
A. 术前面部表现；B. 术前 VISIA 检测；C. 3 次治疗后面部表现；D. 3 次治疗后 VISIA 检测

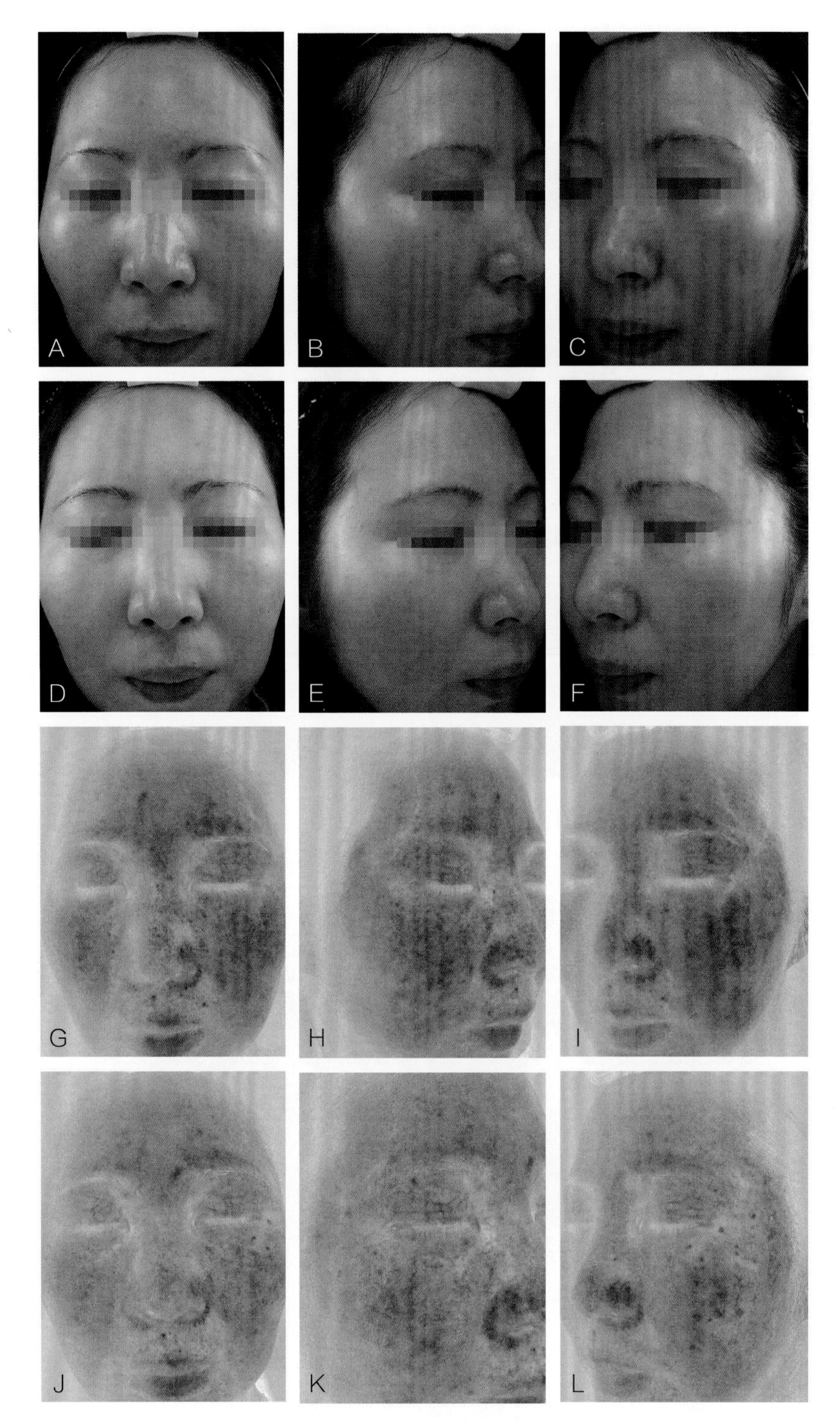

图 11-5-8　5 次 LPCGF 水光注射后，面部潮红过敏症状明显好转，皮肤增厚、细腻；VISIA 检测面部红色区明显减轻

A~C. 术前正位、右侧位、左侧位；D~F. 5 次治疗后正位、右侧位、左侧位；G~I. 术前 VISIA 检测正位、右侧位、左侧位；J~L. 5 次治疗后 VISIA 检测正位、右侧位、左侧位

（陈勇军　孟迈其　汪　森　潘良利）

参考文献

Cayrili M, Caliskan E, AcikgÖz G, et al. Regression of melasma with platelet-rich plasma treatment. Ann Dermatol, 2014, 26(3): 401-402.

Garg S, Khillan K, Bharija SC, et al. Platelet-rich plasma therapy in the treatment of recalcitrant melasma. Dermatol Surg, 2019, 45(3): 1-3.

Han SH, Cheon HI, Hur MS, et al. Analysis of the skin mycobiome in adult patients with atopic dermatitis. Exp Dermatol, 2018, 27(4): 366-373.

Hofny ERM, Abdel-Motaleb AA, Ghazally A, et al. Platelet-rich plasma is a useful therapeutic option in melasma. J Dermatolog Treat, 2019, 30(4): 1-19.

Jiang HB, Sun ZP, Zhang SF, et al. Effect of tretinoin cream combined with collagen dressing on chloasma. J Clin Dermatol, 2015, 44(3): 182-186.

Park G, Lee SH, Oh DS, et al. Melatonin inhibits neuronal dysfunction-associated with neuroinflammation by atopic psychological stress in NC/Nga atopic-like mouse models. J Pineal Res, 2017, 63(2): e12420.

Park HC, Kim SG, Oh JS, et al. Early bone formation at a femur defect using CGF and PRF grafts in adult dogs：a comparative study. Implant Dent, 2016, 25(3): 387-393.

Rodella LF, Favero G, Boninsegna R, et al. Growth factors, CD34 positive cells, and fibrin network analysis in concentrated growth factors fraction. Microsc Res Tech, 2011, 74(8): 772-777.

Warshaw EM, Goodier MC, Dekoven JG, et al. Contact dermatitis associated with skin cleansers: retrospective analysis of north american contact dermatitis group data 2000-2014. Dermatitis, 2017, 29(1): 32-42.

陈晓燕．1800例面部糖皮质激素依赖性皮炎治疗体会．中国中西医结合皮肤性病学杂志，2012，11(1): 41-42.

何黎，郑捷，马慧群，等．中国敏感性皮肤诊治专家共识．中国皮肤性病学杂志，2017，31(1): 1-4.

黄骏，许爱娥．黄褐斑发病机制研究进展．中国中西医结合皮肤性病学杂志，2016，1(6): 55-58.

罗丽拉，文昌晖，吴登梅．富血小板血浆治疗面部激素依赖性皮炎的临床疗效．实用医学杂志，2018，34(20): 3398-3402.

殷悦，李潼，樊星，等．黄褐斑的治疗现状．中国美容整形外科杂志，2017，28(7): 352-354.

张琼予，孙东杰，涂颖，等．褐斑的临床分期．中华医学美学美容杂志，2018，24(4): 274-278.

中国医师协会皮肤科分会美容专业组．激素依赖性皮炎诊治指南．临床皮肤科杂志，2009，38(8): 549-550.

中国中西医结合学会皮肤病专业委员会色素病学组，中华医学会皮肤病学分会白癜风研究中心，中国医师协会皮肤科医师分会色素病工作组．中国黄褐斑治疗专家共识（2015）．中华皮肤科杂志，2016，49(8): 529-532.

第六节　CGF 在痤疮（瘢痕）治疗中的应用

一、概述

痤疮是困扰许多人的常见皮肤病，在青少年中的发病率较高，故又被称为“青春痘”。它不仅极大地影响了人们的日常生活和社交活动，还对青少年的心理健康产生不良影响。痤疮为毛囊皮脂腺的慢性炎症性皮肤病，常发生在皮肤油脂分泌丰富的区域如面颊、额部、下颌，其次是胸背及肩部，对称分布，临床表现为白头、黑头、粉刺、丘疹、脓疱、结节、囊肿及瘢痕等多种形式的皮肤病变，病程慢性、时轻时重，部分患者可留有色素沉着及瘢痕。

痤疮的发生主要与皮脂分泌、皮脂腺导管堵塞、激素水平、细菌感染以及炎症反应等一系列因素有关。除此之外，与血脂、饮食和肥胖程度也有一定的关联。临床上根据痤疮表现不同，将其分为寻常性痤疮、聚合性痤疮、暴发性痤疮、婴儿痤疮、月经前痤疮、职业性痤疮及其他（包括药物性痤疮）；根据病情的严重程度，常采用 Pillsbury 法将痤疮分为Ⅰ~Ⅳ度，具体内容可参见第四章第七节“PRP 在痤疮（瘢痕）治疗中的应用”。

二、CGF 在痤疮治疗中的应用

痤疮的传统治疗方法包括抗雄激素药物、抗生素、维 A 酸、过氧化苯甲酰等。而近些年来随着自体浓缩血小板技术的发展应用，浓缩血小板制品在痤疮治疗中的应用也逐渐得到开展，为痤疮治疗提供了一个新思路。吕品等通过纸片扩散法研究了 PRP 对痤疮丙酸杆菌的抑制作用，结果显示 PRP 对痤疮的主要致病菌痤疮丙酸杆菌有良好的抑菌效果。张志波等报道使用 L-PRP 对 8 例难治性痤疮患者行面部注射治疗，1~2 年后随访，7 例患者面部痤疮得到痊愈，1 例患者面部痤疮得到显著改善，且无复发。徐渴鑫等通过文献回顾及总结的方式认为 CGF 中富含的多种生长因子、$CD34^+$ 细胞及纤维蛋白支架能为组织再生提供良好效果，真皮内注射 CGF 不失为痤疮治疗的一种新方法。

临床常利用水光注射的方式将 LPCGF 注射在皮肤真皮层，全面部注射约 5 ml LPCGF，注射后将 LPCGF 或 PPP 涂抹于面部 20 min。也可用单针真皮注射的方式将 LPCGF 注射在痤疮周围。建议 3~4 周治疗一次，3~6 次为一个疗程（图 11-6-1）。

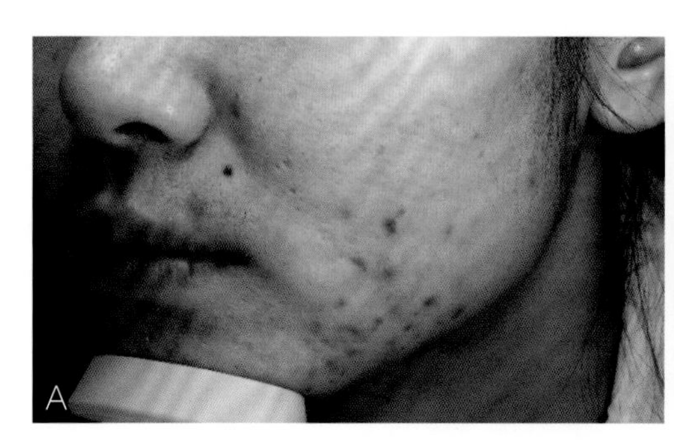

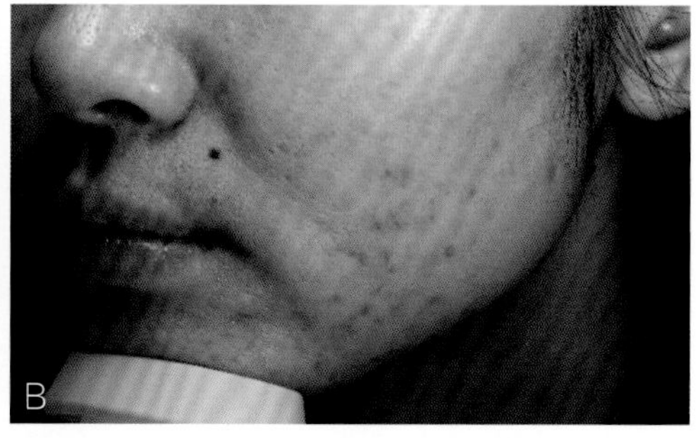

图 11-6-1　面部痤疮 LPCGF 注射前后对比（该案例由门剑楠医生提供）
A. 术前；B. 3 次治疗后

从痤疮的发病因素来分析 LPCGF 用于痤疮治疗的原理：LPCGF 中的白细胞及抗炎因子具有很好的抗炎、抗感染作用，解决了“感染性”因素；水光注射针头在操作过程中，对皮肤造成的物理性破损解决了“皮脂腺堵塞”因素；LPCGF 中所富含的多种生长因子及 $CD34^{+}$ 细胞又能促进皮肤新生修复；至此，还有一个关键因素未能解决，即“皮脂腺分泌旺盛”。近年来，面部微滴注射肉毒毒素法治疗痤疮的效果值得肯定，原因在于肉毒毒素能抑制胆碱能神经末梢分泌乙酰胆碱，进而抑制皮脂产生及分泌。因此，将 15~20 U 肉毒毒素加入到 5 ml LPCGF 中用于注射，解决了“皮脂腺分泌旺盛”这一难题，取得了良好效果（图 11-6-2）。

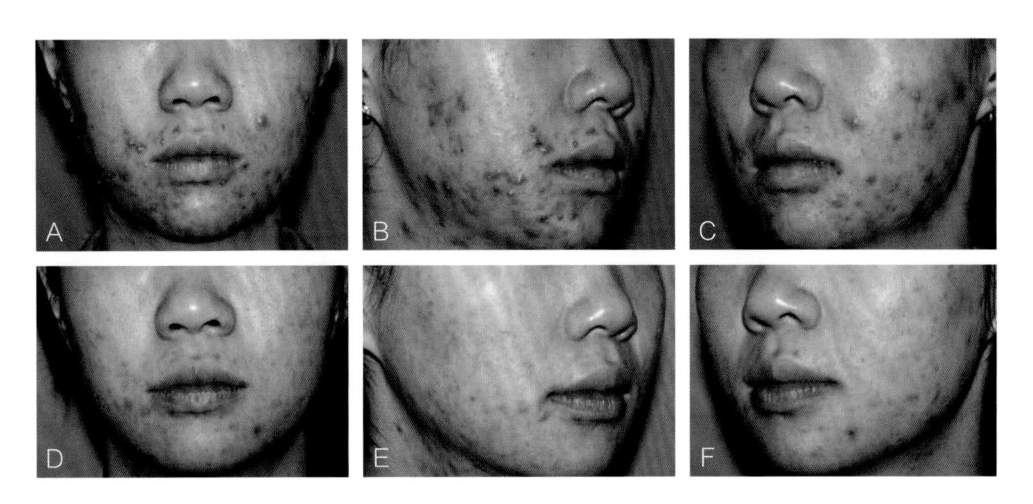

图 11-6-2　面部痤疮 LPCGF 注射前后对比，共 4 次治疗，第 1 次治疗时将 5 ml LPCGF 混合 20 U 肉毒毒素，剩余 3 次仅用 LPCGF 治疗

A~C. 术前正位、右斜位、左斜位；D~F. 4 次治疗后正位、右斜位、左斜位

在此需要强调：

（1）痤疮发病因素较多，治疗上应以综合治疗为主，LPCGF 面部注射治疗痤疮只是其中的方法之一。

（2）LPCGF 治疗痤疮以寻常性痤疮为主，更为严重的痤疮脓疱需要切开清创并配合 CGF 治疗（图 11-6-3）。

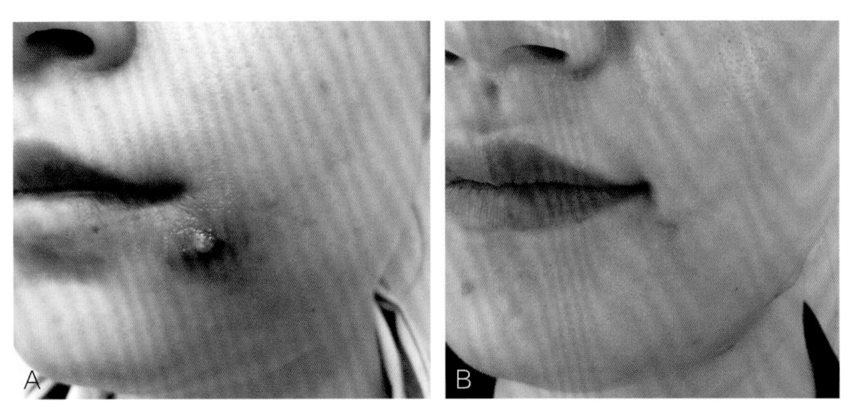

图 11-6-3　口角旁痤疮脓疱，左侧中下面部肿胀明显，皮肤颜色暗紫，予以切开清创，GPCGF 脓腔内填塞，LPCGF 脓腔周围注射。3~4 天治疗一次，2 次治疗后痊愈，局部无瘢痕及色素沉着

A. 术前；B. 2 次治疗后

（3）当痤疮感染较严重时，须先行控制感染，再行 LPCGF 治疗。

（4）部分患者在 LPCGF 水光注射后可能产生短期内“爆痘”现象，是由于皮脂腺孔道被打开，大量皮脂排出所致，通常可自行缓解。

三、CGF 在痤疮瘢痕治疗中的应用

除了痤疮本身的病变之外，痤疮炎症引起皮肤弹性纤维和胶原纤维破坏还会造成永久性的瘢痕。近年来，将自体浓缩血小板技术与其他技术结合运用在痤疮瘢痕的修复渐成趋势。BikashR Kar 等将 CO_2 点阵激光与 PRP 相结合，对比单纯使用 CO_2 点阵激光的疗效，发现前者治疗的患者所花费的时间更短且发生的炎症反应也明显较少。在 Gawdat 等的研究中，比较了皮内注射 PRP 联合 CO_2 点阵激光与局部外用 PRP 联合 CO_2 点阵激光两种治疗方法的效果，并设置生理盐水对照组，结果显示前两种方法均有较好效果，其中局部外用 PRP 的方法因为无须进行注射，所以患者没有疼痛感，更为简便易行，之后随访 3~6 个月，效果依然良好。Asif 等将 PRP 与微针技术相结合，其在研究中收集了 50 例痤疮瘢痕患者行微针治疗，并在右半脸和左半脸上分别注射 PRP 与蒸馏水，结果显示右半脸和左半脸分别有 62.20% 和 45.84% 的改善，差异具有统计学意义，结果表明 PRP 联合微针治疗比单纯使用微针治疗可以获得更好的疗效。孙佳琳等将 CGF 与 APAG 联合治疗面部凹陷性痤疮，选取 24 例求美者，分为单纯 CGF 治疗组（n=8）、单纯 APAG 治疗组（n=8）、CGF+APAG 治疗组（n=8），于凹陷瘢痕皮下分别单点或多点注射适量 CGF、APAG、CGF+PAG，比例为（1∶1）~（1∶1.5），以填满凹陷为宜，每 4 周治疗 1 次，共治疗 3 次。在治疗后 1、2、3 个月进行瘢痕量表评分，结果显示 CGF+APAG 治疗组改善瘢痕效果更明显，较单一成分注射效果好，能使患者瘢痕分级降低、焦虑程度减轻、治疗满意度增加、瘢痕改善程度增加，且无明显不良反应。

上述研究从总体上说明一个重要道理：只有“除旧”才能“立新”。在对痤疮瘢痕组织进行“除旧”之后，再将 LPCGF 注射到瘢痕组织内，促进局部组织再生。注射量以瘢痕组织表面轻度发白为宜，并配合涂抹。建议 3 周治疗一次，4~6 次为一个疗程（图 11-6-4）。

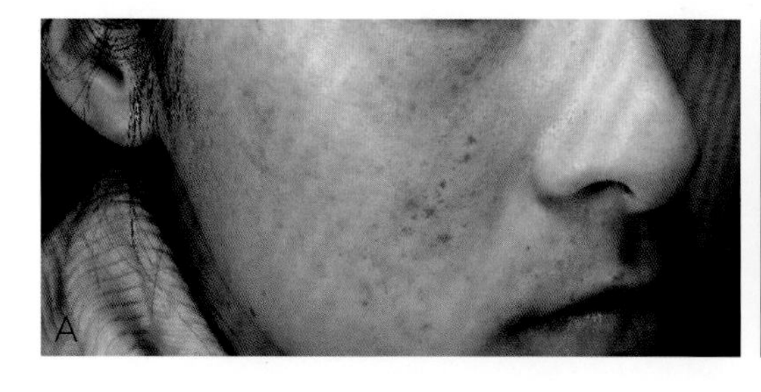

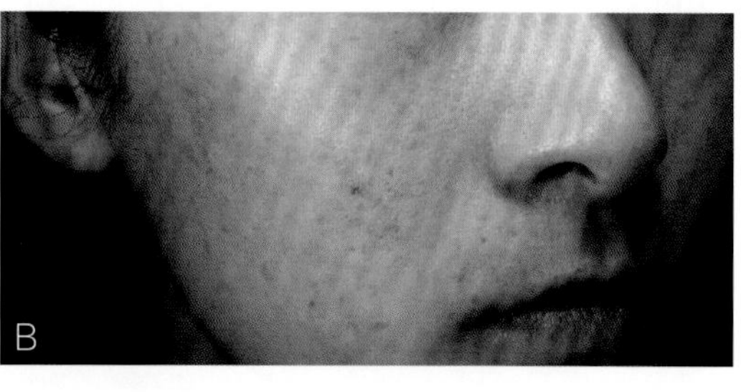

图 11-6-4　LPCGF 联合电动微针治疗面部痤疮瘢痕，先用电动微针对痤疮瘢痕进行磨削，再行 LPCGF 注射及涂抹，4 次治疗后痤疮瘢痕明显改善（该案例由门剑楠医生提供）

A. 术前；B. 4 次治疗后

（柯友辉　汪　森　王志瀚）

参考文献

Asif M, Kanodia S, Singh K. Combined autologous platelet-rich plasma with microneedling verses microneedling with distilled water in the treatment of atrophic acne scars: a concurrent split-face study. J Cosmet Dermatol, 2016: 1-10.

Fitz-Gibbon S, Tomida S, Chiu BH, et al. Propionibacte-rium acnes strain populations in the human skin microbi-ome associated with acne. J Invest Dermatol, 2013, 133(9): 2152-2160.

Gawdat HI, Hegazy RA, Fawzy MM, et al. Autologous platelet rich plasma: topical versus intradermal after fractional ablative carbon dioxide laser treatment of atrophic acne scars. Dermatol Surg, 2014, 40(2): 152.

Kar B, Raj C. Fractional CO_2 laser vs fractional CO_2 with topical platelet-rich plasma in the treatment of acne scars: a split-face comparison trial. J Cutan Aesthet Surg, 2017, 10(3): 136-144.

Li X, He C, Chen Z, et al. A review of the role of sebum in the mechanism of acne pathogenesis. J Cosmet Dermatol, 2017, 16(2): 168-173.

Riyanto P, Subchan P, Lelyana R. Advantage of soybean isoflavone as antiandrogen on acne vulgaris. Dermatoendocrinol, 2015, 7(1): e1063751.

F. William Danby 著. 痤疮病因与实用治疗. 丛林，尹志强译. 北京：人民卫生出版社，2019: 1-211.

李志民，谢培煜，吴丽惠，等. 点阵 CO_2 激光联合自体富血小板血浆治疗面部痤疮瘢痕的临床效果. 中华医学美学美容杂志，2016，22(5): 293-295.

吕品，叶露露，单桂秋，等. 富血小板血浆对痤疮丙酸杆菌的体外抑菌实验研究. 中国输血杂志，2016，29(6): 558-560.

孙佳琳，王军杰，崔正军，等. 浓缩生长因子联合血浆蛋白凝胶治疗面部凹陷瘢痕的临床效果. 中华烧伤杂志，2020，36(3): 210-218.

徐渴鑫，罗赛，郝立君. 整形美容外科领域治疗寻常痤疮的新疗法进展. 中国美容整形外科杂志，2019，30(3): 66-68+71.

张志波，张斌乾，郝翠玲，等. L-PRP 面部注射美容治疗难治性痤疮 8 例报告. 中国医疗美容，2015，5(6): 49-50.

第七节　CGF 在妊娠纹治疗中的应用

一、概述

妊娠纹（striae gravidarum）是妊娠中晚期出现的一种病理性损容性皮肤改变，表现为胸部、腹部、臀部和大腿的萎缩性条索状皮肤改变，发生率可高达 56%~90%。妊娠纹的发病机制仍不明确，目前认为主要是妊娠期皮肤张力与激素水平的变化共同作用所致。妊娠期体重快速增加，子宫增大膨隆，皮肤组织扩张而过度拉伸，导致真皮胶原纤维与弹性纤维断裂，皮肤韧性和弹性减弱，出现线性条纹状皮肤损害。同时，孕妇体内雌激素、雄激素及糖皮质激素受体的表达增多，活性增强，总体上抑制成纤维细胞的活性和增殖，使成纤维细胞合成的胶原纤维和弹性纤维减少，阻碍受损皮肤的修复。

组织学观察发现，妊娠纹不同阶段的组织学表现不同，早期皮损表皮可正常，真皮血管腔扩张，周围淋巴细胞浸润；晚期表现为表皮变薄，嵴突变平，真皮萎缩，胶原纤维减少，胶原束变细且与基底层平行排列，皮肤附属器减少甚至缺失。

二、妊娠纹的临床表现及分型

妊娠纹的发生在孕妇中具有普遍性，多在妊娠 24 周左右开始出现。在妊娠过程中，腹部外形变化最大，皮肤所受张力也最大，因此腹部是妊娠纹最常见的部位，也可见于胸部、臀部及四肢近端。妊娠纹通常多发、对称、边界清楚，表现为线状或条索状的皮肤损害，其长轴与受损部位所受张力方向垂直，早期表现为微隆起于皮肤的暗红色或紫红色条纹，称之为红纹，大多数无明显自觉症状，少数可伴有轻度瘙痒；随后，颜色逐渐变淡，皮肤萎缩，最终稳定呈白色或银色条纹状萎缩性瘢痕样外观（图 11-7-1）。2003 年，Adatto 等根据妊娠纹不同时期的临床表现进行了分型（表 11-7-1）。

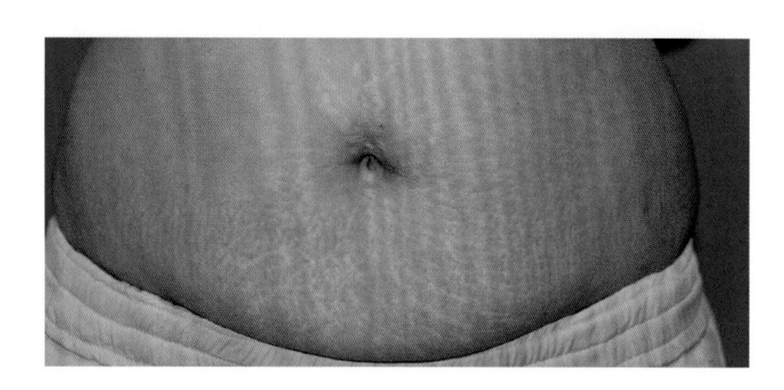

图 11-7-1　妊娠纹，表现为白色或银色条带状

表 11-7-1 妊娠纹临床分型

分型	临床表现
Ⅰ型	新鲜的、炎性的青紫色条纹
Ⅱa型	白色浅层条纹，不伴梯状，皮肤表面不伴可触及的凹陷
Ⅱb型	白色浅层条纹，不伴梯状，皮肤表面伴可触及的凹陷
Ⅲa型	白色萎缩的条纹，伴梯状小于 1 cm 的宽度，不伴深珍珠感
Ⅲb型	白色萎缩的条纹，伴梯状小于 1 cm 的宽度，伴深珍珠感
Ⅳ型	白色萎缩的条纹，伴梯状大于 1 cm 的宽度，伴或不伴深珍珠感

三、妊娠纹治疗进展

目前尚无有效预防妊娠纹的方法，也无特异性有效的治疗手段，主要包括外用药物、化学剥脱术、激光及射频治疗等。早期红纹可应用对血管有较高特异性的脉冲染料激光治疗。白色妊娠纹是目前临床治疗的重点及难点。近年来，点阵激光治疗白色妊娠纹获得了较好的疗效，剥脱性点阵激光虽然疗效确切，但是由于治疗疼痛程度高、恢复期长、术后色素沉着发生率高等缺点，限制了其进一步的应用。1540 nm 铒玻璃非剥脱性点阵激光是目前 FDA 唯一认证通过的适用于妊娠纹治疗的激光，可有效收紧皮肤，刺激真皮内胶原纤维和弹性纤维的再生和重组排列，具有有效率高、疼痛程度低、恢复期短、不良反应少等优势，患者接受度更高。

相关文献亦报道了 PRP 治疗妊娠纹效果较好。PRP 中的多种生物学活性成分尤其是多种生长因子在促进成纤维细胞增殖，增加真皮内胶原纤维、弹性纤维及细胞外基质等方面效应明确，并能有效促进局部皮肤组织血管化，从而达到改善妊娠纹的作用。CGF 富含多种高浓度生长因子及 $CD34^+$ 细胞，与 PRP 改善妊娠纹萎缩状外观原理相似。而将 1540 nm 铒玻璃非剥脱性点阵激光与 CGF 注射联合应用于妊娠纹治疗，既能收窄妊娠纹的宽度，又能平复妊娠纹的深度，同时能尽可能促进妊娠纹接近于正常皮肤组织，具有很好的应用前景。

四、LPCGF 注射治疗妊娠纹操作方法

操作步骤如下：

（1）妊娠纹部位敷麻醉药膏 40 min。

（2）清除麻醉药膏，5% 碘伏消毒，75% 酒精脱碘。

（3）行真皮层及皮下浅层注射，注射层次不可过深，否则 LPCGF 对成纤维细胞的作用会降低（图 11-7-2）。

（4）单针高密度注射，LPCGF 量要多。提供足够的“营养”是再生的保障。

建议 3~4 周治疗一次，4~6 次为一个疗程（图 11-7-3、11-7-4）。

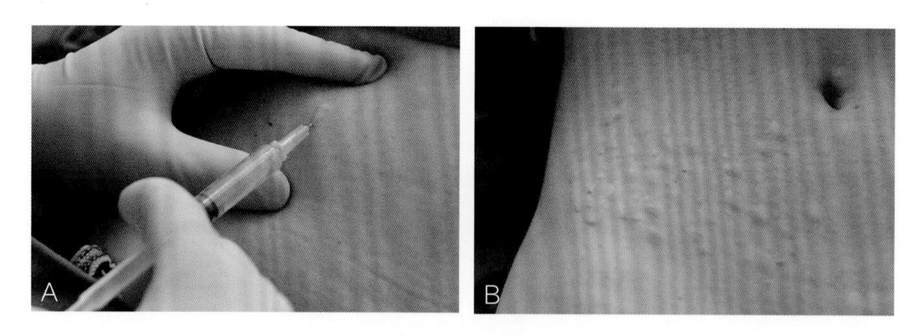

图 11-7-2　LPCGF 单针注射于妊娠纹区真皮层及皮下浅层

A. 注射呈皮丘状；B. 注射后即刻

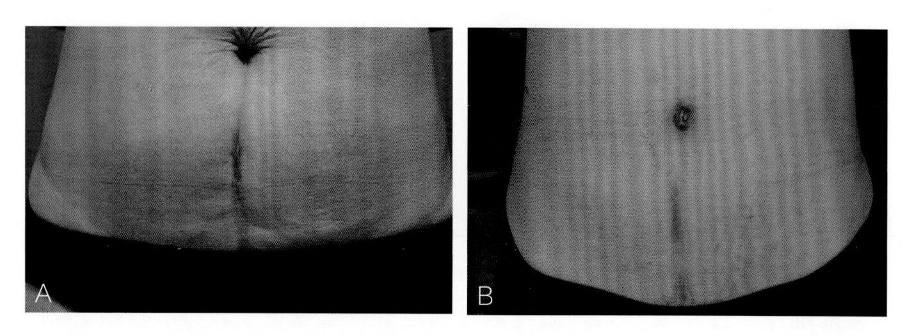

图 11-7-3　4 次治疗后半年，妊娠纹由白色转为淡红色并接近正常肤色，腹部皮肤紧致度明显增强，脐周皱纹减轻，剖宫产瘢痕色素沉着减轻

A. 术前；B. 4 次治疗后半年

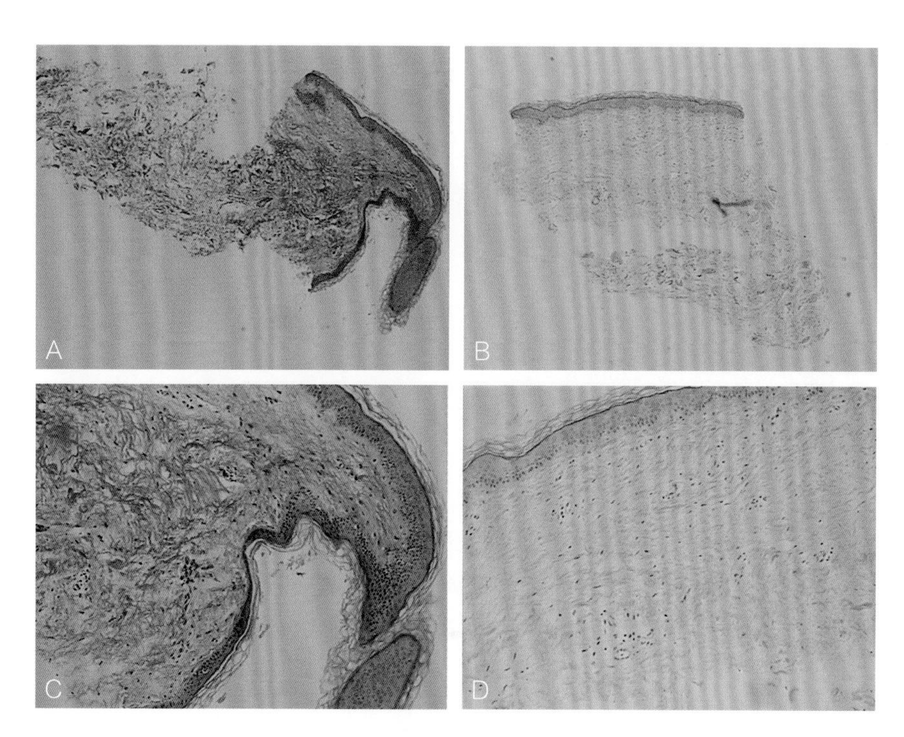

图 11-7-4　4 次治疗后半年组织学切片显示，皮肤组织结构更加紧密，成纤维细胞增加，血管化增多

A. 术前组织学切片（低倍镜观察）；B. 4 次治疗后组织学切片（低倍镜观察）；C. 术前组织学切片（高倍镜观察）；D. 4 次治疗后组织学切片（高倍镜观察）

五、LPCGF 注射联合激光治疗妊娠纹操作方法

操作步骤如下：

（1）妊娠纹部位敷麻醉药膏 40 min（图 11-7-5A）。

（2）清除麻醉药膏，5% 碘伏消毒，75% 酒精脱碘（图 11-7-5B）。

（3）1540 nm 非剥脱性点阵激光治疗（图 11-7-5C）。

（4）激光治疗后即刻注射 LPCGF（图 11-7-5D）。

（5）术后冷敷 30 min（图 11-7-5E）。

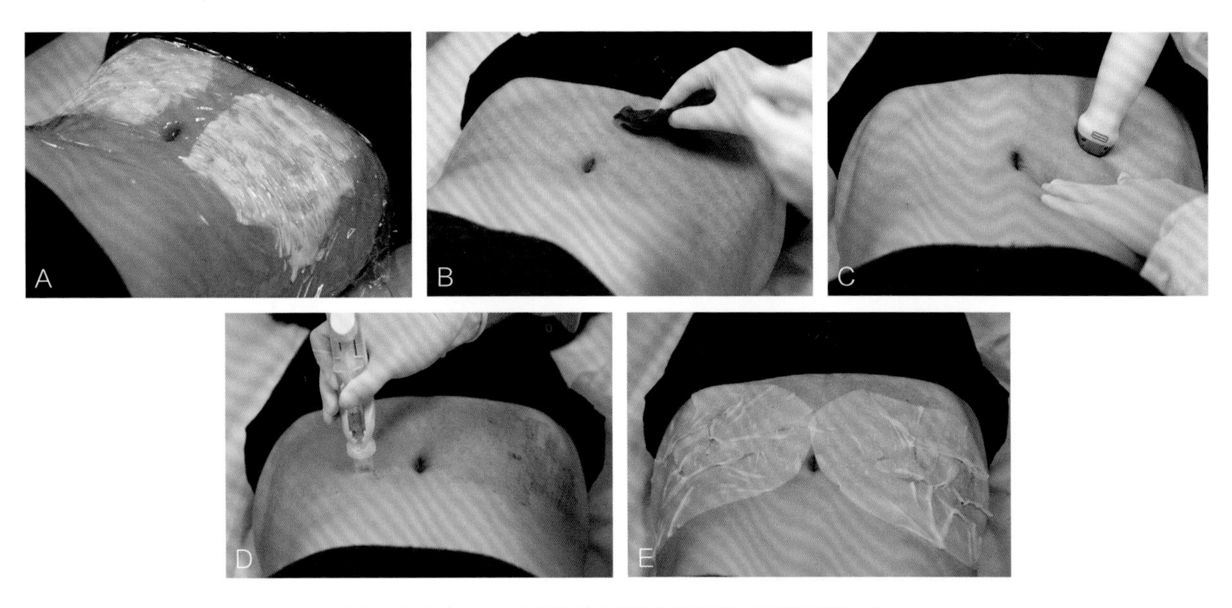

图 11-7-5　LPCGF 注射联合激光治疗妊娠纹流程

1540 nm 铒玻璃非剥脱性点阵激光建议间隔 2 个月治疗 1 次，共治疗 3 次；LPCGF 注射每个月治疗 1 次，共治疗 6 次。其中，1540 nm 铒玻璃非剥脱性点阵激光术后即刻进行 LPCGF 注射，其余时段单独注射 LPCGF（图 11-7-6）。1~2 年后可进行下一疗程治疗。

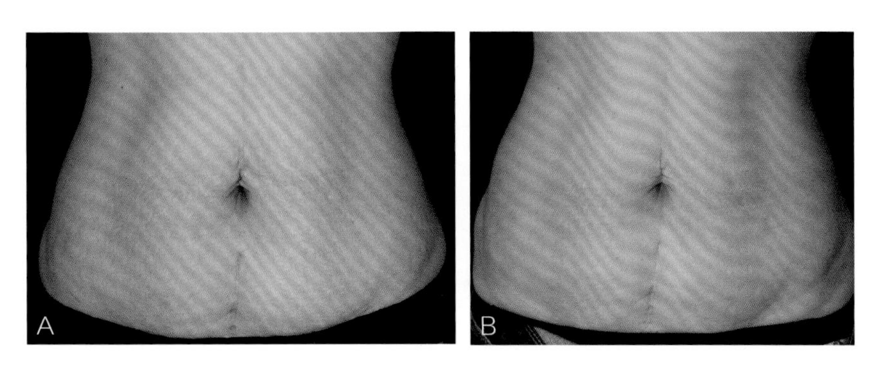

图 11-7-6　LPCGF 注射联合激光治疗妊娠纹 1 个疗程，术后 6 个月随访显示妊娠纹银白色条带明显变窄，转为淡红色并接近正常肤色，皮肤更加紧致

A. 术前；B. 术后 6 个月

六、小结及展望

不管是早期妊娠纹还是晚期妊娠纹，目前光电治疗是所有方法中研究最多、应用最广、效果较好的。基于局灶性光热作用原理，胶原纤维及弹性纤维的再生与重组将维持 6 个月左右，所以在治疗结束后 6 个月效果最大化，可见妊娠纹宽度明显缩窄，深度明显平复，表面皮肤质地也有显著改善。笔者通过临床实践发现，1540 nm 非剥脱性点阵激光联合 LPCGF 注射治疗妊娠纹效果明显，后期可再联合射频治疗，进一步收紧皮肤，改善皮肤质地。另外，APAG 亦可用于妊娠纹皮下组织萎缩的填充治疗，具有很好的应用前景。

（平伟东　汪　森）

参考文献

Adatto MA, Deprez P. Striae treated by a novel combination treatment-sand abrasion and a patent mixture containing 15% trichloracetic acid followed by 6-24 hrs of a patent cream under plastic occlusion. J cosmet dermatol, 2003, 2(2): 61-67.

Cordeiro RCT, Zecchin KG, Moraes AMD. Expression of estrogen, androgen, and glucocorticoid receptors in recent striae distensae. Int J Dermatol, 2010, 49(1): 30-32.

Lokhande AJ, Mysore V. Striae distensae treatment review and update. Indian Dermatol Online J, 2019, 10(4): 380-395.

Mallol J, Belda MA, Costa D, et al. Prophylaxis of striae gravidarum with a topical formulation. A double blind trial. Int J Cosmetic Sci, 1991, 13(1): 51-57.

胡娟. 妊娠纹的研究进展. 重庆医科大学，2016.

肖强，余文林，曾东，等. 等离子点阵射频联合超声导入 PRP 治疗萎缩纹研究. 中国激光医学杂志，2014(5): 281-282.

朱学骏，孙建方. 皮肤病理学与临床的联系. 北京大学医学出版社，2007: 1049-1050.

第八节 CGF 在瘢痕色素沉着及疼痛性瘢痕治疗中的应用

瘢痕形成所伴有的局部色素沉着一直是治疗的难点之一，临床开展的激光光电治疗、磨削术以及手术切除等方法尽管都有一定的改善作用，但很难达到令人满意的效果，尤其是可能存在色素沉着加重的风险。疼痛性瘢痕具有的疼痛、瘙痒症状给患者带来了巨大痛苦，这种疼痛会不自主地促使患者在瘢痕处搔抓，进而可能引起疼痛、瘙痒加重，甚至可能导致瘢痕破溃而产生慢性溃疡。国内外学者对 PRP 在瘢痕防治中的作用机制及应用已做了较多的研究，发现 PRP 在抑制瘢痕增生、淡化瘢痕色素沉着等方面具有积极作用。研究认为，PRP 中的 TGF-β1 能有效促进上皮细胞增殖、分化并降低Ⅰ/Ⅲ型胶原比例，对抑制瘢痕形成发挥了关键作用，并能减少黑色素形成，而 PRP 具有的抗炎、抗感染、加速创面愈合等作用也对减少瘢痕形成起到了积极作用。2015 年，邢聪聪通过动物实验研究了 LPCGF 对兔皮肤手术切口愈合的影响，实验结果证实 LPCGF 可减轻切口炎症反应，促进手术切口愈合，明显增加Ⅲ型胶原含量，减小Ⅰ/Ⅲ型胶原比值，能有效减轻瘢痕形成。欧琳琳等观察了 CGF 修复口腔黏膜缺损对疼痛感及瘢痕形成的影响，结果显示 CGF 能加速口腔黏膜缺损修复，减轻疼痛及抑制瘢痕形成。类似的研究正在不断积累，总体来看，CGF 对瘢痕的防治以及减轻由瘢痕引起的不适（包括疼痛）具有积极作用。

一、治疗方法

（1）术前瘢痕局部敷表面麻醉药膏约 40 min。

（2）锐针瘢痕内多点注射，每点 0.1~0.3 ml，以局部轻度肿胀为宜。

（3）建议每 3~4 周注射一次，共治疗 4~6 次，必要时可增加注射次数。

二、注意事项

（1）CGF 并不能显著缩小已形成的增生性瘢痕，但在创面修复时使用 CGF 能减轻后期的瘢痕增生。

（2）CGF 改善瘢痕色素沉着主要是指浅表性瘢痕及萎缩性瘢痕。

（3）CGF 注射只能用于改善瘢痕色素沉着，而非消除。

（4）注射瘢痕所用的 CGF 在提取过程中要注意避免“带红”，防止因红细胞代谢产生含铁血黄素而加重局部色素沉着。

三、临床案例介绍

临床案例介绍如图 11-8-1~11-8-4 所示。

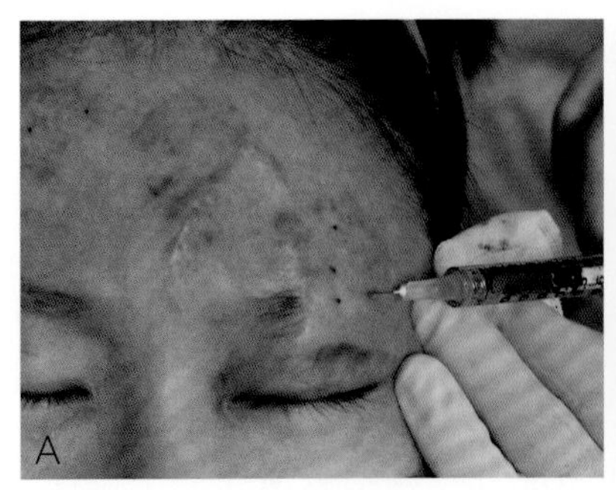
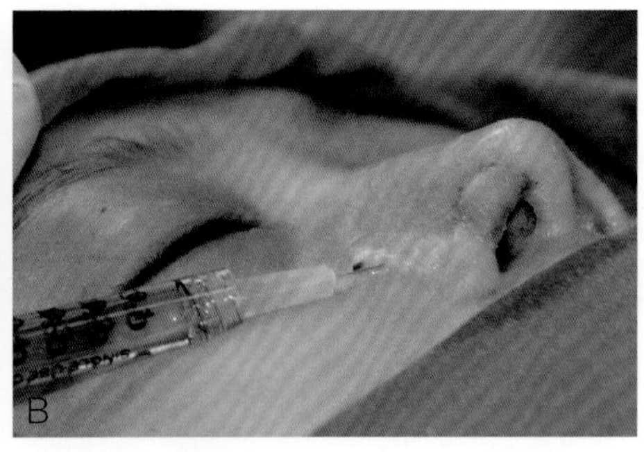

图 11-8-1　将 LPCGF 注射于瘢痕内

A. 眉部及额部瘢痕注射；B. 鼻部瘢痕注射

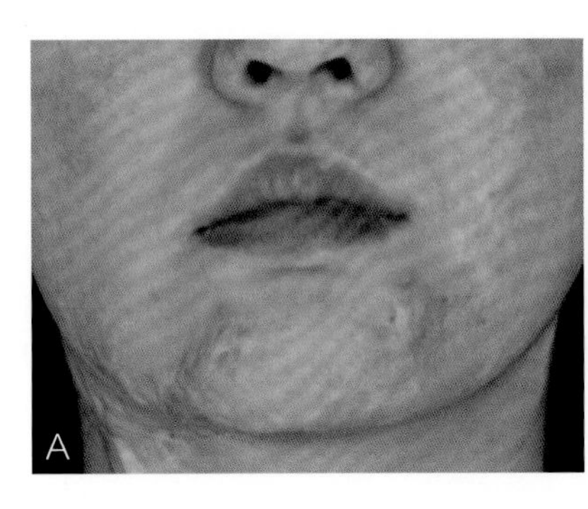
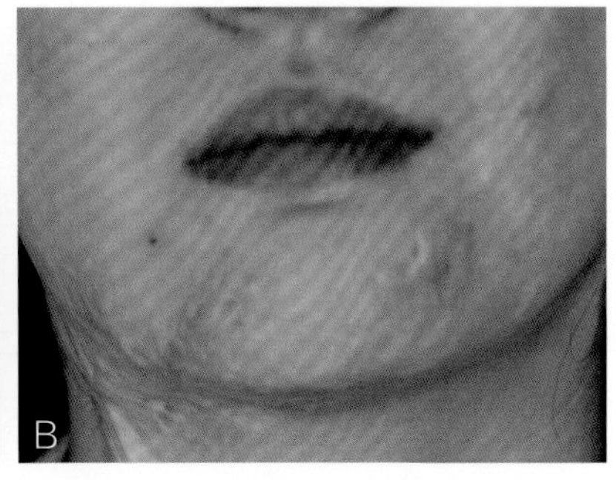

图 11-8-2　经 LPCGF 注射治疗后可见颏区、口角旁及中面部瘢痕体积缩小，色素沉着淡化

A. 术前；B. 5 次治疗后 3 个月

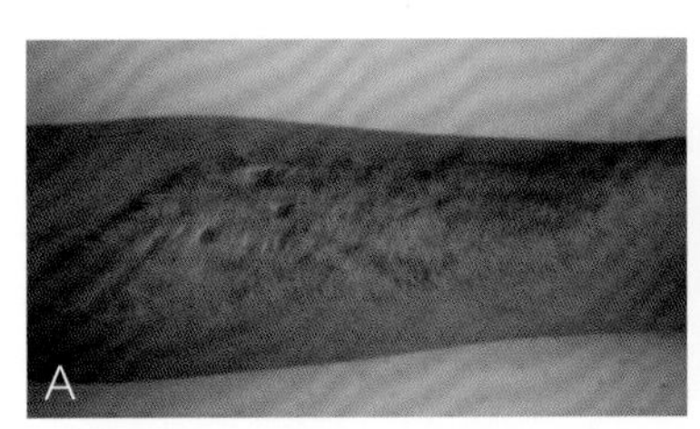
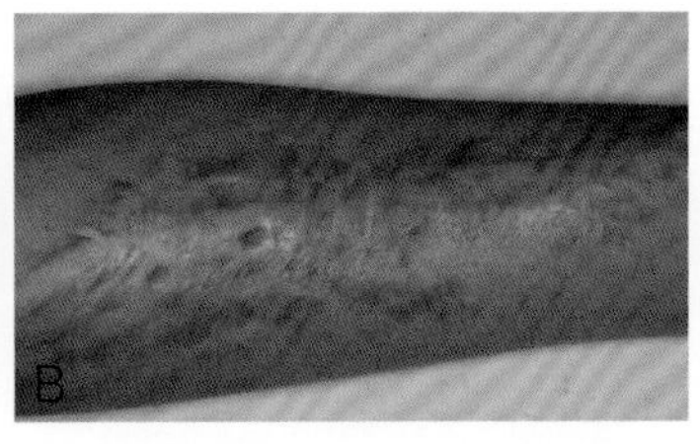
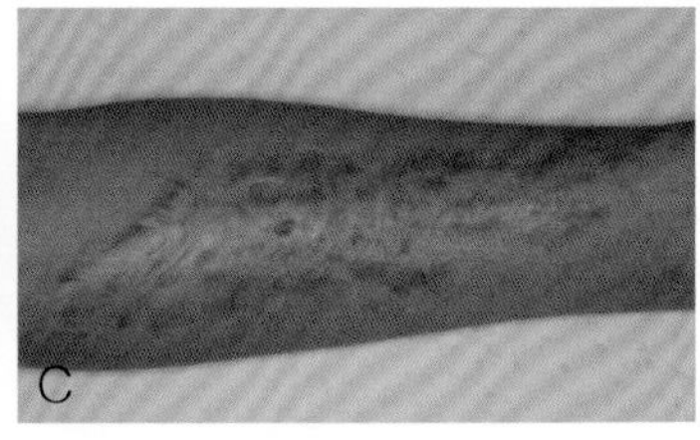

图 11-8-3　经 LPCGF 注射治疗后可见前臂瘢痕增生和色素沉着改善

A. 术前；B. 2 次治疗后；C. 3 次治疗后

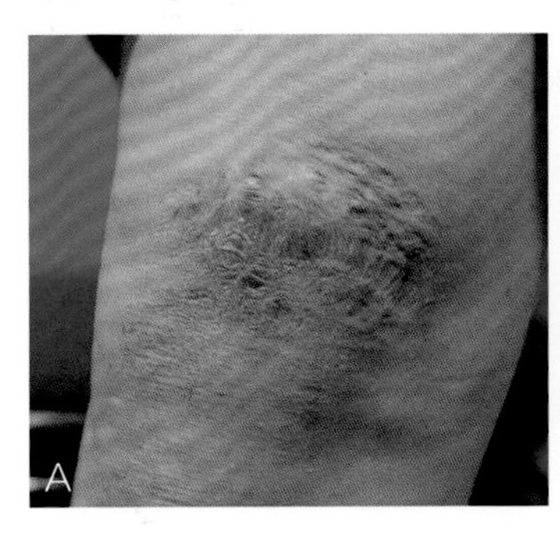
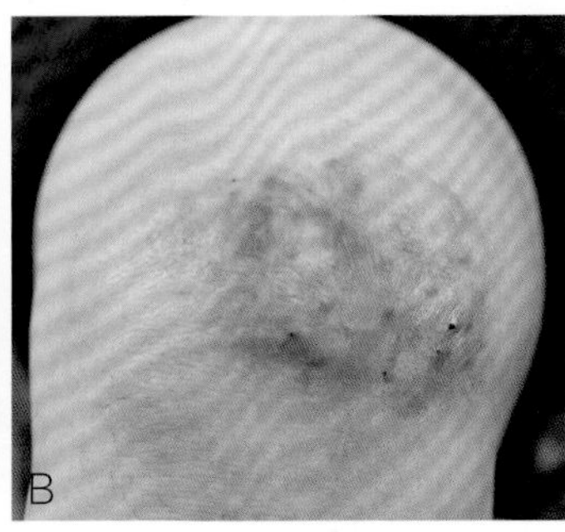
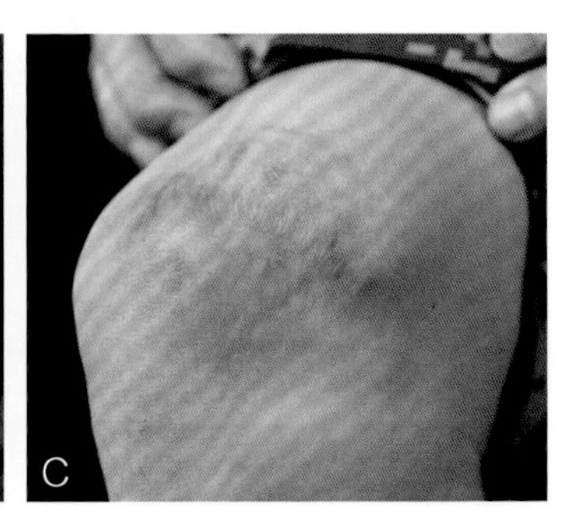

图 11-8-4　膝部囊肿手术切除 3 次后局部形成瘢痕，瘢痕组织较薄，呈粉红色，存在疼痛症状，夜间疼痛明显，影响行走及睡眠质量。予以瘢痕处注射 LPCGF，每周治疗 1 次，每次注射 5~10 ml，治疗 5 次后疼痛症状消失

A. 术前；B. 注射后即刻；C. 5 次治疗后

（汪　森　王　兴）

参考文献

Asif M, Kanodia S, Singh K. Combined autologous platelet-rich plasma with microneedling versesmicroneedling with distilled water in the treatment of atrophic acne scars: a concurrent split-face study. Cosmet Dermatol, 2016, 15(4): 434-443.

Burd A, Zhu N, Poon VKM. A study of Q-switched Nd: YAG laser irradiation and paracrine function in human skin cells. Photodermatol Photoimmunol Photomed, 2010, 21(3): 131-137.

Cobden SB, Oztrk K, Duman S, et al. Treatment of acute vocal fold injury with platelet-rich plasma. J Voice, 2016, 30(6): 731-735.

胡再昌，陈啸，侯团结，等．PRP在瘢痕防治中的作用机制研究进展．中国美容医学，2019, 28(12): 173-177.

贾赤宇，陈壁．EGF, TGF-β1, 抗TGF-β1中和抗体对大鼠II°深烫伤创面愈合的影响．第四军医大学学报，1999, 8(5): 64-67.

欧琳琳，周迎端，蒋明芝．自体浓缩生长因子膜用于口腔黏膜组织缺损对疼痛度及瘢痕的影响．中国美容医学，2019, 28(9): 107-109.

邢聪聪．富自体生长因子纤维蛋白液对兔皮肤手术切口愈合的影响．河北医科大学，2015.

第九节　CGF 和 APAG 在手部美容抗衰中的应用

一、概述

随着求美者对生活品质追求的不断提升以及医疗美容抗衰治疗技术的深入普及，不少求美者已不再只单纯地关注面部美容，同时也在寻求更加有效的方法来改善手部衰老。日常生活中，有些求美者在面部美容抗衰方面做得十分到位，但“握手”与“摸方向盘”却成了一件“难事”，这些动作所暴露出的手部衰老征象是求美者难以接受的。因此，手部美容抗衰也日趋成为求美者的新兴需求。

手部衰老的主要征象体现在：组织容量缺失引起的手部干瘪，皱纹增多，色斑显现，关节处褶皱加重等，这些衰老征象主要表现在手背侧面。恢复组织容量，促进手部软组织增多、增厚成为手部美容抗衰的关键点。近年来，有关透明质酸填充、自体脂肪填充、纳米脂肪注射（Nanofat grafting, NG）以及 PRP 注射用于手部美容抗衰的研究报道日益增多，均取得了较好的临床效果。2017 年，Eduardo 等利用西班牙 BTI 公司生产的 PRP 套装开发出 PRGF-Endoret（plasma rich in growth factors），制备方法与 APAG 大同小异，并对 PRGF 的多个理化指标及生物学指标进行了研究，将其定义为一种用于再生医学的新型个性化 3D 可注射蛋白支架。2018 年，Fedyakova 等将 PRGF 用于手部注射填充并与透明质酸进行对比研究，发现 PRGF 具有更好的促进组织再生的效应，且效果维持时间更长。这一研究为 CGF 及 APAG 用于手部美容抗衰的治疗提供了基础与临床依据。

二、手部注射解剖注意点及技术方法

（一）解剖注意点

手部血管丰富，尤其是手背静脉血管密集、彼此交通，为尽可能降低注射时对手部血管的损伤及发生栓塞的风险，有以下几点预防措施：

（1）注射层次主要在皮下层及真皮层，皮下层使用钝针注射，以 APAG 为主、LPCGF 为辅，真皮层使用锐针注射 LPCGF。

（2）术前用记号笔沿手部可见静脉走行方向做标记。

（3）手背静脉大多与手背呈平行走向，注射时在手背指蹼间开孔进针向腕部方向走行，呈扇形注射，选取 2~3 个手背指蹼间开孔进针即可完成整个手背区域注射（图 11-9-1）。

（4）钝针注射时，术者用一手拇指与示指捏起皮肤，另一手进行注射操作，这样既有利于降低钝针注射时的走针阻力，也能降低钝针损伤血管的风险。

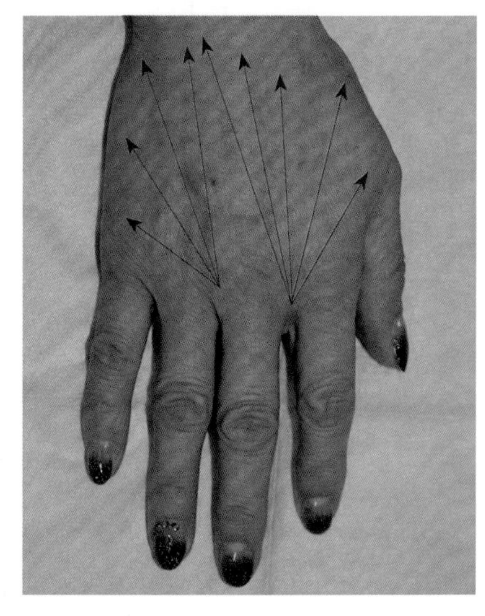

图 11-9-1　手部注射常用开孔处及扇形注射法

（二）操作步骤

（1）手背敷表面麻醉药膏 1 h 或采用神经阻滞麻醉。

（2）锐针于手背指蹼间开孔，钝针走行于皮下层，呈扇形注射，适度矫枉过正，以手背看上去“肿起来”为佳（图 11-9-2A~C）。

（3）掌指关节和指间关节褶皱处锐针注射于皮下浅层及真皮层，这些部位褶皱相对明显，需足量注射（图 11-9-2D）。

（4）联合水光仪或美塑枪或单针注射 LPCGF 于真皮层（图 11-9-2E~G）。

推荐 3~4 周注射一次，共注射 4~6 次为一个疗程，一个疗程结束后间隔 1~2 年进行下一疗程治疗（图 11-9-3）。

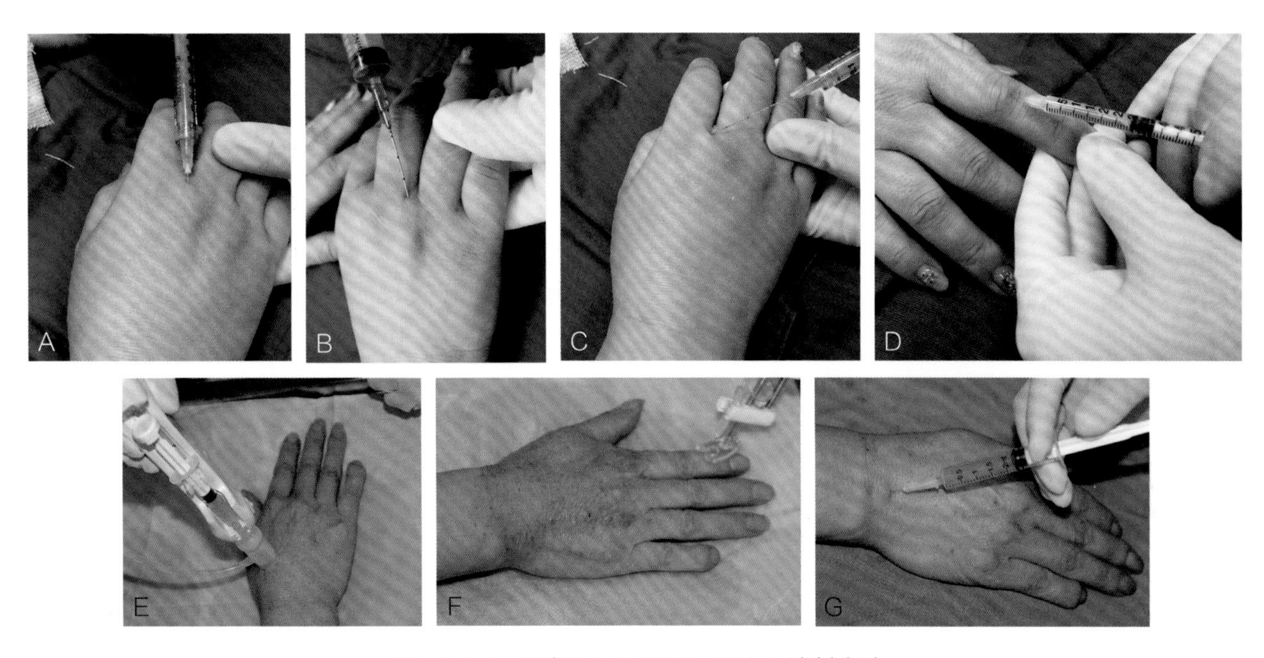

图 11-9-2 手部 LPCGF 及 APAG 注射方法

A. 钝针进入皮下层一个隧道注射；B. 钝针注射完一个隧道后退至开口处；C. 钝针再行下一个隧道注射，如此多次呈扇形注射；D. 关节褶皱处注射；E. 水光针注射；F. 美塑枪注射；G. 单针注射

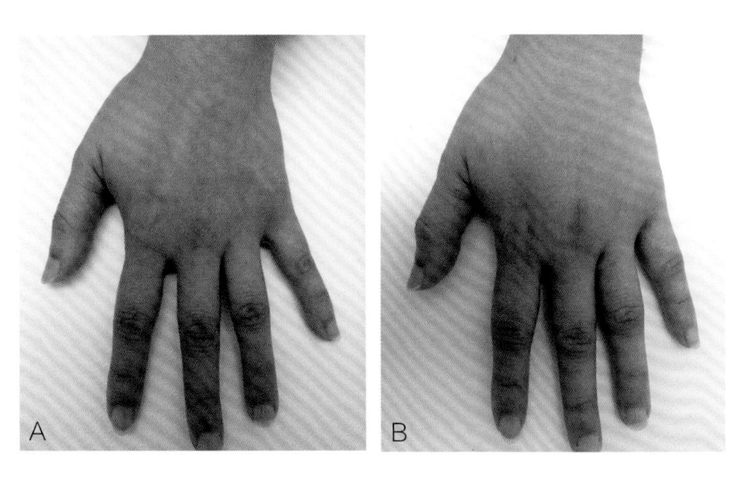

图 11-9-3 手部 LPCGF 及 APAG 注射 4 次后，手背饱满度明显增加，肤质细腻，细纹减少，色泽红润，手背静脉基本不可见

A. 术前；B. 4 次治疗后

三、术后注意事项

（1）观察手部肿胀情况。若肿胀明显，可适度按压手背从针孔挤出部分注射物。

（2）观察手部是否有活动性出血的情况。若有活动性出血，一般通过按压数分钟即可止血。

（3）观察是否有淤青。若淤青较明显，术后即刻按压数分钟，按压后冷敷 15 min，再湿敷加压包扎。

（4）告知患者术后注意做好手部防晒、保湿。锐针针孔 3 天内不沾水，钝针针孔愈合前不沾水。

（5）部分求美者手部肿胀及紧绷感在术后数天内会比较明显，属于正常情况。若存在发麻，肤色发白、发紫，皮温升高或降低等情况，应返院就诊。

（汪　森）

参考文献

Anitua E, Pino A, Troya, María, et al. A novel personalized 3D injectable protein scaffold for regenerative medicine. J Mater Sci-Mater M, 2018, 29(1): 7.

Eppley BL, Pietrzak WS, Blanton M. Platelet-rich plasma: a review of biology and applications in plastic surgery. Plast Reconstr Surg, 2006, 118(6): 147e.

Fedyakova E, Pino A, Kogan L, et al. An autologous protein gel for soft tissue augmentation: in vitro characterization and clinical evaluation. J Cosmet Dematol, 2019, 18(3): 762-772.

刘毅，栾杰．自体脂肪移植新技术．北京：清华大学出版社，2016, 7: 103-118.

第十节 CGF和APAG在改善女性生殖系统衰老中的应用

一、概述

随着两性对性生活质量要求的提高，以及女性性观念的转变，传统的“谈性色变”已逐步解禁。女性认识到生殖系统的年轻态不仅在于形态、色泽等方面的美观，同时也希望体验到性生活带来的愉悦与快感。女性生殖系统的衰老存在多种相关因素及临床特点，本节所述的采用CGF和APAG改善女性生殖系统衰老主要用于以下四个方面：①阴阜及大阴唇区域组织萎缩，皮肤干燥、粗糙；②阴道紧致度降低，阴道孔径增大，阴道黏膜皱襞萎缩；③无G点高潮或G点高潮不明显；④无阴蒂高潮或阴蒂高潮不明显。

针对上述几方面的客观衰老改变及求美者的主观诉求，相关文献报道有采用注射透明质酸、自体脂肪、胶原蛋白、PRP等方法来进行相应治疗。LPCGF联合APAG在女性生殖系统中的注射应用既能起到填充饱满作用，还有助于提高两性生活质量。

二、外阴区注射解剖注意点及技术方法

（一）解剖注意点

外阴区是指女性生殖器的外露部分，由阴阜、大阴唇、小阴唇、阴道前庭及阴道口等组成。阴阜位于耻骨联合上方，又称为“维纳斯丘”，在青春期增大，富有弹性，皮下含大量脂肪组织，约占该区域结构的95%；此区域无知名大血管走行，相对安全。大阴唇位于阴裂两侧，呈纵长隆起的皮肤皱襞，在青春期发育，皮下层富含脂肪组织，皮肤色泽呈棕色或偏深；美观的大阴唇色泽通常是外侧颜色偏深，内侧颜色粉嫩。

在多种因素影响下，如先天性外阴发育不良，体重过轻，外伤或分娩引起大阴唇撕裂、粘连，年龄增长伴随的激素水平下降或紊乱等，均可引起外阴区出现以下衰老征象：组织萎缩、变薄，皮肤干燥、粗糙，色素沉着加重、变黑，皱褶加重、变形，阴毛脱落、稀疏等。

外阴区衰老征象的出现给女性带来的影响主要有以下几方面：①外阴饱满度降低在女性穿着“比基尼”或泳装时，不能完美展现该区域的“维纳斯丘”形态美，易导致女性产生自卑感；②外阴区饱满度的存在及维持有利于缓冲性交时外生殖器官之间来回碰撞造成的疼痛感及摩擦感；③外阴区的衰老状态可导致触感和外观不良，影响两性生活情趣。

CGF技术的注射应用目的在于增加局部组织容量，促进局部组织新生、增厚。因此，LPCGF联合APAG行外阴区注射主要分为两个部分：①阴阜及大阴唇区皮下层注射LPCGF和APAG，起到填充及促进局部组织丰满的作用；②阴阜、大阴唇、小阴唇皮下浅层及真皮层注射LPCGF，起到改善皮肤色素沉着、弹性及皱纹，实现粉嫩、细腻的效果。

（二）操作步骤

（1）求美者取截石位，标记阴阜、大阴唇和小阴唇注射范围。

（2）涂抹表面麻醉药膏约40 min或行局部浸润麻醉，并术前冰敷。

（3）碘伏消毒，阴阜区及大阴唇两侧外上方进针，钝针或锐针皮下层注射LPCGF和APAG，连

续线性扇形注射；真皮层锐针注射 LPCGF。遵循“无创伤即无修复”的原理，采用多点、多隧道注射，适度过量（图 11-10-1）。

（4）于阴蒂旁 3 点钟及 9 点钟方向皮下浅层注射 LPCGF 各 0.5 ml。

（5）外阴区涂抹剩余 LPCGF 或 PPP。

建议 3~4 周注射一次，共 3~6 次，必要时可增加注射次数（图 11-10-2、11-10-3）。

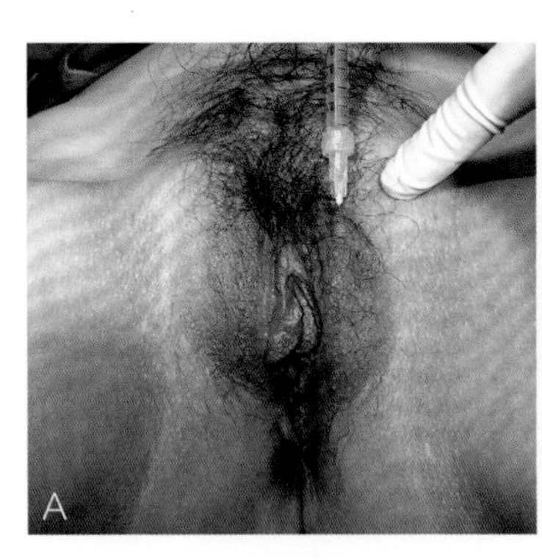
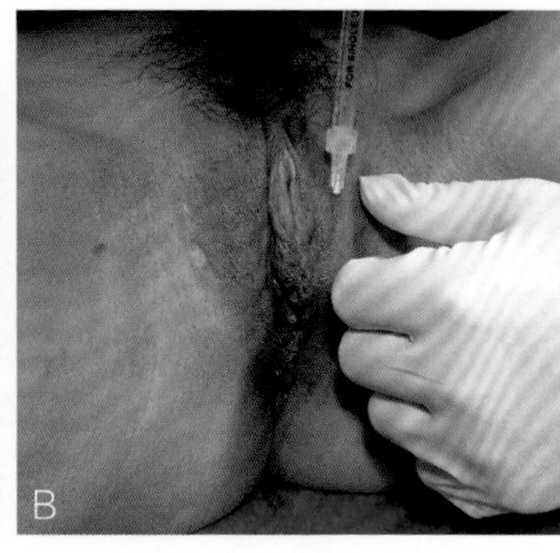
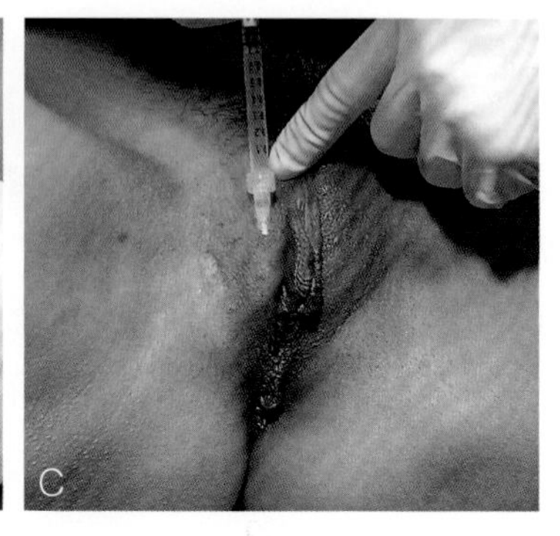

图 11-10-1　大阴唇皮下层多点扇形注射，将整个大阴唇区注射饱满

A. 左侧大阴唇上方进针注射；B. 左侧大阴唇中央进针注射；C. 右侧大阴唇进针注射

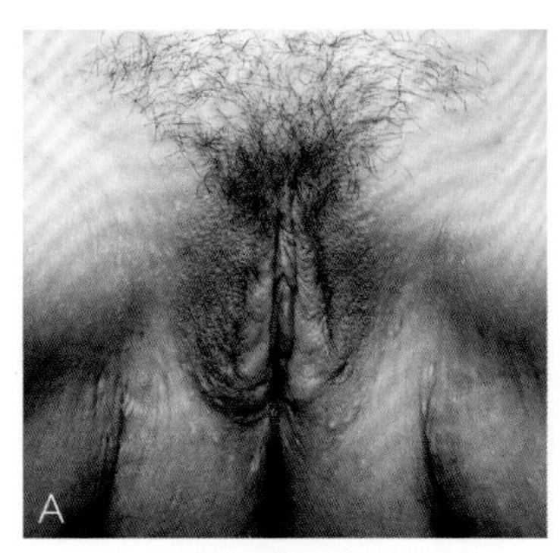
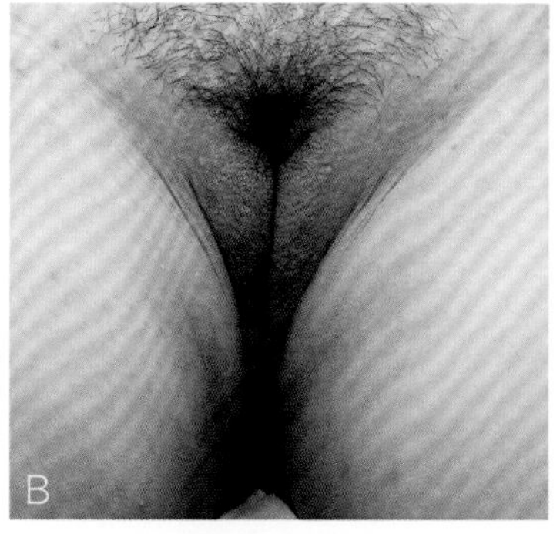

图 11-10-2　经治疗后外阴饱满，颜色变淡，大阴唇覆盖小阴唇，阴道口不外露

A. 术前；B. 4 次治疗后

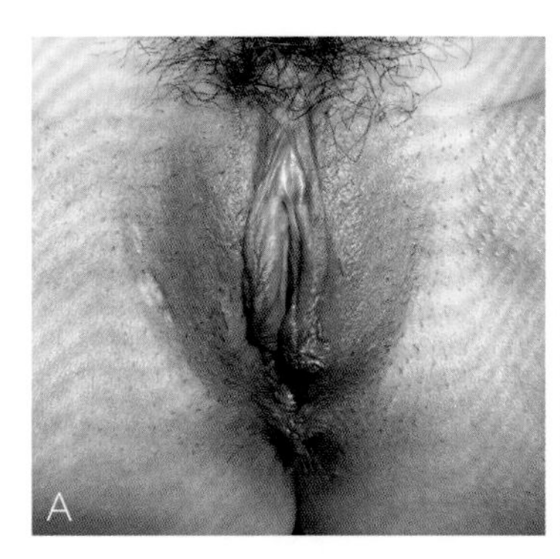
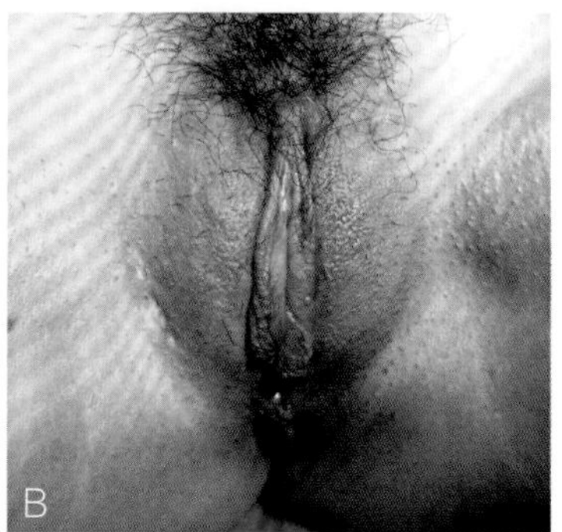

图 11-10-3　经治疗后外阴饱满，颜色变淡、粉嫩，大阴唇覆盖小阴唇，阴道口不外露

A. 术前；B. 4 次治疗后

三、阴道注射解剖注意点及技术方法

（一）解剖注意点

阴道既是产道又是性交器官。阴道前后壁长度有所差异，前壁长 7~8 cm，后壁长 9~10 cm，阴道内有大量黏膜皱襞。阴道壁在组织学上由浅入深分为四层，即黏膜层、固有层、肌层和纤维层，肌层内血管丰富。紧致且收缩有力的阴道以及大量有序排列的黏膜皱襞是性交摩擦产生快感的重要基础。

正常的阴道内径在无性生活经历者为 2~2.5 cm（两指宽度），有性生活经历者为 3.5~4 cm，有分娩经历者为 4.5~5 cm（较无性生活经历者增加 2 倍）。年轻态的阴道还具有一个非常重要的形态学特征，即整个阴道有“香蕉样”弯曲的阴道轴，阴道轴的存在使阴道深部产生一定的负压，当阴茎插入阴道后，这种负压能将阴茎向里倒吸，进而产生一种“咬紧”感和包裹感，也有利于龟头更容易触碰到 G 点位置。

阴道松弛是由多种原因引起的阴道周围肌肉和阴道括约肌松弛，同时伴有阴道黏膜及阴道周围筋膜松弛而导致出现膨出或下垂症状。根据美国妇产科学会调查，有 1/5 的女性遭受阴道松弛引起的各种不适及痛苦，我国在这方面尚无准确的数据统计。导致阴道松弛的原因主要有：①分娩引起的阴道损伤（最主要因素）；②随着年龄增长，引道组织结构弹性降低，以及雌、孕激素减少导致的组织结构牢固性降低；③长期严重便秘、慢性咳嗽等致使盆底压力持续增加。

（二）操作步骤

目前，改善阴道松弛的方法主要有激光光电治疗，注射填充透明质酸、自体脂肪、胶原蛋白、PRP，埋置可吸收锯齿线及阴道紧缩手术等。激光光电利用热损伤原理促进阴道组织再生、紧致，但由于治疗后可能会形成较重的瘢痕粘连及有效性和安全性尚不完全明确，对此美国 FDA 已发出警告；其他几种方法目前仍在临床开展中。一般而言，只要存在阴道松弛，均可用 LPCGF 和 APAG 注射来进行治疗，松弛越轻微，治疗效果越好，重度阴道松弛仍首选手术治疗。

LPCGF 联合 APAG 行阴道注射，主要分为两部分：①阴道黏膜下层注射 APAG 和 LPCGF，起到填充及缩窄阴道孔径作用；②阴道黏膜注射 LPCGF，起到增加黏膜皱襞的效果。具体操作步骤如下：

（1）求美者取截石位，术者单指或双指并拢插入阴道评估阴道松弛程度（图 11-10-4A）。

（2）碘伏消毒外阴。

（3）扩阴器扩开阴道，观察阴道壁情况以及是否有阴道内病损及炎症存在（图 11-10-4B）。

（4）阴道内碘伏消毒，消毒后用生理盐水纱布擦净碘伏，退出扩阴器，再次消毒外阴，术者更换无菌手套。

（5）扩阴器扩开阴道，行局部浸润麻醉。

（6）按左、右、前、后顺序依次注射，锐针黏膜下层多点连续线性注射 LPCGF 和 APAG，最后锐针黏膜层注射 LPCGF。适度过量注射（图 11-10-4C）。

（7）注射完毕后转动扩阴器，检查整个阴道区是否有活动性出血及血肿（图 11-10-4D），退出扩阴器。

（8）将制备剩余的 LPCGF 抽进注射器内，去除注射器针头，再将注射器插入阴道内灌注 LPCGF（图 11-10-4E），随后退出注射器，求美者休息 20 min。

（9）20 min 后将 PPP 浸润的 1~2 块纱布塞进阴道内，求美者休息 30 min（图 11-10-4F）。

（10）30 min 后取出纱布。外阴放置 2~3 块干纱布及护垫，着紧身内裤。

建议 3~4 周注射一次，共 4~6 次，必要时可增加注射次数。

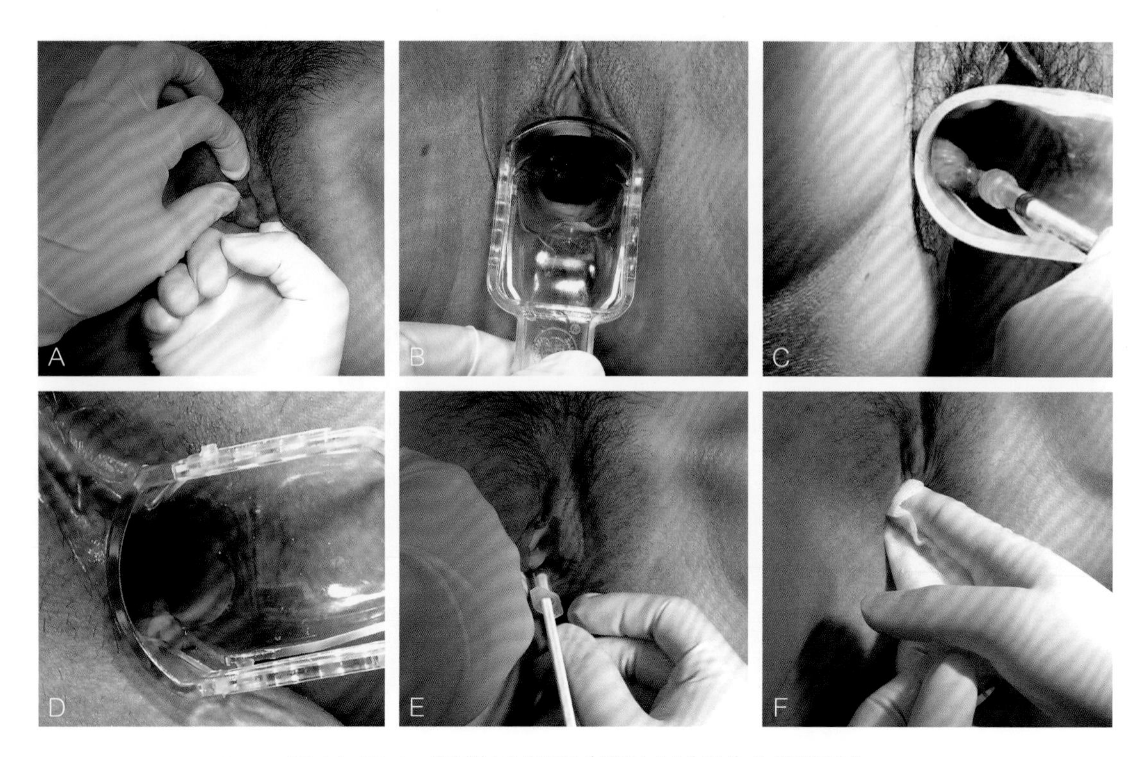

图 11-10-4 阴道注射流程（详见上述操作步骤说明）

四、G 点注射解剖注意点及技术方法

（一）解剖注意点

1950 年，Ernest Grafenbergy 医生首次提出在女性阴道壁内有一性敏感点，性交时触及该敏感点时会产生比阴蒂高潮更强烈的高潮，后来这一敏感点便以 Grafenbergy 医生名字的首字母来命名，称为G点（G-spot），由G点所引发的高潮被称为G点高潮。事实上，关于G点是否存在一直存有争议。部分文献认为约 1/3 的女性存在这一敏感点；亦有部分文献认为所有女性均存在这一敏感点，而部分女性这一点较小或敏感度不强或性交时不能准确找到这一点。笔者在临床治疗中发现，几乎所有女性都存在 G 点，但并非是一点，而是一个较小的区域。综合文献报道及临床观察发现，G 点多数位于距离阴道口 3~5 cm 的阴道壁膀胱侧，少数女性 G 点较深，距离阴道口超过 5 cm 甚至更深，呈豌豆、黄豆大小的增厚区域。组织学发现该区域神经组织丰富，是产生性敏感的主要原因。G 点位于阴道内，因此注射层次以黏膜下层及黏膜层为主。

（二）操作步骤

（1）求美者取截石位，术者左手按压阴阜区，右手示指插入阴道内 3~5 cm，并用指头钩向阴道壁膀胱侧，寻找一增厚且黏膜皱襞明显区，手指连续按摩该区域并询问求美者感受，若出现性兴奋、排尿感，证明 G 点寻找准确（图 11-10-5A）。

（2）碘伏消毒外阴。

（3）扩阴器扩开阴道，阴道内碘伏消毒，消毒后用生理盐水纱布擦净碘伏，退出扩阴器，再次消毒外阴，术者更换无菌手套。

（4）扩阴器扩开阴道，仔细观察G点位置并用手指按摩确认。

（5）锐针黏膜下层多点点状注射LPCGF和APAG，最后再于黏膜层锐针注射LPCGF，使该区域"肿胀起来"（图11-10-5B, C）。适度过量注射。

（6）注射完毕后用无菌棉签按压止血。

（7）将剩余LPCGF或PPP浸润的1~2块纱布塞进阴道内，求美者休息30 min。

（8）30 min后取出纱布。外阴放置2~3块纱布及护垫，着紧身内裤。

建议3~4周注射一次，共4~6次，必要时可增加注射次数。

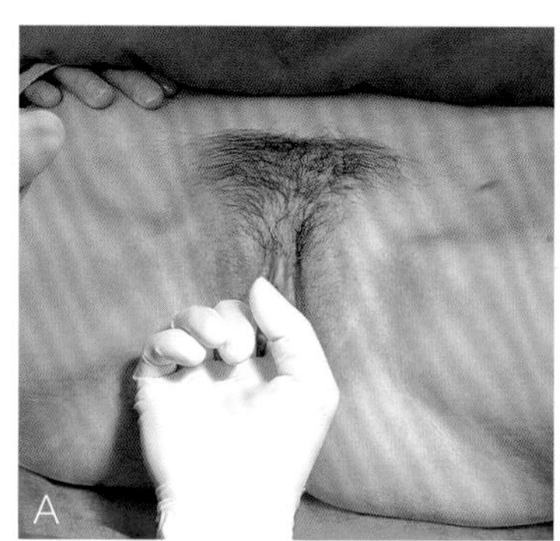

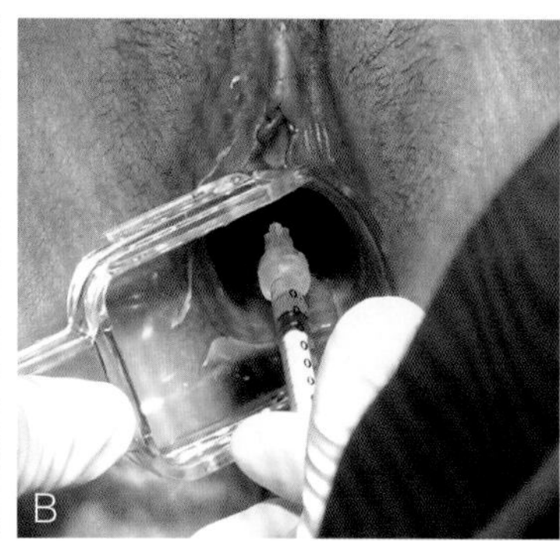

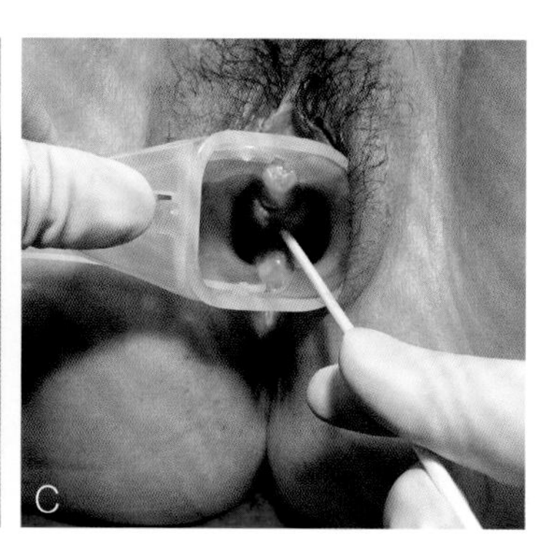

图11-10-5　G点注射

A. 寻找G点；B. G点注射；C. 经3次注射治疗后的G点明显增大饱满（棉签所指处）

五、禁忌证及术后注意事项

1. 禁忌证

（1）外阴炎症或阴道炎。

（2）白带异常或会阴区存在明显异味。

（3）月经期及月经前后3天。

（4）凝血功能异常。

（5）期望值过高者。

2. 术后注意事项

（1）术后1天来院复诊，观察阴道内操作部位是否有出血、血肿或其他异常情况。

（2）术后3天内用碘伏棉签消毒外阴及内阴，2次/天。

（3）术后3天内禁止洗浴，3天后可淋浴，1周内禁止坐浴。

（4）术后3天内避免穿着毛糙材质衣服，以防摩擦外阴出现皮炎。

（5）术后1周内禁止性交。

（6）术后做好两性性技巧教育。

（汪　森）

参考文献

Hwan KS, Soo PE, Hee KT. Rejuvenation using platelet-rich plasma and lipofilling for vaginal atrophy and lichen sclerosus. J Menopausal Med, 2017, 23(1): 63-68.

Christine AH, Paul EB, Red Alinsod 原著．女性外阴整形术：概念、分类及手术技巧．黄金龙主译．上海：上海科学技术出版社，2018: 1-183.

Michael P. Goodman 原著．女性生殖器整形美容．陈敏亮主译．北京：北京大学医学出版社，2019: 1-215.

Sydney R. Coleman 原著．科尔曼脂肪注射——从充填到再生．陈育哲主译．北京：人民军医出版社，2014: 1-504.

元铁．女性生殖器整形学．北京：人民卫生出版社，2016: 2-177.

第十一节 CGF 在自体脂肪移植中的应用

一、概述

自 1893 年 Neuber 首次完成应用多个游离的自体脂肪块填充软组织缺损的脂肪移植手术至今，自体脂肪因其较好的生物相容性、丰富的组织来源、填充效果好、创伤小、无异体植入物以及手术易于操作等优势，已经成为治疗因肿瘤切除、先天性畸形、外伤以及自然衰老等因素引起颌面部软组织不足的重要方法。但是脂肪移植也面临着一系列挑战，如 30%~70% 的不可预测的自体脂肪吸收率；单次注入脂肪量过大，血管生成不佳导致的脂肪钙化、囊肿和坏死，因此可能需要多次移植才能取得满意的效果。脂肪的自体吸收或坏死主要是由于移植脂肪周围新生血管的不足，导致移植脂肪缺少必要的营养供应及代谢废物无法排出。目前已有报道在脂肪移植时加入血管基质成分（SVF）、PRP、各类生长因子或细胞刺激因子，以提高移植脂肪的存活率。

CGF 是由静脉血经专用的变速离心机制备而成。Rodella 等使用酶联反应吸附法对 CGF 进行了成分测定，发现 CGF 相比于 PRF，其中含有更多的 TGF-β、PDGF、VEGF、IGF 等生长因子成分，除此之外还包括特有的 $CD34^+$ 细胞以及更丰富、更大块的纤维蛋白。2016 年，王超等将 CGF 与脂肪来源干细胞（ADSCs）混合用于修复大鼠全层皮肤缺损，发现混合组在上调创面区相关生长因子受体表达、增加肉芽组织内毛细血管数量、促进 ADSCs 分化为上皮细胞等方面优于其他组别。2018 年，Hu 等将 PRP、PRF、CGF 分别加入脂肪中用于裸鼠脂肪移植，发现 CGF 组中移植脂肪存活率最高，血管化最明显，并发现 CGF 能更有效促进人脂肪来源干细胞（hADSC）增殖。2018 年，赵启明等将剪碎的 GPCGF 与自体脂肪颗粒混合行面部多部位填充，每个部位填充量比预测量多 20%~30%，采用 Fuzzy 评判法作为疗效评判，结果显示所有求美者均获得较好的疗效，并指出 CGF 在重建移植脂肪血供、抑制移植脂肪细胞凋亡等方面发挥了积极作用，有利于提高移植脂肪的存活率，降低脂肪移植术后并发症的发生率。笔者在临床中尝试将 LPCGF 与自体脂肪混合后进行颌面部软组织缺损的注射修复、软化瘢痕组织，取得了较好的效果。

二、CGF 在面部脂肪移植中的应用

（一）适应证

面部脂肪填充的部位十分广泛，几乎涵盖了面部的所有美学单位。先天或后天性面部软组织不对称、面部增龄性变化导致的容量缺失、局部软组织量不足导致的美学问题等可以通过脂肪填充改善的问题，均可行 CGF 辅助治疗，特别是初次单纯脂肪填充效果不佳的患者，推荐辅助 CGF 填充，有助于提高移植脂肪的存活率。

（二）禁忌证

颌面部局部病变持续进展、有全身系统性疾病不适宜行脂肪填充者、不能耐受手术者，为手术禁忌证。

（三）手术方法

1. 手术方案设计　虽然软组织变化的三维模拟目前仍缺乏精度，但术前获取面部三维图像后计算缺失容量，依然可以作为术中的参考。尤其对于局部麻醉的患者，可以减少手术的时间和创伤。笔者常在术前行 3dMD 面部三维影像获取，并在虚拟手术设计软件中计算脂肪缺失量后进行手术。

若填充量较少，也可于门诊在局部麻醉下行生理盐水填充模拟实际手术效果，确定填充量。因脂肪填充后往往会有一定程度的吸收，可根据患者实际情况适当多抽取 30% 的脂肪量进行填充。

2. 术前准备

（1）完善术前检查，排除禁忌证，标记吸脂部位及填充部位（图 11-11-1）。需要注意的是，CGF 辅助脂肪填充尚缺少高级别的循证医学证据，目前的临床应用是基于国内多位医生及团队的使用经验，因此在术前务必详细告知患者并签署知情同意书。

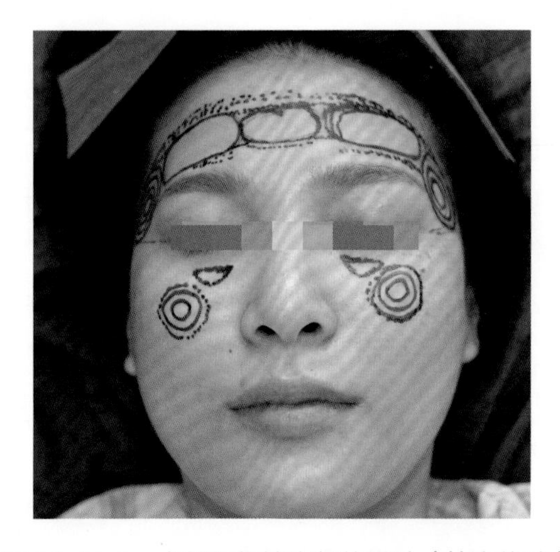

图 11-11-1　术前面部填充部位设计（等高线法）

（2）CGF 制备：颌面部某一个或几个部位的填充量一般较少，根据患者术前设计预估填充量，按照脂肪：LPCGF 为（4~8）：1 的体积比例制备 LPCGF 备用。若填充量很大，可根据患者全身情况酌情减少 LPCGF 量，以避免采血量过大。

（3）术前麻醉：根据患者意愿、耐受程度及手术创伤大小选择合适的麻醉方法。局部麻醉患者在吸脂部位及注射部位可使用利多卡因或阿替卡因行局部浸润麻醉。在排除全身禁忌证后，亦可选用基础麻醉或全身麻醉。

（4）体位摆放：常规采取仰卧位。多采用腹部吸脂，若吸脂量较大且腹部脂肪量不足，可联合大腿外侧等部位吸脂。

3. 手术过程

（1）注射肿胀液：麻醉后先于脂肪供区皮下由浅到深多层次注射肿胀液，肿胀液的具体配比尚没有统一标准，常规配比为：生理盐水 1000 ml，盐酸利多卡因注射液 20 ml（10 ml：0.2 g），肾上腺素 1 ml（1 ml：1 mg）。对局部麻醉者可使用肿胀泵注射，减少痛苦。

（2）供区吸脂：常规方法进行腹部或大腿吸脂，扇形面抽取，避免局部凹陷，同时注意负压的大小以免损伤脂肪细胞。

（3）脂肪移植物制备：抽吸后的脂肪可使用静置、过滤或离心等方式进行提纯，但均要注意避免脂肪细胞的破坏，并尽可能去除水分。

（4）混合 LPCGF：根据脂肪的量，按脂肪：LPCGF 为（4~8）：1 的体积比例将脂肪与 LPCGF 进行混合，注意避免反复搅拌而破坏脂肪细胞（图 11-11-2）。

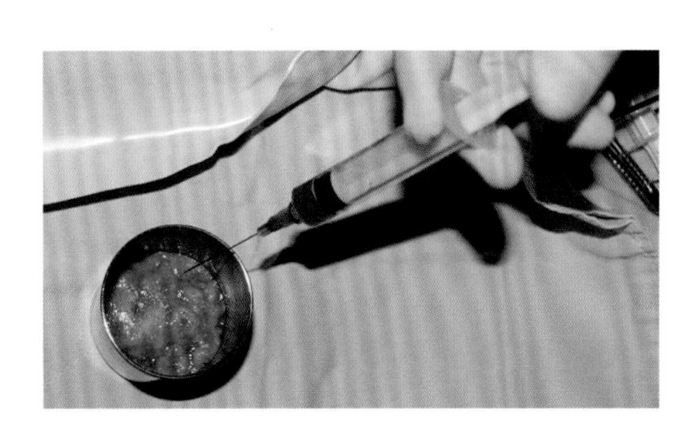

图 11-11-2 脂肪：LPCGF 按照（4~8）：1 的体积比例混合

（5）受区脂肪注射：混合物的注射与常规脂肪注射无异，采用“多点、多隧道、多层次”（multi-points, multi-tunnels, multi-layers）的 3M 技术进行注射，并且每次注射量尽量少，使形态过渡自然并避免脂肪栓塞。

1）额部建议在皮下层注射，避开眶上动脉和滑车上动脉。在额部发际正中向下扇形注射，可在颞部向正中补充进针注射。

2）颞部可在发际内进针向下扇形注射，建议在皮下层或颞浅筋膜与颞中筋膜之间的疏松间隙注射，避开颞浅动脉和颞中静脉。

3）颊部、鼻唇沟、泪沟、眉弓、鼻背、颏部等部位均在骨膜上及皮下层呈扇形注射，尽量注射时自然过渡成型，避免通过按压来塑型。虽然脂肪注射在皮下时效果较为明显，但注射时层次不应过浅。

（6）擦拭面部标记，腹部关创，完成手术。

（四）临床案例介绍

患者，女，21 岁，因左颊部血管瘤切除术后面部凹陷，多次行脂肪填充效果不佳，行自体脂肪混合 LPCGF 左面部填充后，效果稳定（图 11-11-3）。

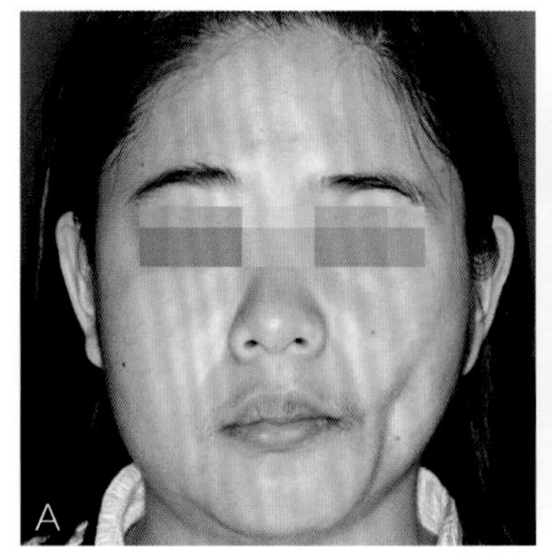

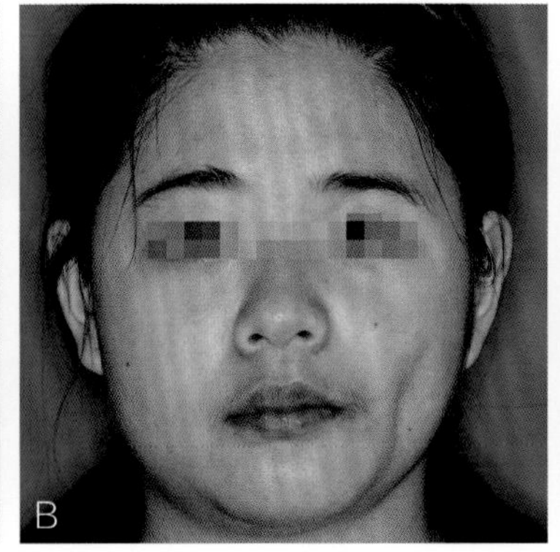

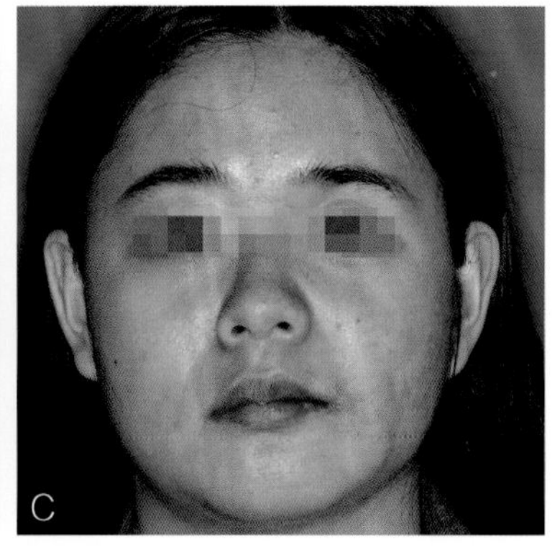

图 11-11-3 A. 脂肪填充术前；B. 单纯脂肪填充术后半年；C. 脂肪混合 LPCGF 填充术后半年

三、CGF在特殊患者面部脂肪移植前的应用

对于局部存在较严重病损的患者，利用CGF的组织再生能力为脂肪移植创造条件，可有效提高后期脂肪移植的效果。

（一）适应证

对于颌面部外伤、手术或放疗等造成的局部瘢痕挛缩严重的患者，如果直接行脂肪移植效果不佳，可先行LPCGF注射软化瘢痕、改善局部环境后，再行脂肪填充。

（二）禁忌证

颌面部局部病变持续进展、有全身系统性疾病不适宜行脂肪填充者、不能耐受手术者，为手术禁忌证。

（三）手术方法

1. 手术方案的设计 对于手术外伤等造成的瘢痕挛缩但软组织量尚可的患者，可单独行LPCGF注射以软化瘢痕；对于放疗等因素引起的颌面部瘢痕伴明显的软组织缺损时，建议使用LPCGF联合APAG注射，可以起到一定的软组织增量效果。

2. 术前准备

（1）完善术前检查，排除禁忌证，签署知情书。

（2）CGF制备：LPCGF与APAG的制备参考前述相关章节内容。

（3）术前麻醉：单纯行瘢痕软化时，一般采用局部麻醉。

（4）体位摆放：治疗椅仰卧位。

3. 手术过程

（1）沿瘢痕走向进针，在皮下由浅入深尽量多层次注射LPCGF，至皮肤微微发白；因瘢痕部位的组织压力大，尽量使用30 G或更细的针头进行注射，防止LPCGF从针孔漏出。

（2）在瘢痕处垂直进针至骨膜上，注射APAG，根据实际制备的量多点位注射（图11-11-4）。

（3）建议2~4周注射一次，经2~3次注射后，根据瘢痕软化情况决定是否可行二期脂肪填充。二期脂肪填充与上述脂肪填充方法相同。

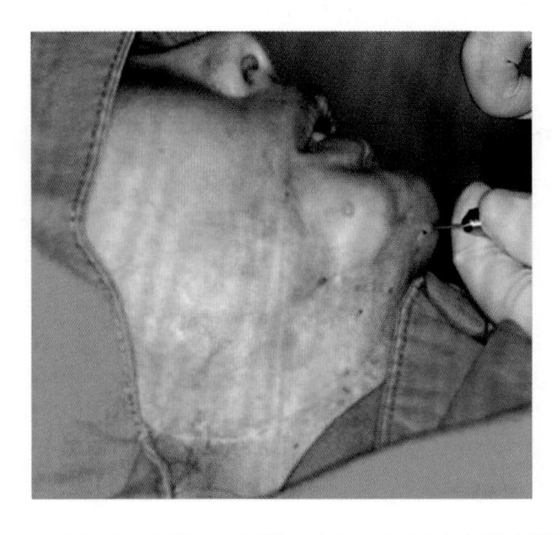

图11-11-4 LPCGF和APAG注射瘢痕部位

（四）临床案例介绍

患者，女，27岁，因右下颌骨肉瘤扩大切除术合并放疗术后面颈部严重瘢痕挛缩，曾多次行自体脂肪填充效果不佳。前后行LPCGF+APAG瘢痕区注射软化3次，每次间隔1个月，第3次注射后3个月复诊，皮肤弹性明显增加，瘢痕张力明显减小，已符合脂肪注射条件（图11-11-5）。

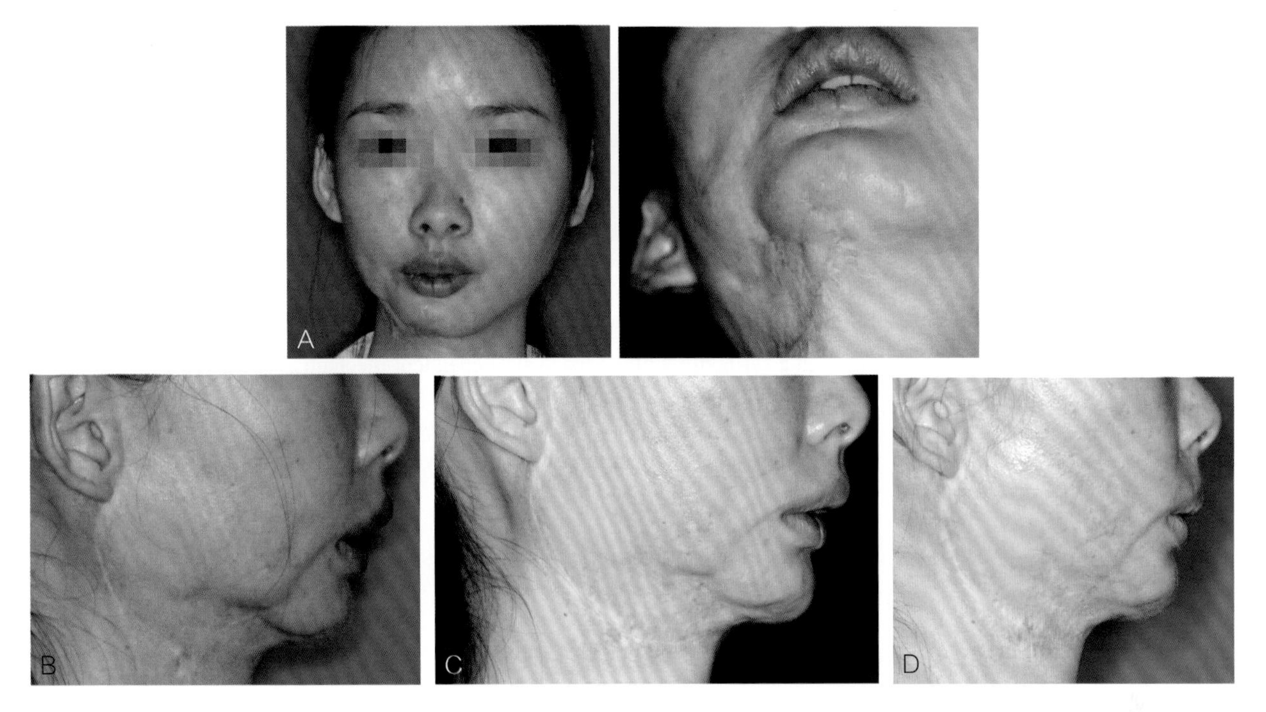

图11-11-5 右下颌瘢痕经LPCGF和APAG注射3次，可见局部皮肤松弛度明显好转，瘢痕软化明显，为脂肪移植提供了良好的空间基础

A. 术前瘢痕情况；B. 第1次术后1个月；C. 第2次术后1个月；D. 第3次术后3个月

四、关于CGF与脂肪混合比例的确定

尽管现有的研究大多支持CGF对降低移植脂肪吸收率是有积极影响的，但从总体上来看，相关研究尤其是临床研究依然较少，缺乏足够的临床应用证据，而PRP和PRF的研究相对成熟。PRP辅助自体脂肪移植在一些体内外研究及临床试验中取得了良好的结果，许多研究者认为其归因于：①为脂肪细胞提供了血清基质中的营养；②促进了脂肪组织中的血管再生；③促进了脂肪干细胞及前体细胞向成熟脂肪细胞的分化。在PRP与自体脂肪的混合比例研究中，各文献报道亦不尽相同。Cervelli等在一个长达50周的实验观察后指出，PRP与脂肪的比例为2∶5是PRP辅助脂肪移植的最佳比例，且在脂肪注射后的1~2周内局部注射胰岛素可进一步提高脂肪移植的效果。Kakudo等指出1%~5%的PRP含量是促进脂肪移植的最佳比例。而Cervelli的研究则表明人脂肪干细胞增殖对于PRP有明显的剂量依赖效应，从1%直至50%的PRP含量不断提高了脂肪干细胞的增殖。国内赵启明团队的对比研究发现，5% PRP与10% PRP在促进ADSCs增殖方面，早期效果接近（5天内），5天后10% PRP则更具优势，差异具有统计学意义。

上海九院王旭东团队针对 CGF 与自体脂肪混合比例也进行了相应研究，通过比较不同比例的 CGF 与脂肪混合物在脂肪移植后的表现发现，随着 CGF 比例的增加，脂肪移植的效果更为理想，但在 1∶2、1∶4 以及 1∶8 三个比例下，没有特别显著的差异。因此在临床运用时，采用 1∶8 的 CGF 与脂肪比例亦可明显提高脂肪移植的存活率，且减少了患者的创伤。上述混合比例尽管还不能作为金标准在临床执行，但为临床治疗时提供了可供参考的数据，亦具有重要的开拓意义。

（王旭东　张天嘉）

参考文献

Cervelli V, Scioli MG, Gentile P, et al. Platelet-rich plasma greatly potentiates insulin-induced adipogenic differentiation of human adipose-derived stem cells through a serine/threonine kinase akt-dependent mechanism and promotes clinical fat graft maintenance. Stem Cells Transl Med, 2012, 1(3): 206-220.

Chung CW, Marra KG, Li H, et al. VEGF microsphere technology to enhance vascularization in fat grafting. Ann Plast Surg, 2012, 69(2): 213-219.

Denadai R, Raposoamaral CA, Buzzo CL, et al. Autologous free fat grafting for management of the facial contour asymmetry. J Craniofac Surg, 2018, 29(4): 878-886.

Hamed S, Egozi D, Kruchevsky D, et al. Erythropoietin improves the survival of fat tissue after its transplantation in nude mice. Plos One, 2010, 5(11): 419-453.

Hu Y, Jiang Y, Wang M, et al. Concentrated growth factor enhanced fat graft survival: A comparative study. Dermatol Surg, 2018, 44(7): 976-984.

Isenberg JS, Romeo MJ, Abuasab M, et al. Increasing survival of ischemic tissue by targeting CD47. Circ Res, 2007, 100(5): 712-720.

Kakudo N, Minakata T, Mitsui T, et al. Proliferation-promoting effect of platelet-rich plasma on human adipose-derived stem cells and human dermal fibroblasts. Plast Reconstr Surg, 2008, 122(5): 1352-1360.

Kaufman MR, Bradley JP, Dickinson B, et al. Autologous fat transfer national consensus survey: trends in techniques for harvest, preparation, and application, and perception of short-and long-term results. Plast Reconstr Surg, 2007, 119(1): 323-331.

Keyhan SO, Hemmat S, Badri AA, et al. Use of platelet-rich fibrin and platelet-rich plasma in combination with fat graft: which is more effective during facial lipostructure? J Oral Maxillofac Surg, 2013, 71(3): 610-621.

Li F, Guo W, Li K, et al. Improved fat graft survival by different volume fractions of platelet-rich plasma and adipose-derived stem cells. Aesthet Surg J, 2015, 35(3): 319-333.

Lu F, Li J, Gao J, et al. Improvement of the survival of human autologous fat transplantation by using VEGF-transfected adipose-derived stem cells. Plast Reconstr Surg, 2009, 124(5): 1447-1449.

Roh DS, Orgill DP. Discussion: early macrophage infiltration improves fat graft survival by inducing angiogenesis and hematopoietic stem cell recruitment. Plast Reconstr Surg, 2018, 141(2): 387.

Scarano A, Valbonetti L, Marchetti M, et al. Soft tissue augmentation of the face with autologous platelet-derived growth factors and tricalcium phosphate. Microtomography evaluation of mice. J Craniofac Surg, 2016, 27(5): 1212-1214.

Yoshimura K, Sato K, Aoi N, et al. Cell-assisted lipotransfer for cosmetic breast augmentation: supportive use of adipose-derived stem/stromal cells. Aesthetic Plast Surg, 2007, 32(1): 48-55.

Yoshimura K, Sato K, Aoi N, et al. Cell-assisted lipotransfer for facial lipoatrophy: efficacy of clinical use of adipose-derived stem cells. Dermatol Surg, 2008, 34(9): 1178-1185.

Yuksel E, Weinfeld AB, Cleek R, et al. Increased free fat-graft survival with the long-term, local delivery of insulin, insulin-like growth factor-I, and basic fibroblast growth factor by PLGA/PEG microspheres. Plast Reconstr Surg, 2000, 105(5): 1712-1720.

孙华凤，张伟强，赵启明，等. 自体富血小板血浆对自体脂肪颗粒组织移植存活率影响的研究. 中国美容整形外科杂志，2013，24(11): 694-698.

王超，王佐林. CGF与脂肪干细胞联合应用修复大鼠全层皮肤缺损的研究. 口腔颌面外科杂志，2016，26(4): 238-243.

余晶，吴毅平. 富血小板血浆应用于颗粒脂肪移植的研究进展. 中国美容医学，2015，24(9): 83-90.

张天嘉，代杰文，王旭东. 自体脂肪移植中应用的血小板浓缩制品：尚无量化评估及应用指南. 中国组织工程研究，2018，22(20): 3263-3268.

张天嘉，王旭东. 不同浓度液态浓缩生长因子在提高脂肪移植成活率中的初步研究. 第十四次中国口腔颌面外科学术会议，2018: 688-689.

赵启明，王昕，陈小平，等. CGF复合自体颗粒脂肪行面部轮廓年轻化治疗的临床应用. 浙江临床医学，2018，20(2): 230-232.

朱旭冉，刘林嶓，李广帅，等. 颗粒脂肪联合PRP及Nanofat治疗面部凹陷的疗效观察. 中国美容医学，2018，27(12): 31-33.

第十二节 CGF 在创面修复中的应用

浓缩血小板技术用于临床治疗多种疾病与美容的报道目前多集中于 PRP 与 PRF。随着对 CGF 基础研究与临床应用的逐步深入，国内外大量文献报道已将其广泛应用于口腔科、创面修复、整形美容等领域，在促进软组织、骨组织再生方面表现出良好的生物学效应，如口腔颌面外科将 CGF 用于上颌窦提升、种植牙、骨缺损修复、牙龈萎缩、颞下颌关节功能紊乱等，整形外科将其应用于急慢性溃疡创面、烧伤创面、难愈性创面等治疗。

相对于 PRP、PRF 而言，CGF 的主要优势首先在于生物活性物质的浓缩度更高，生物学活性更强；其次 CGF 能被制成液态、凝胶态等多种性状，大大拓展了其临床应用途径，尤其是可将 LPCGF 的注射、湿敷与 GPCGF 的覆盖、填塞等使用方式联合运用；CGF 治疗创面对瘢痕形成亦具有一定的抑制作用。

在本书的前几章中已详细介绍了 PRP 和 PRF 用于创面修复的机制及技术方法，本章不再对 CGF 应用于创面修复的机制进行探讨。本章将按照创面类型选取相应病例分部分进行讲解，以期将每一种创面的治疗方法尽可能详细地展示给临床医生。

一、CGF 应用于创面修复的主要程序及注意事项

（一）主要程序

1. 评估创面 对于面积较大、深度较深的创面，通常首选植皮、皮瓣修复等方式，辅助使用 CGF；对于总面积在 10 cm^2 及以下的创面，推荐使用 CGF 治疗。

2. 清创创面 彻底清除坏死组织及异物，适度清理可疑坏死组织，尽量保留重要组织结构，尤其要注意去除脓性渗出物并反复消毒、冲洗腔道。

3. 治疗方法

（1）对于浅表创面，可在创面区注射 LPCGF，以局部看起来“水肿”为宜。

（2）对于深部创面，先在创面区中央、周缘注射 LPCGF，再在窦道、腔隙填塞 GPCGF，再于创面表面覆盖 GPCGF 膜，接着覆盖一层凡士林纱布（注意凡士林不可太厚），继续覆盖 LPCGF 浸润的湿纱布，再覆盖一层凡士林纱布，最后覆盖数层干纱布，适度加压包扎。

（3）积极治疗原发病、基础病及给予抗感染、营养支持等治疗。

（4）建议 3～5 天治疗一次。不同创面所需治疗次数不一，绝大多数创面在 2～6 次治疗后可痊愈。

（二）注意事项

（1）应用 CGF 治疗时，CGF 用量要适度矫枉过正，以利于更多量的细胞活性成分充分发挥作用。

（2）填塞在窦道、腔隙内的 GPCGF 一般情况下无须压成膜状，且其更换周期可以在 1 周左右甚至达到 10 天。相关动物实验及临床观察发现，填塞在深层的 GPCGF 发挥生物学效应可达 2～3 周，随着 GPCGF 的不断降解，新生组织逐渐代替了 GPCGF。

（3）覆盖在创面表面的 GPCGF 膜在 3～5 天后即干燥变黑，失去生物学活性，需要及时更换。更换时根据创面情况决定是否需要再次进行清创，如需要清创，按清创程序执行后再用 CGF 治疗；

如无须清创，亦需对创面进行一定的搔刮处理，以局部点状出血为宜。

（4）凡士林纱布的使用十分关键。第一层凡士林纱布直接覆盖在创面表面，紧接着会在第一层凡士林纱布上覆盖LPCGF浸湿的纱布，再在湿纱布上面覆盖第二层凡士林纱布，接着在第二层凡士林纱布上覆盖多层干纱布，最后加压包扎。

第一层凡士林纱布在使用时需用干纱布搓揉去除部分凡士林，这样既有利于LPCGF湿纱布中的LPCGF向创面渗透，亦能防止凡士林纱布与创面组织粘连。第二层凡士林纱布的作用在于阻隔多层干纱布对LPCGF湿纱布中LPCGF的倒吸。

（5）创面敷料覆盖后，要做好固定及适度加压包扎，以利于GPCGF与局部组织的充分接触、渗透，从而更好地促进组织新生、修复。

（6）创面要尽可能清创干净，尽可能使创面存在一定程度的出血点，所谓“没有创伤就没有修复”正是如此。

二、CGF用于慢性难愈性创面的治疗方法

案例1：患者，女，68岁，静脉曲张致右小腿下段多处慢性溃疡3年余，无糖尿病及动脉闭塞性血管炎病史，曾于多地医院行溃疡创面清创、换药、抗感染以及VSD等治疗，效果均不满意，溃疡创面迁延不愈且范围渐扩大，层次渐加深，始终拒绝植皮治疗。患者来我院就诊，可见右踝关节僵硬，活动受限，小腿肌肉萎缩，右踝前内侧创面大小约8 cm × 4.5 cm，深达骨膜层，后踝及小腿后侧创面大小分别为8 cm × 5 cm、2 cm × 1.5 cm，深达肌腱腱膜层（图11-12-1）。

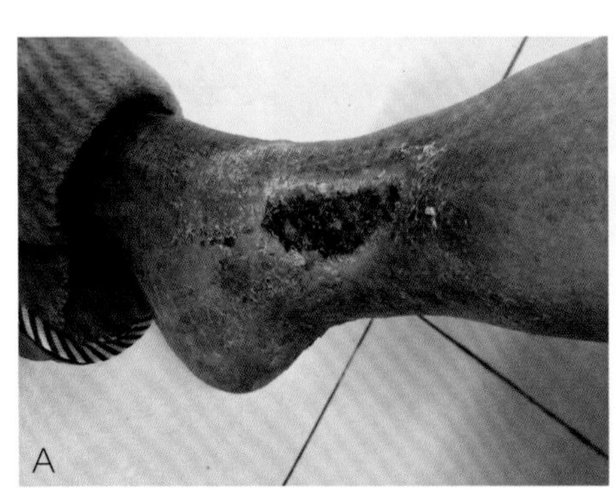

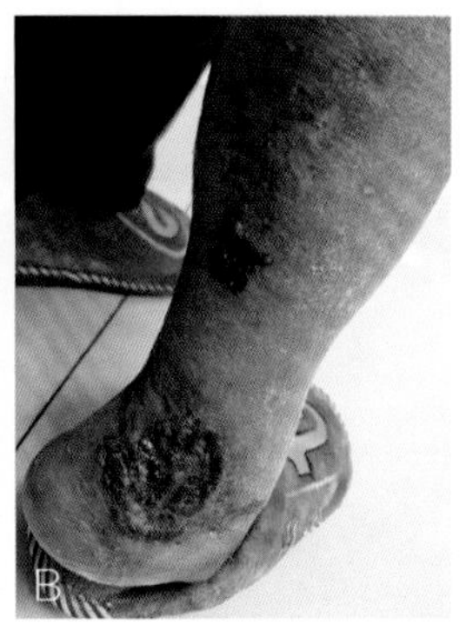

图11-12-1 右小腿下段多处溃疡（该案例由范敏医生提供）
A. 右踝前内侧溃疡创面；B. 右踝后侧溃疡创面

彻底清创后，即行CGF治疗。抽取3管静脉血共27 ml，2管制备成GPCGF，1管制备成LPCGF，将GPCGF剪成数个细小圆盘状，逐个放置在创面上，创面及创缘注射LPCGF（图11-12-2）；凡士林纱布覆盖；LPCGF及所有PPP浸润薄层纱布湿敷；凡士林纱布覆盖；多层纱布覆盖；适度加压包扎。嘱患者加强踝关节及足趾屈伸功能锻炼，抬高患肢，加强营养及高蛋白饮食。

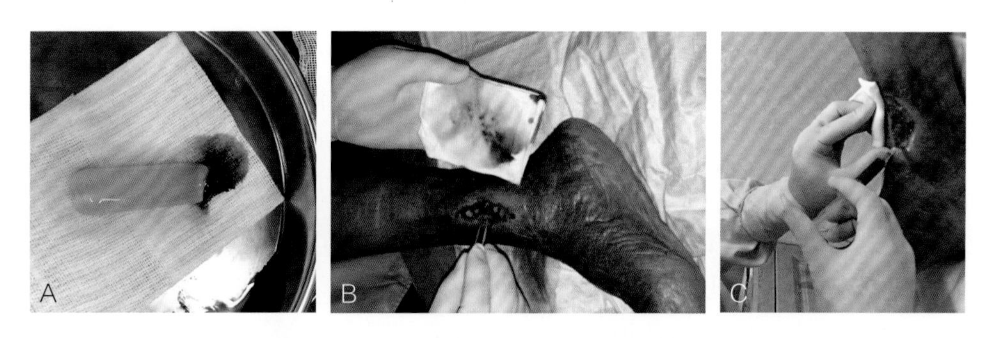

图 11-12-2　小腿慢性溃疡 CGF 治疗操作

A. 制备的 GPCGF；B. GPCGF 覆盖创面；C. LPCGF 注射创面

按上述方法每 3 ~ 5 天治疗一次，每次治疗时进行必要的清创。5 次治疗后踝及小腿后侧两处创面完全愈合。右踝前内侧创面范围缩小，面积约 5 cm × 1 cm，创面基本干燥，无渗出、感染及明显分泌物。换药 1 次/周，4 次换药后（1 个月）痊愈（图 11-12-3）。

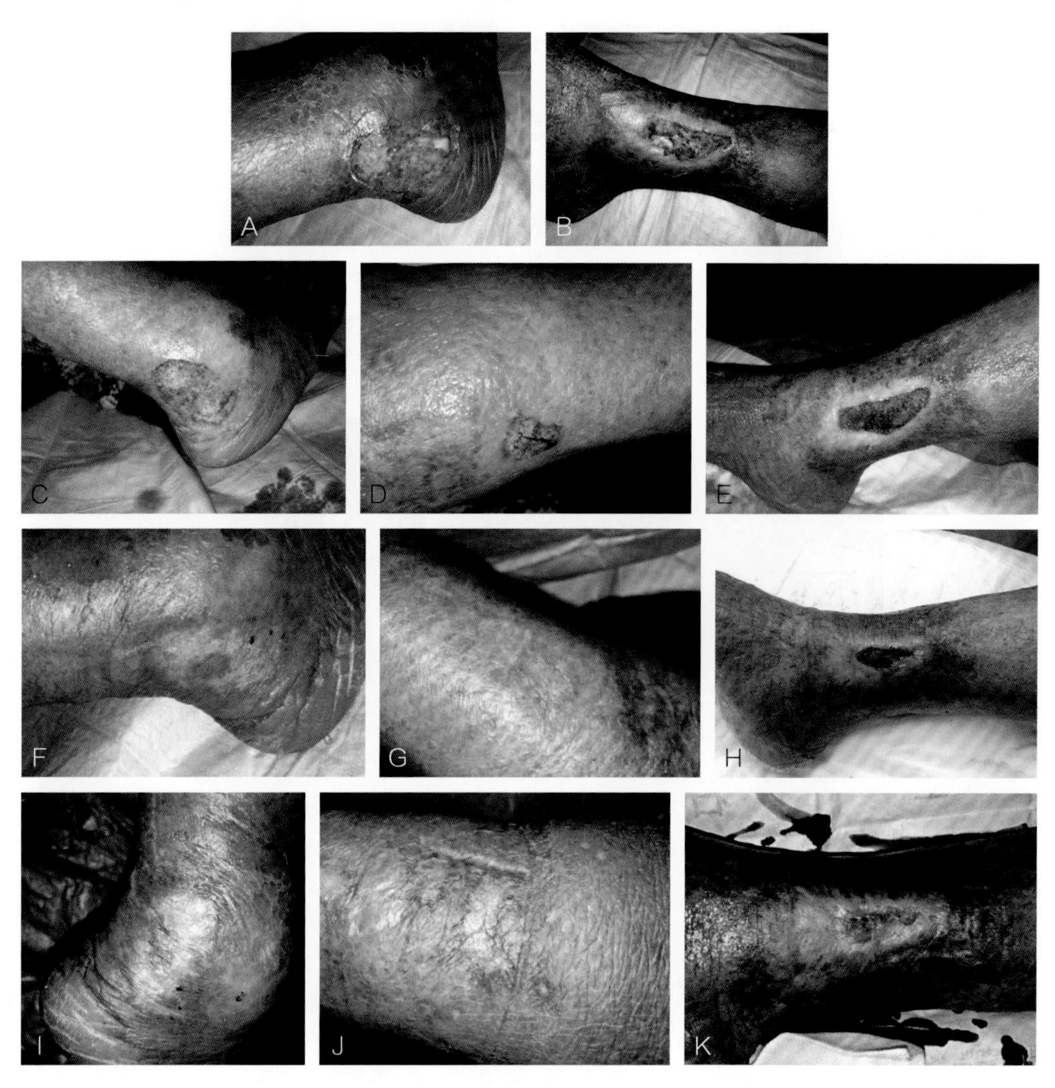

图 11-12-3　小腿多处慢性溃疡 CGF 治疗效果

A. 3 次治疗后后踝创面；B. 3 次治疗后右踝前内侧创面；C. 4 次治疗后后踝创面；D. 4 次治疗后小腿后侧创面；E. 4 次治疗后右踝前内侧创面；F. 5 次治疗后后踝创面；G. 5 次治疗后小腿后侧创面；H. 5 次治疗后右踝前内侧创面；I. 5 次治疗后 1 个月后踝创面；J. 5 次治疗后 1 个月小腿后侧创面；K. 5 次治疗后 1 个月右踝前内侧创面

案例2：患者，男，68岁，糖尿病病史10余年，口服降糖药，小腿慢性溃疡多年，经多次治疗愈合后又破溃，如此反复，迁延不愈，入院前在外院行植皮治疗后部分区域不愈合。入院后积极治疗基础疾病，调整血糖，按“案例1”所述治疗程序行“小腿慢性溃疡清创+CGF”治疗，注射范围适度扩大，3天治疗一次。经3次治疗后慢性溃疡处愈合，色泽、质地均较入院时明显改善（图11-12-4）。

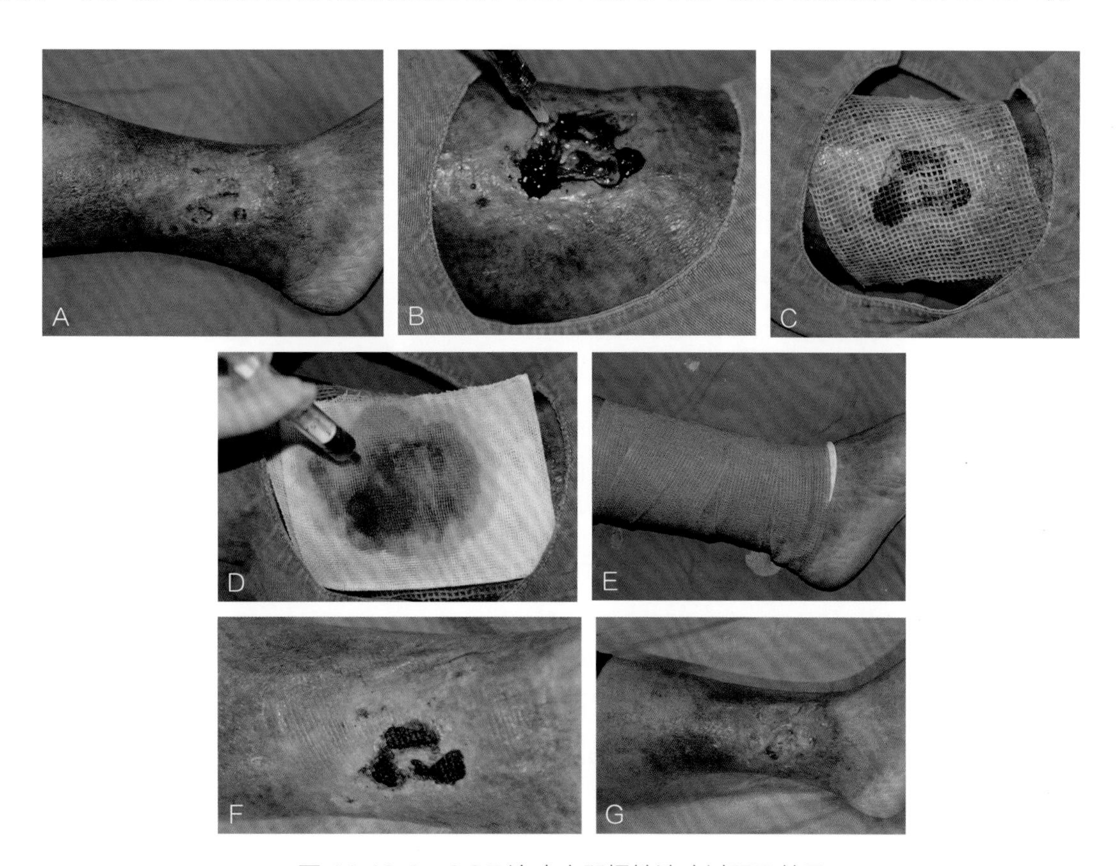

图11-12-4　CGF治疗小腿慢性溃疡过程及效果

A. 原始创面；B. 清创后GPCGF膜覆盖，LPCGF注射；C. 凡士林纱布覆盖；D. LPCGF纱布湿敷；E. 加压包扎；F. 1次治疗后；G. 3次治疗后痊愈

案例3：患者，男，53岁，右手中指烧伤致局部感染伴窦道形成半月余，外院一直行换药及凡士林纱布填塞治疗，未好转且窦道渐扩大。患者来我院后予以CGF治疗。清创坏死组织，见窦道两端开口，窦道表层为菲薄的皮肤组织，局部发紫，深部为肌肉及指骨。两片GPCGF膜填塞窦道，3 ml LPCGF注射于窦道周围及窦道深层，凡士林纱布覆盖，2 ml LPCGF浸润纱布覆盖，凡士林纱布覆盖，多层纱布覆盖后包扎。5天治疗一次，治疗2次后痊愈（图11-12-5）。

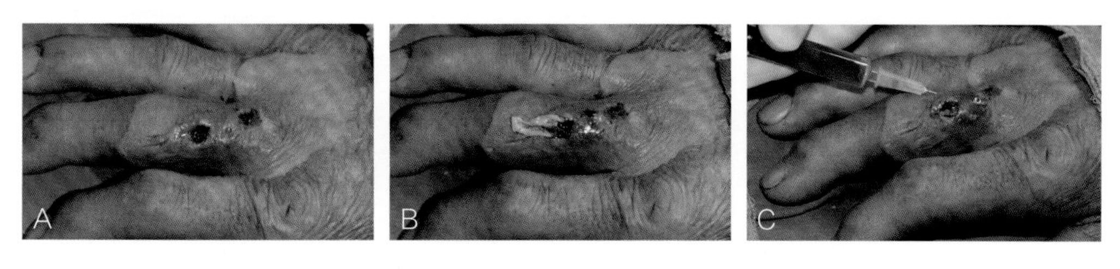

图11-12-5　CGF治疗手指烧伤致局部感染伴窦道过程及效果

A. 原始创面；B. GPCGF填塞；C. LPCGF注射；D. LPCGF纱布湿敷；E. 加压包扎；F. 1次治疗后打开情况；G. 1次治疗后再次清创后情况；H. 2次治疗后痊愈；I. 2次治疗后1周；J. 2次治疗后20天

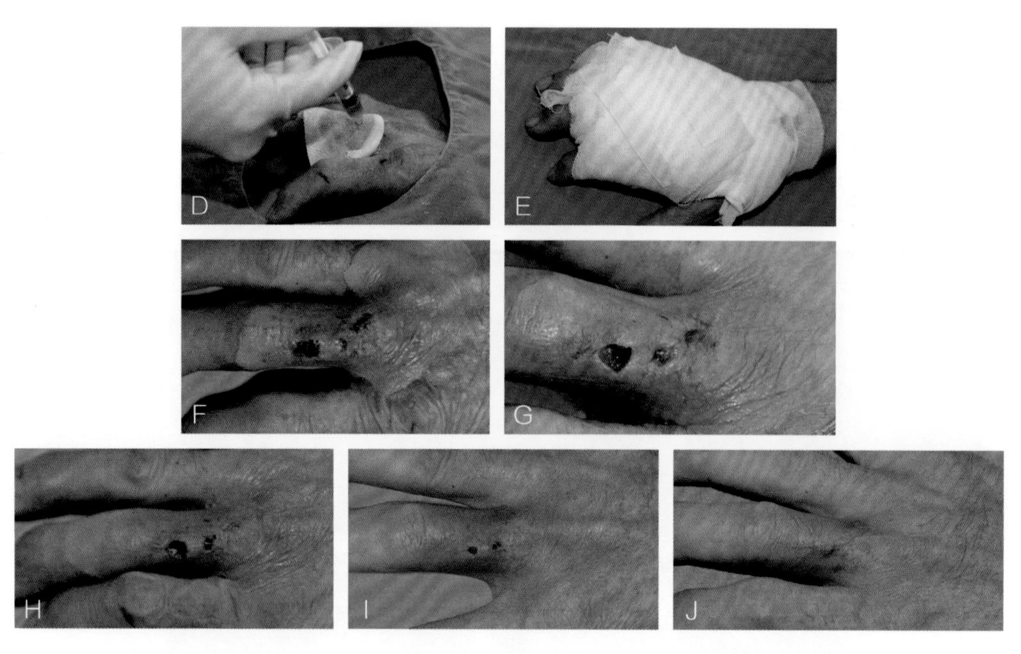

图 11-12-5（续）

三、CGF 用于烧伤创面的治疗方法

案例 1：患者，男，29 岁，腰背部浅Ⅱ度伴部分深Ⅱ度火焰烧伤，烧伤后第 2 天来院予以 CGF 治疗。GPCGF 膜覆盖深Ⅱ度创面，LPCGF 注射、涂抹所有创面，凡士林纱布覆盖，LPCGF 纱布湿敷，凡士林纱布覆盖，多层纱布覆盖包扎。3 ~ 5 天治疗一次，共 3 次，11 天后痊愈（图 11-12-6）。

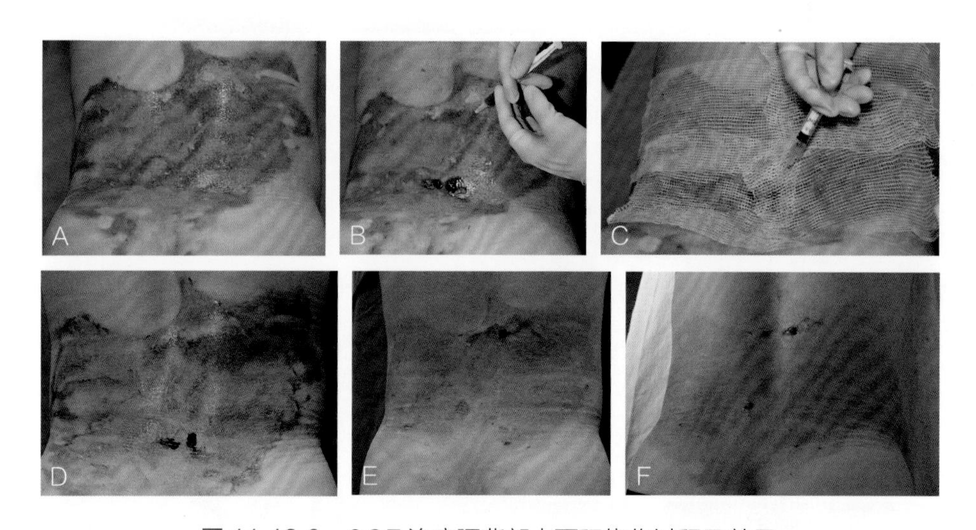

图 11-12-6　CGF 治疗腰背部大面积烧伤过程及效果

A. 原始烧伤创面；B. GPCGF 膜覆盖与 LPCGF 注射；C. LPCGF 湿敷及凡士林纱布覆盖；D. 1 次治疗后；E. 2 次治疗后；F. 3 次治疗后痊愈

案例 2：患者，男，28 岁，手部烧伤后 10 天出现局部皮肤坏死伴感染。彻底清创后行 GPCGF 覆盖，LPCGF 注射及涂抹所有创面，凡士林纱布覆盖，LPCGF 纱布湿敷，凡士林纱布覆盖，多层纱布覆盖包扎。治疗 1 次，5 天后痊愈（图 11-12-7）。

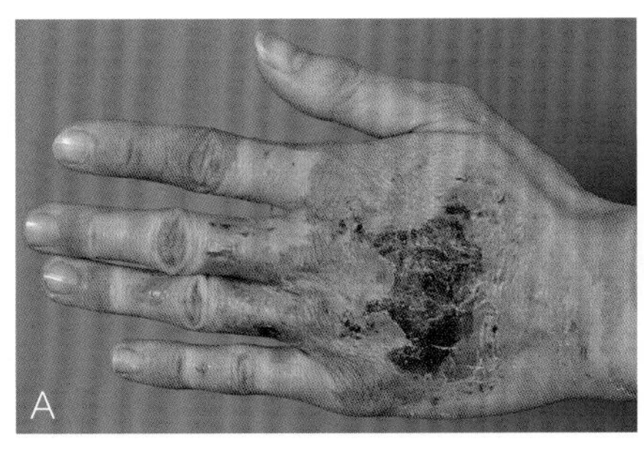

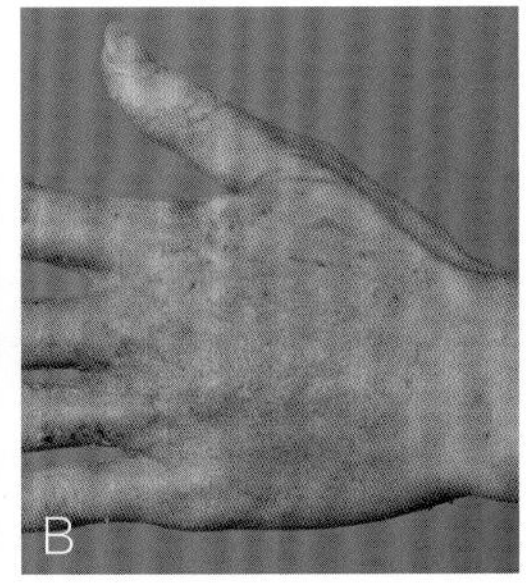

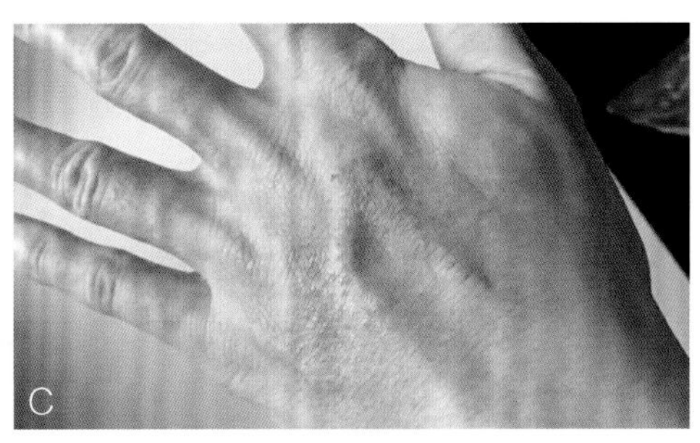

图 11-12-7 CGF 治疗手背烧伤后局部皮肤坏死伴感染

A. 原始创面；B. 1 次治疗后痊愈；C. 痊愈后 1 个月患者手机拍照照片

四、CGF 用于假体隆鼻后鼻中隔黏膜缺损及鼻部感染的治疗方法

假体隆鼻后如存在鼻中隔区张力过大、缺血、感染等因素，可能会导致鼻中隔黏膜的破损甚至进展为较大面积的缺损。鼻中隔黏膜组织薄且脆，一旦出现缺损，通过单纯缝合的方式很难奏效，是临床治疗的一大难题。CGF 强有力的促进组织再生的效应为该并发症的治疗提供了良好手段。CGF 中富含的白细胞及抗炎因子可有效控制假体隆鼻后早期感染，为降低假体取出率发挥了积极作用。

案例 1：患者，女，32 岁，假体隆鼻后右侧鼻中隔黏膜渐进性缺损 1 周，LPCGF 注射缺损区及缺损周围区域，GPCGF 膜覆盖缺损区，凡士林纱布（去除部分凡士林）包裹 LPCGF 湿纱布填塞右侧鼻腔，包扎固定。3 ~ 5 天治疗一次，共 8 次，1 个月后痊愈（图 11-12-8）。

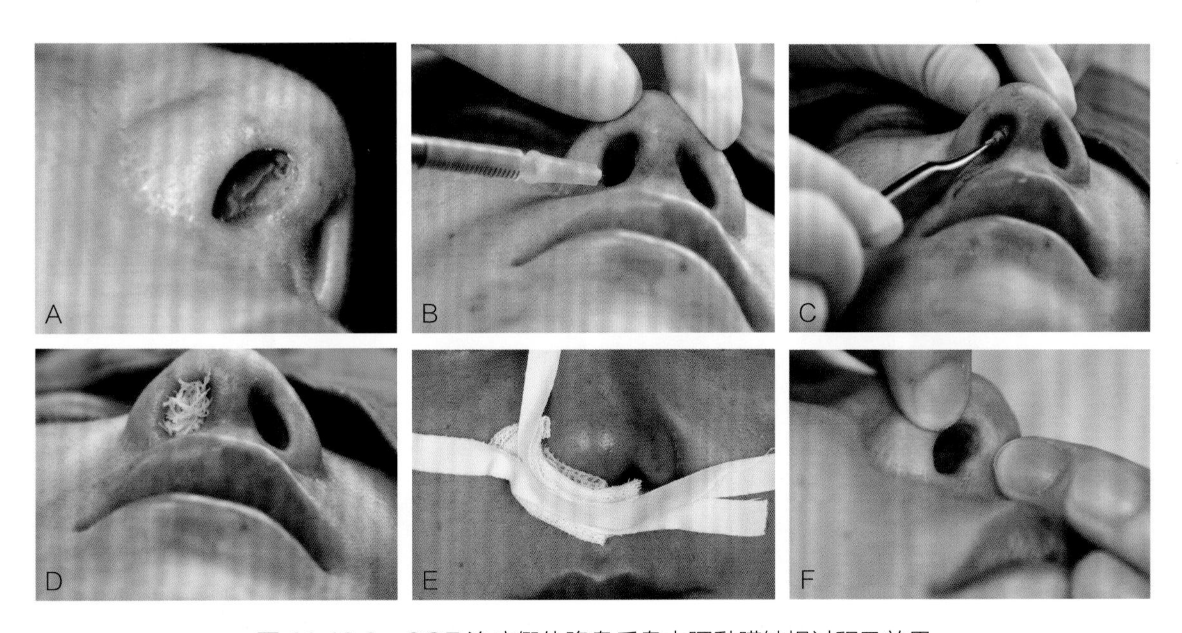

图 11-12-8 CGF 治疗假体隆鼻后鼻中隔黏膜缺损过程及效果

A. 鼻中隔黏膜缺损原始创面；B. LPCGF 注射；C. GPCGF 膜覆盖；D. 凡士林纱布包裹 LPCGF 湿纱布填塞；E. 包扎固定；F. 8 次治疗后痊愈

案例 2：患者，女，28 岁，假体隆鼻后发生感染，外院予以治疗后，局部仍然存在感染及积液征象，右侧鼻中隔引流口纱布填塞。入院后从原引流口处探查清创，碘伏、过氧化氢溶液及生理盐水反

复冲洗，予以 LPCGF 1.5 ml 注射鼻头区，GPCGF 膜填塞引流口，1 次治疗后（5 天后）鼻头红肿好转，引流口已基本愈合，治疗效果确切（图 11-12-9）。

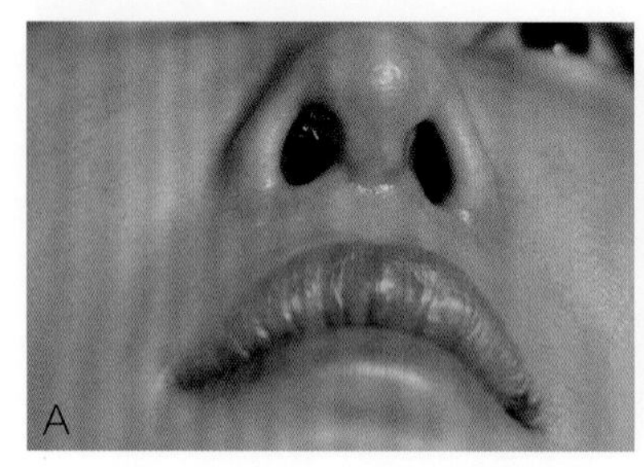
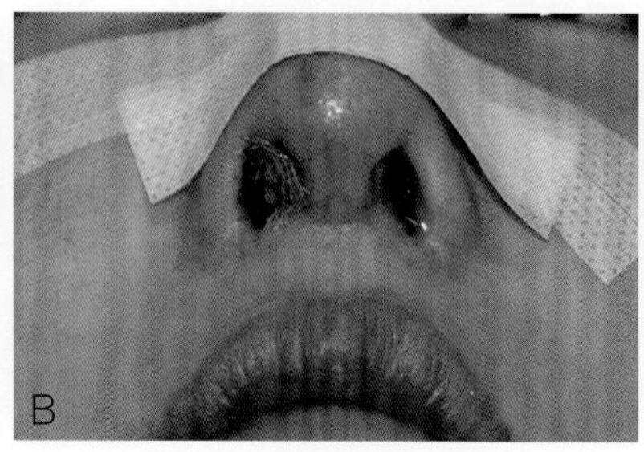
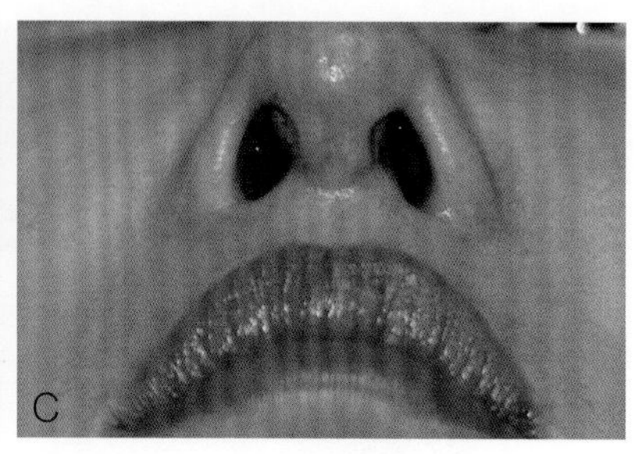

图 11-12-9　CGF 治疗假体隆鼻后感染过程及效果
A. 术前；B. GPCGF 膜填塞及 LPCGF 注射；C. 1 次治疗后引流口愈合

五、CGF 用于注射性血管栓塞的治疗方法

透明质酸或自体脂肪作为目前医疗美容最常用的软组织填充剂受到广大求美者的青睐，但同时也会存在多种并发症发生的可能性，其中最为严重的莫过于注射填充导致的血管栓塞，进而引起局部血运障碍、组织坏死，栓子顺流或逆流进入眼动脉引起失明，极少数情况下栓子会进入颅内动脉系统导致脑梗死、偏瘫甚至死亡。在治疗注射性血管栓塞引起的局部组织坏死时，既往的常规治疗方法主要包括使用透明质酸酶、戳孔减压、激素、抗过敏药、扩血管药、改善微循环药、高压氧等，但并没有好的技术方法来挽救即将坏死的组织（间生态组织）。CGF 的应用对于降低组织坏死程度，减少组织坏死面积，促进局部组织再生等方面具有良好的效果。

案例 1：患者，女，28 岁，于外院行面部多处透明质酸注射填充，术后第 1 天局部即开始出现栓塞早期的花斑样征象，未予重视，后逐步加重，术后第 3 天来院就诊。除予以上述常规治疗方法外，同时予以粗针头戳孔减压、LPCGF 注射、LPCGF 纱布湿敷。3 天治疗一次，共 2 次，1 周后栓塞征象消除，局部存在一定色素沉着（图 11-12-10）。

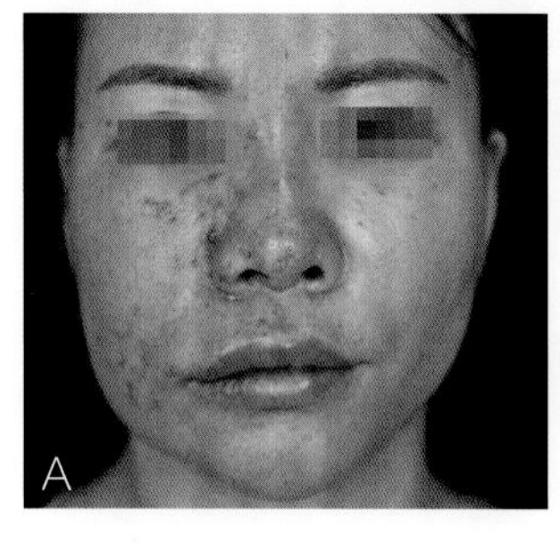
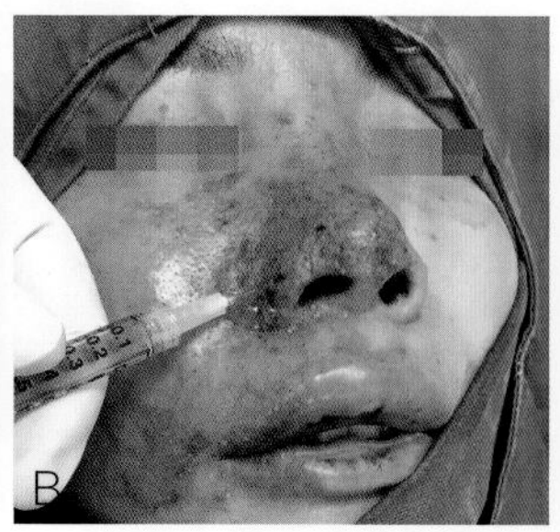
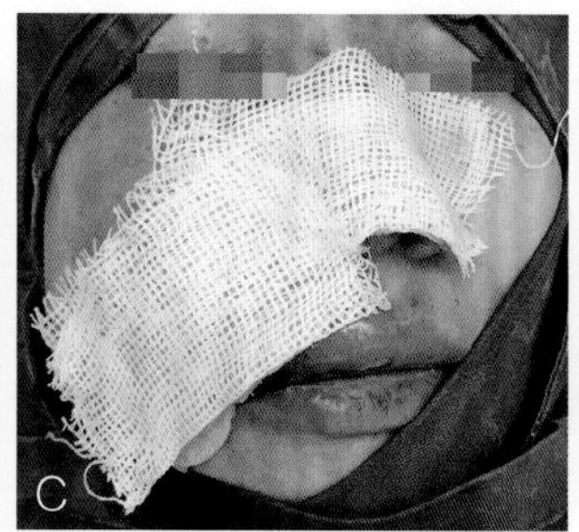
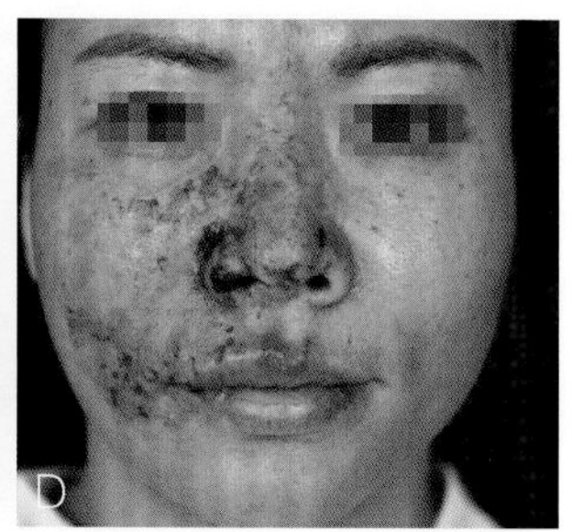

图 11-12-10　CGF 治疗注射性血管栓塞过程及效果
A. 透明质酸注射致血管栓塞，局部组织发紫、发黑；B. LPCGF 注射；C. LPCGF 纱布湿敷；D. 2 次治疗后痊愈

案例 2：患者，女，35 岁，于外院行面部多处透明质酸注射填充，术后第 2 天因面部出现花斑样栓塞征象来院就诊。除予以上述常规治疗方法外，同时予以粗针头戳孔减压、LPCGF 注射、LPCGF

纱布湿敷。每3～5天治疗一次，2次治疗后栓塞征象消除，局部存在色素沉着。继续注射LPCGF共3次，色素沉着明显减轻（图11-12-11）。

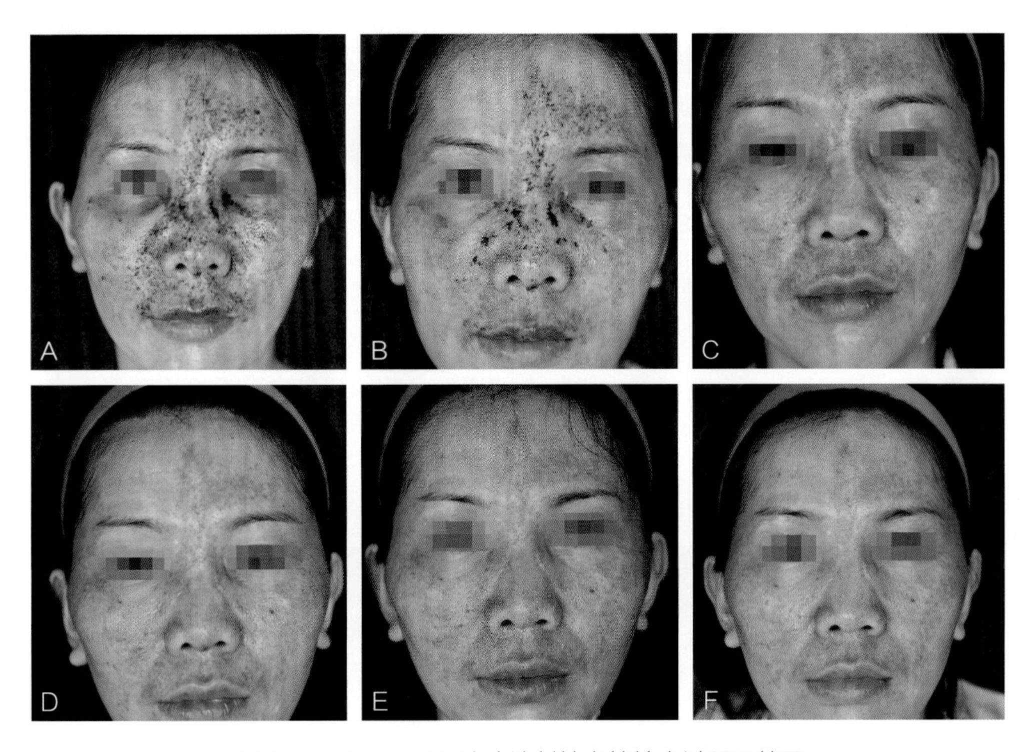

图11-12-11 CGF治疗注射性血管栓塞过程及效果

A. 透明质酸注射致血管栓塞，局部组织发紫、发黑；B. 第1次治疗后；C. 第2次治疗后痊愈；D. 第3次治疗后；E. 第4次治疗后；F. 第5次治疗后色素沉着明显减轻

案例3：患者，女，42岁，于外院行透明质酸注射丰唇，术后第2天出现左侧唇部发紫征象，渐加重，术后第3天来院就诊，诊断为"左侧唇部血管栓塞伴局部组织坏死"，予以上述常规方法治疗血管栓塞，同时予以清创、GPCGF膜覆盖、LPCGF注射、LPCGF纱布湿敷。3天治疗一次，2次治疗后坏死区域痊愈，唇部形态可，唇红恢复正常（图11-12-12）。

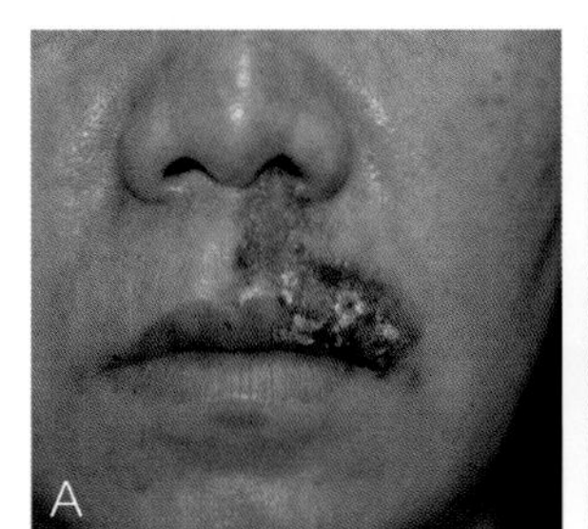

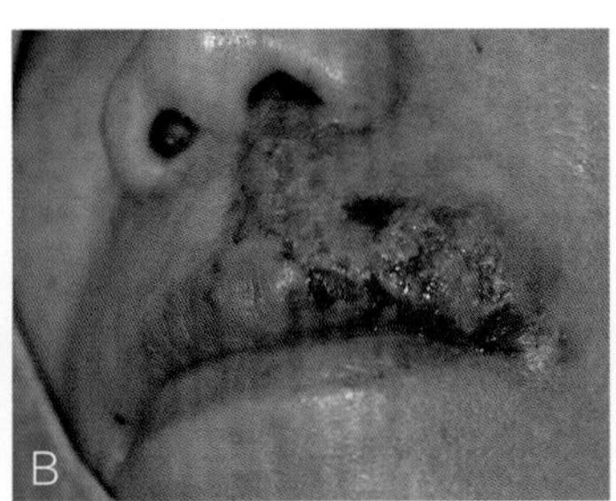

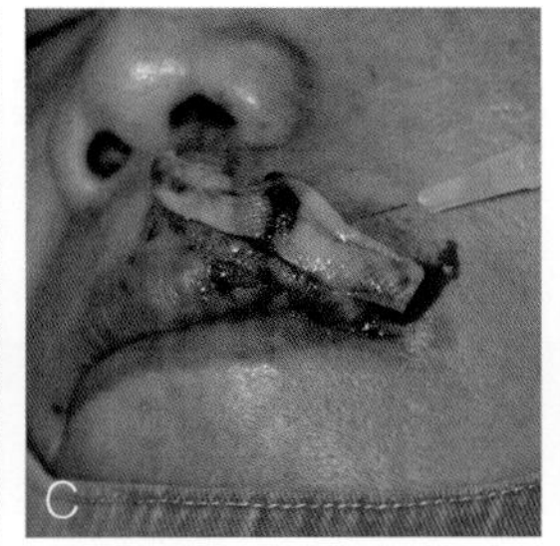

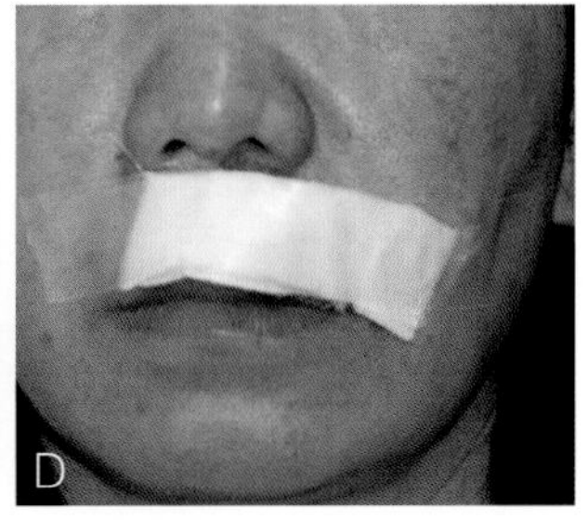

图11-12-12 CGF治疗上唇血管栓塞伴组织坏死

A. 血管栓塞坏死创面；B. 清创后创面；C. GPCGF膜覆盖及LPCGF注射；D. LPCGF湿敷后包扎；E. 第1次治疗后；F. 第2次治疗后（1周）痊愈；G. 痊愈后40天；H. 痊愈后半年

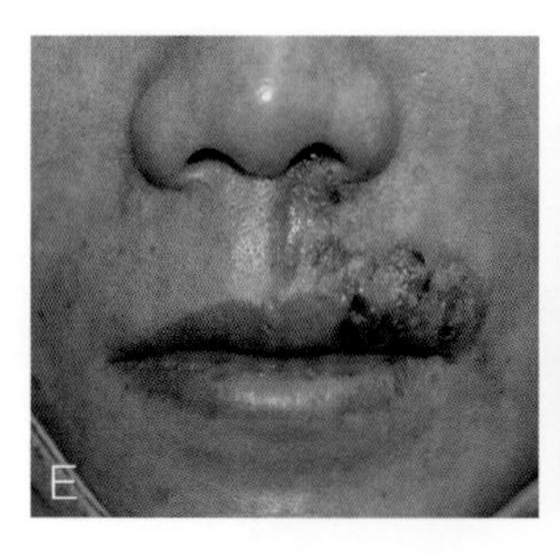

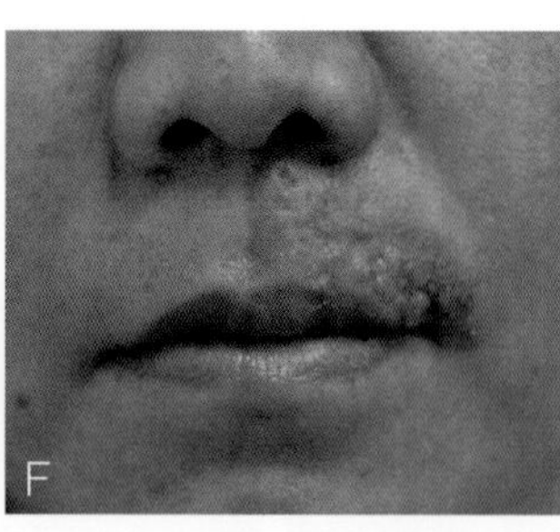

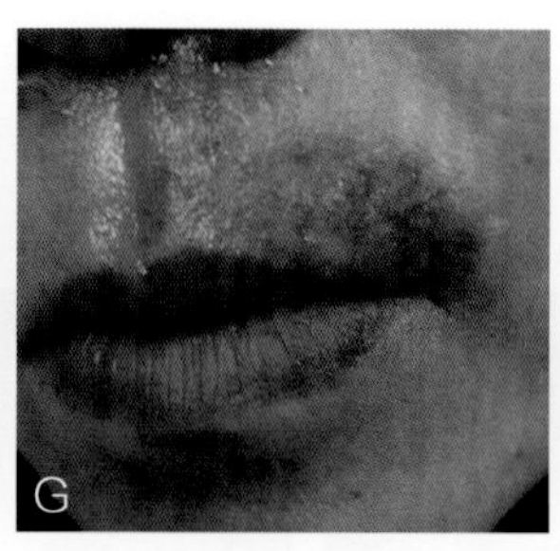

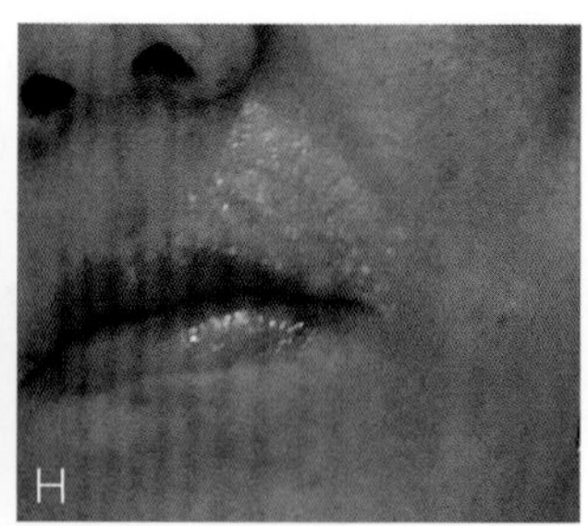

图 11-12-12（续）

六、CGF 用于外科手术切口不愈合的治疗方法

案例 1：患者，男，18 岁，左侧颞部皮脂腺囊肿切除术后，切口愈合后再次破溃，来院后予以清创，并行 GPCGF 填塞、LPCGF 注射、LPCGF 纱布湿敷。5 ~ 7 天治疗一次，4 次治疗后破溃区痊愈（图 11-12-13）。

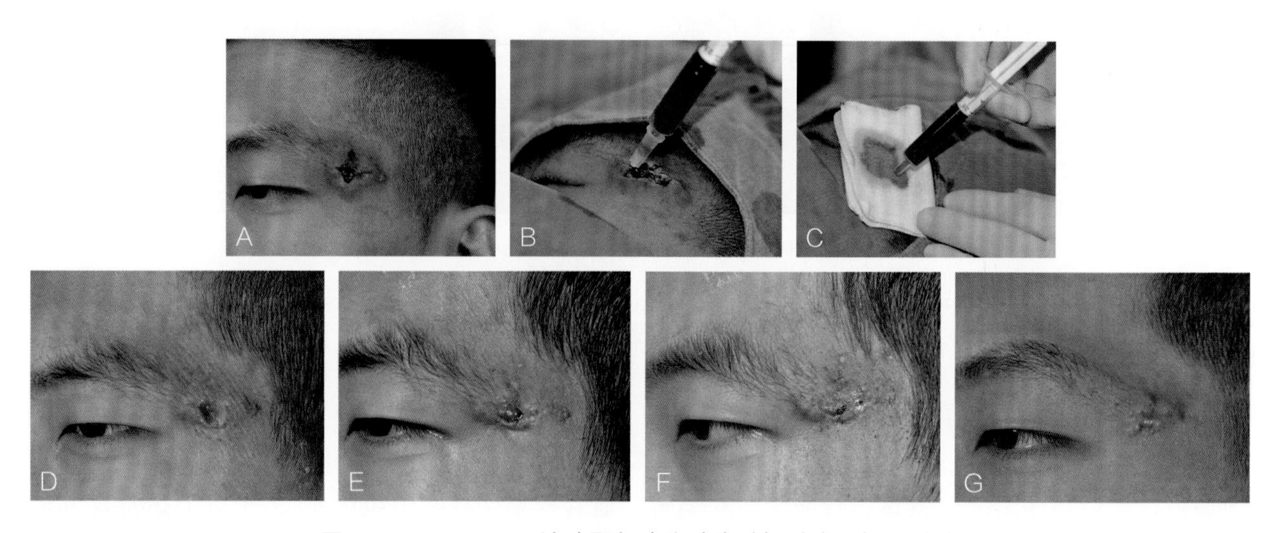

图 11-12-13　CGF 治疗颞部皮脂腺囊肿切除术后切口破溃

A. 原始创面；B. 清创后 GPCGF 填塞及 LPCGF 注射；C. LPCGF 湿敷后包扎；D. 第 1 次治疗后；E. 第 2 次治疗后；F. 第 3 次治疗后；G. 第 4 次治疗后痊愈

案例 2：患者，女，33 岁，腹腔镜胆囊切除术后切口不愈合，常规换药治疗 1 周未见好转迹象，来院后予以清创，清创后见切口面积较大，深达肌层，将 GPCGF 填塞于切口内，分层缝合，最后行 LPCGF 注射、LPCGF 纱布湿敷。之后每 2 ~ 4 天注射一次 LPCGF，4 次治疗后痊愈拆线（图 11-12-14）。

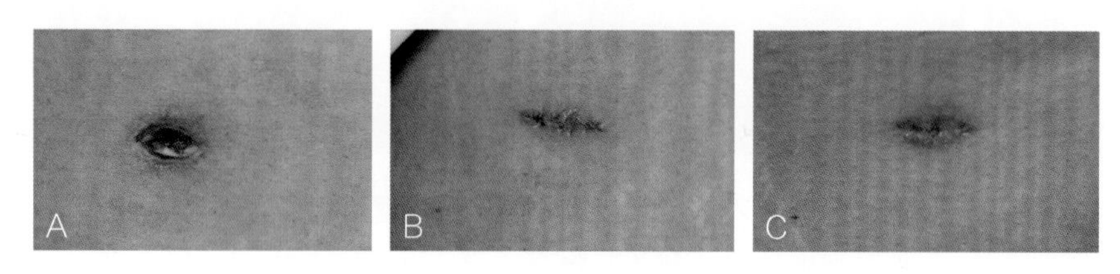

图 11-12-14　CGF 治疗腹腔镜术后切口不愈合

A. 原始创面；B. 清创后分层缝合 + GPCGF 填塞 + LPCGF 注射；C. 4 次治疗后痊愈拆线

（汪　森）

参考文献

Asgari MM, Spinelli HM. The vessel loop shoelace technique for closure of fasciotomy wounds. Ann Plast Surg, 2000, 44(2): 225-229.

Galois L, Pauchot J, Pfeffer F, et al. Modified shoelace technique for delayed primary closure of the thigh after acute compartment syndrome. Acta Orthop Belg, 2002, 68(1): 63.

Honda H, Tamai N, Naka N, et al. Bone tissue engineering with bone marrow-derived stromal cells integrated with concentrated growth factor in Rattus norvegicus calvaria defect model. J Artif Organs, 2013, 16(3): 305-315.

Kao Chao-Hsing. Use of concentrate growth factors gel or membrane in chronic wound healing: Description of 18 cases. Int Wound J, 2020, 17(1): 158-166.

Lundquist R, Holmstrom K, Clausen C, et al. Characteristics of an autologous leukocyte and platelet-rich fibrin patch intended for the treatment of recalcitrant wounds. Wound Repair Regen, 2013, 21(1): 66-76.

Nuutila K, Singh M, Kruse C, et al. Wound healing from dermal grafts containing $CD34^+$ cells is comparable to wound healing with split-thickness skin micrografts. Plast Reconstr Surg, 2017, 140(2): 306.

Qin J, Wang L, Sun Y, et al. Concentrated growth factor increases Schwann cell proliferation and neurotrophic factor secretion and promotes functional nerve recovery in vivo. Int J Mol Med, 2016, 37(2): 493.

Romano F, Rizzo BA, Sacco L, et al. A novel use of growth factors, CD34 positive cells, and fibrin for fingertip injury: Description of a case. J Dermatol Surg, 2015, 20(1): 62-64.

Shi HX, Lin C, Lin BB, et al. The anti-scar effects of basic fibroblast growth factors on the wound repair in vitro and in vivo. PLoS One, 2013, 8(4): e59966.

Simonpieri A, Del CM, Sammartino G, et al. The relevance of Choukroun's platelet-rich fibrin and metronidazole during complex maxillary rehabilitations using bone allograft. Part I: a new grafting protocol. Implant Dent, 2009, 18(2): 102.

Zorrilla P, Marin A, Gamez LA, et al. Shoelace technique for gradual closure of fasciotomy wounds. J Trauma, 2005, 59(6): 1515-1517.

程飚，付小兵，盛志勇．有关创面愈合中信号调控机制的新认识．中国组织工程研究，2001，5(24): 72-73.

程飚，刘宏伟，唐建兵，等．自体富血小板血浆促进美容外科伤口愈合的临床观察．中国输血杂志，2011，24(4): 282-284.

付小兵．进一步推进具有中国特色的创面防控创新体系建设．中华创伤杂志，2017，33(4): 289-292.

宁佳，张玮，柳洪志．浓缩生长因子在骨组织再生和修复上的作用研究进展．中国美容医学，2012，21(15): 2073-2075.

汪淼，赵启明，陆海山，等．CGF 在多种类型创面修复中的临床应用．中国美容医学，2020, 29（4）: 75-78.

张鸿坤，张楠，汪忠镐，等．$CD34^+$ 干细胞的分化及其在人工血管内皮化中的应用．浙江大学学报（医学版），2004，33(2): 147-150.

第四篇

浓缩血小板在其他学科的应用

医者，仁术也，博爱之心也。当以天地之心为心，视人之子犹己之子，勿以势利之心易之也。如使救人之疾而有所得，此一时之利也。苟能活人之多，则一世之功也。一时之利小，一世之功大，与其积利不若积功，故曰『古来医道通仙道，半积阴功半养身』。

第十二章

浓缩血小板在口腔美容及组织再生中的应用

第一节　浓缩血小板在口腔医学中的应用概述

PRF 在过去 5 年中的飞速发展令人关注。PRF 最初应用的领域是再生医学，腿部溃疡是糖尿病患者经常出现的问题，常导致患者截肢，医生通过采用 PRF 膜覆盖创面，并在没有使用抗生素的情况下获得了良好的创面愈合效果。通过这些早期治疗，人们发现 PRF 在许多医学领域的应用潜力巨大。

2012—2014 年，许多临床医生惊讶地发现这种相对“新”的材料可以在口腔医学的众多临床操作中应用。目前，有超过 500 篇科研论文分别在体外实验、动物实验以及临床中证明了自体浓缩血小板制品具有促进口腔软硬组织再生的能力。因其花费低廉，一些生物材料目前已经基本被这种完全自体的材料所取代。

我们逐步了解到，自体浓缩血小板制品在软组织再生中的作用比在硬组织中的作用更加显著。随着对其生物潜能的了解逐渐增多，口腔外科手术中应用的适应证不断拓展。口腔组织同时来源于中胚层和外胚层，复杂的发育学结构使 PRF 的应用范畴和方式相对复杂。例如在牙周缺损再生中既包括矿化组织（牙骨质和牙槽骨）也包括软组织（牙周韧带），还包括被覆上皮和结缔组织。它们均属于不同的组织来源，这些细胞群将来以复杂的形态聚集在一起并存在于特化的细胞外基质中，而最终会使组织再生变得复杂。

PRF/CGF 中包含许多细胞，包括血小板、白细胞、巨噬细胞、有核细胞等。在离心浓缩之后，大多数细胞被包裹在三维纤维蛋白基质中。PRF/CGF 与组织创面愈合的三个重要方面相关：宿主细胞、三维纤维蛋白支架和生长因子，其协同效应在口腔科领域中，尤其是对软组织的愈合已经得到了广泛的认可。在骨生物材料中加入 PRF 可以显著改善创面血管生成，一项自身对照研究显示，相较于对照组（自然愈合组），拔除第三磨牙植入 PRF 后干槽症（dry socket）的发生率降低了 90%。

这一章节将重点介绍自体浓缩血小板制品在口腔再生医学中的发展脉络，并以循证医学的方式介绍其不同的临床适应证；同时集中介绍如何将自体浓缩血小板制品用于口腔软硬组织愈合中，包括拔牙窝的早期愈合、牙龈退缩的治疗、牙周组织再生手术、种植前的拔牙窝位点保存、上颌窦内外提升、即刻种植、早期种植以及引导骨再生术（guided bone regeneration, GBR）中的应用；此外，也包括了在颞下颌关节功能紊乱、牙髓再生、颌骨缺损修复、自体牙移植术等领域的应用。然而，有关自体浓缩血小板制品促进口腔骨组织愈合的作用与技术方法革新仍在研究进行中，仍有许多未知之处有待于进一步探究与摸索。

第二节 浓缩血小板在口腔种植中的应用

一、拔牙窝位点保存

众所周知，拔牙后牙槽窝会出现明显的变化，尤其在上颌，牙齿拔除后的自然愈合过程中会出现大量骨丧失，从而出现牙槽骨形态三维方向上的改变。这主要是由于拔牙后牙周膜消失，骨组织血液供应大量减少，而牙周膜组织可以为牙槽骨提供高达 90% 的血供。过去数年中，牙种植学的发展也使人们意识到应该更好地处理拔牙后牙槽骨的改建，从而避免或减少这种拔牙后的骨丧失。因此，大量研究集中于各种骨代用材料、屏障膜、胶原材料以及生物制剂等，以期能减少牙缺失后牙槽骨的形态变化。在口腔种植中，牙槽嵴的水平和垂直向骨量的保存尤为重要，有研究表明在拔出牙齿的牙槽窝内植入低替代率的异种骨粉可以大大减少牙槽嵴水平及垂直向的骨吸收。表 12-2-1 显示了在人类学研究中，这种位点保存技术对于自然愈合的牙槽窝和位点保存后牙槽窝骨量的影响。

表 12-2-1 牙槽嵴位点保存与自然愈合的人类牙槽嵴骨吸收的比较

		水平测量	垂直测量
自然愈合	骨吸收范围	–0.15~4.5 mm	–0.3~1.75 mm
	平均骨吸收	3.79 mm	1.24 mm
牙槽嵴保存	骨吸收范围	–2.5~3.25 mm	1.3~2.48 mm
	平均骨吸收	± 1.5 mm	± 0.5 mm
牙槽嵴保存 – 自然愈合	平均差别	1.83 mm	1.47 mm

在前牙美学应用牙槽嵴位点保存技术有一定的临床意义，经常可以最微创的方法获得比较理想的美学效果，从而避免了拔牙创面后期骨宽度和高度不足而需要行 GBR 植骨带来的手术创伤。病例 1 显示了采用 Bio-oss 小牛骨与 CGF 混合进行牙槽嵴位点保存后骨量的维持和种植后的美学效果（图 12-2-1~12-2-9）。

病例 1：上前牙拔出后位点保存后种植修复

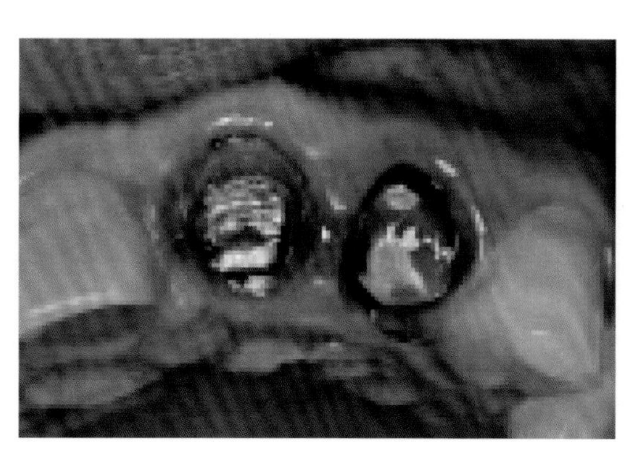

图 12-2-1 21、22 牙位牙冠脱落

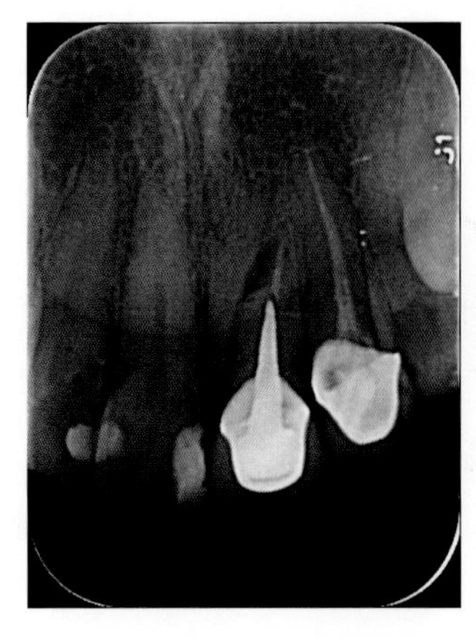

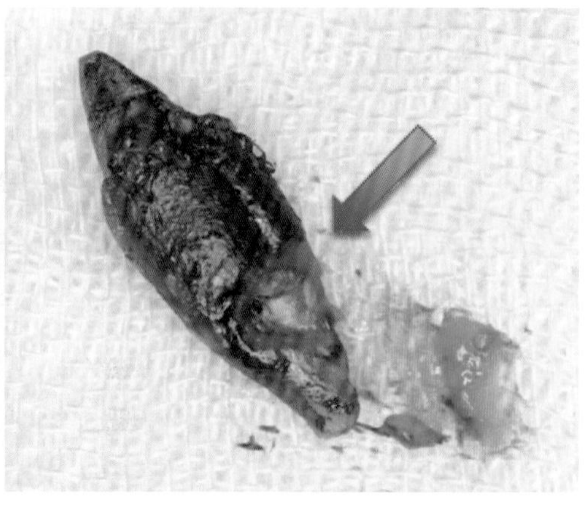

图 12-2-2　根尖片 21 可见牙根外吸收，拔除牙根可见吸收

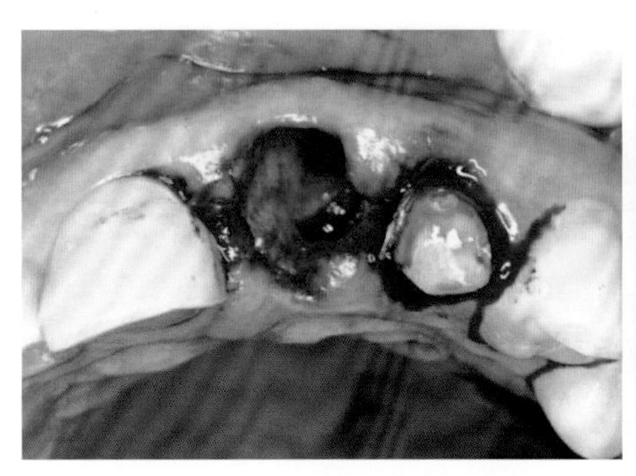

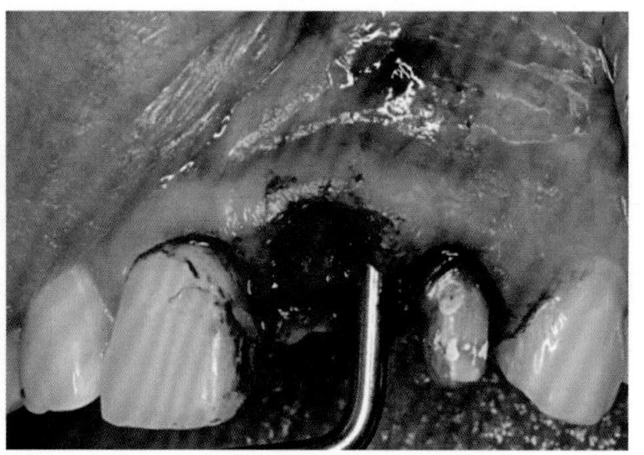

图 12-2-3　拔牙窝可见腭侧骨吸收及唇侧瘘管

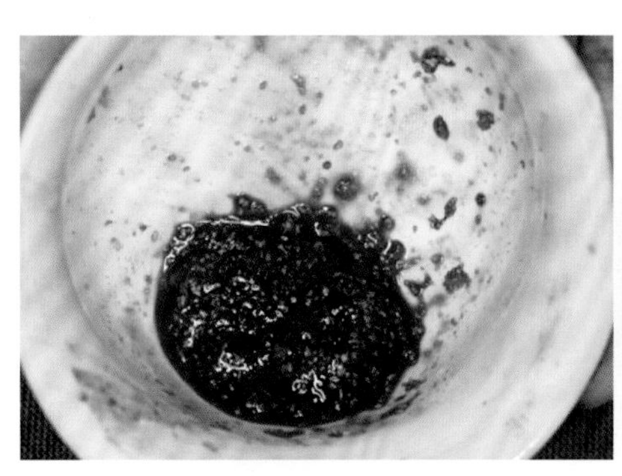

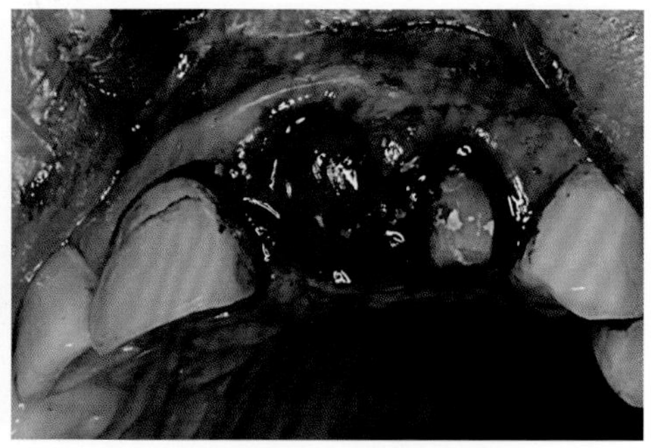

图 12-2-4　CGF 混合 Bio-oss 异种骨粉，植入拔牙窝，覆盖胶原膜

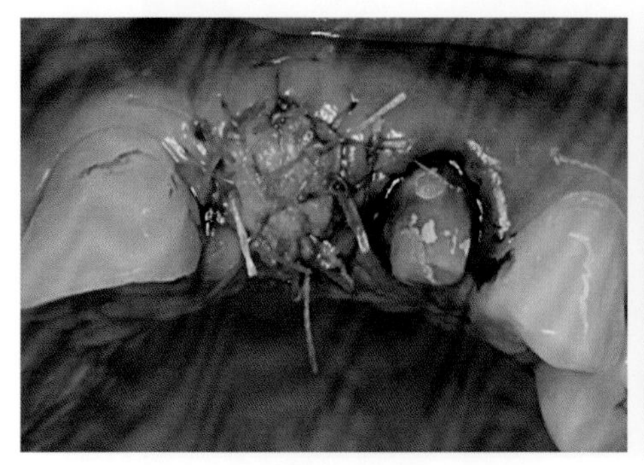

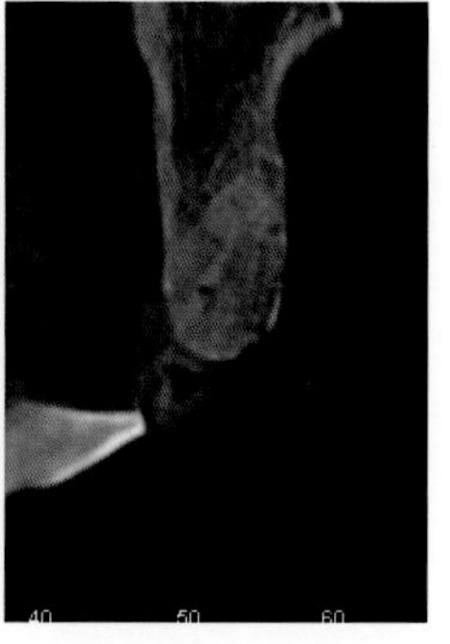

图 12-2-5　角化龈封闭拔牙窝，根尖片显示牙槽嵴宽度和高度获得了很好的保存

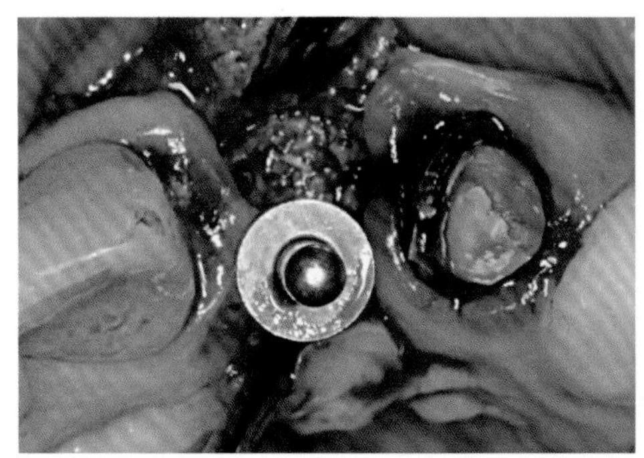
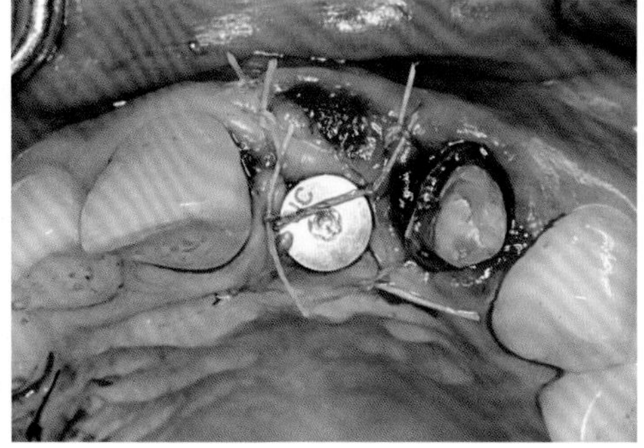

图 12-2-6　保留龈乳头翻瓣半年后骨量充足，植入种植体

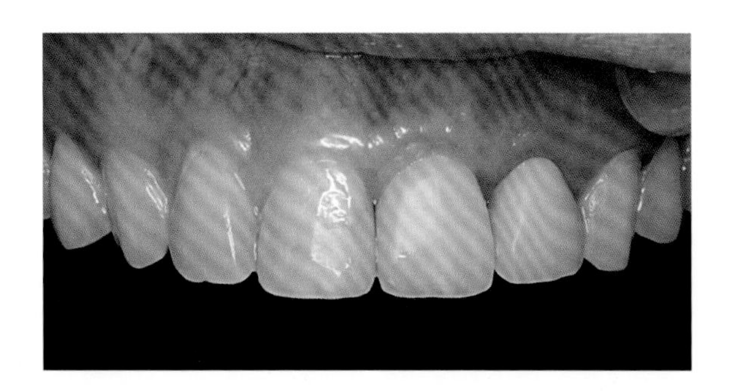

图 12-2-7　21 临时冠牙龈塑型，22 临时冠

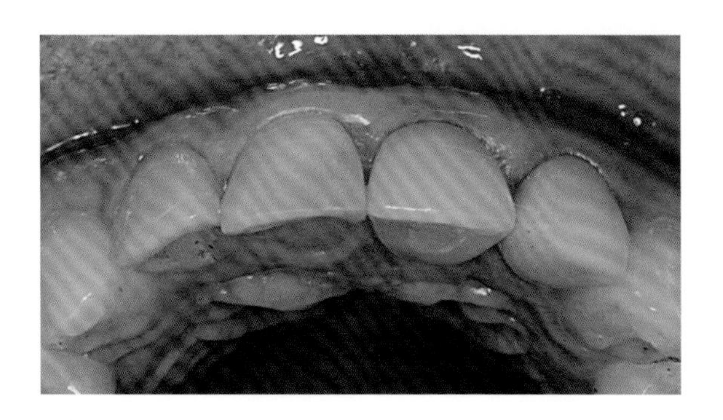

图 12-2-8　21 唇侧丰满度，骨弓轮廓良好

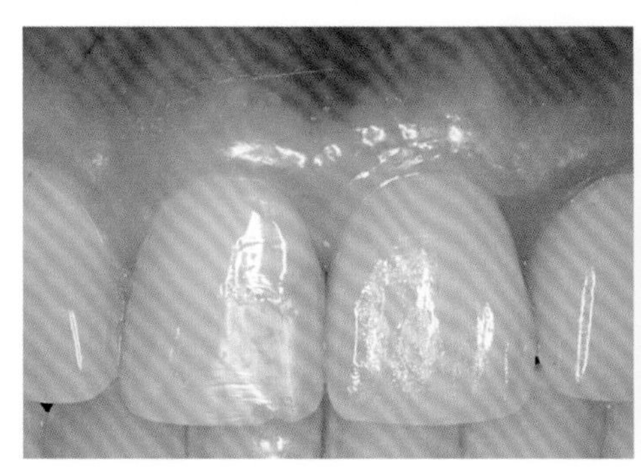
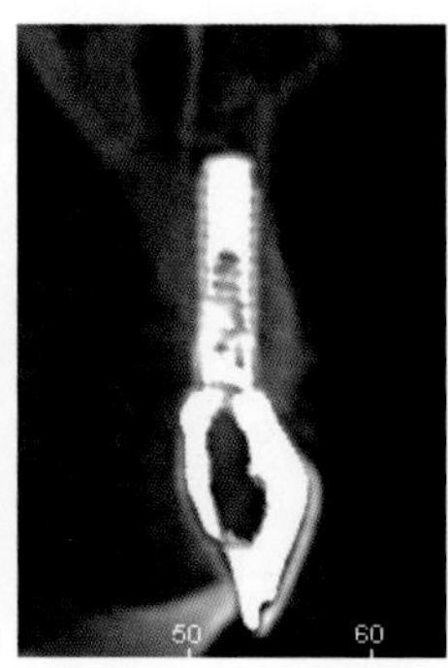

图 12-2-9　21 龈缘，龈乳头恢复完好，CBCT 显示 > 2 mm 的唇侧骨板厚度

二、GPCGF 膜对软组织愈合的促进作用

PRF/CGF 在离心过程中能形成纤维蛋白凝块，可以将其切成小块与各种骨生物材料或骨移植材料相混合，或者压成膜状用作 GBR 屏障膜。因其含有自体生长因子及活的宿主免疫白细胞，与传统胶原膜相比具有很多优势。这些免疫细胞能抵抗病原体入侵，可使感染率降低 10 倍。因此，凝胶态 CGF（GPCGF）膜 /PRF 膜的优势在于它可以暴露在口腔中而不用担心污染。病例 2（图 12-2-10~12-2-15）和病例 3（图 12-2-16~12-2-19）显示了在前牙区及后牙区位点保存后使用 GPCGF 膜对软组织上皮血管化的促进作用。可以看到，在没有游离结缔组织或者角化龈覆盖的情况下，仅使用 GPCGF 膜即可以促进周围上皮组织的爬行替代以及血管化进程，保护了下方骨粉与自体骨的愈合。

病例 2：位点保存后单独使用 GPCGF 膜覆盖创口

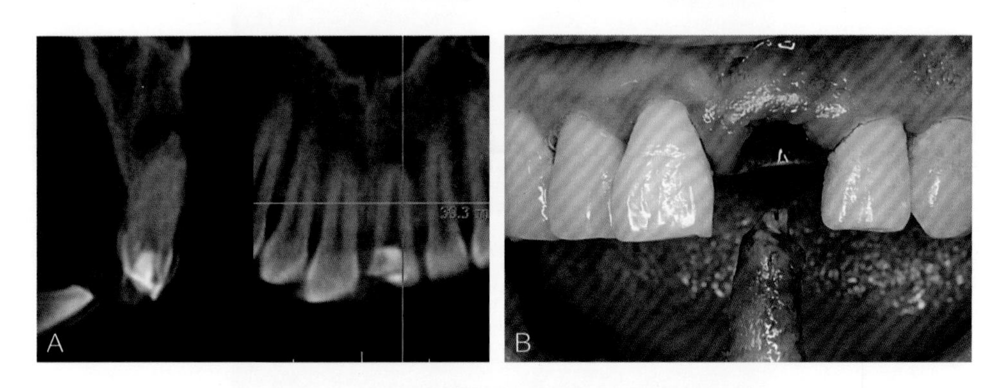

图 12-2-10　21 严重根尖周炎唇侧骨板缺失拔除
A. CBCT 局部影像；B. 拔除的 21 可见根尖外吸收

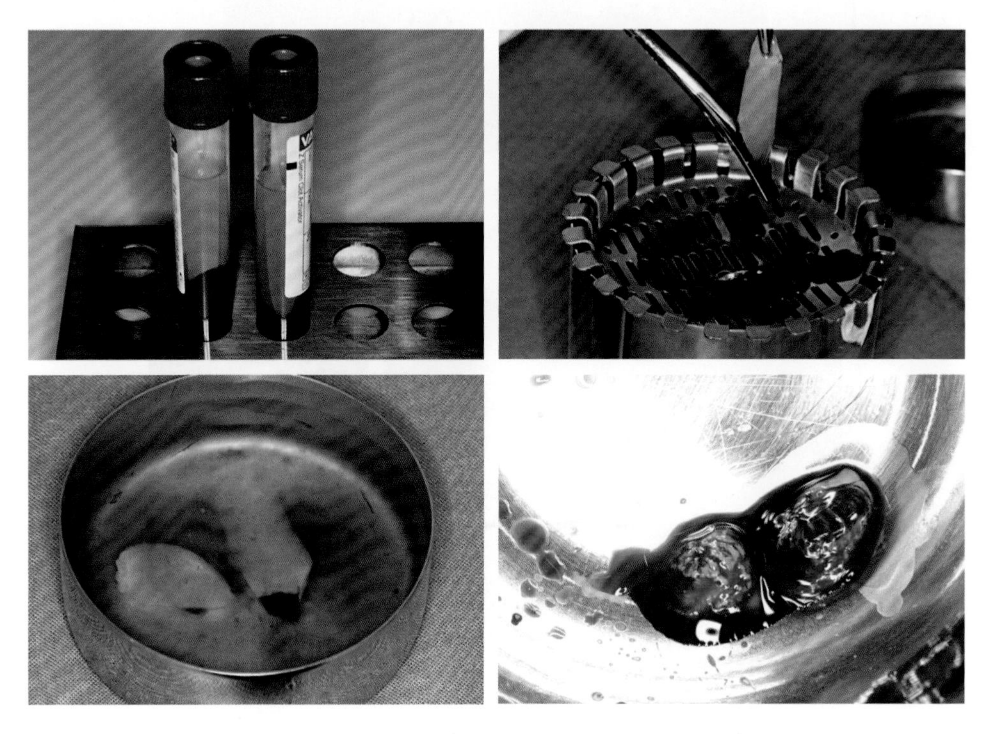

图 12-2-11　抽取静脉血提取 GPCGF 并压膜

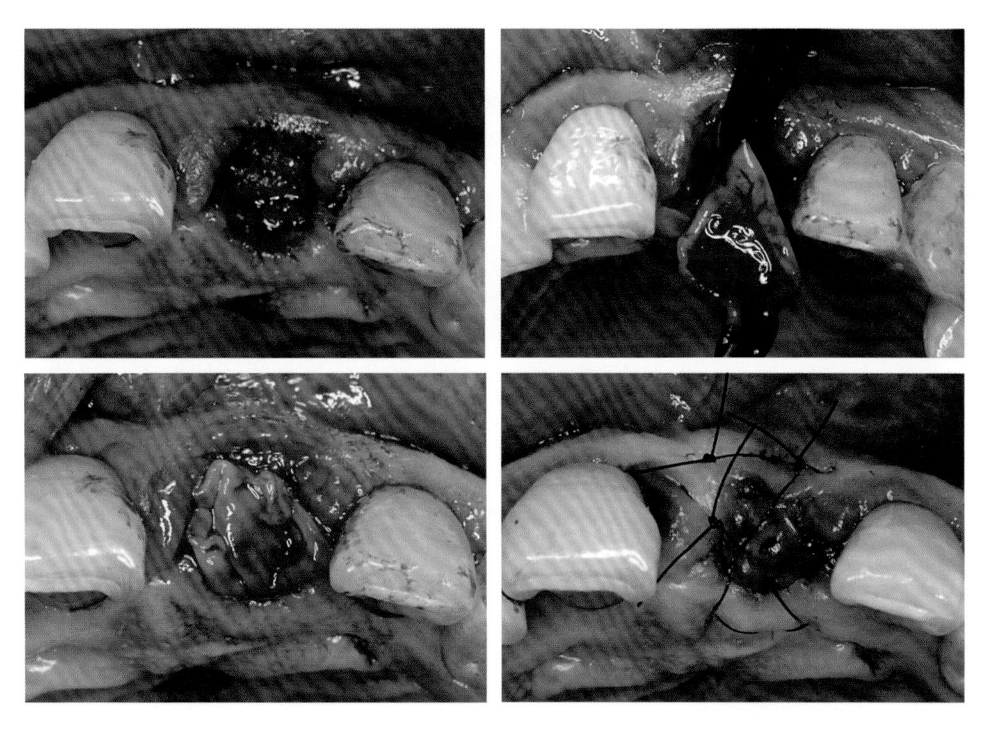

图 12-2-12 拔牙窝内放入骨胶原，覆盖 GPCGF 膜，丝线拉拢缝合

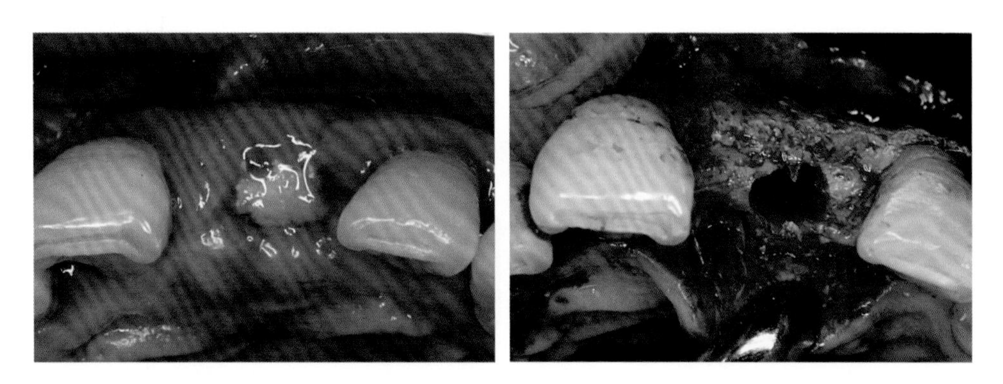

图 12-2-13 2 周拆线时牙龈的恢复情况，种植时骨量充足

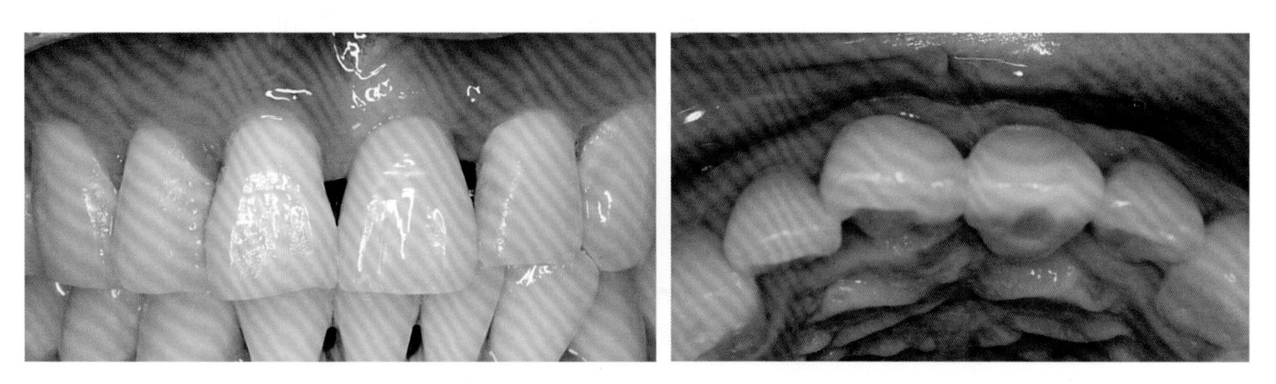

图 12-2-14 临时修复时唇侧龈缘位置正常，21 唇侧骨弓轮廓丰满

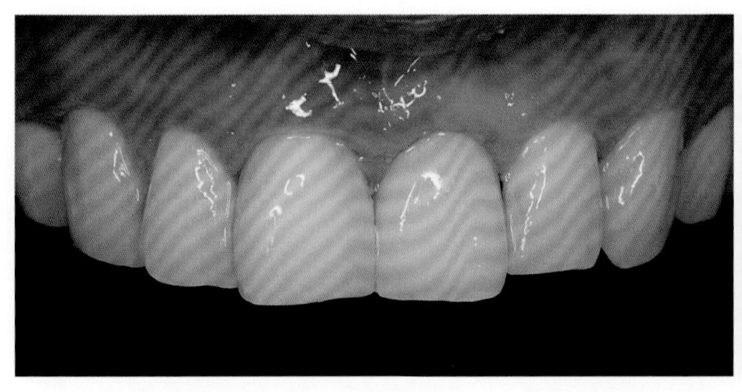
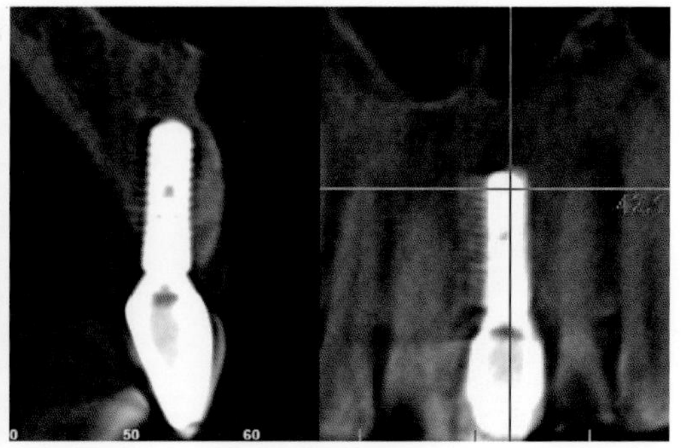

图 12-2-15　21 永久修复 +11 邻面瓷贴面关闭三角间隙，CBCT 唇侧骨板厚度 > 2 mm

病例 3：后牙区位点保存用 GPCGF 膜覆盖拔牙窝

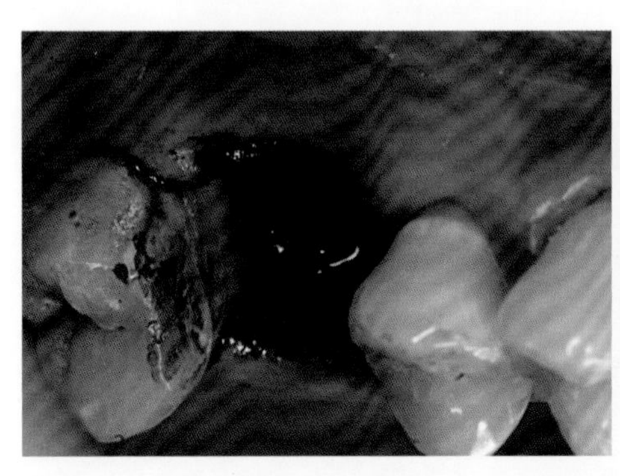
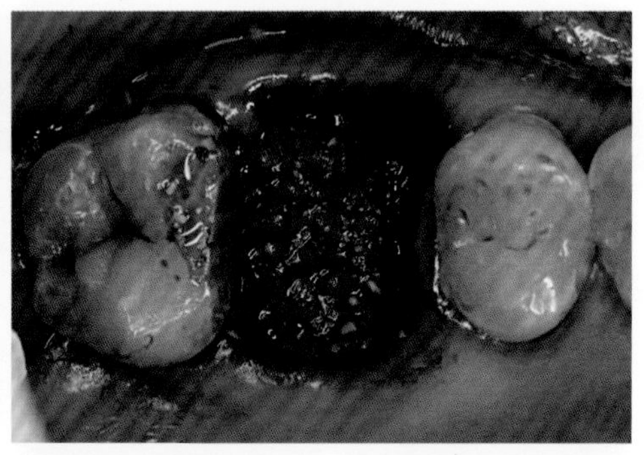

图 12-2-16　后牙拔除后，远中邻牙出现近中根面骨缺损，放置胶原骨

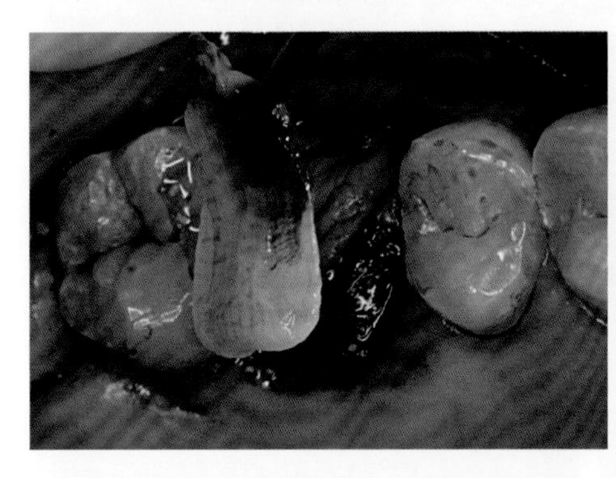
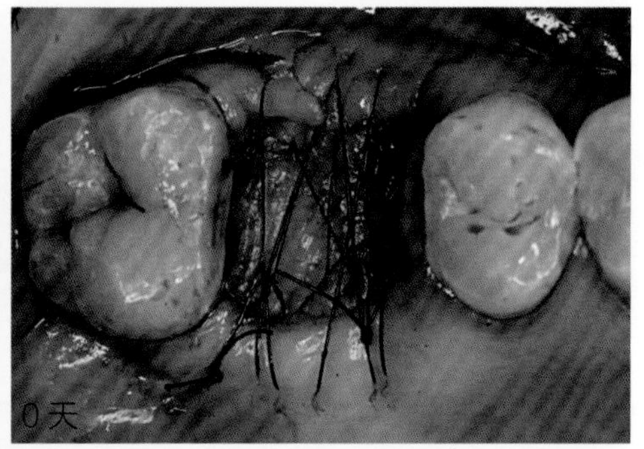

图 12-2-17　胶原骨上方放置双层 GPCGF 膜，拉拢缝合

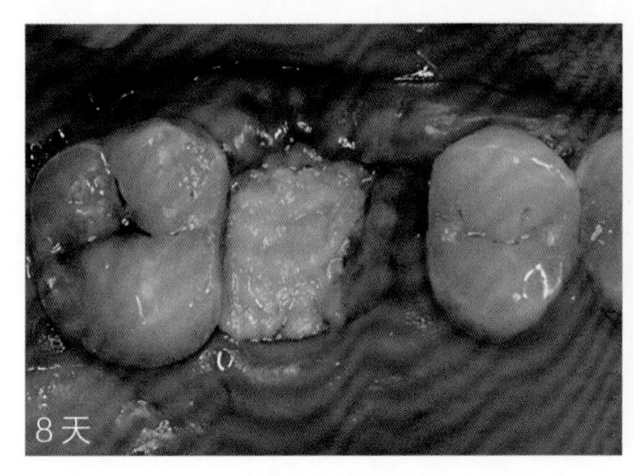

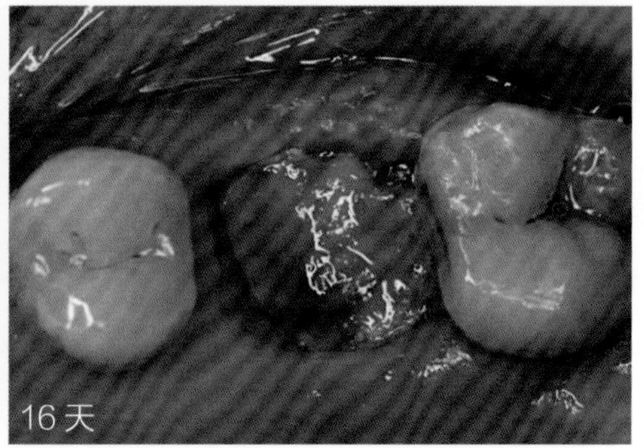

图 12-2-18　愈合后 10 天和 16 天，拔牙窝完全封闭，可见血管化红色的牙龈组织

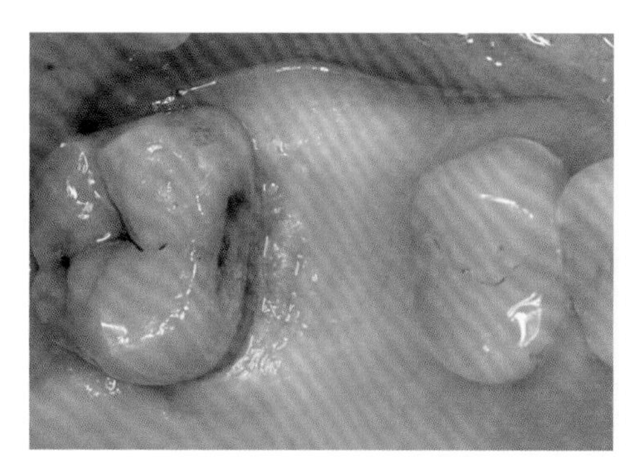
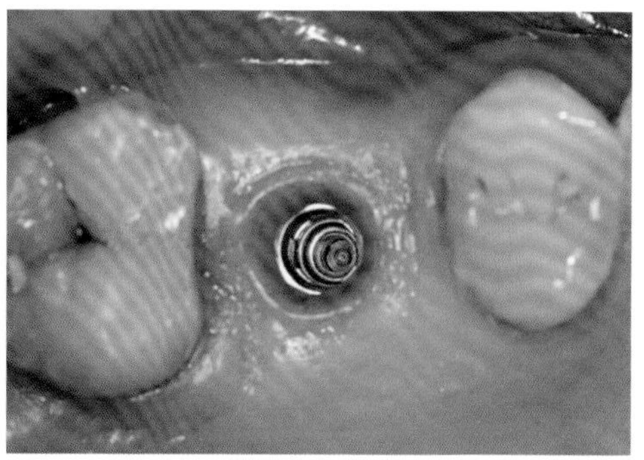

图 12-2-19 拔牙窝愈合后半年种植及修复时健康的穿龈袖口

三、CGF 在即刻种植中的应用

即刻种植技术始于 1978 年。20 世纪 90 年代，国外众多学者开始对术式进行改进，包括穿龈愈合、软组织处理、植骨方式、材料选择等多个方面，并对长期美学成功率进行了研究。2003 年，林野教授在国内首先报道了即刻种植的临床研究，认为即刻种植是一种技术成熟、疗效可预测的技术。但后牙区即刻种植一直以来存在的主要困难和挑战在于拔牙窝面积较大、创口关闭困难；颊舌侧翻瓣后拉拢缝合会造成唇颊侧骨板吸收和角化龈减少，用临时冠或个性化愈合基台来关闭创口会受种植体扭力的限制，磨牙区取结缔组织或者角化龈又会造成患者产生较大面积的第二个创口及术后疼痛不适。因此，只要有相关技术能有效促进形成上皮覆盖并加速血管化进程，便能够极大地有利于后牙区即刻种植技术的开展。病例 4（图 12-2-20~12-2-23）使用了 Bio-Gide 胶原膜及 GPCGF 膜来关闭后牙即刻种植后的创口，在十几天内就产生了完全的创口关闭和上皮的血管化，因此，可以成为前后牙即刻种植后创口关闭理想的方案选择。

病例 4：后牙即刻种植后 GPCGF 膜封闭拔牙窝

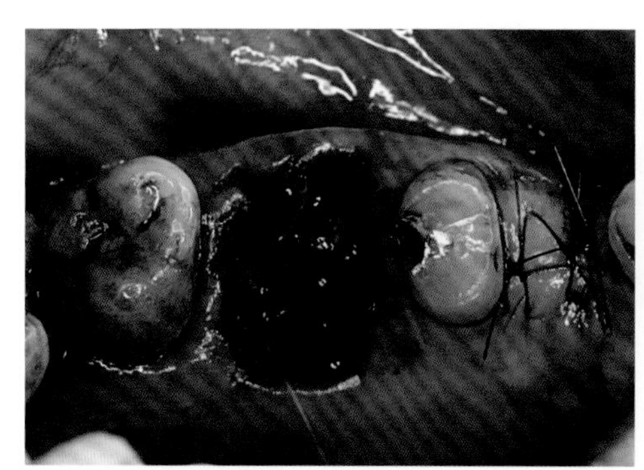
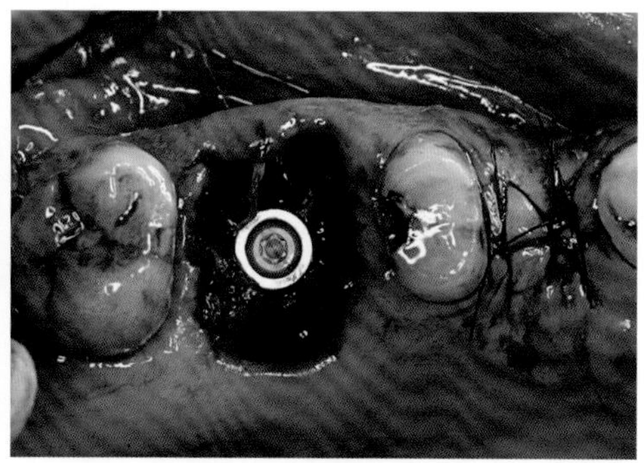

图 12-2-20 后牙拔出后即刻种植，显示了较大的拔牙创口

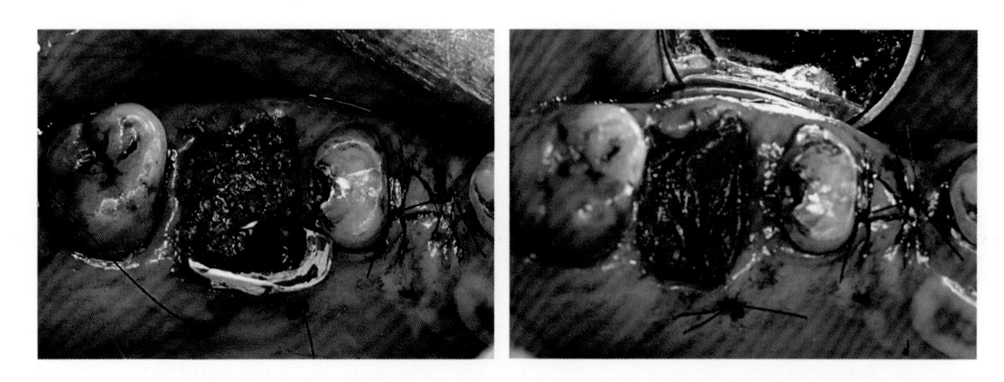

图 12-2-21　拔牙间隙内植入混合了 CGF 的小牛骨粉，覆盖胶原膜

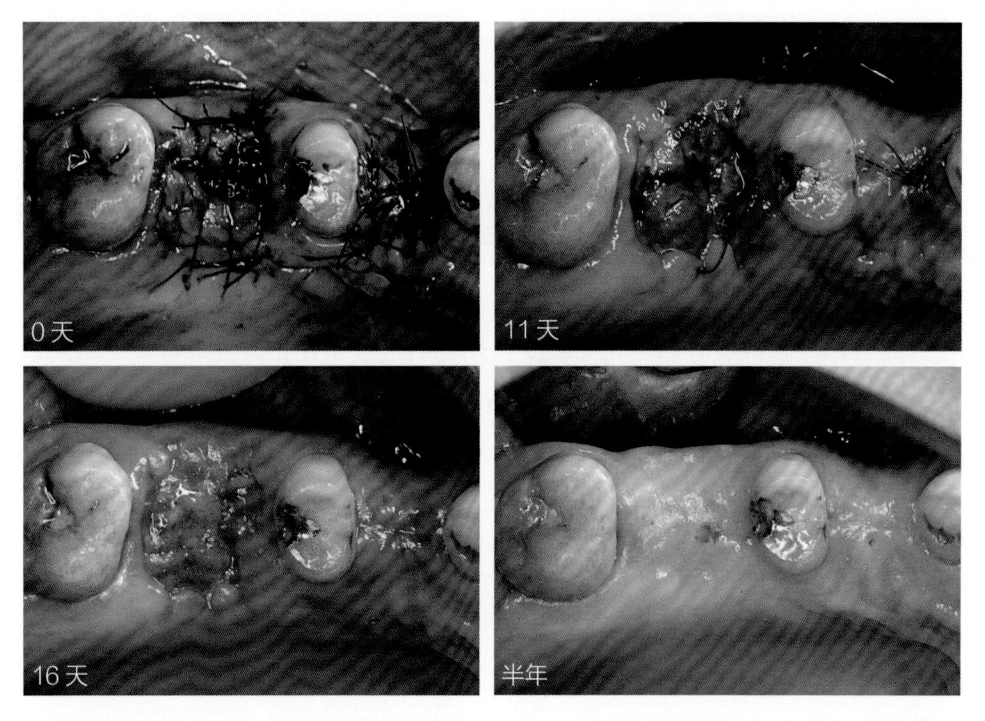

图 12-2-22　胶原膜上方覆盖双层 GPCGF 膜，缝合，术后 11 天牙龈已血管化，术后 16 天创口完全封闭，术后半年角化牙龈再生良好

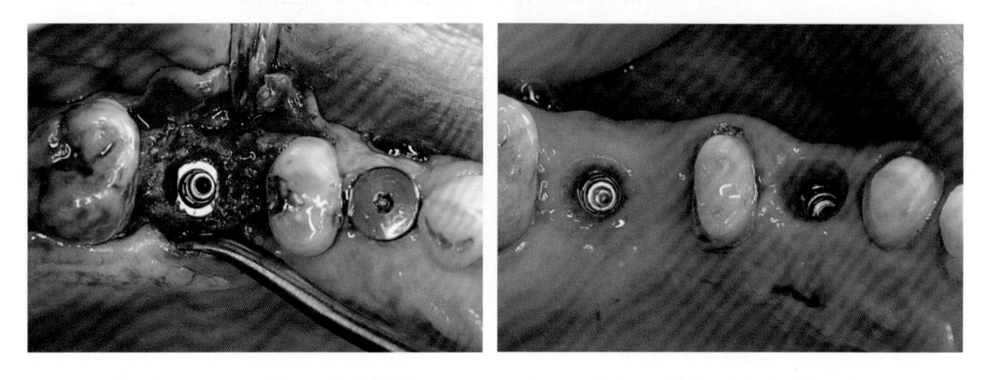

图 12-2-23　二期手术种植体周围骨量充足，修复取模前健康的穿龈袖口

四、CGF 在上颌窦底内、外提升术中的应用

当后牙区垂直向骨量不足时，往往需要采用上颌窦底内提升或者外提升的方案来完成垂直向的骨量增加。Sohn 报道仅用 CGF 行上颌窦底内提升，23.8 周后，平均上颌窦底提升高度为（8.23 ± 2.88）mm。笔者将 GPCGF 单独或者与骨粉混合用于上颌窦底内提升也获得了满意的治疗效果。病例 5（图 12-2-24~12-2-27）为一例单纯使用 GPCGF 进行上颌窦内提升的病例，可见修复后 1 年，种植体顶端骨量未见减少，至少保持与种植体齐平的位置。

病例 5：单独使用 GPCGF 进行上颌窦底内提升

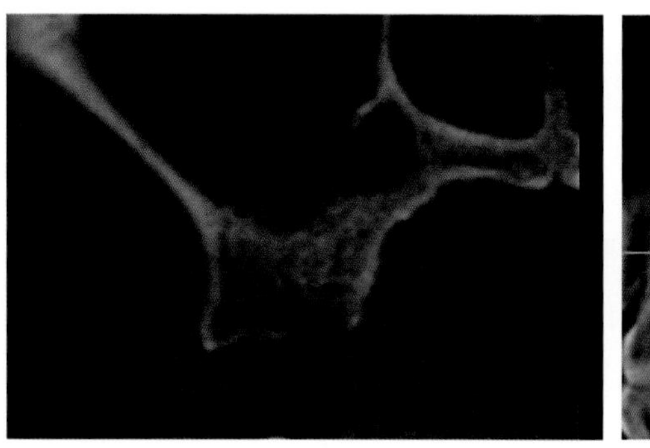

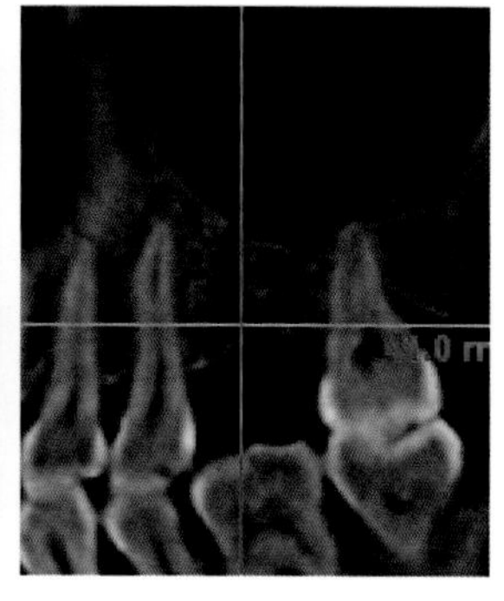

图 12-2-24　术前 CBCT 显示上颌后牙区垂直骨高度不足

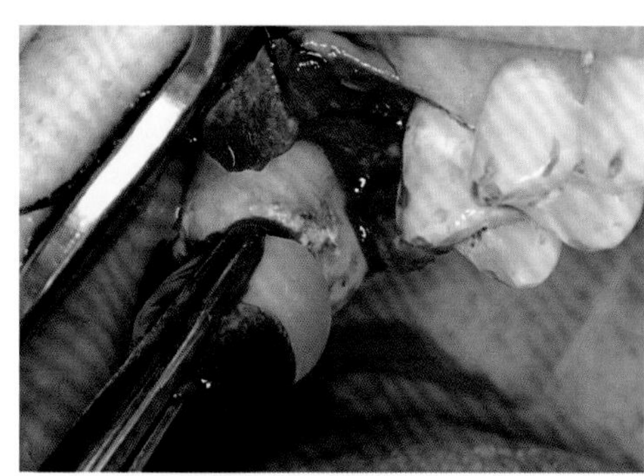

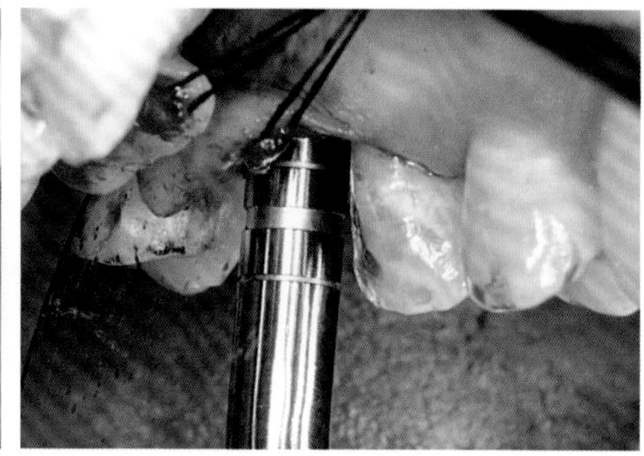

图 12-2-25　使用 Summer 骨凿将 GPCGF 推入上颌窦顶部并进行内提升

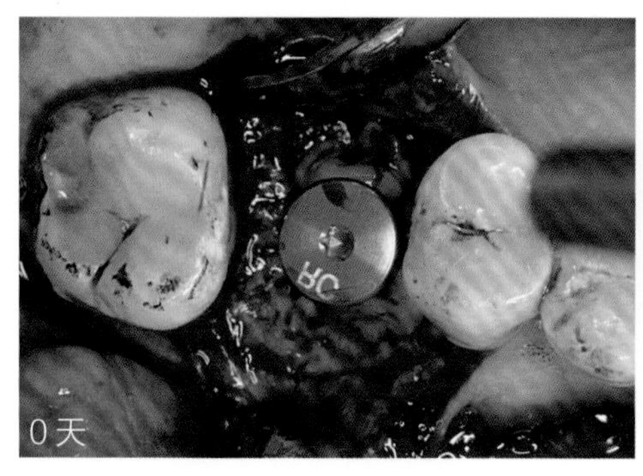

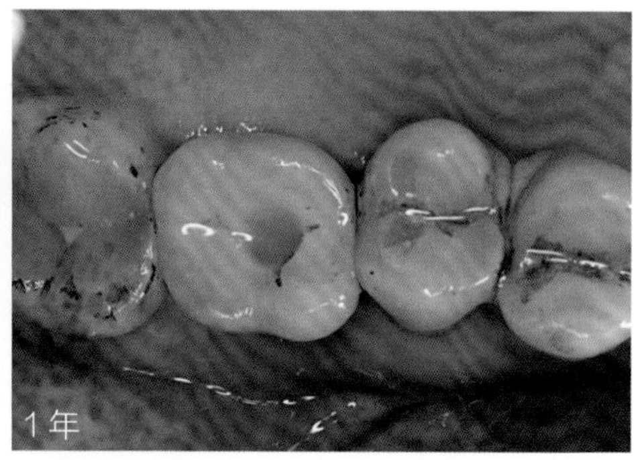

图 12-2-26　植入种植体，修复后 1 年

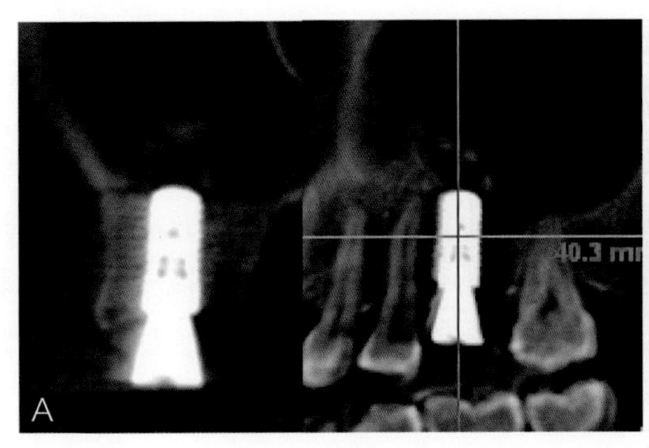

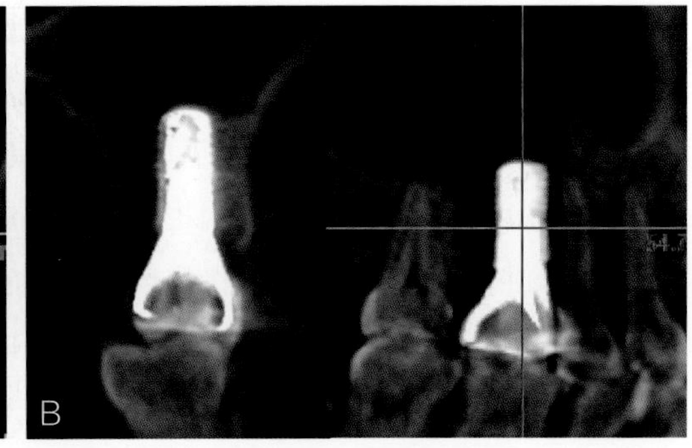

图 12-2-27　术后即刻与术后 1 年 CBCT 显示上颌窦底提升后的情况
A. 术后即刻，可见 GPCGF 上方圆形骨盘被推起；B. 种植修复后 1 年，骨高度恢复到齐平种植体顶端位置

当上颌窦侧壁开窗进行上颌窦底外提升时，也可以使用 GPCGF 膜平铺在上颌窦底黏膜，或者覆盖上颌窦开窗部位。研究表明，使用 PRF 和可吸收胶原膜封闭上颌窦侧壁骨窗可以获得相似的新骨生成率和骨替代物残留率。因此，PRF 膜 /GPCGF 膜作为一种低成本、完全自体来源的膜，可以用于封闭上颌窦侧壁骨窗，其效果与常用的胶原膜没有统计学差异。当上颌窦黏膜小范围破裂时，GPCGF 膜也可以进行上颌窦黏膜破损的修复。病例 6（图 12-2-28~12-2-30）显示了一例使用 GPCGF 膜修复上颌窦黏膜破损的病例，并在植骨后侧壁开窗处使用 GPCGF 膜覆盖窗口，未发生骨粉泄漏，获得了良好的植骨效果。

病例 6：带有间隔的上颌窦底提升术进行剥离时发生膜破裂

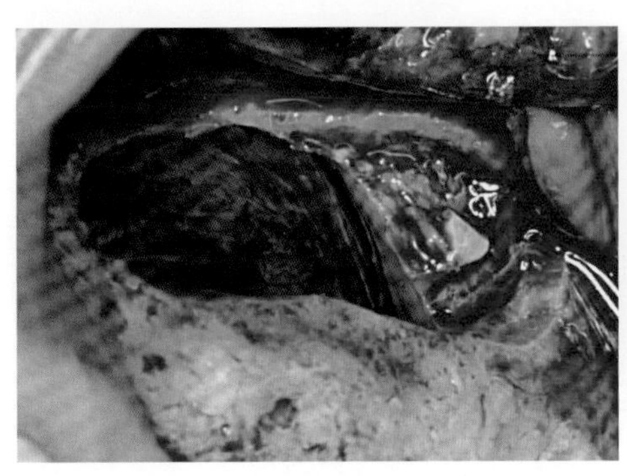
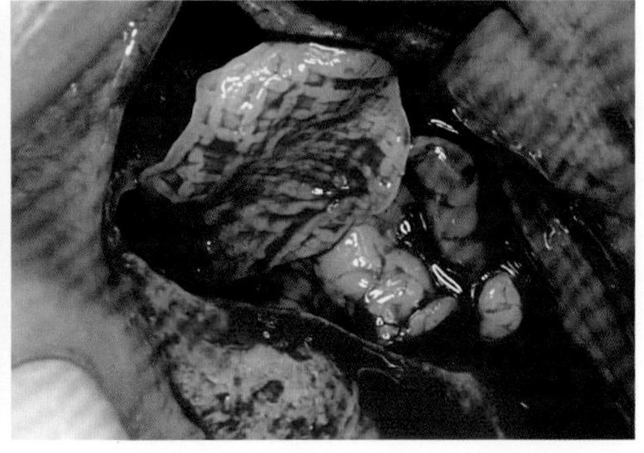

图 12-2-28　侧壁开窗时，上颌窦间隔处黏膜破裂，窦底置入 GPCGF 膜

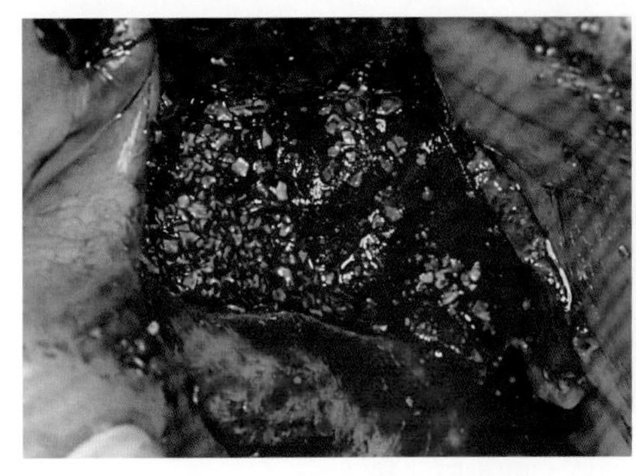
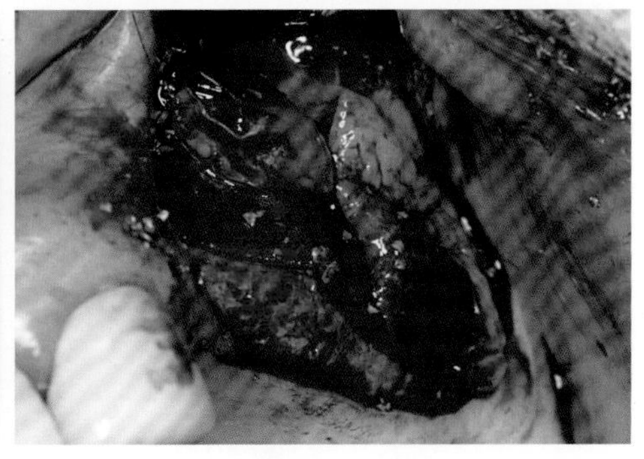

图 12-2-29　继续完成上颌窦底植骨，异种骨加 CGF，侧壁开窗处覆盖 GPCGF 膜

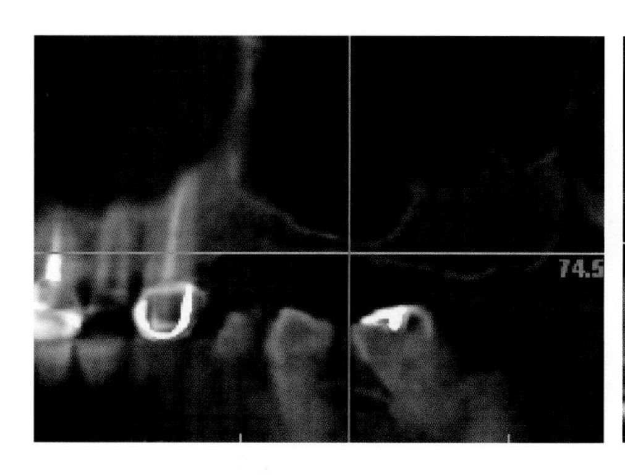

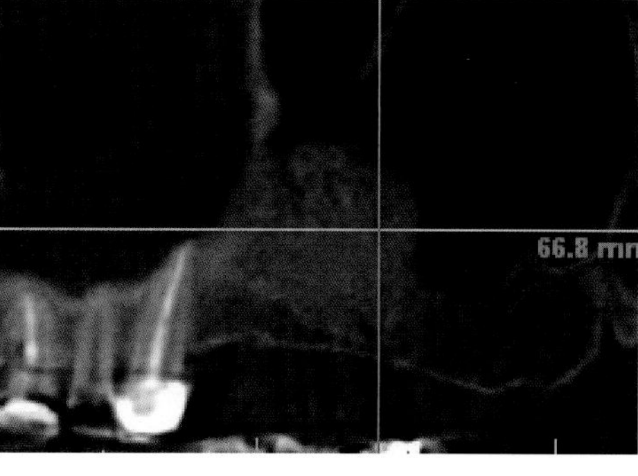

图 12-2-30　上颌窦提升前窦底骨量 1~2 mm，可见间隔，提升后骨量，未见骨粉游离

五、浓缩血小板应用于早期种植

一项将 PRF 和 CGF 用于成年狗股骨缺损早期成骨的比较研究表明，在种植体周围使用时，与 PRF 相比，CGF 有更高的种植体 - 骨接触面积（bone-implant contact, BIC）以及新骨生成（new bone formation, NBF）。由于 CGF 成骨的骨量略少于合成骨替代材料，CGF 还不能完全替代植骨材料。但是，当需要少量骨或者需要早期成骨时，CGF 可以考虑成为新型的骨替代品。

Chen 和 Buser 的一篇系统性回顾文献报道，与早期种植（Ⅱ型和Ⅲ型）相比，即刻种植（I 型）结果变异性较大，在 1~3 年后更容易发生唇侧中部＞ 1 mm 的牙龈退缩，CBCT 上没有发现唇侧骨板的患者更容易发生唇侧牙龈退缩，因此认为早期种植（Ⅱ型和Ⅲ型）与同期 GBR 骨增量相结合（过量植骨）在 CBCT 上更容易观察到唇侧骨板（＞ 90%）。

在病例 7 中（图 12-2-31~12-2-35），笔者将 GPCGF 用于早期种植，取得了理想的长期美学效果，修复后 3 年唇侧骨板厚度稳定＞ 2 mm，WES 和 PES 评分都获得了 Belser 评分法的满分。

病例 7：GPCGF 用于早期种植

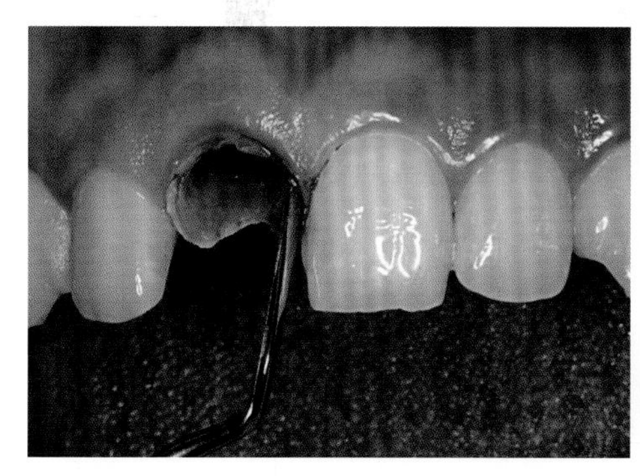

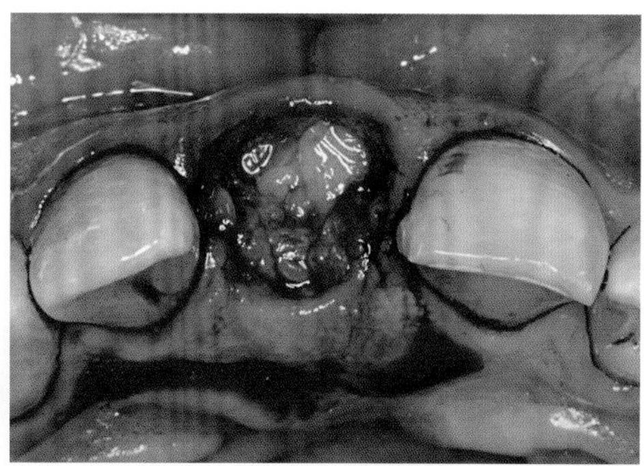

图 12-2-31　11 无法保留，微创拔牙拔牙窝内填塞 GPCGF

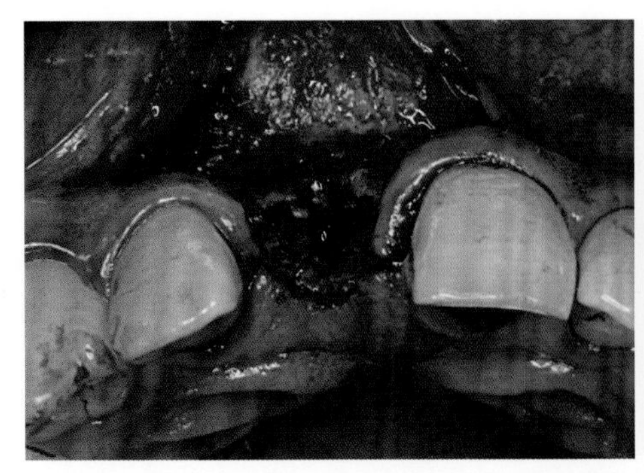
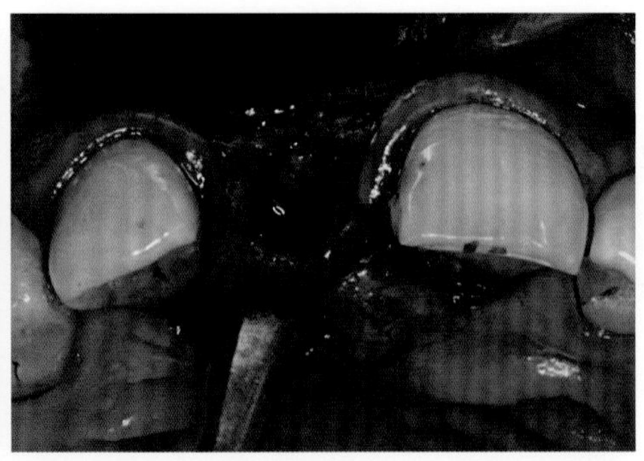

图 12-2-32 愈合 8 周早期种植并过量植骨

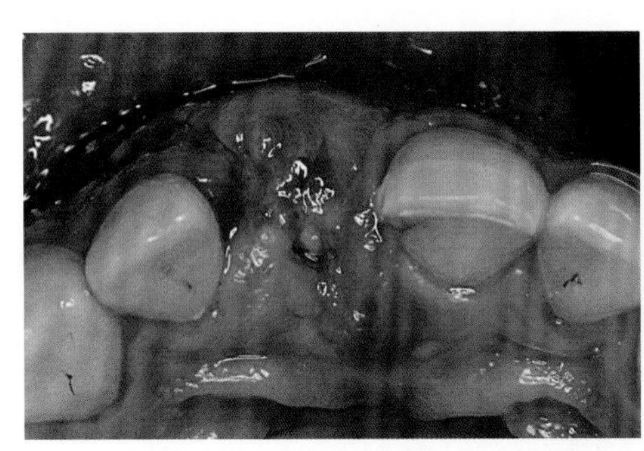
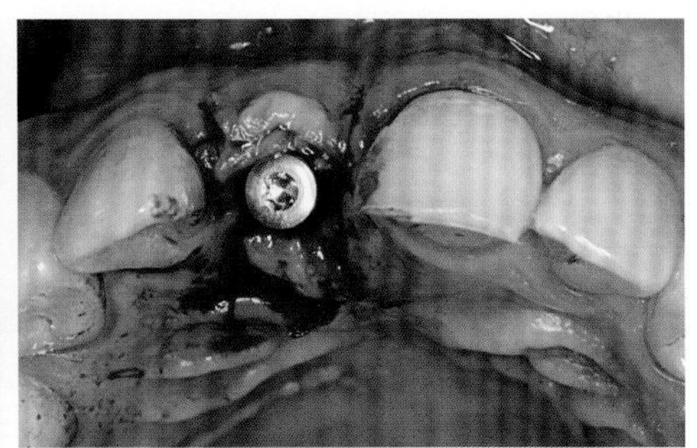

图 12-2-33 11 唇侧过量植骨，愈合 4 个月二期手术

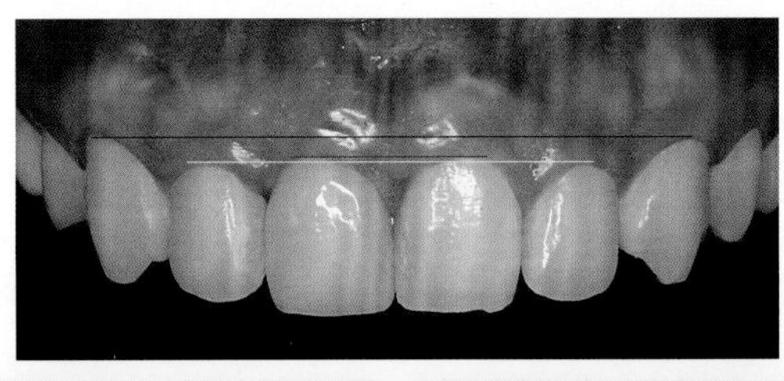
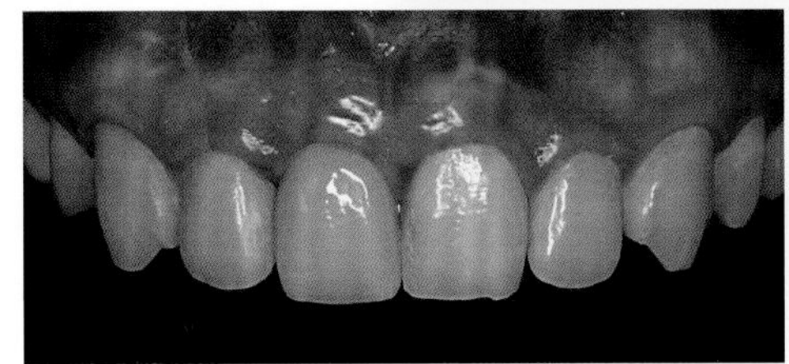
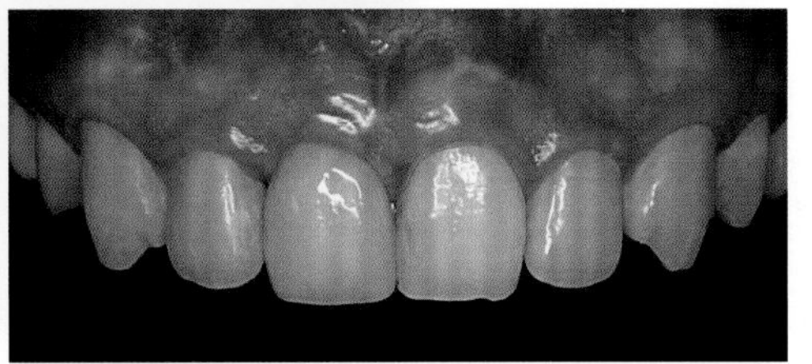

图 12-2-34 永久修复获得了理想的红白美学（WES 及 PES）效果

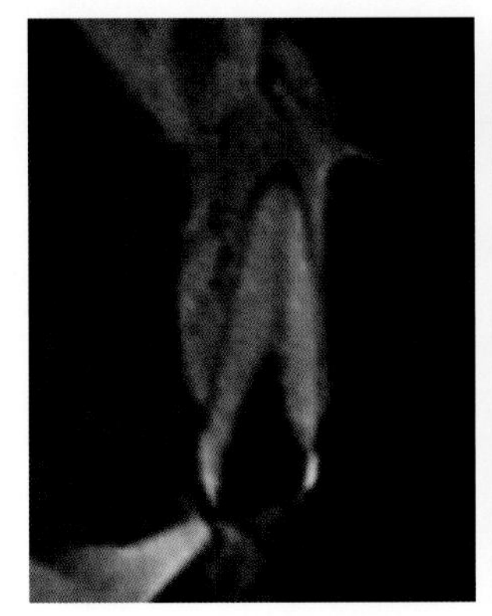
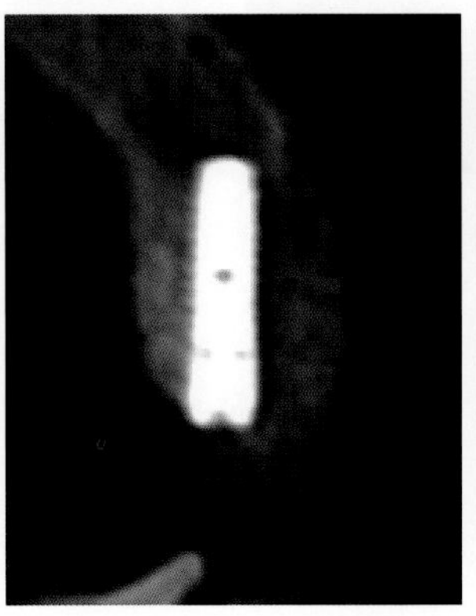
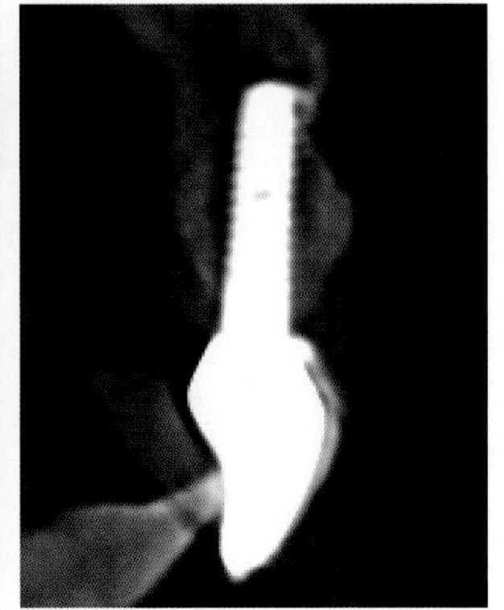

图 12-2-35 拔牙前、早期种植加唇侧 GBR 植骨及种植修复后 3 年的 CBCT

六、使用 LGPCGF 混合异种骨形成黏性骨饼用于水平向骨缺损的修复

自体浓缩血小板制品与骨膜的直接接触可显著改善角化组织的血液供应，有利于增加其厚度，同时也可改善底层骨组织的血液供应。在骨增量手术中，植骨材料的稳定性对于骨的再生有着非常重要的作用。注射型自体浓缩血小板制品可以对骨粉起到粘合作用，使其更好地进行聚集，具有更强的稳定性，提高了骨增量的潜力。采用白管制备松散凝胶态 CGF（LGPCGF）与异种小牛骨粉混合后静置 20 min，形成呈整体成型的黏性骨饼（sticky bone），可用于 GBR 植骨。病例 8（图 12-2-36~12-2-39）为一例后牙区严重水平型骨缺损的患者，使用黏性骨饼大大提高了骨粉的可操作性及稳定性，同时采用了聚乳酸（PLA）膜进行固定，覆盖 GPCGF 膜。尽管进行了大量植骨，但并未出现创口开裂，半年后种植时获得了理想的骨增量效果。

病例 8：使用黏性骨饼进行后牙区水平型骨增量

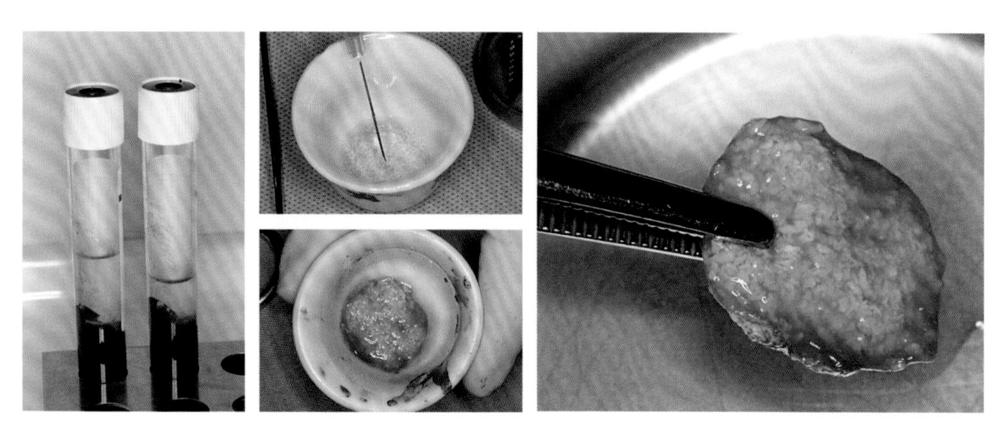

图 12-2-36　利用白管制备 LGPCGF，与异种小牛骨粉混合，形成成型的黏性骨饼

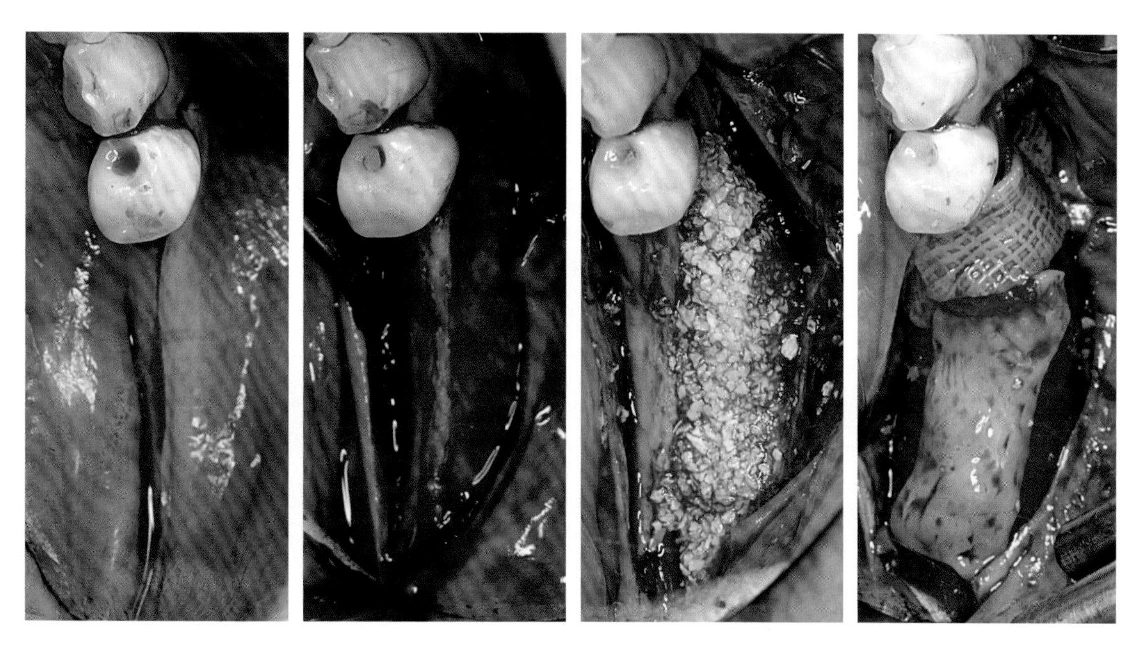

图 12-2-37　术前牙槽嵴顶宽度，放入黏性骨饼，盖膜及放置 GPCGF 膜

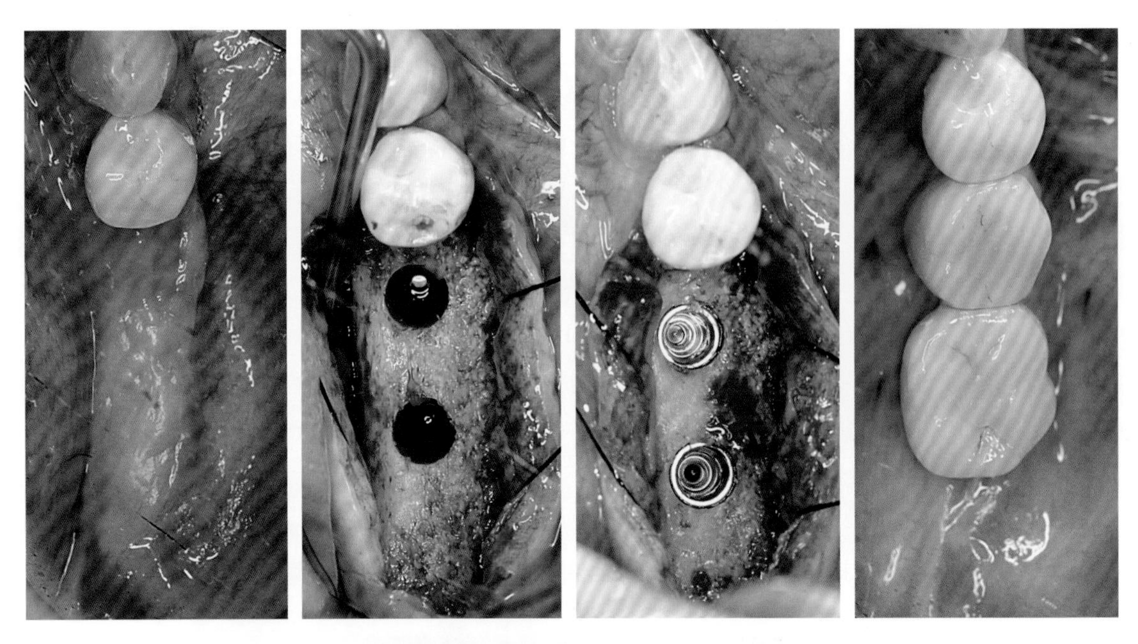

图 12-2-38　植骨及角化龈移植后翻瓣，骨量充足，种植及种植修复后

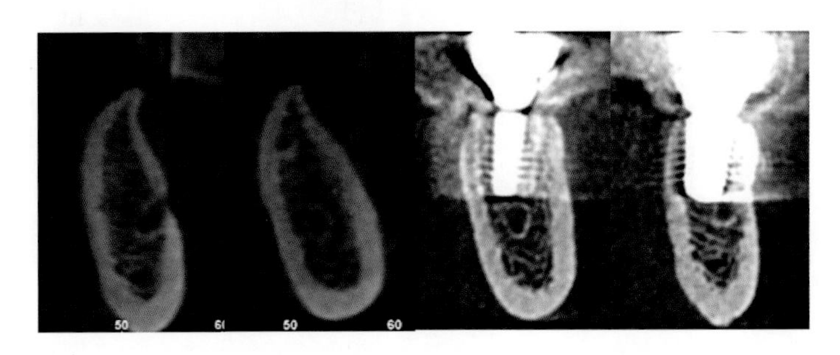

图 12-2-39　术前和种植修复后的 CBCT 可见刃状牙槽顶扩增后的水平骨量

（陈　琰）

参考文献

Bosshardt DD, Bornstein MM, Carrel JP, et al. Maxillary sinus grafting with a synthetic, nanocrystalline hydroxyapatite-silica gel in humans: histologic and histomorphometric results. Int J Periodont Rest, 2014, 34(2): 259-267.

Chen ST, Buser D. Esthetic outcomes following immediate and early implant placement in the anterior maxilla-a systematic review. Int J Oral Maxill Implant. 2014, 29: 186-215.

Dangaria SJ, Ito Y, Walker C, et al. Extracellular matrix-mediated differentiation of periodontal progenitor cells. Differentiation, 2009, 78(2-3): 79-90.

Gassling V, Purcz N, Braesen JH, et al. Comparison of two different absorbable membranes for the coverage of lateral osteotomy sites in maxillary sinus augmentation: a preliminary study. J Cranio Maxill Surg, 2013, 41(1): 76-82.

Hoaglin DR, Lines GK. Prevention of localized osteitis in mandibular third-molar sites using platelet-rich fibrin. Int J Dent,

2013, 1-4.

Hollander A, Macchiarini P, Gordijn B, et al. The first stem cell-based tissue-engineered organ replacement: implications for regenerative medicine and society. Regen Med, 2009, 4(2): 147-148.

Horváth A, MardasLuis N, Mezzomo A. et al. Alveolar ridge preservation. A systematic review. Clin Oral Invest, 2013, 17(2): 341-363.

Miron RJ, Fujioka-Kobayashi M, Bishara M, et al. Platelet-rich fibrin and soft tissue wound healing: A systematic review. Tissue engineering Part B, Reviews, 2016.

Park HC, Kim SG, Oh JS, et al. Early bone formation at a femur defect using CGF and PRF grafts in adult Dogs: A comparative study. Implant Dent, 2016, 25(3): 387-393.

Schropp L, Kostopoulos L, Wenzel A. Bone healing following immediate versus delayed placement of titanium implants into extraction sockets: a prospective clinical study. Int J Oral Max Impl, 2003, 18(2): 189-199.

Sohn DS, Lee JS, Ahn MR, et al. New bone formation in the maxillary sinus without bone grafts. Implant Dent, 2008, 17(3): 321-331.

Tsoukaki M, Kalpidis CDR, Sakellari D, et al. Clinical, radiographic, microbiological and immunological outcomes of flapped vs flapless dental implants: a prospective randomized controlled clinical trial. Clin. Oral Impl Res, 2013, 24(9): 969-976.

陈琰，唐志辉，卢松鹤，等. CGF 凝块用于早期种植的临床及组织学观察 1 例. 口腔颌面修复学杂志，2016，(5): 277-280.

程扬，刘敏. 浓缩生长因子在上颌窦侧壁开窗窦底提升即刻种植中的成骨效果：单中心、随机对照临床试验方案. 中国组织工程研究，2017，21(4): 574-579.

黄娜，吴锋，李平，等. 应用浓缩生长因子行上颌窦内提升后种植体周围骨变化. 中国组织工程研究，2015，19(47): 7575-7582.

黄元丁，陈琰，葛严军，等. PRF 在口腔再生治疗中的应用. 辽宁：辽宁科学技术出版社，2018.

林野. 即刻种植的是与非. 中华口腔医学杂志，2013，48(4): 193-197.

宁佳，张玮. 浓缩生长因子在骨组织再生和修复上的作用研究进展. 中国美容医学，2012，21(15): 2073-2075.

任静，郑佳俊，黄杰，等. CGF 在上颌前牙美学区种植中的临床应用. 中国口腔种植学杂志，2019，3: 114-117.

周会，吕林虎，刘敏. 浓缩生长因子对炎症期即刻种植临床效果影响的研究. 安徽医科大学学报，2017，52(8): 1255-1257, 1260.

第三节　浓缩血小板在口腔骨缺损修复中的应用

一、CGF 在牙周加速成骨正畸中的应用

（一）概述

在传统的正畸治疗中，牙齿移动速度为每个月 0.8~1.2 mm，持续时间约为 2 年甚至更久。治疗时间长是影响患者是否接受正畸治疗及术后并发症发生的重要因素之一。其中以局部加速修复现象（regional acceleratory phenomenon, RAP）为理论基础的牙周加速成骨正畸（periodontally accelerated osteogenic orthodontics, PAOO），不仅能缩短治疗时间，还具有增加牙槽骨骨量、降低牙根吸收风险、术后美学效果更加可控及稳定性更好等卓越优势，受到临床医生的广泛应用。在正颌正畸联合治疗过程中，会遇到大量骨性Ⅲ类错𬌗畸形患者，多伴有不同程度的下颌前牙代偿、牙根暴露、骨开窗及牙龈菲薄根型外露等问题。通过 PAOO 手术，可以增加牙槽骨骨量，减少牙根暴露，降低治疗风险。

目前临床上 PAOO 术中植入的骨膜大多为 Bio-Gide 膜，此膜是由猪胶原加工纯化制成，存在一定比例及一定程度的排异反应，且价格昂贵（一张 25 mm × 25 mm 面积的膜约 2000 元）。此外，Bio-Gide 膜无明显增厚牙龈的功能，一些薄龈型的患者常在术后有不同程度的牙龈退缩，难以获得满意的美学效果，这些不足之处均限制了 PAOO 临床应用的普及和进一步发展。

因此，寻找替代 Bio-Gide 膜的生物膜，定制符合病情的个性化手术方案，才有可能取得更佳的治疗效果。GPCGF 膜是由自体血经特殊处理制取的生物膜，用此膜替代 Bio-Gide 膜用于 PAOO，具有成本低廉、无排异反应、促进牙周组织再生，尤其是增加牙龈厚度等优点。因此，GPCGF 膜的出现为解决上述问题提供了新的思路。目前，GPCGF 膜用于 PAOO 手术仅见零星病例报道，缺少前瞻性临床疗效评估，尤其是 CGF 影响 PAOO 术后牙周软组织增量的研究未见相关报道。

（二）应用目的与意义

GPCGF 膜的使用可提高 PAOO 术后效果，更好地改善牙周软硬组织状况，使复杂的正畸治疗变得相对简单，尤其有利于严重的骨性Ⅲ类错𬌗畸形患者下前牙区的去代偿，扩大正颌正畸联合治疗的适应证，使以往不能做正颌正畸联合治疗的患者得到治疗的机会。

（三）适应证

GPCGF 膜来源于自体，富含多种生长因子，不存在免疫排斥反应，因而适应证较为广泛，包括牙性或骨性Ⅲ类错𬌗畸形，需正畸代偿治疗的患者；或者骨性Ⅲ类错𬌗畸形，术前正畸需去代偿治疗的患者；CBCT 显示牙龈菲薄，下颌 3~3 区唇侧骨板菲薄，伴发骨开裂、骨开窗的患者；需要加速牙齿移动、缩短治疗时间、增加正畸稳定性的患者，均可行 GPCGF 膜代替传统 Bio-Gide 膜的治疗。

（四）禁忌证

处于活动期的牙周病患者或有严重牙龈退缩者；血常规、凝血功能异常者；对植入物过敏，难以对内植物的有效性和安全性做出确切评价的患者；长期服用皮质类固醇及双膦酸盐类药物患者；长期服用非类固醇类抗炎药，合并心脏、肺、脑、肾等重要脏器原发性疾病而未控制的患者；精神疾病患者。

(五)手术方法

1. 知情同意 CGF 用于 PAOO 手术在国内外尚缺少规范的应用指南，因此在术前使用 CGF 时应严格把控适应证，告知患者可能出现的各种风险，并嘱患者签署知情同意书。

2. 资料收集 为更好地评估 CGF 用于 PAOO 的临床疗效，所有患者均在术前进行软硬组织 CBCT 检查。为更好地显示牙龈和牙槽骨的轮廓，便于数据的测量，检查时在患者口腔前庭沟内放置纱卷，隔离牙龈与唇颊部软组织。将扫描所获得的 CBCT 数据导入相应软件，测得术前牙龈厚度、高度，牙槽骨骨量(高度、厚度和骨密度)。除此之外，患者口内、口外的二维照片和血液学检查也应详细记录。

3. GPCGF 膜的制备 根据手术区域的大小，抽取患者适量静脉血。以 33~43 六颗牙齿为例，红管抽取患者约 18 ml 静脉血制备 GPCGF，再将 GPCGF 放入压膜器压制成膜备用(图 12-3-1)。

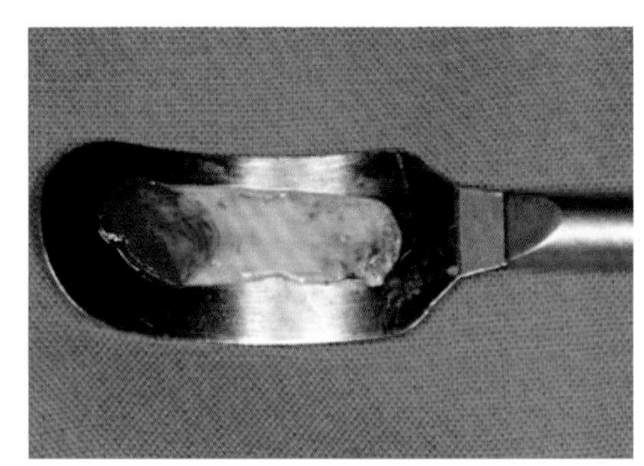

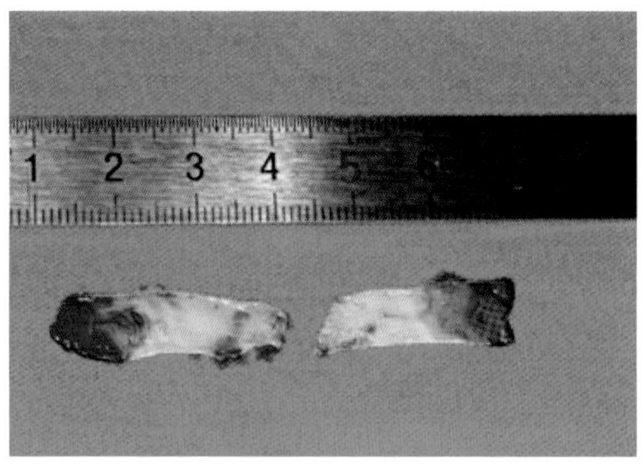

图 12-3-1　制备 GPCGF 后压膜

4. 术前麻醉 PAOO 手术一般选择利多卡因或阿替卡因局部浸润麻醉。若手术范围大，患者耐受能力差，排除全身禁忌后，亦可采取全身麻醉和基础麻醉。

5. 手术过程

(1)根据牙龈的厚薄及龈缘附着水平，设计龈瓣切口，注意保留龈乳头，充分暴露目标区域牙槽骨骨面，术中切断前庭沟处的黏骨膜，行龈沟松解，以便无张力缝合。

(2)用超声骨刀沿两牙根间牙槽嵴顶下方 2~3 mm 至根尖下 2 mm 切开骨皮质，深至骨松质，注意不要破坏牙槽嵴顶，以免引起牙槽骨及牙龈水平的降低(图 12-3-2)。

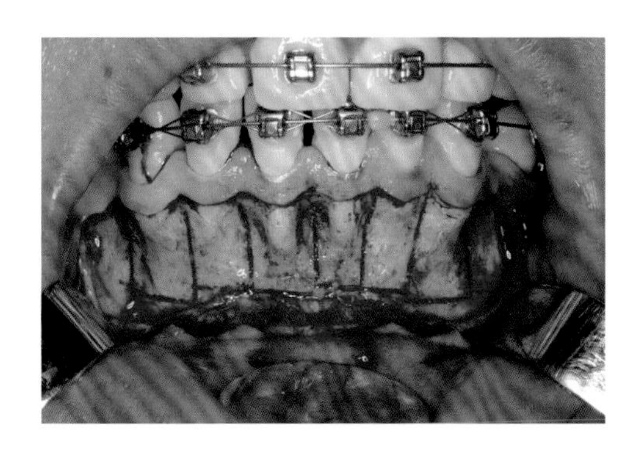

图 12-3-2　暴露牙槽骨后制备植骨床

（3）在目标区域及牙槽骨缺损处植入 Bio-oss 骨粉 0.5 g，覆盖准备好的 GPCGF 膜（图 12-3-3）。

（4）无张力缝合，充分包绕植骨材料，避免感染的发生。

（5）术后注意口腔卫生，并预防性使用抗生素。

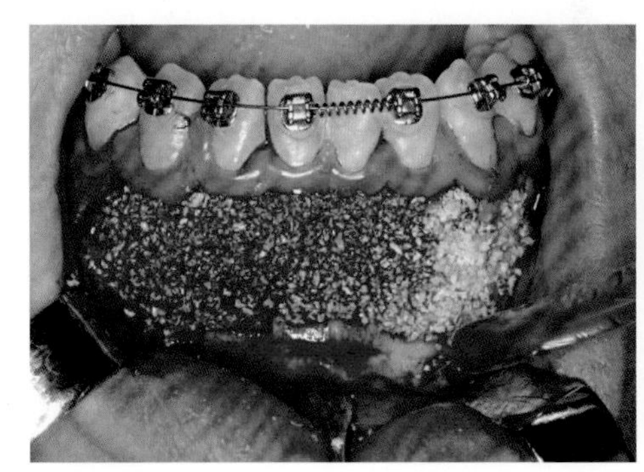
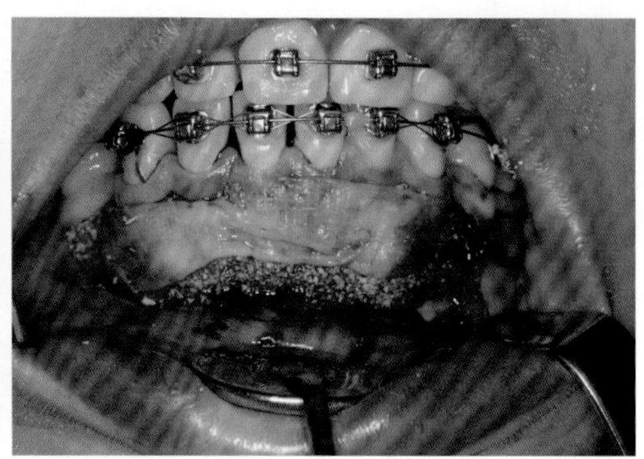

图 12-3-3　植入人工骨粉及 CGF 膜

6. 术后随访　术后 2 周、3 个月、6 个月随访，并收集二维照片及术后 CBCT 资料，对比评估手术效果。

（六）要点及讨论

上海交通大学医学院附属第九人民医院口腔颅颌面外科团队前期对 CGF 促进 PAOO 术后软硬组织增量方面进行了定性定量观察，取得了丰富的经验。与传统 PAOO 手术相比，CGF 用于 PAOO 主要具有以下三个方面优点：① CGF 完全取自自体血，经济方便，不会出现排异反应；②与 Bio-Gide 膜相比，GPCGF 膜在体积、黏性和强度上更大，可提供细胞生长的三维立体空间，具有一定的可塑性，含有细胞增殖分化的各种生长因子，明显促进细胞的黏附和增殖；③ GPCGF 膜不仅可以增加牙槽骨的骨量，对于软组织的损伤修复也有一定的作用，有增厚牙龈的作用。

对于本身牙周创伤明显的患者，可以采用隧道法植入骨粉及 GPCGF 膜。在此种方法下，采用纵行切口制备隧道，常规方法制备植骨床，并将骨粉铺于 CGF 膜后一起置入（图 12-3-4）。

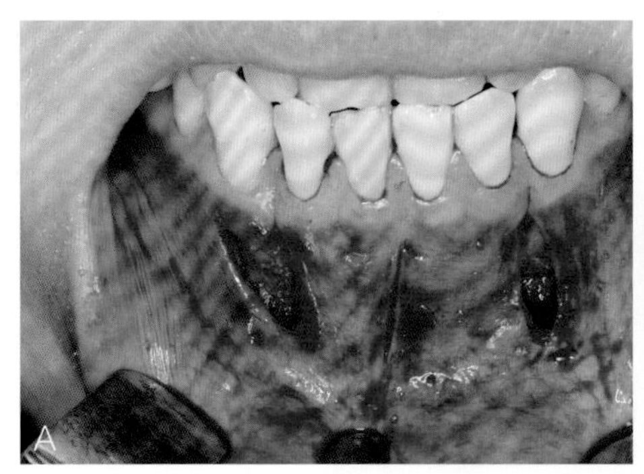

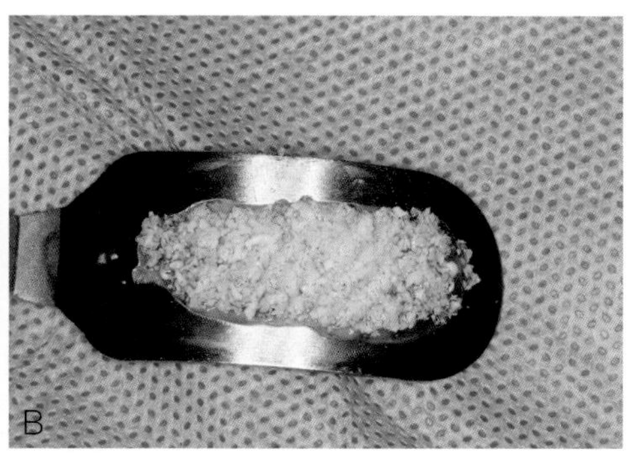

图 12-3-4　A. 隧道法手术切口；B. 骨粉与 CGF 膜复合体

二、CGF 在牙槽突裂植骨修复中的应用

（一）概述

近年来，随着组织工程学的发展，CGF 在口腔内外科领域应用的报道越来越多。有学者将 CGF 应用于种植体周围骨组织修复、牙槽骨增高、上颌窦底提升等种植外科领域，取得了良好的临床效果。将单纯骨粉及 CGF 与骨粉的混合物分别植入囊肿切除术后的骨腔内，发现 CGF 与骨粉联合使用比单纯使用骨粉成骨效果更佳。CGF 不仅能促进骨组织缺损的再生，对软组织缺损修复、降低软组织创面术后疼痛与肿胀、缩短愈合时间均有一定作用。

（二）应用目的与意义

对于较为严重的牙槽突裂的患者，植骨量的确定几乎决定了手术的效果：过少的植骨无法有效修复缺损，过多的植骨常常导致软组织张力过大而造成伤口开裂或植骨区感染。在使用自体浓缩血小板制品以前，手术医生为保证术后感染的减少，往往倾向于较少的植骨量。上海交通大学医学院附属第九人民医院口腔颅颌面外科团队利用 CGF 的组织再生能力及抗感染能力，将其与自体松质骨相混合，大大提高了牙槽突裂植骨修复后的效果。

（三）适应证

先天性牙槽突裂需行植骨修复且全身状况良好的患者，均可利用 CGF 促进植骨修复效果。

（四）禁忌证

全身状况不佳者。

（五）手术方法

1. 手术方案的设计 术前拍摄全牙列 CBCT 明确骨缺损情况，可利用医用三维设计软件计算骨缺损量以辅助手术。一般采用髂骨松质骨作为植骨材料，若为感染后二期手术的患者，可使用人工骨粉材料。

2. 术前准备与手术实施

（1）术前准备：完善术前检查，排除禁忌证，患者签署知情同意书。

（2）CGF 制备：制备 LPCGF 和多份 GPCGF，按需剪碎或压成膜后备用（图 12-3-5）。

（3）术前麻醉：一般选择全身麻醉，二期修复可选择局部麻醉。

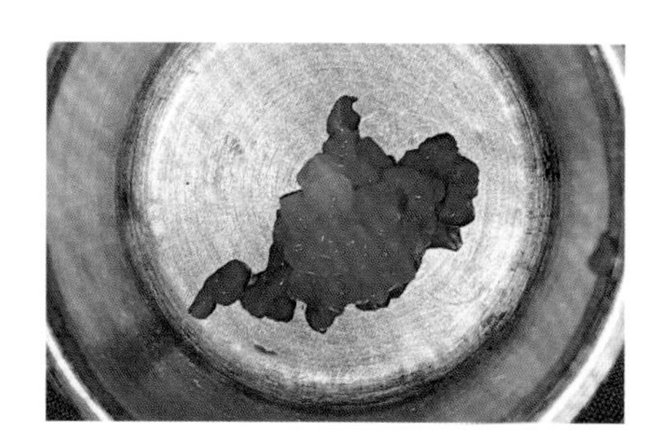

图 12-3-5　GPCGF 剪碎后备用

（4）体位摆放：仰卧位并垫肩。

（5）手术过程

1）切口设计：在口腔颊侧沿患侧牙槽突裂隙及口鼻瘘边缘0. 2~0.5 cm（根据裂隙或瘘口的大小和软组织缺损多少决定）设计切口。在患侧上颌骨段，沿牙龈缘延伸至上颌第1磨牙中后部，在口鼻瘘最上方斜向上外方设计切口，与龈缘切口组成一个龈唇颊黏骨膜滑行瓣，瓣下骨膜前端保留约1.5 cm以覆盖创面。若裂隙过大，还可在健侧上颌骨切至中切牙与侧切牙之间沿设计切口切开至骨面。

2）植骨床制备：按前述设计，先沿裂隙及口鼻瘘边缘环纵形切开两侧黏骨膜，用骨膜剥离器沿切口分离黏骨膜瓣，小心分离患侧上颌骨段内壁鼻腔黏骨膜和鼻底黏膜以及健侧鼻底及鼻中隔黏膜，向上分离尽可能延伸到牙槽突裂深面，显露整个裂隙区。如有必要，拔除裂隙边缘的乳牙和多生牙。利用裂隙两侧黏膜衬里组织，严密缝合使之成为鼻底，封闭口鼻瘘的鼻腔侧。以小骨凿或骨锉去除裂隙边缘的部分骨皮质，冲洗骨床准备取骨及植骨。

3）髂骨松质骨的切取和植入：取骨手术与常规手术无异，将取出的骨松质修剪成大小均匀的骨粒，与LPCGF及GPCGF混合后，由里往外填入整个裂隙范围内。尽可能将骨松质填入压紧，使植骨块与附近骨壁紧密贴合。同时观察两侧鼻翼基部的高度，使患侧略高于健侧1~2 mm以备植入骨部分吸收。在放置骨块过程中忌用吸引器，以免骨粒被吸失（图12-3-6）。

4）骨放置后创面处理：完成植骨后，在植骨区表面覆盖一层GPCGF膜，以减小张力，并可促进软组织的愈合。应用唇颊黏骨膜滑行瓣，将植骨区完全覆盖对位缝合，应尽量在无张力下关闭牙槽突裂的口腔侧裂隙，在牙槽突顶端与腭侧黏骨膜瓣缝合。

5）术后处理：预防继发感染，术后应漱口，给予抗生素5~7天。常规复诊，可在术后15天、30天于植骨区再次注射LPCGF以提高植骨成功率。

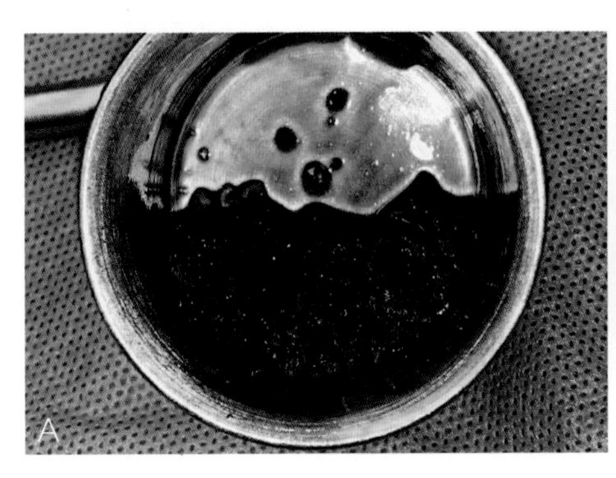

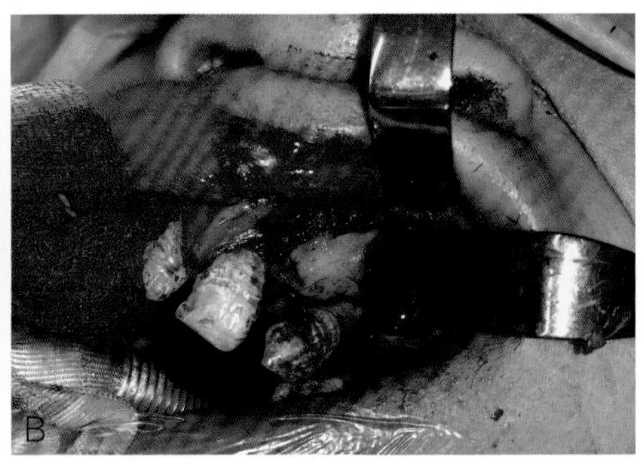

图12-3-6 A. 骨粉与LPCGF及GPCGF混合；B. 混合骨粉置入植骨床

（六）要点及讨论

为提高手术成功率，应注意以下几点：

（1）手术前要有良好的口腔卫生，术后也要保持口腔卫生，这是进行手术的基本条件。

（2）口鼻腔瘘或牙槽突裂的鼻腔侧和口腔侧软组织关闭必须可靠，一定要在无张力下严密缝合。

（3）颗粒状松质骨比大块状松质骨移植更易血管化，也更易与CGF相混合，因此取骨后应修剪成0. 2~0.4 cm大小的均匀骨块，呈颗粒状移植，但不宜过小，否则易被吸收。

（王旭东　张　雷　乌丹旦）

参考文献

Chung CW, Marra KG, Li H, et al. VEGF microsphere technology to enhance vascularization in fat grafting. Ann Plast Surg, 2012, 69(2): 213-219.

Denadai R, Raposoamaral CA, Buzzo CL, et al. Autologous free fat grafting for management of the facial contour asymmetry. J Craniofac Surg, 2018: 1.

Hamed S, Egozi D, Kruchevsky D, et al. Erythropoietin improves the survival of fat tissue after its transplantation in nude mice. Plos One, 2010, 5(11): 419-453.

Isenberg JS, Romeo MJ, Abuasab M, et al. Increasing survival of ischemic tissue by targeting CD47. Circ Res, 2007, 100(5): 712-720.

Kaufman MR, Bradley JP, Dickinson B, et al. Autologous fat transfer national consensus survey: trends in techniques for harvest, preparation, and application, and perception of short-and long-term results. Plast Reconstr Surg, 2007, 119(1): 323-331.

Keyhan SO, Hemmat S, Badri AA, et al. Use of platelet-rich fibrin and platelet-rich plasma in combination with fat graft: which is more effective during facial lipostructure?. J Oral Max Surg, 2013, 71(3): 610-621.

Li F, Guo W, Li K, et al. Improved fat graft survival by different volume fractions of platelet-rich plasma and adipose-derived stem cells. Aesthet Surg J, 2015, 35(3): 319-333.

Lu F, Li J, Gao J, et al. Improvement of the survival of human autologous fat transplantation by using VEGF-transfected adipose-derived stem cells. Plast Reconstr Surg, 2009, 124(5): 1447-1449.

Pinski KS, Jr RH. Autologous fat transplantation. Long-term follow-up. J Dermatol Surg Oncol, 1992, 18(3): 179-184.

Roh DS, Orgill DP. Discussion: early macrophage infiltration improves fat graft survival by inducing angiogenesis and hematopoietic stem cell recruitment. Plast Reconstr Surg, 2018, 141(2): 387-388.

Scarano A, Valbonetti L, Marchetti M, et al. Soft tissue augmentation of the face with autologous platelet-derived growth factors and tricalcium phosphate. Microtomography evaluation of mice. J Craniofac Surg, 2016, 27(5): 1212-1214.

Yoshimura K, Sato K, Aoi N, et al. Cell-assisted lipotransfer for cosmetic breast augmentation: supportive use of adipose-derived stem/stromal cells. Aesthet Plast Surg, 2007, 32(1): 48-55.

Yoshimura K, Sato K, Aoi N, et al. Cell-assisted lipotransfer for facial lipoatrophy: efficacy of clinical use of adipose-derived stem cells. Dermatol Surg, 2008, 34(9): 1178-1185.

Yuksel E, Weinfeld AB, Cleek R, et al. Increased free fat-graft survival with the long-term, local delivery of insulin, insulin-like growth factor-I, and basic fibroblast growth factor by PLGA/PEG microspheres. Plast Reconstr Surg, 2000, 105(5): 1712-1720.

Yun H, Yichen J, Muyao W, et al. Concentrated growth factor enhanced fat graft survival. Dermatol Surg, 2018, 44(7): 1.

卢俊，孙长安．浓缩生长因子在口腔修复中的应用效果评价．上海口腔医学，2018，27(1): 101-103.

翁涛．CGF 在骨组织再生工程中的应用研究进展．中国口腔种植学杂志，2017，2: 97-100.

第四节　浓缩血小板在促进牙周和牙髓组织再生中的应用

一、CGF 在促进牙周组织再生中的应用

（一）概述

牙周病是破坏牙周组织的主要原因，治疗牙周病不仅要控制牙周炎症，阻止其进一步破坏牙周组织，还要寻求牙周组织重建与再生的方法，以期能恢复健康的牙周状况，使牙齿更坚固。而针对这一临床需要的外科手术设计很多，也有许多不同的生物材料应用于牙周组织再生临床试验中。浓缩血小板制品因其良好的再生效果和生物安全性在临床上应用广泛，CGF 作为口腔软硬组织再生的材料，也被逐步地应用到牙周组织再生手术中，为实现牙周软硬组织再生提供了一个新的选择。

CGF 延续了 PRF 的安全性，形成的纤维团块量更多、更致密，富含更多的生长因子。在临床应用中，CGF 既可单独使用，又可与骨修复材料混合使用，提高其生物活性，也可制备成 GPCGF 膜，诱导组织再生。牙周组织的再生需要牙周膜干细胞（human periodontal ligament stem cells, hPDLSCs）、支架材料和多种生长因子。生长因子引导干细胞向受损组织迁移，诱导其向特殊表型分化并合成细胞外基质，从而激活牙周组织的再生。CGF 作为新近一代自体浓缩血小板制品，本身就是富集生长因子的支架材料。目前探讨 CGF 在促进牙周组织再生方面的文献不是很多，而早期的 PRP、PRF 已经有了大量的临床实验及疗效支持。在Ⅱ度根分叉病变、重度牙周炎骨下袋的手术治疗中，PRP、PRF 的植入在探诊深度（probing depth, PD）、临床附着丧失（clinical attachment loss, CAL）的减少及牙槽骨的再生上有着肯定的效果。北京大学口腔医院在治疗牙周骨下袋的随机临床对照实验中，在完善基础治疗和对咬合创伤位点完成咬合调整后，选取 31 个 PD ≥ 6 mm，骨缺损深度≥ 13 mm 的牙，随机分配到两组进行手术，其中实验组 CGF+Bio-oss 骨区，对照组仅植入 Bio-oss 骨粉；术后 1 年，从 PD 的下降、附着水平的升高以及骨缺损区硬组织的充填情况三个方面评估，两组相对于基线都有明显的好转，CGF 联合 Bio-oss 组在 PD 的降低和附着水平的提高上分别为（4.2 ± 1.3）mm 和（3.7 ± 1.3）mm，明显高于 Bio-oss 组的（3.0 ± 1.6）mm 和（2.4 ± 1.1）mm（$P < 0.05$）。实验表明，CGF 混合骨修复材料要比单独使用 CGF 或单独使用骨修复材料得到的临床效果要好得多。

（二）典型病例：重度牙周病患者角型骨缺损引导骨组织再生

患者，男，42 岁，主诉：左下后牙松动 2 年，夜间痛 2 天。现病史：2 年前左下后牙出现松动不适，未予重视，未做任何诊治，牙齿松动加重，出现冷热刺激痛，2 天前出现夜间痛，遂来诊，要求治疗。查体：37 近中牙龈退缩，松动Ⅲ度，PD 为 8 mm，叩诊（+），冷测（++）。诊断：37 牙周病。治疗计划：37 根管治疗 +GBR。处置：①常规根管治疗；②术前采自体血制备两管 GPCGF 备用；③切开 37 颊侧牙龈并翻瓣，显露术区，见大量炎性肉芽组织及根面结石，刮匙刮净肉芽及结石，生理盐水冲洗后洗净，见患牙根周大面积骨缺损，将 1 块 GPCGF 压膜并切成碎块混合海奥骨胶原充填在骨缺损处，盖骼瑞生物膜，再覆盖 1 块 GPCGF 膜，对位牙龈，缝合切口，调殆至轻咬合；④术后 1 周拆线，3 个月复诊，颊侧部分牙龈退缩，但患牙松动度（–），叩诊（–），无自发痛；18 个月复诊，根尖片示根尖周围骨愈合良好（图 12-4-1~12-4-11）。

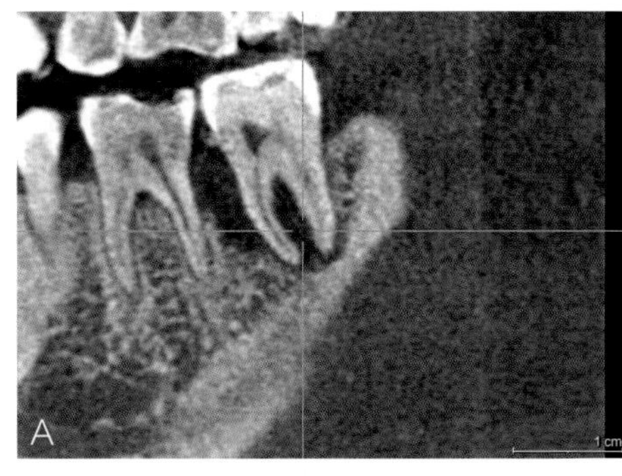

图 12-4-1 术前 CBCT 显示 37 近中角型骨缺损达根尖根分叉病变，邻牙远中骨缺损至根中 1/3
A. 术前 CBCT 冠状面；B. 术前 CBCT 矢状面

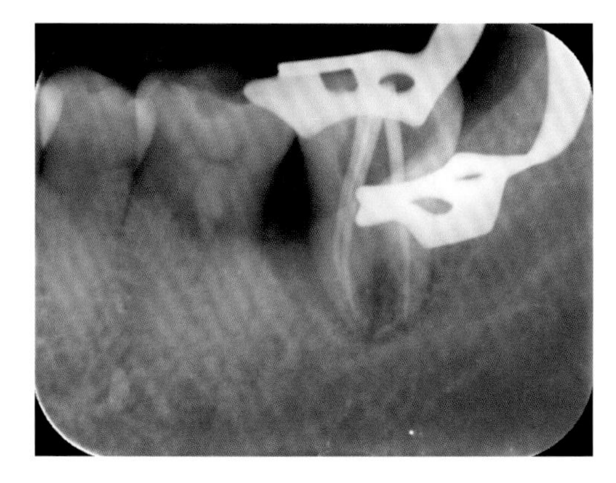

图 12-4-2 根管治疗术中 X 线直视摄影（radio visio graphy, RVG）

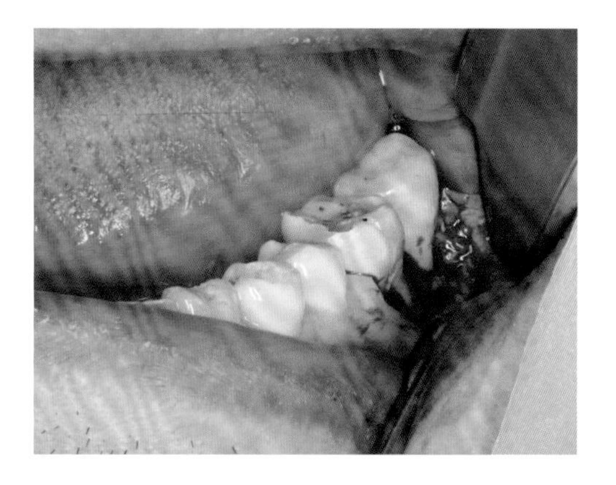

图 12-4-3 切开翻瓣显露根周大量肉芽组织

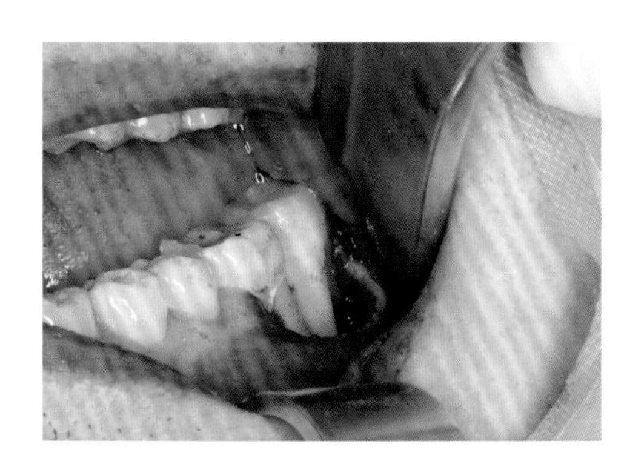

图 12-4-4 刮净肉芽组织根面平整

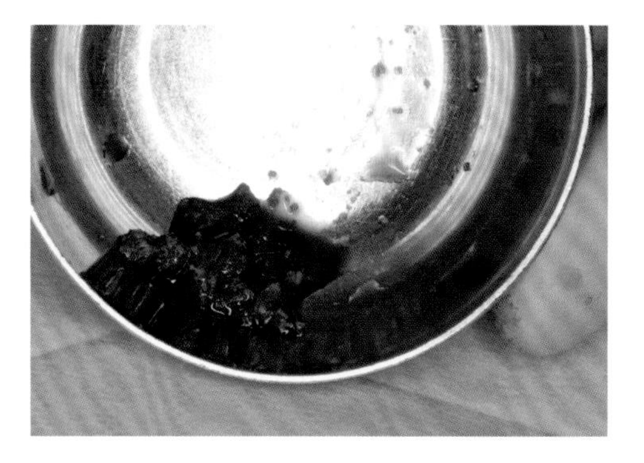

图 12-4-5 CGF 与骨胶原混合

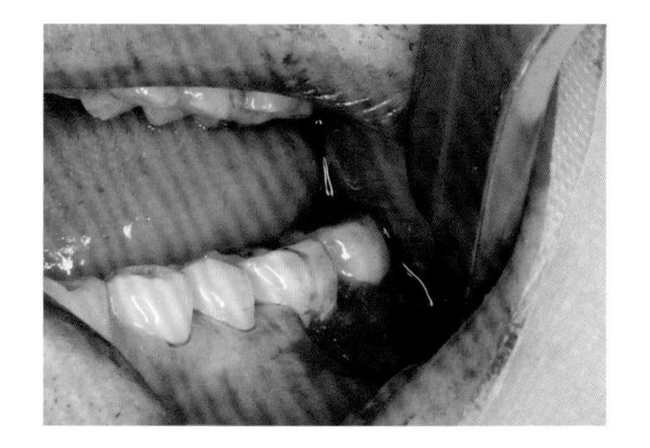

图 12-4-6 充填骨缺损区

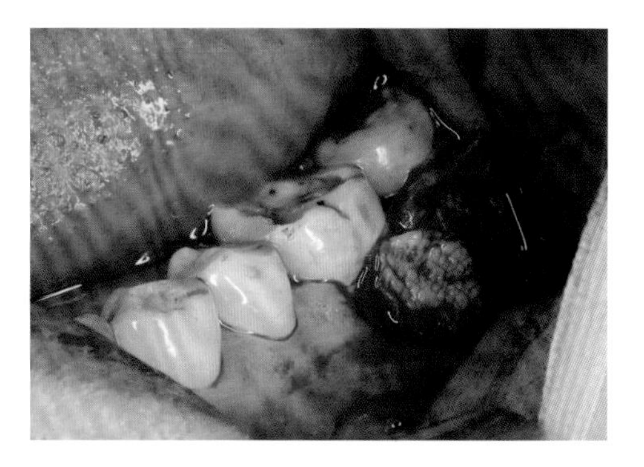

图 12-4-7 覆盖生物膜及 GPCGF 膜

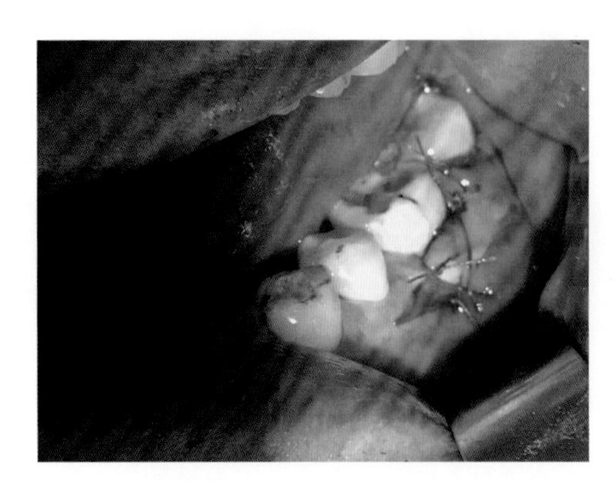

图 12-4-8　术后缝合

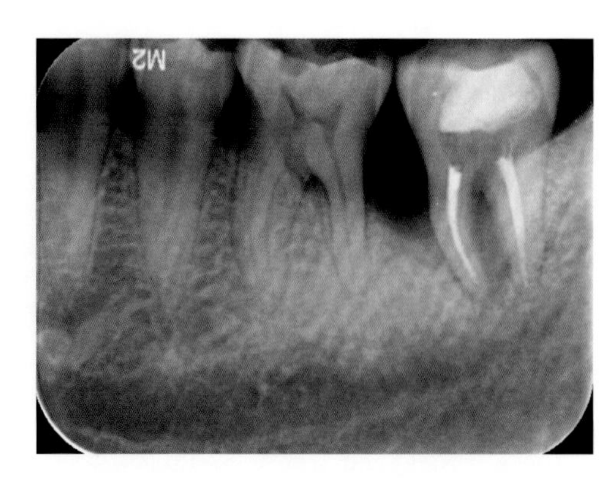

图 12-4-9　术后 1 年复诊根尖片

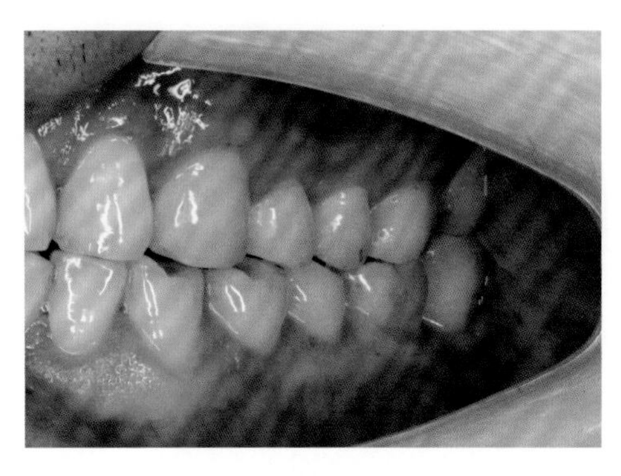

图 12-4-10　术后 18 个月口内照

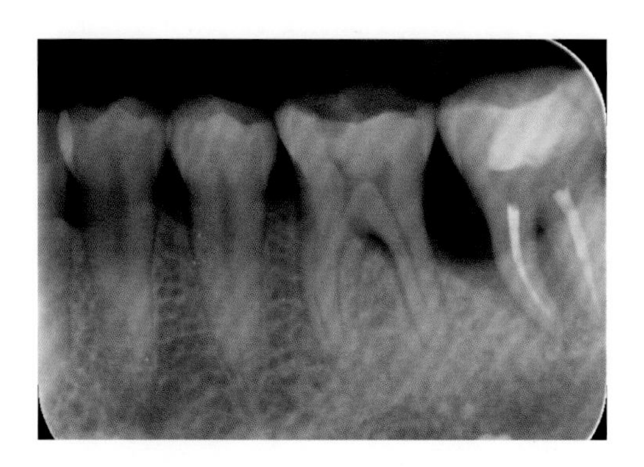

图 12-4-11　术后 18 个月复诊根尖片

二、CGF 在牙髓组织再生中的应用

（一）概述

针对根尖未发育完全的牙髓坏死的恒牙，传统治疗方法一般都是采取根尖诱导成形术来解决。而自 2004 年到现在的 15 年间，牙髓再生技术的出现与发展为这一病种的治疗又开辟了一条新路。读者在不同的文献里可能会见到不同的术语，比如“牙髓血运重建术”“牙髓活化”“牙髓再生”等。不过早期文献里使用最多的可能还是“血运重建（revascularization）”这个词。一是因为最初主要基于牙外伤的文献，在牙外伤的经典文献里，例如牙脱位再植，都认为血运重建是创伤愈合和恢复牙髓活力的重要前提。二是牙髓再生治疗的临床步骤需要引导根尖出血到根管内形成血凝块。基于这两个原因，前十几年的文献里几乎用的都是“血运重建”这个词语，但其实也并不准确。目前美国牙髓病医师协会（American Association of Endodontists, AAE）已经统一不再使用“血运重建”，而是将其命名为“regenerative endododontics”，建议暂时翻译成“牙髓再生治疗技术”或“再生性牙髓治疗”。目前在中国口腔医学界，依然沿用着“牙髓血运重建术”一词。

牙髓血运重建术的定义是：临床上对于根尖孔尚未闭合的年轻恒牙，彻底消毒根管，诱导根尖部出血以形成血凝块作为支架并提供生长因子，使得根尖部的牙髓干细胞和根尖乳头干细胞在生长因子的诱导下增殖、迁移，并分化为成牙本质细胞，以期实现牙髓组织再生和根尖硬组织继续发育。牙髓血运重建术在临床上有相当广泛的应用，而目前治疗的结果大多是根尖的再发育，其牙髓再生的效果仍要进一步研究。

在行牙髓再生性治疗过程中，如果能诱导根尖出血，就尽量一定要诱导出血。注意在复诊局部麻醉时使用不含血管收缩剂（肾上腺素）的局部麻醉剂，如2%利多卡因、3%卡波卡因等。在清理干净根管和冲洗消毒之后，纸尖干燥根管，用根管锉（如使用K锉可预弯尖端）或根管探针超出根尖孔2 mm，引导根尖出血，使血液进入根管内并充盈至釉质牙骨质界水平。有些时候可能会遇到引导出血失败或血量充盈不足。这种情况下，如果条件允许，可使用PRP、PRF或CGF替代。笔者在临床中使用CGF进行治疗，CGF中富含多种生长因子及白细胞，可有效控制根管内感染；CGF中特有的$CD34^+$细胞增加了牙髓重建活力，能有效促进根尖孔封闭。

（二）典型病例：年轻恒牙根尖周炎的牙髓血运重建术

患者，女，12岁，主诉：上前牙根尖肿痛7天。现病史：患儿自诉1月前上前牙肿痛，未予重视，后缓解。7天前该区又开始肿痛，且根尖区隆起，遂来就诊。查体：22牙变色，根尖区瘘口，扪诊有黄色液体流出，叩诊（+），冷热测（–），电活力测试（–）。辅助检查：CBCT示22根尖区侧壁吸收，根管壁变薄，根尖周围不规则低密度影。诊断：22死髓牙、根尖周炎。处置：①常规开髓，拔髓，畅通根管，根管预备，测长：19 mm，初锉15 mm，主锉：F3，次氯酸钠冲洗根管，超声波荡洗根管，拭干，根管内置氢氧化钙，玻璃离子暂封。②2个月后复诊，拍根尖片示22根尖区低密度影较前明显减小，去封药，超声荡洗根管，1%次氯酸钠冲洗，拭干，玻璃离子封氢氧化钙。③1个月后复诊，22封药完整，唇侧原瘘口基本愈合，剩余部分轻微瘢痕组织，去原封药，超声荡洗根管，抽血制备LPCGF，拭干根管，超预备至根尖出血，显微镜下可见血液进入根管，LPCGF注射入根管，iRoot BP封闭根管口，光固化玻璃离子垫底，流动树脂充填，调殆，抛光。④患者3个月、6个月复诊，无自主症状及咬合不适，根尖区瘘管消失，牙龈色正常，扪诊（–），叩诊（–），根尖片示：22根尖周围低密度影消失，开大的根尖区牙骨质闭合，管壁变窄（图12-4-12~12-4-14）。

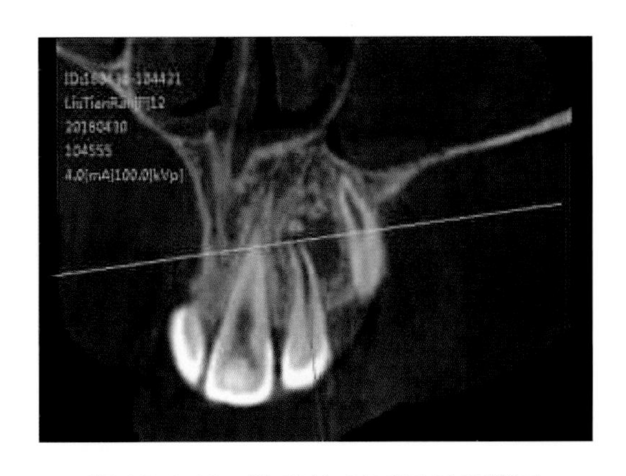

图12-4-12 治疗前CBCT局部截图

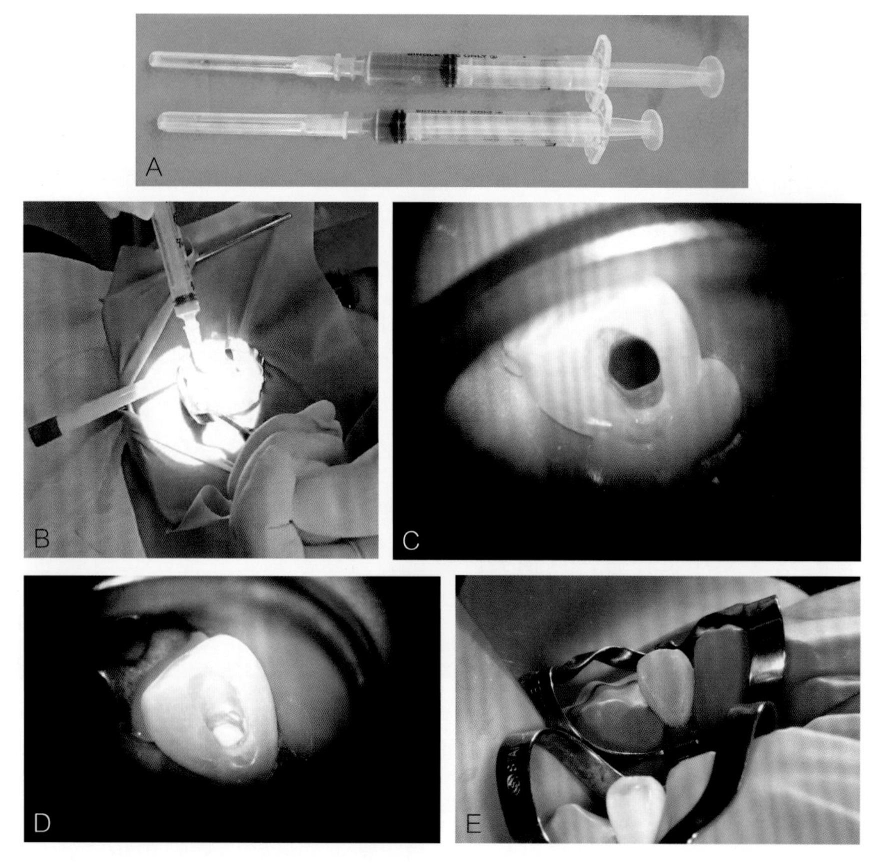

图 12-4-13　将 LPCGF 注射进根管以期形成新的血运，促进根尖孔封闭

A. 用于冲洗及注射的 LPCGF；B. 根管内注射 LPCGF；C. 显微镜下注射了 LPCGF 的根管；D. iRoot BP 封闭根管口；E. 树脂充填后的患牙

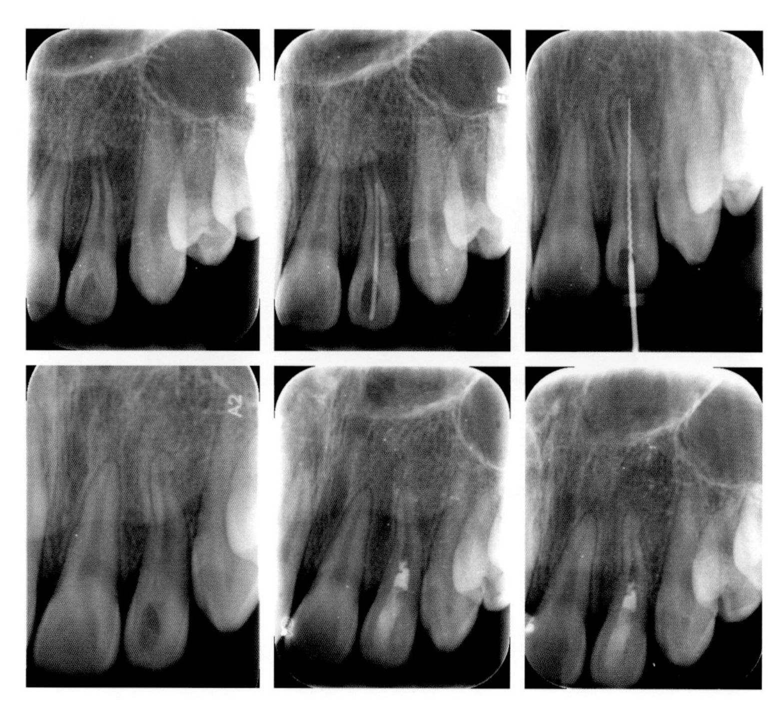

图 12-4-14　牙髓血运重建治疗过程中根尖片显示根尖周愈合情况

（王　兴　刘元媛）

参考文献

Ahmed Marwan Arnab, Iyad Ghonaim. Comparative study between using A-PRF membrane with sticky bone and traditional GBR procedure at the bone defected area. Clin Oral Implan Res, 2018, 29: 121-121.

Chen FM, An Y, Zhang R, et a1. New insights into and novel applications of release technology for periodontal reconstructive therapies. J Control Release, 2011, 149(2): 92-110.

Chen FM, Zhang M, Wu ZF. Toward delivery of multiple growth factors in tissue engineering. Biomaterials, 2010, 31(24): 6279-6308.

Cortese A, Pantaleo G, Amato M, et al. Platelet-rich fibrin (PRF) in implants dentistry in combination with new bone regenerative flapless technique: evolution of the technique and final results. Open Medicine, 2017, 12(1): 24-32.

Rodella LF. Platelet preparations in dentistry: How? Why? Where? When?. World J Stomatol, 2015, 4(2): 39.

Wang X, Deng TG. Application of platelet-rich Fibrin in oral surgery. Psychiatrist, 2017, 23(35): 108.

Xiao W, Wang J. Evidence-based medicine study on clinical progress of pulp regeneration therapy. Chinese journal of Practical stomatology, 2018, 11(3): 150-155.

Yoon JS, Lee SH, Yoon HJ. The influence of platelet-rich fibrin on angiogenesis in guided bone regeneration using xenogenic bone substitutes: A study of rabbit cranial defects. J Cranio Maxill Surg, 2014, 42(7): 1071-1077.

丁江峰，张锋，徐冬雪，等. CGF 介导再生性牙髓治疗的临床疗效观察. 临床口腔医学杂志，2017，33(8): 474-478.

雷朝锋，王英博，徐屹. 富血小板纤维蛋白在牙周植骨手术中的临床观察. 牙体牙髓牙周病学杂志，2017，27(9): 525-528.

李小菊，宋光保，杨剑珍，等. 浓缩生长因子对人牙龈成纤维细胞增殖与分化的作用. 中国组织工程研究，2019，23(21): 3342-3348.

裴心佛，孟姝，丁一. 浓缩生长因子在牙周组织再生中的应用进展. 口腔疾病防治，2018，198(5): 64-67.

邱利华，仝悦，徐锐，等. 富血小板纤维蛋白应用于年轻恒牙牙髓血运重建术的临床分析. 全科口腔医学杂志（电子版），2019，6(32): 46-47, 60.

田松波. CGF 促进牙髓组织修复重建的实验及临床研究. 河北医科大学，2018.

王敬，徐燕，杨洋，等. 生长因子在牙周炎位点保存中促进骨组织再生的观察. 安徽医科大学学报，2016，51(9): 1329-1333.

张改仙. 浓缩生长因子纤维蛋白对牙龈退缩的临床治疗作用效果研究. 中国药物与临床，2019. 19(7): 84-86.

第五节　浓缩血小板在颞下颌关节紊乱病中的应用

一、概述

颞下颌关节紊乱病（temporomandibular disorders, TMD）是口腔颌面部常见病，好发于中青年，以20~30岁患病率、就诊率最高。张跃蓉等对1254名在校大学生进行调查发现，男、女患病率分别为44.84%和32.01%；赵晓敏等使用Helkimo指数对812名医学生进行分析调查，患病率为39.50%。本病多一侧起病，亦可渐累及双侧，病程变异度较大，从几年到十几年不等，易反复发作，但具有自限性，一般不发生关节强直，预后较好。少数可发展成关节结构紊乱甚至出现器质性病变。本病病因目前尚未完全阐明，多数学者认为是多因素发病，包括心理社会因素、殆因素、免疫因素、关节负荷过重、关节解剖因素等。

二、临床分期、分型与临床表现

TMD的临床分期有三个阶段：早期为功能紊乱阶段，中期为结构紊乱阶段，后期为关节器质性破坏阶段。

TMD事实上是颞下颌关节紊乱和咀嚼肌群紊乱两大类疾病的总称，临床上常分为四种类型：咀嚼肌紊乱型、关节结构紊乱型、炎性疾病型和骨关节炎型。

本病的临床表现主要为三个方面：①下颌关节活动异常（张口受限）；②关节和（或）周边肌肉疼痛；③关节弹响或杂音。体检多可发现张口过小，关节或周边咀嚼肌压痛，关节活动中可触及摩擦感或弹响。影像学上，通过X线片可发现关节间隙改变和骨硬化、增生、囊性变等；MRI可发现关节盘挛缩、变形、移位、穿孔，关节腔内积液等。

三、治疗方法

（一）治疗目标

Frederick提出TMD的治疗目标为：①缓解颞下颌关节区疼痛；②缓解开口受限，改善关节功能；③预防颞下颌关节的进一步损伤；④提高生活质量，减少颞下颌相关疾病的发病率。

（二）常规治疗

治疗可先使用无创的殆板、药物、物理治疗等，若疗效不佳，则考虑使用微创甚至有创治疗方案。颞下颌关节腔内注射是临床最常用的微创治疗方法，常用药物有透明质酸和皮质类固醇。透明质酸虽然有营养、润滑关节的作用，但对关节痛的缓解疗效差；而皮质类固醇虽能较好缓解关节痛等临床症状，但因其对软骨具有损害性而不适合多次注射。

（三）浓缩血小板治疗

关于浓缩血小板技术治疗TDM的作用机制，目前研究认为主要是以下几个方面：

（1）TMD从总体上属于低炎症性关节炎的一种，浓缩血小板中的多种抗炎因子及免疫调节因子能有效控制、调节这种无菌性炎症进展，实现局部内稳态，进而可能达到治愈的效果，相关研究认为其炎症调节能力对本病症状和体征的改善发挥了关键性作用。

（2）TMD 存在有不同程度的关节软骨、关节囊、肌肉、韧带等多种结构损伤，浓缩血小板中富含的多种生长因子及 $CD34^+$ 细胞在促进组织修复、再生方面的作用是得到确切证实的，并在与 TDM 相似的骨性关节炎等病种的治疗中得到广泛应用。

（3）浓缩血小板注射入局部组织后能有效刺激自身组织产生透明质酸，起到润滑关节、减轻摩擦力的作用，有利于减轻关节物理性磨损及软骨破坏。

Hegab 通过对比研究发现，PRP 组的长期疗效（6 个月和 12 个月）优于透明质酸组，并且在张口度、关节音和疼痛指数评分三个方面更加优秀。2017 年，Yang 等首次报道了在 29 名患者的 36 个颞下颌关节腔内注射 LPCGF，每个关节注射 2 ml，TMD 症状平均缓解时间为（48.5 ± 64.1）天，获得了良好效果。

不同类型的 TMD 患者均可接受 PRP 的注射治疗。PRP 对关节软骨的修复作用是糖皮质激素、透明质酸等药物所不具备的。若为咀嚼肌紊乱型患者，其病变主要位于关节外的咀嚼肌群，以咀嚼肌张力异常、痉挛、肌筋膜炎等问题为主，浓缩血小板治疗目标以咀嚼肌为主，特别是咀嚼肌及其附着点的压痛较显著之处；其他三型患者，其关节均有不同程度的器质性损害，故均可将浓缩血小板直接注射到关节腔内，以消除关节内炎症、促进关节的自我修复。

四、PRP 注射操作方法及术中注意事项

（一）咀嚼肌群的 PRP 注射

可选取咀嚼肌张力较高、压痛最为明显的部位（如翼外肌）进行注射，所使用 PRP 应尽量清除红细胞以避免造成肌肉血肿机化，每点约 0.5 ml，2 周注射一次，3 次为一个疗程。注射后应予适当压迫止血。

（二）颞下颌关节的 PRP 注射

使用长 5 号注射针头，每次提取 PRP 5 ml，于关节腔内注射 0.5~1 ml，其余注射在关节周边组织内，2 周注射一次，3 次为一个疗程。颞下颌关节注射通常分为关节上腔注射与关节下腔注射两种，一般多注射于前者，但近期有文献报道关节下腔注射对于增加开口度、减轻关节疼痛等效果更佳。

1. 颞下颌关节的常规穿刺方法

（1）关节上腔穿刺法：患者取侧卧位，嘱患者尽量张大口，于耳屏前 1 cm 颧弓下缘凹陷处进针，并向前、上方推进，当针尖触及骨面（关节结节后斜面）时稍稍回退一点，回抽无血或其他液体，即可注射（图 12-5-1）。

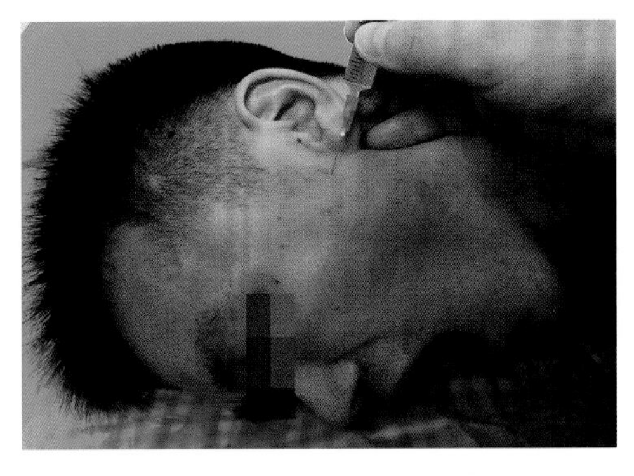

图 12-5-1　尽量张大口，耳屏前 1 cm 颧弓下缘凹陷处进针

（2）关节下腔穿刺法：患者取侧卧位，嘱患者稍张口，于颧弓下方触摸到髁突最隆起处，于髁突后侧稍向下斜刺进针，先将针尖抵及髁突后部，然后稍退针，将针尖稍转方向朝上（顶侧）进针，直至针尖出现落空感（即针尖位于并紧贴髁突顶部）时，回抽无血或其他液体，即可

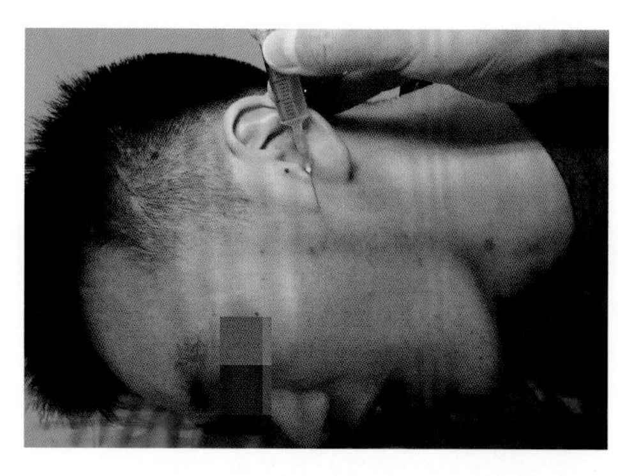

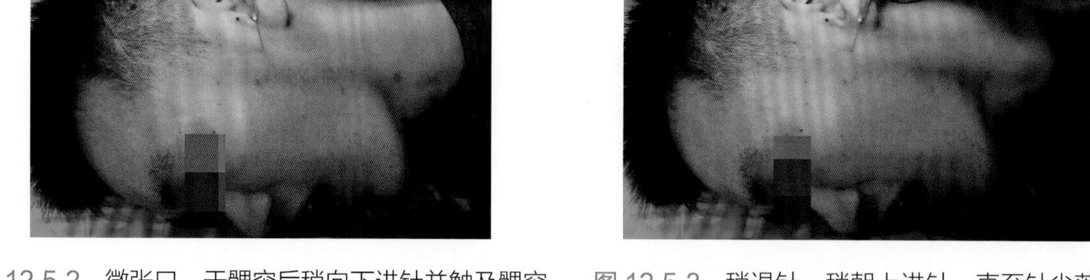

图 12-5-2　微张口，于髁突后稍向下进针并触及髁突　　图 12-5-3　稍退针，稍朝上进针，直至针尖落空

注射（图 12-5-2、12-5-3）。

2. 超声引导下颞下颌关节的穿刺方法　由于制备 PRP 有一定成本（特别是使用套件提取时价格高昂），而盲穿条件下难以精确判定髁突与针尖的所在位置（除非特别熟练者），否则，要准确将 PRP 注射进颞下颌关节的关节下腔还是有一定难度。为确保穿刺成功，最大程度发挥 PRP 的作用，推荐在超声引导下进行颞下颌关节的下关节腔注射。

超声引导的具体定位方法是：

（1）患者取患侧在上的侧卧位。

（2）用 1 个消毒棉球或小纱布团塞住患侧外耳道口，避免消毒液流入耳内，以患侧颞下颌关节为中心用碘伏消毒，避免消毒液入眼，铺洞巾（图 12-5-4）。

（3）使用高频线型探头，以无菌手套套扎保护探头（或使用专用无菌塑料套），避免消毒液直接接触探头。

（4）嘱患者微张口，通过触摸确定颧弓下缘的位置（图 12-5-5）。

（5）将探头放置于颧弓下缘并稍向前下方倾斜（图 12-5-6、12-5-7）。

（6）采用平面内穿刺法，进针点位于探头前侧，在超声全程引导下进针，使针尖位于髁突表面并紧贴髁突表面，即进入颞下颌关节的下关节腔（图 12-5-8）。

（7）在颞下颌关节的下关节腔内注射 PRP 0.5~1 ml（图 12-5-9）。

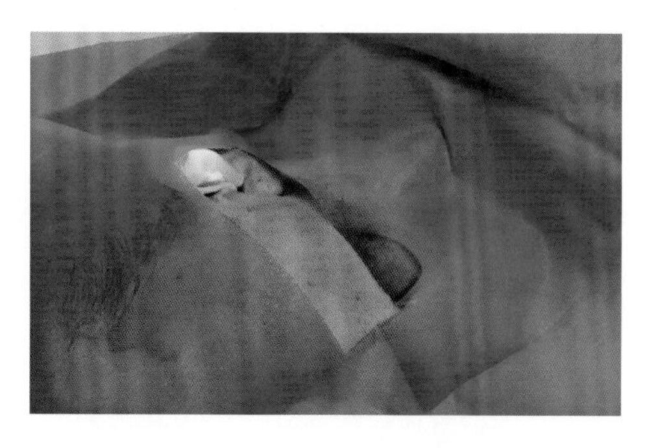

图 12-5-4　消毒铺巾

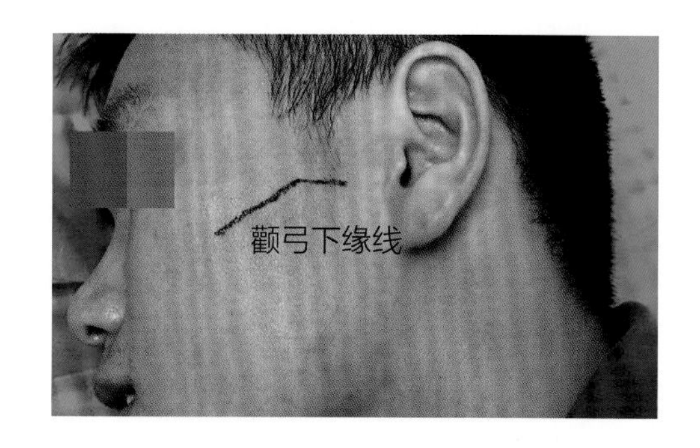

图 12-5-5　患者微张口，体表定位颧弓下缘的位置

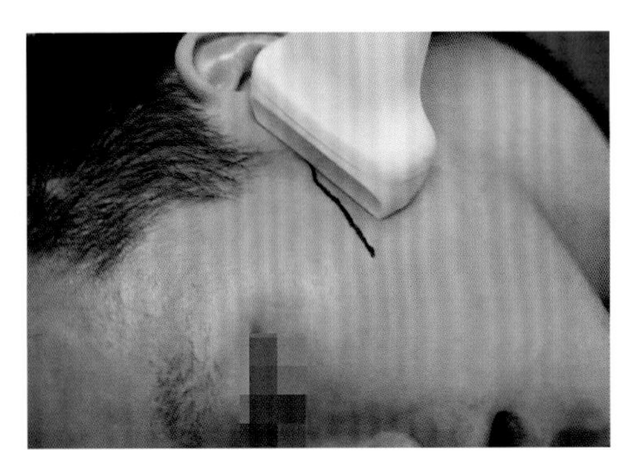

图 12-5-6 将探头斜置于颧弓下缘

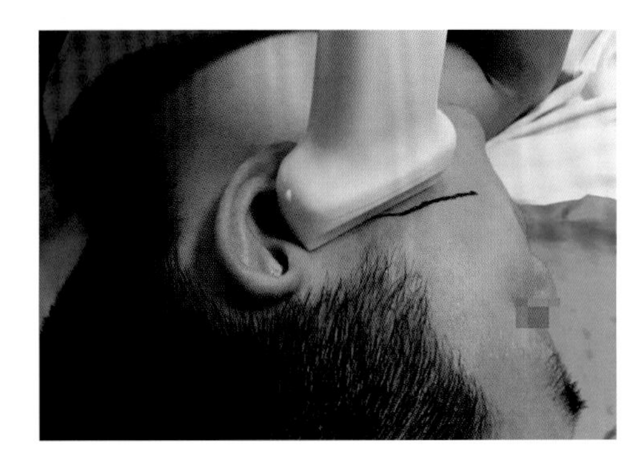

图 12-5-7 将探头斜置于颧弓下缘（顶侧观）

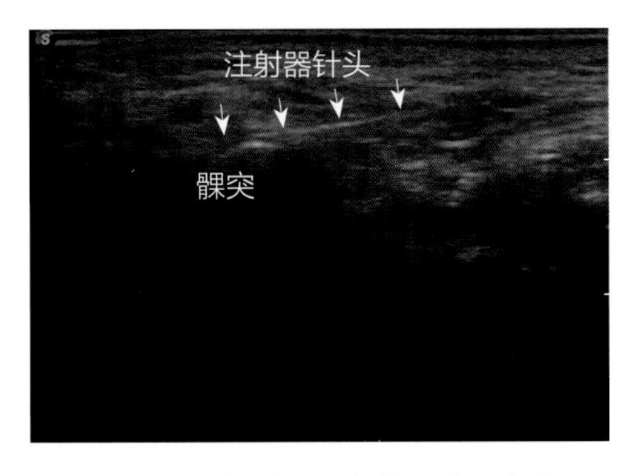

图 12-5-8 穿刺到髁突并紧贴髁突表面

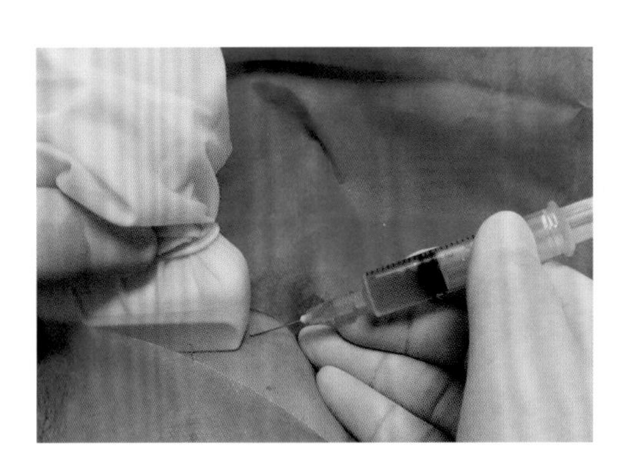

图 12-5-9 超声引导下穿刺

五、术后注意事项

（1）术后局部应予充分压迫止血。

（2）术后 1~2 天，患者局部可能会有疼痛、酸胀、僵硬等反应，可给予口服非甾体类药物等进行对症处理。

（3）注射 24 h 后局部可予热敷辅助治疗，进行适度颞下颌关节功能锻炼，但避免大力咀嚼硬物。

（4）嘱患者保持充分睡眠，避免精神紧张，避免受寒冷刺激。

（5）必要时可配合服用乙哌立松、替扎尼定等肌松剂以及抗焦虑药物。

六、小结

TMD 是口腔颌面部常见疾病，只要积极配合治疗，一般预后良好。使用超声引导下颞下颌关节下关节腔注射浓缩血小板，可确保穿刺成功，最大程度发挥其生物学作用。尽管目前已经在动物实验及临床治疗等多个层面证实浓缩血小板注射治疗 TMD 具有积极效果，但在使用剂量、治疗疗程以及大样本对比研究等方面仍有待进一步探索完善。

（张文兵）

参考文献

Hegab AF, Ali HE, Elmasry M, et al. Platelet-rich plasma injection as an effective treatment for temporomandibular joint osteoarthritis. J Oral Maxil Surg, 2015, 73(9): 1706-1713.

Liu F, Steinkeler A. Epidemiology, Diagnosis, And treatment of temporomandibular disorders. Dent Clin North Am, 2013, 57(3): 465-479.

Zotti F, Albanese M, Rodella L, et al. Platelet-rich plasma in treatment of temporomandibular joint dysfunctions: narrative review. Int J Mol Sci, 2019, 20(2): 227-241.

Yang JW, Huang YC, Wu SL, et al. Clinical efficacy of a centric relation occlusal splint and intra-articular liquid phase concentrated growth factor injection for the treatment of temporomandibular disorders. Medicine, 2017, 96(11): e6302.

李琼，石慧清，郭立娜．颞下颌关节紊乱病的治疗进展．内蒙古医科大学学报，2019，41(2): 207-210.

吴雪莲，杨春．富血小板血浆在颞下颌关节骨关节炎的作用机制及应用研究进展．中国实用口腔科杂志，2018，11(2): 122-126.

张跃蓉，李勇，庞磊．在校大学生颞下颌关节紊乱病患病状况调查．遵义医学院学报，2010，33(2): 174-176.

张志愿．口腔颌面外科学．北京：人民卫生出版社，2013: 373-386.

赵晓敏，包旭英，龚忠诚，林兆全．新疆大学生颞下颌关节紊乱病相关因素的 Logistic 回归分析．口腔医学，2015，35(10): 874-877+880.

第六节 浓缩血小板在口腔医学其他领域中的应用

一、浓缩血小板在颌骨囊肿摘除术中的应用

（一）概述

颌骨囊肿是一种常见的口腔疾病，临床上一般采用骨组织或骨替代材料充填骨腔，但骨内充填材料应具备骨传导、骨诱导、骨生成作用及较好的生物相容性，而 CGF 含有高浓度的各类生长因子及纤维蛋白，具有促进组织再生的功能，在骨组织再生方面具有良好的疗效。常见颌骨囊肿 90% 以上为牙源性囊肿，其中根端囊肿、含牙囊肿、牙源性角化囊肿（odontogenic keratocyst, OKC）最为常见，多为良性病变，影像学上具有骨白线连续、均匀一致的特点。

囊肿的常规处理方式可分为袋形缝合术（marsupialization partsch Ⅰ）和刮治术（enucleation partsch Ⅱ）。囊肿刮治术仍是治疗的金标准，去除囊壁后的骨腔有些可以自行愈合，但需根据囊腔大小决定是否填塞，至于多大的囊腔需要填塞尚无统一标准。对前、后牙不同部位的囊肿手术可有多种处理方式，包括自行愈合、同期植骨或延期植骨等。

拔除患牙后的囊肿骨腔应依据牙槽骨量及囊肿骨腔的大小来决定是否需行同期位点保存术。有研究认为，3 cm 以下可自行愈合，术后 1 年可缩小 60%~70%，成骨密度达 97%；大于 3 cm 的囊肿术后 1 年成骨密度为 46%，愈合周期长。总体来说，年轻患者愈合能力优于年长患者，单皮质骨缺损愈合能力优于双层皮质骨缺损愈合能力，下颌前部愈合能力优于上颌前部愈合能力。另外，骨缺损大小、形状也与愈合有关，首先取决于病灶最小直径，而在病灶体积相同的情况下，椭圆形骨缺损愈合优于圆形骨缺损愈合。对前牙美学区的根端囊肿的处置，应强调保持牙槽骨骨量充足稳定，对后期拟种植修复来说意义重大；而后牙区经评估后可以任其自行愈合。

骨腔愈合需要充足的血供，由于 CGF 中含有的多种生长因子及 $CD34^+$ 细胞浓度是外周血的数倍甚至十几倍，能促进邻近骨和骨膜的骨原细胞（osteogenitor cell）增殖而形成编织骨。研究证实，PDGF 可促进血管的形成与再生，为创伤修复提供保证；TGF-β 可促进成骨细胞生长，抑制破骨细胞形成；ICF 在骨质的生长、重塑和修复过程中均起到重要的调节作用；VEGF 可促进内皮细胞的增殖和分化，产生更多骨形成蛋白，并能促进成骨细胞及破骨细胞的分化和生长。王天祥等研究表明，CGF 用于颌骨囊肿术后骨缺损的充填可加快创口愈合速度，并能促进骨质再生，提高骨缺损区愈合效果；甄超等的研究也证实，CGF 具有促进骨组织生长和愈合的能力，有利于颌骨囊肿术后骨缺损的修复；李勇等使用 CGF 联合 Bio-oss 骨粉充填 30 例颌骨囊肿术后中、大型骨缺损，术后 3 个月可见骨腔内大量新骨形成，术后 6 个月新骨密度增高，大量骨小梁形成，术后 12 个月植骨区与其周围颌骨组织密度接近，骨缺损完全修复。

（二）典型病例

患者，男，24 岁，主诉：右上前牙区肿胀 14 天。查体：双侧面部对称，张口型、张口度正常，咬合关系可，全口牙石 ++，全口牙无松动，口内黏膜色正常，16、46 烤瓷冠修复，33~37 烤瓷冠桥修复，12~21 烤瓷联桥修复，11、12 腭侧稍隆起，扪诊有波动感，唇侧扪诊凹陷。辅助检查：12~21 烤瓷冠修复影像，11、12 根管内充填影像，根尖区疑似超充，11~13 根尖周围有一卵圆形低密度影像，大小约 1.5 cm × 1.8 cm，周围有骨白色反应线。诊断：右侧上颌骨囊肿（图 12-6-1~12-6-3）。

手术过程：1.7 ml 阿替卡因（碧兰麻）2 支在 STA 无痛局麻仪输送下行右侧上颌局部浸润麻醉 + 鼻腭神经阻滞麻醉，麻醉生效后，11~13 根面膜龈联合线以上做弧形切口，翻瓣，充分暴露术区，见唇侧骨壁已部分吸收，囊壁暴露，囊壁破裂，流出黄白色黏稠囊液，高速切割钻矩形去骨，剥离子剥离囊壁后摘除囊肿，刮匙刮净囊壁，生理盐水大量冲洗创口，吸净后未见残余囊壁，腭侧骨壁部分吸收，置 GPCGF 膜覆盖，植入骼瑞骨粉 0.5 g 两瓶，覆盖胶原膜，上覆 GPCGF 膜，可吸收缝合线间断缝合创口，咬止血棉球止血，唇侧加压包扎（图 12-6-4~12-6-12）。

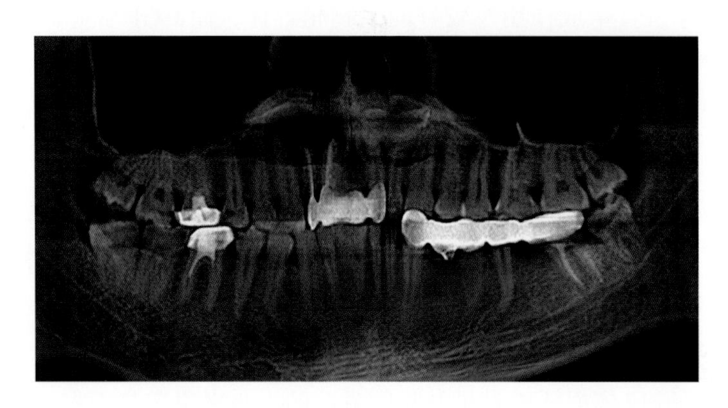

图 12-6-1　术前 CBCT 影像显示 11~13 根尖区卵圆形低密度影

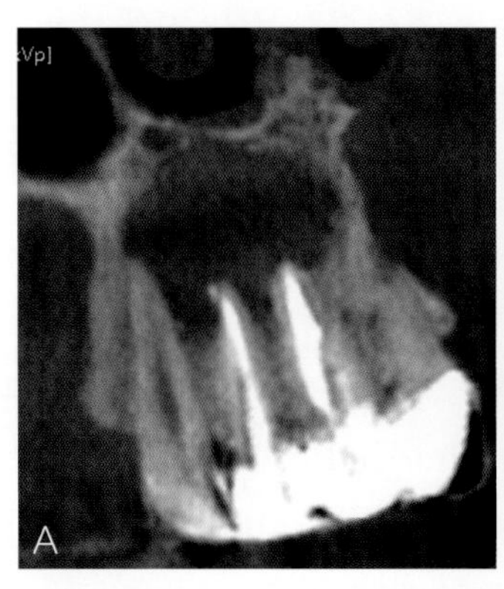

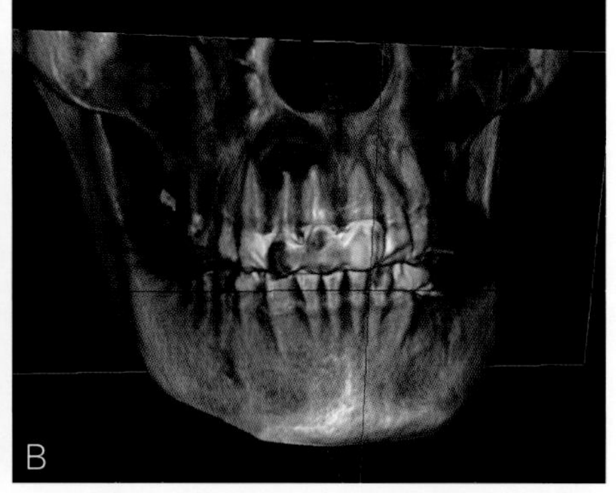

图 12-6-2　A. 术前局部 CT 影像；B. 术前三维重建影像

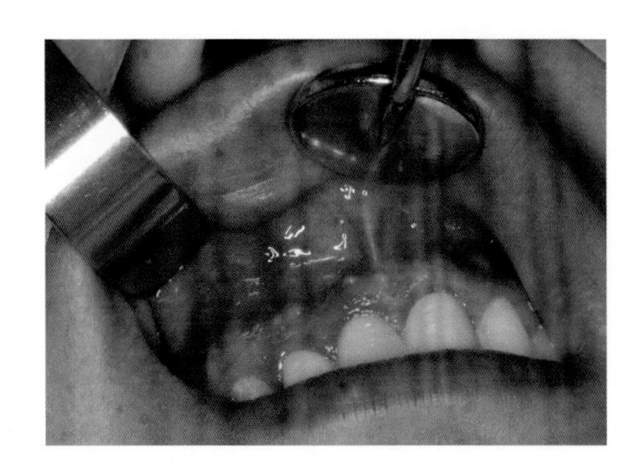

图 12-6-3　术前口内照

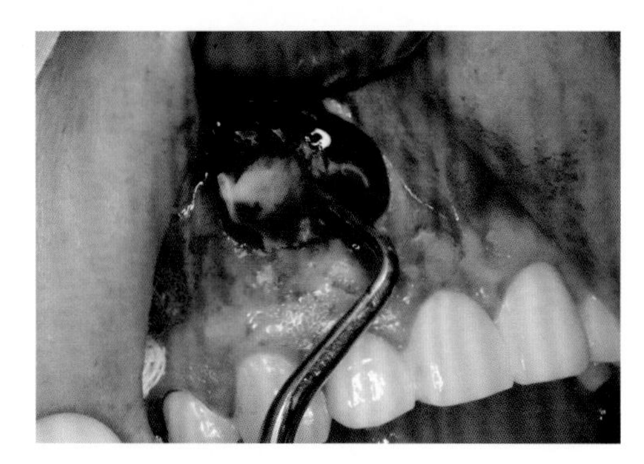

图 12-6-4　切开翻瓣显露囊肿，见黄色囊液

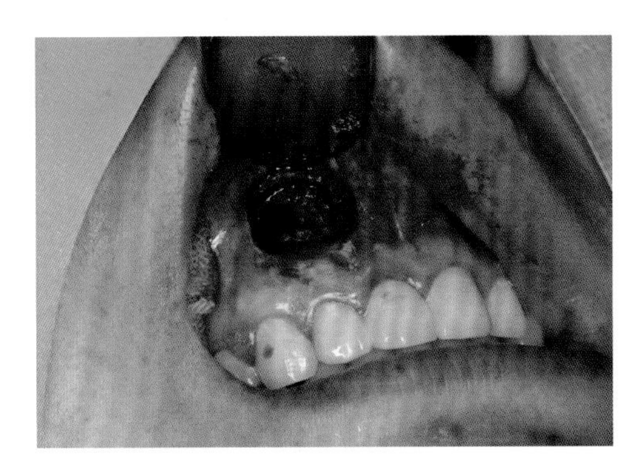

图 12-6-5 吸净囊液，显露囊肿

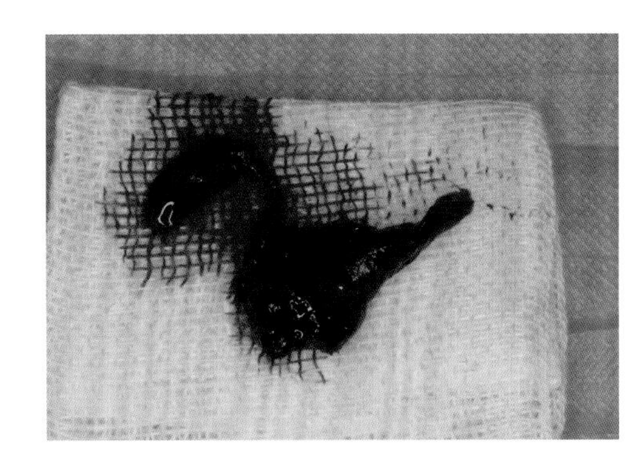

图 12-6-6 摘除的囊肿

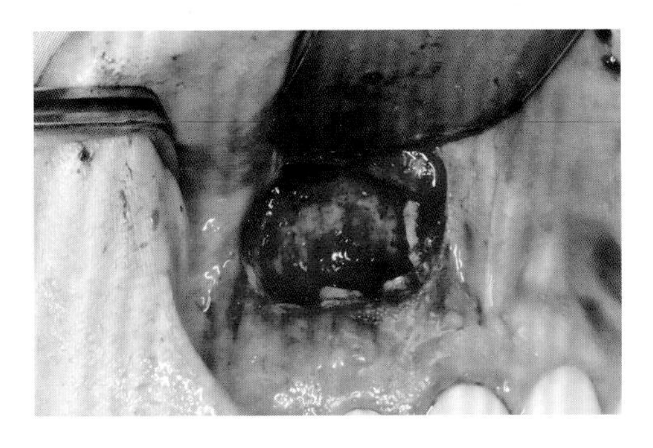

图 12-6-7 切除 11、12 根尖 3 mm

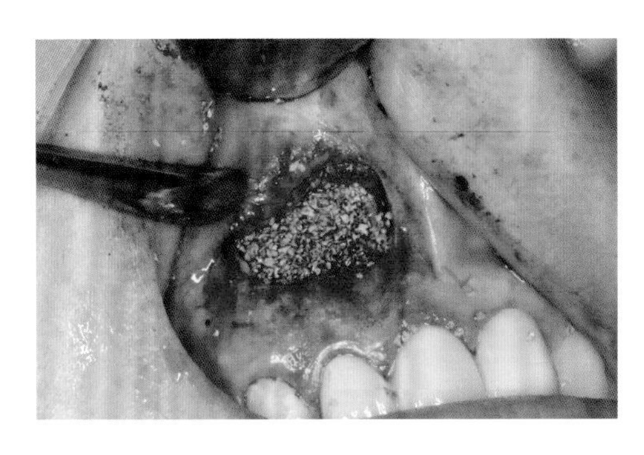

图 12-6-8 GPCGF 膜覆盖术腔底部，骨开窗处充填混有 CGF 的骨粉

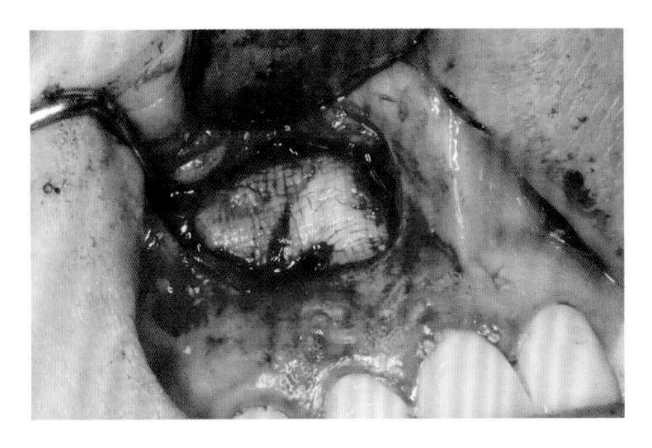

图 12-6-9 骨粉上覆盖胶原膜，再覆盖 GPCGF 膜

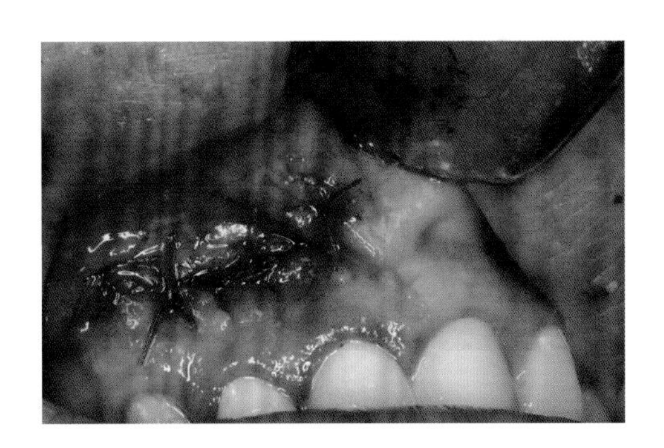

图 12-6-10 缝合切口

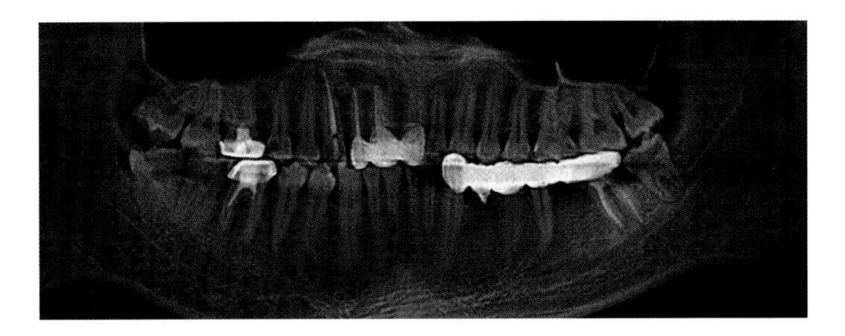

图 12-6-11 术后 3 个月复诊 CBCT 影像

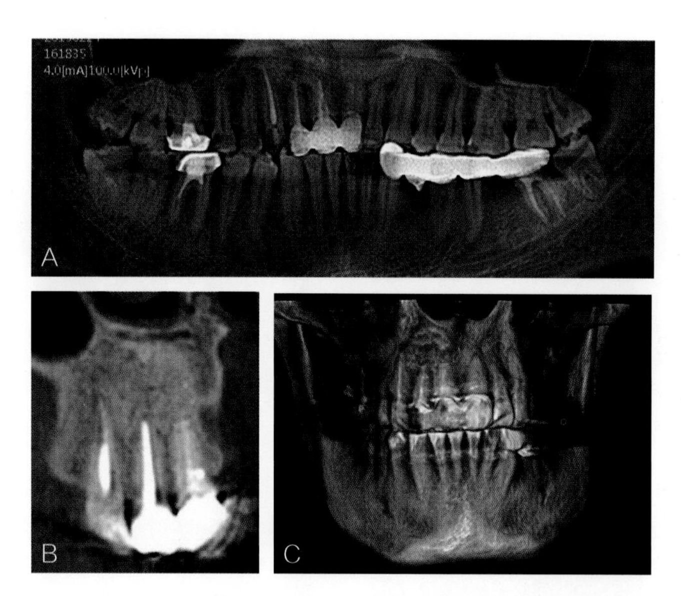

图 12-6-12　患者术后 1 年复诊 CT 影像
A. 曲面断层影像；B. 术后 1 年局部 CT 影像；C. 术后 1 年三维重建影像

二、CGF 在自体牙移植术中的应用

（一）概述

自体牙移植术（autotraus plantation）是临床上较为传统的修复缺失牙的技术，曾经因为操作过程无统一规范、适应证局限而一度淡出了口腔临床医生的视野。然而近几年，随着国内外口腔医学专家在自体牙移植术上的不断研究，该项技术逐渐规范化、系统化，且适应证范围不断放宽，成功率也越来越高。基于其相较于种植牙的诸多优势，更多条件合适的患者选择了移植牙，而就伦理与排异反应等因素而言，移植牙仅限于自体牙齿的移植。随着浓缩血小板技术在国内使用的兴起，一些口腔临床医生也将其应用到自体牙移植术当中，并取得了很好的效果。自体牙移植术成功的关键在于更好地保存及保护供牙的牙周膜，以期其能最终形成牙周膜愈合，同时，移植牙周围环境的改善亦尤为重要。笔者将 CGF 应用到自体牙移植术中，随访病例均获得了满意的结果。CGF 中富含 $CD34^+$ 细胞，近年来发现 $CD34^+$ 抗原是造血干细胞（HSC）/ 造血祖细胞（HPC）较为理想的抗原，$CD34^+$ 细胞可以维持机体正常造血功能，应用富含 $CD34^+$ 细胞组分移植可安全、持久地获得多系造血重建，从而保证了移植牙周围组织的重建活力，为移植牙的成功增加了砝码。

（二）典型病例

患者，女，24 岁，主诉：双侧下后牙反复肿痛 5 年。查体：15 残冠，18、28 高位埋伏阻生牙，37 残根，38 埋伏阻生，47 治疗牙，咬合面暂封材在位，48 未完全萌出，咬合关系可，张口度正常。诊断：1、15 残冠，2、37 残根，根端囊肿，3、47 慢性牙髓炎，4、18、28、38、48 阻生牙。治疗计划：1、47 根管治疗（已治疗），2、36 拔除后自体牙移植。

处置：术前测量 CBCT 数据，签署知情同意书，准备物品，氯已定常规漱口（图 12-6-13~12-6-15）。采外周血 4 管制作 CGF 备用。无痛局麻仪下行神经阻滞麻醉 + 局部浸润麻醉，36 颊舌侧切开翻瓣，见颊舌侧均有骨缺损，微创挺挺出三根，近中根根端囊肿，远颊根根尖可见超充的牙胶尖（图

12-6-16）。刮净拔牙窝内肉芽组织，备洞，修整牙槽窝（图 12-6-17），38、48 切开翻瓣，挺松并拔出智齿（图 12-6-18），根据牙根形态及试牙后，选择 38 做供牙，冲洗术腔后吸净，置 38 于 36 处，颊舌侧充填混有 CGF 的骼瑞骨粉（图 12-6-19~13-6-21），盖 GPCGF 膜，交叉缝合（图 12-6-22），麻花扁丝将 38 固定于 37、35、34 上，调 （图 12-6-23、13-6-24）。38、48 处分别填塞 GPCGF 后缝合。术后医嘱：术后冰敷，交代注意事项，开具消炎止痛药。术后 2 周行根管治疗（root canal therapy, RCT）（图 12-6-25），6 周拆除固定装置（图 12-6-26）。术后 8 周完成冠修复（图 12-6-27）。术后 3 个月、6 个月、12 个月复诊，拍根尖片示：36 根尖周围牙周组织逐渐愈合。PD=2 mm，患者自觉无不适症状，正常咬合，牙龈色正常，牙龈乳头恢复良好，患者很满意（图 12-6-28）。

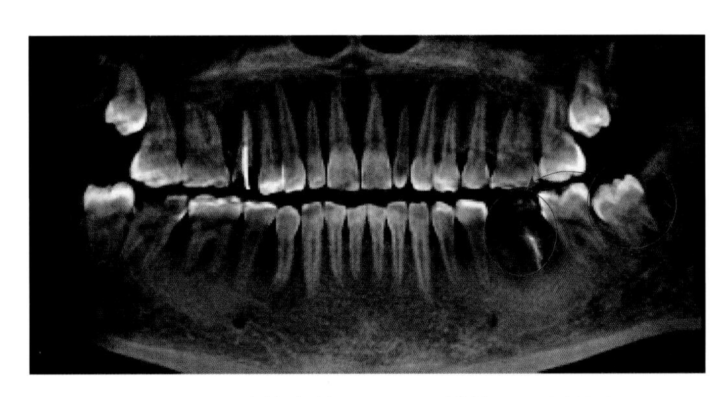

图 12-6-13　移植术前 CBCT：拟将 38 移植到 36

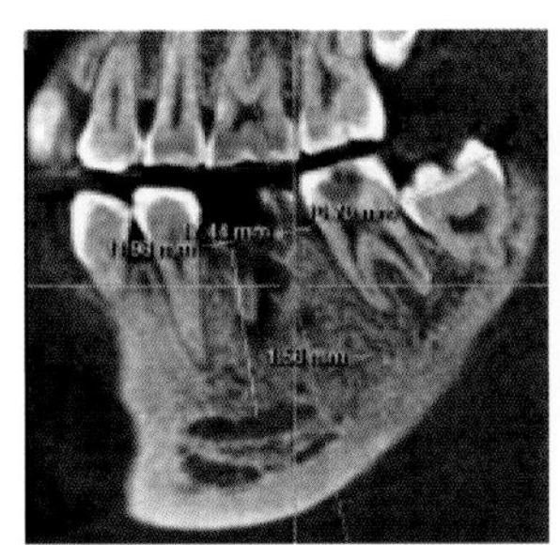

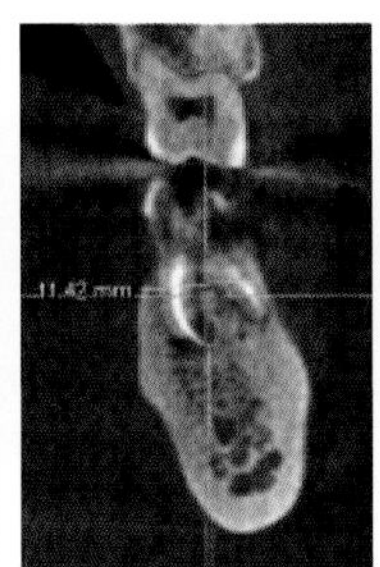

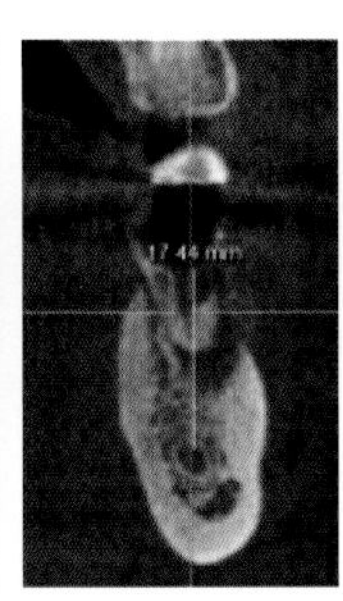

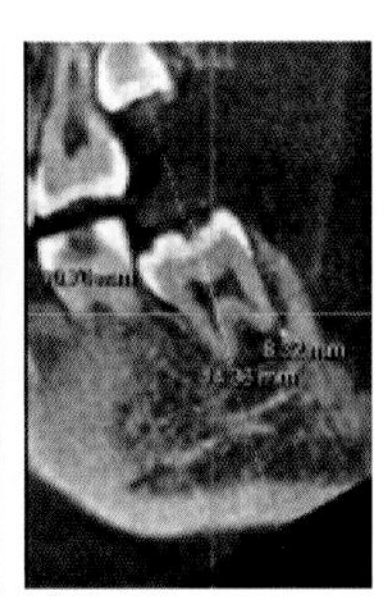

图 12-6-14　术前测量受区与供牙

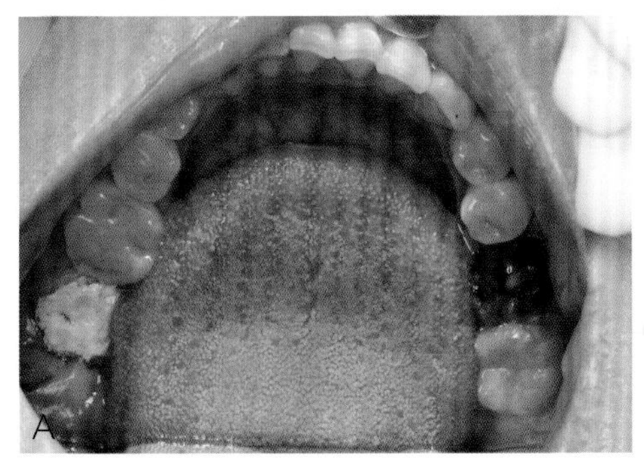

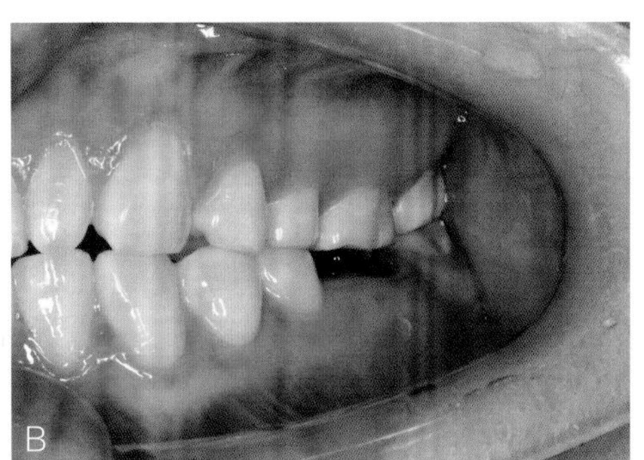

图 12-6-15　A. 术前口内咬合面照；B. 术前口内侧面照

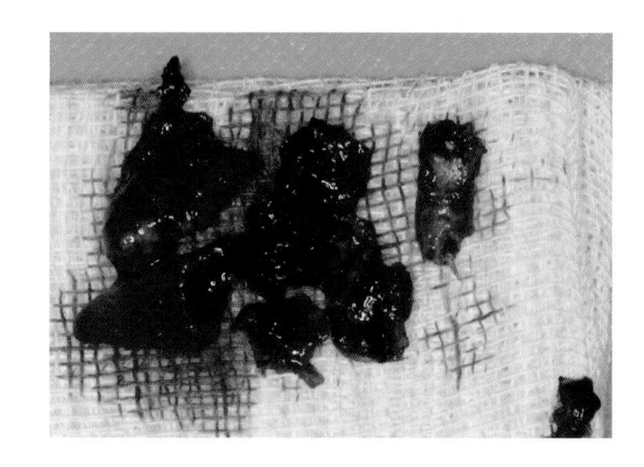

图 12-6-16　拔除的 36 患牙

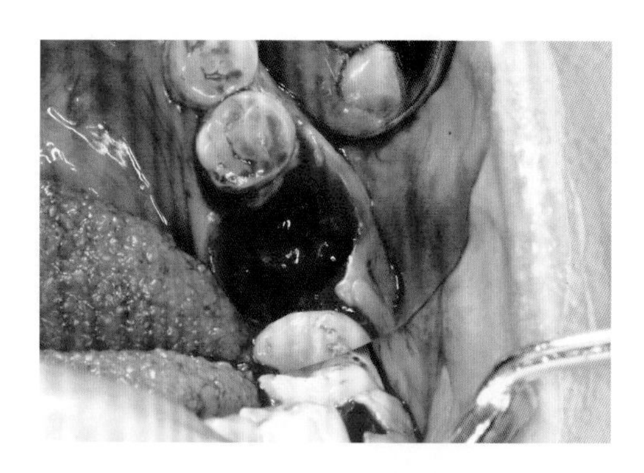

图 12-6-17　供区拔牙窝

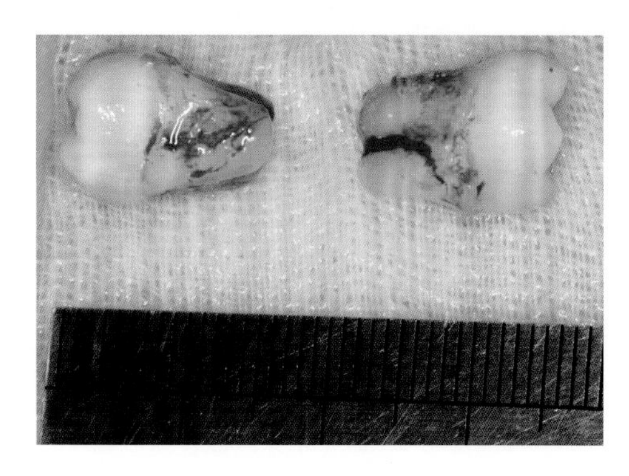

图 12-6-18　拔出的 38、48 智齿

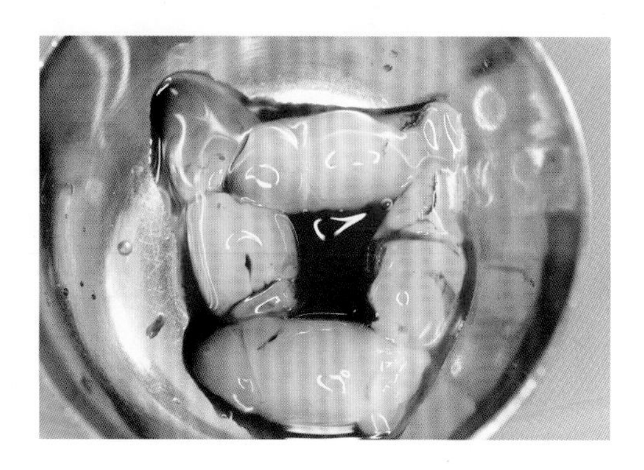

图 12-6-19　术前制备的 CGF

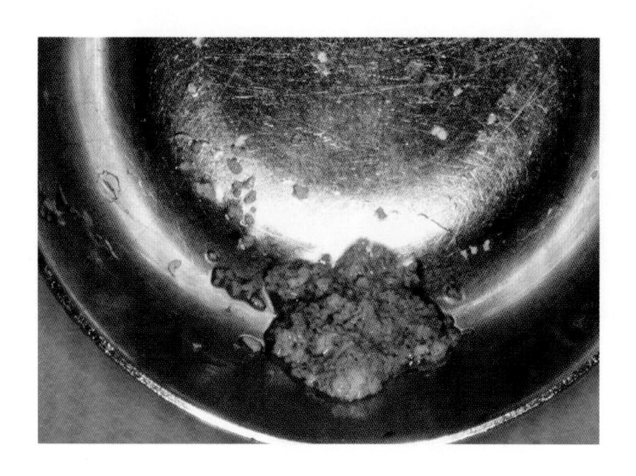

图 12-6-20　混有 CGF 的骼瑞骨粉

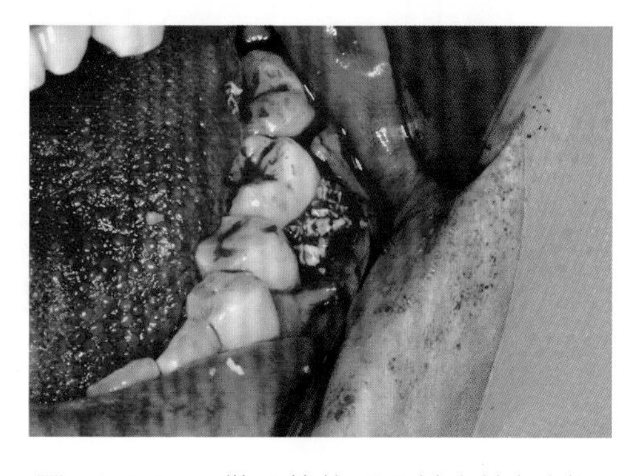

图 12-6-21　供牙就位后骨粉充填颊侧近中骨缺损区

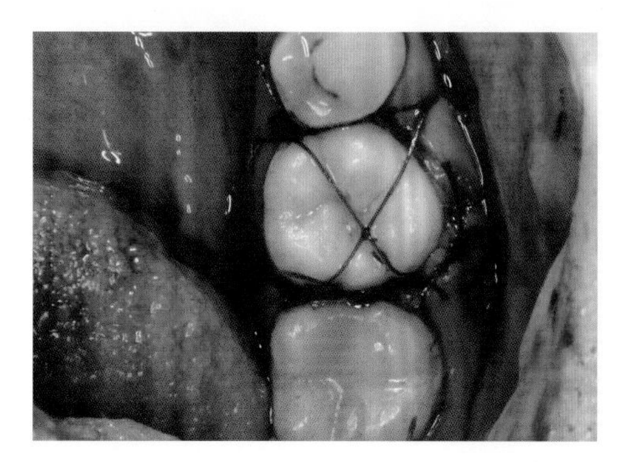

图 12-6-22　CGF 膜覆盖骨粉后交叉缝合固定

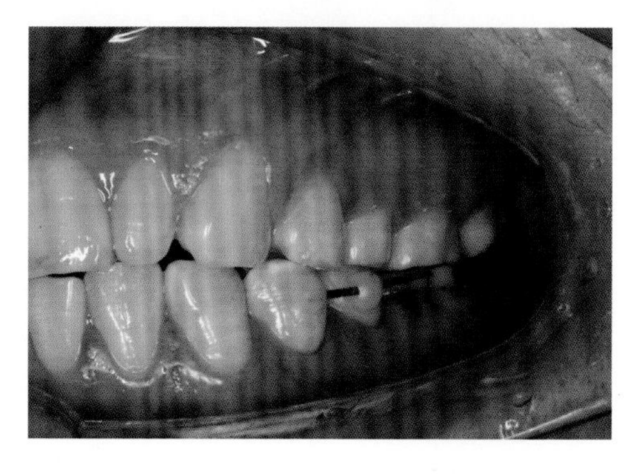

图 12-6-23　颊侧 34-37 麻花丝固定

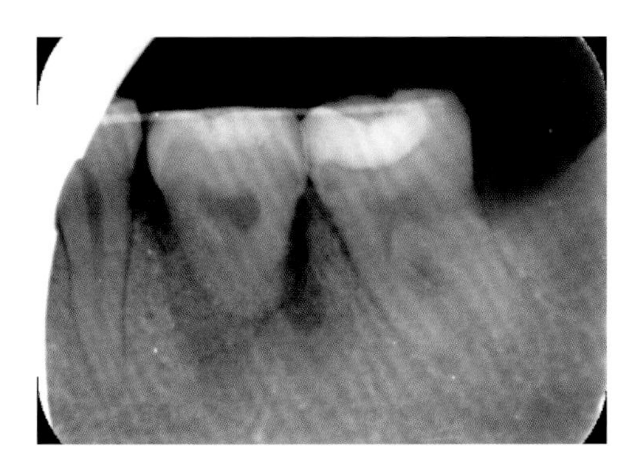

图 12-6-24 术后即刻 RVG

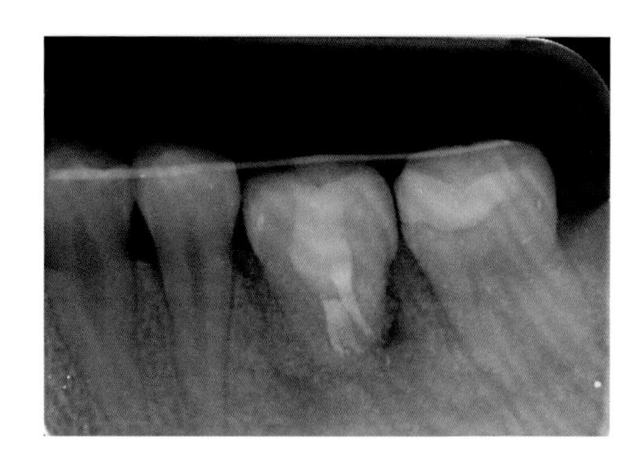

图 12-6-25 术后 2 周行根管治疗

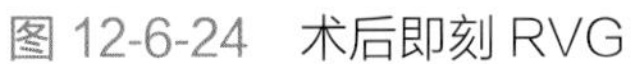

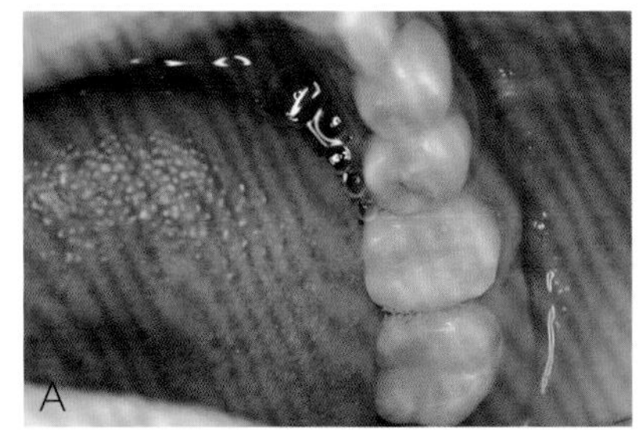

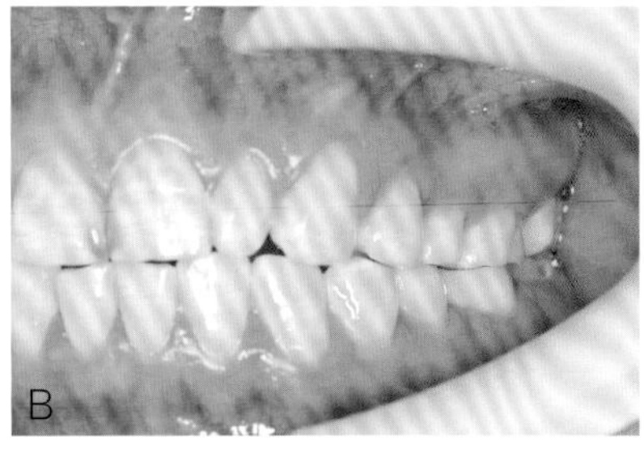

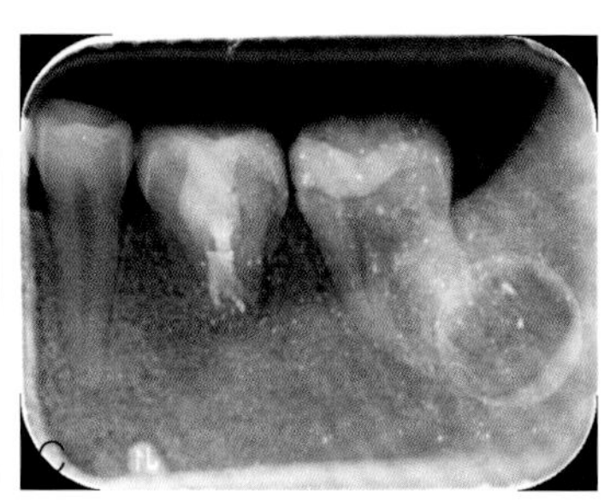

图 12-6-26 患者术后 6 周复诊拆除固定装置

A. 术后 6 周拆除固定装置咬合面像；B. 术后 6 周拆除固定装置侧面像；C. 术后 6 周 RVG 见牙周组织进一步愈合

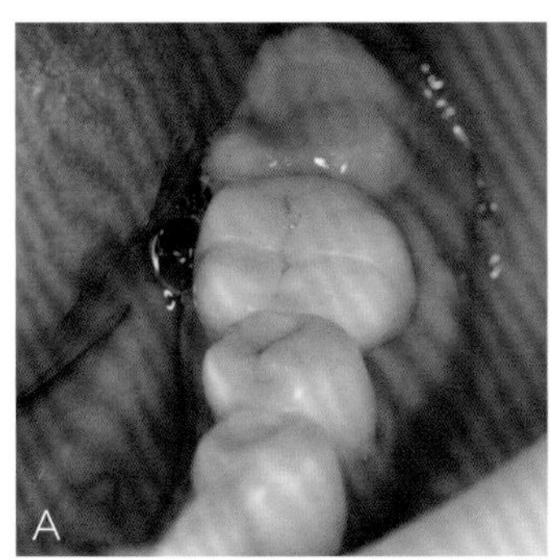

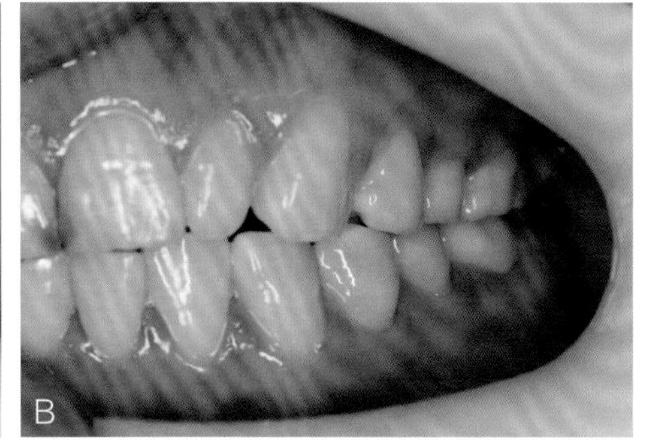

图 12-6-27 患者术后 8 周完成冠修复

A. 术后 8 周完成冠修复咬合面像；B. 术后 8 周完成冠修复侧面像

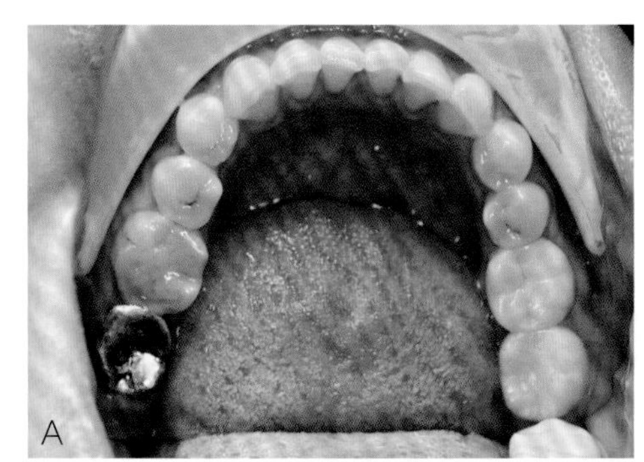

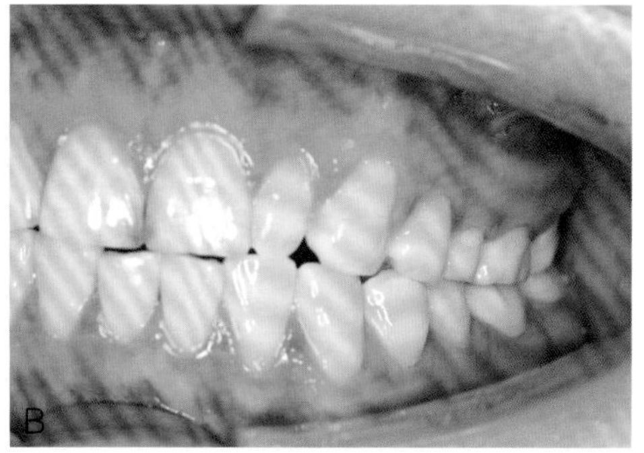

图 12-6-28 患者术后 18 个月复诊移植牙已形成牙周膜愈合，颊侧骨缺损区愈合良好

A. 术后 18 个月咬合面像；B. 术后 18 个月侧面像；C. 探诊深度 2 mm；D. 术后 16 个月 RVG 示牙周组织愈合良好

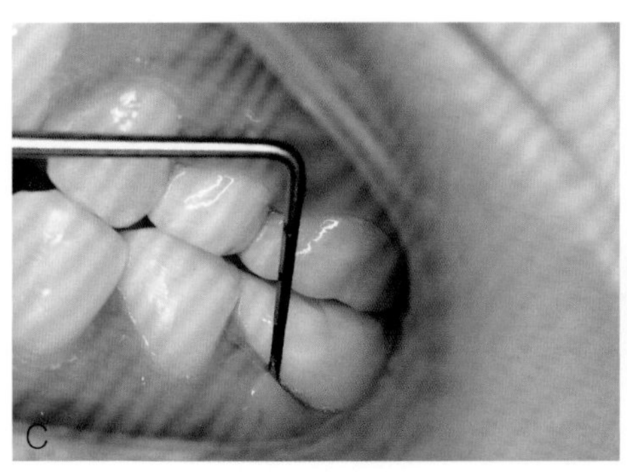

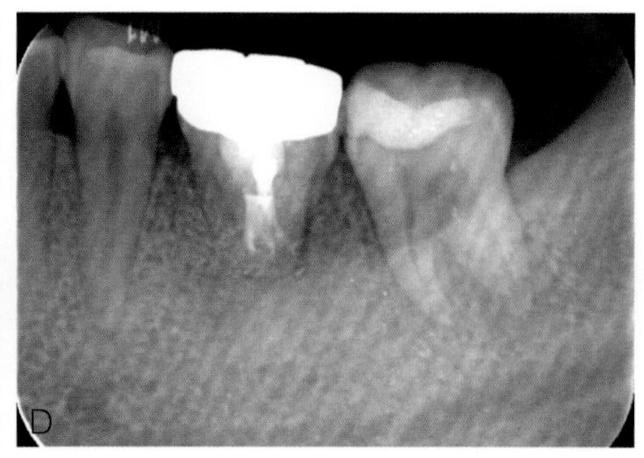

图 12-6-28（续）

（王　兴）

参考文献

Choukroun J, Ghanaati S. Reduction of relative centrifugation force within injectable platelet-rich-fibrin(PRF)concentrates advances patients, own inflammatory cells, platelets and growth factors: the first introduction to the low speed centrifugation concept. Eur J Trauma Emerg Surg, 2018, 44(1): 87-95.

Kim J, Ha Y, Kang NH. Effects of growth factors from platelet-rich fibrin on the bone regeneration. J Craniofac Surg, 2017: 1.

Wang X, Zhang Y, Choukroun J, et al. Effects of an injectable platelet-rich fibrin on osteoblast behavior and bone tissue formation in comparison to platelet-rich plasma. Platelet, 2018, 29(1): 48-55.

Zhou XM, Huang N, Wang YQ, et al. Clinical observation of CGF combined with GBR in repairing bone defect of periapical cyst. Practical Medicine in China, 2018, 13(12): 62-64.

崔婷婷，寇霓，仲维剑，等．自体牙本质颗粒作为骨移植材料在上颌中切牙种植治疗中的应用．实用口腔医学杂志，2019，35(6): 898-901.

付越，刘尧，陈旭，等．富血小板纤维蛋白应用于口腔组织再生研究进展．中国实用口腔科杂志，2016，9(1): 59-62.

侯锐，许广杰．自体牙移植的 300 例临床分析．中国口腔颌面外科杂志，2018，1(15): 92-93.

李勇，程如玉，彭学生，等．富自体浓缩生长因子联合 Bio-oss 骨粉在颌骨囊肿中的疗效研究．中华全科医学，2018，16(7): 1113-1115.

刘川，周宏志，侯锐，等．下颌骨大型牙源性角化囊性瘤口内摘除开放愈合的临床观察．华西口腔医学杂志，2014，32(6): 566-569.

王天祥，邹高峰，张丽霞，等．CGF 对牙源性颌骨囊肿术后骨愈合影响的临床研究．中外健康文摘，2013，10(3): 163-163.

甄超．富自体生长因子纤维蛋白凝胶对颌骨囊肿骨缺损修复的影响．河北医科大学，2015.

中国免疫学会血液免疫分会临床流式细胞术学组．CD34 阳性细胞绝对计数的流式细胞术测定指南．中华血液学杂志，2015，36(7): 539-546.

周继章，郭大红，杨丽，等．富血小板纤维蛋白在显微根尖外科手术中的应用．全科口腔医学电子杂志，2015，(8): 112-113.

第十三章

PRP 在骨科及疼痛医学中的应用

第一节　PRP 在骨科的应用概述

PRP 在骨科的应用范围相当广泛，包括骨折、骨不连、骨缺损、急慢性创面、关节软骨损伤、退行性骨关节炎、肌腱韧带损伤、半月板损伤、股骨头坏死以及急慢性骨髓炎等。

大量的基础研究以及 PRP 在骨科的临床应用报道表明，PRP 可以显著加速和促进骨与软组织损伤的修复。其主要机制在于 PRP 释放出的多种高浓度的生长因子促进修复细胞的增殖、分化与迁移，加速血管再生，促使细胞外基质合成。除生长因子之外，PRP 中还含有高浓度的白细胞和纤维蛋白，白细胞在骨与软组织修复中表现出良好的抗菌和抗炎作用，而纤维蛋白结构相当于细胞和血小板的载体，有利于周围修复干细胞的爬行和附着。

将 PRP 植入骨折区或骨缺损区来促进骨愈合已获得广泛认可。另外，有学者报道将 PRP 经皮注射入骨不连区，实现了骨不连的完全愈合，并认为这种微创方法有可能取代部分传统切开植骨手术。

将 PRP 应用于伤口局部修复创面可以增加胶原沉积，刺激血管再生，加速表皮化生长，减轻创伤后局部肿胀和疼痛，减少术后伤口渗出，促进伤口早期愈合。无论对于急性创面还是慢性难愈性创面，PRP 均显示了优异的修复效果。

近几年，经膝关节腔内注射 PRP 治疗膝骨关节炎（knee osteoarthritis, KOA）、关节软骨损伤、半月板损伤等技术方法已逐渐在临床上被推广应用起来。研究表明，PRP 富含多种生长因子和炎性调节因子，具有保护软骨细胞、促进软骨愈合和减轻关节内炎症反应的作用。具体作用机制包括 PRP 抑制了白介素 -1β（IL-1β）或过度负重引起的软骨细胞核因子 -κB（nuclear factor kappa B, NF-κB）炎症通路的激活；促进软骨细胞增殖和分泌细胞外基质，调控细胞外基质蛋白多糖和胶原蛋白的合成；促进滑膜细胞分泌透明质酸，增加透明质酸合成酶 -2（hyaluronan synthase-2，HAS-2）的表达，调节关节腔内炎症等。

PRP 对肌腱韧带损伤或肌腱病（如网球肘、高尔夫球肘、肩袖损伤、跖腱膜炎、跟腱炎、髌腱炎等）的治疗逐渐成为一种被广泛应用的方法。肌腱韧带由于缺乏微血管网，生长因子供应不足，一旦受损后修复缓慢、愈合困难。PRP 为这类组织生长提供了丰富的生长因子，可以较好地启动和调控肌腱韧带组织的修复。在一项双盲随机对照研究中，一组慢性网球肘患者被随机分配至 PRP 治疗组和局部封闭治疗组（以下称局封组），1 年随访结果显示，PRP 组有 73% 的患者疼痛视觉模拟评分（visual analog scores, VAS）下降了 25%，而局封组只有 49% 的患者 VAS 评分下降 25%（$P < 0.001$）。在肩臂手残疾（disabilities of the arm, shoulder, and hand, DASH）评分指标方面，PRP 组有 73% 的患者获得了满意疗效，而局封组为 51%（P=0.005），说明 PRP 的疗效要好于局部封闭，能更好地减轻疼痛，恢复肢体功能。

PRP 对神经组织的修复也有促进作用，不过目前此类研究还比较少。Takeuchi 等通过 PRP 治疗脊髓损伤，发现 PRP 可促进脊髓组织的轴突生长，并认为这与 PRP 中 IGF-1 和 VEGF 有关。Ding 以 SD 大鼠为模型，将 PRP 植入海绵体神经受损区，结果发现 PRP 可以促进神经的再生，恢复阴茎勃起功能。在面神经修复研究中，PRP 与神经细胞诱导的基质干细胞的修复效果相似，并且两者合用效果更好。PRP 在神经修复领域还被用来修复腕管综合征的正中神经卡压损伤、桡神经断裂以及坐骨神经损伤。但目前还缺少大样本高级别临床研究的验证。

将 PRP 用于治疗股骨头坏死，其中一个重要的原因是 PRP 具有良好的促进细胞增殖分化以及促进血管再生的作用。体外实验发现，将 PRP 作用于内皮细胞，与对照组相比，PRP 组表现出良好的血管形成。新生血管的形成为细胞再生提供足够的营养和氧，防止股骨头细胞凋亡，促进骨再生。上海交通大学附属第六人民医院张长青团队将 PRP 中提取的外泌体用于治疗大鼠激素性股骨头坏死（osteonecrosis of the femoral head, ONFH），发现 PRP 来源的外泌体能防止骨细胞凋亡，抑制激素对股骨头血供的破坏，并发现其机制是通过 Akt/Bad/Bcl-2 信号通路来实现的。虽然 PRP 修复 ONFH 在理论与实验上显示出明显的优势，但在临床上，PRP 尚未广泛用于 ONFH 的治疗，目前发表的临床文献也较少，绝大多数为病例报道或小样本临床实验。

PRP 治疗骨髓炎已有较多的临床报道，并且得到了较为广泛的认可，其对于缩短病程、降低经济负担、改善预后显示出积极作用。PRP 治疗骨髓炎的原理可能在于：①慢性骨髓炎生长因子降解较快、浓度低，PRP 提供的大量高浓度生长因子弥补了局部生长因子的不足，刺激了组织再生；② PRP 中高浓度的白细胞能抑制甚至吞噬杀灭有害菌，清除坏死组织，减轻炎症反应，减少脓性渗液；③骨髓炎由于早期髓腔压力过高以及长期的炎性液浸泡，血运破坏严重，血管再生缓慢，血供差，而 PRP 里高浓度的 PDGF、VEGF 和 EGF 有促进血管再生的协同作用；④ PRP 能显著促进软组织的修复，良好的软组织条件是骨髓炎愈合的重要基础。虽然诸多报道显示 PRP 具有较好的治疗效果，但由于骨髓炎大多病情复杂、迁延反复，要判断 PRP 治疗骨髓炎是否有确定的疗效，仍需大样本的循证医学证据。

（袁　霆）

参考文献

Anitua E, Sanchez M, Nurden AT, et al. New insights into and novel applications for platelet-rich fibrin therapies. Trends Biotechnol, 2006, 24(5): 227-234.

Bielecki TM, Gazdzik TS. Percutaneous injection of autogenous growth factors in patient with nonunion of the humerus. A case report. J Orthopaedics, 2006, 3(3): 15.

Bielecki T, Gazdzik TS. Percutaneous injection of autologous platelet-rich gel in a patient with an infected nonunion of the tibia. A case report and review of the literature. JOTSRR, 2007, 2: 69-72.

Bettega G, Brun JP, Boutonnat J, et al. Autologous platelet concentrates for bone graft enhancement in sinus lift procedure. Transfusion, 2009, 49(4): 779-785.

Chandra RK, Handorf C, West M, et al. Histologic effects of autologous platelet gel in skin flap healing. Arch Facial Plast S, 2007, 9(4): 260-263.

Eppley BL, Pietrzak WS, Blanton M. Platelet-rich plasma: a review of biology and applications in plastic surgery. Plast Reconstr Surg, 2006, 118(6): 147-159.

Guo SC, Tao SC, Yin WJ, et al. Exosomes derived from platelet-rich plasma promote the re-epithelization of chronic cutaneous wounds via activation of YAP in a diabetic rat model. Theranostics, 2017, 7(1): 81-96.

Khatab S, van Buul GM, Kops N, et al. Intra-articular injections of platelet-rich plasma releasate reduce pain and synovial inflammation in a mouse model of osteoarthritis. Am J Sports Med, 2018, 46(4): 977-986.

Ogino Y, Ayukawa Y, Kukita T, et al. The contribution of platelet-derived growth factor, transforming growth factor-beta1, and insulin-like growth factor-I in platelet-rich plasma to the proliferation of osteoblast-like cells. Oral Surg Oral Med O, 2006, 101(6): 724-729.

Pieri F, Lucarelli E, Corinaldesi G, et al. Effect of mesenchymal stem cells and platelet-rich plasma on the healing of standardized bone defects in the alveolar ridge: a comparative histomorphometric study in minipigs. J Oral Maxil Surg, 2009, 67(2): 265-272.

Smith SE, Roukis TS. Bone and wound healing augmentation with platelet-rich plasma. Clin Podiatr Med Sur, 2009, 26(4): 559-588.

Smyth NA, Murawski CD, Fortier LA, et al. Platelet-rich plasma in the pathologic processes of cartilage: review of basic science evidence. Arthroscopy, 2013, 29(8): 1399-1409.

Tao SC, Yuan T, Rui BY, et al. Exosomes derived from human platelet-rich plasma prevent apoptosis induced by glucocorticoid-associated endoplasmic reticulum stress in rat osteonecrosis of the femoral head via the Akt/Bad/Bcl-2 signal pathway. Theranostics, 2017, 7(3): 733-750.

van Buul GM, Koevoet WL, Kops N, et al. Platelet-rich plasma releasate inhibits inflammatory processes in osteoarthritic chondrocytes. Am J Sports Med, 2011, 39(11): 2362-2370.

Xie X, Ulici V, Alexander PG, et al. Platelet-rich plasma inhibits mechanically induced injury in chondrocytes. Arthroscopy, 2015, 31(6): 1142-1150.

Xie X, Wang Y, Zhao C, et al. Comparative evaluation of MSCs from bone marrow and adipose tissue seeded in PRP-derived scaffold for cartilage regeneration. Biomaterials, 2012, 33(29): 7008-7018.

Yin W, Xu H, Sheng J, et al. Comparative evaluation of the effects of platelet-rich plasma formulations on extracellular matrix formation and the NF-κB signaling pathway in human articular chondrocytes. Mol Med Rep, 2017, 15(5): 2940-2948.

Yokota K, Ishida O, Sunagawa T, et al. Platelet-rich plasma accelerated surgical angio-genesis in vascular-implanted necrotic bone: an experimental study in rabbits. Acta orthopaedica, 2008, 79(1): 106-110.

Yuan T, Guo SC, Han P, et al. Applications of leukocyte- and platelet-rich plasma (L-PRP) in trauma surgery. Curr Pharm Biotechno, 2012, 13(7): 1173-1184.

Yuan T, Zhang CQ, Tang MJ, et al. Autologous platelet-rich plasma enhances healing of chronic wounds. Wounds, 2009, 21(10): 280-285.

Yuan T, Zhang CQ, Wang JH. Augmenting tendon and ligament repair with platelet-rich plasma (PRP). MLTJ, 2013, 3(3): 139-149.

Zhu Y, Yuan M, Meng HY, et al. Basic science and clinical application of platelet-rich plasma for cartilage defects and osteoarthritis: a review. Osteoarthritis Cartilage, 2013, 21(11): 1627-1637.

袁霆，张长青，李四波，等. 自体富血小板血浆与难愈合伤口的修复. 中华整形外科杂志，2006, 22(5): 391-393.

袁霆，张长青，陆男吉，等，富血小板血浆修复皮肤缺损的实验研究. 中华创伤骨科杂志，2008, 10(7): 651-654.

第二节　PRP 在骨折与骨髓炎治疗中的应用

一、PRP 在骨折治疗中的应用

（一）骨折及骨修复概述

骨折是指骨的完整性和连续性中断。在骨折修复的整个过程中，修复细胞、生长因子和支架是重要的三大要素。其中修复细胞提供“种子来源”，生长因子提供“营养”，支架则为骨折的生长搭建“结构”。临床上骨折治疗遵循三大原则即复位、固定和康复治疗，三大原则与骨修复三大要素结合才会获得较好的骨愈合。由于种种原因，很多骨折的修复并不能同时具备这三大要素，如特殊的骨折类型导致的骨折断端接触面积过小，长骨骨折内固定术中软组织剥离过多导致局部血供不足，骨折局部感染，患者自身愈合能力不足，均会阻碍骨折完全愈合。在大段骨缺损的治疗中，自体骨移植的供量有限，同种异体骨移植不仅供源不足，还存在传播疾病和免疫排斥的危险；异种骨移植存在组织相容性问题；而生物材料骨只有骨传导作用，无骨诱导作用。这些问题的存在常常导致骨移植失败，往往是临床上治疗周期长、失败率高的原因。

近年来发现 PRP 对解决以上这些问题提供了新的思路和方法，其具有以下优点：① PRP 完全来源于自身，这避免了骨移植中免疫排斥和组织相容的问题；② PRP 中富含比例适当的高浓度生长因子，在骨折愈合过程中加入 PRP 可提供额外的生长因子以促进修复；③经凝血酶激活后，PRP 凝固呈胶状，能有效维持局部生长因子浓度，延长作用时间；④ PRP 的促凝血作用可诱发软组织再生，促进伤口早期闭合；⑤ PRP 与生物材料骨混合后具有显著的骨诱导作用，并且能将修复细胞趋化至生物材料骨内，形成活性骨，大大提高了大段骨缺损的治疗效果；⑥研究显示 PRP 具有抗感染作用，大大降低了骨折愈合过程的不利因素；⑦制备过程创伤性小，简便易行。临床数据显示，在一项经皮注射 PRP 治疗 12 例骨折延迟愈合和 20 例骨不愈合的病例报道中，平均随访 9.3 周（5~12 周），在骨不愈合组里，20 例患者有 13 例骨愈合，平均愈合时间 10.3 周。

（二）骨折愈合分期及 PRP 功能

骨折愈合分为四个阶段：血肿期、炎症期、骨痂形成期和塑形期。

1. 血肿期　骨折发生即刻就进入了血肿期，组织的损坏和血管的破裂激活了血小板。早期对血小板的研究着重于血小板在组织破损处的止血功能，防止血液持续外流。随后血小板的修复功能逐渐得到了重视和认可，研究者们认为血小板的激活启动了骨折的修复，并间接地参与了修复的整个过程。近年来，血小板的抗感染作用也被发现，其最早识别内皮细胞的破坏和病原微生物的入侵，并具有吞噬病原体、释放抗菌物质和调节机体免疫等功能。

2. 炎症期　在炎症期，炎性细胞（巨噬细胞、单核细胞、淋巴细胞、多核细胞等）、基质细胞和成纤维细胞等渗入骨折端。血小板激活后分泌出的多种生长因子与骨折断端的基质细胞和成纤维细胞细胞膜上的受体结合，促进这些修复细胞在骨折端增殖和分化，促进血管再生和肉芽组织形成。多种生长因子协同作用还可抑制破骨细胞形成和骨质吸收。这些细胞因子中以 PDGF 和 TGF-β 尤为重要，前者可刺激骨髓基质细胞（bone marrow stromal cell, BMSC）和血管内皮细胞的有丝分裂，增加成骨细胞数量和骨折局部的血供，还能促进胶原合成；后者作用于成骨前体细胞和成纤维细胞，促进有丝分裂，使骨细胞增多。在自然骨折愈合过程中，这些重要的生长因子在伤口局部存在及作用时间短

（通常不超过 5 天），而 PRP 中的生长因子浓度很高，为体内正常浓度的 3~17 倍（不同方法制备出的 PRP 中血小板及生长因子浓度不同），且具有作用时间长、无免疫排斥等优点。因此，PRP 被逐渐广泛应用于骨折的修复过程。

3. 骨痂形成期 在骨痂形成期，软骨痂逐渐填充和包裹骨折端，骨化后形成骨性结构桥接骨折端，在骨形态发生蛋白（BMP）的作用下，新合成的骨质从排列紊乱的编织骨逐渐形成具有哈弗系统（Haversiam system）的板状骨。

4. 塑形期 塑形期主要是在骨折区负重后，在成骨细胞和破骨细胞协调作用下，骨质根据骨折传导的力学在需要的地方沉积加强，在不需要的地方被吸收。

（三）PRP 治疗骨折的操作方法

Kitoh 等将 PRP 与骨髓间充质干细胞（BMSCs）复合，用于 2 例软骨发育不全症及 1 例先天性胫骨假关节患者的股骨和胫骨牵张成骨术。其先从患者髂骨内抽取骨髓，分离出 BMSCs，在常规诱导培养液中培养、诱导和扩增，获得大量的成骨细胞，将其与自体来源的 PRP 复合，形成可注射的组织工程骨；在 X 线机引导下将复合物注入患者牵张成骨间隙。术后 X 线片和临床检查显示，PRP 和 BMSCs 移植明显增强了牵张成骨的效果及速度。

张长青、袁霆等也开展了应用 PRP 治疗骨折的研究，并开发出 PRP 制备的专用套装，取得了良好的临床应用效果。该专用套装以二次离心法制备 PRP（图 13-2-1）。首先抽取静脉血 30~50 ml，摇匀后置于制备 PRP 的专用离心管；第一次离心，吸取全部上清液至交界面下 3 mm，平衡后再次离心；弃去约 3/4 上清液（PPP），将剩余物质摇匀即为 PRP。一般而言，骨折复位内固定之后，PRP 可以单独应用于骨折断端，也可以与植入骨复合植入骨折端。对于非开放性手术的骨折治疗，PRP 可以在 X 线透视下或超声引导下经皮穿刺注入骨折断端（图 13-2-2）。对于骨折断端有明显纤维瘢痕的患者，建议结合冲击波治疗，或者在 X 线透视下处理骨折断端之后，将慢性骨不连转变为急性损伤而激发自体的修复反应，再注射 PRP，可以更好地促进骨不连的愈合。

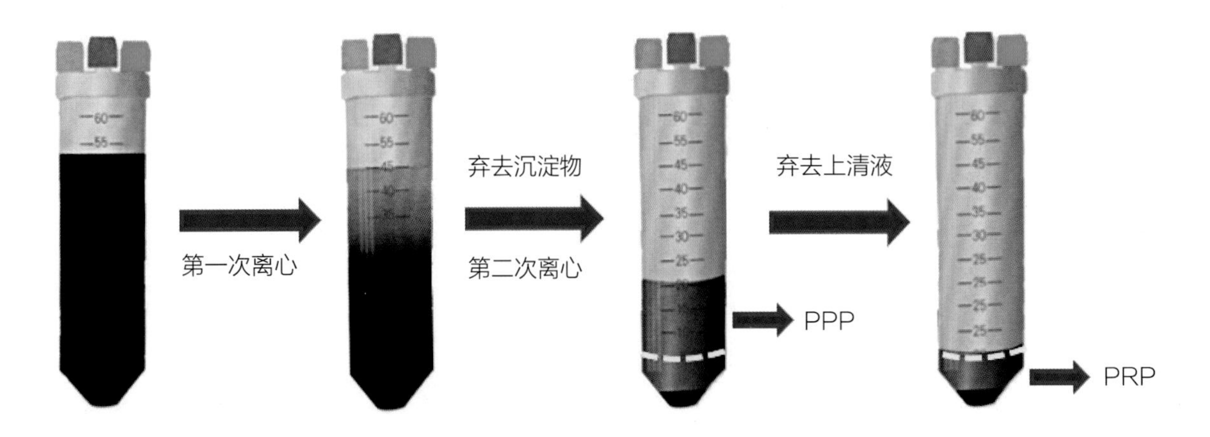

图 13-2-1　二次离心法制备 PRP

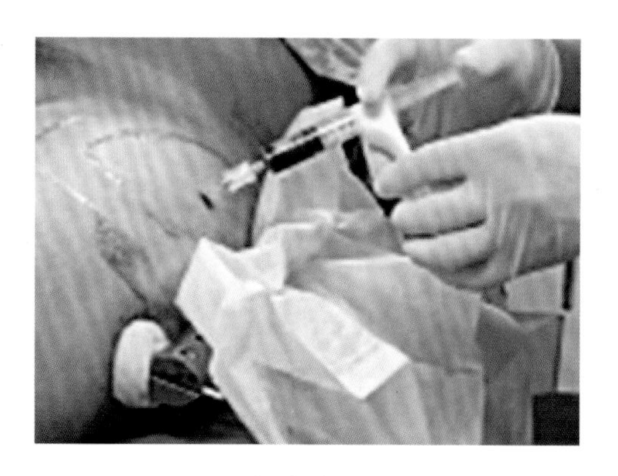

图 13-2-2 局部麻醉下经皮注射 PRP

（四）临床病例介绍

病例 1：患者左股骨骨折后于当地医院行切开复位内固定术，术后骨不连合并钢板内固定断裂，随后行取髂骨植骨手术，仍然骨不连、内固定断裂。转入我院后，行第三次手术取髂骨植骨内固定，术后骨折断端骨吸收，仍然骨不连，并出现手术切口窦道，遂以外固定支架固定（图 13-2-3）。伤口愈合后，在 X 线透视引导下，经皮穿刺注射 PRP 于骨不连区（图 13-2-4）。1 个月后发现骨痂生长，第四次手术植骨内固定，术中注射 PRP，最终骨折愈合（图 13-2-5）。

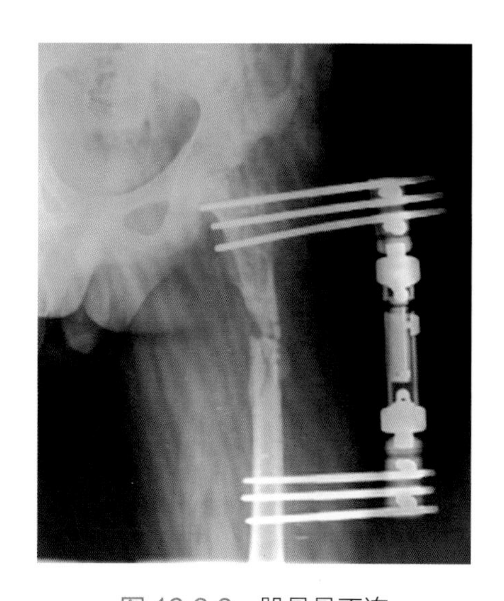

图 13-2-3 股骨骨不连

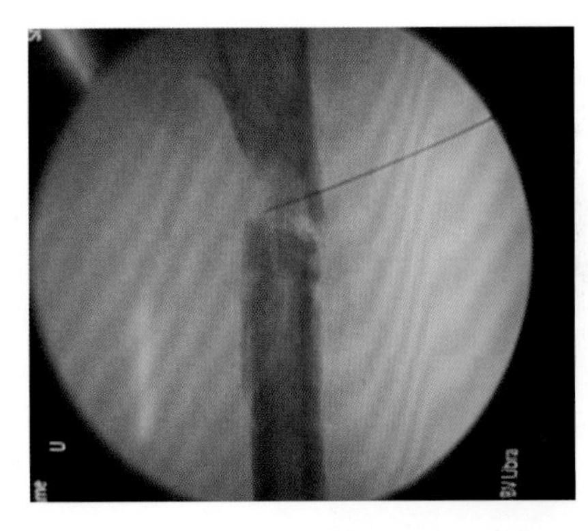

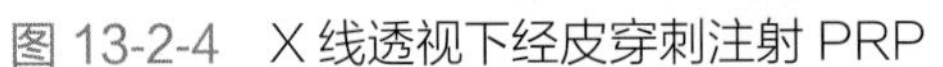

图 13-2-4　X 线透视下经皮穿刺注射 PRP

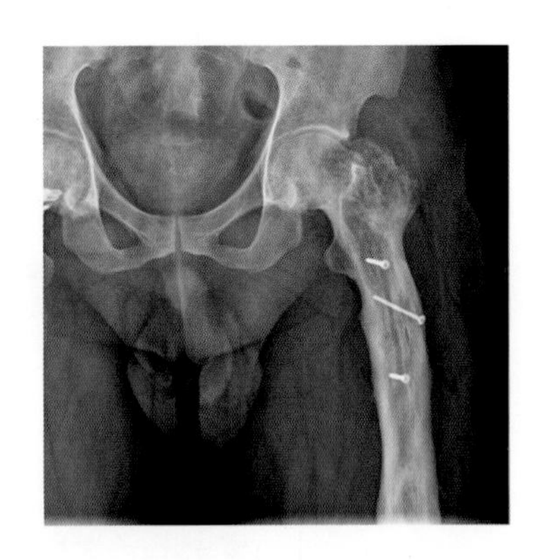

图 13-2-5　手术 11 月后，骨折愈合良好

病例 2：患者，男，50 岁，车祸致左胫腓骨骨折，完善术前检查后行胫骨髓内钉和腓骨钢板切开复位内固定术，术后 1 年 X 线片示胫骨与腓骨骨不连。患者收入我院后，手术去除胫骨髓内钉，切开骨不连处，清除骨折断端纤维组织，可见骨缺损较大。用钻头打磨断端至渗血，取周围骨痂打碎与 PRP 混合后植入胫骨骨折端，多余的 PRP 喷入胫骨骨折端周围和腓骨骨不连处。术后 10 个月，X 线片显示胫腓骨骨折愈合（图 13-2-6）。

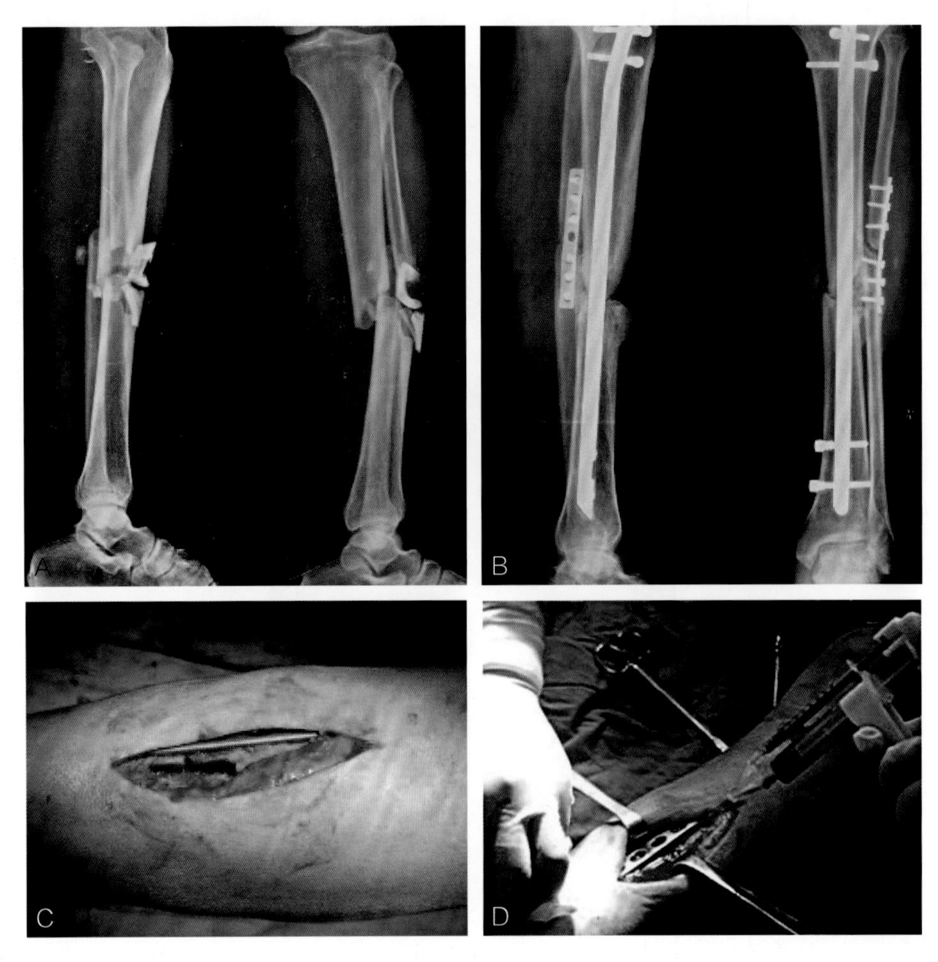

图 13-2-6　A. 胫腓骨骨折；B. 骨折术后 1 年，胫骨和腓骨骨不连；C. 手术去除胫骨髓内钉，清除骨折端不健康组织后可见骨缺损；D. PRP 注射入骨折端；E. 骨折术后 X 线片；F. 术后 10 个月，胫腓骨骨折完全愈合

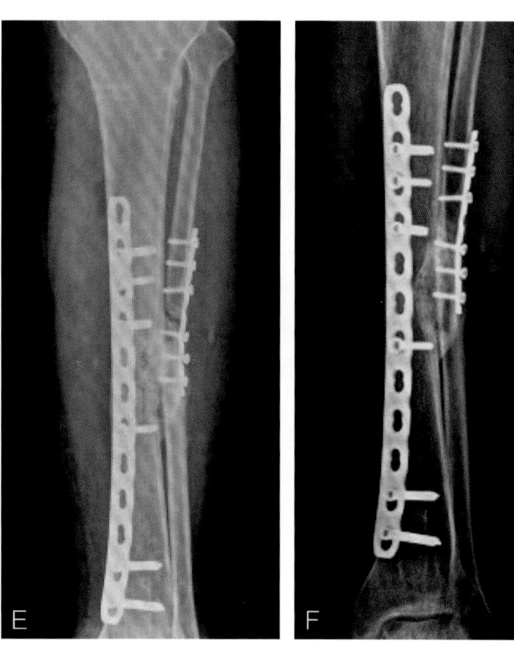

图 13-2-6（续）

二、PRP 在骨髓炎治疗中的应用

（一）慢性骨髓炎治疗概述

慢性骨髓炎作为一种骨组织感染以进行性骨坏死及死骨形成为主要特征。临床治疗的传统标准是：一期严格外科清创，消灭死骨腔隙；二期骨、软组织移植覆盖，4~6 周的抗生素治疗。严格外科清创包括清除污染物、坏死骨与软组织是慢性骨髓炎治疗的关键，残余病变组织清创不彻底通常是引起慢性骨髓炎复发的原因；严格清创后，骨与软组织缺损是感染的高危因素，通常需要皮瓣移植、骨移植等方法维持足够的软组织覆盖与骨结构支撑；抗生素的使用应依据细菌药物敏感试验结果选择敏感抗生素，并且要根据病情全身和局部联合使用。

然而，即使经过综合治疗，很大比例的慢性骨髓炎仍难以治愈。清创不彻底继发感染，细菌生物膜形成，对传统抗生素广泛耐药，患者病理状态等因素常导致治疗后复发。20 世纪 70 年代始，为了解决由于抗生素系统用药所致的细菌多重耐药性，抗生素链珠越来越广泛地被应用于骨髓炎的局部治疗（包括骨水泥和生物可降解材料）。抗生素链珠可充分填充骨与软组织缺损区域，具有维持局部高浓度抗生素等优点。然而，骨水泥作为异物在抗生素释放后，需二次手术取出，而生物可降解材料的抗感染效果存在争议，且费用较高。PRP 富含白细胞和血小板，具有同时诱导促进组织修复和抗感染的作用，可以作为慢性骨髓炎综合治疗的一部分，在控制慢性骨髓炎局部感染，缩短治疗周期，减少复发率，降低治疗费用方面都展现出巨大优势。

（二）慢性骨髓炎治疗难点及 PRP 功能

骨与软组织缺损和感染是慢性骨髓炎的特征，也是两大治疗难点。针对这两点，PRP 显示出强大的治愈能力。近年来，PRP 在抗感染方面的作用受到密切关注。其血小板成分作为宿主防御系统的重要组成部分通过多种方式发挥抗菌作用：①产生抗菌活性氧（ROS）；②激活和调节补体系统，同时促进补体在菌体上的附着；③清除血液中的病原体，激活的血小板可通过血浆中的蛋白与病原菌结合或血小板直接与病原菌结合而内吞细菌；④抗体依赖的细胞毒性作用（antibody-dependent cell-mediated cytotoxicity, ADCC），激活特异性免疫细胞；⑤促进白细胞的抗菌作用，包括释放趋化因子趋化白细胞到病变部位以及激活白细胞产生超氧化物和溶酶体酶；⑥脱颗粒释放抗菌肽（thrombocidins, TC），TC 可分为两个亚组，α- 激动毒素（α-kinocidin）和β- 激动毒素（β-kinocidin），后者为具有抗菌特性的经典趋化因子，可与传统抗生素协同作用而减少耐药性的发生。

PRP 中另一成分白细胞具有经典的抗感染和免疫调节作用。白细胞主要包括中性粒细胞、单核细胞和淋巴细胞，在机体免疫中具有重要作用。中性粒细胞主要发挥直接杀菌作用，白细胞与病原微生物接触后胞膜形成伪足，包裹病原微生物，然后胞膜内陷，形成吞噬泡。吞噬泡溶酶体融合而消灭病原微生物。中性粒细胞还可以像血小板一样释放大量 TC。中性粒细胞主要有两种颗粒：过氧化物酶阳性的原始性颗粒和过氧化物酶阴性的继发性颗粒。原始性颗粒参与细胞内病原体清除过程，其含有多种杀菌因子，如髓过氧化物酶（myeloperoxidase, MPO）、天青霉素（azurocidin）、弹性蛋白酶（elastase）、蛋白水解酶 -3（proteinase-3）、组织蛋白酶 G（cathepsin G）、溶菌酶（lysozyme）、a - 防御素（α-defensins）等。继发性颗粒更倾向于胞外分泌释放抗菌蛋白，比如基质金属蛋白酶（MMP）、明胶酶（gelatinase）、乳铁蛋白（lactoferrin）、胶原酶（collagenase）等。在这些蛋白、多肽的协助下，白细胞可发挥抑菌、杀菌作用。单核细胞为巨噬细胞的前体细胞，可在病变局部分化为巨噬细胞吞噬病原微生物如细菌、病毒，亦可分泌 TC，与血小板发挥协同抗感染作用。淋巴细胞则主要参与抗体特异性的免疫反应。

PRP 在理论上具有明显的抗感染作用，这在实验中也被广泛证实。实验中发现 PRP 结合万古霉素的治疗效果明显优于单独使用万古霉素或 PRP。Bielecki 等报道 PRP 对金黄色葡萄球菌和大肠埃希菌的抑制作用，Moojen 等也发现 PRP 可抑制金黄色葡萄球菌的生长，上海交通大学附属第六人民医院张长青团队的实验也显示 PRP 对骨髓炎有预防和治疗作用，一项针对急性伤口早期闭合的荟萃分析发现 PRP 可明显降低感染率。

PRP 在治疗慢性骨髓炎中除了抗感染作用，其促进组织再生的作用亦尤为重要。血小板在凝血酶的激活下可释放 VEGF、PDGF-BB、IGF-1 和 TGF-β1 等生长因子。如前所述，这些生长因子具有刺激细胞增殖，促进软组织修复、血管生成及胶原合成的作用，新生血管可促进抗生素的运输、细菌的清除、软组织和新骨形成，以消灭清创后形成的死腔（死腔可引起感染的持续存在），清除死腔对于防止骨髓炎复发和保持骨结构完整有重要作用。PRP 中含有的大量生长因子还可抵抗由于长期慢性炎症引起的局部生长因子丢失。

PRP 中存在的白细胞激活后除了抗菌作用外，Dohan 等最近发现其也可释放大量生长因子，比如 TGF-β1、VEGF 和 PDGF-AB，在促血管再生和组织再生中发挥重要作用。

总之，PRP 不仅可以促进骨与软组织再生，还有抗菌作用。实验证实了 PRP 结合抗生素使用可发挥明显的抗菌、抑菌作用，其促骨再生作用更使其在治疗骨髓炎清创导致的骨缺损方面受到重视。

（三）PRP 治疗慢性骨髓炎操作方法

同骨折相同，PRP 在骨髓炎中的应用大多是在术中进行。手术与 PRP 的制备同时进行，既不延长手术的时间，也保证了 PRP 可以现做现用。患者麻醉后即可抽外周静脉血二次离心法制备 PRP（图 13-2-1）。骨折以及骨髓炎术中 PRP 的应用一般需要凝血酶激活成凝胶状。对于骨髓炎的治疗，彻底清创，去除坏死组织与死骨后，将 PRP 重点应用于感染以及骨坏死严重的区域。

特别注意的是：① PRP 作为慢性骨髓炎综合治疗的重要组成部分，严格合理的清创手术是 PRP 发挥作用的先决条件，因此需彻底去除坏死骨与软组织、污染物后才能使用 PRP 治疗；② PRP 治疗不能成为抗生素治疗的替代，二者相互促进，因此 PRP 使用前应选择敏感抗生素控制感染；③骨折和骨髓炎一般术后需要施放引流管，为了避免 PRP 的有效成分流失，应尽量避免引流管离 PRP 植入区过近。

（四）临床病例介绍

患者，男，51 岁，“左跟骨骨折”行切开复位植骨内固定术后出现感染，经两次清创手术，去除绝大部分植入的人工骨，窦道迁延不愈，伤口持续渗液，细菌培养为金黄色葡萄球菌。给予 PRP 注射治疗后 1 周伤口明显缩小，渗液量显著减少。遂行第二次 PRP 注射治疗，1 周后窦道愈合，随访 2 年无复发（图 13-2-7）。

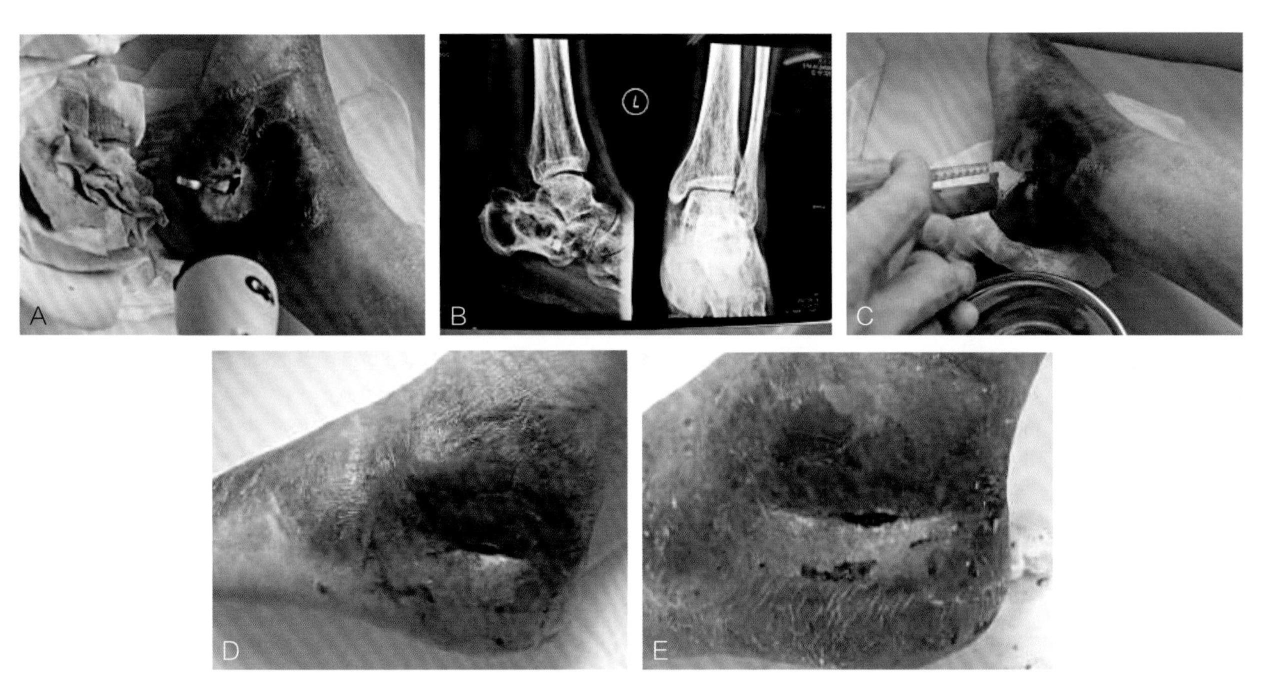

图 13-2-7 A. 伤口大量渗液；B. 局部 X 线片；C. PRP 注射入窦道；D. PRP 注射 1 周后，窦道缩小，渗液减少；E. 第二次 PRP 治疗后，伤口愈合

三、小结

用于骨折与骨髓炎的 PRP 为传统的富白细胞富血小板血浆（L-PRP），同时含有高浓度的血小板以及白细胞。血小板释放的多种生长因子可以促进组织的修复，同时血小板也可直接或间接地参与消灭病原体。高浓度的白细胞主要有助于骨髓炎局部感染的控制、坏死组织的清除、炎症反应的调控等，但也可产生部分生长因子参与组织修复。二者相辅相成形成一个整体，可以显著提高骨折与骨髓炎的修复。

（袁　霆）

参考文献

Akeda K, An HS, Okuma M, et al. Platelet-rich plasma stimulates porcine articular chondrocyte proliferation and matrix biosynthesis. Osteoarthritis Cartilage, 2006, 14(12): 1272-1280.

Bielecki T, Gazdzik TS. Antimicrobial activity of platelet-rich gel after antibiotic administration-a preliminary report. JBJS, 2009, 91-B(SUPP I): 131.

Bielecki TM, Gazdzik TS, Arendt J, et al. Antibacterial effect of autologous platelet gel enriched with growth factors and other active substances: an in vitro study. JBJS, 200789(3): 417-420.

Borregaard N, Sorensen OE, Theilgaard-Monch K. Neutrophil granules: a library of innate immunity proteins. Trends immunol, 2007, 28(8): 340-345.

Dohan Ehrenfest DM, Rasmusson L, Albrektsson T. Classification of platelet concentrates: from pure platelet-rich plasma (P-PRP) to leucocyte- and platelet-rich fibrin (L-PRF). Trends Biotechnol, 2009, 27(3): 158-167.

Jia WT, Zhang CQ, Wang JQ, et al. The prophylactic effects of platelet-leucocyte gel in osteomyelitis: an experimental study in a rabbit model. J Bone Joint Surg Br, 2010, 92(2): 304-310.

Kitoh H, Kitakoji T, Tsuchiya H, et al. Transplantation of marrow-derived mesenchymal stem cells and platelet-rich plasma during distraction osteogenesis-a preliminary result of three cases. Bone, 2004, 35(4): 892-898.

Lazzarini L, Mader JT, Calhoun JH. Osteomyelitis in long bones. J Bone Joint Surg Am, 2004, 86(10): 2305-2318.

Li GY, Yin JM, Ding H, et al. Efficacy of leukocyte- and platelet-rich plasma gel (L-PRP gel) in treating osteomyelitis in a rabbit model. J Orthop Res, 2013, 31(6): 949-956.

Mehta S, Watson JT. Platelet rich concentrate: basic science and current clinical applications. J Orthop Trauma, 2008, 22(6): 432-438.

Moojen DJ, Everts PA, Schure RM, et al. Antimicrobial activity of platelet-leukocyte gel against staphylococcus aureus. J Orthop Res, 2008, 26(3): 404-410.

Risso A. Leukocyte antimicrobial peptides: multifunctional effector molecules of innate immunity. J Leukoc Biol, 2000, 68(6): 785-792.

Shuford JA, Steckelberg JM. Role of oral antimicrobial therapy in the management of osteomyelitis. Curr Opin Infect Dis, 2003, 16(6): 515-519.

Thomas MV, Puleo DA. Infection, inflammation, and bone regeneration: a paradoxical relationship. J Dent Res, 2011, 90(9): 1052-1061.

Wang HF, Gao YS, Yuan T, et al. Chronic calcaneal osteomyelitis associated with soft-tissue defect could be successfully treated with platelet-rich plasma: a case report. Int Wound J, 2013, 10(1): 105-109.

Yeaman MR. Platelets in defense against bacterial pathogens. Cell Mol Life Sci, 2010, 67(4): 525-544.

Yuan T, Zhang C, Zeng B. Treatment of chronic femoral osteomyelitis with platelet-rich plasma (PRP): a case report. Transfus Apher Sci, 2008, 38(2): 167-173.

Zalavras CG, Patzakis MJ, Holtom P. Local antibiotic therapy in the treatment of open fractures and osteomyelitis. Clin Orthop Relat Res, 2004, (427): 86-93.

Zelken J, Wanich T, Gardner M, et al. PMMA is superior to hydroxyapatite for colony reduction in induced osteomyelitis. Clin Orthop Relat Res, 2007, (462): 190-194.

Zhou Q, Xu C, Cheng X, et al. Platelets promote cartilage repair and chondrocyte proliferation via ADP in a rodent model of osteoarthritis. Platelets, 2016, 27(3): 212-222.

郭彦杰，仇建军，张长青．富血小板血浆治疗下肢慢性难愈合伤口 47 例随访研究．中国修复重建外科杂志，2008, 22(11): 1301-1305.

第三节　PRP 在骨性关节炎治疗中的应用

一、概述

骨性关节炎（osteoarthritis, OA）是中老年人最常见的疾病之一，尤其以膝骨关节炎（KOA）最为多见，其造成的疼痛和关节活动障碍给生活质量带来了严重影响。为了减轻与 OA 相关的疼痛和降低其发病率，研究人员尝试了口服软骨保护药物、关节内类固醇药物注射、黏弹性补充剂注射、关节置换术等多种治疗方式。时至今日，没有哪一种方式堪称特别有效和经典，多种方法联合应用仍然是主流，开发新药物、新技术和新方法一直是研究者努力的方向。PRP 因其在再生医学中具有的明确效果，也逐渐被应用于 OA 的治疗。

（一）PRP 在肌骨领域的应用发展

1984 年，Okuda 等研究发现，PRP 中含有多种生长因子且能促进骨缺损的修复。PRP 中含有的多种生长因子在促进软骨细胞分裂、加速软骨修复及保持软骨生理功能中发挥重要作用，并能诱导多能干细胞向软骨细胞分化。将 PRP 应用于临床上修复骨组织最早见于 1997 年 Whitman 和 1998 年 Marx 的研究报告。Whitman 将 PRP 与自体骨或异体骨相结合用于口腔颌面外科手术获得了良好的临床效果。PRP 的制备与手术同步进行，不增加手术时间，制备简单，无不良反应。另外，经激活的 PRP 凝胶可以在局部黏合移植骨颗粒，防止碎骨颗粒移位和流失。Marx 对 88 名下颌骨缺损 5 cm 以上的患者进行随机对照研究（RCT），对照组进行单纯骨移植，而实验组复合使用 PRP；术后第 2、4、6 个月的 X 线片显示，对照组患者骨成熟指数为 0.92、0.88 和 1.06，而实验组患者骨成熟指数为 2.16、1.88 和 1.62，两组之间差异有显著性（P=0.001）；术后 6 个月的组织形态学检测显示，PRP 组平均成骨面积为（74.4 ± 11）%，而对照组为（55.1 ± 8）%（P=0.005），实验结果显示 PRP 显著促进了骨再生，缩短了骨修复的过程。

随着关于 PRP 的研究逐年增多，其应用范围也越来越广。前期的研究主要集中在 PRP 修复骨与软组织这一领域，将 PRP 植入骨折区或骨缺损区加速骨愈合的方法已获得广泛认可。另外，Bielecki 将 PRP 经皮注射入骨不连区，实现了骨不连的完全愈合，并提出这种微创治疗方法有可能取代部分传统切开植骨手术。袁霆等报道使用 PRP 治疗骨髓炎，也取得了良好疗效。他们认为，由于骨不连和骨髓炎病灶局部缺乏生长因子，因此无法启动愈合过程，而 PRP 的加入可为其提供生长刺激因素，启动并加速了愈合。

PRP 修复软骨组织近几年也成为研究和临床应用的热点。2010 年 3 月，美国骨科医师学会年会上报告了多篇关于 PRP 在关节软骨修复方面的研究。软骨组织由于缺乏血供及生长因子供应不足，一旦受损，修复起来相当缓慢，甚至难以愈合，而 PRP 为这类组织生长提供了丰富的生长因子。Kon 等学者使用 PRP 和透明质酸（hyaluronic acid, HA）作为对照注射入膝关节腔来治疗 OA，结果发现 PRP 的疗效要优于传统的 HA 注射。

一些基础研究已证实了 PRP 可以促进软骨细胞的增殖和软骨基质的合成，刺激软骨形成；同时对减轻疼痛和功能恢复也有显著疗效，对关节软骨损伤较轻的年轻患者临床效果更为明显。虽然部分患者注射 PRP 后会出现轻微的关节肿胀和疼痛，但大多在数分钟至数小时后可自行缓解。这可能与注射速度快、注射量多或注入邻近软组织中有关，也有研究认为与 PRP 中白细胞引发的炎性反应有关。而另一项研究表明，PRP 结合 HA 治疗 OA 是以病理生理过程为出发点，除了能减少炎症因子的释放和缓解症状外，由于 PRP 富含多种生长因子以及具有富集间充质干细胞的特性，结合干细胞具有向骨/软骨分化的特点，还可以修复受损的软骨及软骨下骨，在 OA 的治疗上有很大突破。此外，采用自体血制备 PRP 作为多种生长因子的来源，没有医学伦理和传染病方面的顾虑。因此，使用自体 PRP 结合 HA 治疗 OA 是一种安全可靠、疗效确切的治疗方法。

（二）PRP 治疗骨性关节炎的机制

OA 改变了正常的关节代谢机制，分解代谢增加而合成代谢减少。血小板 α 颗粒中含有并释放的生长因子包括 VEGF、PDGF、IGF、TGF 等，它们在软骨中降低了分解代谢，改善了合成代谢并促进了软骨重塑，在各个层面发挥作用以维持关节稳态。

Akeda 和 Pereira 等的研究不仅发现 PRP 能促进更多Ⅱ型胶原蛋白和前列腺素（PG）合成，还发现软骨细胞的增殖和基质分子的产生。滑膜细胞受到分泌增加的 HA 的影响，产生更有利的和平衡的血管生成状态。PRP 中的 IGF-1 可能下调程序性细胞死亡 5（PDCD5）的表达，故使 OA 中软骨细胞的凋亡途径受到影响。在 Mifune 等的 PRP 体内研究中检测到较低水平的软骨细胞凋亡，作者认为 PRP 在关节内的复杂相互作用可能对软骨细胞凋亡产生积极影响。KOA 最突出及最主要的致残症状表现为逐渐加重与难以忍受的疼痛，相关研究认为这种疼痛的产生及渐进性加重与关节炎症（无菌性炎症）密切相关，而 PRP 对整体下调关节炎症具有积极作用，其机制可能是与调节核因子κB（NF-κB）和环氧合酶-2（COX-2）等炎症级联有关。在 Wen 等的一篇 Meta 分析中，作者发现在包含 1069 名 OA 患者的 10 项随机对照实验中，注射治疗 6 个月以后，PRP 和 HA 治疗组在疼痛评分、WOMAC 及 IKDC 这两项功能评分上无明显差异；在注射治疗 12 个月以后，PRP 治疗组疼痛评分及功能评分均较 HA 治疗组有明显改善。而与注射生理盐水治疗组相比，PRP 治疗组在 6 个月和 12 个月注射治疗后的疼痛评分及功能评分均有明显改善。同时，与注射 HA 和生理盐水相比，PRP 注射治疗没有副作用增加的风险。

二、膝骨关节炎的临床表现、分级及诊疗

KOA 是膝关节以软骨退化伴随软骨下骨增生性改变为特征的疾病。

（一）临床表现

KOA 的临床表现主要包括关节疼痛、活动受限、关节肿大、浮髌试验阳性（关节积液）、触痛或压痛、骨摩擦音（感）、关节畸形等。

（二）分级

Kellgren-Lawrence 分级评分系统是 KOA 严重程度的分级方法，根据膝关节的 X 线片表现将 KOA 从轻度到重度分为 5 级。

0 级（正常膝关节）：膝关节 X 线片表现完全正常，没有明显骨质增生，没有关节间隙的狭窄。

Ⅰ级：有可疑的膝关节关节间隙狭窄现象，有可能出现骨赘（膝关节边缘出现骨性凸起），但较轻微（图 13-3-1）。

Ⅱ级：在X线片上出现明确小的骨赘及可能的关节间隙狭窄（图13-3-2）。

Ⅲ级：特点是具有大量中等程度的骨赘，明确的关节间隙狭窄，可能有软骨下骨硬化（X线片上显示为关节边缘增加的白亮区域），并可能出现膝关节骨性畸形（内翻畸形、外翻畸形、屈曲畸形）（图13-3-3）。

Ⅳ级：特点是出现大量骨赘，严重的关节间隙狭窄，明显的软骨下骨硬化（X线片上显示为关节边缘增加的白亮区域），并出现明显的膝关节骨性畸形（内翻畸形、外翻畸形、屈曲畸形）（图13-3-4）。

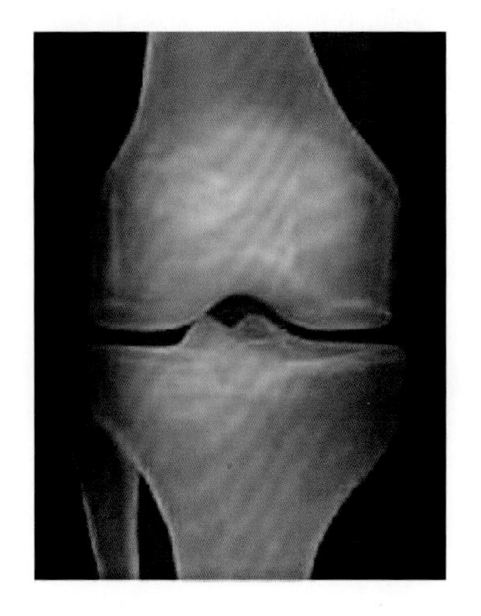

图13-3-1　膝骨关节炎Ⅰ级

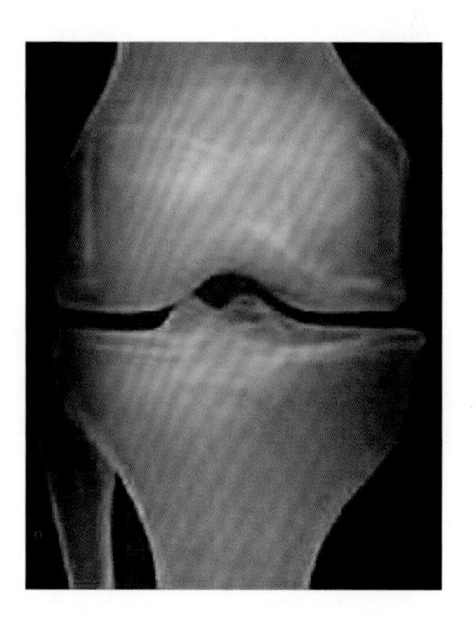

图13-3-2　膝骨关节炎Ⅱ级

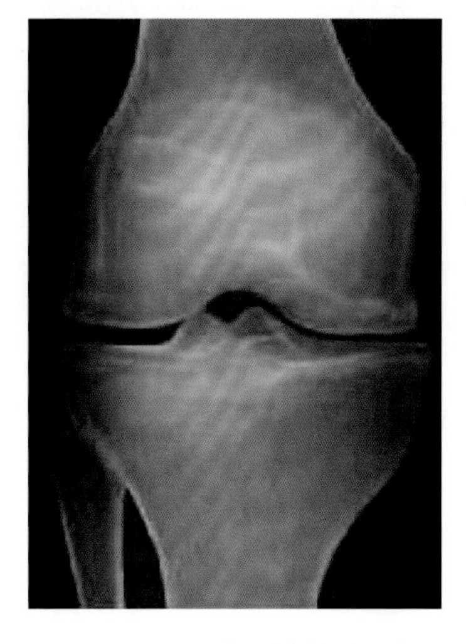

图13-3-3　膝骨关节炎Ⅲ级

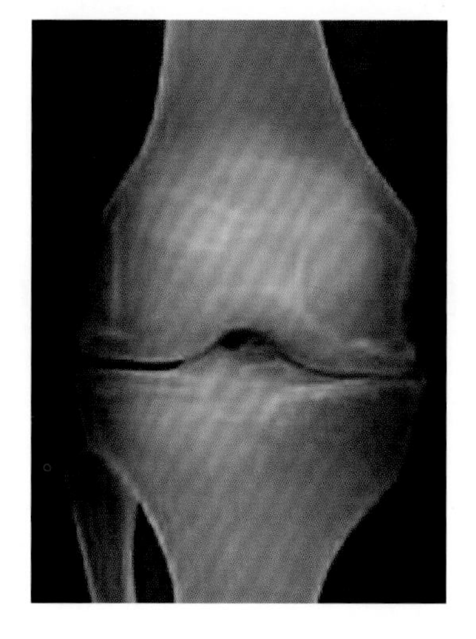

图13-3-4　膝骨关节炎Ⅳ级

（三）诊断标准

符合下述第1+2条或1+3条即可诊断KOA，第4条用于确诊或鉴别诊断。

（1）年龄≥40岁。

（2）病史：近1个月内反复膝关节疼痛，疼痛与活动相关，晨僵≤30 min。

（3）体格检查：骨性膨大、骨擦音（感）。

（4）辅助检查：X线片（站立或负重位）示关节间隙变窄、软骨硬化和（或）囊性变、关节缘骨赘形成，超声、CT或MRI显示有软骨磨损、软骨下骨增生。

（四）治疗方法

建议KOA患者首先进行严格的自我管理，包括控制体重（BMI＜24）、膝关节保暖、适量运动（水中运动、骑自行车、有氧运动）、关节活动度练习、牵拉练习、力量训练、平衡练习等。选择合适的鞋、鞋垫及辅助行走器具。对关节炎性病变（或体征）明显的患者，建议选用非甾体抗炎药（NSAID）口服。太极运动、单边鞋垫（内侧、外侧）、肌内效贴布/运动贴布、针灸、超声波、按摩/推拿、支具/减负器材等方法或工具可能对缓解KOA症状有益，可根据具体情况选用。曲马多、辣椒碱、HA对缓解患者症状有益，可以选用。没有充分证据证明氨基葡萄糖和硫酸软骨素的有效性。在适当的保守治疗不能使医生和患者满意之后可以使用PRP疗法。

三、膝骨关节炎的PRP治疗

（一）适应证和禁忌证

1. 适应证 对Ⅰ～Ⅲ级KOA患者推荐使用PRP注射治疗，每2~4周一次，每年3~5次。Ⅳ级KOA应将全膝关节置换术（total knee arthroplasty, TKA）作为首选治疗方式，PRP可以作为无法接受TKA患者的可选治疗方式。

2. 禁忌证

（1）绝对禁忌证：不愿接受PRP治疗的患者、败血症、重度血小板减少症、发热伴血小板减少综合征（severe fever with thrombocytopenia syndrome, SFTS）、血小板功能障碍性疾病、血流动力学异常、关节及关节周围存在感染灶。

（2）相对禁忌证：发热、吸烟、血小板计数＜10^5/μl、血红蛋白＜10 g/dl、NSAID药物停药未超过48 h、1个月内曾注射糖皮质激素、全身皮质激素治疗停药未超过2周、恶性肿瘤（尤其是造血系统或骨骼系统恶性肿瘤）。

（二）治疗流程

1. 术前注意事项

（1）术前3个月内不得接受任何侵入性操作。如穿刺部位既往进行过有创操作，需详细评估。

（2）术前戒烟1个月以上。

（3）术前1周内绝对禁止使用抗凝药物。使用阿司匹林者，术前评估凝血指标情况。

（4）术前3天不饮用烈酒和酒精含量高的饮料，低盐、低脂饮食。治疗当天不要空腹。

（5）术前1天手术部位需保持清洁，术前需将外用药物清洗干净。

（6）术前相关检查：血液检查（血常规、肝肾功能、电解质、出凝血时间、术前及输血前全套、C反应蛋白）；心电图、胸片、治疗部位X线+MRI、CT或超声；高血压和糖尿病患者评估血压和血糖指标。

（7）术前专科评估：术前对相关疾病和注射部位进行专科评估。

（8）治疗当天穿宽大、舒适、柔软的前面系扣或拉链的衣服，避免穿脱不便的套头衫或毛衣等。

PRP 注射后 3 天内手术区可能有不适感，尽量不穿套头的衣服。

（9）术前签署知情同意书，留下紧急联络信息。

（10）如有必要，术前可给予镇痛或抗焦虑药物。

2. 术前准备

（1）根据注射部位安排患者处于一个舒适的坐位或卧位。

（2）合理使用及处理一次性无菌注射器及针头。

（3）在无菌条件下，按规范化流程根据治疗需要采取适量静脉血。应单次抽血以减少 PRP 激活概率。如果穿透血管，血液流动不畅，针穿出静脉或多次在一处尝试无效时，应考虑换其他部位抽血。如果患者抽血困难，可以考虑使用超声血管引导。

（4）在无菌条件下将静脉血转移至离心机，优先选择封闭的制备系统，以防止血液和细胞组分暴露在空气中，并尽量减少操作步骤。

（5）如同时准备多个患者的 PRP 治疗，试管应做好明确标识，防止交叉污染或误用。

3. 影像学引导 注射 PRP 时可使用超声做实时影像引导，使用超声前需考虑的因素包括：①无菌凝胶。普遍使用该凝胶对降低感染率并无益处，对于简单的软组织注射，合理运用无菌技术即可。②无菌探头覆盖。在使用前后清洗探头，坚持无菌操作；也可采用无菌产品（敷料）或无菌手套覆盖探针。③在最终消毒皮肤前标明探测及注射针入口位置。

4. PRP 膝关节注射

（1）让患者处于舒适的体位，做好体表标记，注射点定位于髌骨外上缘与股外侧肌交界处（图 13-3-5）。定位于此处的优点包括：该部位神经分布少，感觉不敏感，皮下组织薄，较安全，定位较容易；关节内滑膜少，不易引起疼痛，患者容易配合；穿刺部位组织少，针头易到达关节腔；靠近髌上囊，如患者合并关节腔积液，可同时做穿刺抽液，即将髌上囊的液体往下挤，从而抽液比较彻底，而且针头向上移动可以直接抽取髌上囊的液体。

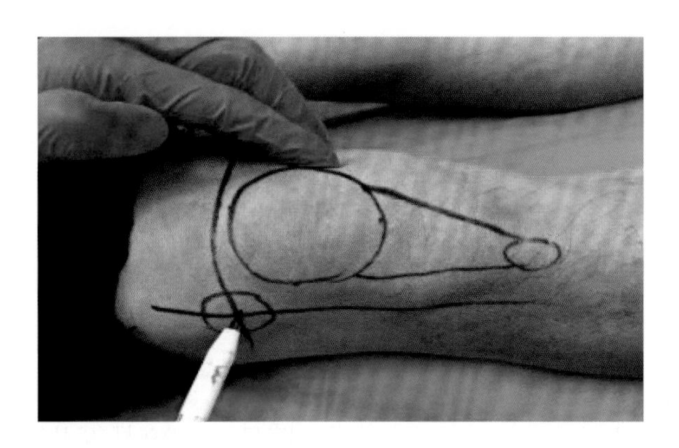

图 13-3-5 体表定位

（2）准备好注射所需要的相关物品（PRP、注射器、消毒用品）并放置在邻近医生的无菌台上，以方便取用。

（3）局部消毒，铺巾，建立无菌区。

（4）采用髌骨外上缘穿刺法，按压股外侧肌下凹陷处，针头向胫骨平台内侧方向斜向下 10° 穿刺进入，有落空感即可，注射适量 PRP 后退出针头（图 13-3-6）。

（5）如使用超声，凝胶的应用部位应和预标记部位一致。

（6）在实时影像记录下完成注射过程。

（7）应用敷料或绷带保护穿刺进针处。

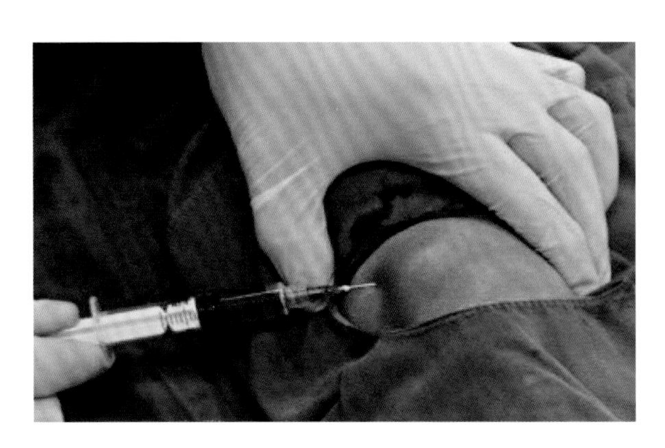

图 13-3-6　PRP 膝关节注射

5. 术后管理

（1）监测术后并发症。

（2）在患者功能完整或者达到稳定水平前尽量不使用 NSAID 或减少用量。

（3）在下一个患者使用前对污染区域进行消毒。

（4）书写操作记录，包括患者信息、诊断、操作名称、操作过程、执行医生、助手等。

（5）术后医嘱及宣教。

6. 随访

（1）常规 2 周后复诊，随访评估病变部位的疼痛、功能状态及注射部位的情况。

（2）与患者讨论注意事项和随后的康复训练安排。

（3）记录患者反应并使用有效的结果评估方法进行评估。

（4）并发症（感染、出血、神经损伤）、不适反应（疼痛）和所有其他相关数据应录入随访系统。

（5）是否需要进行再次注射应由患者功能状态决定。

（三）临床病例介绍

患者，老年女性，因双膝疼痛就诊，右膝症状更重，静息时 VAS 评分 2 分，活动时 VAS 评分 4 分，WOMAC 评分 18 分，X 线片可见右膝关节间隙狭窄，少许骨质增生。给予双膝关节注射 PRP 治疗，1 次/月，共 3 次。完成 3 次治疗后 1 年随访，静息时 VAS 评分 0 分，活动时 VAS 评分 1 分，WOMAC 评分 3 分，X 线片可见右膝关节间隙狭窄较 1 年前改善，骨质增生无明显增加，患者满意度较高（图 13-3-7）。

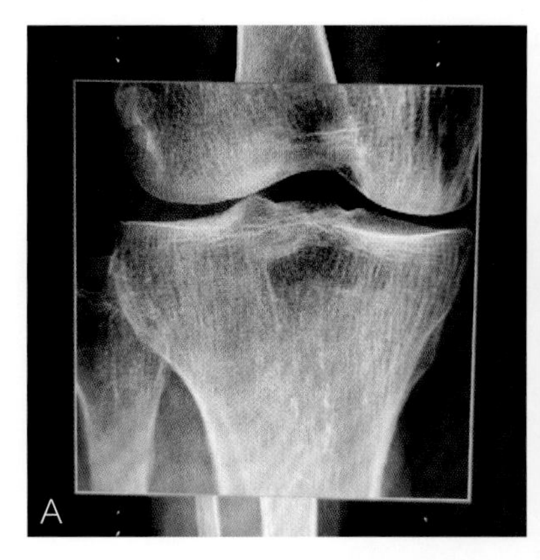
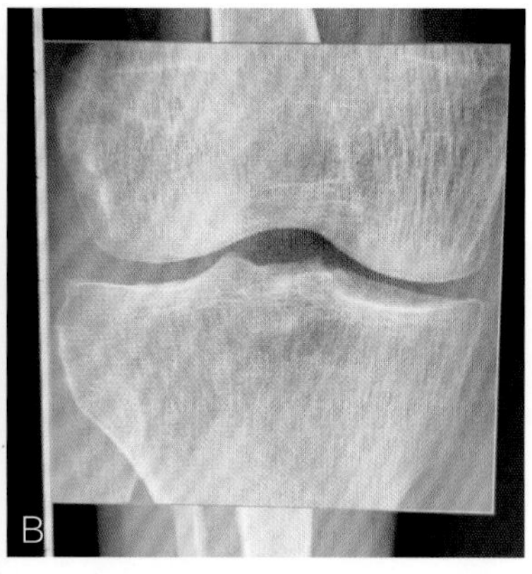

图 13-3-7 PRP 注射治疗膝骨关节炎
A. 治疗前；B. 治疗后 1 年

四、小结

在很多基础研究中，PRP 都具有明确的促进骨修复作用，近年来在口腔颌面外科的临床应用中也证明了这一点。使用 PRP 治疗 KOA 是目前 PRP 在康复运动医学应用最广泛且最成熟的治疗方法之一，目前已有大量的基础研究及临床试验证明了其有效性。与注射 HA 及口服药物等传统 KOA 治疗方法相比，PRP 具有调节局部炎性环境、促进软骨再生等更明显的优势。2016 发表于《美国运动医学杂志》（*The American Journal of Sports Medicine*）中关于 PRP 的综述性文献研究得出结论："PRP 是一个很有希望，但尚未得到充分认知，对关节、肌腱韧带以及肌肉受伤可能有益的治疗选择。"虽然 PRP 的应用还存在一些尚待解决的问题，但是随着研究工作的大量开展及研究的不断深入，PRP 必将在骨组织工程领域得到更广泛的使用。

【附】

一、膝骨关节炎康复计划

第一级：第 1~3 天，3~5 次/天，5~10 个/次。

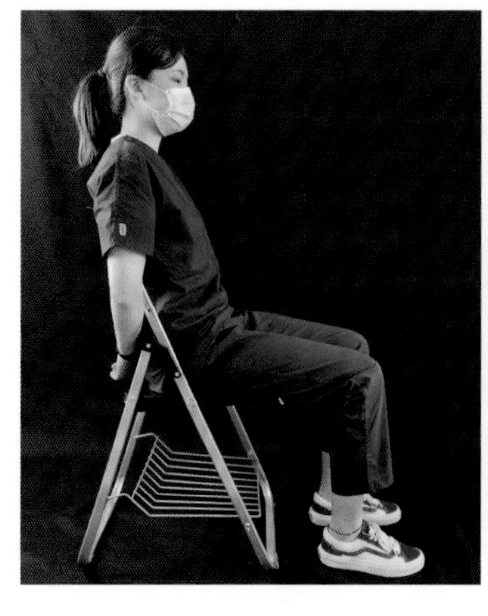

坐位起始位

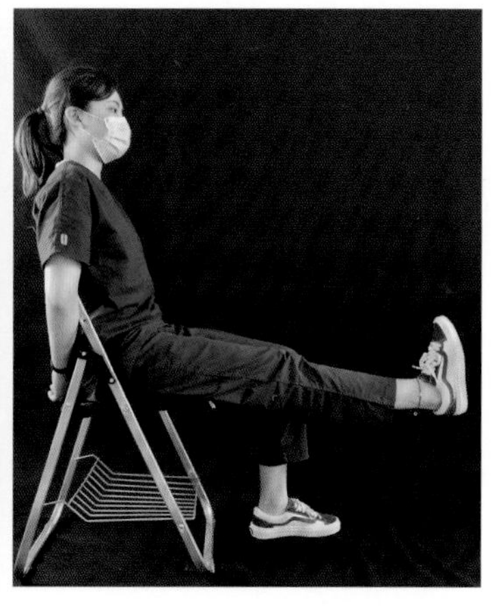

坐位伸膝踝泵

第 3~5 天，3~5 次 / 天，8~10 个 / 次。

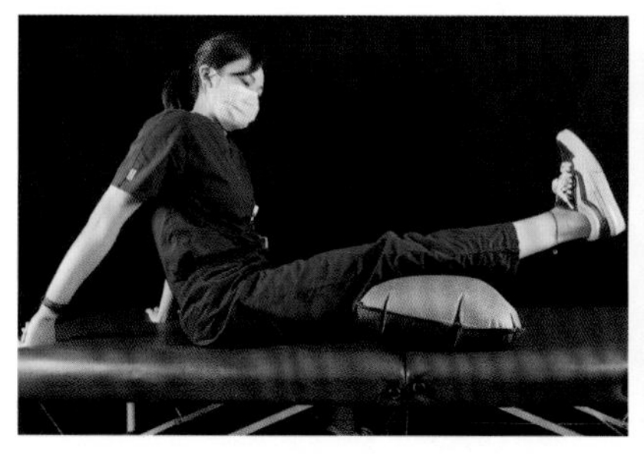

仰卧压泡沫轴

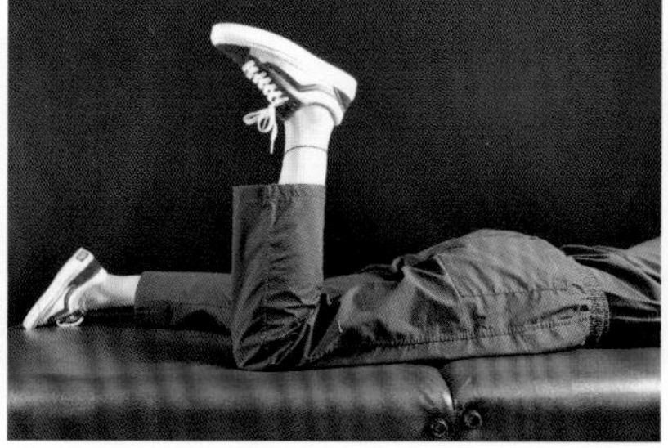

俯卧无沙袋屈膝

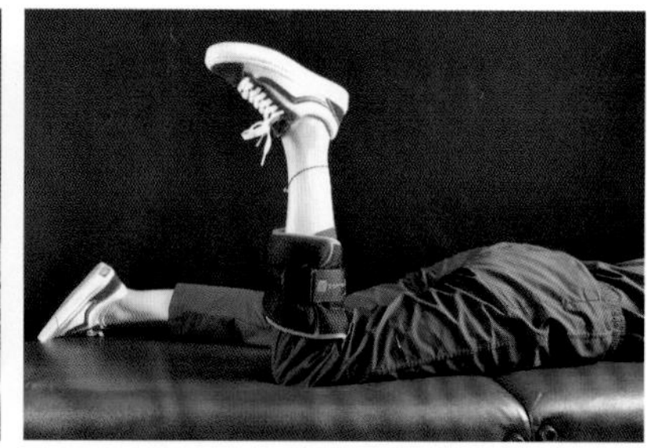

俯卧沙袋负重屈膝

第二级：第 5 天之后，可做静蹲，3 次 / 天，8~10 个 / 次。

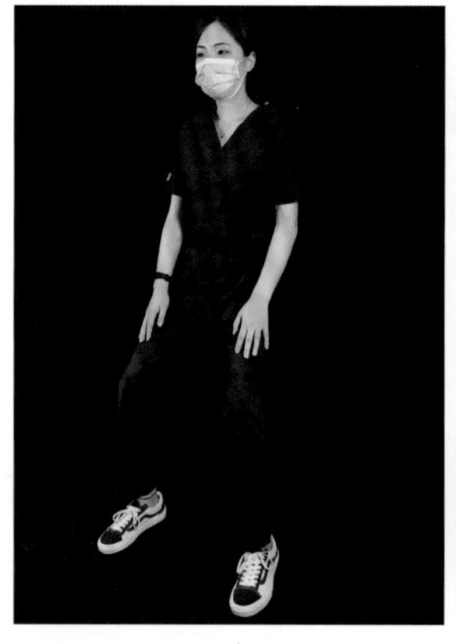

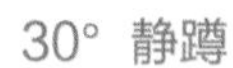

30° 静蹲

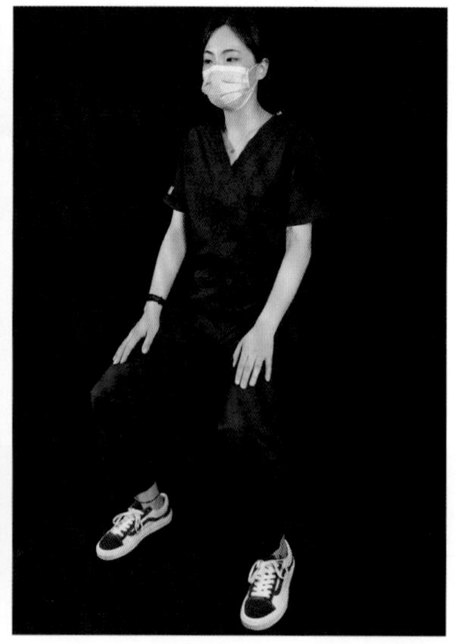

60° 静蹲

第三级：第 7 天后，可做俯卧撑动作，2~3 次 / 天，8~10 个 / 次。

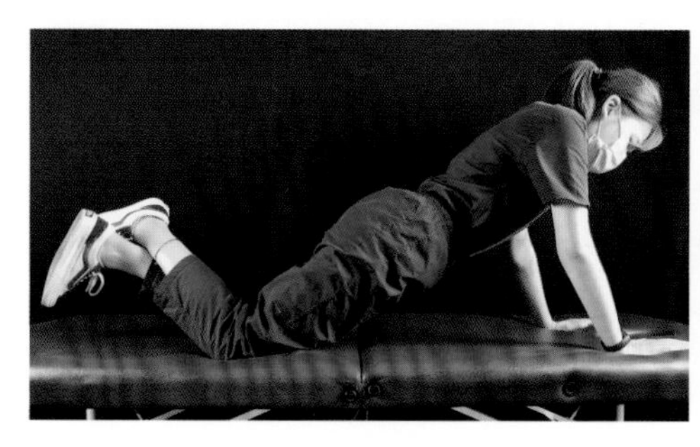

膝位俯卧撑

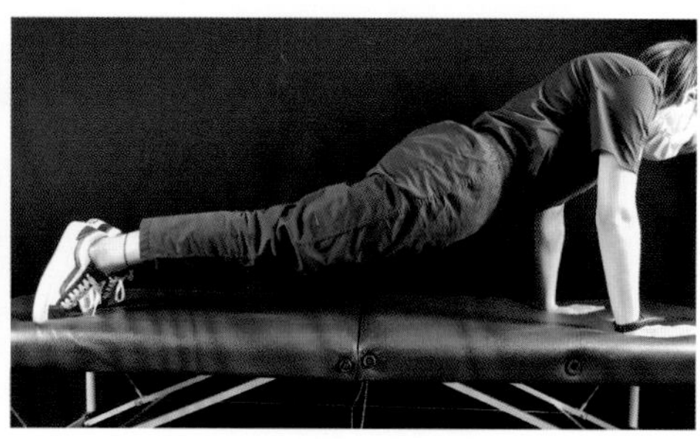

足位俯卧撑

第四级：第 7 天后，可做神经肌肉训练，2~3 次/天，8~10 个/次，缓慢运动，静态维持 6~15 s。

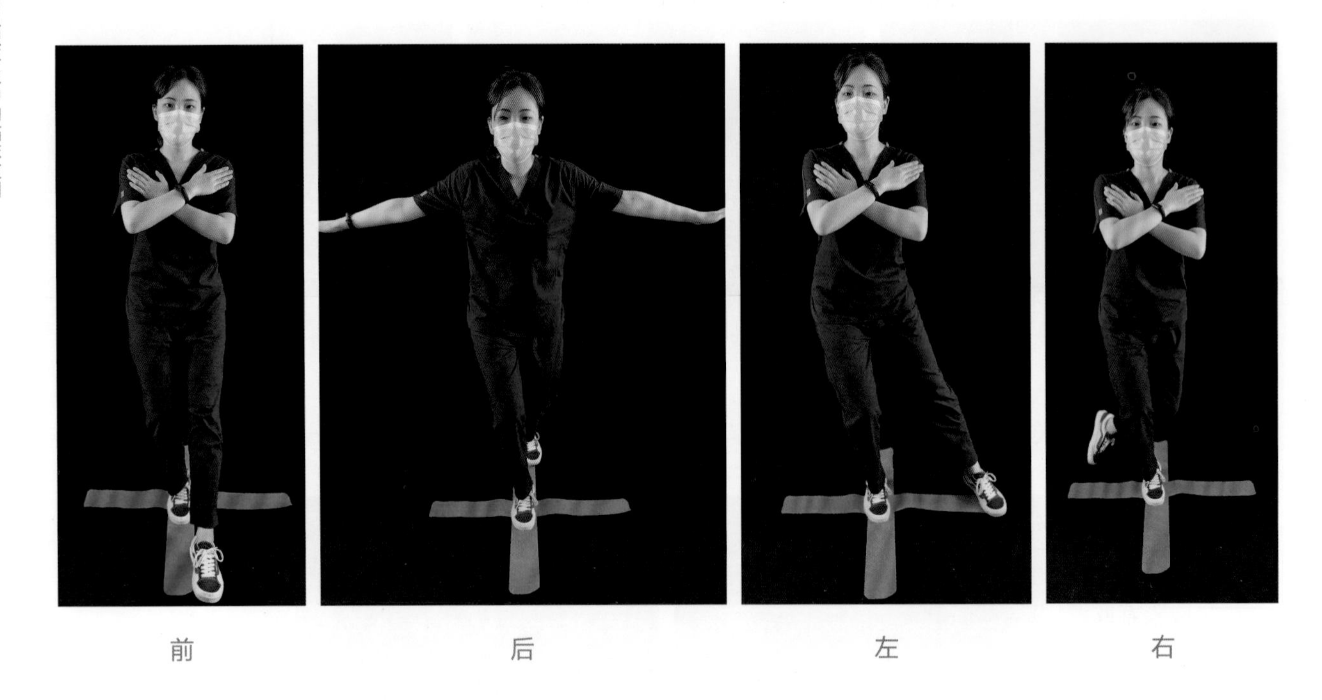

前　　后　　左　　右

单腿画“十”字

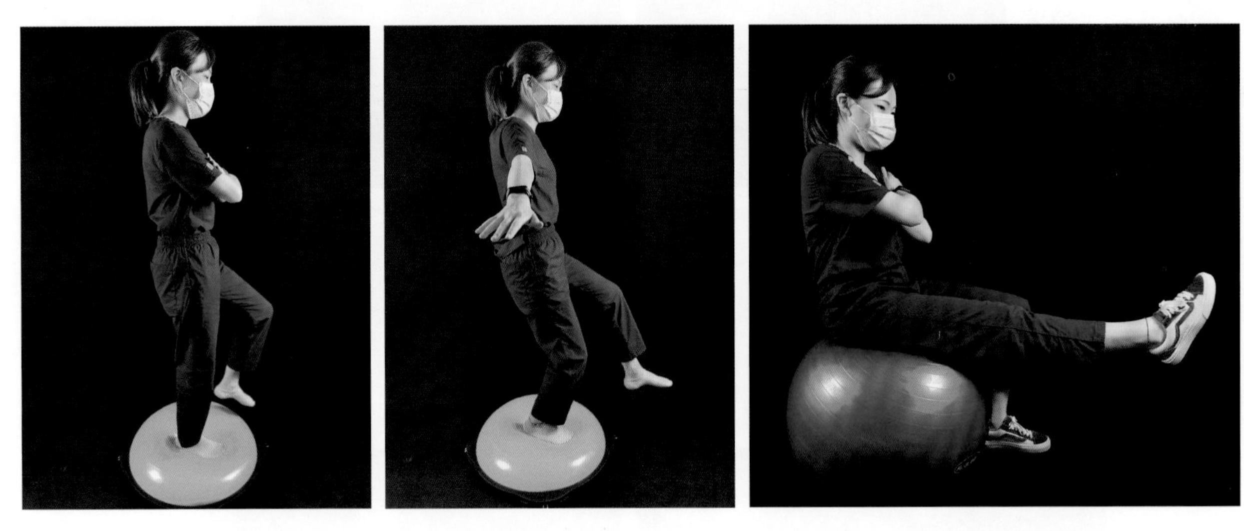

软垫伸膝站立　　软垫屈膝站立　　瑜伽球单腿坐位

二、膝关节常用评定量表

膝关节WOMAC评分表

疼痛程度	没有疼痛（0）	轻微（1）	中等（2）	严重（3）	非常严重（4）
平地行走时候					
上下楼梯时候					
晚上床上睡觉时候					
坐或者躺着时候					
站立的时候					
僵硬程度	**没有僵硬（0）**	**轻微（1）**	**中等（2）**	**严重（3）**	**非常严重（4）**
早晨刚醒时候，您髌股关节的僵硬程度					
白天坐或躺着或者休息以后，您关节的僵硬程度					
在以下各种情况下，您感觉困难程度如何	**没有困难（0）**	**轻微（1）**	**中度（2）**	**严重（3）**	**非常严重（4）**
下楼梯					
上楼梯					
从椅子上站起时					
站立					
弯腰					
在平地行走					
上、下汽车					
逛街、购物					
穿鞋、袜					
起床					
脱鞋、袜					
上床躺下时					
进、出浴缸时					
坐位					
坐马桶或者站起时					
干较重的家务活					
干较轻的家务活					

膝关节 Lysholm 评分表

跛行（5）	无	5 分		肿胀(10)	无	10 分	
	轻度或间歇跛行	3 分			过度用力后肿胀	6 分	
	严重或持续跛行	0 分			平时用力后	2 分	
					持续肿胀	0 分	
支持（5）	无	5 分		上楼(10)	无问题	10 分	
	手杖或拐杖	2 分			轻度减弱	6 分	
	不能负重	0 分			每一步都困难	2 分	
					不能上楼	0 分	
绞锁（15）	无绞锁或卡感	15 分		下蹲 (5)	无问题	5 分	
	有绞锁但无卡感	10 分			轻度减弱	4 分	
	绞锁偶然	6 分			不大于 90°	2 分	
	绞锁经常	2 分			不能下蹲	0 分	
	体检时绞锁	0 分					
不稳定（25）	从无打软	25 分		疼痛(25)	无	25 分	
	运动或费力时偶有打软	20 分			不常疼痛或用力时轻微疼痛	20 分	
	运动或费力时常有打软	15 分			用力时显著	15 分	
	日常生活偶有	10 分			步行 2 公里后显著	10 分	
	日常生活常发	5 分			步行 2 公里内显著	5 分	
	每一步	0 分			持续疼痛	0 分	

（何红晨　刘　岩）

参考文献

Akeda K, An HS, Masuda K. Platelet-rich plasma (PRP) stimulates the extracellular matrix metabolism of porcine nucleus pulposus and anulus fibrosus cells cultured in alginate beads. Spine, 2006, 31(9): 959-966.

Anitua E, Prado R, Orive G. PRP therapies-is it time for potency assays? Letter to the Editor. Am J Sports Med, 2016, 44(11): 63-64.

Bielecki T, Dohan Ehrenfest DM. Platelet-rich plasma (PRP) and platelet-rich fibrin (PRF): surgical adjuvants, preparations for in situ regenerative medicine and tools for tissue engineering. Curr Pharm Biotechnol, 2012, 13(7): 1121-1130.

Borrione P, Fossati C, Pigozzi F. The use of platelet-rich plasma (PRP) in the treatment of gastrocnemius strains: a retrospective observational study. Platelets, 2018, 29(6): 596-601.

Filardo G, Kon, Marcacci M. Leukocyte-poor PRP application for the treatment of knee osteoarthritis. Joints, 2013, 1(3): 112-120.

Malanga G, Jayaram P. Need for proper classification of PRP: letter to the editor. Am J Sports Med, 2017, 45(6): 23-24.

Marx RE, Morales MJ. The use of implants in the reconstruction of oral cancer patients. Dent Clin North Am, 1998, 42(1): 177-202.

Mifune Y, Matsumoto T, Huard J. The effect of platelet-rich plasma on the regenerative therapy of muscle derived stem cells for articular cartilage repair. Osteoarthritis Cartilage, 2013, 21(1): 175-185.

Miller LE, Parrish WR, Roides B, et al. Effect of leukocyte concentration on the efficacy of PRP in the treatment of knee OA: letter to the editor. Am J Sports Med, 2016, 44(11): 65-66.

Whitman DH, Berry RL, Green DM. Platelet gel: an autologous alternative to fibrin glue with applications in oral and maxillofacial surgery. J Oral Maxillofac Surg, 1997, 55(11): 1294-1299.

第四节　PRP在运动系统慢性损伤治疗中的应用

一、概述

自人类进入工业化社会以来，随着工作和生活方式的巨大改变，越来越多的重复性、机械性姿势或急性损伤的不规范治疗使运动系统慢性损伤的发病率呈上升趋势。据最新的研究统计，肌肉骨骼损伤是全球导致失能的重要原因之一，其慢性疼痛和功能障碍不仅极大地影响患者的生活质量，也给家庭和社会带来沉重的经济负担。自1996年到2013年，美国人均医疗花费中，运动系统慢性损伤增幅最大；2013年，在美国国家医疗支出更是高达1835亿，位居各类疾病支出第五位。

运动系统慢性损伤是指参与运动的组织（骨、关节、肌肉、肌腱、韧带、滑囊以及相关的血管、神经）因长期、反复、持续的姿势和职业动作在局部产生应力而形成的慢性损伤，是一组临床常见的病损。其病理学表现为组织肥大并以增生为代偿，继而失代偿，出现轻微撕裂、累积、迁延。其中以肌腱病（tendinopathy）为代表的软组织慢性损伤和以骨性关节炎（OA）为代表的软骨慢性损伤（上一节已有专题介绍）最为常见。

以往对软组织慢性损伤的治疗多为物理治疗、口服NSAID或局部注射皮质类固醇，效果不佳时也可选择手术治疗。随着肌肉骨骼慢性损伤机制的研究不断向分子、细胞层面发展，我们发现上述治疗方式虽能在短期内缓解疼痛症状，但并不能延缓、抑制甚至逆转损伤进程，进而也就不能确保长期的功能恢复。

以促进机体自身修复机制和再生为基础，重塑正常功能为目标的再生医学在近几十年得到快速发展。PRP作为其中一种重要的治疗方式，因制备方便且副作用少，近年来在运动医学等医疗领域得到广泛应用。PRP中的多种生长因子、黏附因子、趋化因子等活性蛋白共同参与了多种组织修复再生的关键环节和过程。最新的系统研究推荐将PRP用于肱骨外上髁炎、髌腱肌腱病和足底筋膜炎等软组织慢性损伤疾病的治疗，但大多是小样本试验及个案报道，缺少大样本的随机对照研究（RCT），且尚无PRP制备及临床治疗疗程的统一策略，同时各项研究之间的异质性较高，所以PRP的疗效和安全性还有待大样本的RCT证据证明。

二、PRP在肌腱病治疗中的应用

肌腱因愈合受损进而出现微小撕裂、退变和变性，疼痛、肿胀和生物力学功能受限是肌腱病主要的临床表现。目前，肌腱病的病因仍未完全明确。研究表明，虽然年龄、遗传、内分泌、代谢等多种内在因素都与肌腱病的发生有关，但肌腱过度使用（施加在肌腱上的慢性、反复性机械负荷）被认为是导致肌腱病发生的主要危险因素；在反复、过度使用或合并不正确的姿势、力线的情况下，肌腱的胶原纤维容易形成小的撕裂，在早期出现肌腱炎。一般来讲，肌腱是一种血供较少的组织，这可能会限制正常的炎症级联反应并降低修复能力，所以具有血液供应“分水岭”的某些肌腱如跟腱、肩袖肌腱、伸肌总腱等更容易形成慢性损伤。以往肌腱病的治疗多用RICE法，即休息（rest）、冷敷（ice）、加压（compression）和抬高患肢（elevation），辅助超声波治疗等改善微循环，使用NSAID（口服、外用）缓解疼痛，必要时也可采用注射皮质类固醇的封闭治疗。但上述治疗并不能改变肌腱愈合不佳的固有特性，同时其副作用也是显而易见的。长期服用NSAID使得胃肠道和肾功能损伤的风险增加，还可能导致肌腱的萎缩、断裂。常见的肌腱病分类及治疗见表 13-4-1。

表 13-4-1　肌腱病的分类及常用治疗方式

分类	常用治疗方式
肱骨外上髁炎	激素注射、护具、冲击波
髌腱病	物理训练、激素注射
肩袖肌腱病	口服镇痛药、激素注射
跟腱病	冲击波、支具、激素注射
足底筋膜炎	激素注射、鞋垫矫形、拉伸
腕管综合征	休息、激素注射、支具

目前的研究认为，多种运动系统慢性损伤性疾病在本质上是损伤速度大于修复速度所致；因此，若能在尽量减少损伤因素下强化修复因素，这类疾病便会得到很好的康复。近年来，PRP 作为一种富含生长因子且副作用少的新型治疗方式得到广泛的关注和应用，已有大量的体内和体外实验发现 PRP 不仅有抗炎的作用，还能促进包括腱细胞在内的多种细胞的分化和增殖，具有强大的促修复作用。

（一）肱骨外上髁炎

肱骨外上髁炎是前臂伸肌总腱起点处的慢性损伤，属于常见的软组织损伤疾病，早年因网球运动员易患此病又称“网球肘”（tennis elbow），但一些其他职业运动和娱乐活动也同样可以造成损害。前臂伸肌群肌腱起点附着于肱骨外上髁，这些肌群的肌腱在前臂抓握物体（如网球拍）时收缩、紧张，而肘关节在接近伸直位时反复做旋后、旋前或屈曲、伸展的动作，使这些肌肉起点的肌腱撕裂、变性和退化。网球肘多发生在 30~60 岁人群中，常表现为优势侧肘外侧疼痛明显及握力降低，主动伸腕时疼痛加重并影响功能。其手术适应证为保守治疗效果不佳或症状超过 6~12 个月的顽固性病例，大部分患者仍采用非手术治疗，包括休息、使用减少腕伸肌张力的护具、口服消炎镇痛药等，对于反复疼痛的患者也可使用激素注射治疗。这些治疗虽可缓解部分症状，但不能改善损伤肌腱的愈合，所以更多的医生开始将 PRP 用于此类疾病的治疗。

1. PRP 治疗肱骨外上髁炎适应证　推荐对口服 NSAID 以及物理治疗后超过 1 个月无效的患者进行超声引导下 PRP 注射治疗。对于经多次皮质类固醇注射治疗后仍有反复发作疼痛的患者也可尝试使用 PRP 注射。对于伸肌总腱肌腱钙化严重、肱骨外上髁处骨质增生严重的患者需谨慎使用。

2. 超声引导下 PRP 注射要点　采用高频超声引导下注射方式，患者取坐位或仰卧位，肘伸直，手掌向下，前臂平置于床面，超声探头置于肱骨外上髁伸肌总腱起点处，平行于肌腱走行（图 13-4-1），确认伸肌总腱位置（图 13-4-2）。局部消毒，在外上髁处皮下给予 2% 利多卡因 1~2 ml 局部浸润麻醉。沿超声探头长轴平面内进针（图 13-4-3），将 1~2 ml PRP 注射在肌腱低回声区域及周围，注射过程中可使用穿刺针头沿肌腱走行方向适当松解（图 13-4-4）。建议每 2~4 周治疗一次，根据病情考虑注射 1~3 次。注射后 24 h 患肢休息，避免提重物，治疗后逐渐给予肘、手部拉伸、肌力训练至 4 周。

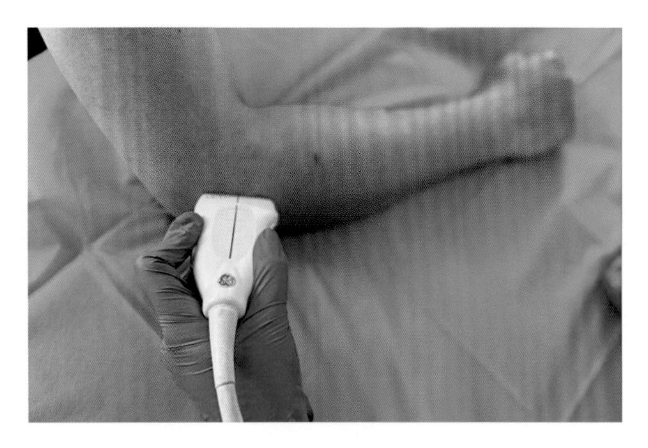

图 13-4-1　伸肌总腱超声探头位置

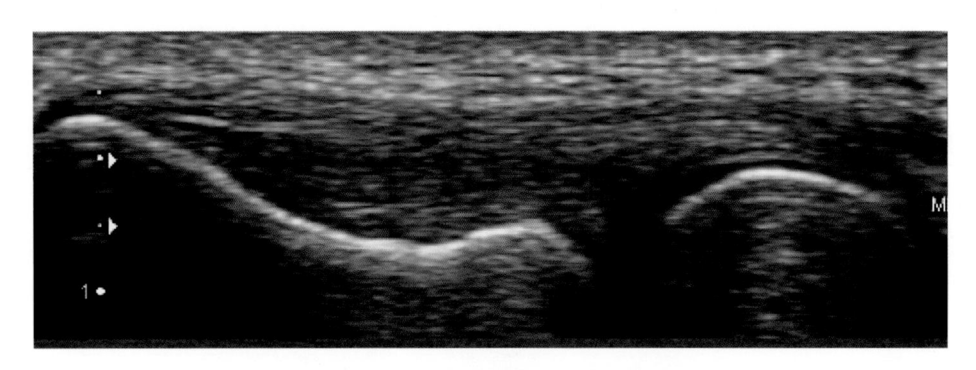

图 13-4-2　伸肌总腱长轴超声图像

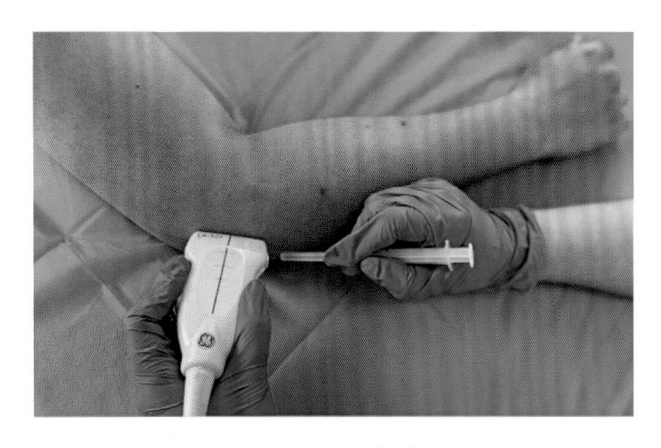

图 13-4-3　沿超声探头长轴平面内进针

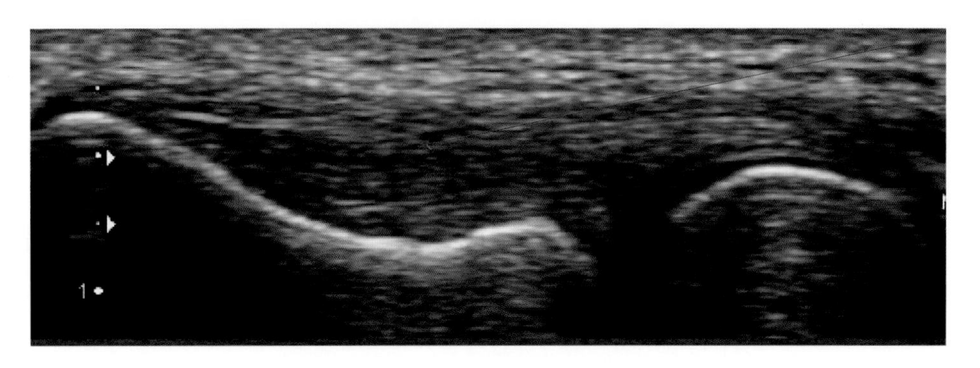

图 13-4-4　平面内进针及松解方向

（二）髌腱病

髌腱病又称“跳跃膝”（jumper's knee），常见于需要反复伸膝的跳跃类运动人群，例如排球、篮球、足球运动员等。髌腱上连髌骨，下连小腿胫骨，它与股四头肌、髌骨共同构成“伸膝装置”，从而完成跳跃、踢球等动作，在腿部正常活动中起着极为重要的作用。反复多次或姿势不当地起跳可对髌腱造成过度载荷和牵拉，继而导致髌腱微撕裂和退变，最后出现慢性疼痛和功能障碍并发展为髌腱病。膝前疼痛往往为主要表现，可明确定位于膝前髌骨下极肌腱附着于胫骨结节处，而疼痛可能出现在活动时、活动后或表现为与活动无关的持续不断的钝痛。既往常用的非手术治疗方式包括以下肢离心训练为主的物理治疗、冲击波治疗及局部注射激素等。

1. PRP治疗髌腱病适应证 推荐对口服NSAID及物理治疗后超过1个月无效者进行超声引导下PRP注射治疗。髌腱钙化严重患者可在注射前使用穿刺针进行钙化松解抽吸后再行PRP注射。

2. 超声引导下PRP注射要点 患者通常取仰卧位，膝关节屈曲30°~60°，超声探头置于髌骨下缘与胫骨结节之间（图13-4-5），沿探头长轴扫查髌腱（超声下可观察到髌腱近端肿胀增厚，肌腱内部后方散在低回声区，髌腱髌骨附着处异常）（图13-4-6）。局部消毒，给予2%利多卡因在髌腱周围软组织行皮下浸润麻醉，沿超声探头长轴穿刺进针（图13-4-7），注射2~3 ml PRP（图13-4-8）。建议每2~4周治疗一次，根据病情考虑注射1~3次。术后48 h避免剧烈运动，1周后可开始下肢离心和向心训练。

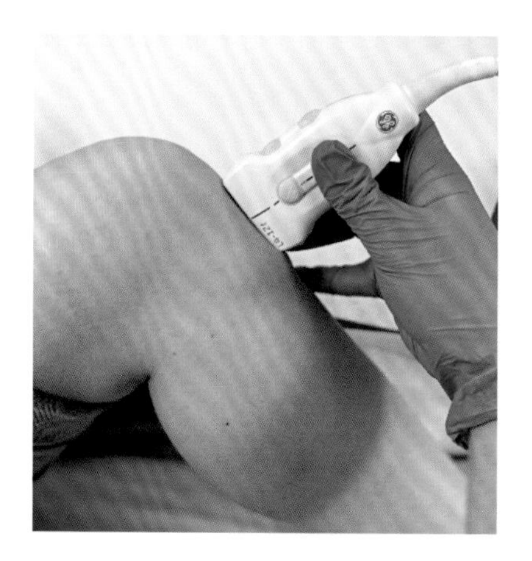

图13-4-5 超声长轴扫查髌腱

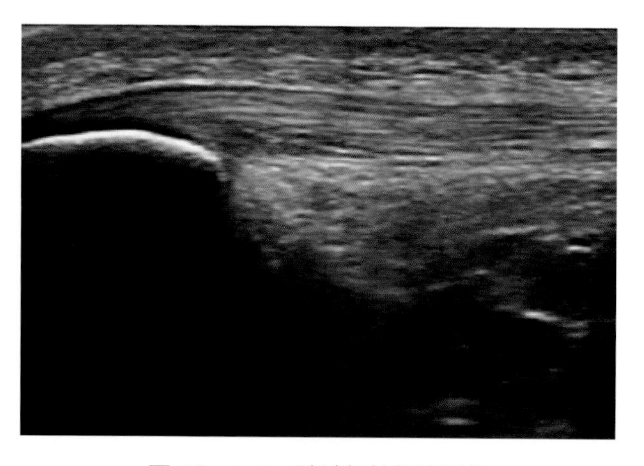

图13-4-6 髌腱长轴超声图像

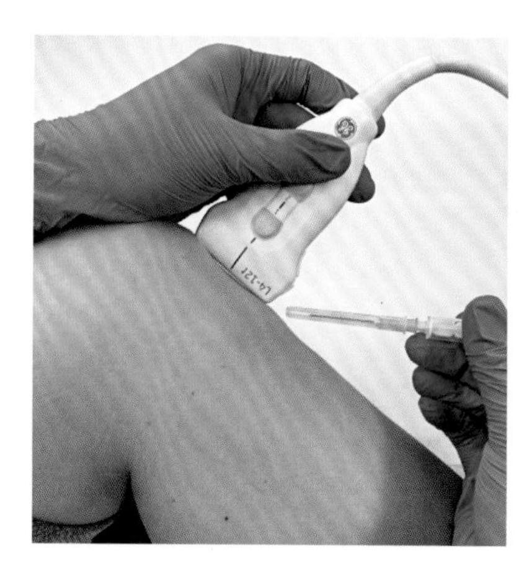

图13-4-7 沿超声探头长轴平面内进针

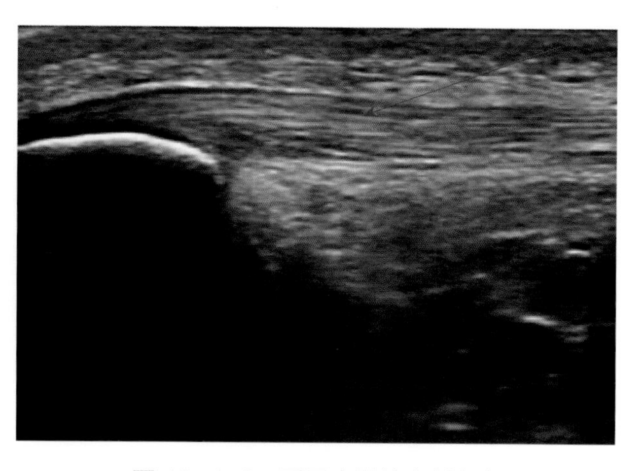

图13-4-8 平面内进针穿刺方向

（三）肩袖肌腱病

肩袖肌腱病是肩关节疼痛和功能障碍最常见的原因之一，反复或超负荷的使用导致负责肩关节旋转的肩袖肌腱受损，累积的炎症及不完全愈合最后产生退行性改变，形成肩袖慢性损伤。患者常诉肩关节内深层疼痛，或在正常活动范围内的疼痛，且常与过头活动有关，如穿衣、洗头、游泳、投掷、举重等。其中冈上肌作为支配肩关节外展的主要肌肉，也是肩袖中最容易受到损伤的肌腱。冈上肌位于肩峰下间隙内，力臂较短，其肌腱与肩峰、喙肩韧带的距离在外展过程中逐渐缩短，在外展至90° 时距离最小，所以在外展时冈上肌肌腱与喙肩韧带易发生卡压及撞击，容易形成慢性损伤。在肩袖损伤患者中，手术的适应证为全层撕裂或保守治疗 1~2 个月无效的中到大型部分肩袖撕裂患者。部分肩袖撕裂一般采取非手术治疗，常规采用休息、抗炎、镇痛、活血化瘀以及激素注射等方法。

1. PRP 治疗肩袖肌腱病适应证 推荐对于口服 NSAID 以及物理治疗后超过 1 个月无效的患者进行超声引导下 PRP 注射治疗。对于有部分肩袖肌腱钙化的患者，同样可经超声引导穿刺抽吸钙化后再注射 PRP。该适应证仅限于肩袖肌腱病，对于部分肩袖撕裂需根据分型另外考虑。

2. 超声引导下 PRP 注射要点 患者做肩关节超声扫查时可取坐位，也可取卧位，通常行穿刺治疗时取平卧位（图 13-4-9），肘关节屈曲，肩关节内旋，超声探头置于肱骨大结节及肩峰之间进行冈上肌扫查（图 13-4-10）。局部消毒，给予 2% 利多卡因在三角肌进针点周围软组织行皮下浸润麻醉，经超声引导下确认冈上肌肌腱变性区域，沿超声探头长轴进针（图 13-4-11），注射 1~2 ml PRP（图 13-4-12）。建议每 2~4 周治疗一次，根据患者情况可注射 1~3 次。注射后 24 h 避免剧烈活动，24 h 后可在家进行肩关节活动训练。建议 6 周内避免上肢相关体育运动。

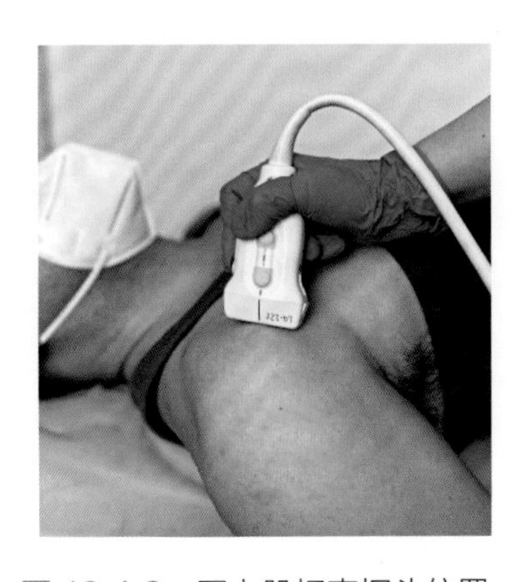

图 13-4-9　冈上肌扫查探头位置

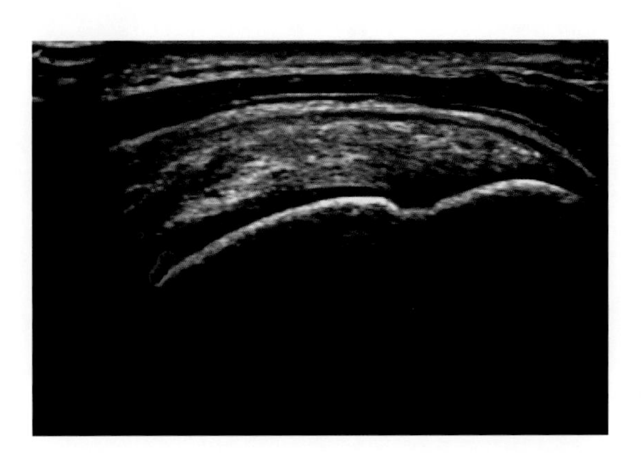

图 13-4-10　冈上肌长轴超声图像

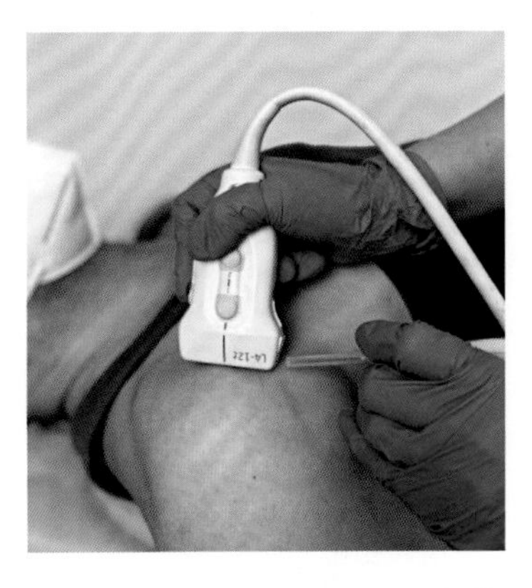

图 13-4-11　沿探头长轴平面内进针

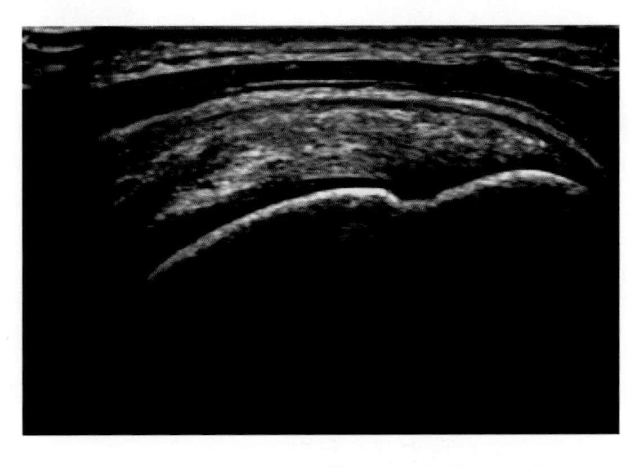

图 13-4-12　穿刺针平面内进针方向

3. 临床病例介绍 患者，男，36岁，主诉左肩关节疼痛伴活动受限2年。查体：左肩压痛，Jobe试验（–）。给予注射2 ml PRP（图13-4-13）。

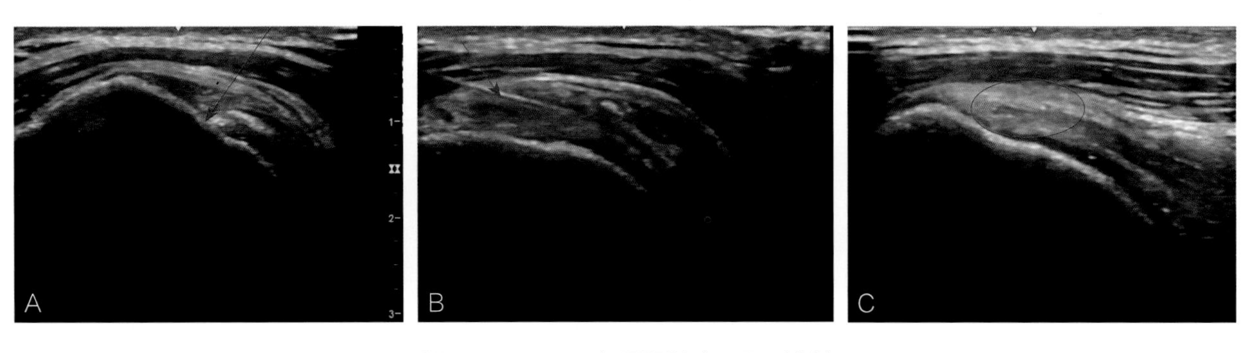

图13-4-13 冈上肌肌腱病PRP注射

A. 红色箭头提示冈上肌肌腱内低回声变性区域，但肌腱连续性尚可；B. 超声下平面内进针，红色箭头显示针尖位置；C. 半年后随访，红色显示肌腱内低回声信号明显减少，肌腱质量明显改善，患者自诉症状明显改善

（四）跟腱病

跟腱病在跑步者中的发生率大约为10%。跟腱由腓肠肌和比目鱼肌的肌腱向下汇合而成，止于跟骨结节，是人体最大的肌腱。反复行走、跑步、蹬脚等过程需要紧绷小腿使跟腱末端反复牵拉，进而造成跟腱止点变性，形成慢性损伤。患者主诉起病隐匿，常在突然增加训练强度后出现足跟疼痛，其他诱发因素包括跑鞋不合脚或跑步路面的改变等。跟腱病常用的治疗方法包括休息、消炎镇痛、小腿后侧肌肉拉伸、使用缓解跟腱压力的支具、冲击波和局部类固醇注射。

1. PRP治疗跟腱病适应证 推荐对口服NSAID以及物理治疗后超过1个月无效的患者进行超声引导下PRP注射治疗。

2. 超声引导下PRP注射要点 患者取俯卧位，足垂于床面，探头置于跟腱表面平行于跟腱走行（图13-4-14），扫查跟腱（图13-4-15）。局部消毒，给予2%利多卡因在跟腱处皮下行浸润麻醉，沿超声探头长轴进针（图13-4-16），注射1~2 ml PRP（图13-4-17）。建议每2~4周治疗一次，根据患者情况可注射1~3次。注射后24 h避免剧烈活动，24 h后可在家进行踝关节活动训练。建议6周内避免下肢相关体育运动。

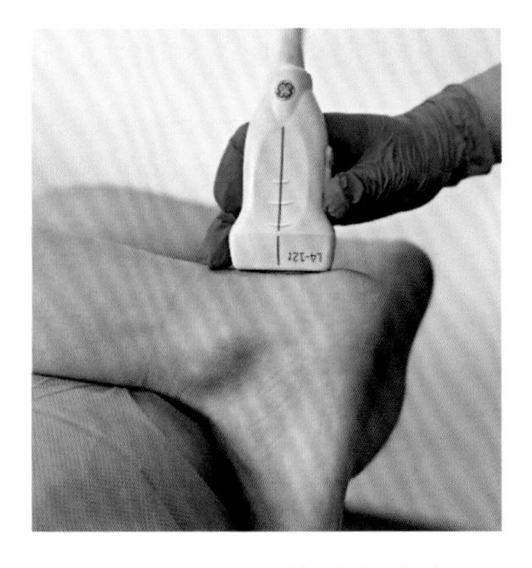

图13-4-14 跟腱扫查探头位置

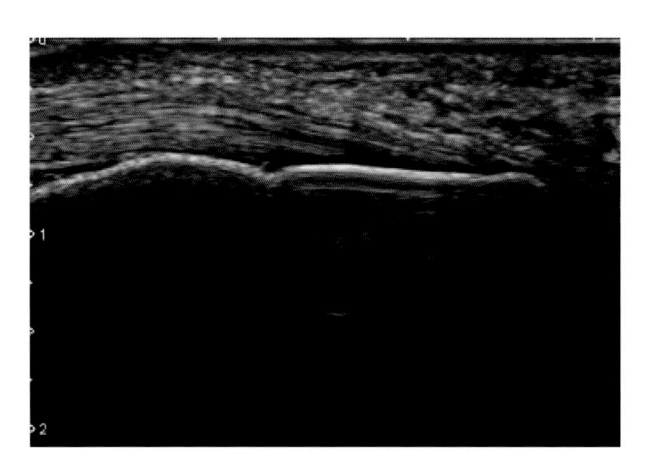

图13-4-15 跟腱长轴超声图像

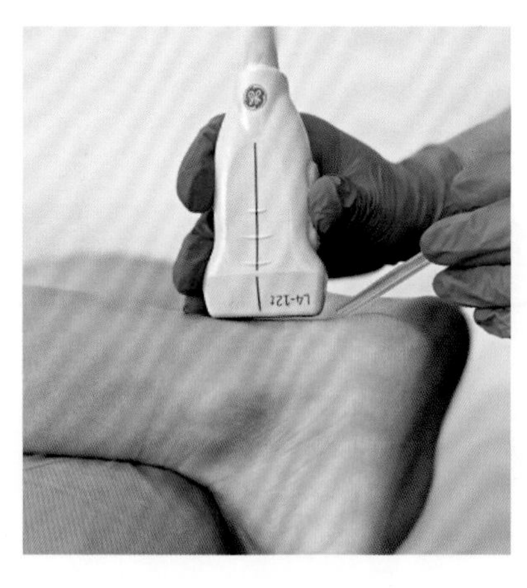

图 13-4-16　沿跟腱长轴平面内进针

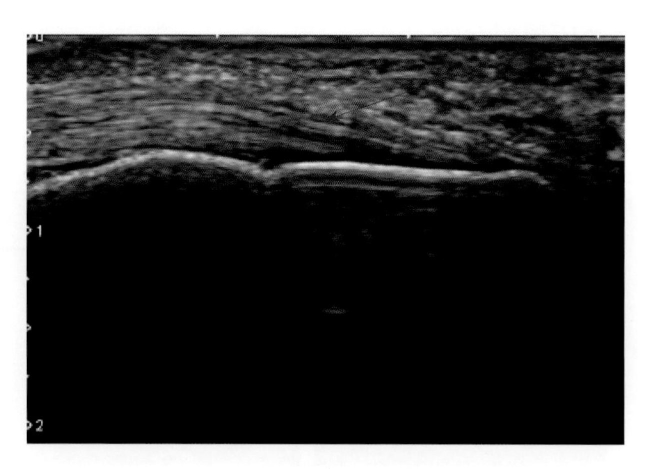

图 13-4-17　穿刺针平面内进针方向

三、PRP 在其他软组织慢性损伤治疗中的应用

（一）足底筋膜炎

足底筋膜炎是足跟疼痛综合征最常见的类型，又称赛跑者足跟（runner's heel）、跟骨下疼痛。由于足弓结构及生物力学异常导致的足底筋膜微损伤可引发局部炎性反应和退变，进而引起足底筋膜跟骨止点处疼痛。其多发于中老年人，主要临床表现为晨起下床或休息后起步时足跟疼痛加重。危险因素包括肥胖、扁平足、高弓足、足底筋膜过度刺激等。短距离行走后疼痛可稍缓解，但长时间行走或剧烈活动后疼痛会加重。临床上足底筋膜炎难治愈、易复发，严重影响患者的日常活动。既往治疗多以保守治疗为主，治疗方法包括牵张训练、石膏固定、矫形鞋垫治疗、口服或外用 NSAID、局部药物注射、体外冲击波治疗等。其中，局部注射类固醇激素是足底筋膜炎的常见治疗选择，短期内疼痛症状能得到明显改善，但激素局部注射治疗也会导致一些不良后果，例如筋膜变脆引起撕裂、脂肪垫变薄萎缩、局部脓肿甚至骨髓炎等。

1. PRP 治疗足底筋膜炎适应证　推荐对口服 NSAID 以及物理治疗后超过 1 个月无效的患者进行超声引导下 PRP 注射治疗。

2. 超声引导下 PRP 注射要点　患者取俯卧位，足跟朝上，踝关节自然下垂，探头置于足底（图 13-4-18），沿足底长轴扫查可观察到足底筋膜呈鸟嘴样起自跟骨，条索样向远端延伸（图 13-4-19）。常规消毒铺巾，经超声引导下沿长轴平面内进针（图 13-4-20），针尖在超声引导下准确到达跖筋膜病变部位时注射 1 ml PRP（图 13-4-21）。建议每 2~4 周治疗一次，根据患者情况可注射 1~3 次。所有患者治疗后采用脚踩网球的方式放松足底筋膜。

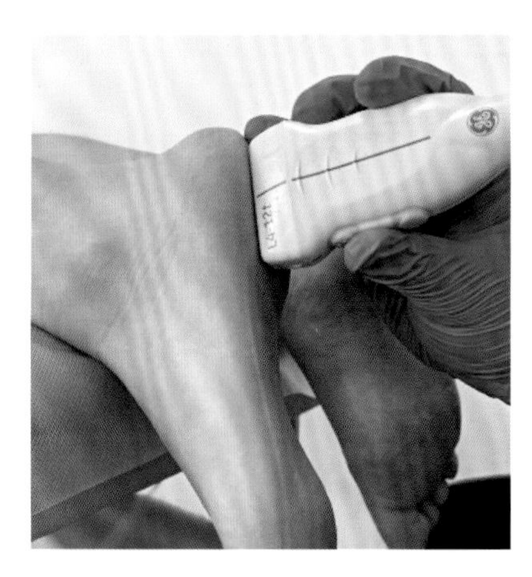

图 13-4-18 探头置于足底

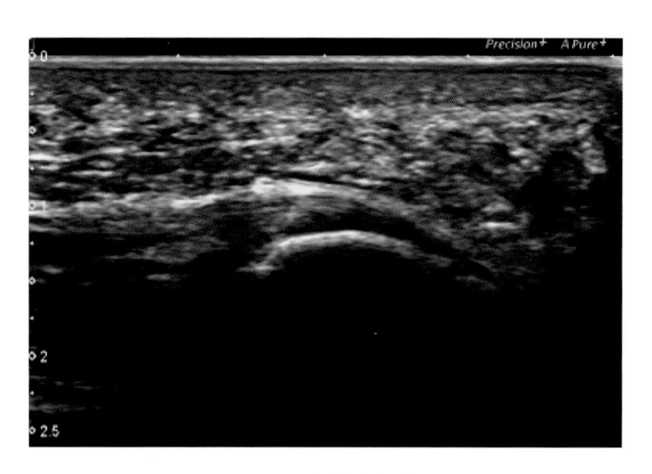

图 13-4-19 足底筋膜长轴超声图像

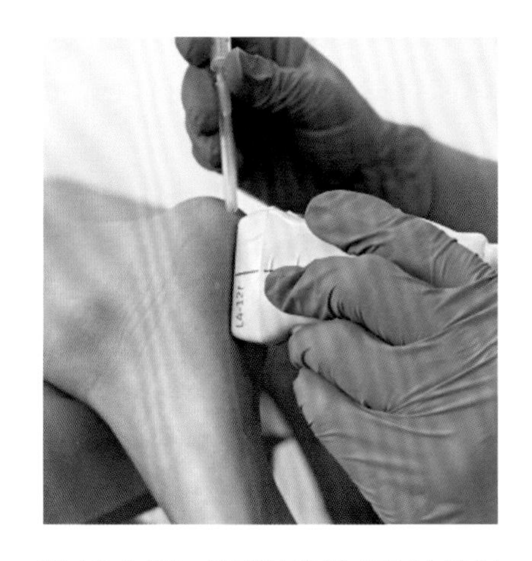

图 13-4-20 沿超声探头平面内进针

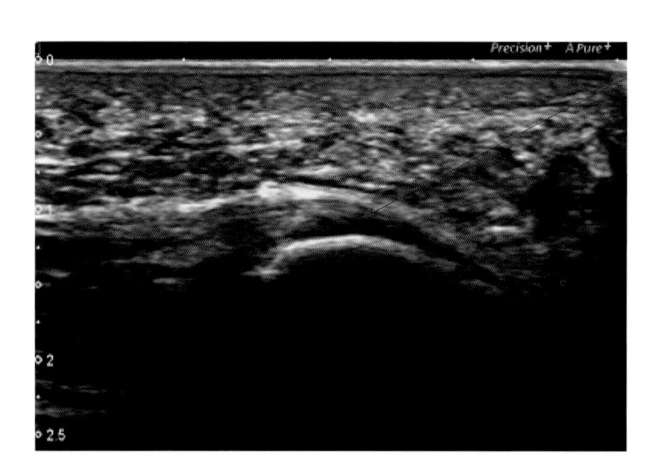

图 13-4-21 穿刺针平面内进针方向

（二）腕管综合征

腕管综合征（carpal tunnel syndrome, CTS）是一类因正中神经被卡压而发生的以疼痛、麻木以及肌肉萎缩为主的周围神经慢性损伤性疾病。CTS 的治疗方法主要包含保守治疗以及手术治疗两大类。保守治疗主要包括制动休息、支具固定以及皮质类固醇药物注射，但保守治疗存在无法改变长期预后以及复发率高等缺点。近年来，国外开始有研究者将 PRP 应用于 CTS 的临床治疗，但多为个案报道和小样本的观察性研究。2018 年进行的一项 PRP 治疗 CTS 的系统评价发现，对于轻度或中度 CTS 患者，PRP 可能是一种不错的选择，但纳入的研究中只有一篇为 RCT 研究。目前关于 PRP 与其他保守治疗方式的优劣仍不明确，未来仍然需要大量的临床研究来验证 PRP 与其他治疗方式的差异。

四、小结

PRP 因由自身血液提取，兼具制备方便、不良反应少等优点，近年来已广泛应用于临床。目前，PRP 治疗肱骨外上髁炎的临床研究最多。对于肩袖肌腱病，也有研究报道肩峰下注射 PRP 能够短期缓解肩关节疼痛，提高肩关节功能评分，降低肩袖断裂的风险。而 PRP 治疗跟腱病、髌腱病及其他肌腱病仍需要大量的临床研究。

值得注意的是，目前国际上尚无相关的 PRP 制备标准，不同的制备方法对于治疗效果显然会有不同的结果。是否需要使用含白细胞较少的 PRP（即 P-PRP），注射前是否需要将 PRP 激活，单独使用PRP还是需要结合其他物质或技术共同使用，这些问题应该是接下来基础与临床研究的重点方向。

（何红晨　邓　婕）

参考文献

Aicale R, Tarantino D, Maffulli N. Overuse injuries in sport: a comprehensive overview. J Orthop Surg Res, 2018, 13(1): 309.

Andriolo L, Altamura SA, Reale D, et al. Nonsurgical treatments of patellar tendinopathy: multiple injections of platelet-rich plasma are a suitable option: a systematic review and meta-analysis. Am J Sports Med, 2019, 47(4): 1001-1018.

Dieleman JL, Baral R, Birger M, et al. US spending on personal health care and public health. JAMA, 2016, 316(24): 2627-2646.

Le ADK, Enweze L, DeBaun MR, et al. Platelet-Rich Plasma. Clin Sports Med, 2019, 38(1): 17-44.

Li H, Lv H, Lin T, et al. Comparison of efficacy of eight treatments for plantar fasciitis: a network meta-analysis. J Cell Physiol, 2018, 234(1): 860-870.

Lin MT, Chiang CF, Wu CH, et al. Comparative effectiveness of injection therapies in rotator cuff tendinopathy: a systematic review, pairwise and network meta-analysis of randomized controlled trials. Arch Phys Med Rehabil, 2019, 100(2): 336-349.

Liu CJ, Yu KL, Bai JB, et al. Platelet-rich plasma injection for the treatment of chronic achilles tendinopathy: a meta-analysis. Medicine (Baltimore), 2019, 98(16): 15278.

Maffulli N, Longo UG, Kadakia A, et al. Achilles tendinopathy. Foot Ankle Surg, 2019, 1268-7731(19): 1460-9584.

Malahias MA, Chytas D, Mavrogenis AF, et al. Platelet-rich plasma injections for carpal tunnel syndrome: a systematic and comprehensive review. Eur J Orthop Surg Traumatol, 2019, 29(1): 1-8.

Navani A, Manchikanti L, Albers SL, et al. Responsible, safe, and effective use of biologics in the management of low back pain: american society of interventional pain physicians (ASIPP) Guidelines. Pain Physician, 2019, 22(1): 1-74.

Scott A, LaPrade RF, Harmon KG, et al. Platelet-rich plasma for patellar tendinopathy: a randomized controlled trial of leukocyte-rich PRP or leukocyte-poor PRP versus saline. Am J Sports Med, 2019, 47(7): 1654-1661.

Spargoli G. Supraspinatus tendon pathomechanics: a current concepts review. Int J Sports Phys Ther, 2018, 13(6): 1083-1094.

Vaquero-Picado A, Barco R, Antuna SA. Lateral epicondylitis of the elbow. Send to Efort open rev, 2016, 1(11): 391-397.

Xu Q, Chen J, Cheng L. Comparison of platelet rich plasma and corticosteroids in the management of lateral epicondylitis:

a meta-analysis of randomized controlled trials. Int J Surg, 2019, 8(67): 37-46.
陈孝平，汪建平，赵继宗．外科学．9 版．北京：人民卫生出版社，2018: 706-722.
韩亚光，周义钦，钱齐荣．富血小板血浆治疗肌腱病的疗效分析．中华关节外科杂志（电子版），2018，8(12): 551-560.

第五节　PRP 在疼痛治疗中的应用

一、概述

（一）疼痛的定义及治疗

疼痛（pain）是人类大脑对机体一定部位组织损伤或可导致组织损伤的刺激作用产生的一种不愉快的主观感受。疼痛是许多疾病的常见或主要症状。导致疼痛的损伤或伤害性刺激能诱发机体产生代谢、内分泌、呼吸、循环、应激等功能改变，进而损害人体健康。鉴于疼痛的重要性，世界卫生组织（WHO）于 2001 年在体温、呼吸、脉搏、血压这四大生命体征基础上，增列疼痛为第五大体征。2002 年在第十届世界疼痛大会上，来自全球的疼痛专家们对“疼痛是一种疾病”达成了共识。

疼痛的传导十分复杂，包括多种疼痛上行（传入）通路和下行（传出）通路，痛觉的形成源于上行和下行感觉信号在中枢的复杂汇聚及调制。目前对于疼痛的治疗可以归纳为三个方面：病因治疗如手术、药物等，传导阻滞如局部麻醉，提高疼痛耐受如心理疗法。疼痛治疗只是综合治疗的一部分，更为重要的是准确的专科治疗以达到完全去除疼痛的目的。

（二）疼痛分类及 PRP 功能

临床上可将疼痛分为伤害感受性疼痛、炎性疼痛、神经病理性疼痛（含周围性和中枢性）、心因性疼痛及功能性疼痛。目前 PRP 在疼痛医学上的临床应用和基础研究主要集中于前三种疼痛。

1. 伤害感受性疼痛　伤害性刺激可导致局部组织损伤而释放内源性致痛因子，致痛因子触发神经纤维动作电位并向上传导至中枢神经系统。

相关研究表明，PRP 内富含的生长因子在 PRP 激活 10 min 内即开始释放，1 h 内就能释放出 95% 的生长因子。这些生长因子在细胞增殖、分化、迁移，加速血管化，阻止修复细胞凋亡等方面都发挥了显著效应，且自体血液中的生长因子比例合适，能有效发挥联合、协同作用。生长因子在骨与软组织的修复过程中起着重要的调控作用，能加速基质干细胞的分化，促进成骨细胞和成纤维细胞的增殖，加快纤维蛋白与细胞外基质的合成。PRP 内富含的纤维蛋白原/纤维蛋白在收缩创面，促进凝血，促进创面闭合，为细胞增殖、爬行提供支架等方面发挥着重要作用。PRP 通过以上机制促进人体组织修复，减少或终止内源性致痛性因子的释放，从而治疗疼痛。

2. 炎性疼痛　炎性疼痛是指由生物源性炎症、化学源性炎症所致的疼痛。炎症介质能激活传入神经末梢如伤害性感受器，从而产生疼痛感觉，甚至敏化伤害性感受器，导致痛觉过敏。

相关研究表明，PRP 尤其是 L-PRP 内含有的高浓度白细胞及抗炎因子具有强大的抗感染、清除病原体、清除坏死组织、免疫防御及减轻局部炎性反应等作用。PRP 内还含有多种抑菌蛋白，可以抑制细菌和真菌的生长。PRP 内含有的炎性调节因子在治疗慢性创面时能有效降低 TNF-α、IL-6、IL-8、IL-17 水平，抗炎效果明显，可减轻 80% 的疼痛，降低疼痛发生率及疼痛程度。

3. 神经病理性疼痛　神经病理性疼痛是由躯体感觉神经系统的损害或疾病导致的疼痛，而 PRP 能促进神经修复并恢复部分或大部分功能，因此可用于神经病理性疼痛的治疗。

相关研究表明，PRP 能明显诱导神经营养因子（neurotrophic factor, NF）合成，显著促进施万细胞的迁移与分裂增殖，显著改善神经再生进程，其促进周围神经再生能力优于单一神经生长因子（nerve growth factor, NGF）。PRP 能重建正常轴突生物物理学特性，从而消除由创伤愈合不良引起的慢性外周神经源性疼痛。PRP 能促进脊髓神经前体细胞的增殖和多向分化，生成神经元、少突胶质细胞和星形胶质细胞。动物实验证实 PRP 对创伤性颅脑损伤具有保护作用，可促进其神经功能恢复、学习和记忆功能改善。

综上所述，PRP 能通过多个途径在多个方面减轻疼痛程度，降低疼痛发病率。尽管目前还没有专门研究来系统阐释 PRP（也包括整个浓缩血小板制品）在疼痛治疗中的作用机制及标准化治疗方案，但令人欣喜的是，在临床使用 PRP 治疗多种疾病尤其是治疗膝骨关节炎（KOA）时，确实能够有效减轻疼痛，显著降低疼痛视觉模拟评分（VAS），且多篇文献报道认为其缓解疼痛的明显程度及时效性优于透明质酸。除此之外，PRP 在多种类型创面修复中也表现出减轻疼痛、缓解患者负面情绪、提高患者主动参与功能训练积极性等优点。

早在 2008 年，国际奥委会便对以 PRP 为代表的浓缩血小板制品在骨与软组织损伤修复中的良好前景，尤其是在改善症状（包括疼痛）及功能方面展示的良好效果做出了肯定。笔者需要提醒的是，人体几乎所有疼痛都或多或少与免疫紊乱、炎性反应存在关联，PRP 作为自体血的直接衍生物，其缓解或治疗疼痛有一个不容忽视的重要原因是其具有的免疫调节及炎症调控作用。在未来的 PRP 治疗疼痛机制研究中，这一方向尤其值得关注。

二、PRP 在疼痛治疗中的应用

（一）股骨头缺血性坏死

股骨头缺血性坏死（osteonecrosis of the femoral head, ONFH）是指由于不同原因使股骨头发生部分或完全性缺血，导致骨细胞、骨髓基质细胞及脂肪细胞坏死的病理过程。该病多见于 35~55 岁的青壮年，男性多于女性，约有半数累及双侧股骨头，是我国中青年人群接受全髋关节置换术最主要的原因之一。通常认为激素和酒精的摄入是 ONFH 最常见的两大病因，约占 ONFH 病例的 40%。该病以髋关节疼痛、跛行为主要临床表现，疼痛多呈渐进性。早期可以没有任何临床症状，只在拍摄 MRI、CT 片或 X 线片时被发现，也可以最先出现髋关节或膝关节疼痛，在髋部又以内收肌痛（腿根痛）出现较早。疼痛可呈持续性或间歇性，如双侧病变可出现交替性疼痛。疼痛常因长时间站立、活动而加重，服用止痛剂、卧床休息后可以减轻。髋关节活动受限以外展和内旋受限为主，表现为不能盘腿，上、下自行车困难，但骑自行车尚可，严重者髋关节屈伸也受限，表现为不能下蹲，治疗不及时或治疗不当可引起严重残废而丧失劳动能力。

目前普遍认为在 ONFH 早期（Ficat Ⅰ、Ⅱ期，股骨头塌陷前）采取积极有效的治疗措施，临床效果通常较好，可以达到治愈或阻止、延缓病情进展，最终避免或推迟行人工髋关节置换术。常用的治疗方法包括非手术治疗和手术治疗。非手术治疗包括减轻负重、药物治疗、高压氧及介入治疗等，手术治疗包括髓芯减压术、植骨术、截骨术、骨移植术、半髋关节置换术和全髋关节置换术。近年来，PRP 在 ONFH 治疗中的应用价值逐渐被认识，已得到许多临床医生的高度关注。

1. PRP 治疗股骨头缺血性坏死疼痛的研究概况 Ficat Ⅰ、Ⅱ期 ONFH 是 PRP 治疗的主要适应证。治疗的关键点在于采取积极措施促进股骨头恢复血供、囊性变区植骨成活及减压。尽管股骨头单纯髓芯钻孔减压保髋手术可通过对坏死区减压达到改善灌注及缓解症状的目的，疗效显著，是治疗早期无关节面塌陷 ONFH 最简单的手术方法，但手术后的骨修复过程需要修复细胞、生长因子和支架三大要素相互促进和相互协调才能完成，其中修复细胞是“种子”，生长因子提供“营养”，支架则为骨生长搭建“框架”。临床病例中有许多骨修复并不能同时满足这三个条件，需加入额外的生物活性材料以促进修复。PRP 为解决上述问题提供了新的思路和方法，其完全具备上述三大要素，对提高保髋手术的治疗效果有着明显的优势。杨富强等在一项前瞻性 RCT 研究中选择了 40 例 Ficat Ⅰ、Ⅱ期 ONFH 患者，随机分为两组，观察组行髓芯减压植骨术联合 PRP 治疗，对照组单纯行髓芯减压植骨术，术后 1 年对两组的 VAS 评分、髋关节功能评分（Harris 评分）及影像学变化三个方面进行评估，结果发现观察组在三个指标评分上均优于对照组，研究结论认为 PRP 治疗早期 ONFH 至少在短期内是有效的。John 等将 PRP 与自体骨髓混合后注入髓芯减压术后的 Ficat Ⅰ、Ⅱ期 ONFH 患者，随访 1 年半，73 例中有 60 例患者疼痛得到明确缓解，有效率高达 86%，部分患者甚至出现了影像学上股骨头坏死程度好转的征象。类似这样的文献报道相对较多，大部分研究肯定了 PRP 在 ONFH 治疗中是有效的，而且越早期使用，效果越好。

2. 操作方法

（1）在 MRI 片上确定股骨头坏死区域和正常区域交界处，确定进针点即大转子上和（或）腹股沟韧带下股动脉外侧。

（2）术区常规消毒，铺无菌巾，0.5% 利多卡因局部麻醉。

（3）将骨减压针在股骨大转子上方和（或）腹股沟韧带下股动脉外侧的进针点刺入至股骨头关节囊，C 型臂 X 线机正侧位验证位置良好后，继续进针至坏死区域和正常区域交界处。正侧位验证穿刺针针尖到达坏死区域和正常区域交界处后取出针芯。

（4）用注射器做抽吸，行骨髓腔减压，消除静脉淤血，增加血液供应，减少骨坏死，促进新骨修复。缓慢注射 1 ml PRP，患者可感觉胀痛，如患者无法耐受，可暂停数分钟再缓慢注射。

（5）退针至关节腔注射 2 ml PRP，拔出穿刺针。针眼无菌包扎，返回病房。

3. 注意事项

（1）PRP 注射适用于 Ficat Ⅰ、Ⅱ期 ONFH 患者，1 次/月，3 次为一个疗程。

（2）术前准备：①完善术前相关检查，达到临床手术标准。②提前 1 周停用口服抗凝药物，NSAID 停药需超过 48 h。治疗期间清淡饮食，戒烟限酒。③向患者交代治疗程序及风险。

（3）术中注意事项：①注意术中严格无菌操作；②穿刺针针尖应在坏死区及非坏死区交界处，术中多次验证穿刺针位置正确，避免损伤神经和血管；③注意监测患者生命体征；④ PRP 制备与手术同步进行，即制即用。

（4）术后注意事项：①术后严格卧床 3 天；②起床后拄双拐下床活动；③坚持康复锻炼，如直腿抬高、侧抬腿、蹬空、悬停、大腿后伸等动作。

4. 临床病例介绍 患者，男，56 岁，双髋部疼痛 4 个月。专科查体：腰部无明显压痛，腰椎活动度略受限，髋关节内旋及外旋受限，双下肢等长，髂前上棘压痛（+），腹股沟区压痛（±），股内收肌压痛（+），阔筋膜张肌压痛（+），“4”字试验（+），骨盆分离挤压试验（-），托马斯征（+），大腿滚动试验（+）。双髋关节 MRI：双髋关节腔积液，双侧股骨头坏死，左侧股骨头和股骨颈骨髓水肿明显。诊断：ONFH。治疗：股骨头骨髓腔减压及 PRP 注射治疗，拉伸康复训练（图 13-5-1）。

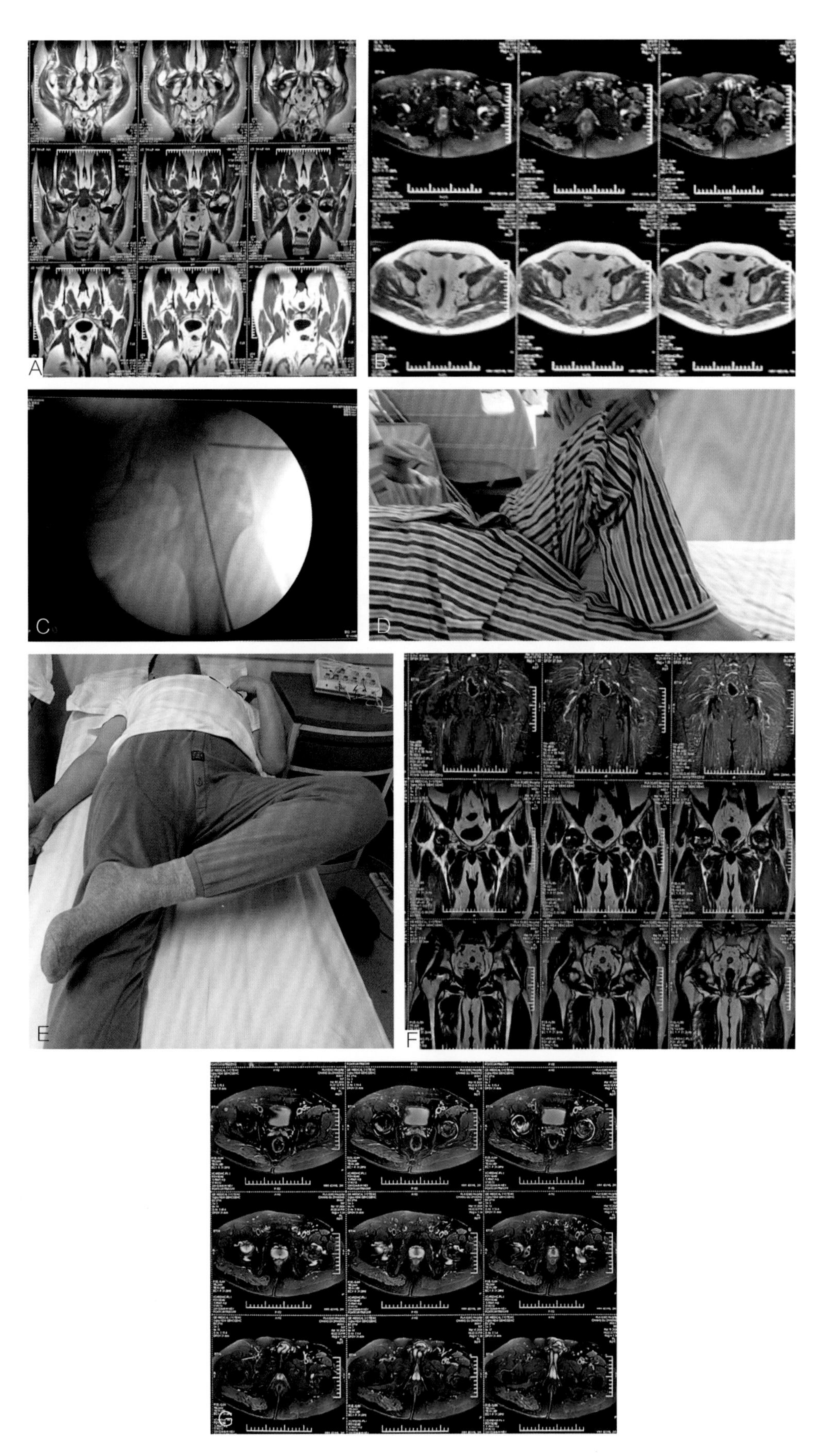

图 13-5-1 A, B. 术前髋关节 MRI；C. 术中髋关节正位片；D. 术前左髋关节活动受限；E. 术后左髋关节活动良好；F, G. 术后髋关节 MRI

（二）腰椎骨关节炎

腰椎骨关节炎（lumbar osteoarthritis, LOA）又称腰椎小关节炎、腰椎小关节综合征等，腰椎小关节的退变、炎症等可刺激周围感觉神经纤维或关节囊的伤害性感受器，引起以腰椎小关节疼痛为主的定位不准确的长期慢性腰痛。该病临床容易误诊，目前诊断性治疗的阳性结果是诊断 LOA 的重要指标。临床常用的治疗方法有：①非手术治疗，包括改变生活方式、支具保护、物理治疗、针灸、推拿等非药物治疗及口服非阿片类镇痛药、阿片类镇痛药、NSAID、氨基葡萄糖、肌肉松弛剂的药物治疗；②介入治疗；③关节腔内药物注射，类固醇激素可以减轻炎症反应、稳定神经膜，达到减轻疼痛的作用；④去神经支配术，包括射频消融法、冷冻法、激光法、局部注射法等，目前临床运用较广泛的为射频消融法。

PRP 治疗 LOA 疼痛的原理及机制可参照 PRP 治疗 KOA 部分，此处不再赘述。

1. 操作方法 在 C 型臂 X 线机或超声引导下将穿刺针刺入小关节（图 13-5-2），注射 0.3~0.5 ml PRP，退针到小关节表面注射 0.3~0.5 ml PRP，1 次/周，5 次为一个疗程。

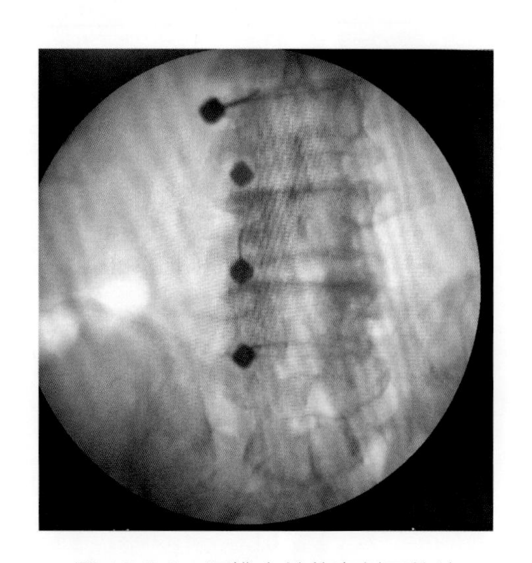

图 13-5-2 腰椎小关节穿刺正位片

2. 注意事项

（1）术前准备：①诊断明确或做诊断性治疗有效的患者适合 PRP 注射，完善术前常规检查。②提前 1 周停用口服抗凝药物，NSAID 停药需超过 48 h。治疗期间清淡饮食，戒烟限酒。③向患者交代治疗过程及风险。

（2）术中注意事项：①注意术中严格无菌操作；注意针尖应在腰椎小关节处，避免穿刺针误入椎管；②注意监测患者生命体征；③ PRP 制备与手术同步进行，即制即用。

（3）术后注意事项：①术后 24 h 腰部可轻微活动，严禁剧烈运动；②嘱患者 1 周内避免洗澡等沾水活动，以防感染；③术后止痛药首选对乙酰氨基酚类，禁用 NSAID；④告知患者术后短期内疼痛等症状加重属于正常情况，为人体正常反应。

（三）带状疱疹

带状疱疹（herpes zoster, HZ）由水痘-带状疱疹病毒（varicella zoster virus, VZV）复发性感染所致，多见于成人，春秋季节好发。病毒长期潜伏在脊髓后根神经节或颅神经节内，当机体受到某种刺激（如创伤、疲劳或恶性肿瘤等）导致抵抗力下降时，潜伏的病毒被激活，沿感觉神经轴索下行到达神经所支配区域的皮肤内，大量复制产生水疱，出现成簇丘疹、疱疹，呈带状分布，但不越过身体中线，疱疹群之间皮肤正常，同时受累神经产生炎症、坏死和严重的神经痛。HZ可发生于任何皮区，但最常见的是胸神经和脑神经支配的皮区。其中胸神经受累占50%~56%，脑神经如三叉神经及其他脑神经（第Ⅶ、Ⅷ对脑神经）分布区受累约占20%。腰段、骶段很少受累（受累概率分别为15%和2%）。HZ的治疗包括药物治疗、神经阻滞治疗、局部治疗、脊髓电刺激治疗、中医治疗等，但仍有部分患者治疗效果不理想，甚至产生带状疱疹后遗神经痛（postherpetic neuralgia, PHN）。

1. PRP治疗带状疱疹疼痛的研究概况 HZ疼痛是因病毒侵犯神经引起受累神经炎症、坏死而导致的神经痛。PRP能促进神经修复并恢复功能，因此可用于HZ神经病理性疼痛的治疗。研究表明，PRP能明显诱导神经营养因子（NF）合成，显著促进施万细胞的迁移与分裂增殖，改善神经再生进程，其促进周围神经再生能力优于单独使用神经生长因子（NGF）。PRP还能重建正常轴突生物物理学特性，从而消除由创伤愈合不良引起的慢性周围神经源性疼痛。动物实验证实PRP对创伤性颅脑损伤具有保护作用，可促进神经功能恢复、学习和记忆功能改善。张卫兵等发现PRP中含有的多种生长因子能克服外源性NGF的缺点和不足，明显促进周围神经细胞的增殖。另有研究表明，PRP可以促进BMSCs向施万细胞分化，ELISA和RT-PCR检测证实分化细胞可高度表达NGF，说明PRP诱导分化的细胞已具有神经细胞的部分特征。若将PRP作为神经修复促进剂用于神经损伤的治疗，则不仅可以作为外源性生长因子促进神经细胞的增殖，而且可以定向动员或诱导BMSCs向损伤区分化为神经细胞，从而启动原位神经组织再生修复。

2. 操作方法 超声或C型臂X线机引导下穿刺至背根神经节处，注射约1 ml PRP，修复受损的背根神经节。皮损区域真皮层及皮下浅层注射PRP，每点0.1~0.2 ml，注射点间距1 cm，修复皮内受损的神经末梢及破损的皮肤，注射总量根据皮损区域面积计算，1次/周，2~3次一个疗程。眼部的HZ可以直接用PRP滴眼，3次/日，每次每只眼睛2~3滴，滴至角膜红肿消退或者眼部疼痛不适消退为止（图13-5-3）。

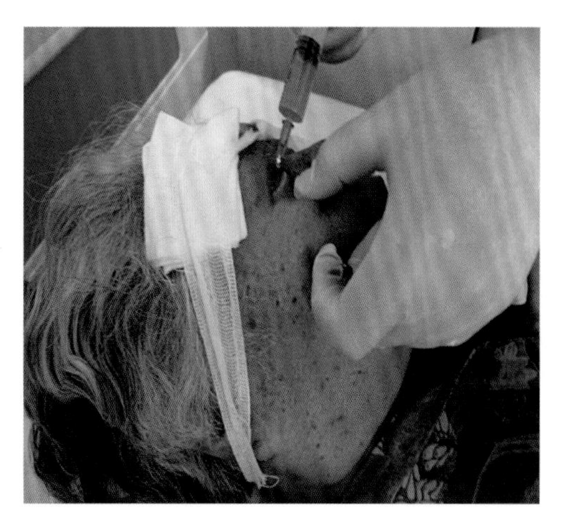

图13-5-3 PRP滴眼

3. 注意事项

（1）术前准备：①完善术前相关检查。②提前 1 周停用口服抗凝药，NSAID 停药需超过 48 h；治疗期间清淡饮食，戒烟限酒。③向患者交代治疗程序及风险。

（2）术中注意：①注意术中严格无菌操作；②术中缓慢进针，避免直接穿刺到神经，C 型臂 X 线机正侧位显示穿刺针尖端在背根神经节区域；皮损区合并有感染时禁止局部注射；③注意监测患者生命体征；④ PRP 应随用随提取。

（3）术后注意：①术后可轻微活动，严禁剧烈运动；②嘱患者 1 周内避免洗澡等沾水活动，以防感染；③术后止痛药首选对乙酰氨基酚类，禁用 NSAID；④告知患者术后短期内疼痛等症状加重属于正常现象。

4. 临床病例介绍 患者，女，86 岁，右额面部疱疹伴疼痛 5 天，诊断：带状疱疹（右侧三叉神经第一支），入院后给予系统抗病毒治疗和多次 PRP 治疗，恢复良好（图 13-5-4）。

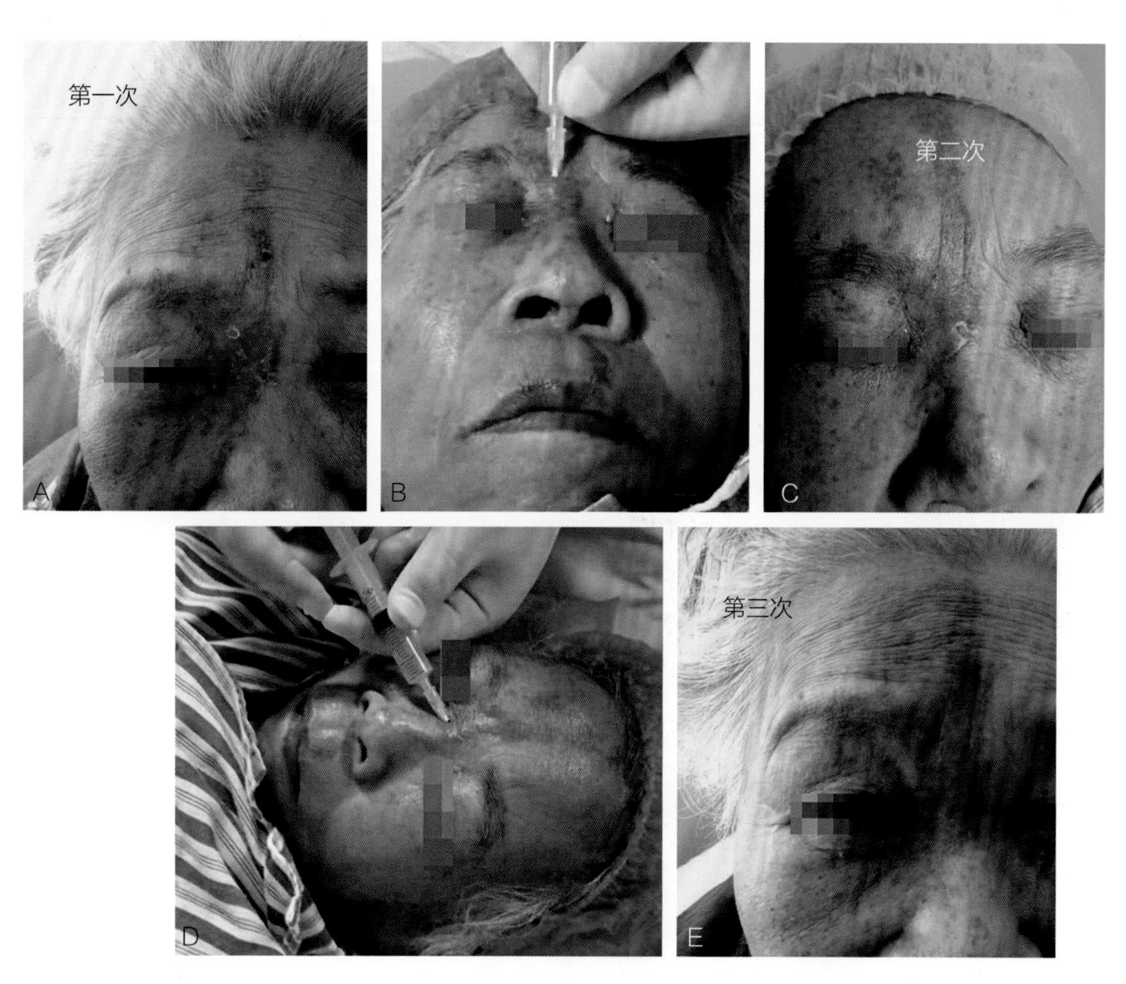

图 13-5-4 A. 第一次注射之前；B. 第一次注射 PRP；C. 第二次注射之前；D. 第二次注射 PRP；E. 第三次注射之前

（四）骨质疏松性椎体压缩性骨折

骨质疏松症（osteoporosis, OP）是以骨量减少、骨组织显微结构破坏、骨脆性增加、骨强度下降、骨折风险性增加为特征的全身性及代谢性骨骼系统疾病。OP 导致骨密度和骨质量下降，由此可造成椎体变形，并因重心前移而发生脊柱力学平衡改变、肌肉疲劳，表现为背驼、腹部隆起、行走缓慢、易摔倒以及轻微外力即可发生骨折。当骨折累及脊柱时，称为骨质疏松性椎体压缩性骨折（osteoporotic vertebral compression fracture, OVCF）。椎体发生骨折时，患者会立即感觉到剧烈的背痛，无法直立；而一旦发生骨折，个别椎体的塌陷增加了其他部位损伤和退变的风险，再次骨折的概率增加 5 倍。同时，长期卧床活动减少还会导致更多的骨质丢失，引起恶性循环。脊柱畸形还使胸腹受压而影响呼吸和食欲，也使得睡眠质量下降，如此恶性循环可导致多种并发症。不仅如此，OVCF 还会引起多种心理障碍，如情绪低落、焦虑等。

1. PRP 治疗骨质疏松性椎体压缩性骨折的研究概况 OVCF 的愈合过程有其自身特点。梁祖建等认为，OVCF 早期，其愈合的启动过程与青壮年骨折相同，但中后期 OVCF 骨吸收旺盛，骨矿化相对较少，胶原纤维形成不足，骨痂成熟及骨形成迟缓。其形态学特征是：软骨内成骨与骨膜内成骨共同参与了 OVCF 的修复，且以软骨内成骨为主，但软骨内成骨过程较慢，板层骨形成迟缓，胶原排列紊乱，骨小梁纤细，破骨细胞活跃，软骨性骨痂发育为成熟骨痂迟缓，骨痂质量差。赵立来等选取 32 只 SD 雌性大鼠建立胫骨骨质疏松性骨折模型，随机分为两组做对比实验研究，PRP 组在骨折造模术中直接注射 PRP 凝胶，术后第 1、2、4、6 周使用 X 线、Micro-CT 观察骨折愈合情况，并进行组织学观察，结果显示 PRP 组骨折愈合更快，术后 6 周可见大量类似皮质骨的新生骨和网织骨共同存在，且其网织骨塑形更好，整体愈合质量更优秀。

2. 操作方法 患者取俯卧位，进针点位于椎弓根外侧缘中点略偏足侧的体表投影，向外旁开 1.5~2 cm，进针方向与矢状面呈 10°~15°。常规消毒、铺无菌手术巾。标记点周围行局部浸润麻醉，效果满意后，在 C 型臂 X 线机指引下将穿刺针穿刺至压缩性骨折椎体的骨髓腔，行髓腔减压术，术后给予骨髓腔内注射 2 ml PRP，拔出穿刺针，针眼处包扎，平车推入病房。

3. 注意事项

（1）适应证：①新鲜的 OVCF，伴有与之相关的疼痛；②骨折压缩程度轻，无脊髓和神经压迫。

（2）禁忌证：①结核、化脓性感染、肿瘤引起的骨折或手术部位存在感染灶；②全身状态差，不能耐受该手术者，或伴有脊髓、神经损伤者；③陈旧性骨折、不稳定性骨折、椎体压缩程度重者。

（3）术后处理：①搬运时保持脊柱水平位，绝对卧床 4 周；②抗骨质疏松治疗；③加强护理，预防并发症，如坠积性肺炎、压疮、泌尿系统感染以及下肢静脉血栓形成等；④功能锻炼，主要为腰背肌及双侧股四头肌的舒缩锻炼等。

4. 临床病例介绍 患者，女，62 岁，因“摔伤后腰部疼痛 3 天”入院。体格检查：腰第 2 椎体局限性压痛和叩击痛，腰椎活动受限。腰椎 MRI 检查示：腰第 2 椎体轻度压缩性骨折。入院后给予腰第 2 椎体骨减压（图 13-5-5）+ 腰第 2 椎体 PRP 注射 2 ml 治疗（图 13-5-6）。术后疼痛明显缓解。患者卧床 4 周并同时给予抗骨质疏松药物治疗，4 周后起床腰部无疼痛。随访 3 个月，腰椎骨折处愈合良好，腰部活动自如，无疼痛及叩击痛。

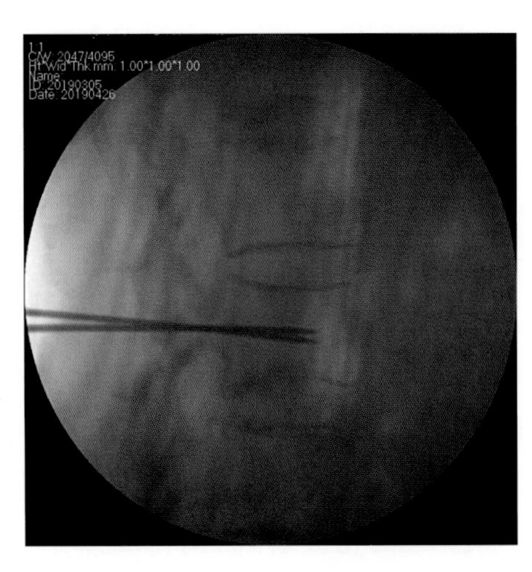

图 13-5-5　术中腰椎侧位像

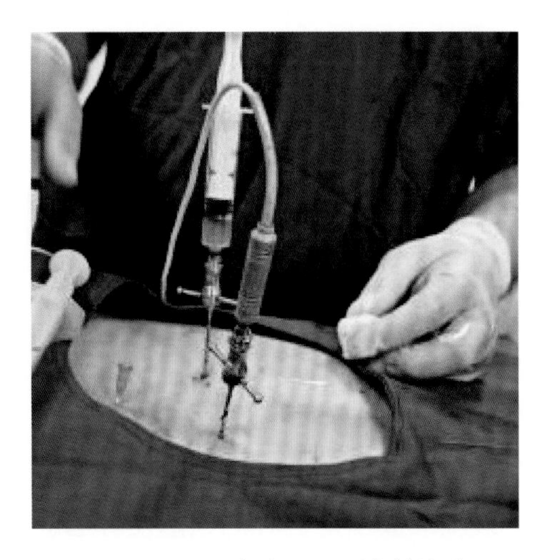

图 13-5-6　术中 PRP 注射治疗

三、小结

PRP 作为一种生物疗法已被广泛用于治疗损伤或无功能组织的愈合和再生。PRP 可以减轻疼痛和改善关节功能，修复神经，改善局部微循环，具有成本低、微创性和操作简单等优点，在疼痛治疗中的应用日益受到关注。由于目前的大多数研究样本量较小，研究方法差异性大，加之患者血小板数量及质量的个体差异，采血量、血小板活化剂、制备方法的差异，所获得的产品是否冷冻，关节内注射方案和手术应用类型的差异，使得 PRP 在疼痛治疗中的使用方法及疗效还存在一些争议。此外，大多数研究只观察了 PRP 的短期疗效，还需要长期随访和大规模、多中心的研究来进一步验证 PRP 的疗效。相信随着 PRP 在疼痛治疗中的持续应用，有关其确切疗效的结论及标准化治疗方案的出台也将指日可待。

（田海量　张文兵）

参考文献

Alsousou J, Thompson M, Hulley P, et al. The biology of platelet-rich plasma and its application in trauma and orthopaedic surgery: a review of the literature. J Bone Joint Surg Br, 2009, 91(8): 987-996.

Andia I, Maffulli N. Platelet-rich plasma for managing pain and inflammation in osteoarthritis. Nat Rev Rheumatol, 2013, 9(12): 721-730.

Devilee R, Verrall G, Schamasch P, et al. IOC consensus paper on the use of platelet-rich plasma in sports medicine: editor's choice. South African Journal of Sports Medicine, 2011, 23(4): 123-133.

Elisabetta, Giannessi, Alessandra, et al. An autologously generated platelet-rich plasma suturable membrane may enhance peripheral nerve regeneration after neurorraphy in an acute injury model of sciatic nerve neurotmesis. J Reconstr Microsurg, 2014, 30(9): 617-626.

Kim TH, Kim SH, George K, et al. Comparison of platelet-rich plasma (PRP), platelet-rich fibrin (PRF), and concentrated growth factor (CGF) in rabbit-skull defect healing. Arch Oral Biol, 2014, 59(5): 550-558.

Kuffler Damien P. Platelet-rich plasma and the elimination of neuropathic pain. Mol Neurobiol, 2013, 48(2): 315-332.

Martin JR, Houdek MT, Sierra RJ. Use of concentrated bone marrow aspirate and platelet rich plasma during minimally invasive decompression of the femoral head in the treatment of osteonecrosis. Croat Med J, 2013, 54(3): 219-224.

Masuki H, Okudera T, Watanebe T, et al. Growth factor and pro-inflammatory cytokine contents in platelet-rich plasma (PRP), plasma rich in growth factors (PRGF), advanced platelet-rich fibrin (A-PRF), and concentrated growth factors (CGF). Int J Implant Dent, 2016, 2(1): 19.

Raeissadat SA, Rayegani SM, Babaee M, et al. The effect of platelet-rich plasma on pain, function, and quality of life of patients with knee osteoarthritis. Pain Res Treat, 2013, 2013: 1-7.

Zheng CB, Zhu QT, Liu XL, et al. Effect of platelet-rich plasma (PRP) concentration on proliferation, neurotrophic function and migration of schwann cells in vitro. J Tissue Eng Regen M, 2016, 10(5): 428-436.

郭政，王国年. 疼痛诊疗学. 北京：人民卫生出版社，2016: 10.

李红普，焦小平，冯洪涛，等. 富血小板血浆应用对慢性创面愈合患者炎性因子的影响. 临床合理用药杂志，2020，13(2): 21-23.

梁祖建，庄洪，刘忠厚，等. 青壮年骨折与骨质疏松性骨折愈合机理及药物促愈机制研究进展. 中国骨质疏松杂志，2009，15(9): 697-701.

刘颜芬，张雪晶，段晓琴，等. 富血小板血浆对周围神经损伤修复的研究现状. 中国实验诊断学，2018，22(1): 145-148.

王亚东，李东朋，郭德伟，等. 富血小板血浆对创伤性颅脑损伤大鼠神经功能的保护作用. 吉林大学学报（医学版），2016，42(5): 910-914.

邢丹，余楠生，张长青.《关节腔注射富血小板血浆治疗膝骨关节炎的临床实践指南（2018年版）》推荐意见解读及方法学评价. 中华关节外科杂志（电子版），2018，12(4): 449-453.

杨富强，杨晓明，葛建健，等. 髓芯减压植骨联合富血小板血浆治疗股骨头缺血性坏死的前瞻随机对照研究. 中华关节外科杂志（电子版），2016，10(2): 30-34.

袁霆，张长青. 骨组织与软组织修复作用中富血小板血浆的制作及其原理. 中国临床康复，2004，8(35): 7939-7941.

袁霆，张长青，余楠生. 富血小板血浆在骨关节外科临床应用专家共识（2018年版）. 中华关节外科杂志（电子版），2018，12(5): 596-600.

张长青，袁霆. 富血小板血浆制作技术与临床应用. 上海：上海科学技术出版社，2011: 1-137.

张德绸，葛建华，吴昭君. 自体富血小板血浆对周围神经损伤修复微环境影响的实验研究. 四川医学，2018，39(8): 846-850.

张卫兵，洪光祥，王发斌，等. 自体富血小板血浆提取液对周围神经再生的作用. 中华实验外科杂志，2006，23(9): 1143-1147.

赵立来，童培建，许斌，等. 富血小板血浆治疗骨质疏松性骨折的实验研究. 浙江创伤外科，2018，23(5): 983-986.

周斌，廖琦. 富血小板血浆促进骨修复的机制及应用. 中国组织工程研究，2012，16(33): 6228-6232.

第六节 肌骨超声引导下体外冲击波疗法联合 PRP 治疗骨不连

一、体外冲击波概述

冲击波（shock wave）是一种通过振动、高速运动等导致介质极度压缩而聚集产生能量的具有力学特性的声波，会引起介质的压强、温度、密度等物理性质发生跳跃式改变。20 世纪 80 年代初，高能冲击波（high energy shock wave, HESW）首次被报道用于击碎泌尿系统结石，使患者免除手术。1988 年，Graff 等在动物实验过程中无意中发现了体外冲击波（extracorporeal shock wave, ESW）的成骨作用，此后很多学者开始研究 ESW 对骨折愈合的促进作用。

ESW 是一种兼具声、光、力学特性的机械波，它的特性在于能在极短的时间内（约 10 ms）使高峰压达到 500 bar，而且周期短（10 ms），频谱广（2~16 Hz）（图 13-6-1）。由于其独特的特性，ESW 在穿越人体组织时，其能量不易被浅表组织吸收，可直接到达人体的深部组织，并通过以下机制发挥作用：①高密度组织裂解作用；②组织再生修复作用；③镇痛及神经末梢封闭作用；④炎症及感染控制作用；⑤组织粘连松解作用；⑥扩张血管和血管再生作用；⑦生长因子激活等作用。

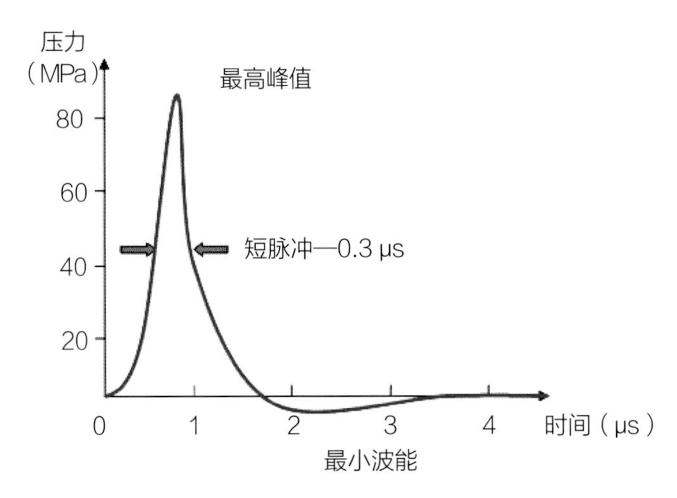

图 13-6-1 冲击波特殊的波形

冲击波可分为发散式冲击波（radial shock wave therapy, RSWT）（图 13-6-2）与聚焦式冲击波（focus shock wave therapy, FSWT）（图 13-6-3）。RSWT 是利用压缩机产生的压缩空气驱动射弹体高速往复运动撞击治疗头而产生的冲击波，其特点是能量较低，更适合肌腱末端病等浅表组织的治疗（图 13-6-4）。FSWT 是将电能转换成冲击波，通过反射体将冲击波聚焦，其特点是能量较高，更适合深部组织治疗，如股骨头坏死、骨不连等疾病的治疗。

20 世纪 90 年代，体外冲击波疗法（extracorporeal shock wave therapy, ESWT）逐渐开始应用于骨肌系统疾病（musculoskeletal disease）的治疗。从 1994 年国内首先报道 ESWT 治疗网球肘开始，经过 20 多年发展，ESWT 已被广大医生和患者所接受，特别是在骨折延迟愈合、骨不连、骨性关节炎、软骨损伤、早期股骨头坏死保髋治疗以及慢性创面等骨科难愈性疾病治疗方面取得了良好效果，成为治疗骨肌系统疾病的重要无创治疗手段。国际医学冲击波学会（International Society for Medical

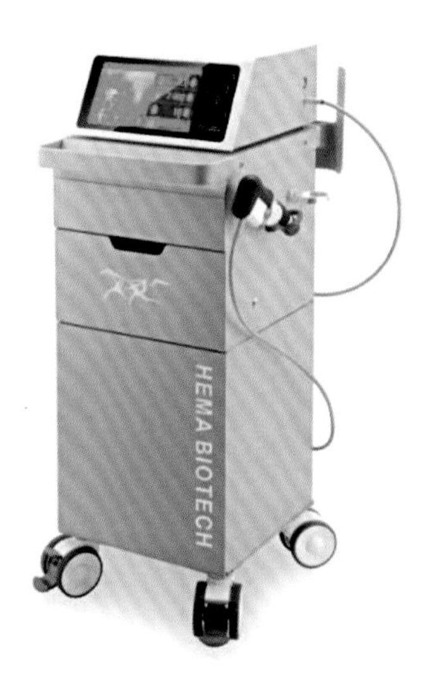

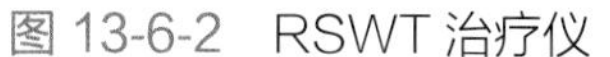
图 13-6-2 RSWT 治疗仪

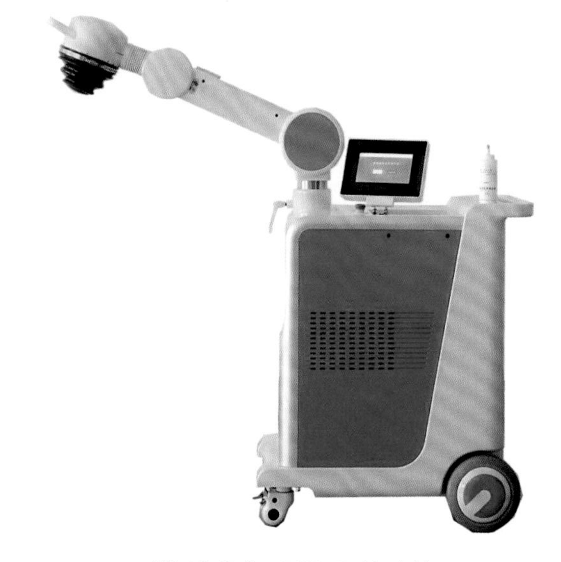

图 13-6-3 FSWT 治疗仪

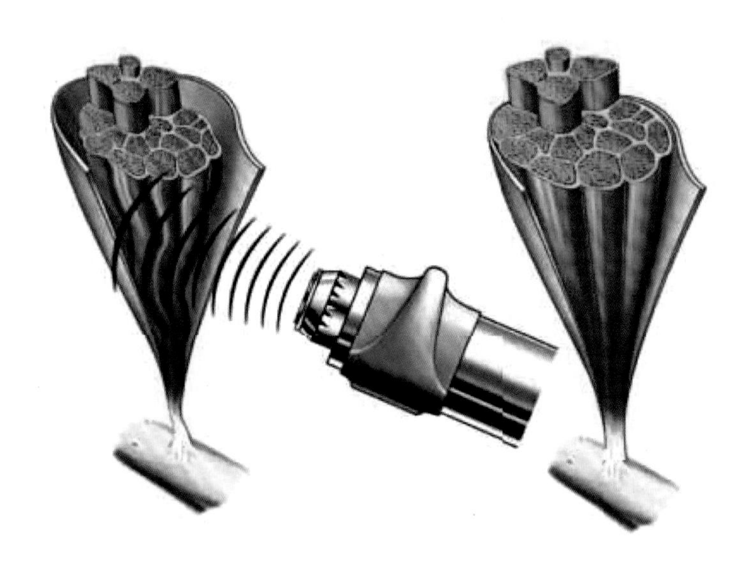

图 13-6-4 冲击波治疗示意图

Shock Wave treatment, ISMST）是从事冲击波研究的知名学术组织，该组织于 2016 年底再次更新修订了 ESWT 的适应证与禁忌证，对指导 ESWT 的规范化应用具有重要的风向标作用。

随着ESWT基础和临床研究的不断深入，该疗法已逐渐扩展至心内科用于治疗心肌缺血（图 13-6-5），泌尿外科用于治疗勃起功能障碍（图 13-6-6），内分泌科用于治疗糖尿病足，烧伤整形科用于治疗皮肤溃疡及软化瘢痕和美容等（图 13-6-7）。

ESWT 是物理学与医学相结合的新技术，是介于保守治疗和开放式手术之间的一种全新疗法。它具有以下优点：①损伤轻微，可替代某些外科手术疗法；②一般采用简单麻醉或不必麻醉；③治疗时间短，风险小，可在门诊进行治疗；④无须特殊术后处理，且术后恢复较快；⑤治疗费用远低于开放式手术。

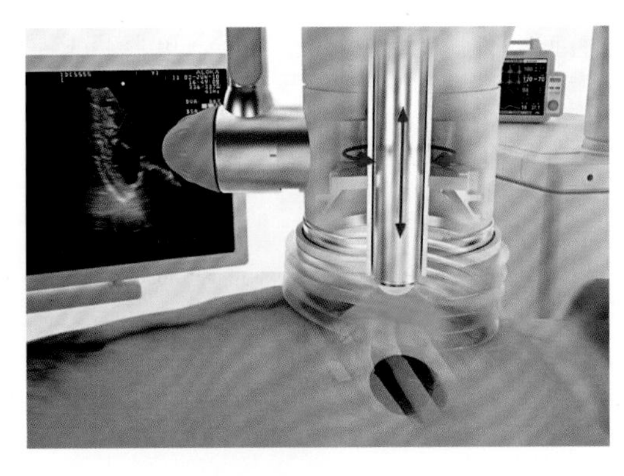
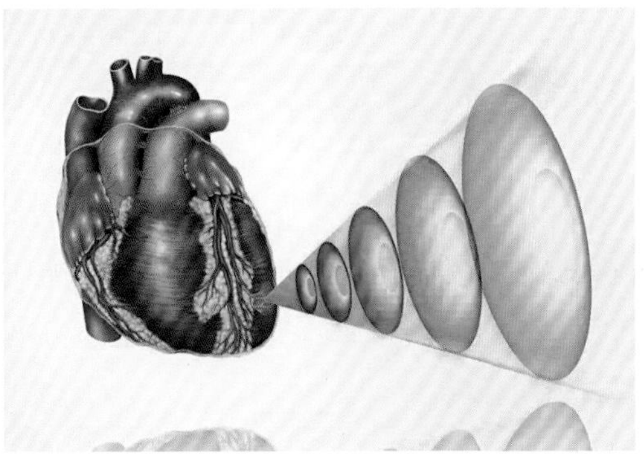

图 13-6-5　ESWT 治疗心肌缺血示意图

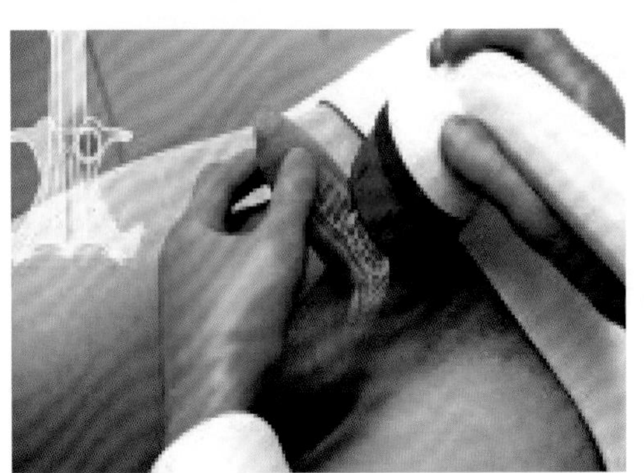
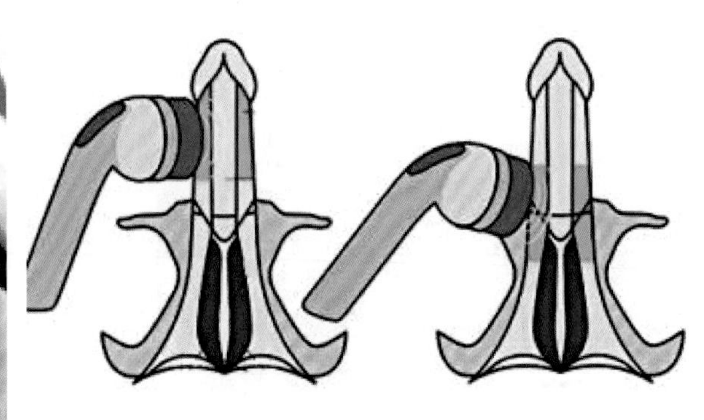

图 13-6-6　ESWT 治疗阴茎勃起功能障碍

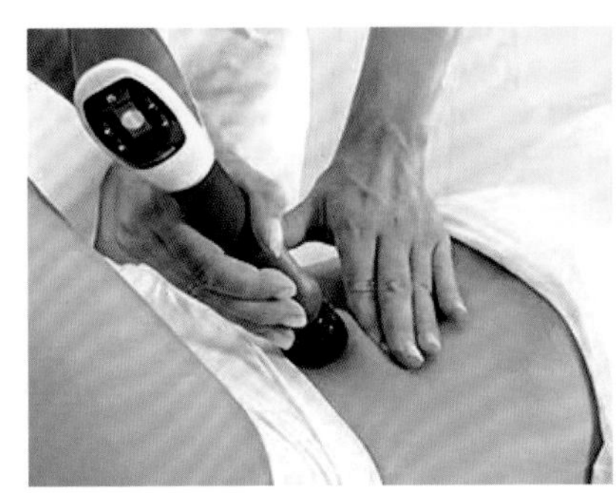
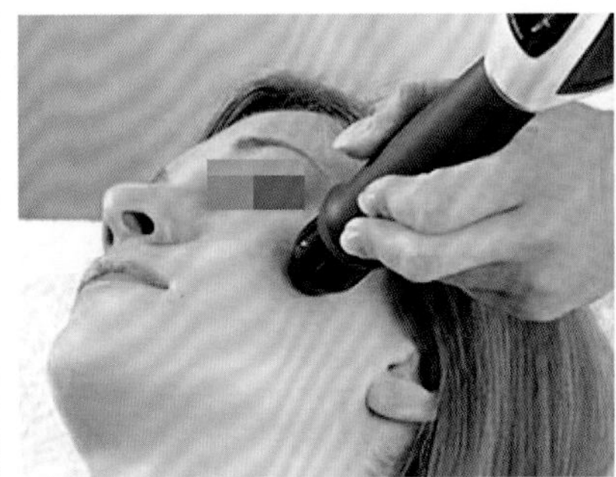
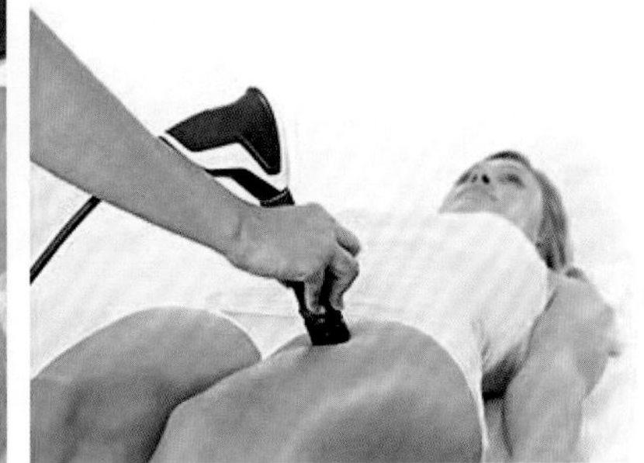

图 14-6-7　ESWT 用于美容

二、体外冲击波疗法在骨不连及骨折延迟愈合治疗中的应用

(一) 骨不连及骨折延迟愈合概述

美国骨科学会关于骨不连（nonunion）及骨折延迟愈合的诊断标准为：骨折治疗后 9 个月仍未愈合，并且连续 3 个月无愈合倾向者，被视为骨不连；骨折治疗后 6 个月，骨折断端未完全愈合者，被视为骨折延迟愈合。据统计，我国近年骨不连及骨折延迟愈合的发病率超过 5%。所以，研究高性价比的治疗方法具有重要的社会意义。

骨不连的治疗一直是骨科临床上的难题。目前主要的治疗方法包括：①手术治疗，包括植骨、内固定、外固定等；②局部注射治疗，包括经皮自体骨髓移植、注射生长因子和浓缩血小板制品等；

③中医药治疗，包括中药内服、外敷、针灸等；④物理治疗，包括电刺激、低强度脉冲超声、电感耦合、高压氧治疗、ESWT 等。

（二）体外冲击波疗法治疗骨不连及骨折延迟愈合的研究概况

ESWT 作为一种非侵入性的治疗方法，主要是利用其声学原理及空化效应机制，造成骨折断端二次损伤，即造成骨折断端微骨折、出血并形成血肿。大量的微小骨折块分布填充于骨折断端间隙使其变窄，类似于手术植骨作用，促进骨折端桥接。局部形成的出血和血肿，能达到类似新鲜骨折的作用，从而启动局部损伤修复机制，促进骨痂生长。根据 Cac-chio 等报道，在骨不连及骨折延迟愈合的治疗中，ESWT 与外科手术治愈率均为 80% 左右。

由于 ESWT 是一种非侵入性治疗，而且在 ESWT 治疗无效时，仍可进行手术治疗，所以在欧美许多国家已成为治疗骨折延迟愈合和骨不连的常规方法。Ogden 回顾了近十余年来文献报道的 ESWT 治疗骨不连病例，总结得出愈合成功率为 62%~83%，治疗肥大型骨不连成功率高于萎缩型骨不连，间隙＞ 5 mm 者成功率明显减低。作者认为 ESWT 治疗骨不连与手术疗效近似，但更安全可靠。进一步的研究发现，骨不连类型影响治疗效果，ESWT 对于肥大型骨不连具有良好的治疗效果，而对于萎缩型骨不连，当 ESWT 无效时，可联合应用其他方法，如 PRP 或者采用传统的手术植骨进行治疗。

ESWT 治疗时的能量大小、治疗次数及总剂量目前还没有明确一致的意见。研究表明，ESWT 治疗效果可能具有能量依赖性，能量过低可能达不到治疗目的，能量过高则可能引起较重的损伤。ESWT 治疗的能量一般分为低、中、高三级，0.06~0.11 mj/mm^2 为低能量，0.12~0.25 mj/mm^2 为中等能量，高于 0.25~0.39 mj/mm^2 为高能量。通常低、中能量无明显不良反应，只有高能量的 ESW 在治疗中可能会引起皮下出血或神经损伤等。目前 ISMST 推荐的治疗方案是：能量 0.25~0.39 mj/mm^2，每次选 2~4 个治疗点，每个治疗点冲击 1000 次，脉冲次数共计 2000~4000 次，每次治疗间隔 1 天，5~10 次为一个疗程，每个疗程需间隔 2~3 个月。在治疗前和治疗后的第 3、6 和 12 个月拍摄正侧位 X 线片或进行 CT 检查，了解骨折愈合情况（图 13-6-8~13-6-12）。

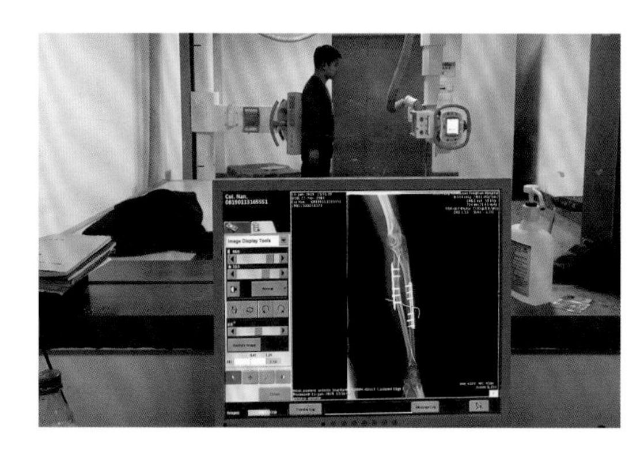

图 13-6-8　ESWT 治疗前的 X 线定位

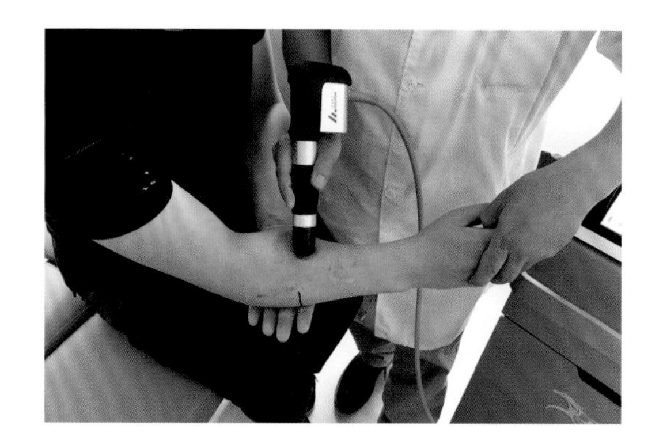

图 13-6-9　RSWT 治疗骨不连

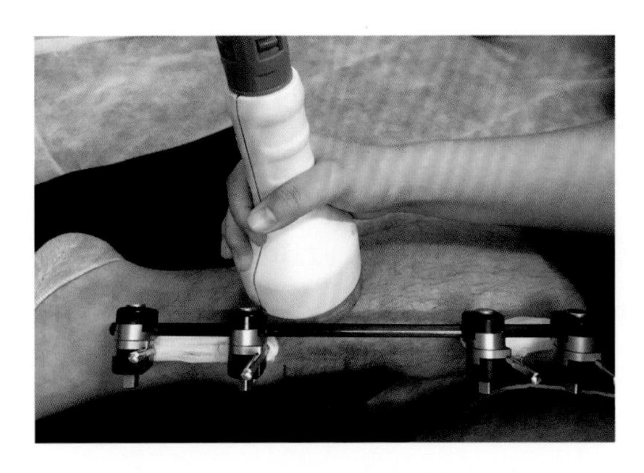

图 13-6-10　FSWT 治疗骨不连

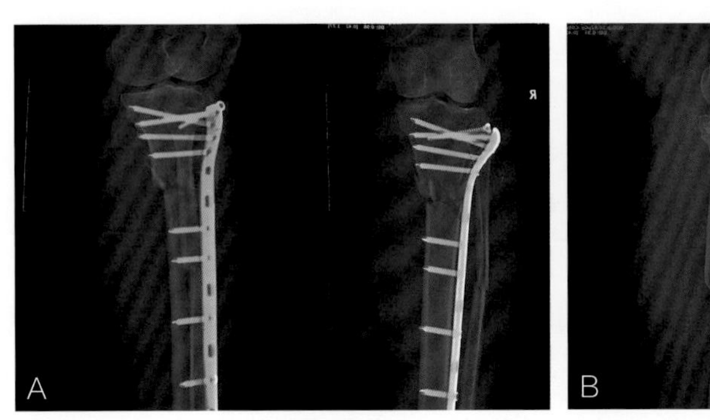

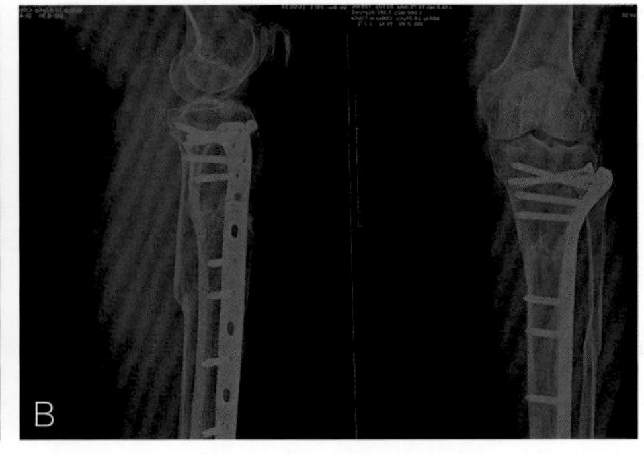

图 13-6-11　女性，45 岁，因车祸致胫骨近端粉碎性骨折，切开复位，锁定钛板内固定手术后近 1 年

A. 骨折未愈合的 X 线片，骨折断端间隙明显；B. ESWT 治疗 4 个半月后的 X 线片，可见骨折线模糊，骨折已愈合

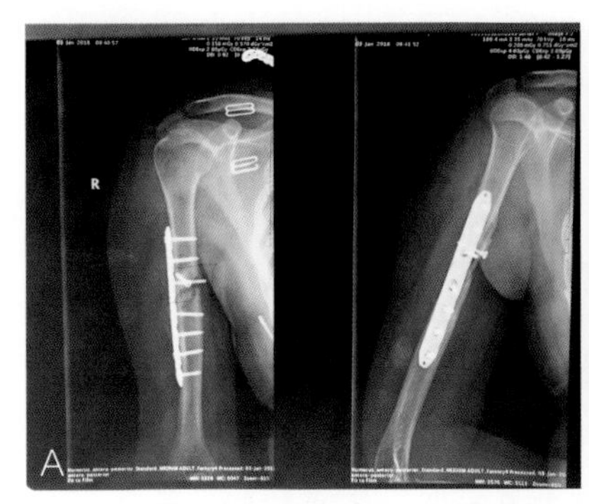

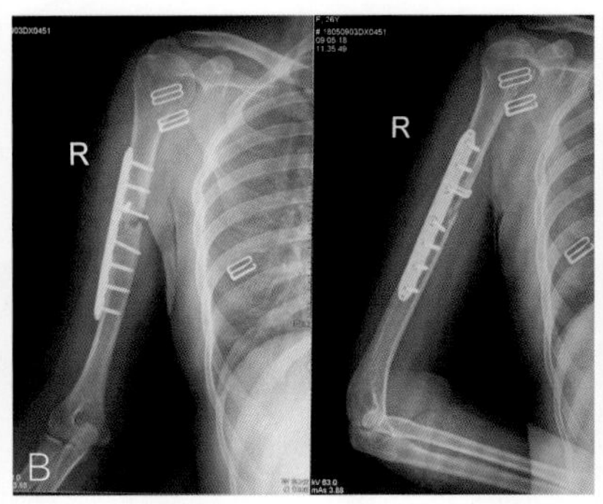

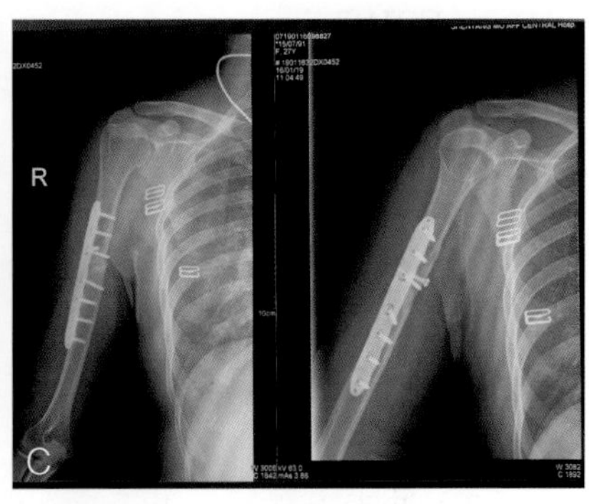

图 13-6-12　女性，26 岁，右肱骨干粉碎骨折，切开复位，锁定钛板内固定手术

A. 术后 7 个月 X 线片，显示骨折未愈合；B. ESWT 治疗 1 个疗程后 X 线片；C. ESWT 治疗 3 个疗程后 X 线片，可见骨折线模糊，骨折已愈合

（三）适应证和禁忌证

1. 适应证　骨不连及骨折延迟愈合，局部疼痛症状重、病程长，经其他保守治疗无明显效果者，局部软组织及骨组织无明显感染及全身禁忌证者，均可行 ESWT。

2. 禁忌证　对于下列情况，应慎用 ESWT：①锁骨和肋骨骨折，有研究显示 ESW 直接作用于胸部可造成肺组织的损害；②有凝血功能障碍或正在服用抗凝药物者，有增加出血的风险；③局部有肿瘤的患者，有增加肿瘤增殖活跃度和肿瘤扩散的风险；④骨骼发育未成熟者，ESWT对骨骺板的影响还不明了，一些实验研究表明ESWT对骨骺的生长具有潜在的危险性；⑤局部有血栓形成者，有引起血栓脱落的风险；⑥ ESWT可损害肾、肝，可导致心律失常，有严重心脑血管疾病或置入心脏起搏器的患者也应慎用。

下列情况时应禁用ESWT治疗：①萎缩型骨不连，严重的萎缩性骨不连由于骨折断端骨质萎缩、营养不良、血供差，ESWT可能无法诱导新骨形成；②感染性骨不连，ESWT可能引起感染扩散，不利于骨折愈合；③骨缺损性骨不连，骨缺损＞ 5 mm者建议植骨或植骨后再行ESWT。

（四）操作方法

1. RSWT治疗

（1）体位：应根据所需治疗的局部解剖结构特点，上肢采用坐位，下肢采用半卧位，需防止治疗过程中患者肢体移动，并充分暴露治疗部位。

（2）定位与耦合：应用X线进行定位，在骨折断端附近做金属标记点，在透视下或摄X线片精确定位所需治疗的点位，根据X线片测量骨不连部位与金属标记点之间的长度，确定治疗点位置，使治疗头耦合至骨折延迟愈合或骨不连裂隙的边缘。

（3）冲击方法：选用气压弹道ESW治疗机。由于RSWT能量衰减较大，根据骨折断面面积及距体表深度，应选用能量密度达到0.4 mj/mm^2以上的治疗头，初始能级从2 bar开始，根据治疗深度及患者对疼痛的敏感度，逐渐增加能级，最高可达4~5 bar，初始频率为6 Hz以下，随着治疗深度的增加应逐渐降低频率。单次治疗的冲击次数为2000~3000次，每次间隔4~5天，每疗程冲击6次，疗程间隔为1个月，同时可摄X线片对比治疗前后效果，及时调整治疗部位及能量，直至骨折完全愈合。

2. FSWT治疗

（1）体位：应根据所需治疗的局部解剖结构特点和定位方法而定，可以选择坐位、侧卧位或者仰卧位，治疗中必要时可用夹板固定患者的肢体，也可以使用外固定支架或管形石膏防止治疗过程中患者肢体移动，但应充分暴露治疗部位。

（2）定位与耦合：可选用X线或超声进行定位，并标记治疗点。在X线控制系统的引导下不断调整治疗头，使治疗头精确地以切线式耦合至骨折延迟愈合或骨不连裂隙的边缘。使用X线定位的，可与B超配合定位，在治疗过程中可实时监测定位点的精准度，同时也可降低X线对人体的辐射。

（3）冲击方法：FSWT治疗时，控制好工作电压及每次冲击次数十分重要，依据患者骨不连及骨折延迟愈合的部位，调整反射体，使能量相对集中在已定位好的治疗部位，反射体应放置在肌体解剖神经血管较少的一侧，以免刺激血管神经组织。FSWT治疗该类疾病原则上不需要完全聚焦，但对于骨硬化明显且局部无内固定物及重要解剖结构的病例，可做相对聚焦，冲击硬化骨组织使之裂隙。

在治疗过程中，应不定时使用X线或B超进行影像跟踪，保证聚焦准确，通常根据骨的大小来确定所需能级与冲击次数。胫骨、股骨、肱骨、尺骨及桡骨的治疗能级与冲击次数应高于手部、足部的小骨。治疗应从低能级开始，根据患者对疼痛的敏感度，逐渐增加至所需能级。一般而言，平均每1 cm的裂隙长度需要500~800次的HESW才能达到有效治疗。通常采用适量多期法，共分5期治疗。能量密度为0.25~0.39 mj/mm^2，以骨不连区及其相邻骨质为冲击点，每期治疗一般选4~6个冲击点，每个冲击点冲击1000次，共冲击4000~6000次，每期治疗间隔1天。股骨共冲击16 000~

20 000 次，选择较高能量 0.31~0.39 mj/mm^2，尽量选用 FSWT，或者 FSWT 与 RSWT 联合应用。治疗深部组织如胫骨、肱骨、尺骨或桡骨时共冲击 10 000~14 000 次，可选用发散式 ESWT，选择中等能量 0.25~0.31 mj/mm^2，使患者可耐受强能量刺激。治疗舟状骨、跖骨等小骨需冲击 8000~12 000 次，且选择相对低的能量 0.25 mj/mm^2。ESWT 治疗后需限制活动。治疗后第 3、6、12 个月拍摄正侧位 X 线片或进行 CT 检查，了解骨折愈合情况，随访期间同时进行 ESWT 治疗。

（四）治疗后处理

通常，并发症的发生率与冲击次数和冲击能量有关。在软组织及骨组织疾病应用 EWST 治疗后，均须注意有无疼痛、皮下出血、皮肤肿胀、皮肤破损等情况。术后的疼痛主要是接触点上的浅表痛，有的患者在治疗时会有肌腱附着点轻度疼痛，当电压设定过高时可能发生深部疼痛。皮下出血的发生与治疗时所用的能量较高有关，一般无需用药治疗，局部消毒处理并适当冰敷即可缓解，对极少数自觉疼痛的患者可给予镇痛药。

（五）疗效评价

1986 年，Haupt 就开始了 ESWT 对骨组织作用的研究，通过 ESWT 动物模型的实验后发现，当骨骼发生缺损性损伤时，前 48 h 可见到出血和坏死现象，然后可见到无菌性骨髓坏死、骨细胞破坏以及骨再生现象。当用 ESW 刺激骨折未愈合区时可产生促使骨再生的现象。美国 FDA 分别在奥克兰、佛罗里达州等 4 个临床研究机构应用 ESWT 治疗股骨及肱骨骨不连，治疗 12 个月后，骨不连愈合率达 73%。Vogel J、Beutler S、Schaden W、Wang CJ 及 Rompe JD 等多中心研究证实 ESWT 治疗骨不连及骨折延迟愈合，具有非侵入性，组织损伤小，治疗周期短，费用较低，治疗风险低于外科手术，治愈率高，可重复使用且效果具有可叠加性等优点，骨折愈合率可达 62%~83%，避免了传统手术治疗的并发症风险，而且在 ESWT 治疗无效时，仍可进行手术治疗。在欧美许多国家 ESWT 已成为治疗骨折延迟愈合和骨不连的首选和常规方法。

三、PRP 在骨不连治疗中的应用

PRP 作为来源于自体血液来源的再生医学材料，目前已在医疗领域范围内得到了广泛的使用。PRP 中含有多种生长因子，各生长因子的比例与体内正常比例相符，使生长因子之间有最佳的协同作用，这在一定程度上弥补了单一生长因子效果不佳的缺点。激活的 PRP 含有大量纤维蛋白，为修复细胞提供良好的支架，还可以收缩创面，具有促凝血的作用，可刺激骨及软组织再生，促进伤口早期闭合和防止感染。由于其具有抗感染及组织再生能力，主要应用于促进软组织和骨组织的再生以及治疗骨折的并发症，如感染、骨不连等。徐道志等应用 PRP 结合锁定加压钢板内固定治疗四肢长管状骨骨折术后骨不连患者，取得了满意疗效（图 13-6-13、图 13-6-14）。

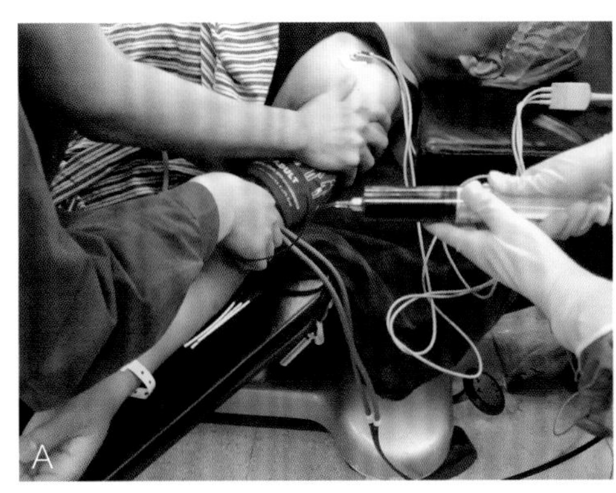
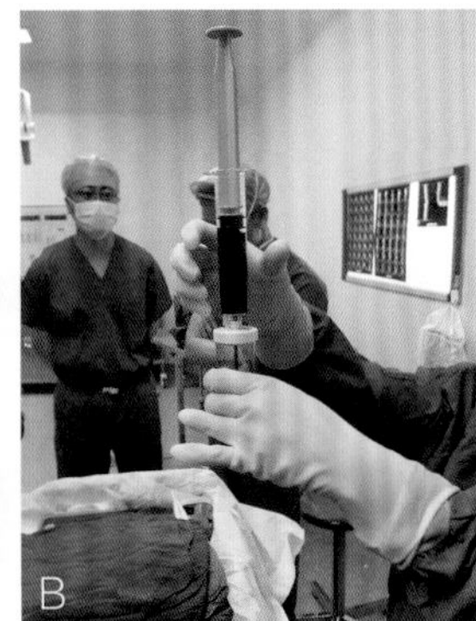
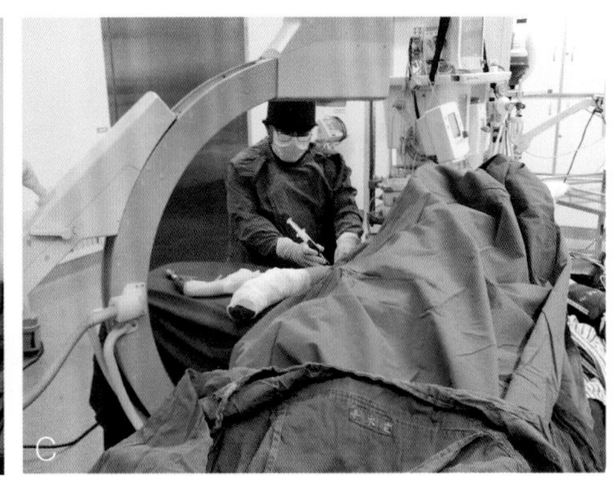

图 13-6-13 A. 采取患者静脉血；B. 离心后获取 PRP；C. 将 PRP 注射于骨折端

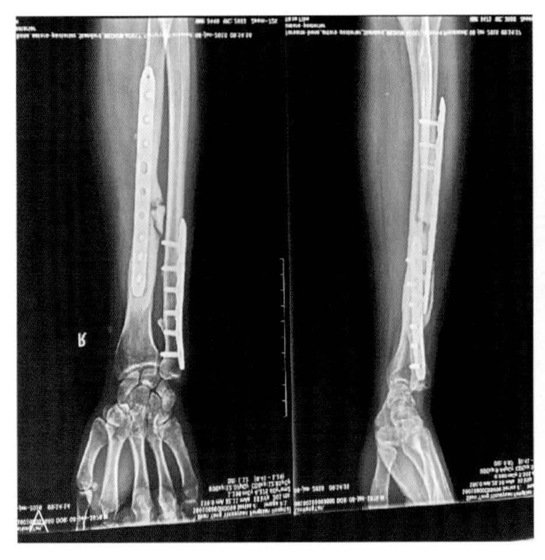
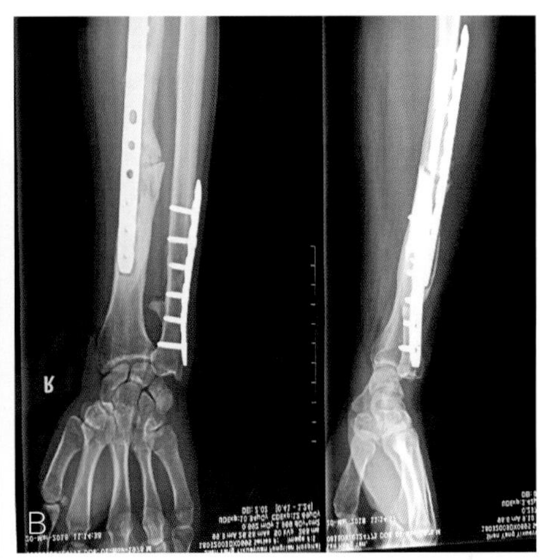

图 13-6-14 患者，男性，38 岁，右尺、桡骨粉碎性骨折内固定术后桡骨游离骨块
A. 未愈合的 X 线片；B. 注射 3 次 PRP 后，骨折近乎愈合的 X 线片

四、肌骨超声引导下体外冲击波疗法联合 PRP 在骨不连治疗中的应用

肌骨超声具有传统影像学检查手段（X 线、CT、MRI）不具备的特点：无辐射，保证了医生及患者的安全（图 13-6-15）。在治疗骨不连过程中，由于 X 线不能显示没有钙沉积时骨折端的变化，使得医生对治疗早期的效果很难评估。很多时候因为治疗早期看不到骨折 X 线影像上的变化，认为治疗无效而中途放弃治疗，而肌骨超声可以观察到骨折断端早期的血流变化以及组织密度变化等，为早期治疗效果提供影像学依据（图 13-6-16）。同时，还可以根据骨折端周围血流变化指导 ESWT 治疗能量的分布，为精准治疗提供指导。

笔者接诊的一个病例更能显示肌骨超声的独特优势：患者胫骨中下段骨折经保守治疗近 1 年未愈合，由于治疗前的肌骨超声检查发现了胫骨前肌腱嵌插于骨折断端而果断放弃 ESWT 治疗，改为开放手术治疗，避免了无效治疗而贻误病情。肌骨超声操作简便、价格低廉，具有无创性特点；短期内可重复多次利用，对于细微组织结构处可予以清晰显示，并实现了实时动态性观察和评估运动状态下肌腱以及肌肉的情况，在软组织疾病和肌肉骨骼疾病临床诊断中有重要的参考价值。

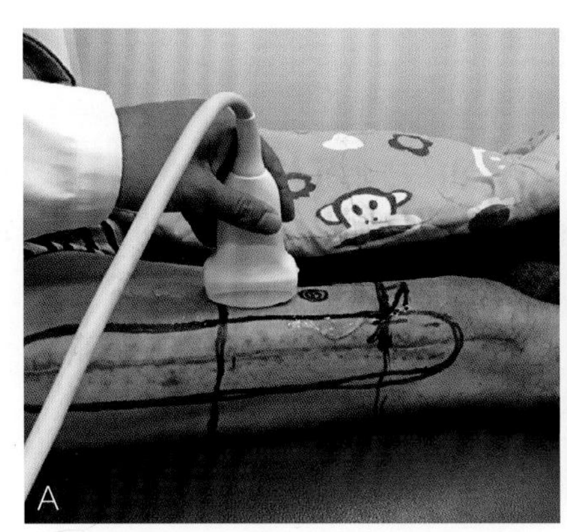
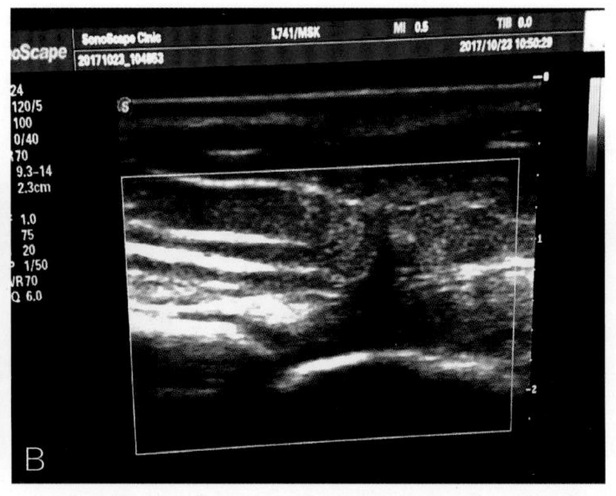

图 13-6-15　A. 肌骨超声用于 ESWT 联合 PRP 治疗骨不连的定位；B. 肌骨超声可清晰显示骨折断端

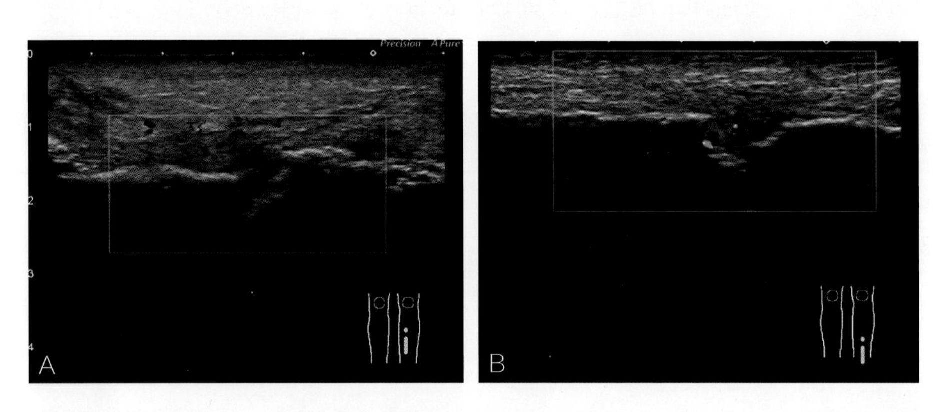

图 13-6-16　A. ESWT 联合 PRP 治疗前骨折端血流情况；B. ESWT 联合 PRP 治疗后，骨折端血流情况明显改善，可以早期评估治疗效果，此时 X 线片尚无改变，早期评估作用优于 X 线

在肌骨超声定位下，笔者团队应用 ESWT 联合 PRP 治疗大量骨不连患者，获得了良好的临床效果，并与其他文献报道中的单独 ESWT 治疗骨不连以及单独应用 PRP 治疗骨不连进行了对比。

（一）入组患者及适应证

入组患者 85 人，为各部位长骨骨折骨不连患者，男 58 人，女 27 人，年龄 15~73 岁，平均年龄 45 岁。骨不连部位包括股骨干 15 例，肱骨干 9 例，胫腓骨 38 例，尺桡骨 23 例。

（二）排除标准

（1）出血性倾向疾病：凝血功能障碍患者可能引起局部组织出血，未治疗、未治愈或不能治愈的出血性疾病患者，不宜行 ESWT。

（2）血栓形成患者：该类患者禁止使用 ESWT，以免造成血栓栓子脱落，引起严重后果。

（3）严重认知障碍和精神疾病患者。

（4）骨缺损＞ 2 cm 的骨不连患者。

（5）病理性骨不连患者。

（三）操作前及操作中定位

首先根据 X 线片大体确定骨折部位，然后使用肌骨超声明确骨不连部位，以便精准操作。

（四）操作方法

治疗场所以干净清洁明亮为宜，不必要求无菌环境。患者体位以舒适方便治疗为原则，一般采取坐位或卧位。ESW 枪头一般应放置在肢体血管神经较少的一侧，同时应避开内固定物位置，如病变特殊，可根据病变部位及临床经验选择 ESW 枪头的位置，以利于病变部位吸收最大能量冲击波为原则。治疗区域必须涂抹耦合剂，不能有空气存在，以免损伤皮肤并有利于把能量充分导入病灶内。

通常根据骨折部位不同，选择不同的能量密度，可从低能量开始冲击，以患者能够耐受为原则，在后续的治疗过程中逐步增强冲击能量。位置较深的骨不连多采用 FSWT 与 RSWT 治疗机交替联合应用，治疗参数为 0.25~0.39 mj/mm^2；位置较浅的骨不连也可单独采用 RSWT 治疗机，治疗参数为 0.15~0.30 mj/mm^2。每次治疗选择骨不连周围 2~4 个治疗点，每点冲击 1000 次，共冲击 2000~4000 次。每次治疗间隔 2~3 天，10 次为一疗程，建议连续治疗 3~5 个疗程。

在肌骨超声引导下，把制备好的 PRP 注射入骨折断端，每次 5~10 ml，间隔 3 周注射一次。在治疗期间的第 3 个月、6 个月、12 个月分别拍摄正侧位 X 线片或进行 CT 检查，以确定骨折愈合情况（图 13-6-17、13-6-18）。

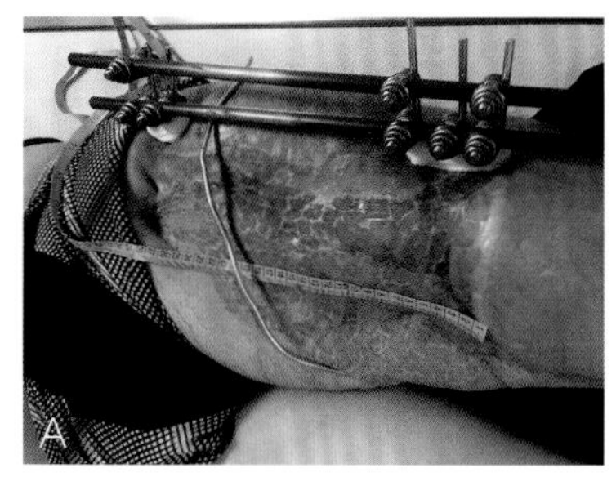

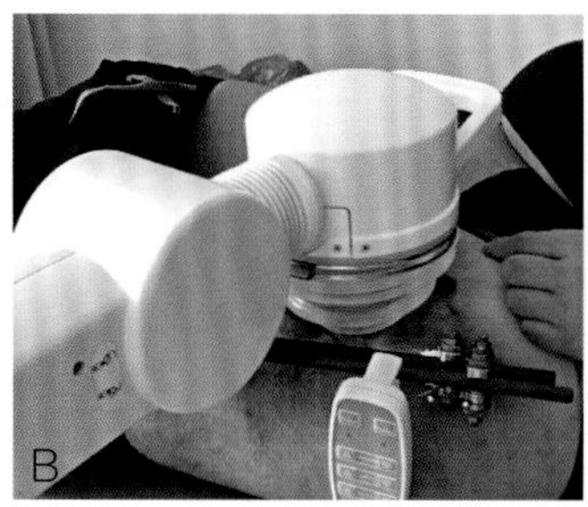

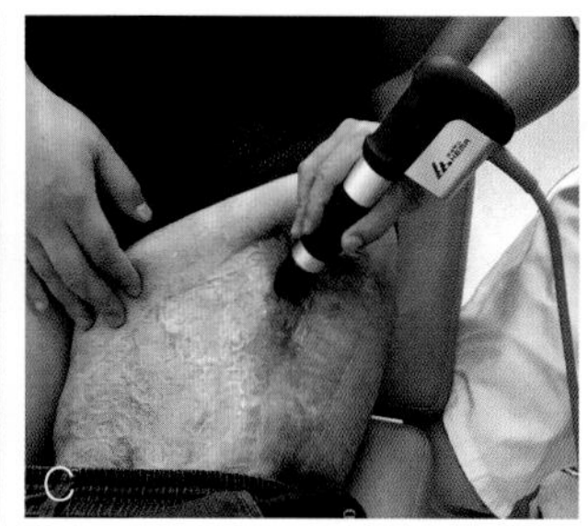

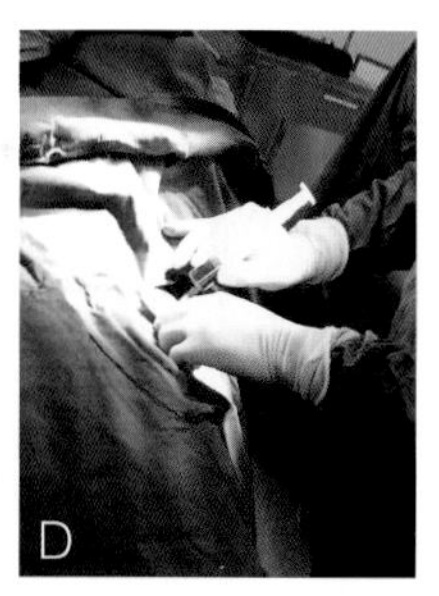

图 13-6-17 患者，男，22 岁，因外伤致左股骨干开放性粉碎性骨折、骨髓炎、皮肤及肌肉缺损，历经 3 次手术：骨折内固定，肌瓣移植，皮肤移植后再次骨折，再行手术后骨不连。经过 FSWT、RSWT 及 PRP 联合治疗，最终治愈

A. 治疗前定位；B. FSWT 治疗时外观；C. RSWT 治疗时外观；D. PRP 治疗

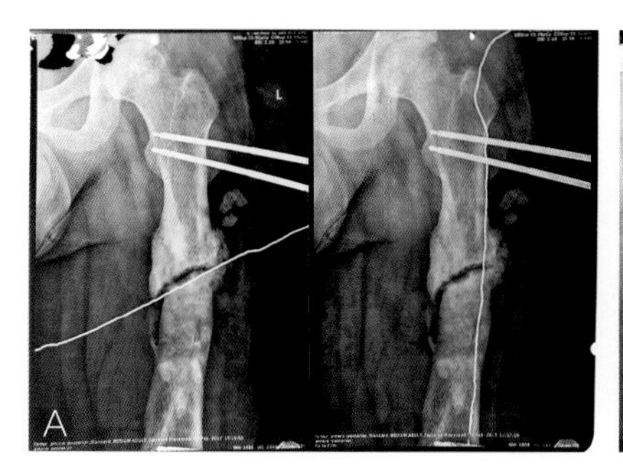

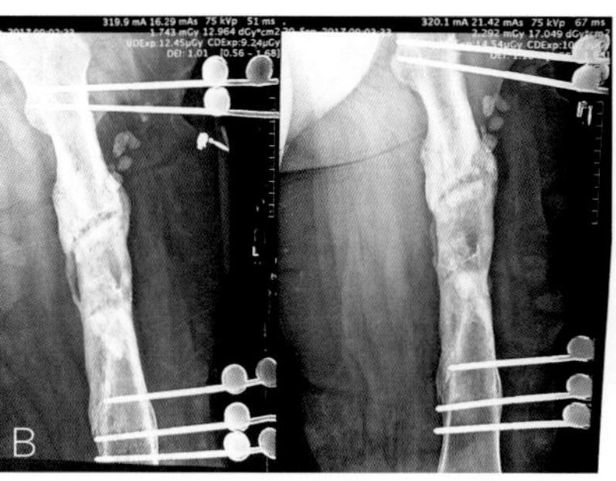

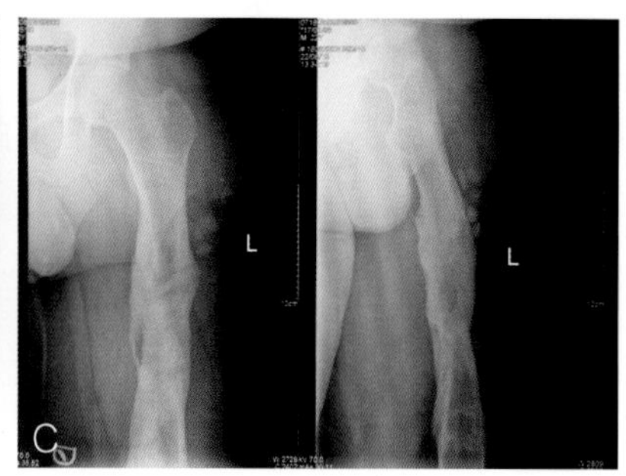

图 13-6-18 A. 治疗前 X 线片；B. 冲击波治疗 2 个疗程后，X 线片显示骨折间隙变小，已有愈合迹象；C. 联合 PRP 治疗后骨折愈合加速，X 线片显示骨折已完全愈合并拆除外架

（五）临床结果

治疗3个月后，有32名患者骨折愈合，47名患者有骨折愈合趋势，6名患者无反应。6个月后又有42名患者获得了痊愈，5名患者可见骨痂明显生长，6名患者仍无骨折愈合趋势。12个月后，5名患者痊愈。最终结果为79名患者骨不连愈合，6名患者未愈，总治愈率达93%（表13-6-1）。

表13-6-1　三种治疗方法愈合时间及愈合率对照表

治疗分组	骨折愈合时间（周）	愈合率（%）[3]
PRP组[1]	22.10 ± 2.30	81.8（9/11）
ESWT组[2]	20.57 ± 4.00	80.2（154/192）
PRP联合ESWT组	20.33 ± 3.36	93.0（79/85）

注：[1] 吴浩俊，陈航，何艳霞，等．富血小板血浆在胫骨非感染性骨不连的应用研究．中国伤残医学，2017, 25(13): 2–4.

[2] Lster EA,Stojadinovie A, Forsberg J, et al.Extracorporeal shock wave therapy for nonunion of the tibia.J Orthop Trauma, 2010, 24: 133–141.

[3] 不同治疗方法愈合率比较存在统计学差异（P=0.016）。

五、小结

骨不连是骨科医生面临的最常见也是最棘手的问题，有些病例可以通过内固定植骨术得以治愈，但是仍然有许多病例经过数次手术始终不愈合。这样就使得医生和患者都面临着巨大的压力，而ESWT给骨科医生提供了一个很好的选择。ESWT因其安全、有效、无创伤的特点，日益广泛地应用于运动损伤和骨骼、软组织等疾病，对各类骨肌系统疾病显示出积极和有效的作用，愈合率达65%~91%，而且几乎没有并发症。

无创治疗使得患者节省了高昂的治疗费用及再次手术的痛苦，增加了医生和患者的信心。PRP也是很好的促进骨折愈合的方法，PRP具有促进细胞增殖与分化、基质合成及血管再生以及抗感染的作用，有助于促进组织愈合及植骨融合，尤其是能进一步提高缺血萎缩型骨不连临床治愈率，缩短治疗时间，减轻患者痛苦及降低医疗费用支出。临床实践中通过联合应用ESWT与PRP的治疗方法，可使治愈时间比单纯ESWT治疗组或单纯PRP治疗组明显缩短，且治愈率也明显提高。肌骨超声定位让医生在治疗时能够直接看到病灶，得以实现精准治疗。笔者团队在多年的临床工作中应用此联合方法治愈了一定数量的病例，获得了患者的满意，不足的是单一部位治疗的总结及随机对照研究（RCT）仍显不足，期望在接下来的工作中进一步深入研究。

（李　培　高树熹　屠宏亮）

参考文献

Annika, Willems. Extracorporeal shock wave treatment for delayed-union and nonunion fractures:a systematic review. J Orthop Trauma, 2019, 33(2): 97-103.

Nicolas, Haffner, Vlado. Extracorporeal shockwave therapy (ESWT) ameliorates healing of tibial fracture non-union unresponsive to conventional therapy. Injury, 2016, 47(7): 1506-1513.

Shu-Jui, Kuo, I-Chang. Extracorporeal shockwave therapy (ESWT) in the treatment of atrophic non-unions of femoral shaft fractures. Int J Surg, 2015, 24(PartB): 131-134.

高福强，孙伟，邢更彦. 解读国际医学冲击波学会最新诊疗共识——体外冲击波的适应证与禁忌证. 中华医学杂志，2017，97(31): 2411-2415.

郭涛，王钰，杨萍. 体外震波抗心肌缺血. 北京：中国科学技术出版社，2014.

李培，孙丽，张纳，等. 肌肉骨骼超声在长管状骨骨折骨不连冲击波治疗中的应用价值. 中华医学超声杂志（电子版），2019，16(11): 827-831.

李培，张亮. 肌骨超声引导下应用冲击波联合PRP治疗骨不连初步探索. 医学与哲学杂志，2018，39(09): 22-24.

宋轲. 骨髓间充质干细胞、血小板凝胶和体外冲击波联合应用治疗骨不连. 山东大学，2016.

邢更彦. 骨肌疾病体外冲击波疗法. 2版. 北京：人民军医出版社，2015.

张长青，程飚. 富血小板血浆技术在临床的应用. 上海：上海交通大学出版社，2018.

中国研究型医院学会冲击波医学专业委员会. 中国骨肌疾病体外冲击波疗法指南（2019版）. 中国医学前沿杂志（电子版），2019，11(4): 6-16.

第十四章

浓缩血小板及相关技术的新应用与进展

第一节　浓缩血小板在神经组织再生中的研究

一、概述

对于颌面部或者躯体的各种疾病或损伤，功能的保护和恢复是至关重要的，其中一个重点便是对周围神经的保护或修复。周围神经损伤是临床常见疾病，可以造成患者严重残疾，影响生活质量。目前自体神经移植是周围神经损伤修复的最佳方法，然而也有其不足之处，需要在不同的位置进行两次手术，除了供区神经的功能丧失外，还可能产生严重的并发症。损伤的周围神经能否顺利再生修复仍是临床一大难题。

除了较为常见的周围神经损伤，中枢神经损伤可导致患者丧失生活自理能力，还有一部分患者面临终身瘫痪的危险。目前中枢神经损伤的治疗方法多种多样，但始终没有一种切实有效和可靠的方法。

浓缩血小板有较强的局部止血、防止瘢痕形成、促进创面修复愈合、促进血管形成等作用，其含有大量与创伤愈合相关的生长因子，可能会促进和诱导神经组织再生修复。本节主要探讨浓缩血小板对周围神经和中枢神经损伤修复的潜在价值，进而为临床诊治提供借鉴。其中，PRP 作为应用较早的浓缩血小板制品在神经组织再生中已有较多的研究及进展，尔后出现的 PRF 和 CGF 的相关报道则相对较少。

二、浓缩血小板对神经细胞的作用

施万细胞（Schwann cell, SC）是神经嵴的衍生物，形成了周围神经髓磷脂轴突的髓鞘。每个施万细胞包绕在一个轴突上，沿着轴突形成一层髓磷脂髓鞘。当一个轴突死亡时，环绕在其周围的多个施万细胞与其基底膜管一起形成一个生长通道，在其尾端形成新的轴突。许多研究证明，施万细胞在周围神经的形成、分化和再生等方面扮演了非常重要的角色。

浓缩血小板中富含的 TGF-β 等细胞因子可以调控施万细胞，监测细胞外微环境的变化，进而引发周围神经损伤后发生的级联反应，维持和建立施万细胞与轴突之间的联系。在已有的体外实验中可以看到，浓缩血小板对神经细胞的修复产生了积极作用。而国内亦有相关研究表明，PRF 和 CGF 的积极作用可能要优于 PRP（表 14-1-1）。部分研究在对比 PRF 与 CGF 改善施万细胞增殖能力、促进神经生长因子分泌等方面时发现，两者均有显著的积极作用，但彼此之间并无统计学差异。

除了对施万细胞的积极影响，浓缩血小板还具有促进微血管新生、改善局部修复环境、促进神经细胞轴突再生等功能。PRF 和 CGF 还能通过其纤维蛋白支架缓慢释放抗炎因子，减少炎症反应，保护神经功能。

表 14-1-1 浓缩血小板对神经细胞再生的作用

浓缩血小板	PRP	PRF	CGF
施万细胞修复	+	++	++
轴突修复	+	+	+
血管新生	+	++	+++
控制炎症	–	++	++

三、浓缩血小板对周围神经再生的影响

在体外研究的基础上，许多研究者通过动物体内实验发现浓缩血小板对周围神经的再生和功能恢复具有一定的促进作用。浓缩血小板的一个重要作用是通过加速轴突自然的生长过程，使新生轴突萌芽并与靶肌肉重新建立联系的时间缩短，从而减弱靶肌肉萎缩程度。许多动物研究将 PRP 作为填充物、纤维膜或者将两者结合，发现可引导早期轴突再生和促进功能恢复。

国内外的主流研究报道均采用了兔的坐骨神经作为目标神经，通过人为切断坐骨神经后，缝合神经外膜，局部注射 PRP 后进行观察。通过观察足下垂等临床症状，发现局部注射 PRP 的实验动物症状改善均优于对照组，组织镜检后也可以发现其愈合程度及局部神经再生均有不同程度的好转。也有研究者进行了大鼠坐骨神经的自体神经移植，移植后给予 PRP 注射，通过神经电生理学评估恢复状况，也得到了相似的结果。

周围神经损伤的各种修复方法的最终目标是恢复周围神经支配器官的功能，同时使损伤和治疗的副作用最小化。PRP 是通用的、安全的生物制品，可以应用于临床。从目前的研究来看，PRP 对于周围神经修复的积极作用是肯定的。PRF 因其呈凝胶状，可适用于有创的神经修复治疗，如自体神经移植等。CGF 可以多种性状使用。吉林大学口腔医学院周延民团队在 CGF 促进神经组织再生方面做了一系列研究，发现 CGF 能有效促进施万细胞增殖、迁移，并能促进其释放神经营养因子（NGF）；在对大鼠受损坐骨神经进行 CGF 治疗后，其坐骨神经功能指数（sciatic function index, SFI）显著高于对照组，明确有利于神经功能恢复，组织学观察发现 CGF 治疗后的神经纤维髓鞘形状规则，并有大量有髓神经纤维新生且呈有序排列。未来可结合动物实验的方法和结果，开展部分临床试验以验证浓缩血小板对周围神经修复的积极作用。

四、浓缩血小板对中枢神经再生的影响

浓缩血小板对中枢神经损伤的治疗目前主要集中于脊柱脊髓损伤（spinal cord injury, SCI）和创伤性颅脑损伤（traumatic brain injury, TBI）。

（一）浓缩血小板对脊柱脊髓损伤修复的影响

目前，国内外开展的一些针对 PRP 治疗脊髓损伤的实验研究中，有的单独将 PRP 应用于脊髓损伤的治疗，也有采用 PRP 联合骨髓间充质干细胞（BMSCs）等能够帮助中枢神经恢复的有效介质，共同应用于 SCI 的治疗中。

在以大鼠为实验对象的研究中，单独使用 PRP 时可以发现，PRP 能减少脊髓损伤后伤区的坏死、萎缩并促进神经功能的早期恢复；对急性脊髓压迫伤后神经轴突穿越胶质瘢痕能力有促进作用；还可促进损伤后脊髓 NGF、脑源性神经营养因子（brain-derived neurotrophic factor, BDNF）的表达。这也让我们开始考虑在人类脊髓损伤中应用自体浓缩血小板应该也会收到良好的效果。

研究证实，当使用 PRP 联合神经前体细胞（neural progenitor cells, NPCs）或 BMSCs 时，PRP 可以帮助中枢 NPCs 迅速大量增殖，并能促进它分化成为多种脊髓损伤恢复所需的神经细胞；并且 PRP 和 BMSCs 在损伤后神经恢复的过程中具有相互促进作用。

浓缩血小板在骨科修复骨缺损、促进骨再生，修复肌腱、韧带损伤，脊柱融合等多个方面已有广泛的临床应用，为浓缩血小板在 SCI 的治疗方面能够及早应用于临床提供了坚实的基础。

（二）浓缩血小板对创伤性颅脑损伤修复的影响

TBI 是现代社会致死致残的重要原因之一，颅脑损伤后的一系列病理生理改变常常造成更为严重的二次损害，发生神经细胞凋亡和坏死等改变，从而导致患者的运动功能缺失、学习和记忆能力受损等。

现有的研究通过在 TBI 大鼠血管中注射 PRP 或 CGF，7 天后可观察到大鼠行为能力的恢复，并在组织学上观察到颅脑损伤区域的明显减少，证实了浓缩血小板治疗用于早期 TBI 大鼠可起到有效的神经保护作用，对 TBI 大鼠的神经功能恢复、学习和记忆功能的改善有着较好的促进作用。目前 PRP 在临床的应用还处于探索阶段，可作为辅助手段治疗 TBI 等颅脑损伤患者。范超勇以大鼠为实验对象，设置假手术组（sham 组）、生理盐水复苏组（vehicle 组）、新鲜冰冻血浆复苏组（FFP 组）和富血小板血浆复苏组（PRP 组），分别对 TBI 合并失血性休克（hemorrhagic shock, HS）大鼠进行复苏，最终组织学显示 vehicle 组、FFP 组海马区神经元稀疏、排列紊乱、胞体肿胀，而 PRP 组神经元细胞数量增多、空泡化减少、排列有序。通过对多个指标进行检测发现，PRP 可以维持血流动力学稳定，降低血乳酸，减少炎症因子表达，减轻脑组织水肿，改善神经功能，提高生存率。

尽管目前在临床还没有常规开展 PRP 治疗 TBI 这一技术，但相关研究的积累正在为该技术方法的深入推进奠定坚实的基础。值得提出的是，自体分选 $CD34^+$ 干细胞治疗脑外伤后遗症已有临床报告。李铭等将 4 ml $CD34^+$ 干细胞注射到 4 例患者蛛网膜下腔，随访 5~18 个月发现这些患者在语音表达、行走能力等方面均得到积极改善。CGF 中富含有 $CD34^+$ 干细胞，是否能将 CGF 应用于这类患者，值得期待。

五、浓缩血小板在口腔颌面部神经修复中的应用

口腔颌面部的神经分布丰富且复杂，颌面部创伤易造成面神经功能损伤或局部麻木等症状。对于面神经损伤的修复，可以效仿周围神经损伤的修复，应用浓缩血小板辅助治疗。目前以兔为研究对象的 PRP 单独或联合其他方法治疗面神经损伤的实验几乎都表明，PRP 在面神经修复再生方面有促进作用。

常规的口腔治疗中，拔牙过程易造成下牙槽神经损伤。针对这一问题，已有较为长期的临床研究证实了浓缩血小板的作用。通过对比实验，针对第三磨牙牙根较长且与下牙槽神经关系密切的患者，在术前制备 GPCGF，并在术后的拔牙窝中填塞，一方面能明显观察到更好的创面愈合，另一方面能降低因下牙槽神经损伤造成的下唇麻木症状的发生率，表明 CGF 对于周围神经的恢复具有一定的作用。

在常规的牙体牙髓治疗中，牙神经损伤后一般只能通过去除牙髓来治疗疼痛、感染等症状，但这样的治疗也导致患牙因失去活力而变得灰暗和脆弱，增加了患者接受后续治疗的时间和投入。目前已有临床试验证明，在去除牙神经后注意保留根尖区的牙髓并注入 CGF，可以改善患牙失去牙髓后的症状，甚至部分患牙出现了神经的再生。这在以前的牙科治疗中是十分罕见的。

总结浓缩血小板在神经再生中的应用现状，已有大量的动物实验证实了 PRP 的积极作用。PRF 与 CGF 相关的研究虽然较少，但也显示出了部分优于 PRP 的效用，具有临床应用的潜力。虽然目前临床研究和报道仍较少，但在口腔领域的应用已经取得了不错的进展，也为其他领域的应用提供了证据支持。

（王旭东　张天嘉）

参考文献

Apel PJ, Ma J, Callahan M, et al. Effect of locally delivered IGF-1 on nerve regeneration during aging: an experimental study in rats. Muscle Nerve, 2010, 41(3): 335-341.

Bastami F, Vares P, Khojasteh A. Healing effects of platelet-rich plasma on peripheral nerve injuries. J Craniofac Surg, 2016, 28(1): e49-e57.

Doan N, Reher P, Duong QT, et al. A five-year retrospective study on the use of concentrated growth factor (cgf) on dental patients undergoing oral regenerative therapy. Int J Oral Max Surg, 2019, 48(Supl. 1).

Golzadeh A, Mohammadi R. Effect of local administration of platelet-derived growth factor B on functional recovery of peripheral nerve regeneration: A sciatic nerve transection model. J Dent Res, 2016, 13(3): 225-232.

Honma K. Circadian rhythms in body temperature and sleep. Nihon Rinsho, 2013, 71(12): 2076-2081.

Kuffler, Damien P. An assessment of current techniques for inducing axon regeneration and neurological recovery following peripheral nerve trauma. Prog Neurobiol, 2014, 116: 1-12.

Mikel Sánchez, Anitua E, Delgado D, et al. Platelet rich plasma, a source of autologous growth factors and biomimetic scaffold for peripheral nerve regeneration. Expert Opin Biol Th, 2017, 17(2): 197-212.

Qin J, Wang L, Zheng L, et al. Concentrated growth factor promotes Schwann cell migration partly through the integrin β 1-mediated activation of the focal adhesion kinase pathway. Int J MolMed, 2016, 37(5): 1363-1370.

Sebben AD, Lichtenfels M, Silva JLB. Peripheral nerve regeneration: cell therapy and neurotrophic factors. Rev Bras Ortop, 2011, 46(6): 643-649.

Teymur H, Tiftikcioglu YO, Cavusoglu T, et al. Effect of platelet-rich plasma on reconstruction with nerve autografts. Kaohsiung J Med Sci, 2017, 33(2): 69-77.

Zheng C, Zhu Q, Liu X, et al. Effect of platelet-rich plasma (PRP)concentration on proliferation, neurotrophic function and migration of Schwann cells in vitro. Tissue Eng Regen Med, 2016, 10(5): 428-436.

Zheng C, Zhu Q, Liu X, et al. Improved peripheral nerve regeneration using acellular nerve allografts loaded with platelet-rich plasma. Tissue Eng Part A, 2014, 20(23-24): 3228-3240.

Zhao T, Yan W, Xu K, et al. Combined treatment with platelet-rich plasma and brain-derived neurotrophic factor-overexpressing bone marrow stromal cells supports axonal remyelination in a rat spinal cord hemi-section model. Cytotherapy, 2013, 15(7): 792-804.

范超勇. 富血小板血浆对脑损伤合并失血性休克大鼠的脑保护作用研究. 郑州大学, 2015.

李铭, 王黎明, 周建军, 等. 自体分选 $CD34^+$ 干细胞治疗脑外伤后遗症 4 例. 西北国防医学杂志, 2011, 32(1): 19-20.

秦洁. CGF 对雪旺细胞生物学行为及神经再生影响的研究. 吉林大学, 2016.

王亚东, 李东朋, 郭德伟, 等. 富血小板血浆对创伤性颅脑损伤大鼠神经功能的保护作用. 吉林大学学报(医学版), 2016, 42(5): 910-914.

吴晶洋, 白艳洁, 王稚英. 富血小板纤维蛋白和浓缩生长因子对施万细胞影响的比较. 中国医科大学学报, 2016, 45(12): 1089-1093.

吴昭君, 葛建华, 季星利, 等. 自体富血小板血浆在周围神经损伤修复中的潜在价值. 西南军医, 2016, 18(5): 471-474.

张德娴, 葛建华, 吴昭君. 自体富血小板血浆对周围神经损伤修复微环境影响的实验研究. 四川医学, 2018, 39(8): 846-850.

张卫兵, 洪光祥, 王发斌, 等. 自体富血小板血浆提取液对周围神经再生的作用. 中华实验外科杂志, 2006, 23(9).

第二节　浓缩血小板相关技术在中医穴位注射中的应用

一、概述

传统中医学使用自体血预防、治疗疾病的历史比目前所使用的浓缩血小板技术更早。20 世纪 50 年代，中医针灸自体血穴位注射疗法就已在临床上得到了广泛应用，被称为“自血疗法”或“自体血穴位注射”。与自血疗法原理相关的类似治疗技术则有着更加悠久的历史，如拔火罐、刮痧、针灸、小针刀、梅花针等，都具有在人体局部造成出血、微损伤，以激发人体自我修复能力的作用，这是具有中国特色的传统再生医学形式的代表，从治疗本质上看，都具有浓缩血小板技术的雏形。中医针灸自血疗法中注射的自体血通常不对血液做特殊处理，只是近年来才有应用 PRP 的临床报道。为了加以区分，特将这部分内容称为“浓缩血小板相关技术”。

自血疗法是中国传统针灸学与现代医学相结合的一种特色治疗方法，也是集多种（针刺、穴位注射、经络）治疗效应于一体的复合性治疗方法。血液中含有多种微量元素及抗体、免疫调节因子、抗炎因子以及尚未被充分认知的其他物质。从中医角度讲，自体血在注入穴位后，对穴位产生持续性刺激作用，能通过经络调和气血、协调脏腑功能，实现阴阳平衡。自体血吸收与消散的过程可增强机体非特异性反应，调节神经血管内分泌功能，控制炎症反应，调理人体内环境，改善人体免疫力，提高机体修复能力，最终达到治疗疾病和美容抗衰老的目的。

多年来，这种方法被广泛地运用于临床，在治疗多种疾病中取得了良好的疗效。从目前的文献报道来看，单纯使用自血疗法或将自血疗法与其他方法联合使用，可治疗以下多种疾病：痤疮、湿疹、黄褐斑、敏感性皮肤/面部激素依赖性皮炎、自身免疫性黄体酮皮炎、急慢性荨麻疹、银屑病、白癜风、扁平疣、神经性皮炎、皮肤瘙痒、干燥综合征、带状疱疹；过敏性鼻炎、慢性阻塞性肺疾病、老年慢性支气管炎、支气管哮喘/咳嗽变异性哮喘；慢性肝炎、肠易激综合征、急性胃痉挛、糖尿病胃轻瘫、慢性胃炎、功能性消化不良、功能性腹泻、顽固性呃逆、代谢综合征/高脂血症；无先兆型偏头痛、急性/进展性脑梗死、老年缺血性脑卒中及后遗症、病毒性脑炎、一氧化碳中毒性脑病；激素不良反应、痛经、原发性卵巢功能不全；下肢缺血性疾病/下肢动脉闭塞症、糖尿病血管并发症；肩周炎、肱骨外上髁炎、膝骨性关节炎、股骨头缺血性坏死、腰肌劳损、神经根型颈椎病；眼睑烧伤、咽鼓管异常开放症，以及治疗肿瘤等。

采血部位多抽取肘静脉血。注射使用自体血的种类有静脉血、血清、冷冻静脉血、外周血干细胞、PRP 等。注射穴位常选择足三里、曲池、脾俞、肺俞、血海、合谷、三阴交、风池、大椎等，其中足三里和曲池常作为注射主穴，其他穴位作为注射配穴。主穴与配穴只是相对而言，不同病种所选主穴与配穴有所区别，需要辨证选穴。治疗间隔报道不一，从一天一次到十余天一次不等；治疗总次数从一次到十余次不等；总体有效率在 70%~90%，甚至更高。

目前，在临床上开展自血疗法的主要是具有中医或中西医结合医学背景的医生。注射方法相对简单，应用中医经络理论、辨证施治取穴位的内容可参考相关资料，本文不做详细介绍。下面重点介绍笔者所在的中国科学技术大学附属第一医院（安徽省立医院）中医针灸科于 2008 年评审通过的“新技术、新项目、新方法”医疗项目中的“自体血穴位注射治疗过敏性鼻炎临床研究”项目，以及自体血穴位注射治疗慢性荨麻疹的临床经验，以供读者参考学习。对上述其他疾病的治疗可查阅相关文献。

二、自体血穴位注射治疗过敏性鼻炎

1. 过敏性鼻炎概述 过敏性鼻炎又称变态反应性鼻炎，是机体对外界某些特异性过敏原敏感性增高，当吸入外界变应原时，导致鼻腔黏膜发生以变态反应为主的非感染性炎症，具有反复发作、迁延难愈的特点。临床以突然和反复发作鼻塞、鼻痒、喷嚏、鼻流清涕、鼻黏膜苍白水肿为特征。

归纳分析过敏性鼻炎的发病机制有两点：一是鼻局部超敏变态反应，是由于机体对某些反应原敏感性增高而出现以鼻黏膜水肿、黏膜腺体增加为主的Ⅰ型超敏反应。其基本病理为毛细血管扩张、通透性增高和腺体分泌物增加，促进组胺形成和释放及嗜酸性粒细胞浸润等。二是从神经调节机制分析，过敏性鼻炎的发生与鼻黏膜自主神经系统功能失衡有关。在其发病阶段，过敏原与靶细胞上的抗体结合，副交感神经兴奋性增高，释放乙酰胆碱，使黏膜分泌增加、毛细血管通透性增高，产生鼻炎症状。

目前临床上针对上述两种发病机制，采取相对独立的治疗方法，效果不尽如人意。一是采用抗组织胺类药物，或鼻部应用类固醇类药物及减少鼻黏膜充血的抗胆碱类等药物，此类药物多为对症治疗，且均有不同程度的副作用。二是对鼻内神经行切断手术或采用电烧灼鼻黏膜破坏术等有创治疗方法，由此带来的创伤和效果的不确定性，让多数患者难以接受。

传统针灸治疗过敏性鼻炎多选取鼻周围穴位即迎香穴针刺。从穴位的“三维”解剖上看，穴位下集中了来源于三叉神经的鼻部感觉神经末梢，还有来自翼管神经支配鼻内交感和副交感神经的分支。通过刺激穴位下的神经，促进鼻黏膜自主神经功能失衡的恢复；并在一定程度上抑制和降低鼻腔内黏膜毛细血管的通透性，减少无菌性物质渗出，从而缓解鼻痒、鼻塞、喷嚏、流涕等症状。但是，单纯针刺治疗对鼻黏膜局部由于过敏物质所引发的一系列免疫变态反应的作用是有限的。

前述已对自血疗法治疗多种疾病的机制做了简单阐释。自血疗法治疗过敏性鼻炎的原理有两个方面：一方面通过刺激上述穴位下神经，调节鼻腔内自主神经系统功能失衡，缓解鼻炎症状；另一方面当自体血注入鼻附近局部，在对自体血的吸收过程中，增强了巨噬细胞吞噬功能，减少了过敏物质聚集，减轻了变态反应所引起的一系列超敏反应症状。这种针对过敏性鼻炎双重致病因素的治疗方法，经笔者临床验证获得了较好的治疗效果。

2. 患者入选标准和排除标准 入选标准：①诊断明确；②年龄 15 岁以上，男女不限；③治疗前至少有两个或两个以上的症状，在中等程度以上；④医生向患者说明治疗目的、程序和注意事项，得到患者同意。

排除标准：①副鼻窦炎或上下呼吸道感染、鼻息肉、严重的鼻中隔偏曲和哮喘发作期的患者；②近 1 周用过皮质激素，近 1 个月用过阿司咪唑或 3 天内用过其他抗组胺药，近 2 周内用过色苷酸钠者（以上均包括全身或局部用药）；③妊娠期、哺乳期妇女，严重肝肾功能不良或患有其他严重疾病患者；④有晕血史和拒绝用此方法治疗的患者。

3. 操作方法

（1）取穴：所选取的迎香穴为注射主穴，属于手阳明大肠经，位于鼻子双侧鼻翼外缘的中点，旁开 0.5 寸，在鼻唇沟中。再以“经外奇穴”的印堂穴为注射配穴，位于鼻根部、两眉头中间。对鼻的病症采取针灸“围刺”方法的包围治疗效应。

（2）操作：穴位注射治疗操作步骤要求严格遵循无菌操作规程。

1）使用 2% 碘伏或 75% 酒精对采血点及三个穴位注射点进行严格消毒。

2）用 2.5 ml 一次性注射器抽取患者的肘静脉血 1.5 ml。

3）自体血注射器立即换接皮试针头（30 G 或更细），以最大限度减少刺入穴位时的疼痛感。针尖角度呈 45°，斜刺入迎香穴、印堂穴，询问患者穴位处是否出现酸、胀、麻、重等穴位得气感觉，若出现，说明定位准确，回抽无血后每穴注射入 0.5 ml 自体血（图 14-2-1）。

4）自体血注射后，不要按压穴位注射处，并嘱患者 1 天内洗脸时不要使水浸到穴位注射点。

5）每周注射 1 次，每月注射 4 次为一个疗程。

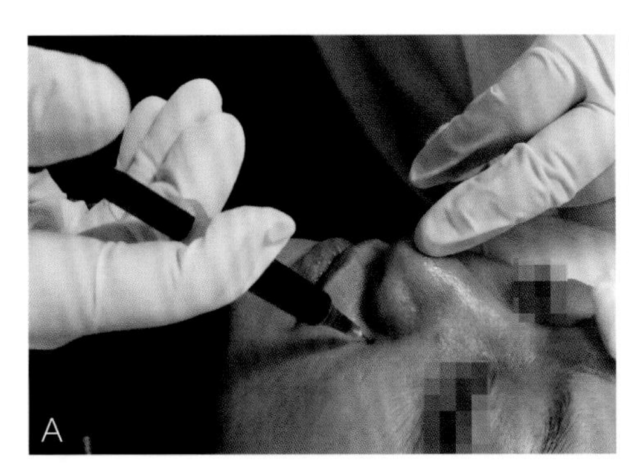

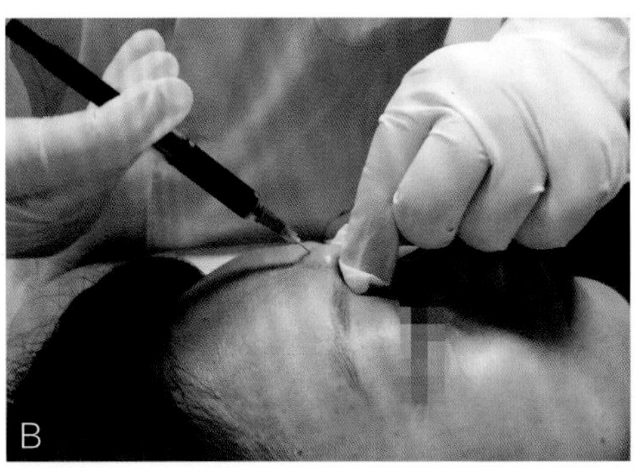

图 14-2-1　自体血穴位注射治疗过敏性鼻炎
A. 自体血迎香穴注射；B. 自体血印堂穴注射

三、自体血穴位注射治疗慢性荨麻疹

1. 慢性荨麻疹概述　荨麻疹是一种皮肤血管反应性、瘙痒性的过敏性疾病，是变态反应的常见表现之一，是由于皮肤下小血管扩张及渗透性增加而出现局限性的皮肤水肿反应。临床可见片状皮疹，发无定处，瘙痒难熬，皮疹通常在 2~24 h 消退，不留痕迹。皮疹如潮水般骤然发生，迅速消退，反复发作，病程超过 6 周者称为慢性荨麻疹。慢性荨麻疹属于中医瘾疹范畴，中医认为荨麻疹病因多因禀赋不足、气血虚弱、卫气不固而引发血热血燥的一种表现，核心病机为风邪致病。

慢性荨麻疹的病因及发病机制复杂。发病机制可以是免疫性和非免疫性的，最常见的是由 IgE 介导的 I 型变态反应性疾病。约 3/4 的患者找不到原因，有的反复发作，病程较长，可成为较难治愈的顽疾。

在发疹情况下，多为对症治疗。治疗药物主要有 H1 和 H2 受体拮抗剂、抗组胺药、抗 5- 羟色胺药、增强细胞免疫功能等药物。由于一种药物难以控制症状，常常多种药物联合应用才能控制症状，长期服药难免有副作用。虽然慢性荨麻疹不会引起其他器官功能损害，但会严重影响患者的生活质量，因此许多患者也在积极寻找药物以外的其他治疗方法，包括中医治疗。

中医针灸治疗此病症多选取上肢的曲池穴和下肢的血海穴。近年来，已有多篇应用自体血穴位注射治疗慢性荨麻疹的文献报道。

2. 患者入选标准和排除标准　入选标准：①诊断明确；②年龄 15 岁以上，男女不限；③入选者治疗前 2 周停止服用激素类，尽量减少其他抗过敏药物用量和次数；④医生向患者说明治疗目的、程序和注意事项，得到患者同意。

排除标准：①合并有糖尿病、出凝血障碍或其他严重疾病患者；②使用过皮质激素超过 1 个月者；③妊娠期或哺乳期妇女；④有晕血史和拒绝用此方法治疗的患者。

3. 操作方法

（1）取穴：上肢所选取的曲池穴属于手阳明大肠经，位于上肢肘关节处横纹的外侧端。下肢所选取的血海穴属于足太阴脾经，位于下肢股四头肌内侧头的隆起处。

（2）操作：穴位注射治疗操作步骤要求严格遵循无菌操作规程。

1）使用 2% 碘伏或 75% 酒精对采血点及 4 个穴位注射点进行严格消毒。

2）用 5 ml 一次性注射器抽取患者静脉血 4 ml。

3）将注射器针头垂直刺入曲池、血海穴，询问患者穴位处是否出现酸、胀、重等穴位得气感觉，若出现，说明定位准确；回抽无血后，曲池穴注射入 0.8 ml、血海穴注射入 1 ml 自体血（图 14-2-2）。

4）自体血注射后，不要按压穴位注射处，可用无菌棉球轻放在穴位注射点上，并用纸质胶布固定半天。

5）每周注射一次，每月注射 4 次为一个疗程。

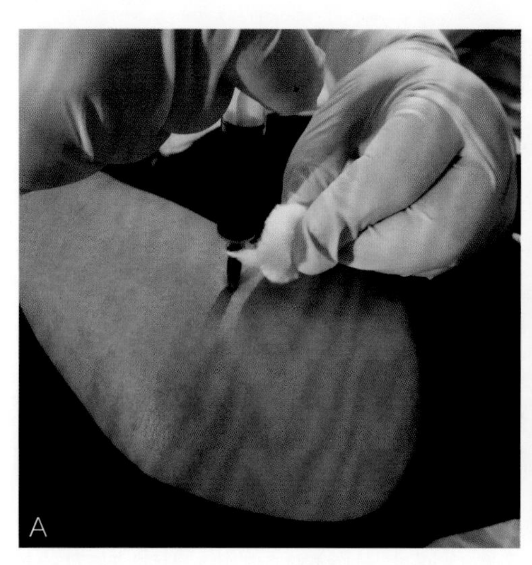

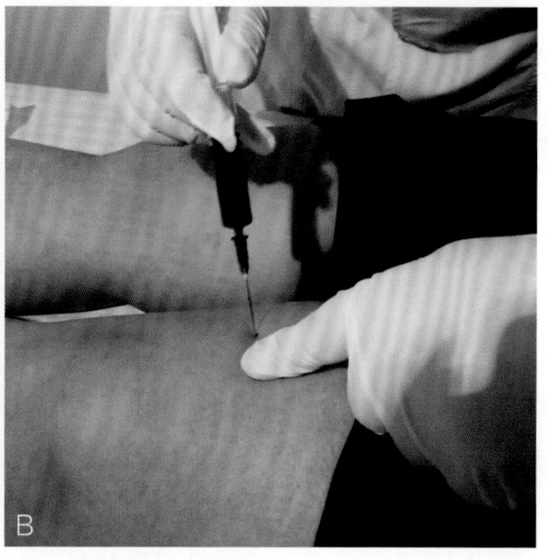

图 14-2-2 自体血穴位注射治疗慢性荨麻疹

A. 曲池穴注射；B. 血海穴注射

四、小结

关于中医自血疗法的文献报道较多，与其他技术方法联合应用的报道目前已然超过了单纯的自血疗法。通过文献回顾和分析，我们发现中医自血疗法的治疗方案在总体上异质性较大，不同医生对同一种疾病所用的自血疗法方案存在差异，主要表现在以下几个方面：一是注射剂量各不相同，随意性较大，没有系统总结相关剂量范围或标准。二是几乎所有的文献都没有提到注射到达层次的问题，只是用“刺入”一词进行描述，这种非精准化的穴位注射技法既不利于技术的传授普及，也不利于对注射安全性的把控，更不利于对同一穴位不同层次注射是否存在差异化的研究。三是中医自血疗法中所提到的治疗时间间隔和疗程并不具有可信服的严谨性证据，只是各个医生治疗的经验而已。设计科学合理的研究方案，找出合适的治疗时间间隔与疗程，是十分必要的。四是在目前的自血疗法中，使用 PRP 等浓缩血小板制品进行穴位注射的案例较少，也缺乏与静脉血穴位注射的对比研究。

时代在前进，科技在发展。从理论上讲，提炼有效成分的中药颗粒剂要比熬一锅草药的汤剂疗效好；同样，PRP 等血小板浓缩物富含的“有效成分”要比全血更高。如果采用自体浓缩血小板进行穴位注射，其效果理应会超越传统自体全血穴位注射。笔者在本节“抛砖引玉”，迫切期待着这方面的研究成果。

（闫怀士）

参考文献

陈晓东，居尚，童画，等. 自血疗法治疗哮喘病疗效的系统评价及 Meta 分析. 长春中医药大学学报，2019(1): 58-61.

冯春阳. 早期全视网膜光凝与复方樟柳碱球后穴位注射治疗缺血性视网膜中央静脉阻塞的疗效. 眼科新进展，2010，5: 69-71.

金红梅. 穴位自血疗法治疗神经性皮炎 41 例. 浙江中西医结合杂志，2009，19(12): 762-762.

李万高. 自血疗法治疗黄褐斑 60 例疗效观察. 实用中医内科杂志，2008(11): 60-61.

刘茹，谢丽莲，田涛，等. 早期 PRP 与复方樟柳碱颞浅动脉旁穴位注射治疗 RR 的疗效. 国际眼科杂志 2012，12(3): 504-506.

彭拥军，王和生. 自体血穴位注射在皮肤科的临床应用. 针灸临床杂志，2011，27(12): 63-64.

田春艳，李彩莲，廖雪，等. 自血疗法为主治疗痤疮临床研究进展. 辽宁中医药大学学报，2018(9): 221-224.

吴海斌，石家宴，魏旭，等. 自血疗法在自身免疫性慢性荨麻疹疗效中的临床研究. 皮肤性病诊疗学杂志，2009，16(2): 108-110.

肖会，覃健，张有星. 自血疗法治疗老年性皮肤瘙痒症 62 例. 中国针灸，2013，33(8): 757-758.

修猛刚，王大芬. 自血穴位注射脱敏疗法治疗慢性荨麻疹疗效观察. 中国针灸，2011，31(7): 610-612.

闫怀士，柏亚平. 穴位注射治疗腹部术后呃逆 41 例. 安徽中医药大学学报，2010，29(6): 45-46.

闫怀士，胡世莲，董辉军. 指尖上的医术：针灸. 北京：人民卫生出版社，2017: 220-223.

颜蔓仪. 自血穴位注射临床应用概况. 湖北中医杂志，2003，25(6): 54-55.

杨佃会. 自体血穴位注射的临床应用研究. 上海针灸杂志，2011，30(8): 577-579.

翟利锋，马苟平，黄凯，等. 富血小板血浆关节腔注射联合穴位注射治疗膝骨性关节炎临床研究. 浙江中西医结合杂志，2018，28(10): 61-64.

张永平，杨庆堂，陈云龙，等. 自血穴位注射治疗慢性荨麻疹及对 IgE 的影响. 中国中医药现代远程教育，2011，9(12): 40-46.

朱向丽. 自血疗法治疗过敏性鼻炎的临床疗效观察. 中国保健营养，2017, 27(3): 85.

第三节　异体浓缩血小板及浓缩血小板冻干粉的研究进展与前景

一、异体浓缩血小板

异体浓缩血小板是相对于自体浓缩血小板而言，从理论上可分为异种浓缩血小板和同种异体浓缩血小板两大类。目前能在临床开展使用的异体浓缩血小板仅指同种异体浓缩血小板，又以同种异体 PRP（allogenic platelet rich plasma, AL-PRP）为主要代表，这一命名又是与自体 PRP（autologous platelet rich plasma, AU-PRP）相对应的。部分文献也报道了同种异体 PRF（AL-PRF）的使用。

（一）异体浓缩血小板应用适应证

自体浓缩血小板有其固有的多种优点：源于自体血液，来源丰富，治疗花费少，无毒性，无免疫原性，无传染病风险，临床应用安全。但在临床应用浓缩血小板进行疾病治疗时，有些患者并不适宜采取自体血制备浓缩血小板，而是需要使用同种异体浓缩血小板进行治疗，主要包括以下几种情况：

（1）患者年老体弱，有血液系统疾病或血小板功能低下，严重贫血，转移性肿瘤以及败血症等情况。这类患者血液中的血小板数量及质量都存在缺陷，不适合制备自体浓缩血小板进行相关疾病的治疗，且存在加重原发病的风险。

（2）患者有大面积创面，尤其是大面积烧伤导致体液丢失过多。这类患者本身血容量不足，采取自体血制备浓缩血小板治疗创面，从总体上是得不偿失的。

（3）患者为婴幼儿，由于其本身循环血容量少，而制备自体浓缩血小板一般需要十几毫升至几十毫升不等的血液，且可能需要多次抽血、多次治疗，这对婴幼儿来说是较为困难的。

（4）噬血细胞综合征，导致血液中的红细胞、白细胞及血小板等血液全系值明显低于正常值。这类疾病在老年患者中并不罕见，同种异体浓缩血小板在治疗这类患者创面时是首选方法之一。若这类患者患有面积较大的慢性难愈性创面，机体营养消耗及流失会显著过多，长此以往将与创面不愈合形成恶性循环，同种异体浓缩血小板在加速创面愈合、降低感染率等方面能发挥重要作用。

在这里需要指出的是，从目前的文献报道来看，同种异体浓缩血小板仅在特殊情况下使用，不作为首选治疗方法；另外，同种异体浓缩血小板的主要用途是用来治疗疾病，且以创面修复为主，不作为美容抗衰的首选方法。

（二）异体浓缩血小板应用的安全性和有效性

在使用同种异体浓缩血小板时，医生与患者总会考虑几个方面的问题：是否会存在免疫排斥反应，是否会导致疾病传染，是否会没有效果。针对这几大问题，分述如下。

1. 免疫排异反应问题　血小板属无核的细胞碎片，但其却具有复杂的表面抗原系统，如 ABO 血型抗原、人类白细胞抗原（human leukocyte antigen, HLA）和人类血小板抗原（human platelet antigen, HPA）。其中，HPA 是由血小板膜上的特殊类型膜糖蛋白构成的属于血小板特有的同种异体抗原。在临床输血时需要鉴定 ABO 血型抗原，即 ABO 血型，进行器官移植时需要 HLA 相匹配，但在临床输注血小板时是否需要先行鉴定 HPA 呢？由于血液中不存在天然的 HPA 抗体，在首次使用异体血小板时，并不会产生抗原抗体反应，但机体会开始产生针对异体 HPA 的抗体，在进行第二次或多次输注血小板时，则存在发生抗原抗体反应的可能。一般而言，由 HPA 引发的免疫原性反应症状大部分较轻，不易被发现。姚丹等使用异种异体 PRP 在动物局部组织进行注射，随后对注射前后两项重要的免疫原性反应指标进行检测，发现 $CD4^+$/$CD8^+$ T 淋巴细胞亚群比例和局部 IL-2 表达仅发生轻微变化，结论是这种免疫原性反应对机体的损害微乎其微。国外有动物实验研究将异体 PRP 肌内注射到兔子臀部，观察兔子外周血中 $CD4^+$ 和 $CD8^+$ T 淋巴细胞数量及注射部位组织形态学改变，结果发现兔子外周血中 $CD4^+$ 和 $CD8^+$ 数量及比例有轻微上升，但是变化较小，差异无统计学意义，同时实验结果未观察到兔子注射部位组织形态学有明显改变；此研究结果表明，异体 PRP 的免疫原性可忽略不计。

上述的论述只是针对血小板这一单一成分而言，但临床使用的异体浓缩血小板并非是纯的血小板，还包含有血浆、血清、白细胞、红细胞中的一种或数种，这些成分同样具有各自的表面抗原或抗原性，也会引起免疫原性反应。因此，健康的同种血型直系亲属应作为提供异体血制备浓缩血小板的首选人群。这其中有三个方面的优势值得指出：第一，血液采自健康个体，质量更好，而且获取方便，也可避免加重患者身体、心理负担；第二，由于是同种血型的直系亲属，各种免疫原性反应的概率及程度能大大降低；第三，更加符合伦理学规范。

从目前的文献分析来看，异体浓缩血小板之所以没有发生明显的免疫原性反应，主要原因有：①异体浓缩血小板仅在局部应用，没有进入循环系统，抗原抗体接触有限；②激活后的血小板表面抗原的结构和表达水平发生改变，免疫原性降低；③与器官或组织移植不同，异体浓缩血小板在数天至十余天内会被机体完全吸收降解，从而消除了慢性免疫原性反应的可能性。

综上所述，异体浓缩血小板的免疫原性不会成为其临床应用的主要障碍。

2. 疾病传染问题 从理论上讲，凡是使用血液制品进行破皮治疗都有可能发生疾病传染的可能性，尤其是病毒性疾病，如病毒性肝炎、艾滋病等。因此，在进行操作之前需对供血者应进行相关检测，并签署治疗知情同意书。

3. 有效性问题 目前的大部分文献报道都肯定了异体浓缩血小板在临床治疗中发挥了积极作用，有些治疗效果甚至是其他方法无法达到的。吕敏等通过实验发现，AL-PRP 与 AU-PRP 均能有效促进骨髓基质干细胞（BMSCs）增殖，两者效果无显著性差异。刘鸿雁等研究发现，AL-PRP 在创面愈合中能上调透明质酸及 VEGF 表达，促进肉芽组织生长、血管再生及皮肤组织愈合，并可以减轻炎症反应，起到免疫调节作用，避免过度的炎症反应导致瘢痕增生。贾本川等将异体 PRF 与负压创面治疗技术（NPWT）结合治疗患有噬血细胞综合征的老年患者下肢难愈性创面，每次抽取患者女儿（30 岁，健康）40 ml 静脉血制备 AL-PRF 覆盖创面，共行 3 次治疗，创面痊愈，效果值得肯定。王泽蓉等使用 AL-PRP 治疗 43 例难愈性创面，2 周治疗一次，愈合率达到 86%，创面愈合时间为 14~42 天，平均 29.5 天，总体临床效果满意。笔者根据临床经验认为，若能缩短治疗周期，加大治疗频次，每次足量给予 AL-PRP，可能在总体愈合率及愈合时间上改善更佳。

在组织工程研究中，Vinod 等研究了人 AL-PRP 是否可以作为软骨修复中软骨祖细胞（CPCs）的生物支架，在对 AL-PRP 复合 CPCs 支架成脂、成骨、软骨细胞分化等方面进行免疫组化观察及细胞活性实验后发现，AL-PRP 能够有效维持 CPCs 活力，并能促进 CPCs 分化且增加细胞外基质合成。研究结果认为 AL-PRP 是具有前景的活性支架，可在软骨愈合中递送 CPCs。

在骨科领域，Chris 等将 AL-P-PRP（allogenic pure platelet rich plasma）注射进肩缝下滑囊治疗肩袖损伤，所有注射 AL-P-PRP 的患者肩部疼痛评分随时间而逐渐改善。与注射类固醇对照组相比，AL-P-PRP 注射治疗组在减轻早期疼痛、改善症状方面不如类固醇明显，但随着时间推移，AL-P-PRP

治疗组的治疗效果逐渐加强，术后 6 个月达到最佳效果；研究结果指出，AL-P-PRP 注射在缓解肩袖损伤疼痛、恢复肩关节功能、减轻肌腱炎性反应等方面要优于传统的类固醇注射。笔者在这里需要指出的是，该研究在进行肩关节注射治疗时使用的是异体 P-PRP，即无白细胞 PRP，至于为什么要在关节治疗时使用 P-PRP，本书第一部分相关章节已经做了详细阐述，在此不再赘述。

国内外的研究认为，异体浓缩血小板在很多特殊患者难治性疾病上有很广阔的应用前景，包括糖尿病足溃疡的治疗、肿瘤患者难治性溃疡、恶病质患者骶尾部褥疮治疗等，有望成为创面修复领域的重大突破。

（三）小结

异体浓缩血小板除了要求采血对象是合适的同种异体外，制备方法与自体浓缩血小板并无差别。但在临床应用时，术前还是要对供血者的血小板数量、功能做相关检测评估。若供血者血小板数量相对较少（正常范围下限值或低于下限值）或血小板功能、活力较差，由此制备而成的异体浓缩血小板在总体生物学效应上可能存在不足，这样不仅增加了供血者的痛苦，亦降低了疗效。因此，术前的供血者筛查与选择十分重要，关系着治疗效果的优劣。由于创面类型不同，在制备异体浓缩血小板时可以将其灵活制备成不同类型，以便于临床多种治疗方式联合使用，如 AL-PRP 可用于注射，激活后可用于喷洒创面，AL-PRF 可填塞或覆盖创面。尽管 AL-CGF 鲜有报道，但也不妨尝试。

异体浓缩血小板是一种新的技术和治疗手段，既可以弥补传统治疗方法费用高、效果不佳的问题，又能突破自体浓缩血小板在临床应用（目前主要用于创面修复）中存在的限制，而且安全、无创、制备简易、使用方便。随着研究的深入与临床经验的积累，异体浓缩血小板将成为再生医学中的又一剂良方。

二、浓缩血小板冻干粉

目前临床使用的浓缩血小板制品以现采血、即刻制备、制备后尽快使用（一般在数小时以内）为主，这样既降低了长久放置发生污染的可能性，也能防止生物活性物质随时间推移发生变性和活性降低。但在有些情况下，比如需要紧急使用自体浓缩血小板，某些患者不适宜或不愿意反复采血，担心异体浓缩血小板发生排异反应及疾病传染，针对这些人群将自体浓缩血小板处理后进行长期保存，需要时再取出，像抗生素加入溶剂一样使用，也许能弥补新鲜自体浓缩血小板存在的不足。

（一）浓缩血小板冻干粉制备

将浓缩血小板制备成冻干粉，有利于储存、运输及特殊情况下使用。由于浓缩血小板冻干粉制备技术近些年才出现，相关文献在制备工艺上报道各不一致，究竟是哪种方法更好，迄今仍没用系统性的对比研究对其进行总结。

冻干是一种有效保持物质生物活性的方法。此法是将需要干燥的物质在低温下使其所含的水分冻结，然后放在真空的环境下干燥，让水分由固体状态直接升华为水蒸气并从物质中排除而使物质干燥，最终达到真空干燥脱水的目的。冻干技术能有效地防止原有成分理化及生物特性的改变，保证其不发生变性，对生物组织和细胞结构特征的损伤较小，使其快速进入休眠状态，有效保护了许多热敏性生物成分的稳定性；该技术将物质中的水分降到最低，在几乎没有水分的情况下，由微生物引起的变质等问题得到解决；真空技术能有效降低物质氧化反应，且能避免外部杂质混入，使物质保持原有功效和良好的纯度；由于冻干制品在干燥后为疏松态，加水后便能快速溶解并恢复原有水溶液的理化特性和生物活性，因此使用起来也十分方便。

从目前的文献来看，尽管制备浓缩血小板冻干粉的方法有所不同，但主要差异还是在于冷冻温度的选择及是否加入冻干保护剂两个方面。以下简要介绍国内唐艳娇制备PRP冻干粉方法及使用方案，仅供读者参考：

（1）对静脉血进行两次离心，均为3000 rpm离心2 min，并对获得的血小板进行水浴和重悬，此过程称为血小板冻干前预处理。

（2）将预处理后的血小板悬液导入硅化玻璃冻干瓶，放进 –80 ºC低温冰箱预冻约12 h。12 h后将冻干PRP拿出再放入 –46 ºC冻干机中进行真空干燥，要求真空度＜133 mbar。24 h后取出密封，置于室温干燥环境中保存。

（3）室温保存1天后的冻干粉用 –20 ºC的PPP（制备PRP时预留）复水化，按照1∶1比例将冻干粉与PPP混合，摇匀至完全溶解。

（二）浓缩血小板冻干粉的效果及安全性

关于浓缩血小板冻干粉的安全性及有效性，目前国内外的对比研究已经较多。潘龙等对PRP冻干粉的释放因子进行了研究，探索冻干方法以及细胞因子的释放机制，实验分PRP静置、钙激活、激活后冻干、冻干后激活4组，均密封保存4周，然后测定多种生长因子浓度，结果显示PRP冻干粉在室温保存4周后仍富含生长因子，且先激活后冻干的PRP冻干粉使用更加方便。

早期的PRP保存是冻干前添加二甲基亚砜（DMSO）或者海藻糖来避免血小板结构遭到破坏，但这些添加剂在临床使用时需要再次离心去除或者洗涤干净，这个过程需要时间和特定的实验室条件，而且清洗的过程可能导致PRP的污染，血小板的最佳性能也未必能得以保存。Nakatani等使用不添加任何添加剂的冻干技术制备PRP冻干粉，复水后即刻使用，进行骨组织愈合实验，得出可靠的结果。这种方法既能够及时恢复血小板的最佳活性，又避免了污染，而且随用随调，方便临床使用。

Li等将PRF冻干粉与新鲜PRF进行对比研究，组织学发现PRF冻干粉孔隙直径较新鲜PRF增加13.4倍。两者培养细胞结果显示，在第6天，PRF冻干粉组细胞增殖较新鲜PRF组高出30%~40%，前者培养的细胞表现出更高的成骨潜能、碱性磷酸酶活性及矿化结节形成能力。

一个有趣的现象是，许多文献报道发现，PRP冻干粉或PRF冻干粉在生物学效应方面优于新鲜PRP或PRF。这其中的原因尚不是十分清楚，可能与以下因素有关：①冻干过程使血小板处于易激活状态，在激活剂作用下更容易被彻底激活，能释放更多的生长因子/细胞因子等生物活性物质；②冻干技术有利于生物活性物质的保存，避免了血小板激活损伤导致的活性物质损失；③PRF冻干粉中的纤维蛋白孔隙明显变大，有利于成纤维细胞等细胞的进入与增殖，与周围组织具有更好的相容性。

就现有的文献报道分析，浓缩血小板冻干粉的使用未出现明显的不良反应，动物实验及临床应用均提示其具有可靠的安全性。

2017年，国内徐剑炜等在PRP冻干粉的制备工艺上申请了发明专利。从制备过程来看，该方法相对较为复杂，对制备过程参数要求较为严格，在临床使用上需要匹配专业的制备环境、设备及人员才能进行。国内相关企业近年来也开发推出了CGF冻干粉（图14-3-1）。尽管如此，浓缩血小板冻干粉在临床应用仍较少，尤其是美容临床治疗，主要原因在于冻干粉制备过程相对复杂，制备成

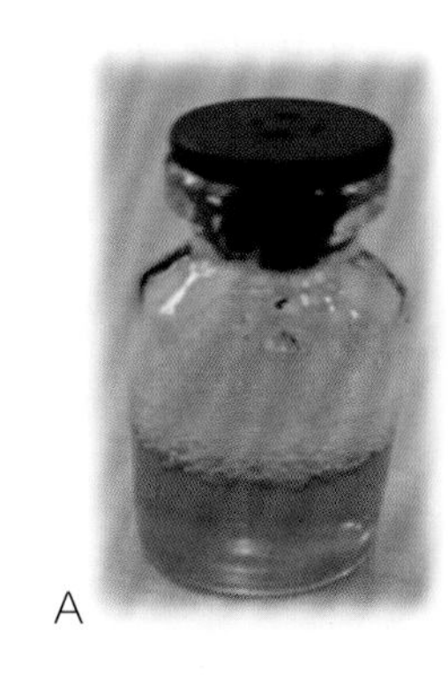
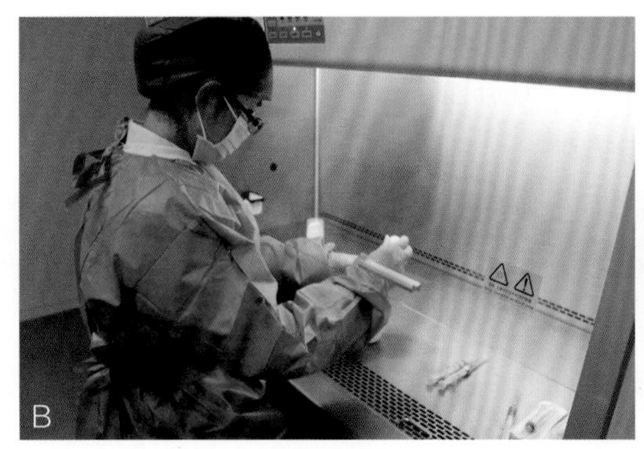
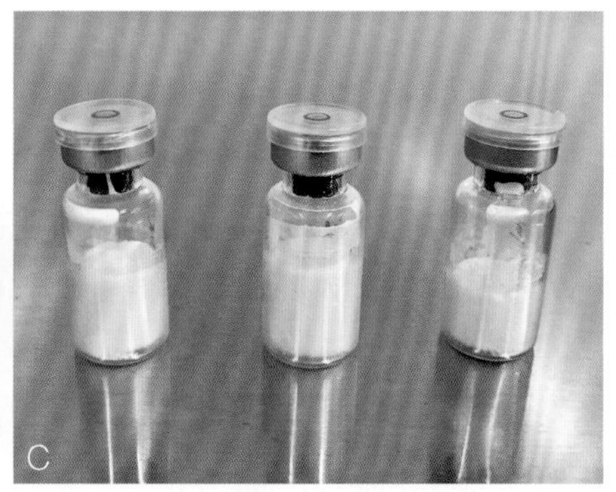

图 14-3-1　CGF 冻干粉制备
A. 液态 CGF（LPCGF）；B. CGF 冻干粉制备操作中；C. CGF 冻干粉

本较高，患者/求美者对此认可度不高。我们期待在未来商业化开发上能有新的突破，用最简单的方法、最低的成本提供安全、优质的浓缩血小板冻干粉成品，为疾病治疗与美容抗衰老提供一种全新的选择。

（许新忠　汪　森）

参考文献

Chris, H, Jo. Allogenic Pure Platelet-Rich Plasma Therapy for Rotator Cuff Disease: A Bench and Bed Study: Response. Am J Sports Med, 2019, 45(7): NP37.

Dallari D, Savarino L, Stagni C, et al. Enhanced tibial osteotomy healing with use of bone grafts supplemented with platelet gel or platelet gel and bone marrow stromal cells. J Bone Joint Surg Am, 2007, 89(11): 2413-2420.

Ferguson JY, Dudareva M, Riley ND, et al. The use of a biodegradable antibiotic-loaded calcium sulphate carrier containing tobramycin for the treatment of chronic osteomyelitis: a series of 195 cases. Bone Joint J, 2014, 96-B(6): 829-836.

Greppi N, Mazzucco L, Galetti G, et al. Treatment of recalcitrant ulcers with allogeneic platelet gel from pooled platelets in aged hypomobile patients. Biologicals. 2011, 39(2): 73-80.

Jensen TB, Rahbek O, Overgaard S, et al. Platelet rich plasma and fresh frozen bone allograft as enhancement of implant fixation an experimental study in dogs. J Orthop Res, 2004, 22(3): 653-658.

Li Q, Reed DA, Min L, et al. Lyophilized platelet-rich fibrin (PRF) promotes craniofacial bone regeneration through Runx2. Int J Mol Sci, 2014, 15(5): 8509-8525.

Messora MR, Nagata MJ, Fucini SE, et al. Effect of platelet-rich plasma on the healing of mandibular defects treated with bone allograft. A radiographic study in dogs. J Oral Implantol, 2012, 40(5): 533-541.

Nakatani Y, Agata H, Sumita Y, et al. Efficacy of freeze-dried platelet rich plasma on bone engineering. Int J Oral Max Surg, 2015, 44: e115-e116. 178.

Vinod E, Vinod Francis D, ManickamAmirtham S, et al. Allogeneic platelet rich plasma serves as a scaffold for articular cartilage derived chondroprogenitors. Tissue Cell, 2019.

贯本川，王杨，左娜，等. 异体富血小板纤维蛋白结合负压技术治疗合并嗜血综合征的老年下肢难愈创面. 中国美容整形外科杂志，2019，30(2): 126-127.

刘鸿雁，蒋婷，黄文炼，等. 同种异体 PRP 联合 ADSC 对小鼠皮肤创面再生愈合情况及血清 HA、VEGF 水平的影响. 海南医学院学报，2019，25(14): 1041-1045.

吕敏，裴国献，毕龙，等. 自体与同种异体富血小板血浆对骨髓基质干细胞增殖与分化效应的比较研究. 中华创伤骨科杂志，2013，15(8): 698-703.

潘龙，徐剑炜. 猪富血小板血浆冻干粉细胞因子释放的研究. 中华实验外科杂志，2016，33(3)620-623.

唐艳娇. 冻干血小板促进创伤愈合及止血作用的实验研究. 南方医科大学，2016.

王泽蓉，范雅涵，张红，等. 同种异体富血小板血浆对难愈合创面修复的疗效研究. 临床血液学杂志（输血与检验），2018, 31(06): 6-8.

姚丹，赵帆，郝岱峰，等. 异体富血小板血浆免疫原性的小型猪动物实验研究. 中华损伤与修复杂志（电子版），2018，13(6): 439-443.

后 记

“纸上得来终觉浅，绝知此事要躬行。”陆游这首《冬夜读书示子聿》揭示了学习的真谛。

在本书最后一次审校完成，即将出版之时，我突然想写这样一篇后记，可能是多年以来在浓缩血小板的研究与应用过程中，这个课题已逐渐成为我重点研究方向的缘故。而今初闻梅花香，怎能让人不回味。

浓缩血小板富含多种生长因子，较单一生长因子应用起来理应有一定的优势。缘于之前对生长因子的研究，我的这种想法最初只是一种感觉，没想到它会成为日后研究的热点。在最初的临床应用中，受试者反馈良好，但也反映出一些问题，如疗效不稳定，同一个体在不同生理周期制备时存在差异等，这让我们思考如何去解决这些问题，促使我们去深入学习新的知识，以便进行修正、改进。有件事让我记忆犹新，我（程飚）的一位研究生因痤疮接受激光治疗，我让其在激光术后采用PRP外敷以加速修复，却无意中发现，不仅激光术后皮肤的修复加快了，而且痤疮炎症被很好地控制。我立刻对PRP中含有的其他成分产生了兴趣，便协助课题组申请课题并开展了相关研究。于是在不断地发现问题和解决问题中，我逐渐将目光聚焦到浓缩血小板上，而且越来越发现这是一个“宝藏”，一个同样可以创新发展、转化应用的“百宝箱”。我也因此结识了该领域的一些专家和志同道合的挚友，以及接受了该项治疗后获得满意效果并青睐该项治疗的求美者。

近年来，我们不仅获得了这方面的国家级和省部级课题资助，还在国内外发表了多篇基础研究和临床应用的文章，更是收获了患者和求美者对接受该项治疗后的满意回馈与赞许。在不断的交流学习、思考探讨和改进拓展中，我愈发对浓缩血小板技术产生了浓厚兴趣。

咬定青山不放松，立根原在破岩中。做学问确实要在大量的尝试探索中找对方向，然后就要坚韧不拔地钻研它。几十年来，在整形外科一级教授陈绍宗教授，中国工程院院士盛志勇教授、付小兵教授和李校堃教授等的带领下，中国的组织修复与再生医学领域大放光彩，不仅建立了中国特色的创伤救治与组织再生系统性研究体系，而且发明了如重组人表皮生长因子、重组成纤维细胞生长因子等新型生物制药。而今，浓缩血小板更是成为聚焦的热点。对于我们来说，今年亦是丰收之年。除了这本专著，我们今年还将在人民卫生出版社出版《浓缩血小板再生康复应用指南》；在上海科学技术出版社出版《富血小板血浆和微针在美容医学中的应用》（程飚、汪淼主译）；在《中国美容医学》杂志开设“PRP在整形美容领域的应用”专栏，并发布《浓缩血小板制品在面部皮肤软组织年轻化中应用的专家共识（2020版）》（程飚、汪淼等编写）；在《中华烧伤杂志》发布《浓缩血小板制品在促进创面修复的全国专家共识（2020版）》；并与国际著名出版公司Springer签署中英版《浓缩血小板在再生美容的转化应用》出版发行合同。

不经一番寒彻骨，怎得梅花扑鼻香。感谢浓缩血小板带给我们的一切。

小小的血小板蕴藏有诸多的物质、大量的信息、神奇的秘密，在组织修复与再生领域迸发出巨大的能量！特别是再生医学快速发展的今天，浓缩血小板更是扮演着多重身份（分泌性细胞、活性因子、支架材料）。时至今日，尽管我们对浓缩血小板的认识依然是冰山一角，但我们坚信“新大陆”的发现只是个时间问题。

纵有千言万语，也会有结语的时候。在写这段文字的时候已是深夜，我想引用毛泽东主席的一段诗句作为这篇后记的结尾，也是与对浓缩血小板技术感兴趣的所有同道们共勉：东方欲晓，莫道君行早，踏遍青山人未老，风景这边独好。

汪淼

衆裏尋他千百度
驀然回首那人却
在燈火闌珊處
第三境也
此三種境界不是彼此
孤立的静止的而是人
生成長進步的過程
是一个人智商情商和
心商的集中體現

庚子之夏 張雙小淺

王國維人間詞話云古今之成大事業大学問者必經過三種之境界

昨夜西風凋碧樹獨上高樓望盡天涯路此第一境也

衣带漸宽终不悔為伊消得人憔悴此第二境也